中国中医药年鉴

周谷城题

2016

· 学术卷

· 主办　国家中医药管理局

· 承办　上海中医药大学

· 编审　《中国中医药年鉴》（学术卷）编辑委员会

· 上海辞书出版社

图书在版编目(CIP)数据

中国中医药年鉴.2016.学术卷/《中国中医药年鉴》编辑委员会编.—上海:上海辞书出版社,2017.5
ISBN 978-7-5326-4944-0

Ⅰ.①中… Ⅱ.①中… Ⅲ.①中国医药学-2016-年鉴 Ⅳ.①R2-54

中国版本图书馆CIP数据核字(2017)第067887号

中国中医药年鉴(学术卷)2016
《中国中医药年鉴》(学术卷)编辑委员会编
责任编辑/王有朋 特约编辑/袁琦 装帧设计/姜明

上海世纪出版股份有限公司
辞书出版社出版
200040 上海市陕西北路457号 www.cishu.com.cn
上海世纪出版股份有限公司发行中心发行
200001 上海市福建中路193号 www.ewen.co
上海展强印刷有限公司印刷

开本 889毫米×1194毫米 1/16 印张 35.625 插页12 字数 903 000
2017年5月第1版 2017年5月第1次印刷
ISBN 978-7-5326-4944-0/R·66
定价:280.00元

本书如有质量问题,请与承印厂质量科联系。T:0512-68180638

《中国中医药年鉴》(学术卷)编辑委员会

前　言

由国家中医药管理局主办、上海中医药大学承办的《中国中医药年鉴》是反映我国中医药事业和学术进展的资料工具书。1983 年,《中国中医药年鉴》创刊(原名《中医年鉴》),至今已连续编撰出版了 33 卷。2003 年,国家中医药管理局决定,《中国中医药年鉴》分为行政卷和学术卷,行政卷由中国中医药出版社承办,学术卷由上海中医药大学承办。《中国中医药年鉴》(学术卷)(以下简称《年鉴》)现由上海辞书出版社出版。

2016 年《年鉴》以上一年度全国公开发行的中医药学术期刊和全国性学术会议上发表的优秀论文为依据,由《年鉴》撰稿人进行初选,提交编辑部学科编辑筛选论证,列出入选条目后,由学科编辑、相关学科编委和专家共同商讨,确定最终撰写条目。全书经学科编辑初审,副主编、主编复审,由《年鉴》编辑委员会最终审定。

本书有特载、专论、校院长论坛、重大学术成果、学术进展、记事、索引等栏目,并附录"《年鉴》文献来源前 50 种期刊排名""《年鉴》文献来源前 50 所大学(学院)排名""《年鉴》文献来源前 30 家医疗机构排名""《年鉴》撰稿人名单"等内容。

对学术进展的选条,密切追踪各学科重大项目的连续性报道。如基础性研究条目突出反映在中医药理论指导下开展的各项实验研究,侧重理论与实践相结合;临床各科栏目重点反映中医药对常见病、多发病、疑难疾病的治疗特色和用药经验。本卷《年鉴》引用公开发表于中医药期刊的论文,以及国家自然科学基金、国家科技部、国家中医药管理局等资助项目的论文 3 000 余篇。

2016 年《年鉴》的前言和目录仍采用中英文对照。

本书附有光盘,内有新订中医药规范、原则、标准,中医药科研获奖项目,中草药中的新成分研究,中医药出版新书目,中医药期刊杂志一览表,中医药学术期刊论文分类目录等内容。其中期刊论文目录索引约 200 余万字,具有多途径的检索功能,为读者查询上一年度的中医文献信息提供了便利。

诚如王国强副主任所说:"《年鉴》是中医药事业的历史记录,是当代整个行业的一面镜子,是今后各项工作的起点。我们必须要站在这样的高度来认识《年鉴》编纂的重要性。"《年鉴》是一项承上启下、继往开来、服务当代、有益后世的文化基础事业,全体编者将以严谨求实的态度和崇高的历史使命感,进一步提高《年鉴》的编撰水平和学术影响力,充分发挥其资政、存史和育人的作用。

编　者

2016 年 10 月

Preface

Traditional Chinese Medicine Yearbook of China, sponsored by the State Administration of Traditional Chinese Medicine(SATCM), and compiled by the Shanghai University of Traditional Chinese Medicine(SUTCM), is the reference reflecting the academic advance of Traditional Chinese Medicine. Thirty-three volumes have been consecutively published since its first publication in 1983. The State Administration of Traditional Chinese Medicine decided to divide the Yearbook into two volumes, being administration volume and academic volume respectively in 2003. The administration volume is compiled by China Publishing House of Traditional Chinese Medicine and the academic volume is compiled by Shanghai University of Traditional Chinese Medicine. The Traditional Chinese Medicine Yearbook of China(academic volume) is published by Shanghai Lexicographical Publishing House now.

The Traditional Chinese Medicine Yearbook of China of 2016(academic volume) includes articles published in TCM journals and presented in TCM conferences in 2015. Editors select and refine items from the list initially recommended by writers. Professional editors, relevant professional editing committee, and experts finalize the items for composition after detailed discussion. The Yearbook is published after proofreading successively by the editors, the deputy editor-in-chief, the editor-in-chief, and the editing committee.

The paper version includes columns of special reprint, special papers, university president forum, academic achievements, academic progress, events, and index. The appendix includes top 50 journals, top 50 universities or colleges, top 30 medical institutions for citation frequency, and the name list of writers.

The academic progress focuses on and follows up key projects. The contents of theoretical researches largely reflect the experimental studies and their application in clinic practice in accordance with the TCM theories. The contents of clinic specialties emphasize the specific therapies and prescription experience in commonly-encountered and difficult diseases. The Yearbook has cited over 3,000 articles, sponsored by National Natural Science Foundation of China, Ministry of Science and Technology and SATCM, from journals of traditional Chinese medicine.

The Preface and the Contents of the Yearbook 2016(academic volume) are written in both Chinese and English.

Attached to the Yearbook 2016 includes the newly published specification, principles and standards, the list of award, the study of new ingredients and components of Chinese material medica, the lists of newly published TCM books and the TCM journals, and categorized contents of journal articles. The content indexes of TCM articles contain 2,000,000 characters with multi—way retrieval function, providing easy access for readers to find the useful TCM literature of 2015.

Wang Guoqiang, the Vice-Minister of Health China, says, "Traditional Chinese Medicine Yearbook of China is the historical recording of TCM career, is the mirror reflecting the status quo of TCM development, and is the starting point of work in future. We need to understand the importance of compiling Traditional Chinese Medicine Yearbook of China on such a high plane." The Yearbook is essential for academic inheritance and innovation. It will not only serve the contemporary but also benefit the future. The editors, with down-to-the-earth attitude and full of mission, will improve the compilation quality and promote the academic influence of the Yearbook, which is conducive for policy making, information preservation, and people education.

Editor
October 2016

目 录

记　事

索 引

附 录

2016 年《中国中医药年鉴》(学术卷)光盘目录

Contents

Special Reprint

Special Papers

University President Forum

Academic Achievements

Academic Progress

Events

Index

Appendix

CD Contents of the Yearbook of Traditional Chinese Medicine of China(Academic Volume, 2016)

1. New Formulated Regulations, Principles, and Standards on Chinese Medicine in 2015

1) Guidance of Comprehensive Promotion of Rule by Law in Traditional Chinese Medicine by State Administration of Traditional Chinese Medicine

2) Plan of Development of Healthcare Services of Traditional Chinese Medicine(2015—2020)

3) Plan of Protection and Development of Raw Herbal Materials(2015—2020)

4) Plan of Nursing of Traditional Chinese Medicine for 19 Diseases Including Stomach Ulcer(Proposed)

5) Plan of Traditional Chinese Medicine in Diagnosing and Treating 12 Symptoms Including Diarrhea Resulting from AIDs

2. 2015 News Figures of Traditional Chinese Medicine in China

1) TU Youyou: An Expert of Chinese Materia Medica, First Nobel Prize Laureate for Scientific Areas in China

2) SUN Guangrong: A Promoter of Traditional Chinese Medicine Culture

3) QIN Yufeng: An Honest Entrepreneur Striving to Making Authentic *Ejia*(Ass Hide Glue)

3. Research Awards for Traditional Chinese Medicine in 2015

1) 2015 Nobel Prize for Physiology and Medicine

2) List of Winners for 2015 National Science and Technology Advancement Prize(Traditional Chinese Medicine)

3) List of Winners for 2015 Science and Technology Prize, China Society of Medicine(Traditional Chinese Medicine)

4) List of Winners for 2015 "Kang Yuan Cup" Science and Technology Prize, China Society of Chinese Medicine

5) List of Winners for 2015 "Ya Bao Cup" LI Shizhen Medical Innovation Prize

6) List of Winners for 2015 "Ya Bao Cup" Policy Study Prize, China Society of Chinese Medicine

7) List of Winners for 2015 "Kang Yuan Cup" Young Innovation and Honored Administration Talents

8) List of Winners for 2015 "Kang Yuan Cup" Qihuang International Prize, China Society of Chinese Medicine

9) List of Winners for 2015 "Xing Lin Cup" Academic Works Prize, China Society of Chinese Medicine

10) List of Winners for 2015 "Bu Chang Cup" National Science and Technology Prize of Integrative Medicine

11) List of Winners for 2015 National Pharmacy Development Prize(Chinese Materia Medicia)

4. Study of New Ingredients and Components of Chinese Materia Medica in 2015

5. List of Newly Published Books of Traditional Chinese Medicine in 2015

6. List of Journals of Traditional Chinese Medicine in 2015

7. Categorized Contents of Papers of Academic Journals on Chinese Medicine in 2015

01. Basic Theories of TCM

02. Nursing

03. Herbal Formulas

04. Chinese Materia Medica

05. Experience of Famous Physicians

06. Traditional Chinese Medicine in Hong Kong SAR，Macao SAR，and Chinese Taiwan

07. Infectious Diseases

08. Parasitology

09. Oncology

10. Internal Medicine

11. Gynecology

12. Pediatrics

13. External Medicine

14. Orthepedics

15. Ophthalmology and Otorhinolaryngology

16. Acupuncture and Moxibustion

17. Tuina(Chinese Medical Massage)

18. Qigong

19. Healthcare

20. Literature and Medical History

21. Traditional Medicines of National Minorities

22. Traditional Chinese Medicine in Foreign Countries

23. Education of Traditional Chinese Medicine

24. Research

25. Events

26. Others

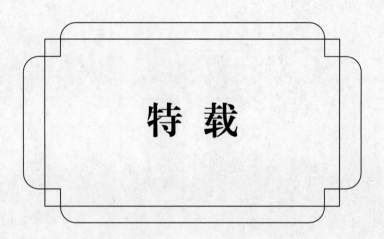

特　载

求真务实 传承创新
开创中医药事业发展新局面

——在中国中医科学院成立 60 周年纪念大会上的讲话

刘延东 中共中央政治局委员、国务院副总理

在举国上下深入学习贯彻党的十八届五中全会精神之际，我们迎来了中国中医科学院成立 60 周年。在此，我代表党中央、国务院，对中国中医科学院表示热烈的祝贺！向多年来为中医科学院发展作出贡献的老领导、老专家、老同志和社会各界表示衷心的感谢！向中医科学院全体干部职工并向全国中医药战线的同志们致以诚挚的问候！

在这样一个喜庆的日子里，习近平总书记发来贺信，李克强总理作出批示，充分体现了党中央、国务院对中医药事业的高度重视，对奋斗在中医药战线上的广大科技工作者、医务工作者的亲切关怀。总书记的贺信和总理的批示高屋建瓴，思想深刻，内涵丰富，要求明确，强调中医药学是中国古代科学的瑰宝，是打开中华文明宝库的钥匙，是中华民族灿烂文化的重要组成部分，全面阐述了中医药的科学地位和在促进人类健康福祉中的重要作用。贺信和批示充分肯定了中医科学院在 60 年发展历程中取得的丰硕成果，高度评价了以屠呦呦研究员为代表的一代中医人才为造福人类健康作出的历史性贡献，从战略和全局的高度，对振兴和发展中医药事业指明了前进方向，提出了希望和要求。我们一定要认真学习领会，切实抓好贯彻落实。今年，中医科学院可谓"双喜临门"。屠呦呦研究员领取了 2015 年诺贝尔生理学或医学奖，是我国科学家首次在中国本土开展科学研究的成果获得诺贝尔科学奖，在国内外产生了很大反响。青蒿素是中

医药为人类健康作出的重要贡献，以屠呦呦研究员为代表的优秀中医药人才是中国的骄傲、中医药的骄傲，也是中医科学院的骄傲。借此机会，向屠呦呦研究员表示祝贺和敬意！此时此刻，我们不能忘记，中医科学院是由毛泽东主席亲自决定成立的。1954 年毛主席做出重要批示，"即时成立中医研究机构，罗致好的中医进行研究，派好的西医学习中医，共同参加研究工作"。周恩来总理为研究院的成立亲笔题词："发展祖国医药遗产，为社会主义建设服务"。

1955 年 12 月 19 日，李济深、习仲勋等国家领导人出席成立大会。在党中央、国务院的亲切关怀下，在社会各界的大力支持下，中医科学院围绕"团结、学习、求实、创新"的院训，辛勤耕耘，开拓奋进，走过了不平凡的历程。

60 年来，中医科学院坚持开放包容、博采众长，成为中医人才的孵化器。

60 年来，中医科学院坚持特色发展、锐意探索，成为中医科研的引领者。

60 年来，中医科学院坚持适应需求、扎根群众，成为中医服务的排头兵。

党和国家始终高度重视中医药事业发展。中医科学院成长壮大的 60 年，也是新中国中医药事业发展进步的生动缩影。毛泽东同志指出，"中国医药学是一个伟大的宝库，应当努力发掘，加以提高"。1950 年召开的第一届全国卫生工作会议，将

"面向工农兵、预防为主、团结中西医"作为新中国卫生工作的重要方针。1978年,邓小平同志指示"要为中医创造良好的发展与提高的物质条件"。"发展现代医药和我国传统医药"还写入了1982年宪法,在国际上首次对传统医学予以法律保护。江泽民同志1991年为国际传统医药大会题词,"弘扬民族优秀文化,振兴中医中药事业"。他还指出,"中医药学不仅为中华文明的发展作出了重要贡献,而且对世界文明的进步产生了积极影响"。胡锦涛同志强调,"把生物科技发展的成果与我们民族积累的宝贵医学财富结合起来,就一定能实现新的跨越"。2007年,党的十七大首次将发展中医药事业写入报告,提出坚持"中西医并重","扶持中医药和民族医药事业发展"。十八大以来,我们党从战略和全局高度,推动中医药事业发展。习近平总书记指出,中医药是我们的国宝,包含中华优秀传统文化,是文化走出去的一支重要力量,多年来为发展国家间友好合作关系,造福各国人民作出了重要贡献。中医药学凝聚着深邃的哲学智慧和中华民族几千年的健康养生理念及其实践经验,是中国古代科学的瑰宝,也是打开中华文明宝库的钥匙。可以说,几代领导人提出的重要论断和战略举措一脉相承,为中医药事业健康发展提供了根本遵循。

近年来,中医药事业步入了发展的快车道,形成了医疗、保健、科研、教育、产业、文化"六位一体"全面发展的新格局,取得了可喜成绩。

作为我国独特的卫生资源,中医药为探索医改的"中国式解决办法"发挥了不可或缺的作用。

作为潜力巨大的经济资源,中医药为推动健康产业发展作出了积极贡献。

作为具有原创优势的科技资源,中医药是我国发掘自主创新潜力的重要领域。

作为优秀的文化资源,中医药成为弘扬中华优秀传统文化的重要载体。

作为重要的生态资源,中医药在建设美丽中国中发挥了独特优势。

明年是全面实施"十三五"规划的开局之年,中医药事业发展也站在了一个新的起点上。具有悠久历史的中医药,如何适应现代化的社会、对接产业化的需求、迎接国际化的挑战,是时代赋予我们的重大课题。先人的智慧、深厚的积淀,是中医药事业发展的根脉所在;面向未来、推陈出新,是中医药事业发展的动力之源。在传承中创新,在创新中传承,是中医药生生不息、发扬光大的必然选择。

第一,增强文化自信,兼收并蓄,不断丰富中医药的思想宝库。中医药文化是我国优秀传统文化的宝贵财富。从《黄帝内经》到《伤寒论》《温热论》,从神农尝百草到李时珍的《本草纲目》,从金元四大家到明清医家流派的新学说、新理论,从西周时期的食医疾医等分工到后来的临床分科,其价值取向和发展理念在现代社会也具有历久弥新的生命力。中医药讲求"天人合一""身心合一",强调人与自然、人与社会的和谐共处,重视自然环境和社会环境对健康与疾病的影响,这与尊重自然、顺应自然、保护自然的生态文明理念内涵相通。中医药"治未病"的预防学思想,与现代医学"以预防为中心"的主张高度契合。中医药注重因人、因时、因地制宜,强调个性化诊疗,这与现代医疗越来越重视个体差异的趋势不谋而合。中医药"大医精诚"的价值取向,与尊重生命、精益求精的新时期医疗卫生职业精神相辅相成。我们要不断发掘中医药传统文化的精髓,加以创造性丰富和创新性阐释,使其精神实质更好地与现代社会的思想理念有效融合。

第二,突出能力建设,以用为本,在与时俱进中彰显中医药的魅力。中医药是一门源于临床实践的科学。中医药几千年的发展史,就是一部在与病魔搏斗的实践中,不断传承与创新的历史。今天,疾病谱的变化给中医药理论和方法带来不少挑战,也为创新开辟了广阔空间。只有紧贴需求、找准定位,才能做好中医药传承创新这篇大文章,提高中医药服务群众需求的能力,提升中医药对经济社会的贡献度。在中医药科研方面,青蒿素的发现就是传承创新的例证。通过努力发掘文献，从"青蒿一握，以水二升渍，绞取汁，尽服之"这一前人实践经验中汲取了创新的灵感，在此基础上用科学方法提取出青蒿素，挽救了无数疟疾患者。我们要继承中医药理论技术方法，集中力量在基础理论研究及重大疾病方面开展攻关，提升中医药防治水平。在中医药人才培养方面，既要完善中医师承制度，传承好老中医专家的学术思想和实践经验；又要遵循中医药规律，创新院校教育和实践基地培养模式，丰富中医药人才培养方式和途径。在中医药服务方面，要以临床实践为基础，围绕遇到的新问题、群众的新需求，积极推进中医药发展模式和中医医疗服务模式创新，推动中医药与养老、旅游、文化、体育、餐饮、生态、贸易等行业融合发展，培育新兴业态，做大做强做优中医药服务，在推进健康中国建设中发挥更大的作用。

第三，强化科技支撑，促进融合，为中医药发展插上现代科技的翅膀。古为今用，洋为中用。对于中医药发展而言，就是要坚持原创思维这一根本和灵魂，利用现代科技作为方法和手段。要建立健全适应中医药特点的研究和评价方法及标准体系，这是中医药发扬光大、全方位走向世界的基础和前提。循证医学的思想，现代西医的研究方法，大数据的分析手段，都提供了宝贵借鉴，但标准和体系建立的主导权必须掌握在中国人特别是中医人自己手里。要将中医药研究与生物学、物理学、化学、生命科学、材料科学、信息科学等学科研究紧密结合，强化多学科联合攻关。重点加强基础研究、临床研究、新药研发与产品技术开发等不同创新领域间的衔接与转化，提高原始创新、集成创新和引进消化吸收再创新的能力，创新开发一批中医药技术、设备、药品和保健品。中医药的传统智慧与实践经验蕴藏于民间，要大力发展"互联网＋中医药"，整合资源，优势互补，为中医药事业发展汇集众智。要利用现代技术，加强中医古籍、传统知识和诊疗技术的保护、抢救和整理。做好中医古籍文献资源普查，加紧编撰出版《中华医藏》，全面实施中医古籍再生性保护，建立中医古籍数据库和知识库。实施中医药传承工程，做好传统制药炮制、鉴定技术的传承应用，推进中医药民间特色诊疗技术挖掘整理。要积极推进中医药科技体制改革，建立多学科、跨部门共同参与的中医药协同创新体制机制和创新合作平台，实施一批中医药重大科技创新项目，力争有新的突破。要完善中医药领域的科技布局，形成一批代表国家水平、有国际影响力的创新成果。创新来之不易，成果贵在应用。要加快转移转化步伐，催生优质产品和新兴产业，使中医药创新成果落地生根，为经济社会发展和增进民生福祉作出贡献。

第四，扩大国际合作，互学互鉴，把中医药打造成中外人文交流的亮丽名片。中西医作为人类文明宝库的璀璨明珠，各有优长。中医药在治疗某些新发疾病、疑难杂症、慢性非传染病及预防保健、养生康复等方面具有独特优势。要促进中西医互学互鉴，鼓励中外双方以开阔的视野、包容的心态看待彼此医学理念、诊疗方式的差异，促进东方和西方、传统和现代医学优势互补，相得益彰。要进一步发挥中医药在深化人文交流中的作用，加强与"一带一路"沿线国家的合作，不仅提供诊疗服务，而且讲好中国故事，展示中华传统文化的魅力和当代中国的活力。要主动作为，加强政策对话、人员往来和科研合作，积极发展中医药服务贸易，不断提高中医药在国际传统医药领域的话语权主导权。

节选自《中国中医药报》2015-12-28(1)

屠呦呦的工作是中医药传承
创新走向世界的范例

——在祝贺屠呦呦研究员荣获 2015 年诺贝尔
生理学或医学奖座谈会上的讲话

陈　竺　全国人大常委会副委员长

屠呦呦研究员的工作，为青蒿素治疗人类疟疾奠定了最重要的基础，得到国家和世界卫生组织的大力推广，挽救了全球范围特别是广大发展中国家数以百万计疟疾患者的生命，为人类治疗和控制这一重大寄生虫类传染病做出了革命性的贡献，也成为用科学方法促进中医药传承创新并走向世界最辉煌的范例。

首先，屠呦呦研究员荣获诺贝尔奖极大增强了我国科技界为建设创新型国家，实现民族伟大复兴的自信心。

屠呦呦研究员是新中国培养的第一代药学家，她和团队成员所有工作都是在国内完成的，但是，科学没有国界，尤其是健康领域的科学技术成果，必将属于全人类。

当今中国科技界正处在历史发展最好的时代，屠呦呦研究员获诺奖是空前的，但也一定不是绝后的，随着民族复兴中国梦的逐步实现，相信今后会有更多中国科学家的优秀成果得到国际学术界的认可和尊重。

其次，科学成果如何评价，论文只是一种方式，和健康相关的成果，必须写在人民群众的健康上，写在人类的史册上。

我们要强调传承和发扬前辈的无私奉献精神和团队精神。从屠呦呦研究员身上我们可以学到很多优秀的科学界前辈的优良品质，可概括为"道、术、心"。中青年科学家应该投身到大众创业、万众创新和创新驱动，实现民族伟大复兴的伟业当中，而科学的道路从来都是不平坦的，需要我们耐得住寂寞，沉得下心，扎扎实实做好学问，使我国成为创新型国家的日子早一点到来。

转载自《中国中医药报》2015-10-9(1)

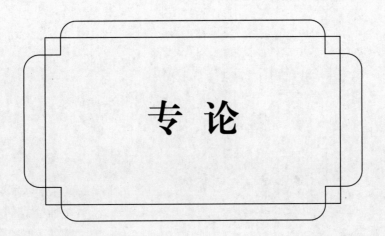

专 论

青蒿素：中医药给世界的一份礼物
——2015 年 12 月 7 日在瑞典卡罗林斯卡学院的演讲（全文）

屠呦呦　中国中医科学院研究员

尊敬的主席先生、尊敬的获奖者、女士们、先生们：

今天我极为荣幸能在卡罗林斯卡学院讲演，我报告的题目是：青蒿素——中医药给世界的一份礼物。

在报告之前，我首先要感谢诺贝尔奖评委会，诺贝尔奖基金会授予我 2015 年生理学或医学奖。这不仅是授予我个人的荣誉，也是对全体中国科学家团队的嘉奖和鼓励。在短短的几天里，我深深地感受到了瑞典人民的热情，在此我一并表示感谢。

谢谢威廉姆·坎贝尔和大村智二位刚刚所做的精彩报告。我现在要说的是 40 年前，在艰苦的环境下，中国科学家努力奋斗从中医药中寻找抗疟新药的故事。

关于青蒿素的发现过程，大家可能已经在很多报道中看到过。在此，我只做一个概要的介绍。

这是中医研究院抗疟药研究团队当年的简要工作总结，其中蓝底标示的是本院团队完成的工作，白底标示的是全国其他协作团队完成的工作。蓝底向白底过渡标示既有本院也有协作单位参加的工作。

中药研究所团队于 1969 年开始抗疟中药研究。经过大量的反复筛选工作后，1971 年起工作重点集中于中药青蒿。又经过很多次失败后，1971 年 9 月，重新设计了提取方法，改用低温提取，用乙醚回流或冷浸，而后用碱溶液除掉酸性部位的方法制备样品。1971 年 10 月 4 日，青蒿乙醚中性提取物，即标号 191♯ 的样品，以 1.0 克/千克体重的剂量，连续 3 天，口服给药，鼠疟药效评价显示抑制率达到 100%。同年 12 月到次年 1 月的猴疟实验，也得到了抑制率 100% 的结果。青蒿乙醚中性提取物抗疟药效的突破，是发现青蒿素的关键。1972 年 8 至 10 月，我们开展了青蒿乙醚中性提取物的临床研究，30 例恶性疟和间日疟病人全部显效。同年 11 月，从该部位中成功分离得到抗疟有效单体化合物的结晶，后命名为"青蒿素"。

1972 年 12 月开始对青蒿素的化学结构进行探索，通过元素分析、光谱测定、质谱及旋光分析等技术手段，确定化合物分子式为 $C_{15}H_{20}5$，分子量 282。明确了青蒿素为不含氮的倍半萜类化合物。

1973 年 4 月 27 日，经中国医学科学院药物研究所分析化学室进一步复核了分子式等有关数据。1974 年起，与中国科学院上海有机化学研究所和生物物理所相继开展了青蒿素结构协作研究的工作。最终经 X 光衍射确定了青蒿素的结构。确认青蒿素是含有过氧基的新型倍半萜内酯。立体结构于 1977 年在中国的《科学通报》发表，并被《化学文摘》收录。

1973 年起，为研究青蒿素结构中的功能基团而制备衍生物。经硼氢化钠还原反应，证实青蒿素结构中羰基的存在，发明了双氢青蒿素。经构效关系研究：明确青蒿素结构中的过氧基团是抗疟活性基团，部分双氢青蒿素羟基衍生物的鼠疟效价也有所提高。

这里展示了青蒿素及其衍生物双氢青蒿素、蒿甲醚、青蒿琥酯、蒿乙醚的分子结构。直到现在，除此类型之外，其他结构类型的青蒿素衍生物还没有用于临床的报道。

1986年，青蒿素获得了卫生部新药证书。于1992年再获得双氢青蒿素新药证书。该药临床药效高于青蒿素10倍，进一步体现了青蒿素类药物"高效、速效、低毒"的特点。

1981年，世界卫生组织、世界银行、联合国计划开发署在北京联合召开疟疾化疗科学工作组第四次会议，有关青蒿素及其临床应用的一系列报告在会上引发热烈反响。我的报告是"青蒿素的化学研究"。上世纪80年代，数千例中国的疟疾患者得到青蒿素及其衍生物的有效治疗。

听完这段介绍，大家可能会觉得这不过是一段普通的药物发现过程。但是，当年从在中国已有两千多年沿用历史的中药青蒿中发掘出青蒿素的历程却相当艰辛。

目标明确、坚持信念是成功的前提。1969年，中医科学院中药研究所参加全国"523"抗击疟疾研究项目。经院领导研究决定，我被指令负责并组建"523"项目课题组，承担抗疟中药的研发。这一项目在当时属于保密的重点军工项目。对于一个年轻科研人员，有机会接受如此重任，我体会到了国家对我的信任，深感责任重大，任务艰巨。我决心不辱使命，努力拼搏，尽全力完成任务！

学科交叉为研究发现成功提供了准备。这是我刚到中药研究所的照片，左侧是著名生药学家楼之岑，他指导我鉴别药材。从1959年到1962年，我参加西医学习中医班，系统学习了中医药知识。化学家路易·帕斯特说过"机会垂青有准备的人"。古语说：凡是过去，皆为序曲。然而，序曲就是一种准备。当抗疟项目给我机遇的时候，西学中的序曲为我从事青蒿素研究提供了良好的准备。

信息收集、准确解析是研究发现成功的基础。接受任务后，我收集整理历代中医药典籍，走访名老中医并收集他们用于防治疟疾的方剂和中药、同时调阅大量民间方药。在汇集了包括植物、动物、矿物等2 000余内服、外用方药的基础上，编写了以640种中药为主的《疟疾单验方集》。

正是这些信息的收集和解析铸就了青蒿素发现的基础，也是中药新药研究有别于一般植物药研发的地方。

关键的文献启示。当年我面临研究困境时，又重新温习中医古籍，进一步思考东晋(公元3—4世纪)葛洪《肘后备急方》有关"青蒿一握，以水二升渍，绞取汁，尽服之"的截疟记载。这使我联想到提取过程可能需要避免高温，由此改用低沸点溶剂的提取方法。

关于青蒿入药，最早见于马王堆三号汉墓的帛书《五十二病方》，其后的《神农本草经》《补遗雷公炮制便览》《本草纲目》等典籍都有青蒿治病的记载。然而，古籍虽多，却都没有明确青蒿的植物分类品种。当年青蒿资源品种混乱，药典收载了2个品种，还有4个其他的混淆品种也在使用。后续深入研究发现：仅 *Artemisia annua* L. 一种含有青蒿素，抗疟有效。这样客观上就增加了发现青蒿素的难度。再加上青蒿素在原植物中含量并不高，还有药用部位、产地、采收季节、纯化工艺的影响，青蒿乙醚中性提取物的成功确实来之不易。中国传统中医药是一个丰富的宝藏，值得我们多加思考，发掘提高。

在困境面前需要坚持不懈。70年代中国的科研条件比较差，为供应足够的青蒿有效部位用于临床，我们曾用水缸作为提取容器。由于缺乏通风设备，又接触大量有机溶剂，导致一些科研人员的身体健康受到了影响。为了尽快上临床，在动物安全性评价的基础上，我和科研团队成员自身服用有效部位提取物，以确保临床病人的安全。当青蒿素片剂临床试用效果不理想时，经过努力坚持，深入探究原因，最终查明是崩解度的问题。改用青蒿素单体胶囊，从而及时证实了青蒿素的抗疟疗效。

团队精神,无私合作加速科学发现转化成有效药物。1972年3月8日,全国523办公室在南京召开抗疟药物专业会议,我代表中药所在会上报告了青蒿No.191提取物对鼠疟、猴疟的结果,受到会议极大关注。同年11月17日,在北京召开的全国会议上,我报告了30例临床全部显效的结果。从此,拉开了青蒿抗疟研究全国大协作的序幕。

今天,我再次衷心感谢当年从事523抗疟研究的中医科学院团队全体成员,铭记他们在青蒿素研究、发现与应用中的积极投入与突出贡献。感谢全国523项目单位的通力协作,包括山东省中药研究所、云南省药物研究所、中国科学院生物物理所、中国科学院上海有机所、广州中医药大学以及军事医学科学院等,我衷心祝贺协作单位同行们所取得的多方面成果,以及对疟疾患者的热诚服务。对于全国523办公室在组织抗疟项目中的不懈努力,在此表示诚挚的敬意。没有大家无私合作的团队精神,我们不可能在短期内将青蒿素贡献给世界。

疟疾对于世界公共卫生依然是个严重挑战。WHO总干事陈冯富珍在谈到控制疟疾时有过这样的评价,在减少疟疾病例与死亡方面,全球范围内正在取得的成绩给我们留下了深刻印象。虽然如此,据统计,全球97个国家与地区的33亿人口仍在遭遇疟疾的威胁,其中12亿人生活在高危区域,这些区域的患病率有可能高于 $1/1\,000$。统计数据表明,2013年全球疟疾患者约为1亿9千8百万,疟疾导致的死亡人数约为58万,其中78%是5岁以下的儿童。90%的疟疾死亡病例发生在重灾区非洲。70%的非洲疟疾患者应用青蒿素复方药物治疗(ACTs)。但是,得不到ACTs治疗的疟疾患儿仍达5 600万到6 900万之多。

疟原虫对于青蒿素和其他抗疟药的抗药性。在大湄公河地区,包括柬埔寨、老挝、缅甸、泰国和越南,恶性疟原虫已经出现对于青蒿素的抗药性。在柬埔寨—泰国边境的许多地区,恶性疟原虫已经对绝大多数抗疟药产生抗药性。请看今年报告的

对于青蒿素抗药性的分布图,红色与黑色提示当地的恶性疟原虫出现抗药性。可见,不仅在大湄公河流域有抗药性,在非洲少数地区也出现了抗药性。这些情况都是严重的警示。

世界卫生组织2011年遏制青蒿素抗药性的全球计划。这项计划出台的目的是保护ACTs对于恶性疟疾的有效性。鉴于青蒿素的抗药性已在大湄公河流域得到证实,扩散的潜在威胁也正在考察之中。参与该计划的100多位专家们认为,在青蒿素抗药性传播到高感染地区之前,遏制或消除抗药性的机会其实十分有限。遏制青蒿素抗药性的任务迫在眉睫。为保护ACTs对于恶性疟疾的有效性,我诚挚希望全球抗疟工作者认真执行WHO遏制青蒿素抗药性的全球计划。

在结束之前,我想再谈一点中医药。"中国医药学是一个伟大的宝库,应当努力发掘,加以提高。"青蒿素正是从这一宝库中发掘出来的。通过抗疟药青蒿素的研究经历,深感中西医药各有所长,二者有机结合,优势互补,当具有更大的开发潜力和良好的发展前景。大自然给我们提供了大量的植物资源,医药学研究者可以从中开发新药。中医药从神农尝百草开始,在几千年的发展中积累了大量临床经验,对于自然资源的药用价值已经有所整理归纳。通过继承发扬,发掘提高,一定会有所发现,有所创新,从而造福人类。

最后,我想与各位分享一首我国唐代有名的诗篇,王之涣所写的《登鹳雀楼》:"白日依山尽,黄河入海流,欲穷千里目,更上一层楼。"请各位有机会时更上一层楼,去领略中国文化的魅力,发现蕴涵于传统中医药中的宝藏!

衷心感谢在青蒿素发现、研究和应用中做出贡献的所有国内外同事们、同行们和朋友们!

深深感谢家人一直以来的理解和支持!

衷心感谢各位前来参会!

谢谢大家!

转载自《中国中医药报》2015-12-9(2)

青蒿素:中医药给世界的一份礼物

专论

留给后世一个完整的古籍体系

——2015 年 2 月 10 日在中医药古籍保护与利用工作座谈会上的讲话

王国强　国家卫生和计划生育委员会副主任　国家中医药管理局局长

中医药古籍保护与利用工作既是重点任务也是重要抓手，此项工作应放到新形势和大背景下系统考量，才能与时俱进、推陈出新。

加强中医药血脉传承是发挥五大资源优势的前提

中医药古籍在存世的中华古籍中占有相当重要的比重，是中医学术传承数千年最为重要的知识载体，也是中医药为中华民族繁衍发展发挥重要作用的历史见证，更是中医药学继承、发展、创新的源头活水；中医药典籍承载着丰厚的历史和文化内涵，是祖先留给我们的宝贵物质财富和精神财富；中医药古籍凝聚着中华民族特有的精神价值、思维方法、生命理论和医疗经验，体现了中华民族充沛的文化创造力，不仅对于传承中医药学术具有不可替代的历史价值，更是现代中医药科技创新和学术进步的源头和根基。深透地理解、研究中医古籍中蕴藏的精髓、智慧，把好东西开发出来，是我们这一代人重要的历史性任务。

应该说中医药古籍是刘延东副总理关于中医药是我国"独特的卫生资源、潜力巨大的经济资源、具有原创优势的科技资源、优秀的文化资源、重要的生态资源"的一个具体体现。做好中医药古籍保护与利用工作，加强中医药血脉传承是发挥中医药五大资源优势的前提。

发掘中医药古籍精义内涵是弘扬优秀中医药文化的重要途径

中医学是历代医家在整理前代医籍的基础上，发皇古义、融会新知、与时俱进、不断创新而逐渐形成的，蕴含着大量防病治病的理论与经验，承载着中华民族特有的精神价值、思维方法、想象力和创造力。做好中医药古籍保护和利用工作，深入发掘中医药古籍精义内涵，为中医药临床服务、百姓养生保健提供前人宝贵经验，为中医药科学研究提供丰富的文献基础，为中医药教育、中医药产业发展提供丰厚养料，才能展示中医药文化的丰富内涵和独特魅力，聚力于中华文化软实力的增加，进而不断增强我国的民族凝聚力和创造力。

培养专业人才队伍是做好中医药古籍保护与利用工作的关键保障

在国家中医药管理局推进中医药古籍保护与利用相关工作中，能看到一批德高望重的老专家、老学者的身影，他们付出了辛勤的劳动，以深厚的学术功底和精勤不懈的努力，保障中医药古籍的保护与利用工作顺利开展，引导后学们持之以恒、厚积薄发。希望老一辈专家们在推进工作过程中，继续培养、锻炼一支精于中医药古籍保护、利用和整理研究的新队伍。

古籍不光要留下，还要用，用的人越多，价值才能显现。我们奉献给后世的应该是一个完整的古籍体系，通过运用现代科学技术能让后人检索方便、查阅方便。

转载自《中国中医药报》2015-2-12(1)

继承创新是提升中医药服务能力的根本方略

孙光荣　北京中医药大学研究员、教授

在当前及今后一段时期,围绕中医药学"理法方药"的学术体系,我们需共同努力做好"四个重点继承":重点继承中医健康服务之"理",有效提升中医认知能力;重点继承中医健康服务之"法",有效提升中医诊疗能力;重点继承中医健康服务之"方",有效提升中医组方能力;重点继承中医健康服务之"药",有效提升中医用药效力。

习近平总书记指出:"中医药学凝聚着深邃的哲学智慧和中华民族几千年的健康养生理念及其实践经验,是中国古代科学的瑰宝,也是打开中华文明宝库的钥匙。"这句话堪称关于中医药学在国家发展战略中的定位,从社会科学和自然科学的双重角度解决了对中医药学"怎么看"的问题。

李克强总理强调要用"中国式办法"解决医改这一世界性难题,刘延东副总理界定"中医药是我国独特的卫生资源、潜力巨大的经济资源、具有原创优势的科技资源、优秀的文化资源、重要的生态资源",国务院相继发布了《关于扶持和促进中医药事业发展的若干意见》等系列文件,这些都从国家决策层级解决了中医药事业发展"怎么干"的问题。

继承,是基础、是源泉;创新,是发展、是升华。中医药的继承创新是相互依存、相互融合、相互促进的。绝不可一提"继承",就认为是"古老旧",就是"怀古复旧";一提"创新",就认为是"声光电",就是"现代科技"。其实,中医药的继承与创新都离不开中医药经典理论原则的指导,都离不开名老中医学术经验的传承,都离不开现代科学技术的应用。同时,我们必须充分认识到,中医药的生命力在于临床疗效,所有继承创新的出发点和落脚点都是为了提高中医临床疗效。

中医药学的继承,是一个系统工程。广义而言,中医药学的继承涵盖了中医药的医疗、保健、科研、教育、文化、产业、国际交流合作等各个领域;狭义而言,包括师承教育、文献整理研究、文化科学普及等。需要制定和明确继承条件、继承途径、继承机制、继承办法、继承归宿。建议在当前及今后一个时期,围绕中医药学"理法方药"的学术体系,明确继承目标,健全继承机制,共同努力做好"四个重点继承":

重点继承中医健康服务之"理",有效提升中医认知能力

习近平总书记说:"不忘本来才能开辟未来,善于继承才能更好创新。"中医药学发展史告诉我们,正是在中华民族几千年的发展进程中,直面人类预防保健和治疗疾病的现实需要,不断继承、勇于创新,才逐步形成了特色鲜明、前景辉煌的中医药学。今天,在医药学面对更严峻挑战时,人们把关注的目光投向了中医药学。在这样的大背景下,需要我们更加理性地深思中医药学产生的本源,走特色发展之路、科学发展之路、创新发展之路、可持续发展之路。

中华传统哲学思想,包括三才、变易、中和、意象等等,在中国的社会学、政治学、天文学、地理学乃至兵学、农学、医药学、建筑学、星相学、堪舆学之中,都是一以贯之的,这是中华文化的灵魂。然而,

在现今中国，"西化"是不争的现实。如果不彻底改变现今自觉或不自觉地在教育、科研、临床中仿效西医的状况，也将会像古建筑学那样，只存建筑物而失去了建筑思想、设计、技术、工艺、参数，中国人将来就只好看着自己的瑰宝丢失，中医药的神奇疗效将成为传说。因此，中医药学的继承，首先就必须正本清源，重点继承中医健康服务之"理"。

重点继承中医健康服务之"理"的关键，在于对历代中医药文献进行系统梳理、阐释，也就必然需要开展对中医药文献的目录、版本、校勘、训诂、释疑等专项研究。必须确立《中医通典》《中药通考》《中医通史》等大型中医药文献研究项目，集中全国中医药文献研究的优势力量，力争在5～10年内回答关于中医基本理论的核心问题，如：中医基于何种理论、如何认识与掌握天人合一、形神合一思想？中医基于何种理论和学说辨识健康与疾病？中医基于何种理论和学说提出和实施"治未病"？中医根据何种理论、实践建立脏腑学说、经络学说等？中医基于何种理论、实践认知中药的气味、性能、功效与归经？

重点继承中医健康服务之"法"，有效提升中医诊疗能力

中医健康服务之"法"，包括诊断之法、治疗之法、养生防病之法。

中医诊断之法，主要是司外揣内、审证求因。从司外揣内而言，主要是望闻问切之法。

中医治疗之法，主要是外治、内治、正治、反治之基本方法。无论外治、内治、正治、反治，都必须首先明确治则治法。治则治法源于中医基本理论，是中医临床治疗的纲领和准绳。

中医治则，就是中医治疗病证的基本原则，如"燮理阴阳""调和致中""扶正祛邪""补偏救弊""治病求本""急则治标，缓则治本""标本同治""因人因时因地制宜"等，治则统领治法。

中医治法，在外治、内治、正治、反治的基本方法之下，一般分为"汗、吐、下、和、温、清、消、补"八类方法；每一类方法又包括若干具体治法，如"补法"，可以根据补益的目标分为单纯的补阴、补阳、补气、补血；也可以分为综合的补肾健脾、补中益气、填精固髓等。其中，补、益、养、填、固等，用词虽有别，却都是补益之法。

中医养生防病之法，是在中医基本理论指导下，基于"治未病"学术思想而形成的中医健康服务之法。主要是食养、药养、术养（包括养生气功等非药物、非食物养生）三大类。无论食养、药养、术养，都必须按照"合则安"的养生总则，根据个人的民族、体质、习惯、居所气候等选择应用。

重点继承中医健康服务之"方"，有效提升中医组方能力

中医治病有药物疗法和非药物疗法。张仲景在《伤寒杂病论》中创造的"方子"是历代中医奉为经典的"经方"，嗣后历代中医名家创建了众多经验方，称为"时方"。唐孙思邈编著《千金要方》《千金翼方》，集唐代之前医方之大成，以后历代都有各种方书问世。清康熙间汪昂编著《医方集解》《汤头歌诀》，1956年北京中医学院（北京中医药大学前身）将《医方集解》《汤头歌诀》合二为一，定名为《方剂学》（王绵之主编），从此"方子"又通称为"方剂"。2005年人民卫生出版社出版《中医方剂大辞典》（彭怀仁主编），对我国上自秦、汉，下迄1986年的所有"有方名"的方剂进行了一次系统的精选、整理，汇集了古今"有方名"的医方（约10万方）。

主要特点有三：一是参考古今各种中医药文献，对每一首方剂的方源进行认真的考证，注明其原始出处；二是对所有方剂分散在各种文献中的不同主治、方论、验案以及现代实验研究资料分别列项进行整理筛选，汇集于各方之下，为全面了解方剂提供了极大的便利；三是按照辞书形式编纂，既有目录，又有索引，解决检索方名的难题。

由于中医组方，既要遵循治则治法，又要把握药物之间的相须、相使、相畏、相杀，更要注重君臣佐使的结构，因而中医组方有严谨的法度、规矩，并非将杀细菌、灭病毒、补气血、清热泻火等性能、功效相同、相近的药物凑合在一块就能成为医方。因此，必须重点继承中医健康服务之"方"，首先是继承"经方"，其次是继承"经验方"（包括名老中医经验方、民间经验方、少数民族医经验方）。有必要组织力量，开展三个方面的工作：一是对执业中医师进行全面、系统的"经方"培训；二是通过师承教育，继承名老中医等的独家秘方；三是大规模整理自1949年10月1日至今的全国名老中医经验方、民间经验方、少数民族医经验方，可集成为《千金妙方》，以填补《中医方剂大辞典》留下的空白，并承续《千金要方》《千金翼方》，为今后的继承留下底本。只有重点继承中医健康服务之"方"，才能有效提升中医组方能力。

重点继承中医健康服务之"药"，有效提升中医用药效力

中药是中医的工具，是中医治病的利器。中医用药的最大特点是"四个讲究"：一是讲究药取天然，基本不使用化学合成的药物，即使是"丹"，也是从植物、矿物等自然物质中提取的；二是讲究要用道地药材，注重药材原有的四气五味、升降浮沉，一般不主张使用移植、替代品；三是讲究遵古炮制，无论是饮片还是膏、丹、丸、散、酒，其炮制方法经过千百年的探索、研究、积淀、传承，已经成为确保药物安全、有效的不二法门，其炮制方法不是现代制药方法可以取代的；四是讲究"用药如用兵"，注重配伍、剂型、剂量和给药途径，要求极为精准。

但是，近数十年来，中药材产出的土地使用过大量的化肥、农药而被"毒化"；药材种子由于移植、加工而有所变异；由于追求药材产量大幅度提升而过度使用催肥、催熟的激素类制剂；采集的时间也不依古制；炮制也不遵古法。于是，中药材的质量必然降低或产生性能变异，用这种药材组成的方剂就难以达到预期的疗效，用这种药材研制的药品也有很多毒副作用说不清、道不明。因此，有必要对中药材的种植、采集、加工、交易进行大规模的检查、清理、整顿，强调继承的重要性和必要性。这项工作是"多龙治水"不能解决的，必须成立跨部委的领导小组，制定相关规范、标准，进行督查和改进。只有重点继承中医健康服务之"药"，才能有效提升中医用药效力。

创新的关键是改进中医药学的思维方法，建议围绕"理法方药"的中医药学术体系，做好四个重点创新，达到四个成功开创。

就理论思维而言，创新是建立新思维、新理论、新方法、新表述；就实践结果而言，创新是获取新发明、新结构、新材料、新产品、新成效。

近30年来，为了让中医走出创新之路，国家中医药管理局已经在中医药学的创新方面做了大量的探索性工作，取得了一定的成效。但是，如何更正确地创新中医药学的思路与方法，仍然是一个紧迫而艰巨的任务。

在当前及今后一个时期，明确创新目标，健全创新机制，共同努力做好"四个重点创新"：重点创新中医健康服务之"理"，创建中医新辨证体系；重点创新中医健康服务之"法"，规范中医新治则治法；重点创新中医健康服务之"方"，构建中医新组方模式；重点创新中医健康服务之"药"，建立中药新培采研制标准。

重点创新中医健康服务之"理"，创建中医新辨证体系

创新是推动社会进步和经济发展的不竭动力。一个社会、一项事业、一个学科要想走在时代前列，离不开理论创新。中医药学的基本理论沿用了几千年，临床实践证明是正确的、具有指导意义的，但也证明了在一定程度上是粗放的、需要精细化、标准化的。近数十年来，中医药学界不断在做中医药基本理论精细化、标准化的工作，取得的成绩有目共睹,但遇到的障碍也众所周知。关键在于不能为精细化而精细化,为标准化而标准化,甚至"以西套中""以西律中",闭门造车的结果是"淡化了中医特色优势,僵化了中医临床思路"。必须抓住关键问题创新理论方法,经过约定俗成,成熟一个标准、公布一个标准、实施一个标准。

什么是需要创新的"关键问题"? 是中医临床,是中医临床中的诊断,是中医临床诊断中辨证方法、证候标准。中医不同于西医的一个要点是中医诊疗主要是针对"证候",中医临床行为的全过程,在《伤寒论》第十六条清楚表明"观其脉证,知犯何逆,随证治之"。"观其脉证"是抓四诊合参获知的"主证";"知犯何逆"是抓病机的"主变";"随证治之"是针对主证、主变抓"主方"。而其关键又在于前八个字:"观其脉证"是辨证的切入,"知犯何逆"是审证求因的思辨。如何切入? 如何思辨? 前人通过临床的不断探索,总结出诸多辨证纲领,有"八纲辨证""脏腑辨证""经络辨证""卫气营血辨证""气血津精辨证"等。为什么没有统一的辨证纲领? 是因为疾病谱的不断变化,是因为临床认知不断提升,前一个纲领已经不够用,不能合理解释新病因、新病机、新证候,才倒逼产生新的辨证纲领。

重点创新中医健康服务之"法",规范中医新治则治法

纵观历代中医名著,治则治法层出不穷。其中,可用于临床实际的固然很多,但反过来"依方定法""依法定则"的也不少;现代中医临床中"西医诊断""中医配方"的现象更是司空见惯,这就更谈不上治则治法了。长此以往,必然导致中医在审证求因、辨证论治的基础上"依证定则、依则立法、依法组方、依方用药"的临证规矩退化或丢失。

因此,有必要在大搜集、大整理、大分析的基础上,根据现代病种、药材资源、组方经验、用药习惯等,采用分病种、小试验的办法,逐步规范中医新的治则治法。

另一方面,可以在中医外治法(包括针灸、推拿、敷贴、盥洗、灌肠、坐浴、熏蒸等),采用"拿来主义",吸纳、融会现代科技的方法与器械,创新中医治法。

重点创新中医健康服务之"方",构建中医新组方模式

中医采用内服法治疗疾病,说到底是靠"方"治病。由于疾病谱的不断演变,由于天然药材新品种的不断发现,由于临床经验的不断累积,中医健康服务之"方"(包括名老中医经验方、民间经验方、少数民族医经验方)也在不断更新。中医临床开出的每一个处方,实际上是其理论修养、临床经验的集中表达。由于当前中医临床思维出现了两种倾向而致使中医处方出现了两种偏向:一种是强调唯经方之是从,经方的药名、味数、剂量,都一律不能更改;一种是强调唯经验之是从,根据西医诊断给予中药配方,无"君臣佐使"可言,一张处方的药味甚至多达 80 多味,一味药的剂量甚至多达 200 克,有的一剂药重达 500 克以上。这是针对致病因子"放大炮""开机关枪",目的是不管是什么病,总能"扫射"中的,实际上还是辨证不明,心中无数,如此组方,当然离精准治疗甚远。上述两种组方偏向都多次导致医疗纠纷甚至医疗事故的产生。于是,管理部门就急速做出制首乌只能开 3 克、法半夏只能开 9 克等违背中医用药规律的规定,如果这类"急就章"式的临时规定不断发布,势必导致中医组方无所适从。

所以,当前关于中医组方的创新,至少有必要做三个方面的工作:一是按照病种,筛选有效的代表方剂,给出化裁的范围与方法;二是厘清中医组方的原则与要领,创造新的组方模式。例如,古代以药为君臣佐使,根据现代病证的复杂性,可以用功能药组按君臣佐使的体例组方;三是根据经方和名老中医经验方研制组方软件。

重点创新中医健康服务之"药",建立中药新培采研制标准

经过中医药人多年来努力,中药剂型创新已经取得良好的成绩。如丹参滴丸、藿香正气滴丸等,确实改变了中药的口感,提高了疗效,便于携带和服用。但是,从中药创新的整体来看,面临的创新任务还是相当艰巨。主要表现在以下四个方面:

一是药材的种植、采集、粗加工,需要针对气候、土壤、水源、种子、施肥、除草、灭虫等现状,有必要制定新标准,确保药材产出质量。

二是药材的交易,需要针对仓储、运输、交易等行为进行新规范,确保药材交易质量。

三是新药的研制,需要针对组方、用药、工艺、设备、疗效观察、使用说明等,需要在突出中医药基本理论元素的前提下,建立新的研制、评估标准,确保新药研制质量。

四是传统的炮制,需要针对膏丹丸散酒等传统中药制剂(包括医院制剂),建立基于中医药基本理论的新的组方、工具、炮制及疗效评估标准,确保传统制剂的炮制质量。

唐刘禹锡说:"芳林新叶催陈叶,流水前波让后波。"创新,是任何事物发展的必然。但是,就中医药学而言,着眼当前,必须重在继承;放眼未来,必须励志创新。

汉扬雄《太玄·玄莹》曰:"有因有循,有革有化。因而循之,与道神之;革而化之,与时宜之。故因而能革,天道乃得;革而能因,天道乃驯。夫不因不生,不革不成。"

所以,继承创新是提升中医药服务能力的根本方略。

节选自《中国中医药报》2015-7-22(3)

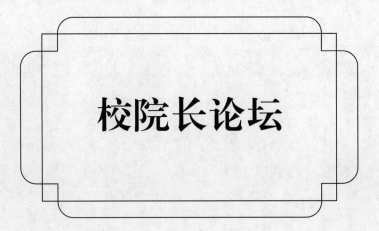

校院长论坛

中医药为什么要走向世界

张伯礼　天津中医药大学校长　中国中医科学院院长

一、中医药发展是时代的需求

1. 转变医学模式

WHO 在关于《迎接 21 世纪的挑战》报告中指出："21 世纪的医学，不应该继续以疾病为主要研究领域，应当以人类的健康作为医学的主要研究方向"。健康是人的基本权利，而医学的目的是发现和发展人的自我健康能力。

传统药物研发模式是一万个化合物最后出一个药，要靠十几年的时间，花几十亿美金，这种模式难以为继。新药产出与研发投入不成正比，传统的研发模式受到挑战。21 世纪的药物研究，复方与多靶点是研究的重点和方向。把已经上市的药进行重新组合，前沿的技术是系统筛选药物组合物，从开始研究的时候就用复方的药，而网络药理学是支持复方药物发展的理论基础。

2012 年 WHO 公布了一份"世界各国医疗费用"的账单，美国是最后一个，其医疗费用占到它 GDP 的 17.9%，中国的占比为 5.1%。美国的人口是我们的零头，当年他们的 GDP 是我们的 1.5 倍，所以美国那么有钱，相当于我们几十倍的投入，还解决不了医改的问题，如果照搬这个改革的模式，我们国家也解决不了。

2. 用中国式办法解决好这个世界性难题

在 2014 年两会时，李克强总理讲，看病贵、看病难是一个世界性难题；我国人均医疗费用约是美国的 1/30；底子薄，基础差，城乡发展不均衡，在有限资源条件下，要满足 13 亿群众的医疗保健需求，必须走出一条中国式道路。

中国式办法离不开中医药。钟南山说，从技术层面指导思想层面将中西医结合这是中国的优势，更能体现"中国式办法"；我认为"中西医并重，预防为主。"

2013 年卫生部公布，中医机构数量占全国卫生机构比例是 4.5%，中医药人员占比是 7.5%，国家给中医药的拨款占比是 6.36%，而中医药承担了 15.4% 的急门诊工作和 11.9% 的住院病人，一张中医的处方比西医的处方便宜 29 元，人均住院费用便宜 2 000 元，这是中医的优势体现。

3. 中医药是我国医改成功的保障

中医药的发展为医改提供了动力。李斌主任讲，中医药是中华民族的宝贵财富，是中华文明的载体之一。中医药价格相对便宜、安全可靠、深受群众欢迎，希望中医药在医改中起到更大的作用。

二、中医药研究进展

1. 中药研究平台及技术得到跨越式发展

中医药发展从 1996 年启动到现在正好 20 年。国家有各种计划来支持和发展，而中医药发展的条件，不管是医疗、科研、产业都在高速发展，同时硬件的条件不可同日而语，与 20 年前比，实验室有了很大的进步，可与国际上任何国家的实验室相比。同时我们的工作效率、每年发表的文章和研制的新药也不比别人差。完全有条件做到世界最好。

2. 中医药研究成果丰硕

1993 年，我国全年发表的 SCI 论文仅 42 篇（占世界比例 4.46%），2013 年发表了 3 007 篇（占世界比例 34.33%）。而美国从 33.48% 降到了 17.32%。日本和韩国变化不大。整个中医药研究水平在国际上中国是领先的，数量是最大的。

国家科技进步一等奖几乎每年一项，2015 年是人工麝香及产业化的研究获一等奖。

3. 中医药国际化进展

目前在美国完成二期临床与启动三期临床的共有 4 个药：复方丹参滴丸胶囊、血脂康胶囊、扶正化瘀片、康莱特注射剂。在美国引起了轰动，特别是康莱特注射剂，可以无症状试用期从 70 天延长到 104 天，病人整体的生存率延长了 1.9 个月。胰腺癌的平均寿命就是 3～6 个月，能延长 1.9 个月是非常了不起的。同时 9 个品种，27 个质量标准已经被《美国药典》采纳。此外还有在欧盟完成注册和将要注册的药品。

现有中药近 10 000 个品种，市场销售较大的约 3 000 余品种。在开始调查时，我们过亿的品种仅 47 个，而国际上公认超过 10 个亿才能是 1 个大品种，然而当时我们却没有 1 个。结合中药不能做大的特点和技术制约的因素，我们总结了 5 个不足，并针对不足建立了新的研究方法，形成了中成药二次开发的关键技术，建设了名优中成药二次开发模式，培育了大品种群。

我的团队负责的 32 个中成药品种二次开发，销售过亿的品种由 3 个增加到 12 个，销售额从开始的 12 亿增加到 50 亿，提高了 4.2 倍。并为全国数十家企业提供了服务，培育了一大批品种，获得了国家科技进步一等奖。如丹红注射液、血栓通注射液的销售额已分别达到 45 亿和 40 亿。

经 20 年的努力，我国销售额过亿的中药品种已逾 500 个，过 10 亿的品种达到 50 个。中药工业总产值从 1996 年的 234 亿至 2014 年达到了 7 300 亿。

4. 培育中药大健康产业

在这个过程中，又培育了中药大健康产业，现在大健康产业国家还没有部署，只是部署了中药现代化信息化基地建设，在建设过程中各个省分别培育了自己的健康产业，包括中药工业、农业、商业、保健品、食品、化妆品、兽药、仪器设备。2009 年我们进行了调查，中药大健康产业已经达到 7 000 多亿，2013 年时已经达到 12 000 亿。万钢部长讲，大中药产业具有重大的综合效益，它可以优化工业农业产业结构，可以让农民就地就业，脱贫致富，可以保护生态，支持医改。举一事，惠百业，造福百姓。

刘延东副总理讲，中医药作为我国独特的卫生资源，潜力巨大的经济资源，具有原创优势的科技资源，优秀的文化资源和重要的生态资源，在经济社会发展的全局中有着重要的意义。

三、中医药事业发展和重点任务

1. 拓展了中医药服务领域

2013 年国家提出了一个健康服务业发展规划，2015 年国务院办公厅印发了《中医药健康服务发展规划》，包括了中医的养生保健、中医的医疗、中医的康复、中医的健康养老、中医药的文化和旅游、中医药的相关产业以及服务贸易。

2. 中药资源从野生到种植

2015 年 4 月国家出台了《关于中药材保护和发展的规划》，内容涵盖中医药的资源规范化种植体系、品质溯源体系的建立和运行、大宗药材品种的仓储及物流等。

中药资源从野生到种植是一场革命：中药种植的管理、虫害的防治及药物收集、采集、运输、保管、储存等，科技含量都很低。国家要加大投入，每一步都得从源头开始研究。将中药资源作为国家战略资源保护起来。优质优价，是其健康可持续发展的根本保证。

中国中医科学院成立了国家中药资源中心，在三年前启动的全国中药资源的预调查，已指导 31 个省 922 个县做了中药资源的预调查、普查工作，收集了 13 000 个标本，并制订了 2 项国际标准，同时还组建了国家重点实验室。开展了中药材的培

22

育与质量控制技术的研究和推广。组建了以大企业、大品种、大基地为主的共享联盟。

3. 传承与创新并重

2013年美国一些专家提出来,感到中国现在的中医药有危机,美国送出来的学生到中国来学,来以前要打预防针,回去以后要消毒。在美国的中医药只能开十几味药,一味药就是十几克。我们这一开都是几十味药,都是开几十克,那么大包药,到美国没法用的。同样,扎针美国一般扎十克针,每个星期扎3次,中国扎几十克针,用的针又粗手法又重。这是过度医疗、过度检查,多开药多提成,多扎针多收费。以药养医已经对医学本身造成了伤害,产生了恶劣的影响。

所以我们说以后真正的好中医,可能要到美国去学了,因为美国的中医不需用西医的东西,他们要生存,技术不高真不行。

我担任中医科学院院长,就抓了传承工作,继承与创新是中医药发展两个始终不能偏离的主线,继承是创新的基础,创新是继承的动力。

4. 中医药的临床疗效是根本

WHO曾提出:世界要以开放的头脑接受传统医药,而传统医药要被广泛接受依赖于疗效的肯定,其中的关键环节在于研究方法的科学性。而中医药5 000年的我们当然说有效了,但拿不出过硬的证据来。

举例心肌梗死的用药:阿司匹林对老年人并不适合,研究出中药"芪参益气",每一种成分到底能治什么,在这个药中起什么作用都比较清楚。最后作为治疗稳定性心绞痛的药已经上市了,很多人说吃了这个就没再吃阿司匹林,用了几年效果也挺好。

但"芪参益气"究竟能否代替阿司匹林,又进行了机制研究、稳定性研究,其多层次、多途径的协同保护,表明"芪参益气"作用优于阿司匹林。并通过16个分中心、88家医院、3 000多例患者、平均随访37个月,以预防重大心血管事件为评价指标,与阿司匹林作平行比较,效果相当。"芪参益气"的综合优势是在阿司匹林已经产生抵抗了,用中药依然有效,然后再吃阿司匹林效果又明显了。该成果申请了一个国家重大项目,并获得国家二等奖。

除了在研究新药,我们重大专项到今年正好是10年了,我国新药研发取得了长足的进步,出现了很多的一类药,包括"埃克替尼"现已列入首选药。但是制药工艺水平是我们关注的问题,如何在保证疗效的情况下,提高它的现代制药工艺水平,达到安全有效、质量可控是关键,中药质量的提升必须依靠生产技术和装备革新。

在2015年两会上,李克强总理讲实施中国制造2025,包括8个大产业,生物医药在其中。所以特别是医药产业的制造业,要如何提升是下一步的重点任务。而加强新药研发及关键技术的研究是我们在十三五准备部署的一些项目,包括要研发一系列突破中药新药研发瓶颈的前瞻性技术。

5. 主导方向——制定中药的标准

制定中药的标准必须由中国人来制定,我们必须引领世界。习近平主席在两院院士大会上提出:我们要成为新的竞赛规则的制定者、新的竞赛场地的主导者。哪些能制定规则、引领世界呢? 在我们国家中医药是首屈一指的,国家标准委也把中医药列为一个重点,包括人参的标准也是由中国制定。

2015年3月27日在博鳌论坛上,中医药首次列入了博鳌论坛的内容,其题为《中医药国际化》,李肇星先生说,其在非洲工作过9年,54个国家去过48个,在那里最受欢迎的中国人就是中医。中医药需要走向国际,更是世界需要中医药。

2009年9月,ISO技术管理委员会上,通过了成立"中医药技术委员会"的提案,成立了TC249(中医药技术委员会),研究和制定与贸易相关的中医药技术、信息、术语、服务、专用产品设备等相关标准。秘书处设在中国上海,目前已有32个国家和地区申请成为TC249成员。

中药重点产品的标准,包括中医药标准化支撑技术体系正在建设之中。中药饮片（包括中成药）的标准约有 100 种。这是十三五准备研究的一个重大计划。国家准备投入 20 个亿，同时吸引企业 60 个亿，共 80 亿来做中药饮片的全程标准，并将逐步变为国际标准。

世界中医本科教育课程标准，这是我当大学校长、同时也是教指委主任做的工作，现在 55 个国家采用。在标准指导下，我们又编制了 13 本核心教材，中文的教材 2015 年底就完成，英文的教材 2016 年完成。

节选自"2015 年 9 月 9 日'第五届中国中医药发展大会'的演讲"

多维视域下的中医科学解读

王 键 安徽中医药大学校长

中医学是中华民族的瑰宝,是一门博大精深、具有鲜活生命力的科学。在实现中华民族伟大复兴中国梦的关键时期,中医科学事业承载的责任远远超出了医疗卫生领域的范畴,我们必须以高度的历史使命感,抢抓机遇,奋发有力,在新的历史起点上推进中医科学事业加速发展,为服务人民群众健康、构建社会主义和谐社会、实现中华民族伟大复兴做出更大贡献。要想做好这些工作,必须抓住中医发展的主要素,准确把握中医科学的几个维度,将其作为基本依据和标准,这是新时期传承弘扬中医事业的前提和基础,具有重要的现实意义。

一、系统整体:中医科学的研究维度

"科学"一语自上世纪初传入我国后,广为各界所接受。胡适在《科学与人生观》中说:"近几十年来,有一个名词在国内几乎做到了无上尊严的地位,无论懂或不懂的人,无论守旧和维新的人,都不敢公然对他表示轻视或戏侮的态度,那名词就是科学。"

科学即规律之学,是一种相对稳定的理论知识体系,其活动永无止境。科学受文化背景的影响最重,有民族和地域之分,如对比中西方科学,无论天文、数学、医学、建筑等,皆有分野。实践证明,科学研究的视角和形态是多元的,判定一门学问是否科学的标准只在于活动本身的内容和价值,而与研究对象及其方法无关。

医学是探讨生命、疾病、健康存在和发展规律的科学,至少有东西方两种源流和形态,西医学不是唯一的医学科学,西方科学体系也不是唯一的科学体系,它们都不是检验中医是否科学的适宜标准。1977 年,恩格尔曾指出:"今天统治西方医学的疾病模式,是生物医学模式。它认为疾病是一切行为的现象,都必须用物理和化学的原理来解释,这是还原论的办法。它认为任何不能作如此解释的都必须从疾病的范畴中清除出去,这是排外主义的方法。"

中医学以系统观、恒动观、辨证观为特征,注重系统综合,注重事物本身和事物间的有机性、联系性,形成了不同于其他民族的科学传统,与西医科学迥然不同,中医以其系统视角的科学维度开展的研究与实践,大多是西医科学未曾涉及的。中医的科学精神、科学方法和科学成就,集中体现了中华民族宏观把握世界的高度智慧。

二、以人为本:中医科学的价值追求

医学不单是生命科学,还是人对自身认识、开发和管理的科学。中医是"治人之道","人"是中医认知和服务的主体。中医科学的核心问题不是物质论的认识学,而是实践论的智慧学,具体指向人的生命科学和健康科学。

相对而言,西医科学研究偏重于"疾病之理",中医科学研究偏重于"生生之道"。中医认为人的行为与状态均是机体为适应内外环境变化而发生的自我调节。中医的任务就是努力发掘、驱动和调整人的"生生之道",进而获得实际的防病、抗病和健康效果。

中医追求的目标是"天人合德",主张"万物并育不相害,沉浮于生长之门",把自然环境中的一切因素转化为有利于"生"的因素,以掌握人"生生之道"的"奇恒之道"。中医主张"识生之本"和"揆度奇恒",以求能在机体发生变化之前做好准备,以知常达变。中医科学的核心价值就在于最大程度上尊重了人的生机和尊严,全面体现"以人为本"的科学理念,追求人与自然、人与社会、人体自我的和谐统一,重视人体自我保健能力的开发、调动和培育,促进生命过程的自我发展和自我完善。

中医医人,包括调整人的心态、稳态和生态,而不是简单地进行病因对抗和病理干预,是为了帮助机体创造一个适应环境变化和发挥自身抗病能力的条件,使机体有更多的复原再生的机会,更强的维持和激发生命的活力,从而获得更为持久稳定的疗效,最终实现以"天人合德"健康生态为目标的"生生之道"。因此,相较其他医学科学来说,中医科学更切合当代由以疾病为中心的生物医学模式向以健康为中心的生态医学模式的转变。

三、执中致和:中医科学的实践法则

《中庸》中说:"中也者,天下之大本也;和也者,天下之达道也。致中和,天地位焉,万物育焉。"中国人认为"中和"是世间万物存在的理想状态,通过各种方法达到这一理想状态就是"致中和"。"中和"是中医科学继承中华优秀文化基因,从时间、空间、条件、关系等方面,全方位分析问题、解决问题的思维方式和实践法度。

寒者热之,热者寒之,去其偏胜,以平为期,以和为贵,极致中和,是中医的最高境界,体现了中医崇尚和谐的价值取向,体现在人与自然上是"天人合一"的整体观,体现在人体自身是阴阳平和的健康观,体现在病理上是失和为患的疾病观,体现在治疗上是调和致中的诊疗观,体现在人与人的关系上是仁义谦和的伦理观。

在中医的思维方法中,系统思维、辨证思维、恒动思维、中和思维、实证思维、取象思维、顺势思维,无一不有,但最高层次者莫过于中和思维。中医认识论中的"天人合一"、治疗原则上的"执中致和"、药物应用上的"补偏救弊"等,无一不是中和思维的具体应用。

因此,"执中致和"是中医临床实践的核心理念。"适中"的内外环境和二者的统一,是人生存的前提;求"适中"是人与自然斗争、人与疾病斗争和人改造自身的积极措施。"适中"能保持身体健康,"失中"会导致疾病发生,那么治病的手段当然应当是调"失中"为"适中",即求得机体的相对平衡,中医把这种基本方法称为"执中"。"执中"是体现人的能动因素促使矛盾转化的作用过程,实质上就是中医倡导的整体观念下的辨证论治思想。

中医强调天人和、形神和、气血和、脏腑和,强调健康就是一种和谐的状态,疾病则是上述关系的失和状态,治疗疾病的基本法度就是要"谨察阴阳所在而调之,以平为期";养生的基本法度就是要"处天地之和,从八风之理";饮食的基本法度就是要"谨和五味";劳作的基本法度就是要"动而中节",如此诸般,莫不体现和谐之精神。医学的终极目标是维护人体健康,而健康必须保持人与自然的和谐、人与社会的和谐以及人体自身的和谐,这是中医科学带给我们的深刻启迪。

四、去伪存真:中医科学的基本态度

托马斯·库恩在《科学革命的结构》中指出:"不同科学体系之间是不可通约的,评价它们的只能是它们在各自体系内的解释和实践能力。"中医发展的好坏,取决于中医本身,不可能是外在的力量。"物竞天择,适者生存,不适者必被淘汰",这是自然的法则。

正如前述所谈,在医学科学体系中,中医科学和西医科学是两种迥异的科学形态,二者研究视角不同、价值取向有别、实践方法各异。因此,西医科学不应该也不可能成为医学真理唯一的"标准答

案",更不是检验中医是否科学的金标准。实践证明,在中医科学中已被解释了的问题,一旦纳入西医科学中去,就会变得难以理解。因此,当前和今后的中医科学研究要进一步追求目标纯度,更加坚定自身的理论自信,运用本体思想做自己科学体系该做的事,进一步充实自我,发扬光大,不去做西医科学的"文化补丁"。

同时,我们也要看到中医科学的缺陷和不足,只有不断反思,纠正错误,才能更好地前进。科学认知具有相对的绝对性和绝对的相对性,这是一个不容忽视的事实。中医在历史上取得了众多世人皆知的伟大成就,造就了丰富多彩的经验和理论,但是,较之生命科学的深邃真理,中医科学目前的成就仍属沧海之一粟,仍然面临着大量生命问题和科学困惑。

无论是西医的还原论还是中医的系统论,均有其优势和局限性,整体层次的规律有其特殊的优越性和相对独立性,但是如果没有对局部形体构造、物质成分等的深入了解作支撑,也难以从更高层次把握、认识和升华。中医科学有认识盲区,西医科学也有认识盲区,但均不能据此否定其科学性。科学的发展和作用来源于社会实践,服务于社会实践,同时也受到社会条件限制,不断接受实践的检验。中医科学从根本上说是相对的,是一个历史的范畴和演变的过程,有自己发生和发展的历史,它在不同的历史阶段有着不同的内涵、形态和水准。新世纪的中医科学应以中国优秀传统文化为基石,以现代疾病谱系的变化为导向,以提高临床疗效为目标,遵循其特有的认知和发展规律,在自我完善中不断创新发展。

五、引领未来:中医科学的发展前景

当前,新一轮的医学科学理念转化为中医科学的发展提供了难得的历史机遇。世界卫生组织在关于《迎接 21 世纪的挑战》中指出:"21 世纪的医学,不应该继续以疾病为主要研究领域,应当以人类的健康作为医学的主要研究方向。"按照世界卫生组织的观点,中医的生命观、疾病观和健康观今天看来不但不落后,而且还是先进医学理论的典型代表,与人类医学目的和未来医学模式完全吻合。

中医学以整体观念为指导,追求人和自然和谐共生,从整体上系统把握人体健康,重视个体差异和疾病的动态演变,这些特点完全符合医学发展的方向。特别是随着疾病谱的改变和医学模式的转变,中医科学越来越显示出独特优势。实践是检验真理的唯一标准,中医科学是有活力的,是极具前途的,决定中医科学这一地位优势的关键不是别的,就是其千百年来卓有成效的医疗实践,是其与其他医学科学并行不悖、相互补充的开放包容,及古今中外越来越广泛的人民群众基础。

当今时代,中医科学有责任恢复人类对生命与自然的系统整体观认识,并引领未来人类健康医学的发展。广大中医人要认清中医科学属性,坚守中医科学理念,开展主体科学实践,高举中医科学大旗,推动中医科学事业复兴发展。中医科学从远古走来,春华秋实,长胜不衰,而今它要奔向未来,展示全新形象和风采。这一事业与每一位中医人的态度、责任与付出息息相关。世纪潮流,艰难顿挫;缘木求鱼,可鉴者多;迎接未来,弘毅在我!

转载自《中国中医药报》2015-5-6(3)

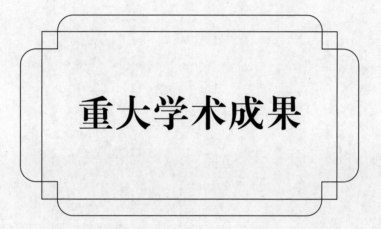

重大学术成果

屠呦呦获 2015 年诺贝尔生理学或医学奖

2015 年 10 月 5 日，诺贝尔奖委员会在瑞典斯德哥尔摩举办新闻发布会，宣布屠呦呦等三位科学家获 2015 年诺贝尔生理学或医学奖。屠呦呦开创性地从中草药中分离出青蒿素应用于疟疾治疗而获得该年度诺贝尔生理学或医学奖。这是中国科学家在本土进行的科学研究首次获诺贝尔科学奖，是中国医学界迄今为止获得的最高奖项，也是中医药成果获得的最高奖项。

上世纪六七十年代，在极为艰苦的科研条件下，屠呦呦团队与中国其他机构合作，经过艰苦卓绝的努力，并从《肘后备急方》等中医药古籍文献中获取灵感，先驱性地发现了青蒿素，开创了疟疾治疗新方法，全球数亿人因这种"中国神药"而受益。目前，以青蒿素为基础的复方药物已经成为疟疾的标准治疗药物，世界卫生组织将青蒿素和相关药剂列入其基本药品目录。

诺贝尔奖委员会委员、瑞典卡罗琳斯卡医学院教授汉斯·弗斯伯格在颁奖词中高度评价了屠呦呦。他说："青蒿素的成功提取引发抗疟新药品的研发，挽救了成千上万人的生命。在过去的 15 年间，这一药物使疟疾的死亡率下降了一半。"诺贝尔生理学或医学奖评委让·安德森在接受记者采访时说："屠呦呦是第一个证实青蒿素可以在动物体和人体内有效抵抗疟疾的科学家。她的研发对人类的生命健康贡献突出，为科研人员打开了一扇崭新的窗户。屠呦呦既有中医学知识，也了解药理学和化学，她将东西方医学相结合，达到了一加一大于二的效果，屠呦呦的发明是这种结合的完美体现。"

国家科学技术进步奖一等奖

【人工麝香研制及其产业化】

项目简介：麝香是我国的珍贵中药材，具有开窍醒神、活血通经、消肿止痛的功效。药典收载的国宝级中成药如安宫牛黄丸、局方至宝散、紫雪散等均含麝香，麝香配伍的中成药处方占《全国中成药处方集》11％以上。目前麝香年需求量在 15 吨以上。我国仅存雄麝 5 万头左右，即使全部捕杀，仅得麝香 0.5 吨，因此供需矛盾十分突出。1975 年

卫生部组织课题组以"绝密"项目开展了人工麝香的研制。

该项目采用现代分析技术，首次系统地阐明了天然麝香的主要化学成分，分离出六大类、100 多种化合物并表征了结构；建立了反映神经内分泌、心脑血管、抗炎、免疫等 16 种动物模型和 29 种指标的现代药理学方法，首次表达了天然麝香的功效，填补了天然麝香功效现代药理学资料空白，解

决了人工麝香评价难题;发现了天然麝香中大分子多肽类主要药效物质及其代用品,解决了人工麝香研制面临的最大难点;项目基于"化学成分类同性、生物活性一致性、理化性质近似性、安全、低毒性"的仿生学思路,创新提出人工麝香组方策略,经临床前及临床试验,成功研制出与天然麝香功效与安全性相近的人工麝香,获国家Ⅰ类新药证书;攻克了影响产品生产系列技术难关,确定了关键工艺条件和技术参数,创新性地建立了产业化核心技术,成功实现规模化生产。

该项目从根本上解决了麝香长期供应不足的历史性难题,保证了含麝香中成药品种正常生产,满足了国家重大需求。目前,人工麝香市场占有率99%以上,累计销售超过 90 吨,相当于少猎杀了 2 600 多万头野生麝;年用药病患者超 1 亿人次,降低费用 30%～50%,惠及民生。

获奖单位:中国医学科学院药物研究所、中国中药公司、山东宏济堂制药集团有限公司、上海市药材有限公司、北京联馨药业有限公司。

获奖人员:于德泉、朱秀媛、柳雪枚、李世芬、姚乾元、严崇萍、刘厚起、高益民、王文杰、程桂芳、沈祥龙、肖宣、郭经、庾石山、章菽。

国家科学技术进步奖二等奖

【以桂枝茯苓胶囊为示范的中成药功效相关质量控制体系创立及应用】

获奖单位:江苏康缘药业股份有限公司、北京大学、大连工业大学、南京中医药大学、西北农林科技大学

获奖人员:萧伟、徐筱杰、朱靖博、段金廒、王永华、王振中、丁岗、毕宇安、曹亮、李家春

【基于活性成分中药质量控制新技术及在药材和红花注射液等中的应用】

获奖单位:北京大学、雅安三九药业有限公司、劲牌有限公司

获奖人员:屠鹏飞、姜勇、李军、赵炳祥、刘胜华、谈英、史社坡、朱雅宁、赵明波、宋月林

【慢性阻塞性肺疾病中医诊疗关键技术的创新及应用】

获奖单位:河南中医学院

获奖人员:李建生、李素云、王明航、余学庆、王至婉、谢洋、张海龙、余海滨、白云苹、王海峰

【藏药现代化与独一味新药创制、资源保护及产业化示范】

获奖单位:中国人民解放军兰州军区兰州总医院、康县独一味生物制药有限公司、兰州大学、中国人民解放军第二军医大学、甘肃省医学科学研究院、甘肃首曲药源中藏药材加工有限公司

获奖人员:贾正平、李茂星、阙文斌、张汝学、张兆琳、陈万生、樊鹏程、马慧萍、石晓峰、陈世武

【冠心病"瘀毒"病因病机创新的系统研究】

获奖单位:中国中医科学院西苑医院、中日友好医院

获奖人员:陈可冀、史大卓、徐浩、殷惠军、张京春、蒋跃绒、王承龙、高铸烨、薛梅、尚青华

【中药及天然药物活性成分分离新技术研究与应用】

获奖单位：中国药科大学

获奖人员：孔令义、罗俊、王小兵、罗建光、汪俊松、杨鸣华、杨蕾、李意、柳仁民、姚舜

【补肾益精法防治原发性骨质疏松症的疗效机制和推广应用】

获奖单位：上海中医药大学附属龙华医院、中国中医科学院中医临床基础医学研究所

获奖人员：王拥军、谢雁鸣、王永炎、施杞、陈棣、唐德志、梁倩倩、王燕平、支英杰、卞琴

【热敏灸技术的创立及推广应用】

获奖单位：江西中医药大学、江西中医药大学附属医院、北京大学、安徽中医药大学、陕西省中医医院

获奖人员：陈日新、陈明人、康明非、刘中勇、伊鸣、周美启、苏同生、迟振海、熊俊、谢丁一

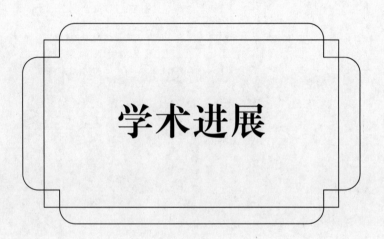

学术进展

一、理 论 研 究

（一）中医基础理论

【概　述】

2015年，基础理论的研究主要活跃在阴阳五行学说、运气学说、脏腑经络、中医生理机制、病因病机、舌诊、治则治法、证候实质、证的动物模型、中医思维方法、体质学说等方面的研究。对命门的探究仍有相当的内容。其中对阴阳"主从"关系的阐明，结合了在寒热之外更多深层的虚实特性。其他研究包括心理焦虑抑郁惊恐、营养过剩、湿热相关的病因、疾病、证候、体质、模型；治则等。现代医学的研究进展（如炎症因子在多个疾病进程中的作用、微生态学发现、颈动脉粥样硬化的直接观测等）为中医相关原理的探讨带来新的、不同程度的启发。甲状腺功能与病机、证候关系的探讨增多。运气学说的实证研究、证候实质研究方面有大量内容，需要做进一步的关联、综合。

运气学说研究方面，以实证性研究为主。景玉霞等研究五运六气对新疆克州罹患西北燥证的慢阻肺（COPD）患者的影响。中医辨证为风寒袭肺、外寒内饮、风燥伤肺、风热犯肺、肝火犯肺、痰湿蕴肺、痰热郁肺、痰瘀阻肺8种证型。西北燥证之证候主证为肺卫孔窍皮肤燥证，并有肝肾精血不足、肺心脾风火燥、心肾阴虚、脾胃阴虚、脾胃蕴湿等5个兼证。同时按照五运六气的理论划分五运、六气时间段，六气时间划分：气之初大寒至春分，二之气春分至小满，三之气小满至大暑，四之气大暑至秋分，五之气秋分至小雪，六之气小雪至大寒。结果，

COPD分级与中医证型之间有显著性差异，不同时间段证型分布有显著性差异，西北燥证分型与中医辨证分型之间有一定的差异（均 $P<0.05$ ）；罹患西北燥证的COPD患者发病人数以三之气、四之气和六之气时段居多；研究生辰运气对人后天体质及患病的影响受到重视。张轩等探讨出生日期的干支运气特点与罹患肠道疾病之间的相关性。结果，肠道疾病患者出生时的六气分布具有一定的差异性。出生时主气或客气在厥阴风木时段，则罹患率最高；出生时主气在太阴湿土时段或客气在阳明燥金时段，则罹患率最低（均 $P<0.05$ ）。

脏腑经络学说研究方面，许继宗等应用电脑软件加工低频声波，用于诱导胃经产生共振，从而调节胃经升降出入气机，并以激光多普勒血流仪测量腧穴局部的经皮氧分压和微循环量。结果，声波的频率逐渐上升时，胃经气血呈下降趋势；频率按渐降变化的时候，胃经气血呈上升趋势；调制频率呈由小到大变化时，胃经气血呈发散（出）的趋势；调制频率呈由大到小变化的时候，胃经气血呈汇聚（入）的趋势。云洁等根据"经络低流阻组织液通道"假说，在经络电阻抗测量中使用能将细胞内液阻抗与细胞外液阻抗区别开来的生物阻抗频谱法，比较胃经大腿段与非经体液分布的差异。结果，经上细胞外液电阻率比经外小，差异百分比为15.84%（ $P<0.05$ ）；经上与经外细胞内液电阻率比较无显著性差异（ $P>0.05$ ）；大腿段胃经经脉线上细胞外液含量多于旁开非经部位，细胞内液含量基本相同。

中医生理机制研究方面,结合了生物进化原理。郑重等认为,中医气机"左升右降"的理论与脑的偏侧化进化现象不谋而合。中医理论认为人体气机运动是阳从左升、阴从右降。人类左、右半球在结构和功能上的非对称性或偏侧化进化使人类左半球成为优势半球,脑的偏侧化进化使人类不仅具有右利手现象和左半球语言功能优势,同时也使人类出现视—听注意偏向现象,人脑功能偏侧化是基因与环境相互作用的结果。

病因病机研究方面,王义国等认为,从致病途径和致病特点看,HIV 属于"阴毒"。人体感染 HIV 主要"得之饮食居处,阴阳喜"(性接触传播)。HIV 主要通过人体下部(阴道、肛肠)侵袭人体,入侵阴经,病位在脏,耗伤正气,导致阳气防御功能减退,以补益为基本治疗原则,从毒邪阴阳属性论,HIV 应属于中医学的"阴毒"范畴。艾滋病无症状期处于正邪相争阶段,阴阳平衡受到破坏,所以重在和阳,可以用阳和汤进行治疗。高利根据时代特点,认为中风病的发生、发展与脾胃病变关系密切。观察中风同时伴有胃肠疾病患者在口周、额纹、舌诊具有相应的变化;在"气虚型"中风病人中,除乏力、气短、便溏症状以外,兼有手足癣的患者比例达到 87.5%,较"非气虚型"中风病人发病率明显升高。杨际平等探讨低三碘甲状腺原氨酸(T_3)综合征与阳虚证候的相关性。结果,低 T_3 综合征患者出现频率最多的阳虚症状是畏寒肢冷,其次为倦怠乏力;阳虚证(脾阳虚证、肾阳虚证、脾肾阳虚证)比例最高;脾肾阳虚证血清总三碘甲状腺原氨酸(TT_3)水平最低;脾肾阳虚证阳虚症状积分明显高于脾阳虚证、肾阳虚证及其他证型。提示低 T_3 综合征中阳虚证占首位,阳虚程度越重,T_3 水平越低。孙静晶等结合"阳道实,阴道虚"理论,将对消化性溃疡的认识进行了临床发挥和延伸。根据溃疡部位(上下)、溃疡症状(疼痛部位、疼痛规律、舌诊规律)、医家经验评析及作者自身经验分析两者的不同,认为胃溃疡与十二指肠溃疡相比,胃溃疡多为阳证、实证,十二指肠溃疡多为阴证、虚证,胃溃疡证型多为肝胃不和,十二指肠溃疡多为肝郁脾虚和脾肾阳虚。吴菁等观察春秋两季大鼠海马、额叶中 5-羟色胺(5-HT)含量的变化,探讨"肝应春"的调控机制。结果,春季组海马中 5-HT 含量与秋季组比较有显著性差异,春季组低于秋季组($P<0.05$);额叶中 5-HT 含量与秋季组比较无显著差异。

体质学说研究方面,以某一群体的中医体质特点研究,或中医体质的实质研究为主。除中华中医药学会的体质标准之外,个性化的中医体质认识也逐渐受到重视。朱旭等基于糖尿病及其并发症的三阴三阳体质分类方法,探讨 2 型糖尿病患者厥阴体质、阳明体质与证候的相关性。结果,厥阴体质组风阳证出现的频率较阳明体质组多,阳明体质组结热证出现的频率较厥阴体质组多(均 $P<0.01$),表明同为糖尿病患者,发病后的中医证候也因其体质不同而出现差异,即体质具有"从化"现象,提示体质与证候之间具有显著相关性。赵红梅等探讨不同体质新生儿与病理性黄疸的相关性。将新生儿分为偏热状态、偏寒状态和平衡状态,比较三组之间病理性黄疸发病率是否有差异。结果,偏热状态新生儿病理性黄疸的发病率为 70.8%(17/24),平衡状态新生儿为 44.4%(28/63),组间比较 $P<0.05$。

有关阴阳五行学说、藏象学说、治则治法、证候实质、证的动物模型、中医思维方法等方面的研究详见专条。

(撰稿:陈小野　审阅:李灿东)

【阴阳五行学说研究】

1. 阴阳学说研究

阴阳学说的研究,主要从阴阳的含义、本质、方法论意义以及与生命元素的关系,与现代疾病的相关发病机理等多角度进行探讨。

王正山等将中医的阴阳分为抽象阴阳与具体阴阳。具体阴阳可以测量,有确定性和可判定性。认为阴阳具有反自反性、反对称性和可传递性。中医学广泛利用阴阳作说理工具,经常以中值、均值或者对立属性作为默认参考,以具体属性值偏离默认参考的程度来论其阴阳虚实。邹万成对人体阴阳五脏模型进行探讨,认为阴阳异名同类,"阳"为人体已摄入并贮存的物质和能量释放,推动各种功能活动而呈现的向外、运动、功能、气化无形、明亮等表现;"阴"为人体摄入的物质和能量并加以贮存,机体处于相对静止状态而呈现的向内、静止、物质、凝聚成形、晦暗等表现;五脏是阴阳盛衰消长、循环交替的具体实施者。曹姗等分析中医之"阴精""阳精""阴气""阳气"的涵义。认为不能单纯理解为"精"或"气"的分类,两者本身蕴含阴阳,而阴或阳中又有阴阳,因其阴阳属性的侧重不同而称之为"阴精""阳精""阴气""阳气"。单联喆等从古代阴阳宇宙观入手,分析《伤寒论》中人体阴阳观的物质性、定位以及阴阳的相对关系,提出阴阳具有物质内涵且可以度量,阴阳定位从脉象考察,寸为阳、尺为阴,浮为阳、沉为阴,对应人体上下表里。阴与阳之间通过物质、能量、信息的相互转化,表现出阴平阳秘及阴阳失和等多种状态。

黄建华提出中医学阴阳五行理论可分为相互关联的三类成分:类比、公理及直接指向经验现象的科学命题。指出阴阳五行理论中部分命题陈述了在中医学中占公理地位的基本原理,如"组成系统的事物常可分为两个方面,它们既相互对立拮抗,又相互转化,维持动态平衡""组成系统的事物之间具有普遍联系,常表现为转化、促进、拮抗或抑制"等命题不是逻辑命题,必须依赖于经验事实,其断言涵盖范围广泛的涉及关系命题,与科学研究的常见对象——具体的物质不同,无具体形质可见,其可能性乃是在不同的背景条件中,借助有具体形质可见的事物的运动来显示。阴阳五行学说中包含的公理,能为中医所有的经验现象提供解

释、应用的结构框架。中医临床治疗疾病时使用的阴阳,如证候学中使用的阴阳,专指经验现象的共相,是科学研究的真正命题。田进文对阴阳理论的逻辑规则与现代物质理论统一性进行研究,认为两个氢原子之间的相互作用是两气阴阳交感的最简单形式,交感依其作用的程度和结果的不同包括了三个方面:交感合和、交感离合、交感离决。并阐述了三方面的具体内涵,指出元气—阴阳—五行理论所形成的逻辑模型,与现代科学所揭示的物质理论、生命理论可以互通。周霞等提出可从阴阳之间的关系着手,将体内调控血管生长的生物活性物质分为促进血管生长与抑制血管生长两类,从"阴平阳秘"角度阐释了血管新生的调控机制。

张雯等从阴阳平衡的角度探讨脑内兴奋性、抑制性氨基酸类递质的调控作用与多发性抽动症发病的关系,认为多发性抽动症患儿兴奋—抑制的动态平衡遭到破坏,表现为阳证或阴证,治疗宜调节氨基酸类神经递质,恢复动态的阴阳平衡。周明倩等基于中医阴阳学说探讨系统性红斑狼疮的发病与治疗,认为系统性红斑狼疮中雌激素受体 α、雌激素受体 β 两者之间存在着对立制约、消长平衡、互根互用的关系,可通过中医药的治疗来调节两者之间的"阴阳平衡"。赵东峰等从成骨细胞和破骨细胞来源的同一性,其间存在的生、克、制、化关系,阳性、阴性调控因子,阴阳属性的相对性等方面,阐释骨稳态中成骨细胞、破骨细胞的阴阳属性,认为成骨细胞和破骨细胞在骨稳态内是典型的阴阳关系,成骨细胞及其主导的骨生成属于"阴",破骨细胞及其主导的骨吸收属于"阳",两者动态平衡发挥维持骨稳态的作用。陆逸莹等认为,不寐由多种因素导致阴阳失交、阳不入阴而形成。《内经》论述不寐从阴阳着手,但文简义深,很难运用于临床。提出从易经卦象中的"否"卦和"未济"卦为切入点,从易理的角度探讨不寐"阳不入阴"的病机变化。周波等提出"神机、气立"与阴阳、五行学说的理论基础,都来自于立竿测影。上古学者通过立竿测影,

认识了太阳和日影点的（视）运动规律，从中发展出阴阳、五行学说。并通过将生命矢量顶端点的运动类比为日影点的运动，使用阴阳、五行学说来描述、解释"生命矢量"的周期运动，由此成为了中医学的基础理论。

2. 五行学说研究

五行学说的研究，主要从发生学、认知科学、系统科学、数学等方面进行探讨。

彭鑫等对《内经》五行理论进行分类研究，认为存在两种五行体系，即方位五行理论和生克五行理论；生克五行理论中，五行各自地位是相同的；方位五行理论认为中土为上，调控其他四行，中央控四方，四方对应四时；对方位五行理论的渊源及演化过程进行了梳理。孙成力等从五行的运动属性和五材分别入手，论述了对五味自然属性的理解。从五行又分阴阳的角度，探讨了五味与五行配属的内在规律，从气化角度探讨了五味与五行比类的内涵。指出古人对五味的理解，多单纯从五材的物质基础阐述，即土味甘、水味咸、金味辛、木味酸、火味苦。与五脏的关系是甘入脾、咸入肾、辛入肺、酸入肝、苦入心。五行是宇宙间气的五种运动方式，而对五味的理解应从阴阳五行入手，气为阳，味为阴；阳化气，阴成形；阴为体，阳为用。味属阴，为阳的收藏状态，理论上应与五行之运动属性相反。辛散走窜与火之升明、蕃茂相符；酸收与金之收引、审平相符；甘缓舒和与木之启陈、敷和相符；苦味性降敛，与水性封藏、静顺相符；土生化万物，几乎可埋藏腐烂一切有形坚硬之物，故曰软坚，与咸相类。指出单从五材（属阴物质）而言，五味自然属性应为：火味辛、金味酸、木味甘、水味苦、土味咸。鲁明源对五行生克构式的演变进行了系统梳理，提出其经历了从单相生克说—五行的一元平面构式，到辩证的双相生克说—五行的二元平面构式、三维守恒说—五行的三元平面构式，再到动态开放的多维立体说—五行的多元立体构式，从而构建了以土为中心的立体五行生克模式。

庄梅云基于认知语言、心理和逻辑对五行概念范畴进行研究，认为五行原型的认知心理，是基于可视性的"五材"实例化，并从范畴层次说明五行是概括性的范畴，是一种类概念；五行学说更倾向于是一种范畴化的认识方法。进而拓展构思了中医学"气—阴阳—五行"结构化思维模型，以一种更直观的图式结构方式呈现，对其进行逻辑演绎及分类；应用统计学的元分析技术为"气—阴阳—五行"结构化思维模型做假设性验证。石勇等通过对五行配属和五行生克中的隐喻性思维研究，认为中医隐喻思维具有多元性特征。在五行配属方面，借助实体隐喻（存在巨链隐喻）思维，以概括化的五种物理和功能性特征为始源域，包容通联时空万物，描述人体五脏系统，构筑庞大五X系统。在五行生克方面，运用过程隐喻将生克过程意象图式与其他概念域中的生克关系取象比类（映射），从而把生克过程与五行、五脏以及其他五X配列纳入同一解释机制。与实体隐喻不同，过程隐喻以生克过程本身为位素，以生克过程的特征性描述为属性，以生克系统的内部衔接为关系，用生克过程的动态平衡演绎宇宙变化规律。在中医话语的阐释中，过程隐喻具有实体隐喻无法比拟的理论优势。在中医临床诊治中，过程隐喻能够弥补实体隐喻的部分失效，前者关注"线"，后者关注"点"，两者结合可对中医隐喻话语进行完整有效的阐释。

吴彤运用系统科学哲学的观点分析五行学说，提出五行思想的本体论，是一种关系加结构的生成本体论。结构的节点有五种力量，结构构成的关系有顺行的相生过程，也有侧向的相抗相侮过程，两种相生相克构成了本体意义上的存在与演化。五行思想的认识论，是着力挖掘的联系和流动的有秩序系统认识论。在其中联系和流动方向的分析最为重要，既可以每一个方位或元素为中心认识其上和其下的关系与方向，又可以系统整体为统观，看处于系统中的整体流动之秩序和方位。五行的方法论,是寻找相互作用及其流向方向的、可以一定量化(大小、方向与作用方向)的方法论。刘文平等根据复杂系统的演化规律,以复杂系统的结构和功能的相互作用为基础,以五行互藏为依据,构建起一个包含哲学体用、五行生克的五行体用模型,分为五行体用生成模型和五行体用构成模型。并运用该模型来解释六经病整体的病机规律,《辅行诀》所载五行体用之五味归属等,表明五行体用模型是一个在"最简可适用"原则下建立起来的系统模型。梁栋从超弦理论看中医阴阳五行的科学意义,提出物质是波动的结果,波动有五种特定的频度不断地重复即是五行。波动有两种基本的趋势:聚合与发散,即阴阳。黄建华对中医学理论性质进行哲学分析,认为"单纯对事物进行分类"的五行,似无必要作为中医学的精髓而被保留。但五行学说中显然包含了具有重要性的原理,五行学说可用如下表述来替换,即"组成系统的事物之间具有普遍联系,常表现为转化、促进、拮抗或抑制"。另外一类直接用以描述经验现象的五行,则直接从经验现象中抽象出来,有具体的经验指向。对相同的经验现象,中医学运用多个公理系统作为解释经验现象的结构框架(如阴阳五行学说中的基本原理),并引进不同的范畴(如空间位置、物质、时间、能量等)来规约经验现象的要素特征;中医特殊的本体论实质则是该结构框架和范畴之下的分类术语,其产生与事物运动的复杂性、人类思维的自由特性、语言使用的历史文化特性有关。俞天印等认为五行生克制化律是脏腑气机运行最普遍和最深刻联系方式,而脏腑的具体功能是低于五行一个层次的级别,二者既有联系又有区别。五行因其抽象的深刻性能涵盖并统率脏腑。中医认为五行生克制化律是实现自我调控、保持生命整体稳定有序的唯一的独特模式。中医五行说不可用脏腑相关说取代之,五行的主流和本质应予肯定和保留。焦如春等探讨五味配五行理论指导临床用药,一是从五味的特性、五味产生象的角度思考,五味顺其性为补、逆其性为泄;二

是从五行对应角度而言,根据同气相求的理论,五脏有病,可食其所应之味以养其脏,并可从五行生克角度指导用药。何远奎等从数学定量的角度来研究五行学说,建立了中医五行学说的数学模型。并提出了用数学模型中的各种不同的数量关系来描述中医诊断人体"已病""未病"的状态。马晓彤指出阴阳五行属于整体论模式,其中的阴阳与五行实际上是两个相互独立的模型,彼此在理论说明与临床实践中若即若离,使得中医学的框架容易出现牵强与模糊的情况。在当下注重实证与量化的科学语境中,需要将阴阳与五行深度融合,形成较为刚性的阴阳五行一体化模型;并与系统学理论互参互动,实现积极的二元联立求解之效。孙雷等探讨了中医五行学说中生物大分子五行生克机制,揭示生物大分子与机体脏腑组织器官之间的内在联系,并参考国内外最新研究成果,初步发现生物大分子的中医五行配属为 DNA 属肾水,RNA 与肝木相配,蛋白质配心火,糖类为脾土,脂类属肺金。大分子之间不仅存在已知的 DNA 衍生 RNA,RNA 衍生蛋白质、蛋白质衍生糖和糖衍生脂类之直线关系,而且存在着与机体五行五脏相关的"相生、相克"之循环关系。

(撰稿:邢玉瑞 于 峥 审阅:陈小野)

【藏象学说研究】

李丽娟等通过对中医五脏相关理论内涵的分析及对常用中医理论数字化数据挖掘技术的对比,认为中医五脏相关理论的数据挖掘技术可选择粗糙集和关联规则。数据挖掘方法中的粗糙集和关联规则不需先验知识,可以直接从数据中挖掘规则,有效处理不完整数据,符合五脏相关理论的特点和要求。认为以此建立五脏相关的数学模型,模拟中医专家的诊断过程具有一定的可行性。吴昊天等在初步探讨"天地六位藏象图"视角下,将"天人合一"之系统观植入藏象体系,并简要论述了"五

脏调平"机制。认为天地六位藏象图初见于《医学启源》，是金代医家张元素藉"三才观""系统论、控制论"之思维而对脏腑辨证所进行的重新挖掘，其主张的藉"术数""五行象数"等理论是对传统藏象理论的补正。

刘少灿等提出"肝主宣发"之说，认为其源于《内经》，"宣发"之义体现在对肝之疏泄、舒展特性的描述上，"肝主宣发"的生理作用有二：一是宣发卫气，固护肌表；二是升提肾水，上济心火。在临床上，凡邪气在上而难出者、邪气在肌表而无力透达者、阳气升发无力而下陷者、卫气虚而肌表不固者、肾水不济而心火亢盛者，均可从补其肝助其宣发的角度加以论治。并认为肺之特性并非宣发，实以肃降为主。肝的宣发与肺的肃降作用相反相成，共同调节人体的气机升降及水液代谢。张怀亮等探讨了命门之火、君火、相火三者之间的关系。认为命门之火是生命发生之本，一切生理活动的原动力均系于此火；君火是主持神明之火，是正常精神意识思维活动的物质基础；相火生于命门之火，上寄于心包络，下寄于肾，循三焦通达五脏六腑，四肢百骸，以发挥温煦气化之职。人之初生，命火生成君、相二火，人之即成，君、相二火又赖命门之火之维系，共同发挥着维持和促进人体生长、发育和生殖的生理功能。如果三火功能失常，则可发生命门火衰、君火虚馁、君相火旺、相火失宣等种种病理表现。邵祺腾等认为，"心主神明"是中医心理学的重要命题。心神作为人体生命活动的最高主宰者，掌控人体的生理、心理活动，它不仅主导脏腑机能活动的协调，也主导着人对客观世界的认识过程、情感过程，并在情志与脏腑之间的关系中发挥着重要作用。在情志活动中，心神以脏腑为生理基础，通过认知主导人体对客观世界的态度体验，进而主导情志的产生，并影响着情志活动对脏腑的反映。张立艳等认为，从整体看，脏腑之间是相互佐使、相互为用的关系，无明显贵贱差别，但在特定条件下，脏腑之间有贵贱之别。对"肺贵"进行了探讨，从"辅君制君、治节诸脏""形如华盖、护脏保心""五脏之天、出纳天地冲和之气"等方面阐释肺"相使贵贱"的内涵。"辅君制君、诸脏之长"，从肺与心的关系及肺主治节功能论肺"贵"；"形如华盖、护脏保心"，从肺在人体中的解剖位置和形态论肺"贵"；"五脏之天、出纳天地冲和之气"，从天人合一的角度论肺"贵"。肺"贵"是在五脏特定条件下的相对状态，而非绝对性观点。刘兰军等认为，肝、肺两脏的关系不仅表现在气机升降的调节方面，还表现在将相和谋、升降协调、五行相制、阴阳相济、经络相贯等方面。肝肺经脉的贯通也是肝肺两脏在生理上相互为用，在病理上相互影响的重要途径。肺气的宣发与肃降运动是肺发挥生理功能的基础，对于维持肺的生理功能起着至关重要的作用。肺气的运动属于脏腑之气的运动，属于气机运动范畴，离不开肝气疏泄作用的调节。

史亚飞等认为，病证过程模拟是开展情志内伤、肝失疏泄现代机制研究的关键环节。从证候的判别、病因的模拟与肝藏象功能主体性体现等方面来看，基于青少期"肝常有余"理论，肝藏象功能在青少期脏腑功能的主体性以及青少期阴性情绪的多发性与共病性，青少期应激及其诱发的精神障碍类疾病动物模型可以成为构建情志内伤、肝失疏泄动物模型的一个新途径。

（撰稿：于　峥　审阅：陈小野）

【治则治法研究】

1. 治则研究

苗鹏伟等论述了《素问·至真要大论》中从少从多对于治法的意义。"从"即为反治，顺从疾病假象而治的一种治疗方法。医者应该根据疾病发展的轻重制定标尺，用于确定运用正治法、反治法、反佐法的正确时机，如若病情轻浅，性质简单或病情严重而出现证候真假时，则应该运用正治法进行治疗；而病情尚未出现证候真假，但已经出现较为明显的阴阳偏盛时,则可以酌情考虑使用反佐法。

吴美翠探讨了仲景寒温并用、攻补兼施之法的应用原则。具体为散寒而不助热,清热而不伤阳,攻邪而不伤正,扶正而不敛邪,达表里疏通、营卫畅行、寒热分解、邪去正复。如十枣汤之甘遂、芫花、大戟峻下逐水,加大枣缓中补虚,为峻缓相配、泻实补虚之法;当归四逆加吴茱萸生姜汤,用桂枝、细辛、吴茱萸温通血脉,散血中之寒,配以芍药、大枣、甘草以缓其刚燥之性,为刚柔相济、补泻兼施之法。

陈震萍等认为大多疾病的形成源于气机升降失调,调治气机升降逆乱则是基本治则之一。向上冲逆的病证,如喘咳、呕吐,使用降逆镇纳法治疗;气虚下陷的病证,如脱肛、阴挺,则使用升阳举陷法治疗。治疗上应注意升清与降浊的协调关系,不能只顾一端。

2. 治法研究

杨学等对汗法进行探讨。认为《内经》提出的"其在皮者,汗而发之""阳加于阴谓之汗",确立了汗法的基本原则与组方思路。《伤寒论》创辛温发汗法,以太阳、太阴、少阴示肺脾肾在汗法中的重要地位,以风寒、风热、夹湿为发汗解表之主治,以桂枝汤、麻黄汤与大青龙汤示辛温发汗之轻中重,以麻桂合剂三方示外感风寒兼夹、寒热并见证治,以麻黄汤组方示"开玄府(腠理),通经脉,畅气机,益正气"的汗法机制。总结了发汗之度、汗出之量、中病之征、服药之法、汗后调护、汗法禁忌以及误汗救治。孙学东等认为"少阳不可发汗"常被误解为"少阳禁汗"。少阳之邪居半表半里而未完全离表,故汗法仍是最直接的驱邪途径。张仲景立小柴胡汤为少阳病主方,其能"撤热发表"故可令少阳病"汗出而解"。根据少阳之邪偏表或偏里的不同,在小柴胡汤基础上有偏于表和偏于里的不同理法。和解汗出法,即小柴胡汤汗法,适用于少阳证半表半里证;和解发汗法,即小柴胡汤加桂枝法,适用于少阳偏表兼有太阳表寒证者。

杨红涛认为下法不仅仅是攻下积热,也并不局限于排除机体的有害物质,并且能促进机体的新陈代谢,改善循环,保护机体重要脏器的生理功能。故大凡脏腑气机的壅遏,实热之邪入里,都可灵活运用攻下之法。

周仙仕等针对虚不受补的病机(不重脾胃、不重气机、不重虚实、不重局部与整体间关系),提出正确的补益之道:脾胃为要、气机为本、体用相参、攻补同施、补宜兼行、补宜升降、补宜相生、定性定量、循序渐进、状态调补。认为补泻兼施、通调气血是治疗的关键,针对虚不受补提出了宜忌措施。

王飞等在探讨"辛以润燥"源流的基础上,提出辛以润燥主要指借辛之行散通达之力,祛除表邪、痰饮、瘀血、腑实、郁火等邪气阻滞,畅达经络,津液正常敷布,间接达到润燥的目的。辛味药还可佐助滋阴药和温里药,促进津液和阳气化生,推动阳气运行,津液充足,阳气充实,以达到"辛以润燥"的效果。胡小勤探讨"苦能降泄"的内涵,认为苦能降泄除包含降泄肺气和胃气外,还应该包括降泄肝气的作用。"苦能降泄"之降泄肝气,主要是指平肝潜阳,用于肝阳上亢证。认为"五味理论"未提出用于解释和归纳平肝潜阳作用的"味",五味和功效的不对称性应该纠正;平肝潜阳药物的"味"多标以真实滋味或不符合目前五味理论的发展趋势,提出要以中药的实际作用作为中药"五味"的唯一确定依据。

姚淑红探讨《伤寒论》的"火郁发之"的内涵,认为火郁不仅是心郁,也可是五脏之郁。例如火郁上灼心肺头面诸窍,则心不藏神、血脉失常、肺失宣降、治节无权,头面诸窍出现火热之症;火郁下迫肝肾、膀胱、肠、胞宫、腰腿等,则见肝失条达、肾失封藏、二便不利、月事不调等;火郁攻扰中焦,则见消谷善饥、胃脘烧灼感、恶心呕吐、嗳气、烦渴、腹胀等。药物配伍均不离辛散、寒凉之品,强调气机通畅不仅有助于开郁通闭,而且有助于显露热势,泄热外出。梁东辉认为肝和心在生理上相互联系,在病理上互相影响。肝气条达,则气血调畅而使心脉流通，心神怡和；若肝失条达，则气滞血瘀而使心脉闭阻，可引发胸痹心痛；若肝胆郁热或肝阳化火，邪热扰心，亦发心悸、心痛；若肝血不足，血不养心则心虚胆怯，心中悸动不宁；若五志过极，痰火上扰，则可见心悸、胸痛、眩晕诸症。提出各类心病的治疗，应心肝同治，配伍疏肝理气的中药。陆鹏等基于"开玄充络"理论，结合微环境概念，认为络脉与玄府为人体经络、脏腑的细小单位，也是人体微环境代谢的细小单位，肺脏络脉失养、玄府闭塞是肺损伤产生的主要病机，也是肺损伤进一步加重的主要原因。提出改善微环境代谢为治法思路，可运用"开玄充络"治法以阻断肺损伤及肺纤维化的病程进展。

（撰稿：柏冬　审阅：陈小野）

【证候实质研究】

商红芳等将 102 例阻塞性睡眠呼吸暂停综合征（OSAHS）患者分为痰湿阻滞证、痰热内蕴证、痰瘀互结证和气滞血瘀证进行研究。结果，痰湿阻滞证和痰热内蕴证患者瘦素水平明显低于痰瘀互结证和气滞血瘀证，各证型患者血清瘦素水平与呼吸暂停加上低通气次数（AHI）均呈正相关，痰瘀互结证和气滞血瘀证患者血清瘦素水平与平均每小时睡眠中的 AHI 相关性明显高于痰湿阻滞证和痰热内蕴证；痰湿阻滞证患者血清瘦素水平和最低血氧饱和度（$LSaO_2$）无明显相关性，其他 3 个证型血清瘦素水平和 $LSaO_2$ 均呈负相关。

王丽萍等应用基因芯片检测家系冠心病血瘀证组 14 例、家系冠心病非血瘀证组 3 例、家系非冠心病血瘀证组 3 例、家系健康人组 7 例的基因表达谱。结果，家系冠心病血瘀证差异基因以炎症因子为主；家系冠心病血瘀证的差异基因表达主要涉及趋化因子、白介素细胞因子、基质金属蛋白酶 MMPs 系、成纤维细胞生长因子等基因系的表达改变。刘婧玮等通过文献挖掘的方法对冠心病气虚血瘀证与

气滞血瘀证进行内在生物学区分。结果，气虚血瘀相关集群与内分泌、信号传导、造血细胞系、炎症反应等相关；气滞血瘀相关集群与糖蛋白、含有二硫键的蛋白、G 蛋白偶联受体信号传导系统、儿茶酚胺类递质活性调控相关，从而与交感神经调节相关。王娜将 142 例急性心肌梗死患者分为中青年组（年龄＜60 岁）、老年组（年龄≥60 岁）进行研究。结果，中青年组以气虚血瘀型（40.3％）、气虚痰瘀互阻型（30.6％）为主，老年组以气虚痰瘀互阻（43.8％）、气阴两虚血瘀（25.0％）为主；老年组各中医证型的脑钠素（BNP）含量均显著高于中青年组，两组中 BNP 含量高低依次均为气虚痰瘀互阻型、气滞血瘀型、气阴两虚血瘀型、气虚血瘀型。

张冬英选取 146 例慢性萎缩性胃炎伴异型增生患者进行中医辨证。结果，慢性萎缩性胃炎伴轻度异型增生即有癌基因的阳性表达，且轻、中、重度异型增生的 p53 阳性表达无显著性差异，p53、CerbB-2 阳性表达率在慢性萎缩性胃炎伴异型增生的中医各证型间呈显著性差异，且阳性表达率均存在胃络瘀血型＞胃阴不足型＞脾胃虚弱型＞脾胃湿热型＞肝胃不和型的递进关系。梁雪等将 300 例隆起糜烂型胃炎（VG）患者行电子胃镜检查、幽门杆菌（Hp）检测及中医辨证分型，并进行病变黏膜及周围胃小凹形态学观察分类。结果，Hp 阳性的 VG 患者的中医证型多见于肝胃气滞型及湿热内蕴型，高于其他证型。患者的中医辨证分型与胃小凹形态改变有正相关关系。湿热内蕴型 VG 患者病变胃小凹形态多见于 C 型、D 型。

曹蓓等选取 120 例慢性肾炎患者进行辨证，并选择 40 例健康人为对照组。结果，与健康组比较，慢性肾炎组患者血 IgA、IgG、C3、CD_3^+、CD_4^+、CD_4^+/CD_8^+ 水平降低，CD_8^+ 水平增高。其中慢性肾炎患者的 IgA、IgG、CD_3^+、CD_4^+、CD_4^+/CD_8^+ 水平在脾肾阳虚型中最低、脾肾气虚型次之、肝肾阴虚型最高，C3 在肺肾气虚型中最低，CD_8^+ 水平在肝肾阴虚型中最低、脾肾阳虚型中最高。严小倩等选

取狼疮肾炎患者 60 例,分为风湿证候组与无风湿证候组。研究显示,风湿证候组具有更高的尿单核细胞趋化因子-1(MCP-1)、尿 γ 干扰素诱导蛋白(IP-10)、24 h 尿蛋白定量及血尿素氮水平,其镜下血尿、抗双链(天然)DNA 抗体、抗 Sm 抗体、抗核小体的阳性率、系统性红斑狼疮疾病活动指数(SLEDAI)及英国狼疮评估小组(BILAG)积分均高于无风湿证候组,血清白蛋白及补体 C3 水平低于无风湿证候组。风湿证候组患者肾病理活动指数(AI)平均值高于无风湿证候组患者,病理类型以 Ⅳ 型最多。

于志峰等收集慢性再障肾阳虚型、肾阴虚型和肾阴阳两虚型患者各 24 例外周血,以 10 例健康志愿者外周血标本作对照。结果,各再障分型组患者 miR-155 的表达均显著高于正常对照组,肾阴虚和肾阴阳两虚组 miR-155 的表达均显著高于肾阳虚组;各再障分型组患者血清肿瘤坏死因子-α(TNF-α)、干扰素-γ(IFN-γ)水平均显著高于正常对照组,按照肾阳虚、肾阴阳两虚、肾阴虚的顺序,TNF-α、IFN-γ 水平逐次升高。

马坤等将 120 例糖调节受损者辨证为痰湿证、非痰湿证进行研究。结果,其血清爱帕琳肽(apelin)均明显升高,血清 apelin 与 BMI、HOMA-IR、Waist、WHR、TC、TG 呈正相关,HOMA-IR、TC、TG 和 BMI 是血清 apelin 的独立相关因素;痰湿证组血清 apelin 水平明显高于非痰湿证组;痰湿证组中血清 apelin 与 BMI、HOMA-IR、TG、TC 呈正相关。田汝康等通过研究 200 例 2型糖尿病患者,发现甲状腺功能异常发病率为 21.5%,以甲状腺功能减退为主占 86.0%,其中女性占 74.4%,并且随着年龄、病程的增加,甲状腺功能减退的发病率逐渐升高。按照阴虚热盛型、湿热困脾型、气阴两虚型、阴阳两虚型、血瘀脉络型的演变顺序,甲状腺功能减退的发病率逐渐升高,气阴两虚型、阴阳两虚型、血瘀脉络型患者的血清游离三碘甲状腺原氨酸、游离甲状腺素水平明显低于阴虚热盛型、湿热困脾型,促甲状腺激素水平明显高于阴虚热盛型、湿热困脾型。

陶庆文等将 81 例类风湿关节炎(RA)患者辨证分为寒证组和热证组。研究显示,热证组关节积液和能量多普勒信号(PD)显著高于寒证组,当双腕关节积液>1.5 分时,判断 RA 热证的敏感性为 86.3%,特异性为 62.2%;当双腕 PD>1.5 分时,判断 RA 热证的敏感性为 80.8%,特异性为 93.3%。双腕关节积液或 PD 积分超过 1.5 分可提示属于 RA 热证。

(撰稿:柏 冬 审阅:陈小野)

【证的动物模型研究】

肝郁方面,赵振武等模拟郁怒日久、木郁化火的病理演变过程,建立肝郁化火证大鼠模型。将 Wistar 雄性大鼠随机分为正常组、模型组、丹栀逍遥散组。两个实验组单笼饲养且接受不确定性空瓶饮水刺激作为情绪应激源,持续 2 周,空瓶刺激同时给予药物干预。结果,应激 14 d 时,模型组较正常组进入开放臂次数比例和开放臂停留时间比例明显降低,处于易激惹的状态,表现出频繁的攻击、探究、修饰行为,体质量增长减慢,饮水量同步增多,爪色 r 值更高。而丹栀逍遥散对上述各项指标均有显著调节作用。

脾虚方面,朱美林等观察脾虚状态对高脂血症大鼠肝脏胆固醇代谢的影响。将 SD 大鼠分为空白对照组、高脂血症组、脾虚高脂血症组。高脂血症组予高脂饲料喂饲,脾虚高脂血症组采用劳倦过度+饮食不节结合高脂饲料喂饲,造模 30 d。结果,与空白对照组比较,高脂血症组及脾虚高脂血症组血清 TC、LDL-C 显著升高,HDL-C、淀粉酶(AMY)显著降低,肝细胞大量脂质沉积,线粒体嵴减少,粗面内质网明显扩张,肝脏 3-羟基-3-甲基戊二酸单酰辅酶 A 还原酶、肝脂酶(HL)、胆固醇 7α-羟化酶(CYP7A1)mRNA 表达显著降低(均 $P <$

0.01);与高脂血症组相比,脾虚高脂血症大鼠血清TC、LDL-C水平显著升高,HDL-C、AMY及尿D-木糖排泄率显著降低,肝脏 HL、CYP7A1 mRNA 表达显著降低(均 $P<0.05$)。

湿(热)方面,王菁等通过人工控制湿度,观察干燥、潮湿环境对大鼠空肠、回肠和结肠的大肠杆菌、乳酸杆菌和双歧杆菌菌群的影响。将 SD 雄性大鼠随机分为常湿组、高湿组、低湿组,造模 21 d后,取空肠、回肠和结肠,分别进行菌群平板计数。结果,高湿组大鼠的空肠及结肠中大肠杆菌菌落值明显升高;低湿组大鼠空肠乳酸杆菌明显增多;低湿组空肠、回肠及结肠的双歧杆菌均非常明显的增多;高湿组结肠双歧杆菌的菌落值较为明显的升高。提示外湿对机体肠道内环境有明显的影响,可改变肠道菌群结构。刘芳芳等探讨外湿环境对正常及脾阳虚大鼠脾细胞增殖能力的影响。将 SD 大鼠随机分为对照组、外湿组、脾阳虚组(番泻叶＋利血平＋游泳法)、脾阳虚加湿组。结果,外湿组、脾阳虚组、脾阳虚加湿组脾淋巴细胞增殖能力均显著低于对照组(均 $P<0.01$)。脾阳虚加湿组脾淋巴细胞增殖能力较脾阳虚组显著下降(均 $P<0.01$)。说明外湿环境因素相对于脾阳虚因素对机体免疫抑制作用更强,并且外湿因素与脾阳虚因素有协同致免疫机能下降的作用。卢立伟等认为由于生活环境、饮食习惯等因素的变化,湿热证哮喘逐渐增多,采用湿热环境＋高脂饲料饮食＋大肠杆菌灌胃＋哮喘激发(造模期 22 d)方法建立湿热证哮喘雄性 SD 大鼠模型。结果,与空白组相比,常温环境下,模型组大鼠体质量增长较快。进入湿热环境后,模型组大鼠体质量增长缓慢,肛温显著升高,饮食量、饮水量减少;与空白组相比,模型组大鼠 IL-4、IL-5、IL-6 显著升高,IL-2、IFN-γ 显著降低(均 $P<0.01$)。

瘀热方面,樊千等认为,瘀热在慢性前列腺炎(精浊)的发病过程中亦起了关键作用,尝试建立瘀热证慢性前列腺炎大鼠模型。将雄性 SD 大鼠分

为"角干组""内干组""模拟组"。"角干组"于大鼠前列腺背叶注射角叉菜胶,背部皮下注射干酵母混悬液;"内干组"则分别注射内毒素和干酵母混悬液;"模拟组"于同样部位注射生理盐水。分别观察各组体温、血液流变学变化,第 7 d 取材观察前列腺组织病理变化。结果,角叉菜胶联合干酵母混悬液注射所制作的慢性前列腺炎大鼠模型更符合中医"瘀热"病机和临床证候特点,且便于操作。

对于证的模型应用舌象方面,杨星君等依据"温病重舌"原理,探讨了温病气营传变影响舌象变化的分子机制。用耳缘静脉注射内毒素方法复制雄性新西兰大耳白兔气营传变模型,以白虎汤及清营汤治疗作为验证,HF 染色及免疫组化染色观察舌黏膜厚度与热休克蛋白(HSP70)表达变化。结果,与空白组相比,营分证组舌黏膜显著增厚($P<0.01$);白虎汤及清营汤均可抑制舌黏膜增厚,以清营汤变化更为显著($P<0.01$);舌黏膜厚度与HSP70 表达成正相关。提示 HSP70 可能是反映温病气营传变舌象变化的重要分子。

探讨证的实质方面,魏歆然等探讨寒热证与甲状腺激素、炎性因子的关系。将 Wistar 大鼠雌雄各半,随机取 20 只为正常对照组,另 40 只各取 20 只分别制备热证(热性中药法)及寒证(冰食醋法)模型,造模时间均为 2 周。结果,实验后血清 T3、T4、FT3、FT4、肿瘤坏死因子 α(TNF-α)及白细胞介素-8(IL-8)6 项指标组间比较有显著性差异($P<0.01$),且热证模型组＞正常对照组＞寒证模型组。提示内分泌激素及炎性因子水平的高低均是形成寒热证的主要病理生理基础。

(撰稿:陈小野　审阅:李灿东)

【中医思维方法研究】

1. 象思维研究

范逸品等提出"心象"的概念,认为"心象"是存

在呈现于"心"的显现形式,包括"意象""神象""情象""梦象""空明之象""本体之象"等。心象与中医理论发生学的联系围绕"原象"与"元气"而展开,原象是心象的表现形式之一,其本质为太虚元气,是构成万物的本原,人体之气是原象(太虚元气)之正气在人身中的分化,原象的流动和转化实质是太虚元气的运动和气化。原象在中医学中应用主要体现在说明人体脏腑生理功能、病理变化及指导疾病的诊断治疗等方面。心象与养生的关系,可分为依止于气息、身体部位、意识所造之境的有待之观的心象养生与通过观照"空明之象"或"原象"的无待之观的心象养生,"心象"在中医临床的应用体现在辨证论治的思维过程,这一过程是基于"心象"概念中的意象范畴展开的。整个辨证施治的"心象"过程可以概括为知象、取象、立象、审象、拟象5个环节。张宇鹏认为"象"是指不依赖严格的概念定义与语言逻辑的限定,而是通过指代和意会的方式来实现相互理解与交流的共同经验,这些共同经验往往在长期的历史演变过程中经过抽象的系统化总结,从而成为固化在文化传承中特定的符号系统。象思维可划分为三种,一是具象思维,指以物象为媒介的思维活动,即从某一具体的、客观存在的形象或现象出发,以类比或类推的方法获得灵感的一类思维过程;二是意象思维,指用某种具体形象的东西来说明某种抽象的观念或原则,从而使抽象观念更加易于把握与运用的一类思维活动,这是一种由具体到抽象的飞跃;三是系统象思维,指通过运用经过抽象的系统化总结,而固化在文化传承中用于指代人类共同经验的特定符号系统(即"象统")进行分析、综合、判断、推理的思维活动。阴阳、五行与精气神,正是通过系统象思维所构建的中医理论框架。张挺等认为意象思维是通过取象的方式,在思维过程中对被研究对象与已知对象在某些方面相通、相似或相近的属性、规律、特质等进行关联类比,找出其共同的特征。进而阐述了意象思维在中医认识病因病理、指导选方用药及

确立治则治法方面的应用。包括通过药物的形状和部位、升降浮沉及质地、特殊习性指导用药,以及提出提壶揭盖、增水行舟、釜底抽薪、畜鱼置介、逆流挽舟等治法。谢森等从象思维的概念与特征入手,论述其在中医阴阳理论、藏象学说、经络腧穴理论等方面的具体体现及重要应用。田翰林提出取象思维在认识与解释中药效用中的常见模式有制化相克模式、部位类比模式和位置类比模式。史业骞等从药物的外在形态、颜色、生长环境、自身生理特性等方面论述了象思维与认识中药功效的关系,并举例讨论了象思维对方剂学治法的影响。牛学恩等运用象思维解读中医对地龙的认识,认为该药命名富有深意,有曲直之性而入肝,具条达肝木之势;喜居土壤之中而入脾,善于钻穴松土而有运脾活络之功;食地之阴气生长而性寒,久居低洼潮湿之处而有下行胜湿之能,中医治疗其实就是以中药之象调整或治疗人之病象。郑齐认为李东垣基于象思维,法天则地,确立了以脾胃为中心的五脏一体观,进而确立了百病生于脾胃的病因观;创立元气与阴火理论概念,以诠释脾胃内伤的病机,成为其补气升阳泻阴火治法的依据;以药物的气味厚薄、升降浮沉之性,法天地阴阳四时之象,并以象聚类,对本草药物进行分类,用以指导组方遣药。

2. 原创思维研究

郭刚等指出在中医原创思维模式中,"取象运数"是一个思维过程,象为意义符号的承载者,数具有生命律动的意涵,而贯穿于临床实践之中;"形神一体"指的是形与神不可分离的相互关系,蕴含着形神合一、心神合一的生命健康信息;"气一元论"是指气在本体论、生成论和存在论上是一元性的。指出中医原创思维模式是一元性的,不是多元性的;其内涵是相对稳定性的,思维方法虽多样,但非流质易变。并从不同角度对该模式进行阐释,认为这种模式内蕴着整体动态性、模糊性、非线性、不确

定性等复杂性思维特质,却以临床实践为客观标准,通过逻辑思维互补的形式上升为有着相对稳定的抽象化解释性系统。该模式具有高度的解释力和表达力,内蕴有确定性与不确定性的统一、模糊性与整体性的统一、常与变的统一、不可计算与算法的统一、普适性与具体性的统一、简易与复杂的统一等复杂性表现形式,并以解读中华民族生命健康的特殊形态和精神表达方式引导着中医学的发展。郭氏等还探讨了中医思维模式的"原创"内涵,认为其"原创"是与知识获取(知识论结构)、价值取向(价值论)、实践路向(实际效用)和审美取向密不可分的,蕴含着真、理、善、美的统一。中医原创思维模式蕴涵着诗性、理性、非理性、悟性、激情等于一体,是把人体认识、心理感受、情感交流合一,而合事理的赋予、价值的实现、情感的融入不二,成为一个系统化的有机结构形式。中医原创思维模式所集生理、心理、社会和自然于一体的整体性思维方式,不仅为中医学理论奠定了思想基础,而且成功地为中医临床实践提供了方法学指导,是有别于西医的"生物医学模式"。赵中国认为王琦所阐发的"中医原创思维模式",从思维方法、形神关系、天人本质3个角度归纳了中医理论体系的核心思想,是中国传统象思维在中医领域的具体化和发展,其具有中国传统象思维的一般性特征,又体现了中医的基本思想内容。邢玉瑞从思维的发生与演变的角度,提出中医学颇具特色的思维方法体系,但并非中医所原创;从思维方式与思维结果、创造性思维与原创思维的关系角度而言,应称之创造性思维,而非"原创思维";在对中医思维的研究过程中,应区分思维科学与中医学研究对象的差异,不应将中医理论层面的东西混入中医思维研究范畴之中。

3. 中医哲学方法研究

楼宇烈认为,中国哲学整体关联思维方式和"自然合理"理念奠定了中医产生和发展的理论基础。整体关联的观点在中国哲学领域里最后总结出来的"自然合理"理念,即凡是合理的必然是自然的,凡是自然的必然是合理的。吴克峰认为中医原创理论范式的理论基础是基于天人关系的易学,对这一理论范式的分析发现,一部分是对自然界和人体生命运动的考察,另一部分是对"考察"的"考察",形成以"推类"为特征的认知方法,特别突出的是建立了推类的逻辑系统。吴新明等对《内经》象数思维进行研究,象数与义理的结合是《内经》中最主要的科学方法,我国传统科技深入发展了象数义理,成为定性与定量相互结合的古典科学范式。现有《内经》中存在多种不同的象数种类,五行、三阴三阳、九宫八风和五运六气是主要模式。后世五脏六腑的藏象成为医学的主流象数思维模型,象数思维建构了中医基础理论的基本逻辑体系和时空观念。方信盛等分析中医与《易经》思维之关系,认为其思维方式主要有取象思维、直觉思维、经验思维、系统思维及辨证思维。苏新民等研究三才思维模型与中医三分法的关系,认为中医学自觉或不自觉的运用三才模型来归类或解释医学问题,如三阴三阳、三焦、三部之气、面之三部、诊有三常、尺分三段、三部之脉、药用三品等。熊益亮等梳理《易经》《道德经》《黄帝四经》《易传》等经典,认为《黄帝四经》六分思想是三阴三阳思维形成的关键点,其中《经法·六分》篇讲述"王天下"之道,分别论述"六逆"和"六顺",表达了"一分为六"的观点,直接影响了阴阳的六分。宋欣阳等整理了先秦至清末古籍788本,对4 134条文献逐一分析,梳理"中"与"和"的关系,归纳出乐、道、德、性、位、态、政7种主要涵义,分别解读了其与中医学的联系,指出"中""和"思想对中医学"五脏相音""调和之道""医德操守""养生情志""三才大人观""健康状态""处方用药"等方面有深远影响。孙可兴等以现代系统论的视角,从天人合一、阴阳五行和人体藏象经络等方面着手,探析《内经》的思维方法,认为《内经》在理论建构过程中将人与自然联系起来,形成了天人合一的天人系统观;将人的形、气与阴阳五行联系起来,形成了阴阳五行系统观;将人体组织与各种人体之象联系起来,形成了人体藏象经络系统观。这是一个多层次、多结构的人体综合系统,各系统按照纵向结构和横向结构有机地联系在一起,共同对人体及疾病起着发现、调节、管理、控制的功能和作用。张洪雷等对中西医文化基因的差异进行研究,认为文化基因差异主要表现在4个方面:中医观物取象,西医实体求原;中医重视生命的时间特征,西医重视身体的空间特征;中医注重意象思维,西医注重抽象思维;中医追求至善,西医提倡求真。实现观物取象和实体求原的优化组合、时空并重的优化组合、意象思维和抽象思维的优化组合、至善和求真的优化组合是现阶段中西医文化基因优化重组的目标。

(撰稿:邢玉瑞　审阅:陈小野)

【内科病证的体质学说研究】

赵丽娜为探讨中医体质与失眠发生的相关性,抽取山西中医学院附属医院居民健康档案登记表500份,调查失眠状况及中医体质分型。结果,失眠发生情况为"总是"占3.6%,"经常"占30.8%。"总是"发生失眠时与5种体质(平和质、气虚质、气郁质、阴虚质、湿热质)密切相关,其中平和质为保护因素,气虚质、气郁质、阴虚质及湿热质为危险因素;"经常"发生失眠与3种体质(平和质、气虚质、湿热质)密切相关,其中平和质为保护因素,气虚质、湿热质为危险因素;"有时"发生失眠与3种体质(平和质、阴虚质、湿热质)密切相关,其中平和质为保护因素。研究提示,气虚质、湿热质、阴虚质及气郁质是发生失眠的危险因素,平和质是失眠的保护因素。王长春研究中医体质与高血压前期及心血管病之间的相关性。统计分析80例高血压前期患者的临床资料,结果男性高血压前期中医体质影响因素为平和质、痰湿质、阴虚质,女性高血压前期

中医体质影响因素为平和质、痰湿质、血瘀质;各高血压前期各中医体质患者的年龄、腰围、身体质量指数(BMI)、血糖(FBG)、TC、TG、LDL-C、吸烟、饮酒、缺乏运动、家族史分布之间均有显著差异($P<0.05$)。王健等探讨冠心病人群中医体质类型特点及其与冠脉狭窄程度的关系。选取冠心病患者150例进行中医体质辨识,结果偏颇体质类型出现的频率依次为气虚质>血瘀质>痰湿质>阳虚质>阴虚质、湿热质>气郁质>特禀质。冠心病患者的体质分布类型与冠脉狭窄程度相关,气虚质、血瘀质和痰湿质冠心病患者冠脉狭窄程度较重。甄晓敏等研究中医体质在缺血性脑卒中发病中的作用,探索缺血性脑卒中与中医体质及中风危险因素间的相关性。结果脑卒中组与对照组的体质比例显著不同,气虚质、阴虚质和痰湿质在脑卒中组的比例显著高于非脑卒中组,而平和质的比例显著低于非脑卒中组。宁凯笛等探讨非酒精性脂肪肝(NAFLD)患者中医体质类型分布特点,并对年龄、性别、体质特点进行分析。结果,NAFLD患者的中医体质类型以痰湿质最常见,在预防治疗方面可多采用化痰除湿等方法。刘娟等探讨肝郁体质与冠心病的相关性。采用问卷调查对冠心病患者的体质类型及其相关性因素进行调查分析。结果,肝郁体质发生率为38.75%,其受过情志刺激者达66.13%。肝郁体质与冠心病的发生相关,且肝郁型冠心病的发病与是否受过情志刺激以及不同的居住环境、职业、文化背景等有关。张青等探讨成年癫痫患者生活质量与中医体质的相关性。对186例成年癫痫患者进行横断面现场调查,结果,成年癫痫患者偏颇体质最多的是湿热质,其次是气虚质、阳虚质;平和质对患者生活质量大部分方面均起到了促进作用;气虚质对患者的精力/疲劳、疼痛影响较大;气郁质是降低生活质量总分及多个方面的主要因素,尤其是与情绪相关的方面。

(撰稿:杨文喆　审阅:陈小野)

学术进展

［附］参考文献

C

曹蓓,周庆华,王琛,等.慢性肾炎中医证型与免疫学指标的相关性分析[J].上海中医药杂志,2015,49(2):10

曹姗,冯闲野,杨晓丽,等.对中医"阴精""阳精""阴气"及"阳气"的理解[J].天津中医药,2015,32(1):23

陈震萍,牟重临.升清与降浊相互协调的临床应用[J].新中医,2015,47(5):316

F

樊千,李明,周玉春,等."瘀热"型慢性前列腺炎大鼠模型的两种造模方法比较研究[J].江苏中医药,2015,47(3):77

范逸品,张志斌,王永炎.中国传统哲学之心象理论在中医学的应用(二)——心象与中医理论发生学[J].北京中医药大学学报,2015,38(1):5

范逸品,张志斌,王永炎.中国传统哲学之心象理论在中医学的应用(三)——心象与养生[J].北京中医药大学学报,2015,38(2):77

范逸品,张志斌,王永炎.中国传统哲学之心象理论在中医学的应用(四)——心象与中医临床[J].北京中医药大学学报,2015,38(4):221

方信盛,贾春华.由《易经》切入《黄帝内经》探讨与中医理论思维之相关性[J].世界中医药,2015,10(5):706

G

郭刚,吕雅郁,郑燕飞,等.中医原创思维模式的复杂性致思向度[J].中医杂志,2015,56(13):1081

郭刚,王琦.论中医思维模式的"原创"义蕴[J].中华中医药学刊,2015,33(3):527

郭刚,王琦.中医原创思维模式内涵析理[J].中华中医药杂志,2015,30(6):2017

郭刚,徐丽,郑燕飞,等.中医原创思维模式的复杂性解读[J].北京中医药大学学报,2015,38(5):293

H

何远奎,蒋筱.中医五行特征系统模型研究[J].时珍国医国药,2015,26(4):947

胡小勤.苦能降泄内涵探析[J].云南中医中药杂志,2015,36(7):111

黄建华.中医阴阳五行理论中诸命题的性质[J].南京中医药大学学报(社会科学版),2015,16(1):5

J

焦如春,邱凤喜,叶超,等.五味与五行配属理论与临床用药[J].中医杂志,2015,56(16):1359

景玉霞,李娜,张凯,等.五运六气对新疆克州罹患西北燥证的慢性阻塞性肺疾病患者的影响[J].云南中医学院学报,2015,38(2):55

L

李丽娟,刘凤斌,侯政昆.基于数据挖掘的中医五脏相关理论研究思路[J].广州中医药大学学报,2015,32(1):160

梁东辉.心病从肝论治的理论及临床应用[J].环球中医药,2015,8(11):1401

梁栋.从超弦理论看中医阴阳五行的科学意义[J].亚太传统医药,2015,11(11):72

梁雪,宾金秀,黄祖美,等.隆起糜烂型胃炎的中医证型与Hp感染、胃小凹形态及其病理关系的研究[J].广西中医药,2015,38(3):7

刘芳芳,王平,陶功定,等.人工模拟外湿环境对正常及脾阳虚大鼠脾细胞增殖能力的影响[J].世界中西医结合杂志,2015,10(9):1303

刘婧玮,翟兴,陈坤,等.利用文献挖掘技术从MEDLINE构建冠心病气虚血瘀证与气滞血瘀证的NEI分子网络初步研究[J].中国中医急症,2015,24(5):760

刘娟,郁保生,张世鹰,等.肝郁体质与冠心病相关性调查[J].中国中医急症,2015,24(9):1538

刘兰军,孙爱云.论中医肝与肺的关系[J].中医学报,2015,30(12):1767

刘少灿,李鲁钦,张德英.论"肝主宣发"[J].中国中医基础医学杂志,2015,21(5):600

刘文平,富文俊.五行体用模型的构建及其意义[J].中医杂志,2015,56(21):1808

楼宇烈.从中国哲学根本特征认识和理解中医[J].中医药通报,2015,14(5):1

卢立伟,李燕宁,周朋,等.湿热证哮喘大鼠模型的建立及评价[J].山东中医杂志,2015,34(10):771

鲁明源.关于五行生克构式的现代争鸣[J].陕西中医学院学报,2015,38(2):8

陆鹏,呼永河,周龙甫,等.基于微环境代谢的"开玄充络"治法干预放射性肺纤维化探析[J].成都中医药大学学报,2015,38(1):99

陆逸莹,冯蓓蕾.从易经卦象略述不寐的"阳不入阴"[J].中国中医基础医学杂志,2015,21(6):651

M

马坤,郑少林,李红.糖调节受损痰湿证患者 Apelin 水平及相关因素分析[J].世界中西医结合杂志,2015,10(8):1128

马晓彤.阴阳五行的系统学解读[J].陕西中医学院学报,2015,38(5):11

孟湧生,高利.高利教授中西医结合论脾胃与中风病关系[J].亚太传统医药,2015,11(20):60

苗鹏伟,张波,韩复生,等.论《素问·至真要大论》中从少从多对于治法的意义[J].陕西中医,2015,36(4):501

N

宁凯笛,曹永芬.492 例非酒精性脂肪肝患者中医体质类型分布特点[J].贵阳中医学院学报,2015,37(2):24

牛学恩,李振华.运用象思维法浅谈地龙应用经验[J].中华中医药杂志,2015,30(7):2289

P

彭鑫,刘洋.《黄帝内经》中方位五行理论的渊源研究[J].中国中医基础医学杂志,2015,21(12):1481

S

单联喆,苏庆民.《伤寒论》阴阳观的内涵[J].中国中医基础医学杂志,2015,21(8):917

商红芳,张念志.睡眠呼吸暂停综合征中医证候与血清瘦素相关性研究[J].中医药临床杂志,2015,27(5):653

邵祺腾,李黎,杜渐,等.心神在情志活动中的作用探析[J].中国中医基础医学杂志,2015,21(1):23

石勇,刘宇红.基于五行理论的多元化隐喻系统研究——以《黄帝内经》为例[J].重庆师范大学学报(哲学社会科学版),2015,37(3):61

史亚飞,郭丽丽,吴皓萌,等.青少期"肝常有余"与情志内伤肝失疏泄病证过程模拟探讨[J].中国中医基础医学杂志,2015,21(10):1260

史业骞,初杰.从"象思维"谈药说方[J].中国中医基础医学杂志,2015,21(4):451

宋欣阳,陈丽云,严世芸.中和正义——探中和思想内涵与中医学[J].中华中医药杂志,2015,30(5):1593

苏新民,马芝艳,胡玉玲.三才思维模型与中医三分法探析[J].湖南中医杂志,2015,31(10):124

孙成力,张超,肖静,等.五行与五味的比类不是唯心主义[J].辽宁中医杂志,2015,42(9):1659

孙静晶,赵晓丹,廉艳红,等."阳道实,阴道虚"理论与消化性溃疡[J].环球中医药,2015,8(2):194

孙可兴,张晓芒.《黄帝内经》的系统思维方法探析[J].工程研究(跨学科视野中的工程),2015,7(1):76

孙雷,彭欣,秦林.中医五行学说的分子生克机制初探[J].天津中医药大学学报,2015,34(3):132

孙学东,胡镜清."少阳不可发汗"再认识[J].中医杂志,2015,56(2):178

T

陶庆文,徐愿,孔维萍,等.类风湿关节炎腕关节超声在中医不同寒热证候间的表现特征[J].中华中医药杂志,2015,30(8):2752

田翰林."取象思维"在解释与认识中药效用中的常见模式[J].江西中医药,2015,46(9):13

田进文.论中医学五行理论与阴阳理论的逻辑规则及其与现代物质理论的统一性[J].山东中医药大学学报,2015,39(2):109

田汝康,唐香花,徐金.2 型糖尿病中医证型与甲状腺功能关系的临床研究[J].现代中西医结合杂志,2015,24(22):2453

W

王飞,魏凤琴.论"辛以润燥"[J].山东中医杂志,2015,34(2):87

王健,滕涛.冠心病患者中医体质类型特点及其与冠脉

狭窄程度的相关性研究[J].中医药导报,2015,21(11):10

王菁,刘晓燕,黄晓宇.外湿对大鼠各肠段菌群的影响[J].吉林中医药,2015,35(10):1046

王丽萍,袁肇凯,黄献平,等.家系冠心病血瘀证差异基因的研究分析[J].时珍国医国药,2015,26(2):500

王娜.急性心肌梗死患者中医证型与脑钠素相关性研究[J].河南中医,2015,35(8):1782

王义国,刘振威,于明珠.人类免疫缺陷病毒属中医学的阴毒[J].中医杂志,2015,56(6):534

王长春.中医体质和高血压前期及心血管病影响因素相关性分析[J].中华中医药杂志,2015,30(9):3335

王正山,张其成.论阴阳的本质及数学特性[J].中国中医基础医学杂志,2015,21(2):123

魏歆然,魏高文,刘芸青,等.甲状腺激素和炎性细胞因子与寒、热证型关系的实验研究[J].湖南中医杂志,2015,31(6):152

吴昊天,张保春,刘刚,等.以天地六位藏象图对易水学派脏腑辨证的初步解析[J].中国中医基础医学杂志,2015,21(2):120

吴菁,倪祥惠,赵博,等.从"肝应春"理论探讨肝主疏泄对中枢神经递质5-羟色胺浓度的影响[J].中华中医药杂志,2015,30(2):513

吴克峰.基于易的中医原创理论范式的逻辑特征与逻辑系统[J].中国中医基础医学杂志,2015,21(9):1088

吴美翠.寒温并用攻补兼施的组方思路及临床应用[J].中医药通报,2015,14(5):13

吴彤.五行学说与复杂系统哲学[J].理论研究,2015,(4):7

吴新明,马晓彤.《黄帝内经》的象数思维析要[J].中国中医基础医学杂志,2015,21(4):375

X

谢森,韩国林,王忠茂.浅析象思维在中医上的应用[J].辽宁中医杂志,2015,42(4):726

邢玉瑞.关于中医原创思维模式的再认识[J].医学争鸣,2015,6(1):23

熊益亮,张其成.中医三阴三阳思维的形成[J].中华中医药杂志,2015,30(9):3061

许继宗,杨建宇,李彦知,等.低频声波诱导胃经共振调节气机升降出入的研究[J].中医学报,2015,30(8):1227

Y

严小倩,鲁盈,林京莲.狼疮肾炎中医风湿证候与活动性指标的相关性研究[J].中国中西医结合杂志,2015,35(2):147

杨红涛.下法在内科临床中的应用体会[J].光明中医,2015,30(3):581

杨际平,邵颖,郭宗兵.低三碘甲状腺原氨酸综合征与阳虚证候相关性研究[J].河北中医,2015,37(9):1298

杨星君,张军峰,魏凯峰,等.气营传变模型兔舌黏膜厚度及HSP70表达影响的实验研究[J].南京中医药大学学报,2015,31(1):35

杨学,孔祥亮.汗法探微[J].上海中医药杂志,2015,49(1):18

姚淑红.浅谈《伤寒论》中的"火郁发之"[J].中医药临床杂志,2015,27(7):1003

于志峰,黄建新,武学润,等.慢性再障患者mir-155表达与辨证分型相关性研究[J].中医药学报,2015,43(1):65

俞天印,李国春.论五行之不可废[J].南京中医药大学学报(社会科学版),2015,16(3):146

云洁,王燕平,张维波,等.应用生物阻抗频谱法对循经体液分布的初步观察[J].中国中医基础医学杂志,2015,21(7):853

Z

张冬英,吴耀南,张玉凤.p53、CerbB-2在慢性萎缩性胃炎伴异型增生中医证型中的表达及其意义[J].实用中西医结合临床,2015,15(7):4

张洪雷,张宗明.论中西医文化基因的差异及优化重组[J].中医杂志,2015,56(8):631

张怀亮,刘群霞.浅议命门之火、君火、相火及其关系[J].中华中医药杂志,2015,30(4):1131

张立艳,陈晓.肺之"相使贵贱"内涵探析[J].中华中医药杂志,2015,30(7):2265

张青,丁成赟,孙金,等.成年癫痫患者生活质量与中医体质的相关性分析[J].中华中医药杂志,2015,30(6):2072

张挺,李其忠.意象思维在中医认识疾病及临床诊疗中的应用[J].南京中医药大学学报(社会科学版),2015,16(3):141

张雯,崔霞,于文静,等."阴阳平衡"与多发性抽动症氨基酸类神经递质调控的相关性[J].中华中医药学刊,2015,33(2):275

张轩,刘一玄,王鸿,等.出生时的干支运气与后天罹患肠道疾病的关联性分析[J].中医药学报,2015,43(5):8

张宇鹏.论象思维在构建中医理论体系中的作用[J].中国中医基础医学杂志,2015,21(2):117

赵东峰,邢秋娟,王晶,等.骨稳态中成骨细胞与破骨细胞的阴阳属性[J].上海中医药杂志,2015,49(4):5

赵红梅,王晓鸣,辛顺心.新生儿体质与病理性黄疸的相关性研究[J].中国中医基础医学杂志,2015,21(3):312

赵丽娜,贾跃进.失眠与中医体质的相关性研究[J].中西医结合心脑血管病杂志,2015,13(12):1448

赵振武,顾丽佳,郭蓉娟,等.肝郁化火证大鼠模型的建立与评价[J].中华中医药杂志,2015,30(6):2050

赵国中.论中医原创思维模式的象思维本质与科学性品质[J].中华中医药杂志,2015,30(4):1004

甄晓敏,陈曦,郭德莹,等.中医体质与缺血性脑卒中的相关性研究[J].中国中医急症,2015,24(4):650

郑齐.基于象思维解读东垣学术思想[J].陕西中医学院学报,2015,38(5):8

郑重,邹可,王承平,等.从精神疾病脑非对称性变异论中医气机升降理论(一)[J].成都中医药大学学报,2015,38(1):95

周波,兰吉瑞,陈瑞祥,等.阴阳五行、神机气立的理论基础来自于立竿测影——兼探讨形神之神(生命矢量)与中医学体系的物理学特征[J].辽宁中医药大学学报,2015,17(8):67

周明倩,李海昌,温成平.基于中医阴阳学说探讨系统性红斑狼疮中雌激素及其受体 α、β 的失衡[J].中国中医急症,2015,24(8):1398

周霞,刘炬,杨晓妮,等.从阴平阳秘角度探讨血管新生[J].中医杂志,2015,56(20):1716

周仙仕,姚红,唐光华.论"虚不受补"的补益策略[J].辽宁中医药大学学报,2015,17(9):154

朱美林,贾连群,杨关林,等.脾虚状态对高脂血症大鼠肝脏胆固醇代谢的影响及机制研究[J].中华中医药杂志,2015,30(8):2712

朱旭,王世东,李佳明.2 型糖尿病与厥阴体质及证候相关性研究[J].现代中医临床,2015,22(5):42

庄梅云.基于认知语言、心理和逻辑的五行概念范畴研究[D].北京中医药大学,2015

邹万成.人体阴阳五脏模型探秘[J].亚太传统医药,2015,11(19):5

（二）中药理论

【概述】

2015 年,中药理论研究包括药性(气味、归经、毒性、升降沉浮)、配伍、禁忌、炮制、效用等多个方面。

1. 药性理论的研究

（1）气味与归经的研究　齐放等分别从一种气或一种味为主的简单化合、几种气与味之间的配伍组合两个方面,论述方剂配伍原则与四气五味理论存在密切关系。提出处方用药须掌握中药的气和味,才能更有效地临证用药。贾子尧等分析了《全国中草药汇编》《中华人民共和国药典》《中药学》中 157 种菊科中药的性效。结果,其中性温药 43 味(27.39%)、性寒药 40 味(25.48%)、性凉药 40 味(25.48%)、性平药 32 味(20.38%)、性热药 2 味(0.01%)。表明其具有的清热解毒、散瘀止痛、祛风除湿、凉血止血等功效与之以寒凉为主的四气属性密切相关。赵雷蕾等报道,以机器视觉、嗅觉、味觉技术来表达中药"形色气味",其稳定性、客观性和准确性较传统经验鉴别中药的气味具有明显优势,可弥补传统经验主观性较强的缺陷,完善中药品质评价模式。白琳琳等研究 1 115 首脐疗方剂中 545 味药物。结果,温性药出现频次最多(516次),热性次之(405 次);辛味药出现频次最多(869次),甘味次之(219 次);归脾经药最多(777 次),归肝经次之(501 次);有毒药 343 次。表明温可通气,辛味能行、能散,利于气机调畅;毒性药物易刺激皮肤吸收药物;归脾、肝经的药物置于脐中,可使药力直达脏腑。脐疗配方如能将药性与脐的属性相结合,可提高疗效。

（2）毒性的研究　顾蘅等基于临床误以香加皮替代五加皮发生中毒现象,通过水试、试剂、薄层层析、光谱成像等方法鉴别,发现香加皮的毒性机制可能与其成分杠柳毒苷在体内的作用相关。张帅男等报道,《中国药典》(2010 年版)中 522 种没有明确标明毒性的药材其化合物有潜在毒性,如大黄、决明子、芦荟等蒽醌类衍生物对肾、结肠、直肠等器官有细胞毒性作用,柴胡总皂苷对大鼠有明显急性和累积肝毒性等,所以需注意其用药的安全性。任小巧报道现临床用于治疗癌症的中药部分具有毒性大、性质烈、作用猛等药性,基于安全用药考虑,建议治疗癌症的方法应处理好"效-毒"关系而非简单的采用"以毒攻毒"。

（3）升降浮沉的研究　王旭红等以中医基本理论为依据,结合《黄帝内经》及历代医家的论述,认为在药物治疗中,应遵循"为治之道、顺而已矣"的原则,将药物升降浮沉之性顺应脏腑生理特性而治,有利于机体生理功能的恢复。王光铭等报道,基于花类药气味芬芳、药性流通之属性,临床应用以调节脾胃气机升降治疗脾胃病甚是有效。如以旋覆花升清降浊,以扁豆花、厚朴花化湿和胃,以玫瑰花、绿萼梅疏肝行气,以蒲公英、合欢花清解郁热。

2. 配伍理论的研究

陈亚薇对"外风方剂"(桂枝汤、麻黄汤、银翘散、桑菊饮、独活寄生汤、当归拈痛汤)的气味相配进行研究。发现其中多以辛散祛风药物为主,配伍组方而成辛苦甘气味结构,即辛温苦甘法、辛凉苦甘法、辛苦温甘法、辛温苦寒甘淡法等。孙玉平等从辛味的内涵、来源、药性理论出发,结合现代电子鼻、电子舌对辛味中药进行识别和表征,探讨辛味药的配伍意义,如辛散苦泄相伍调脾胃之升降气机以治脾胃病,辛开苦降相伍和胃降糖治疗糖尿病等。李桓等用"异类相制"假说,对气味相制、异效相制、扶正制毒等三种雷公藤配伍减毒理论进行毒理学实验,发现其对雷公藤有减毒作用。张纪宇等报道,《伤寒学》《金匮要略》中桂芍用量比例不同其作用也不同。如桂芍等量多用于外感伤寒证,芍药用量倍于桂枝多用于脾胃病;同时桂芍分别与解表药、养阴药、补气药、固涩药等配伍时其作用也不同。梁晓东报道,马钱子中毒与其性温燥、入肝经、应用不当伤及肝阴、阴不制阳、孤阳独亢有关。因此降低马钱子毒性应从性味、归经出发,以苏木或白术配伍马钱子,以"苦甘合化为阴"及"咸苦泄热坚阴"化阴生津,以治其本、减其毒;"咸苦降逆"以降上亢之肝阳,防阳亢化风。曾子轩等报道,石菖蒲—远志配伍对痴呆模型大鼠下丘脑、结肠及血清中 5-羟色胺、P 物质的表达有一定影响,认为据此可以进一步探索中医脑肠相联理论。侯崧等报道,黄芪与白术性味均为甘温,同入脾胃经,有补气、利水、止汗的作用,两者相须为用可益卫固表、利水消肿、补中气、健脾胃,且理论与临床观察一致。

3. 禁忌理论的研究

刘佳等分析了 1 002 篇海藻和甘草反药同用的临床报道,其中 123 篇(12%)给出反药组合同用效优的理论依据,认为两者可同用;40 篇(4%)认为两者可安全有效地同用,且对治疗身体不同部位的增生性疾病如乳腺囊性增生病、眼病、淋巴结结核和甲状腺腺瘤等有效。刘云翔等报道,人参与五灵脂 2:1 配伍使用后的实验报道不一致,出现"相使"与"相畏"之矛盾,但临床报道反映二者同用可起到相辅相成的作用。胡磊等从历史渊源、现代药理、临床病例等方面分析,认为附子和半夏反药可配伍同用,但需注意两者剂量不宜过大,不可单独联合应用,不能用生品,且可适当配伍解毒药使

用。王小燕报道,生附子与生半夏不同配伍比例共煎液中,随着半夏比例的升高,乌头碱、新乌头碱、次乌头碱三种单酯类生物碱的含量呈现明显升高趋势,其他生物碱类变化不大,表明半夏与附子配伍使用能够提高其生物碱的含量,也使得其毒性升高。唐于平等基于中医配伍理论体系中的代表性禁忌配伍药组为研究对象,通过构建毒效生物学评价相关联、配伍毒性效应物质相兼顾、体外—体内药物相互作用评价相结合和药味配伍—成分协同分层次递进研究等中药配伍禁忌复杂毒效物质相互作用的适宜研究方法和技术体系,形成了以反药组合—毒效物质—量毒效关系—体内外转化与代谢特征相互关联的中药配伍禁忌复杂毒效物质研究思路,为中药配伍禁忌的现代研究提供了有益的参考和借鉴。

4. 炮制理论的研究

周瑞等报道,由于炮制方法对中药药性、化学成分及药理作用具有影响,故需根据药物的性质和毒性选用恰当的炮制方法。马振良报道,炮制不仅能影响药物的性能及功效,还能影响所含挥发油、生物碱、苷类及其他有效成分,因此可根据临床需求,对中药进行合理炮制。李轩研究表明,杜仲炭的药理活性较强,其降血压作用、镇静作用及免疫能力均较盐炒杜仲显著。曹鹏等报道,炭药不仅具有收敛止血之效,如将清热类、补益类、温里类、收涩类等药物炒炭使用常获良效,用于治疗消化系统的疾病更著。

5. 效用理论的研究

李菲等报道,白芍药以其"清""利""滋""补"的作用广泛应用于临床,对月经不调、腹痛、耳鸣、四肢麻木、肌肉跳动、腿腓肠肌痉挛等效果明显,配伍使用时需注意白芍药反藜芦。钟晓凤报道,三七及其提取物应用广泛且副作用少,临床不仅可以应用于各大系统性疾病,还具有延缓衰老、抗肿瘤、抗炎

等功效。周洁云等报道,金荞麦可广泛用于治疗癌症及呼吸系统疾病,对于糖尿病、慢性肾炎、细菌性痢疾、慢性结肠炎、风湿性关节炎、痛经等治疗效果明显。

(撰稿:陈仁寿　孙锦程　审阅:王树荣)

【中药药性规律研究】

1. 性味与功效的规律研究

韦乃球等对《中药学》(陈蔚文主编)中70味活血化瘀药进行药性分析。结果,以性温(35.7%)、味辛(42.9%)或苦(62.9%)为主,其次为性平(35.7%)、性寒凉(28.6%)、味咸(8.6%);归经以肝经(90.0%)为多,其次为心经(37.1%)、脾经(24.3%)。符合"气血者,喜温而恶寒,寒则泣而不行,温则消而去之"和"血遇热则行"之理;辛能散、能行,苦能泄、能燥;心主血脉,肝主藏血,脾主统血,与活血化瘀之功效相统一。赖昌生等研究《中药学》(黄兆胜主编)中苦味药220味。结果,以寒性为主、温性次之、平性第三,盖苦能清热,故苦味药多以寒性为主;同时,苦味还有祛风燥湿、理气等功效,故温性、平性也占一定比例,性味与功效相吻合;其归经以归肝经为多,是否与"苦入心"的理论矛盾,有待深入研究。李晓晓报道,《中华本草》中86味具有祛风湿功效的豆科药物,药性以性温、味苦为主,仅牛腿薯、排钱草、尿桶弓、水流豆、冲天果(大毒)有毒性;功效主要为祛风除湿、活血解毒。黄燕琼研究"走守"药物之性味。结果,偏"走"之药药性多辛甘、温热、升浮,味多甘厚,与其理气、利水、化湿等功效相吻合;偏"守"之药药性为寒凉、沉降,味多酸苦、咸涩,与其补虚、重镇、收涩等功效相吻合;认为中药的"走守"特性随炮制方法与入药部位不同而有所改变。

2. 药性组合与功效的规律研究

孙婧等研究《中国药典》(2010年版)中854味药物的药性组合,其中涉及补火功效的药性组合模式为多,如热甘脾、热甘心、热甘肾、热甘肝、热辛脾等。陈云鹤报道,性味组合配伍可提高临床疗效,如苦寒泻下、泻热、解毒,苦温燥湿,甘温补气,甘寒养阴等。杨丽平等检索《中医方剂大辞典》《中华医典》(电子版)的风痹、寒痹和湿痹方剂。结果风痹方剂主要药性配伍"辛-微温-肝",体现"治风先治血、血行风自灭"的治则;寒痹方剂主要药性配伍"辛甘-微温-肝脾",体现"辛甘温经通脉"和"甘温同施,阴阳并补"的治则;湿痹方剂主要药性配伍"辛甘-微温-肝肾",体现"辛甘通阳运化水湿"的治则。宋咏梅研究现代中医医案中75例治疗阴虚火旺型失眠的方剂。结果,以"微寒-甘苦咸-肝心肾"药性组合为多(58.7%),体现"滋补肝肾之阴,清降心之虚火"的治则;其次是"凉-甘苦酸-心肝肺"药性组合(28%),提示临床可补养肺气以治失眠。

3. 药性与不良反应的规律研究

刘红杰等文献检索肝毒性中药107味、非肝毒性中药431味,根据相关性变量(四性、五味和归经)建立中药肝毒性预测模型。结果,肝毒性中药和非肝毒性中药与归经无相关性,五味和化学成分具有相关性。辛味一般以挥发油、生物碱、苷类物质等为主要物质基础;辛味中药柴胡、艾叶、薄荷、吴茱萸等挥发油成分均有肝毒性;柴胡中含有的柴胡皂苷d具有较强的体外肝毒性;辛味中药千里光、猪屎豆、款冬、佩兰、泽兰、天芥菜等含有的吡咯里西啶类生物碱是导致肝小静脉闭塞病的重要植物性肝毒性成分。故五味对中药肝毒性的预测价值较大,且辛味可能是预测中药肝毒性的重要因素。

4. 性效与化学成分的规律研究

李健等对60味中药研究表明,中药的脂类成分与寒热药性有密切关联,是中药寒热药性的物质基础之一。蒋海强等分别以 HPLC-UV 和 HPLC-ELSD 作指纹图谱,进行相似度评价和主要成分分析,探索黄芪的拆分组分之间有无交叉进行研究。结果,黄芪中多糖组分、黄酮组分、皂苷组分、残液组分 4 种组分基本分离,为黄芪甘温药性组分的判定提供研究基础。王鹏等在还原论解析模式(微观分析)的基础上,采用系统论整合模式(宏观归纳)进行研究,探讨与寒热药性关联的中药化学成分特征信息。

5. 药性与药理作用的规律研究

吴嘉瑞等研究《高脂血症百家百方》(姝淳主编)中 98 首治疗高脂血症中医处方。结果,高频次药物 32 味,其中泽泻(66 次)、山楂(61 次)、丹参(46 次);药性以寒、苦、归肝经为多,其次是微寒、甘、归脾经;运用关联规则和聚类算法得知相关药物多具有降血脂(62.5%)、抗凝血、预防血栓形成(40.6%)、降血压(53.1%)、扩张冠脉、增加冠脉血流量、提高心肌耐缺氧能力(40.6%)等药理作用。孙振等报道,正常大鼠灌胃黄连后,其肝脏中 Na^+-K^+-ATP 和 Ca^{2+}-ATP 酶活性、琥珀酸脱氢酶活性、肝糖原含量和肝脏解偶联蛋白 2 的 mRNA 表达水平均有下降,与寒性中药通过调低肝脏能量代谢、抑制机体的功能可能存有关联,但论证黄连为寒药需更进一步研究。王晓东等通过 6 种中药(附子、干姜、肉桂、黄连、栀子、知母)对小鼠的细胞因子受体影响探索四气药性的免疫分子机制。结果,附子组的小鼠总进食量显著减少,肉桂组的小鼠总饮水量显著增加,各给药组小鼠胃黏膜出血溃疡显著增加;附子组的小鼠可溶性 CD_{30} 显著增加,肉桂组的小鼠可溶性白介素-1 受体 I 显著增加;附子组、肉桂组的小鼠可溶性白介素-2 受体 α 显著增加;黄连组的小鼠可溶性白介素-4 受体显著增加;附子组、干姜组、肉桂组、黄连组的小鼠、可溶性白介素-6 受体显著增加。6 种温里清热药主要可引起机体系统细胞因子受体信号免疫调节促进作用,

中药四气药性与免疫效应有一定相关性。

6. 药性与生物效应的规律研究

隋峰等报道,以辛热性的温里中药辣椒为例,通过激活 TRPV1 通道而提高机体热能的产生、实现温中散寒的生物效应,可能是辛热(温)中药表征药性的一种重要分子机制和科学基础。崔瑛等观察酸枣仁水煎液对阴虚大鼠焦虑行为的影响。结果,酸枣仁能有效对抗阴虚大鼠的焦虑行为,同时表明酸枣仁中斯皮诺素和酸枣仁皂苷 A 为"安神"的功效物质,也是其甘、酸味的物质基础;酸枣仁指标成分的体内分布与传统归肝、心经有极大的相关性。唐宗湘报道,通过比较中药药性中的四气理论和每种温度感受受体对温度敏感差异的特性,发现温热药主要是兴奋机体的功能活动,寒热药主要是抑制机体的功能活动,两类药物搭配使机体维持阴阳平衡,进而提出中药药性与现代生物医学可结合研究一说。

(撰稿:陈仁寿 孙锦程 审阅:王树荣)

【中药禁忌研究】

1. 应用禁忌研究

张兴若从"药食同源"角度出发,分析张仲景《伤寒论》桂枝汤方后注中提及服药后的饮食禁忌,结合临床经验,从四时、体质、疾病、药物、生理期五方面论述服中药后的饮食禁忌,提出应加强对服药后饮食禁忌的关注,从而有利于药效发挥。黄聪等从来源、性味归经、化学成分、药理作用、临床使用方面分析冰片的妊娠禁忌原理。认为冰片味辛苦,辛"能散、能行"、苦"能泄、能燥、能坚",性"微寒",属开窍药之凉开之药,有芳香开窍、走窜之性,因此可能影响胎元。黄氏等药理研究表明冰片 0.2 g/kg 能够兴奋正常非孕大鼠子宫平滑肌收缩频率,且对中、晚期妊娠小鼠具有明显引产作用。

2. 配伍禁忌理论研究

（1）反药配伍 范欣生等通过分析大量本草文献，追溯中药配伍禁忌理论之渊源，结合现代研究，阐述反药的"潜害"理论，并揭示了反药配伍的内涵。刘宗起从临床用药经验的实践出发，以中医辨证角度阐释中药的配伍禁忌和不良反应的关系。姬艳苏等通过将附子与半夏同用的相关文献进行梳理归纳，结合临床同用病例及实验研究，指出两味药在适当炮制的基础上、在常规剂量下可以同用。修琳琳等报道，海藻与甘草1：1、1：2、1：3配伍为适宜条件，有利于急性肝损伤和甲状腺肿大的治疗；海藻与甘草3：1以及大于3：1配伍为禁忌条件，并且随着海藻剂量增加，毒性增强。贾嘉明等报道，《中医方剂大辞典》半夏与附子配伍方剂中补益药和解表药使用频次较高；两者配伍剂量基本相等，以各一两居多；两者配伍在治疗肺系疾病中，以治疗感冒、咳嗽、痰饮、哮喘为主。半夏与附子配伍在历代方剂中应用较多，不宜作为绝对配伍禁忌。李遇伯等报道，黑顺片具有心脏毒性，半夏、瓜蒌、贝母、白蔹、白及均无心脏毒性；反药配伍组合后均产生心脏毒性，且较黑顺片单味药毒性均有所增加。李鑫等、陈婷等报道，0.045 g/kg藜芦配伍白芍药或丹参的合煎液可以妨害白芍药或丹参的雌激素样作用，可能与降低血清中雌二醇含量有关，为藜芦-白芍药和藜芦-丹参反药配伍组合的禁忌内涵提供药效学依据。安金娜报道，配伍藜芦后的人参各剂量组小鼠子宫系数明显降低（$P < 0.05$ 或 0.01），血清雌二醇、黄体生成素和促卵泡生成素水平明显升高（$P < 0.05$ 或 0.01），子宫和阴道的促生长发育作用减弱。认为藜芦与特定剂量的人参配伍能够妨害人参的雌激素样作用。

（2）中成药配伍 张辛报道，中成药与中成药、中药汤剂与中成药、中药与西药配伍同用存在潜在的安全性问题。因此，配伍应用时应对其药理机制进行充分考虑，避开配伍的不利因素，实现药物的临床最大价值。崔翠芬通过查阅国内外期刊关于丹参注射液配伍禁忌的报道，并结合院内使用丹参注射液的病例进行研究，发现丹参注射液与某些药物合用会导致药效降低、药理拮抗甚至产生不良反应，故尽量避免与丹参注射液有配伍禁忌的药物合用，同时避免过敏体质患者使用。

（3）中西药配伍 李国华等报道，随机抽取医院2013～2014年中西药配伍处方600份，发现有59份不合理配伍处方（9.83%），主要是加重毒副作用，其次是拮抗作用；183份减少了患者不良反应（30.50%）；358份发挥了协同增效作用（59.67%）。表明中西药配伍后协同增效率大于不良反应率，两者合理配伍有利于临床疗效。詹敏霞分析院内2013～2014年期间冠心病患者的用药情况，指出使用冠心病中成药与西药应严格注意配伍禁忌问题。余婷报道，随机抽取院内12例使用喜炎平注射液后出现不良反应患者，与抗感染类药物同用产生不良反应所占比例较多，其次与激素类药物、呼吸系统药物合用，不良反应以皮肤不适为多。

3. 禁忌机制研究

修琳琳等报道，甘草单煎液呈现抑制回肠收缩作用，芫花单煎液则表现为促进回肠收缩作用，两者合并给药后芫花促进回肠收缩作用则受到抑制，提示甘草与具有峻下逐水功效的芫花存在配伍禁忌。许皖等报道，生草乌与浙贝母、制川乌与川贝母1：1配伍的合煎剂均为实验的禁忌条件；制川乌与川贝母3：1配伍、生川乌与浙贝母在1：1～1：13的区间内配伍的合煎剂为实验的可能适宜条件。张建美等系统检索1949年以来关于"十八反"中大戟、甘草反药组合同用的研究文献，总结归纳大戟、甘草反药组合配伍的宜忌条件。结果表明，在给药剂量方面，按照临床规定安全剂量给药时大部分表现为"不反"，而两药倍量使用则表现出一定的相反趋势；给药途径方面，必须禁忌腹腔注射。张氏等亦报道,甘遂与甘草低剂量(接近临床用量)及甘遂与甘草1∶15或1∶10配伍属于适宜条件;而高剂量(临床用量的数十倍)及甘遂与甘草1∶1或1∶2配伍属于禁忌条件。故反药是否相反,不能一概而论,应增加多条件交叉、多层次深入的研究,丰富和完善"十八反"药物的宜忌条件,进而对临床应用提供可参考的指导意见。郭岩松等报道,草乌与瓜蒌配伍后因双酯型生物碱类成分增加从而致毒,这可能是京草乌与瓜蒌配伍禁忌的机制之一,同时认为炮制后的川乌或附子与瓜蒌在一定剂量之下可以同用。麻智祥等报道,"海藻、大戟、甘遂、芫花"与甘草合用后肠道旁路转运能力及屏障功能的改变,可能导致在特定条件下产生减效或增毒等"相反"的效应,这可能也是其与甘草"相反"的机制之一。

(撰稿:陈仁寿　孙锦程　审阅:王树荣)

［附］参考文献

A

安金娜,徐颖,代国靖,等.藜芦配伍人参对未成熟小鼠雌激素样作用的影响[J].中国实验方剂学杂志,2015,21(7):118

B

白琳琳,马玉侠,田思胜,等.脐疗药物性味归经特点探析[J].河南中医,2015,35(1):179

C

曹鹏,解建国.炭药临床应用浅谈[J].中医杂志,2015,56(10):898

陈婷,李鑫,曲亚坤,等.藜芦配伍丹参对未成熟小鼠雌激素样作用的影响[J].中国实验方剂学杂志,2015,21(22):40

陈亚薇.外风方剂的气味配伍探析[J].内蒙古中医药,2015,34(5):107

陈云鹤.中药性味配伍规律的探析[J].内蒙古中医药,2015,34(6):82

崔翠芬.丹参注射液常见配伍禁忌以及不良反应[J].北方药学,2015,12(9):114

崔瑛,杨晶晶,郭敏娟,等.基于"病证-效应-生物样本分析"方法的酸枣仁"安神"药性物质及归经的研究[J].世界科学技术(中医药现代化),2015,17(3):569

F

范欣生,段金廒,华浩明,等.中药配伍禁忌理论探索研究[J].中国中药杂志,2015,40(8):1630

范欣生.中药配伍禁忌"潜害"理论[J].中医杂志,2015,56(5):361

G

顾蘅,张毅.香加皮的鉴别方法及其临床毒性研究[J].内蒙古中医药,2015,34(4):110

郭岩松,许皖,钟赣生,等.乌头瓜蒌反药组合宜忌条件的实验研究回顾与评析[J].环球中医药,2015,8(9):1025

H

侯崧,李文娟,冯光凌.黄芪与白术临床配伍机制及应用效果评价[J].亚太传统医药,2015,11(15):119

胡磊,崔青士.附子、半夏配伍应用之管见[J].北京中医药,2015,34(8):647

黄聪,王建,文静,等.冰片的妊娠禁忌及现代研究进展[J].中药与临床,2015,6(4):54

黄燕琼,秦华珍,谭喜梅,等.冰片药性特点探讨[J].南京中医药大学学报,2015,31(3):220

J

姬艳苏,张红霞,邹逸竑.附子与半夏配伍禁忌的研究与思考[J].江苏中医药,2015,47(4):55

贾嘉明,庄朋伟,张艳军,等.半夏附子配伍在肺系疾病中的应用分析[J].中华中医药杂志,2015,30(1):193

贾子尧,林瑞超,郑虎占,等.菊科中药四气属性与化学成分和功效的关联性研究[J].世界中医药,2015,

10(8):1242

蒋海强,陈迤东,曹洪杰,等.黄芪甘温药性物质基础组分拆分的化学成分交叉验证方法学研究[J].世界科学技术(中医药现代化),2015,17(3):587

L

赖昌生,张蕙缨.苦味中药性能及功效特点分析[J].河南中医,2015,35(1):166

李菲,吴兆怀,何小敏.白芍的功效及临床应用[J].海峡药学,2015,27(6):49

李国华,许水娟.中西药配伍禁忌及治疗优势探讨[J].内蒙古中医药,2015,34(5):104

李桓,周学平,陆艳.雷公藤"异类相制"配伍减毒作用探讨[J].中医杂志,2015,56(1):10

李健,宋艳梅,李峰,等.关于中药药性-脂类成分的药性统计识别模型思路探讨[J].世界科学技术(中医药现代化),2015,17(9):1759

李晓晓.豆科祛风湿药物药性规律浅析[J].上海中医药杂志,2015,49(6):69

李鑫,陈婷,曲亚坤,等.藜芦配伍白芍对未成熟小鼠雌激素样作用的影响[J].中国实验方剂学杂志,2015,21(22):45

李轩.盐炒杜仲和杜仲炭的药理对比实验研究[J].中医学报,2015,30(2):238

李遇伯,局亮,邓皓月,等.基于毒性整体早期评价的"十八反"中药配伍禁忌毒性表征的研究思路及方法[J].中国药理学与毒理学杂志,2015,29(6):960

梁晓东.马钱子配伍苏木和配伍白术减毒增效机理探析[J].时珍国医国药,2015,26(8):1973

刘红杰,李天昊,詹莎,等.四性、五味和归经对中药肝毒性预测价值的研究[J].中药新药与临床药理,2015,26(5):708

刘佳,钟赣生,柳海艳,等.十八反中海藻甘草配伍使用临床研究文献中所涉及不良事件与反药同用情况分析[J].北京中医药大学学报,2015,38(1):22

刘云翔,王薇,王丽霞.人参、五灵脂配伍研究现状与分析[J].北京中医药,2015,34(6):500

刘宗起.从"十八反、十九畏"看中药的配伍禁忌[J].内蒙古中医药,2015,34(8):92

M

麻智祥,华永庆,丁爱华,等."藻戟遂芫"与甘草配伍对大鼠离体回肠组织通透性的影响[J].南京中医药大学学报,2015,31(6):536

马振良.中药炮制对药物性能功效及理化性质影响分析[J].中医临床研究,2015,7(24):142

Q

齐放,徐大鹏,李明.浅析中药气味理论与方剂配伍的关系[J].天津中医药,2015,32(9):567

R

任小巧,高增平,穆丽莎.中药新药毒性与抗癌效应研究[J].中医学报,2015,30(1):7

S

宋咏梅,陈聪.治疗阴虚火旺型失眠方剂的药性组合模式[J].中成药,2015,37(7):1630

隋峰,戴丽,李倩,等.TRPV1通道介导的热生成是辛热(温)中药药性表征的重要模式[J].药学学报,2015,50(7):836

孙婧,张燕玲,顾浩,等.中药药性组合的配伍理论模型初探[J].中国中药杂志,2015,40(16):3327

孙玉平,张铁军,曹煌,等.中药辛味药性表达及在临证配伍中的应用[J].中草药,2015,46(6):785

孙振,彭淑红,嵇琴,等.黄连药性研究[J].中国实验方剂学杂志,2015,21(11):221

T

唐于平,沈娟,陶伟伟,等.中药配伍禁忌复杂毒效物质相互作用研究思路与方法[J].中国药理学与毒理学杂志,2015,29(6):954

唐宗湘.温度敏感的TRP通道与中药药性四气理论[J].南京中医药大学学报,2015,31(4):301

W

王光铭,陈昱倩,刘万里.花类药在调节脾胃气机升降中的应用[J].中医杂志,2015,56(2):176

王鹏,谢欢欢,彭代银.寒热药性植物类中药全成分构

成特征的提取与识别策略[J].中药材,2015,38(11):2241

王小燕.不同配伍比例的附子与半夏炮制品中生物碱含量及种类变化[J].河南中医,2015,35(6):1448

王晓东,李莉,王洲,等.六种中药四气药性对小鼠细胞因子受体的影响[J].中药药理与临床,2015,31(4):154

王旭红,赵晓霞,尤可.论中药升降浮沉与顺生理而治[J].山东中医药大学学报,2015,39(4):317

韦乃球,韦建信,邓家刚.中药活血化瘀与药性相关性理论初探[J].亚太传统医药,2015,11(11):66

吴嘉瑞,蔺梦娟,张晓朦,等.基于数据挖掘的高脂血症中医处方用药规律研究[J].世界中医药,2015,10(6):917

X

修琳琳,钟赣生,张建美,等.海藻甘草反药组合宜忌条件的实验研究回顾与评析[J].环球中医药,2015,8(9):1044

修琳琳,钟赣生,张建美,等.芫花甘草反药组合宜忌条件的实验研究回顾与评析[J].环球中医药,2015,8(9):1050

许皖,张建美,钟赣生,等.乌头贝母反药组合宜忌条件的实验研究回顾与评析[J].环球中医药,2015,8(9):1031

Y

杨丽平,孔繁飞,杨阳,等.基于数据挖掘的风寒湿痹方剂用药规律研究[J].中国中医药信息杂志,2015,22(3):44

余婷.喜炎平注射液与不同药物配伍禁忌探析[J].亚太传统医药,2015,11(17):130

Z

曾子轩,化杜平,吴赛,等.石菖蒲远志配伍对消化系统作用研究[J].湖北中医杂志,2015,37(10):75

詹敏霞.防治冠心病常用中成药与西药配伍禁忌分析[J].亚太传统医药,2015,11(4):141

张纪宇,宋俊生,张佩娜,等.经方中桂芍配伍应用规律分析[J].中国中医基础医学杂志,2015,21(2):214

张建美,许皖,钟赣生,等.甘遂甘草反药组合宜忌条件的实验研究回顾与评析[J].环球中医药,2015,8(9):1053

张建美,许皖,钟赣生,等.大戟甘草反药组合宜忌条件的实验研究回顾与评析[J].环球中医药,2015,8(9):1059

张帅男,李煦照,卢芳,等.中药毒性研究的新方向:"无毒"药物潜在毒性的发现[J].世界科学技术(中医药现代化),2015,17(3):627

张辛.中药的临床配伍禁忌及潜在的安全性问题探讨[J].北方药学,2015,12(11):109

张兴若.从桂枝汤方后注谈服中药的饮食禁忌[J].光明中医,2015,30(3):640

赵雷蕾,周洋,黎茂,等.基于数据化表达的中药"形色气味"研究进展及思考[J].广东药学院学报,2015,31(5):692

钟晓凤.三七的药理作用及其临床应用研究[J].中医临床研究,2015,7(6):116

周洁云,林静,杜霞,等.金荞麦临床应用概况[J].河南中医,2015,35(7):1705

周瑞,郜玉钢,臧埔,等.炮制对中药活性成分及功效的影响[J].中国实验方剂学杂志,2015,21(3):209

二、临床各科

（一）名医经验

【李辅仁】

李辅仁，国医大师，著名中医学家和中医教育家，卫生部北京医院中医科主任医师，享受国务院政府特殊津贴专家。1939年拜名医施今墨为师，成为施派之嫡传弟子。曾当选为第七至十一届全国政协委员，并于1990年、1993年、1996年及2000年获中央保健委员会表彰。1998年，国务院副总理李岚清亲自为其颁发"特殊贡献奖"，表彰其在中医药事业方面的突出成就。2002年，获国家人事部、卫生部、药监局联合颁发荣誉证书，表彰其在培养中医药人才方面的杰出贡献。

1. 学术思想

张剑总结了李氏在老年保健方面的学术思想。认为人的衰老是必然而无法抗拒的，盛极始衰是自然规律。老年人的生理特点是：本虚标实、正虚邪盛。因为老年人五脏功能都在全面衰退，机体逐渐老化，故正气渐衰，形成了五脏虚衰、邪毒充斥的局面。老年人的生存常态是人与疾病长期共存，只要正气尚存，就有生机，所以顾护正气、维护脏腑功能，调节机体阴阳平衡，为老年保健的根本大法。应当正确处理扶正与祛邪的辩证关系：①在解表、祛风、清热、化痰、宣肺、和胃、理气、消导、平肝、活血、通络、利水、通便等攻邪的方药中加入1～2味扶正之品。②注意固肾与调和脾胃。③老年人呈虚实夹杂、本虚标实之象，且病情错综复杂、缠绵难愈，临证时不一定拘泥于"虚则补之，实则泻之"的原则，见邪必祛邪，见虚必扶正，或简单予以攻补兼施、标本兼治。"治未病"是抗老防衰的关键，应注意未病先防、既病防变：①调身先调心，护形先守神，保持开朗平和的心态，排除私欲，宽容自信，是防病健身、延年益寿的首要条件。②老年人的运动锻炼当因人而异，量力而行，以锻炼后不感疲劳与不适为度。③老年人长期与疾病为伍，既病防变尤为重要。

高超总结了李氏的养生观念和经验。认为老年病是衰老、起居、情志等共同作用的结果：①防病胜于治病。患者应根据自己的体质，在平时勤加调理。②生活要有规律。要"劳逸适度，动静结合"。③中药补养，因人而异。每个人的体质都不同，中医讲究"虚者补之，实者泻之，寒者热之，热者寒之"。④心态平和，生活和谐。健康的生活方式、和谐的家庭氛围、融洽的人际关系，是长寿的有利因素。

2. 临床经验

（1）老年性眩晕 张立介绍了李氏治疗老年性眩晕的经验。老年人是眩晕性疾病的高发群体，中医证候为阴虚阳亢、肝肾不足、气血亏虚、痰湿中阻、脾肾不足等。常见病机有风阳上扰，清窍不升；痰浊中阻，上蒙清阳；上气不足，清窍失充；髓海空虚，清窍不满。以扶正固本为基本治则，善用白术、茯苓、甘草、制首乌、熟地黄、当归等；平肝潜阳为常用治法，善用天麻、钩藤、菊花等；滋阴除烦、活血化瘀为辅,善用麦冬、丹参、川芎等;用药平和,慎用峻猛攻伐之品,善用药对(天麻-钩藤、砂仁-白豆蔻)。

(2)老年咳嗽　陈雪楠介绍了李氏治疗老年咳嗽的经验。①扶正固本为基本原则。老年病以正虚邪盛为主,正气为生之本,扶正固本即固护体内正气,若一味攻邪,必耗伤正气,加重脏腑的虚损,虽是邪祛,正气亦衰。故以少量扶正之品,枸杞子、太子参、党参、黄芪等,加入宣肺化痰、平喘清热方中,可固护正气,使原有正气得以保全,维持机体稳定,达到祛邪不伤正的目的。②治肺宜宣不宜敛。肺脏清虚而娇嫩,吸之则满,呼之则虚,清轻肃静,不容纤芥,不耐邪气之侵。对于肺失宣降以外感为主的咳嗽,喜用辛散之味,取其因势利导、宣肺开郁之意,忌用酸敛收涩之品,以防止病邪久留不去,咳嗽缠绵难愈,引发宿疾,变生他病,常用的药物有桔梗、炙麻黄,取其宣散之功。③止咳为辅,治痰为要。治痰需从两方面入手,一为治肺,促进痰液稀释、排出;一为健脾,运化水液,水精四布,痰无可生。常用的化痰药有:橘红、蜜桑白皮、炒苦杏仁、南沙参等。善用炒白术、茯苓健脾。④活血化瘀,标本兼治。老年人常有心脑血管疾病,血行不畅为老年患者基本病理状态。外邪、痰湿等病因使肺的宣发肃降功能下降,肺朝百脉,气机不畅,则血行受阻,气滞血瘀,使老年患者体内瘀血状态进一步加重,故治疗老年咳嗽时,加入少量活血化瘀之药,首选丹参祛瘀止痛、凉血消痈、养血安神,且补而不燥,对调整老年人的生理状态有一定作用。

(3)老年性便秘　毛颖介绍了李氏治疗老年性便秘的经验。认为脾胃的主要生理功能是"升清降浊",病理特性为"食、水、气不调",因脾属脏,为湿土,喜燥恶湿;胃为腑,为燥土,喜湿恶燥,其治偏于脾虚者,用芳香温燥之品;偏于胃不和者,用理气降胃之品,但因理气之品皆香燥,故宜配伍甘寒润胃之药。老年病正虚是生理基础,邪气继发于正虚基础上,顾护正气为老年保健的根本大法。①扶正固本为基本原则:在治疗阴虚便秘时,以生地黄、麦冬、枸杞子、沙参等滋阴润肠药为主;脾虚便秘以黄芪、白术、茯苓、党参等健脾益气药为主;肾虚便秘以生地黄、天冬、山药、熟地黄、石斛等滋补肾阴药为主;气滞便秘以枸杞、肉苁蓉等补益肝肾、固护正气,使正气得以保全,维持机体稳定,达到祛邪不伤正的目的。②滋补润下为基本治法:老年人随着年龄的增长,天癸渐衰,精血亏虚,阴液不足,而多为阴虚之证,加之热病伤阴或久病体虚,耗伤阴液,而见大便干结、难以排出,故在治疗肾虚便秘、脾虚便秘、气滞便秘、阴虚便秘等老年性便秘时均需滋阴润下之药,以使导滞而不伤阴。善用瓜蒌、生地黄、火麻仁、玄参、麦冬等滋补润下。③活血化瘀为辅,标本兼治:老年患者基础疾病复杂,经常伴有心脑血管疾病,瘀血内阻为老年患者基本的病理状态。血瘀则气滞,影响气机升降,从而加重便秘。治疗时少量加入活血化瘀之药,对于疾病的痊愈和状态的调整都有一定作用。喜用丹参。丹参苦,微寒。归心、心包、肝经。有活血调经、祛瘀止痛、凉血消痈、清心除烦、养血安神的功效。④用药平和,慎用峻猛攻伐之品:老年性便秘时用药平和,使用大黄时配伍甘草,甘缓泻下。不用大苦大寒、大辛大热、峻猛攻伐及有毒之品,以防耗伤正气、败坏脾胃,而使效果适得其反。

(4)风湿性关节炎　高尚社介绍了李氏治疗老年人风湿性关节炎的经验。认为老年人之痹证特点为实证者少,虚证或虚实夹杂者多,常见气血不足、肝肾亏虚之证。治疗应:①标本兼顾,滋补肝肾。内补肝肾以固本,外除风寒湿以治标。常用独活、桑寄生、川续断等药物。②化湿醒脾,行气和中。常用白术、木瓜、厚朴等药物。③久病入络,活血祛瘀。常用赤芍、鸡血藤、当归尾、延胡索、川牛膝等药物。

(撰稿:叶明花　审阅:李灿东)

【张灿玾】

张灿玾,国医大师,山东中医药大学终身教授、博士生导师,中华中医药学会终身理事,享受国务院政府特殊津贴专家。曾任山东中医学院院长,兼任山东中医药学会副理事长等职。从事医疗、教学、科研60余年,出版《中医古籍文献学》《黄帝内经文献研究》《针灸甲乙经校注》《黄帝内经素问校释》等著作10余部,发表论文100余篇。在中医临床、古籍整理、经典医籍研究、中医文献学科理论建设和人才培养等方面贡献突出,两次被山东省委、省政府选拔为"山东省专业技术拔尖人才"。

1. 学术思想研究

张氏行医从教60余年,其治学经验可概括为以下几点:①基本功的培养和训练是从医的重要基础。以《药性赋》《濒湖脉学》《医学三字经》《医宗金鉴》作为启蒙课程,熟读默记,为潜心学习《内经》《伤寒论》《金匮要略》《温病条辨》等典籍打下了坚实的基础。②临床实践是体验中医理论和建立中医信念的关键。须亲身体验临床,且细致观察病人,才可以更好地理解中医理论、验证诊疗效果。通过跟随父亲、祖父临证,对望闻问切等诊疗方式的运用以及对病因、病机的分析有了更深层次的理解。③集临床、理论、文献于一体,是加强中医能力的需要。临床诊疗不分科,病种范围广泛,积累了深厚的临床经验;在高校教学的过程中,又进一步梳理了知识体系,并与临床实践相互联系、相互验证;通过阅读、整理文献,研究其本质规律,可更加系统、全面地把握中医学术思想。④博览群书、兼收并蓄,是学术水平不断提高的源头活水。张氏认为医文并茂是中医学的一大特色,秉持"开卷有益"的治学心得,不仅阅读大量古医籍,且文、史、哲均有涉猎。⑤谨守继承发扬的指导思想,是促进学术发展的必由之路。

张氏认为辨证施治是中医之精华,非常重视辨证,提出"辨证宜多面化,临证宜个性化"的观点。"辨证宜多面化"指的是临床辨证不固守一家,宜博采众长,兼收并蓄,选方应扬长避短,根据病症情况

选择用药。"临证宜个性化"指的是临证治疗要结合患者体质,因人而异。

张氏从《黄帝内经》中提炼出了关于辨证的一般原则,包括辨标本、辨逆从、辨神、辨形气、辨虚实等方面内容。辨标本:需辨别疾病本质与表象、外感与内伤、主要方面与次要方面、先发病与后发病。辨逆从:即辨逆顺,一辨经脉走向的逆从,根据经脉走向,指导针刺治疗;二辨病情的逆从,根据疾病的变化,判断预后,采取相应的治疗措施。辨神:是根据人体生机的外在表现,判断生机的盛衰存亡。一辨目神,双目为五脏精气所注,目神可反映出精神的一般情况;二辨脉神,正常脉象应从容、和缓、流利,并随着气候、情志、运动而改变,脉神可反映出机体的生机;三辨色神,色神指五色的荣润程度,五色荣润而活为有神;五色枯黯而无华为无神。色之有神无神、应与不应对辨证有很大意义。辨形气:形指人的形体,气指功能,形与气相辅相成。"形气相得者生",人的形体与功能应当保持相对的统一性。辨虚实:一辨正邪关系中的虚实,凡邪气盛者,皆属实证,正气虚者,皆属虚证;二辨机体自身中形或气的充盈或减弱,既有病理性的,又有生理性的,且相互影响。

张氏认为,中医治病,立法制方,至关重要,方药为武器,法度是原则。君臣佐使,法度严谨,选药精当,才能达较好疗效。

2.《伤寒》《金匮》方考证与应用

张氏对《伤寒论》医方数目进行考证,认为《伤寒论》十卷中据方名有"一百一十三方",阙禹余粮丸一方,实存方数为"一百一十二方"。

对《金匮》宋臣序中提出的"二百六十二方",张氏以明代赵开美刊《仲景全书》本进行方数统计,据《金匮》目录中所列,从第二篇至第二十五篇,共出257方,在正文篇名下,则为246方;而今存本实有243方。但第二十篇尚有12方,在目录与正文篇名下,均不曾出列,当系脱失。若再加此12方,共

得 255 方(含附方),与 262 方之数,尚差 7 方。得出结论"或系传抄脱失,或统计有误,难考其详"。

在《伤寒》《金匮》经典医方的运用上,提出"先明其法",据法立方。如桂枝汤,药性分两种,阴阳兼顾,调和荣卫;大青龙汤,既可解表之风寒,又可泄里之郁热,具表里双解之功;附子泻心汤,以三黄之苦寒,清中济阴,以附子之辛热,温经固阳,寒热互用;生姜泻心汤、半夏泻心汤、甘草泻心汤,辛开苦降,利于脾胃升清降浊;六味地黄丸,三补三泻,壮水制火;黄芪桂枝五物汤,气血双补,补中有行,免滋腻滞塞之弊;小青龙汤,一散一敛,一开一阖,应于肺之呼吸吐纳开阖之用;薯蓣丸,治虚劳诸不足,风气百疾,从气血、阴阳、肺肾脾胃的升发、滋养等方面调节。

3. 中医文献研究

张氏从事中医文献研究,前后达 10 余年,不仅整理中医古籍,还著有中医古籍方面理论著作,并发表论文 100 余篇。

(1)经典医籍整理研究　根据国家古籍整理规划关于"整理语译中医古典著作"的精神,张氏承担完成了《针灸甲乙经》《黄帝内经素问》两书的校释和语译任务,分别获得国家中医药管理局科技进步二等奖与三等奖。

2005 年,张氏出版了 70 余万字的医籍研究专著——《黄帝内经文献研究》。该书集张氏 50 余年学习研究《内经》的成果,对《素问》《灵枢》的成书年代、名称及源流、引书引文、不同学派、篇文组合、学术思想、别传本等,进行了全面的研究。通过对《黄帝内经》涉及的天文、历法、文字、音韵等内容的考证,得出该书"取材于先秦,成编于西汉,补亡于东汉,增补于魏晋或南北朝,补遗于唐宋"的成书年代结论。

2009 年出版《张灿玾医论医案纂要》,内容包括中医古籍、中医文献、中医理论、中医临床四部分,从理论与实践结合的角度撰写张氏从医 60 余

年的个人心得体会。

(2)中医文献理论研究　张氏于 1998 年完成了 100 万字巨著、中医文献学学科理论著作——《中医古籍文献学》,获山东省教委科技进步一等奖,该书具有以下特点:对中医文献源流的研究,采用断代研究法;详细阐述了中医文献的学术价值和中医文献研究的主要任务;对学术源流进行了较为详细、全面、系统的研究,包括医书的版本、作者著书的原因、学术思想、学术价值等;对中医文体进行研究,指出各个时期的文字气象有所不同,以及古籍中许多常见的不规范字;对引书著录的形式、方式进行研究,并指出其中的文献价值;对中医文献的版本名称、书版款式、书形称谓、历代刻本特点、版本的鉴定以及源流进行了论述;对校勘的方法、注意事项等进行了研究,总结出若干条规律。

(3)古医籍点校　在中医古籍整理研究方面,张氏承担了《松峰说疫》《六因条辨》《小儿药证直诀》《内经素问吴注》《经穴解》《石室秘录》等医籍的点校,并加以简要的注释,内容言简意赅,方便了现代学者阅读,为古籍的普及作出了贡献。

4. 养生之道

张氏虽已年近九十,仍是耳聪目明,授徒讲学、提携后人,著书立说、笔耕不辍,业余则琴棋书画、金石诗词都有涉猎。遵循《黄帝内经》中"人与天地相应"及"形神兼养"的养生法则,善于在工作、学习、生活等诸多方面,保养形神。

(1)养形　在日常生活中,十分注意气候变化,随时调节衣着,尤其注意保暖;饮食以清淡为主,五谷杂粮皆用;衣着简朴,生活节约,坚持锻炼。

在物质生活方面,始终坚守"知足常乐,乐以忘忧"的原则,对一般的生活条件感到满足。他从不放弃奋斗目标,而去追求不必要的奢望。不主张劳神伤体地去追求事业,认为人的精力、体力有限,应合理安排,有张有弛,以保证精力和体力久用而缓衰。

（2）养神　张氏学医之时，养成了勤于书卷的习惯，并将其作为一生中的最大乐趣。他认为读书不仅是知识的积累，也是智慧的源泉，更是养神的良策。撰有诗集《暮村吟草》《泰山游记》和《扬州游记》等。喜爱音乐，作曲以歌颂岐黄大业，如"杏林习业歌""医圣赞"等。还练习书法、篆刻印谱、自制山石盆景。利用这些爱好，可使精神负担得到不同程度的缓解，使脑力得到适当的休息。

5. 临床经验介绍

（1）遗精　高尚社报道了张氏治疗遗精的经验。认为梦遗有虚实，初起多因心火、肝郁、湿热居大半，君相火动，扰动精气失位，应梦而泄，及其久遗致肾虚。滑精多由禀赋素虚或梦遗发展而来，以虚证为多，病位在心、脾、肾，常用温肾固涩，宁心健脾之法治疗。①重用茯苓，茯苓补中气、健脾胃、益中州、化气血，且益脾气、降痰涎、开心智、安心窍，为宁心安神良药。②敛肾固关，涩精止遗。如五味子，能敛肾气、固精关、止遗泄、降浮火，清精室。

（2）泄泻　李玉清等介绍了张氏治疗泄泻的经验。张氏治疗泄泻主张首先应审明病因，次辨寒热虚实，分别用药。①食物中毒致泄可用地浆水治疗。可用地浆水，煮沸后饮用；或用地浆水煎藿香或陈皮饮用，腹泻即愈。②慢性泄泻当责脾胃。可用参苓白术散加减治疗脾虚泄泻。凡泄泻者，虽由脾虚而致，然消化之功必有所损，肠胃中常有留滞之物，可加鸡内金，既有消导之力，又具收涩之用。若有滑泄甚者，可加炒乌梅、煨肉豆蔻、煨草果以固涩，甚则可加罂粟壳以禁锢。脾肾阳虚者可加附子、干姜等温阳之药。③暑湿泄泻当祛暑化湿利水，方用不换金正气散或藿香正气散加减。④湿热泄泻当清热止泻，方用葛根芩连汤。张氏认为葛根可以"从里以达于表，从下以腾于上"，黄连能"清热坚肠"，黄芩能"降火清金""黄芩、黄连配伍，坚毛窍而止汗，坚肠胃以止泻"。

（3）痈疽　李玉清介绍了张氏治疗痈疽的经验。①首辨阴阳虚实。痈疽致病原因有多种，但其总的机制为气血壅闭，遏止不通，经络阻塞，郁而化热，热甚肉腐而致，但阴证、阳证治疗殊途。阳证宜清热解毒、活血散瘀、消肿止痛，阴证宜温补托毒。②内外合治，托毒外出。痈疽治疗过程中，应根据邪正消长的趋势，以消、托、补三法治疗。初期适用于消法，宜用神授卫生汤、仙方活命饮、蟾酥丸、万灵丹等治疗。若脓已成，则宜以补益气血及透脓之药促使脓出，治宜托里消毒散加减。若是疮疡溃后，则宜以补中益气汤、十全大补汤、加减八味丸等加减治疗。应注意内治与外治相结合，可配合外洗、外敷等方法。③喜用四妙汤，重用金银花。四妙汤治肿疡，无论痈疽已溃未溃，灵活加减，疗效颇佳。

（撰稿：叶明花　审阅：李灿东）

［附］参考文献

C

陈雪楠，张雁.国医大师李辅仁治疗老年咳嗽用药特点[J].北京中医药，2013，32(8)：577

G

高超.九旬国医李辅仁谈养生[J].保健医苑，2010，(6)：4

高尚社.国医大师李辅仁教授治疗风湿性关节炎验案赏析[J].中国中医药现代远程教育，2012，10(15)：9

高尚社.国医大师张灿玾教授辨治遗精验案赏析[J].中国中医药现代远程教育，2012，10(7)：14

L

李玉清，朱毓梅，张鹤鸣.张灿玾教授治疗泄泻经验[J].

山东中医杂志,2013,32(1):54

李玉清.张灿玾教授治疗痈疽经验[J].山东中医杂志,2013,32(2):118

M

毛颖.国医大师李辅仁治疗 73 例老年性便秘用药特点的回顾性探析[D].北京中医药大学,2012

X

徐春波.张灿玾对经典医籍研究的贡献[J].中医文献杂志,2004,22(1):1

Z

张灿玾.传统文化沃土滋养我一生——我的治学心得和成长之路[J].中医药文化,2007,2(1):4

张灿玾.国医大师张灿玾[M].中国医药科技出版社,2011

张灿玾.张灿玾医论医案纂要[M].科学出版社,2009

张剑.李辅仁老年保健学术思想介绍[J].中华中医药杂志,2009,24(4):477

张立.国医大师李辅仁治疗老年眩晕用药特点[D].北京中医药大学,2013

（二）传 染 病

【概 述】

2015 年，公开发表的国家法定传染病范畴文献 1 000 余篇。其中病毒性肝炎的临床及实验研究约占 45%，其余为艾滋病、流行性感冒、肺结核、手足口病、登革热、乙型脑炎、流行性腮腺炎、埃博拉病毒病、疟疾等疾病的治疗与研究。本年度传染病撰写的条目所引用文献共 78 篇，基金项目占 66.7%（52/78），其中国家级基金项目 27 篇（含国家自然基金项目 10 篇）。

1. 艾滋病（AIDS）

王景泉等对 53 例 AIDS 患者进行四诊检查，记录资料及归类统计分析其中医证候规律，发现其虚证多于实证，阳气虚多于阴血虚；关联脏腑虚证主要为脾肾心，实证为胆；证型分布阳气虚弱、瘀浊内停者最多，其次为脾气虚衰者，胆腑郁火者最少。魏明等采集 101 例患者中医四诊信息，对症状及证候出现频次，用因子分析法分析探讨了 HIV/AIDS 患者的证候规律，发现乏力、健忘、烦躁、腰膝酸痛、抑郁等症状出现频率高于 50.0%；舌象中淡红舌占 44.6%，红舌占 39.6%，白苔占 57.4%，厚腻苔占 46.5%；脉象中细脉占 35.6%；证候中脾肾两虚证所占比例为最高（53.5%）。提示 HIV/AIDS 患者多以脾肾两虚证为主，且以虚证居多。艾滋病的治疗及实验研究见专条。

2. 病毒性肝炎

慢性乙型肝炎（CHB）。朱艳芳等将 80 例 HBeAg 阳性 CHB 患者随机分为两组，均予恩替卡韦，治疗组加服云芝胞内糖肽胶囊。经治 48 周后，治疗组患者 T 淋巴细胞亚群 CD_4^+、CD_4^+/CD_8^+ 较治疗前有显著差异（$P < 0.05$），HBeAg 转阴率为 50.0%（20/40）、HBeAg 血清学转换率为 30.0%（12/40），明显优于对照组（$P < 0.05$）。马素平等将 180 例 CHB 患者随机分为两组，均予重组人干扰素 α-2b 及基础护肝，治疗组加服健脾清化方（生黄芪、陈皮、薏苡仁、威灵仙、宣木瓜、海螵蛸等）。经治 24 周后，两组患者谷草转氨酶（AST）、谷丙转氨酶（ALT）、HBV DNA 明显降低，而治疗组更显著（$P < 0.05$）。此外治疗组可提高病毒学应答、生化学应答，相对提升粒细胞的水平，且与对照组比较均 $P < 0.05$。李德珍等将 100 例进入免疫清除期的 CHB 随机分为两组，治疗组予服升麻葛根汤（升麻、葛根、茵陈、赤芍药、瓜蒌、车前子等），对照组予服双虎清肝颗粒。经治 24 周后，治疗组总有效及肝功能指标下降水平、病毒学应答均优于对照组（$P < 0.05$）。沈建军等将 60 例 E 抗原阳性 CHB 患者随机分为两组，均予替比夫定片，治疗组加服当飞利肝宁胶囊。经治 24 周后，两组患者 HBV DNA 定量、肝功能、肝脏瞬时弹性及透明质酸（HA）、粘连蛋白（LN）、Ⅲ 型前胶原（PC-Ⅲ）、Ⅳ 型胶原（C-Ⅳ）水平均较治疗前下降（$P < 0.05$），而治疗组下降更明显（$P < 0.05$）。

邓艳芳等检索并筛选国内外期刊公开发表的大黄䗪虫丸治疗 CHB 患者的随机对照试验，采用 RevMan5.2 软件对肝功能疗效、肝纤维化疗效等进行 Meta 分析。结果显示，大黄䗪虫丸联合应用组（拉米夫定、阿德福韦酯、α 干扰素、丹参滴丸以及常规护肝降酶、调节免疫药物）患者治疗后临床总有效率、HBeAg 转阴率、HBV DNA 转阴率、AST、总胆红素(TBiL)优于对照组($P < 0.05$)。提示治疗 CHB 以联合大黄䗪虫丸组优于未联合大黄䗪虫丸组。CHB 证型及其实验室指标的相关性研究、CHB 肝硬化的治疗与研究见专条介绍。

慢性丙型肝炎的治疗与研究已立专条。

戊型病毒性肝炎。杨利超等从温病学理论详细探讨中医药在该疾病领域的应用。认为其基本病因病机为"湿、热、毒、瘀、虚",常见的证型为热蕴结证、疫毒炽盛证、血脉瘀滞证、湿阻脾胃证、肝气犯胃证等,其治法在疾病进展期宜凉血解毒化瘀,以祛邪为主;恢复期宜清泻余邪、调理肝脾、滋补肝肾,以扶正为主。王继平将 70 例急性戊型肝炎患者随机分为两组,均予常规护肝药物治疗,研究组加服复方茵陈五苓散加减(茵陈、茯苓、猪苓、泽泻、白术、桂枝)。经治 2 周后,研究组与对照组总有效率分别为 91.4%(32/35)、68.6%(24/35),组间比较 $P < 0.05$;研究组在血清肝功能指标(ALT、ALb、TBiL)改善及抗 HEV 转阴情况均优于对照组($P < 0.05$)。

肝炎肝硬化。赵丽红等运用课题组统一制订的《肝炎肝硬化临床信息采集表》,进行全国多中心的横断面流行病学调查,收集 801 例肝炎肝硬化患者的症状、舌象、脉象等信息,结合现行多个诊疗共识以及前期文献回顾,并经过两轮专家论证,制订了《肝炎肝硬化常见证候要素辨识标准》,依此判定患者的病性类证候要素类型。结果提示肝炎肝硬化患者的病性类证候要素以气虚、血瘀最多见;在代偿期以单一与 2~5 种组合多见,多合并气虚、血瘀、气滞;失代偿期则以 3~7 种组合多见,多合并气虚、水停。两期均有气虚血瘀等基本病机,也有各期病机侧重的不同。赵丰润等根据《肝炎肝硬化常见证候要素辨识标准》,判定患者的常见病性类证候要素;分别分析代偿期与失代偿期患者间血清促肾上腺皮质激素(ACTH)、糖皮质激素(GC)水平的差异,以及代偿期和失代偿期血瘀、阴虚、湿热、气滞、气虚、阳虚、水停诸病性类证候要素的判

定组与非判定组患者间 ACTH、GC 水平的差异。结果与代偿期比较,失代偿期患者的 ACTH 和 GC 水平均升高,其中 GC 有显著差异($P < 0.05$);在代偿期患者中,只有阳虚判定组患者的 ACTH 水平显著低于非判定组($P < 0.05$);在失代偿期患者中,只有血瘀判定组患者的 ACTH 水平显著高于非判定组($P < 0.05$);诸证候要素(除水停)判定组患者的 GC 水平显著高于非判定组($P < 0.05$)。提示肝炎肝硬化患者的血清 ACTH 与 GC 水平反映了疾病的轻重,与常见病性类证候要素之间有一定相关性。

3. 甲型流感

刘明静将 MDCK 细胞培养 48 h 后吸附甲型流感病毒 A/PR8/34 2 h,之后加入不同浓度的含黄芩苷的培养液,继续培养 48 h,分别观察细胞增殖情况及细胞 OD 值的变化。结果显示,黄芩苷组细胞增长明显,细胞 OD 值比病毒组明显增高,与病毒组比较,具有显著差异($P < 0.05$),提示中药单体黄芩苷具有体外抑制甲型流感病毒 A/PR8/34 的作用。抗甲型 H1N1 流感病毒临床与实验研究见专条。

4. 手足口病(HFMD)

刘继斌等将 70 例 HFMD 患者(观察组)辨证分为普通型(脾肺湿热证)和重型(湿热动风证),于入院时检测血清肌酸激酶同工酶(CK-MB)、超敏 C 反应蛋白(hs-CRP)及空腹血糖(GLU),以探讨其与中医证型的相关性,并与 45 例健康体检者(对照组)作比较。结果表明血清 hs-CRP、CK-MB、GLU 水平与 HFMD 的中医证候存在相关性,为 HFMD 感染早期辨证分型的良好指标。李石平等计算机虚拟筛选金银花中具有抗人源手足口病毒 Hunman Enterovirus 71(HEV71)的天然抑制剂。以 HEV71 病毒衣壳蛋白为靶蛋白,通过 PyRx 运行 Auto Dock Vina,对自建数据库中的金

银花天然化合物进行虚拟筛选；用 Discovery Studio Visualizer 对小分子抑制剂与 HEV71 的结合模式进行 3D 建模，分析得到的小分子抑制剂与 HEV71 之间的结合情况。用同样的方法对茯苓中的化合物进行虚拟筛选作为对照。结果表明虚拟筛选结果支持金银花具有抑制 HEV71 病毒活性，并为金银花抗 HFMD 的分子机制研究提供了参考（详见专条）。

此外，对肺结核的治疗与研究已立专条介绍。林明欣等收集有关熏香、药枕、香囊等非口服中药防控经空气传播的疫病的文献数据，确定并整理出古代烟熏避疫方药，运用中医药理论、现代药理知识对单味中药、多药组方加以分析；将方药相关数据规范化并建立数据库，采用频数、聚类、因子等分析法，结合中医疫病认识，对统计结果进行分析后显示，有关非口服防疫药主要使用辛温药、芳香药、杀虫药、苦寒药。佩戴避疫方，选"避疫香粉"去雄黄；烟熏防疫方，选"辟秽丹"加芸香、檀香、石菖蒲、八角莲、芫荑，并作为空气传播疫病防控的基础方。柴瑞霭根据埃博拉病毒病发病的气候环境、发病特点及临床表现综合分析，认为西非埃博拉病毒病符合中医学的"暑燥疫"，并系统论述了西非埃博拉病毒病从中医学"暑燥疫"论治的思路，拟定出"暑燥疫"分期治疗原则，强调初期重视清解表里毒热或泻热解毒通腑，阻断疫毒深入是治疗的关键。张轩等收集北京地区 1970—2004 年的气象资料和乙型脑炎（乙脑）发病资料，筛选出乙脑的高发时段，采用 BP 人工神经网络方法，分别从当年、1、2、3 年前的气象情况进行分析，建立乙脑的气象预警模型。结果显示，乙脑的高发期主要集中在每年的四之气（$P < 0.01$）。利用前期气象因素皆可成功建立乙脑高发的预测模型，其预测精度均高于 80%，其中贡献度最大的气象因素分别是当年初之气的平均风速、1 年前三之气的平均相对湿度、2 年前初之气的平均风速、3 年前二之气的平均风速。提示北京地区乙脑的高发与前期（当年～3 年前）的气象因素具有相关性，尤其是利用 3 年前的气象因素建立的预测模型效果最佳。

李兴海等将 328 例麻疹患者随机分为两组，治疗组 135 例予服透疹汤（桔梗、黄芩、芦根、葛根、金银花、蝉蜕等），对照组予静脉滴注穿心莲内酯、复合辅酶。经治 7 d，总有效率分别为 90.4%（122/135）、77.2%（149/193），组间比较 $P < 0.05$。叶志中等通过采用前瞻性临床调查研究对 210 例登革热患者进行中医四诊资料采集，分析其临床特点，归纳中医证型。结果，患者证候主要有发热恶寒、肢体困重、纳呆纳差、头痛头重、脘腹痞满、小便黄、苔黄腻、脉濡等。证型分布由高到低依次为湿热阻遏＞卫气同病＞热入气分＞热入血分＞毒陷心包＞阳气暴脱。实验室指标检测，以白细胞、中性粒细胞百分比及血小板计数减少和红细胞压积异常较明显。提示登革热可归属中医"湿热疫"的范畴，临床证型以卫气同病及湿热阻遏多见，治疗应注重清热化湿健脾法的运用。詹庆霞等收集二期梅毒的患者 109 例随机分为两组，均予静脉注射哌拉西林舒巴坦钠，观察组 56 例予加服中药（土茯苓、金银花）。经治 6 个月后，痊愈率分别为 55.4%（31/56）、35.8%（19/53），组间比较 $P < 0.05$；两组患者血清 Foxp3 mRNA 表达、IL-6、IL-8、TNF-α 含量及 T 细胞 CD_3^+、CD_4^+、CD_8^+、CD_4^+/CD_8^+、NK 细胞和 MMSE 评分均较治疗前显著改善（$P < 0.05$），而观察组更显著（$P < 0.05$）。孙雪英等建立伯氏疟原虫青蒿素抗性株鼠疟模型。抗疟药效实验采用 4 d 抑制给药法，采血镜检药后 24 h 原虫血症密度、转阴率及 28 d 治愈率。结果经青蒿素逐量递增给药法连续培养 16 代后伯氏疟原虫青蒿素抗性株 ED_{50} 为 839.46 mg/kg，抗性指数为 3.33。青蒿素抗性鼠疟对本芴醇有可疑耐药；复方蒿甲醚对青蒿素抗性鼠疟药后 24 h 的疗效优于本芴醇。复方蒿甲醚及蒿甲醚对青蒿素抗性鼠疟 28 d 治愈率分别为 70.0% 和 100%。青蒿素、本芴醇和磷酸氯喹分别对青蒿素抗性鼠疟有不同程

度转阴,但都出现复燃,均未实现 28 d 治愈。提示青蒿素抗性鼠疟对本芐醇可疑耐药,可能是复方蒿甲醚对此抗性疟治疗后复燃的因素之一。

(撰稿:张　玮　审阅:徐列明)

【艾滋病的治疗及实验研究】

李璇等将 210 例无症状 HIV 感染者按 2:1 的比例随机分配到试验组和对照组,分别予中医药辨证、模拟剂治疗,观察两组发病百分比,T 淋巴细胞 CD_4^+、CD_8^+ 计数,细胞因子水平,生活质量和不良反应。结果两组发病百分比分别为 22.7%(30/132)、36.9%(24/65),组间比较 $P < 0.05$;治疗后试验组 T 淋巴细胞 CD_4^+ 计数及白介素-12(IL-12)水平高于对照组($P < 0.05$),IL-6 低于对照组($P < 0.05$);WHOQOL-HIV-BREF 评分项目生理领域、心理领域、独立性领域、总体健康状况和生活质量评分增加,且高于对照组($P < 0.05$)。试验组发生不良反应事件 6 例,对照组 2 例。提示中医药干预可延缓 HIV 感染者进入 AIDS 期,并降低 AIDS 期的发病百分比,提高患者生活质量,安全性良好。杨玉琪等采用治疗前后自身对照方法,对 26 例 HIV 感染ⅡA 期患者予扶正抗毒丸(黄芪、黄精、白术、女贞子等)治疗 12 个月后,患者淋巴细胞总数、CD_4^+、CD_8^+ T 细胞计数稳定在一定范围;HIV 特异性细胞毒性 T 淋巴细胞(CTL)应答增强,CD_4^+、CD_8^+ T 细胞凋亡下降,其对延缓病程进展可能发挥着重要作用。孙俊等以康爱保生丸(紫花地丁、黄芩、桑白皮、人参等,主要用于 AIDS 发病期,证属邪毒炽盛、瘀血湿浊壅遏、肝脾肾俱虚者)或扶正抗毒丸(黄芪、黄精、白术、女贞子等,主要用于 AIDS 无症状期,证属气阴两虚、脾肾不足、邪毒内蕴者)联合 HAART 治疗 163 例 AIDS 患者,观察其在各个访视时间点 CD_4^+ 计数的变化情况。结果除第 12 次访视时服用扶正抗毒丸的患者 CD_4^+ 均值略低于治疗前,其他时点治疗后患者 CD_4^+ 计数

均值均较治疗前提高。乔金丽等对 34 例 HIV 感染者予服康爱保生丸和扶正抗毒丸治疗,并检测治疗前及治疗后 3、6、12 个月的 CD_4^+ T 淋巴细胞、肝肾功能及血常规。结果显示,康爱保生丸和扶正抗毒丸治疗前后 CD_4^+ T 淋巴细胞无显著性差异,ALT 在治疗后明显下降,而 ALb 在治疗后明显上升,其他肝肾功能指标及血常规指标无显著性差异。提示康爱保生丸和扶正抗毒丸改善了患者的症状体征,具有稳定 HIV 感染者 CD_4^+ T 淋巴细胞作用,且对肝肾功能及其他血常规指标无明显影响。黄荣师等将 60 例 AIDS 患者随机分为两组,均予抗病毒治疗,治疗组加服益气化瘀解毒方(红景天、灵芝、玄参、金银花、鸡血藤、当归等)。治疗 3 个月后,治疗组临床症状体征、卡诺夫斯基积分、CD_4^+ T 淋巴细胞计数、肝肾功能及血常规改善情况均优于对照组($P < 0.05$)。欧松等将 154 例 AIDS 患者分期按就诊顺序号分组。潜伏期分为中医治疗组 42 例予服参苓白术散颗粒剂(人参、茯苓、白术、山药、莲子、白扁豆等),对照组 44 例不使用任何药物;发病期分为西医治疗组 34 例予一线抗病毒药物,联合治疗组 34 例予参苓白术散颗粒剂及一线抗病毒药物。连续治疗 12 周后,四组 CD_4^+ T 淋巴细胞计数均有改善($P < 0.05$);联合组、中医治疗组改善分别优于西医组($P < 0.05$);发病期中医证候积分均有明显降低,肝功能、血常规白细胞变化均有改善(均 $P < 0.05$),而治疗组更显著($P < 0.05$)。

培尔顿·米吉提等对 299 例 HIV/AIDS 患者进行维吾尔医异常体液分型,并检测 T 淋巴细胞 CD_4^+、CD_8^+ 计数及 CD_4^+/CD_8^+ 比值,以探讨其相关性。发现异常黑胆质证型患者占 63.2%(189/299),CD_4^+ 计数和 CD_4^+/CD_8^+ 比值显著低于其他(异常胆液质、异常黏液质、异常血液质)证型患者($P < 0.05$)。其免疫功能受损较其他证型更严重,应尽早进行维药干预。李鹏宇等探讨了 AIDS 患者体质分类与 CD_4^+ 胞计数间的相关性,发现 3 种

及以上复合型体质占 61.9%(135/218),与气虚质相关占 28.0%(61/218);CD_4^+ 细胞计数 <200 mm³ 占 83.9%(183/218)。提示 AIDS 患者体质类型复杂重叠,而 CD_4^+ 细胞计数越少,则相对越复杂。

徐向田等对复方华蟾素胶囊进行了药理、毒理、免疫、质量标准等方面的研究证实:①急性毒性实验和长期毒性实验未见任何毒性反应。②体外实验复方华蟾素合剂对 HIV-1 抑制率达 86.95%,50.00% 有效浓度为 0.037%,治疗指数为 6。③复方华蟾素胶囊 3.2 g/kg、6.4 g/kg 两剂量均能显著升高环磷酰胺所致免疫功能低下小鼠脾脏 B 淋巴细胞转化的刺激指数,复方华蟾素胶囊 3.2 g/kg 对环磷酰胺所致小鼠网状内皮系统的吞噬功能抑制有一定的拮抗作用。④Ⅰ 期临床人体耐受性试验未见重要生命体征有明显改变,患者无不适主诉及严重不良事件;临床疗效初步观察发现复方华蟾素胶囊能降低患者血中 HIV 载量,改善患者症状。

张苗苗等将实验观察 5 年的未加干预的艾滋病恒河猴模型,按照生存时间的不同,挑选出符合长期不进展(LTNP)、普通进展(NP)、快速进展(RP)特点的 3 种类型恒河猴各 10 只,与同期 5 只健康恒河猴比较,分析比较不同类型间 T 细胞亚群、中医证候指标的差异,找出不同类型进展风险的影响因素,并建立判别方程对其风险进行预测。结果,感染前白细胞计数和淋巴细胞(LYM)比例进入判别方程,平台期为甲状腺素(T4)水平和平台期 Log10RNA 进入判别方程。对所建立的判别函数的一致率进行检验,感染前和平台期理论判别与实际资料的总吻合率分别为 57.1% 和 91.2%。提示感染前的白细胞计数和 LYM 比例可作为评价不同进展类型的一个参考,而平台期的 Log10RNA 和 T4 水平可用于预测不同类型进展的风险。其对于科研中筛选抗 AIDS 中药可起到积极的作用,至于临床患者是否同样适用,有待进一步研究。

(撰稿:张 玮 审阅:徐列明)

【慢性乙型肝炎证型及其实验室指标的相关性研究】

郭晓霞等研究山西地区基因 C 型 CHB 患者的中医证候学特点。对 420 例 HBV 感染患者的一般临床资料及实验室检查结果进行统计学分析显示,CHB 患者的中医证候可归纳为无证可辨型、肝郁脾虚型、肝胆湿热型、肝肾阴虚型及肝血瘀阻型 5 种证型。且与肝炎病情关系密切,轻度主要见于无证可辨型、肝郁脾虚型和肝胆湿热型,重度主要见于肝肾阴虚型和肝血瘀阻型。基因型以 C 型为优势基因型,其中医证型以肝郁脾虚和肝胆湿热型为主。基因 C 型 CHB 患者各证型间 HBV DNA 定量无明显相关性。研究提示山西地区 C 型 CHB 患者中医证候特点与地域特征气候韵律关系密切,对 CHB 的防治宜按不同地域季节气候特点及患者的体质状况,加以权衡变通。

叶永安等调查全国共计 1 003 例 CHB(ALT ≥2xULN)患者,采集舌象、脉象及中医症状指标,通过量化评价确定症状分布频次及构成比,分析该病的主要证候分类及占比。常见的中医症状(前位)依次为:困倦乏力(84.55%)、胁痛(75.67%)、尿黄(75.37%)、口干(75.37%)、烦躁易怒(60.42%)、胃部满闷(58.33%)等;在单一证候及有兼证存在的情况下,肝胆湿热和肝郁脾虚证具有较高的发生率,复合证候"肝胆湿热、肝郁脾虚"证为 CHB(ALT ≥2xULN)临床最常见相兼证候,肝郁脾虚及肝胆湿热证患者常见症状构成比及肝功能指标有显著差异。提示"肝胆湿热""肝郁脾虚"及复合证候"肝胆湿热、肝郁脾虚"证为 CHB(ALT ≥2xULN)核心病机。

刘肆辉等对 90 例 CHB 患者按辨证分为湿热中阻、肝郁脾虚、肝肾阴虚、脾肾阳虚、瘀血阻络等 5 个证型,同时选择健康志愿者 30 例,测定辅助性 T 淋巴细胞 17(Th17)、调节性 T(Treg)细胞水平。

结果显示,CHB 组与健康志愿组 Th17 细胞、Treg 细胞、Th17/Treg 比值有显著性差异(均 $P <$ 0.05);湿热中阻型、肝郁脾虚型患者 ALT 水平、Th17 细胞、Th17/Treg 比值与其余 3 个证型比较有显著性差异(均 $P < 0.05$)。提示中医不同证型中均存在 Th17/Treg 失衡,以湿热中阻型、肝郁脾虚型尤为明显,并与 ALT 水平相关。

张传涛等将符合 CHB 轻度标准的病例分为轻度 CHB 无症状者组、轻度 CHB 脾胃湿热证组,另设健康正常人组,空腹采集静脉血,检测并分析血浆中 microRNAs 表达谱。结果显示轻度 CHB 脾胃湿热证的差异表达 microRNAs 共 60 条($P <$ 0.05),26 条上调,34 条下调;2 倍以上差异表达的 microRNAs 23 条,上调 10 条,其靶基因共 500 个,通过 CO 分析其功能主要涉及转录因子活性、免疫系统的发育、转运活动、细胞粘附等生命过程;下调 13 条,其靶基因共 499 个,通过 CO 分析其功能主要涉及转录因子活性、转移酶的活性、核酸结合、蛋白结合、转运、免疫系统的发育等生命过程。提示轻度 CHB 脾胃湿热证存在特异性差异 microRNAs 表达谱,涉及多个生命过程,揭示了轻度 CHB 脾胃湿热证的分子生物学机制。

谢和平等选取未经抗病毒治疗的 120 例 HBeAg 阳性慢性乙型肝炎病毒(HBV)感染者,免疫耐受期和免疫清除期各 60 例。分为肝气郁结、肝肾亏虚、脾肾亏虚、肝胆湿热、瘀血阻络 5 个证型,同时检测患者血清 HBsAg 滴度,分析其与中医证型的关系。结果显示,免疫耐受期患者以脾肾亏虚及肝气郁结证为主;而免疫清除期以肝胆湿热和肝肾亏虚证为主。脾肾亏虚证及肝气郁结证 HBsAg 水平高于肝胆湿热、肝肾亏虚及瘀血阻络证型($P < 0.05$),脾肾亏虚证又高于肝气郁结证。在 ROC 曲线分析中 HBeAg、HBsAg 及 HBV DNA 定量仅对脾肾亏虚证的判断具有统计学意义($P < 0.01$)。提示免疫耐受期和免疫清除期患者中医证型分布不同,HBsAg 可作为 HBeAg 阳性慢性 HBV 感染者中医证型尤其是脾肾亏虚型的微观辨证指标。

万凌峰等对从肾虚论治慢性 HBV 感染相关疾病的理论基础、临床特点、医疗实践进行讨论、分析和总结。认为从肾虚论治慢性 HBV 感染相关疾病已经形成系统的理论体系,丰富了现代中医肝病治疗学。其临床应用主要有补肾益精法、滋补肾阴法、温补肾阳法。要以辨证论治为基础,结合患者年龄、性别、地域、季节、病程等因素,灵活运用补肾法。并应牢记湿热疫毒这一基本病理特点,把握好扶正与祛邪的关系。补肾方中宜配伍清热利湿、健脾助运之品,且补肾药多滋腻温燥,补肾时宜顾护脾胃,加用健脾和胃、消食助运之品。

(撰稿:曹 辉 审阅:徐列明)

【慢性乙型肝炎肝硬化的治疗与研究】

任玉莲等将 80 例 CHB 早期肝硬化患者随机分为两组,均予服拉米夫定片,观察组加服鳖甲软坚胶囊(醋鳖甲、土鳖虫、水蛭、三七、鸡内金、丹参等)。经治 24 周,观察组与对照组临床总有效率分别为 82.5%(33/40)、73.5%(29/40),组间比较 $P < 0.05$;两组患者 ALT、AST、TBiL 水平均显著降低(均 $P < 0.05$),A/G 均显著升高($P < 0.05$);观察组 AST、TBiL 水平降低较对照组显著($P < 0.05$)。宋建华等将 87 例 CHB 肝硬化患者随机分为两组,均予服恩替卡韦片,治疗组 47 例加服六味五灵片(五味子、女贞子、连翘、莪术、苣荬菜、灵芝孢子粉)。经治 52 周,两组患者的 ALT 水平、肝纤维化指标、脾厚度以及 HBV DNA 不可测率均有明显改善($P < 0.05$),而治疗组更显著($P < 0.05$)。沈扬等将 68 例 CHB 肝硬化患者随机分为两组,均予服拉米夫定、阿德福韦,观察组加服扶正化瘀胶囊(丹参、五味子、虫草菌粉、七叶胆、桃仁等)。经治 48 周,观察组与对照组 HBV DNA 转阴率分别为 91.2%(31/34)、70.6%(24/34),组间比

较 $P < 0.05$；两组患者治疗后肝纤维化指标 LN、HA、C-IV、PⅢP 及肝功能 ALT、TBiL、AST 较治疗前明显下降（均 $P < 0.05$），ALb 较治疗前明显上升（$P < 0.05$）；而观察组较对照组更显著（$P < 0.05$）。赵玲玲等将 70 例 CHB 早期肝硬化患者随机分为两组，均予服恩替卡韦分散片，治疗组加服软肝丸（鳖甲、穿山甲、牡蛎、鸡内金、龟甲、桃仁）。经治 1 年，治疗组与对照组总有效率分别为 85.7%（30/35）、71.4%（25/35），组间比较 $P < 0.05$；且治疗组在改善临床症状、肝功能、肝纤维化、促进 HBV DNA 转阴等方面均优于对照组（$P < 0.05$）。王志炜等将 76 例代偿期 CHB 肝硬化患者随机分为两组，均予服恩替卡韦，观察组加服疏肝健脾活血方（黄芪、当归、丹参、枳壳、白术、白芍药等）。经治 6 个月，观察组与对照组总有效率分别 89.5%（34/38）、71.1%（27/38），组间比较 $P < 0.05$；观察组患者肝功能 ALT、AST、TBiL、ALb 及肝纤维化指标 HA、PCⅢ、C-IV 均较治疗前明显改善，且优于对照组（$P < 0.05$）。

朱晓骏等将 96 例脾虚兼湿热瘀血型 CHB 肝硬化高胆红素血症患者随机分为两组，均予西医常规抗病毒治疗，治疗组加服茵碧方（茵陈、碧玉散、炒薏苡仁、葛根、丹参、金钱草），对照组患者加服熊去氧胆酸胶囊。治疗 12 周，治疗组与对照组临床疗效总有效率分别为 69.8%（30/43）、17.8%（8/45），组间比较 $P < 0.05$；中医证候疗效总有效率分别为 62.8%（27/43）、28.9%（13/45），组间比较 $P < 0.05$；治疗组患者肝功能 TBiL、DBiL 水平较治疗前均明显下降（$P < 0.01$），且明显低于对照组（$P < 0.05$）。苏立稳等将 80 例失代偿期 CHB 肝硬化患者随机分为两组，均予常规保肝、对症支持治疗及口服恩替卡韦，治疗组加服中药（黄芪、茯苓、白术、当归、丹参、鳖甲等），疗程均为半年。结果与对照组比较，治疗组中医证候积分明显减少、肝功能明显改善、Child-Pugh 评分明显降低（$P < 0.05$）。

张鹏等选取 114 例 CHB 肝硬化患者，另取健康者 100 例为对照，探讨乙肝肝硬化及其中气虚血瘀证患者轻微型肝性脑病（MHE）发病情况及影响因素。结果显示，CHB 肝硬化患者 MHE 发病率为 51.75%，发病与 TBiL 水平呈正相关（$P < 0.05$），其中气虚血瘀证患者发病与 TBiL 水平有相关性（$P < 0.05$）。提示 CHB 肝硬化患者 MHE 发病率较高，整体发病及其中气虚血瘀证患者发病与 TBiL 水平相关。

（撰稿：刘一博　审阅：徐列明）

【慢性丙型病毒性肝炎的治疗与研究】

韦新等将 130 例慢性丙型肝炎（CHC）患者随机分为两组，均予聚乙二醇干扰素皮下注射、利巴韦林口服，治疗组 68 例加服中药（猫人参、车前子、虎杖、郁金、当归、鳖甲等），对照组加服中药安慰剂（免煎剂原方药量的 1/10）。疗程 48 周，并随访 24 周。结果，治疗组在完全早期病毒学应答率（cEVR）、持续应答率（pEVR）上均优于对照组（$P < 0.05$）；治疗组患者肝功能 ALT 在治疗前及治疗后第 12、24、48 周与对照组比较差异无统计学意义，但在停药后随访与对照组比较 $P < 0.05$。提示中药在肝功能改善方面的后续性远期疗效佳。梁惠卿等将 80 例 CHC 患者采用随机数字表法分为两组，均予皮下注射聚乙二醇化干扰素 α-2a（PEG-IFNα-2a）及口服利巴韦林片，治疗组在此治疗的首 3 个月，加服益血生胶囊（紫河车、阿胶、鹿血、当归、熟地黄、牛髓等）。两组患者治疗 3、6 个月及随访 6 个月时病毒学应答比较差异均无意义；治疗 6 个月及随访 6 个月生化学应答比较差异亦无意义；治疗 3、6 个月时，治疗组的骨髓抑制发生率均低于对照组（$P < 0.01$）。提示伍用益血生胶囊可减少 PEG-IFNα2a、利巴韦林片对 CHC 患者的骨髓抑制作用。王炳予等将 HCR RNA $> 4 \times 10^5$ IU/ml 的 I 型 CHC 患者 75 例，分为两组，均予皮下注射 PEG-IFN-2a 及口服利巴韦林,治疗组 38 例加服芪参二莲汤(黄芪、茵陈、蒲公英、败酱草、西洋参、当归等)。疗程 48 周,且随访 24 周。结果治疗组对早期病毒学应答(EVR)、治疗结束时病毒应答(ETVR)、持续病毒学应答(SVR)的疗效均明显优于对照组($P < 0.05$)。

李京涛等收集 58 例 CHC 患者的一般临床资料、血生化(ALT、AST、ALb、GLB、TBiL)、HCV-RNA、NS5Aaa 变异及 IL28B SNP,分析各数据与中医证型的相关性。结果 58 例 CHC 中医证型中,正虚邪恋型最多,中医证型与年龄和球蛋白有关($P < 0.05$),肝郁脾虚型多见于年轻患者,且肝纤维化程度较轻,而瘀虚阻络型和脾肾阳虚型多见于中老年患者,肝纤维化程度较重。中医证型与 HCV RNA、NS5Aaa 变异及 IL28B SNP 无关。刘明晖将 60 例 CHC 肝纤维化患者平分为两组,治疗组予服肝舒胶囊(太子参、茯苓、白术、炙黄芪、萆薢、丹参等),对照组予服 B 族维生素、维生素 C 及维生素 E 等常规治疗。经治 24 周,治疗组门静脉内径、血流速度、血流量、脾脏厚度等指标较治疗前有明显改善。治疗组血清肝纤维化指标(LN、HA、PCⅢ、C-IV)明显改善,且优于对照组($P < 0.05$)。

薛博瑜认为,诊治经干扰素联合利巴韦林初次标准治疗后无应答或治疗后复发的难治性丙型肝炎,其病机要点在于热毒瘀结,肝脾损伤,本虚标实,虚实夹杂。治疗原则当清化瘀毒、调养肝脾、扶正祛邪。肝郁脾虚瘀阻证,治以疏肝健脾、行气活血,逍遥散、四逆散加减;热毒瘀结证,治以清热凉血、化瘀解毒,犀角地黄汤合四逆散加减;气虚阴伤证,治以益气养阴、清化瘀毒,四君子汤合生脉散、沙参麦冬汤加减;肝肾阴亏证,治以滋水涵木、养阴柔肝、化瘀通络,滋水清肝饮、鳖甲煎丸加减。吴树铎等认为在应用长效干扰素联合利巴韦林治疗 CHC 时,联合中医药防治不良反应具有一定的优势。治疗初期宜解表和营卫,中期宜疏肝解郁、补

益脾肾,后期宜益气活血、健脾补肾。并按不同时期辨证论治,调整气血阴阳,维持人体机能平衡,以减少治疗中的不良反应。

李京涛等建立不同基因型 HCV 复制子细胞模型,按基因型不同分为 HCV 1b 组、HCV 2a 组和 J6/JFH1 组。用不同浓度丙肝合剂(黄芪、党参、白术、灵芝、丹参、枳壳等配置成 0.5、1.0 g/ml 浓度的药液)干预负载复制子的 Huh7.5.1 细胞 48 h 后,收集细胞裂解液,进行荧光素酶活性测定,MTT 法检测细胞毒性。结果显示,三组荧光素酶活性呈剂量依赖性下降,三组间比较 $P < 0.05$。多重比较显示,HCV 2a 组荧光素酶活性显著低于其余两组($P < 0.05$)。MTT 实验结果显示,丙肝合剂浓度达到 0.2 g/ml 时,细胞存活率超过 99%。提示丙肝合剂能部分抑制不同基因型 HCV 结构基因的转录,对 HCV 2a 复制子抑制作用最强,其达到有效抑制作用的浓度为 0.1 g/ml。

(撰稿:刘一博　审阅:徐列明)

【肺结核的治疗与研究】

陆城华等将耐多药肺结核(MDR-TB)气阴亏虚型患者 72 例平分为治疗组和对照组,分别予服复方芩部丹方(太子参、黄芩、百部、丹参、南沙参、玄参等)、肺泰胶囊(瓜蒌、黄芩、太子参、白及、北沙参、百部等),疗程 3 个月。两组患者治疗后在生存总积分、角色生理、角色心理、精力、心理健康、主观健康状况、躯体疼痛的评分等显著上升($P < 0.05$,$P < 0.01$),而治疗组分值均高于对照组。疗程结束时,均未发现肝肾功能、血常规异常,无明显胃肠道不适等反应。提示复方芩部丹方可明显提高气阴亏虚型 MDR-TB 患者的生活质量。薛鸿浩等将 MDR-TB 气阴亏虚型患者 72 例随机分为两组,均予基础化疗方案(6Amk, Pa, Lfx+15 Pa, Lfx)+X(X 药物由各中心专家根据患者个体病况选择,原则不超过 3 种),治疗组加服复方芩部丹颗粒(黄

芩、百部、丹参、太子参、南沙参、玄参等）。强化期治疗结束时,治疗组、对照组痰菌转阴率无统计学意义;痰涂片阳性分级计数两组分别与治疗前比较均有显著性下降（$P < 0.05$）,而治疗组更显著（$P < 0.05$）;在胸片病灶吸收、空洞闭合缩小、中医证候积分方面,治疗组均优于对照组（$P < 0.05$）。韩健等将 MDR-TB 阴虚肺热络伤型患者 128 例随机分为两组,均予 3DL1OZA/18DL1OZ 化疗方案,疗程为 12 个月。治疗组加服红鹤胶囊（珠儿参、肺形草、仙鹤草、红景天）6 个月。结果治疗组中医证候疗效优于对照组（$P < 0.05$）。两组患者 X 线病灶吸收率随治疗时间的增加而渐增,组内相邻时间点比较有显著差异（$P < 0.05$, $P < 0.01$）;治疗 6、9 个月比较,治疗组优于对照组（$P < 0.05$）。两组患者痰菌转阴率随治疗时间的增加而升高,组内相邻时间点比较均有显著差异（$P < 0.05$）;治疗 3、6、9、12 个月比较,治疗组高于对照组（$P < 0.05$）。两组患者 CD_3^+、CD_4^+、IL-17 均较治疗前明显升高（$P < 0.05$, $P < 0.01$）,而治疗组各指标均高于对照组（$P < 0.05$）。孙敬涛等将 100 例 MDR-TB 患者随机按数字表法分成两组,均予标准西药化疗方案治疗,观察组加服抗痨方（地黄、百合、黄精、玄参、百部、白及等）。治疗后 6 个月后,综合疗效优于对照组（$P < 0.05$）;痰菌阴转率、胸部 CT 疗效好转率明显高于对照组（均 $P < 0.05$）;中医症状积分均低于对照组（$P < 0.01$）;T 细胞 CD_3^+、CD_4^+ 水平高于对照组,CD_8^+ 水平低于对照组（$P < 0.01$）;肝损害及白细胞减少的发生率及消化、皮肤、神经等系统副反应发生频次均低于对照组（$P < 0.05$）。尹良胜等将 60 例 MDR-TB 患者随机分为两组,均予 WHO 治疗 MDR-TB 方案,治疗组加冬病夏治（利肺片口服联合喘可治穴位注射、附子、巴戟天、补骨脂、吴茱萸、淫羊藿等中药研细末穴位敷贴）。经治 8 周,治疗组与对照组有效率分别为 86.7%（26/30）、63.3%（19/30）,组

间比较 $P < 0.05$）;治疗组 T 细胞 CD_4^+、CD_4^+/CD_8^+ 比值显著增高（$P < 0.01$）,且明显优于对照组（$P < 0.01$）。

董雪松等将 80 例肺结核患者随机分为两组,均予基础治疗,治疗组加服百合固金汤和生脉散加减方（百合、熟地黄、生地黄、当归、白芍药、甘草等）,经治 3 个月,治疗组与对照组总有效率分别为 87.5%（35/40）、70.0%（28/40）,组间比较 $P < 0.05$。治疗组患者外周巨噬细胞 TLR1、TLR2、TLR4 表达荧光强度显著上升（$P < 0.05$）,且优于对照组。吴赛君等将 108 例肺阴亏虚型肺结核患者随机分为两组,均予采用常规肺结核化疗方案（对氨基水杨酸异烟肼、利福喷丁、吡嗪酰、加替沙星注射液、乙胺丁醇）,联合组加服养阴润肺汤（百合、麦冬、生地黄、熟地黄、当归、白芍药等）,疗程 6 个月。治疗 1、3、6 个月后,联合组和西医组痰菌阴转率比较 $P > 0.05$;两组患者治疗后 T 细胞 CD_4^+、CD_4^+/CD_8^+ 显著升高,CD_8^+ 显著降低（$P < 0.05$）;IL-6、IL-8、TNF-α 均显著降低（$P < 0.05$）;而联合组更显著（$P < 0.05$）。王玲等将 120 例肺结核（初治）患者随机分为两组,均予常规抗结核药物,治疗组加服猫爪草胶囊。结果,治疗组与对照组经治 2 个月未满疗程痰菌阴转率分别为 91.0%（55/60）、83.0%（50/60）,影像学有效率分别为 65.0%（39/60）、48%（29/60）,组间比较均 $P < 0.05$;满疗程痰菌阴转率分别提高到 100%、98.0%（59/60）,影像学有效率分别为 100%、98.0%（59/60）。陈雪林等将 130 例老年初治肺结核患者随机分为两组,均予标准化疗方案（异烟肼、利福喷丁、乙胺丁醇、吡嗪酰胺、氧氟沙星）,治疗组加服利肺片（百部、百合、五味子、枇杷叶、白及、牡蛎等）。结果显示,治疗组 2 个月末综合症状缓解率、痰菌阴转率及 6 个月末病灶显著吸收率、空洞闭合率均高于对照组（$P < 0.05$）。

（撰稿:许笑宇　审阅:徐列明）

【抗甲型 H1N1 流感病毒的临床与实验研究】

郑锋玲等采用横断面研究方法,收集 67 例甲型 H1N1 流感患者的症状、舌象、脉象等资料,进行描述性分析。所有患者均出现发热、全身酸痛、乏力和纳呆的症状,其次为恶寒、无汗、咽喉红肿且痛、尿黄、咳嗽、痰黄、口渴、舌红、苔黄。从临床症状特点来看,符合温病范畴,均属上焦手太阴肺经之卫分和气分的症状。按"温病"理论进行辨证论治,其证型分布以痰热壅肺证型最多,占 53.7% (36/67),依次为风热犯肺证、风寒束表证、痰湿蕴肺证。郑氏等将 56 例甲型 H1N1 流感患者按辨证分为温病湿热证(36 例)和温病温热证(20 例),并检测两组证型的血清炎症相关因子等实验室指标分析与其相关性。结果显示,温病湿热证组的血清脂多糖结合蛋白(LBP)、Toll 样受体 4(TLR4)和可溶性 CD14(sCD14)水平明显高于温病温热证组($P < 0.05$)。提示不同中医证型的甲型 H1N1 流感患者血清 LBP、TLR4 和 sCD14 水平存在显著性差异,而温病湿热证患者体内的炎症反应更为严重。

葛世杰等研究疏风宣肺方(金银花、连翘、牛蒡子、大青叶、板蓝根、荆芥等)和解表清里方(炙麻黄、苏叶、荆芥、独活、生石膏、杏仁等)对甲型流感病毒 H1N1 感染的人肺腺癌上皮细胞(A59)中炎性细胞因子的影响以及体外对人肺腺癌上皮细胞 A549 中 TLR3/7 信号通路作用。培养 A549 并感染甲型流感病毒 H1N1 后,分为细胞对照组、H1N1 感染组、奥司他韦对照组、疏风宣肺组及解表清里组。以 RT-PCR 和 Western blot 法检测各组细胞中炎症相关的 IL-1、TNF-α、IL-6、IL-10、单核细胞趋化蛋白 1(MCP-1)、调节活化正常 T 细胞表达、分泌的趋化因子(RANTES)以及 TLR 3、TLR7、髓样分化因子 88(MyD88)、激活核因子

KappaB(NF-κB)的 mRNA 及蛋白表达的变化。结果显示,与 H1N1 感染组比较,疏风宣肺方和解表清里方均可明显抑制流感病毒感染后炎性细胞因子 IL-1、TNF-α、IL-6、MCP-1 的 mRNA 过表达及蛋白分泌($P < 0.01$,$P < 0.05$),减轻炎症反应,并恢复机体免疫功能的稳定和平衡;疏风宣肺组和解表清里组均可抑制流感病毒 H1N1 所诱导的 TLR3/7 信号通路活化,下调活性 NF-κB 的转录活性($P < 0.05$,$P < 0.01$),发挥抗流感病毒的作用。

曹羽等探讨防感煎剂(荆芥、防风、前胡、板蓝根、大青叶、黄芩等)对甲型 H_1N_1 流感病毒感染小鼠 NO、诱导型一氧化氮合酶(iNOS)以及溶菌酶(LYZ)的作用及疗效机理。选用雄性 ICR 小鼠 96 只,随机分为正常对照组、模型对照组、防感煎剂组、达菲对照组。各组予灌胃给药持续到 8 d,收集肺组织标本。结果显示,防感煎剂组和达菲对照组小鼠平均体重均高于模型对照组($P < 0.01$);且两组小鼠肺组织病毒含量均低于模型对照组($P < 0.05$);血清 NO、iNOS、LYZ 含量明显高于模型对照组($P < 0.05$)及正常对照组($P < 0.01$)。提示防感煎剂可抑制甲型 H_1N_1 流感病毒复制,增强 NO、iNOS 以及 LYZ 的表达,可能通过巨噬细胞环节,达到抵御或清除病毒的目的。陈创荣等采用流感病毒 FM1 株滴鼻感染正常小鼠建立 H_1N_1 流感病毒感染的肺炎模型并观察岗藿抗感汤(岗梅根、广藿香、金银花、连翘、防风、羌活等)对小鼠肺泡灌洗液中免疫细胞及其血清中炎性因子的影响。结果显示,该方能显著减少炎性介质的渗出;提高抗炎因子 IL-10、IFN-γ 水平,降低 IL-6、TNF-α、趋化蛋白因子 1(MCP-1)等促炎因子水平;降低肺泡灌洗液中白细胞总数,升高巨噬细胞百分比,降低中性粒细胞、淋巴细胞比例。提示岗藿抗感汤可调节抗炎、促炎因子水平,减轻 H_1N_1 流感病毒引致的小鼠肺部炎性反应。张照研等以亚洲流感病毒甲型鼠肺适应株(FM1)滴鼻感染 Balb/c 小鼠为

动物模型,银翘散(连翘、金银、苦桔、梗薄、薄荷、竹叶等)灌胃连续给药 6 d,观察小鼠的状态,称重,取肺组织并称重,提取肺组织总 RNA,反转录,并进行 Real-TimePCR 等实验。结果银翘散组平均体重高于模型组,可明显提高小鼠的生存率($P <$ 0.01),降低肺指数($P < 0.05$),降低肺组织中流感病毒拷贝($P < 0.05$)。

刘海燕等研究银葛双解剂体内外抗甲型 H_1N_1 流感病毒作用机制。体外实验以利巴韦林为阳性对照药物,体内试验以 SPF 级小鼠滴鼻建立肺炎模型,随机分为正常对照组、模型对照组、利巴韦林组、银葛双解剂高剂量组、银葛双解剂低剂量组、银葛双解剂预防+治疗组 6 组进行实验,结果在体外试验该方剂可抑制甲型 H_1N_1 流感病毒诱导的 MDCK 细胞凋亡,药物浓度越高,细胞凋亡抑制率越大;在体内试验表明,该方药可下调甲型 H_1N_1 流感病毒感染小鼠血清中炎性细胞因子 TNF-α、IL-6 的表达水平,升高甲型 H_1N_1 流感病毒感染小鼠全血中 CD_3^+、CD_4^+ T 细胞的表达百分比,降低 CD_8^+ T 细胞的表达,上调 CD_4^+/CD_8^+ 比值。

(撰稿:朴永镇　审阅:徐列明)

【手足口病的治疗与研究】

手足口病(HFMD)的临床文献报道 40 余篇,其治疗多以中西医结合为主。朱金霞等将 93 例患者随机分为两组,均予常规支持、退热、对症等综合治疗。治疗组 53 例加服薄芝糖肽及清开灵颗粒(黄芩、金银花、板蓝根、水牛角、栀子、珍珠母等)。经治 4～5 d,治疗组的退热、皮疹消失时间及进食情况、平均住院天数、并发症发生率均少于对照组($P < 0.01$)。张士红以热毒宁(青蒿、金银花、栀子)联合利巴韦林静脉滴注治疗 30 例,设单用利巴韦林静滴对照。经治 7 d,治疗组有效率 90.0%(27/30),与对照组 70.0%(21/30)比较 $P < 0.05$。

张惠娜等以双黄连口服液(黄芩、金银花、连翘)联合阿昔洛韦静脉滴注治疗 40 例,设病毒唑静脉滴注对照,两组均补液、退热等常规治疗。经治 5 d,治疗组有效率为 95.0%(38/40),显效率为 55.0%(22/40),对照组分别为 75.0%(30/40)、27.5%(11/40),组间比较均 $P < 0.05$。李青等将 120 例患儿随机分为两组,对照组予利巴韦林颗粒、蒙脱石散和聚肌胞治疗,治疗组予干扰素涂口及雾化、中药(吴茱萸 50 g,加醋研成粉末)外敷涌泉穴及中药(板蓝根、地胆头、大飞扬、银花藤)外洗手足病患处。经治 5～7 d,治疗组总有效率 95.0%(57/60),与对照组 86.7%(52/60)比较 $P < 0.05$;治疗组咳嗽、咽痛减轻及体温复常、疱疹干结时间均明显低于对照组($P < 0.05$)。廖益康以凉膈散加减(连翘、芒硝、生大黄、栀子、薄荷、黄芩等)灌肠治疗 250 例,与对照组均静脉注射阿昔洛韦。经治 7 d,治疗组发热、口腔溃疡、疱疹等症状消退时间明显短于对照组($P < 0.05$)。

官升灿等将 214 例 HFMD 患者随机分为三组。均予静脉滴注丙种球蛋白,依据病情严重程度静脉滴注甲泼尼龙及甘露醇降颅压,合并感染可加用抗生素以及对症治疗等,其余两组分别加用热毒宁注射液(75 例)、羚角钩藤汤(64 例)。连用 3～5 d,西医加羚角钩藤汤组和西医加热毒宁组退热时间及皮疹消退时间均明显优于西医组($P < 0.05$)。刘继斌等将 70 例 HFMD 患者(观察组)辨证分为普通型(脾肺湿热证)61 例,重型(湿热动风证)9 例。于入院时检测血清肌酸激酶同工酶(CK-MB)、超敏 C 反应蛋白(hs-CRP)及空腹血糖(GLU),以探讨其与中医证型的相关性,并与 45 例健康体检者(对照组)作比较。结果显示,脾肺湿热证与湿热动风证的 CK-MB、hs-CRP 均明显高于对照组($P < 0.05$),而湿热动风证 GLU 水平显著高于对照组($P < 0.05$)。提示血清-CRP、CK-MB、GLU 水平与 HFMD 的中医证候存在相关性,是 HFMD 感染早期辨证分型的良好指标。叶

金花等以加味葛根芩连汤(葛根、黄芩、黄连、升麻、竹叶、赤芍药等)治疗 39 例,与对照组均予西药常规治疗。经治 6 d,治疗组总有效率为 94.9%(37/39),与对照组 74.4%(29/39)比较 $P < 0.05$;且乳酸脱氢酶(LDH)和肌磷酸激酶(CPK)水平明显低于对照组($P < 0.05$);口腔溃疡愈合、热退及疱疹消失时间均显著短于对照组($P < 0.05$)。陈洁等以甘草泻心汤(生甘草、半夏、黄芩、黄连、干姜、柴胡等)联合人免疫球蛋白静滴治疗 52 例,与对照组均予常规抗炎、抗病毒治疗。经治 7 d,治疗组临床总有效率 96.2%(50/52),与对照组 80.8%(42/52)比较 $P < 0.05$;两组患儿发热、出疹、咽痛、纳差和便秘症状评分,以及血清 hs-CRP、肌酸激酶(CK)、CK-MB、门冬氨酸氨基转移酶(AST)、乳酸脱氢酶(LDH)、乳酸脱氢同工酶(LDH-1)、α-羟丁

酸脱氢酶(α-HBDH)均较治疗前显著降低,且治疗组更著($P < 0.05$)。

李石平等计算机虚拟筛选金银花中具有抗人源手足口病毒 Hunman Enterovirus 71(HEV71)的天然抑制剂。以 HEV71 病毒衣壳蛋白为靶蛋白,通过 PyRx 运行 Auto Dock Vina,对自建数据库中的金银花天然化合物进行虚拟筛选;用 Discovery Studio Visualizer 对小分子抑制剂与 HEV71 的结合模式进行 3D 建模,分析得到的小分子抑制剂与 HEV71 之间的结合情况。用同样的方法对茯苓中的化合物进行虚拟筛选,作为对照。结果提示,虚拟筛选结果支持金银花具有抑制 HEV71 病毒活性,并为金银花抗 HFMD 的分子机制研究提供了参考。

(撰稿:刘 瑜 高修安 审阅:朱锦善)

[附] 参 考 文 献

C

曹羽,杨珺超,汪玉冠,等.防感煎剂对甲型 H_1N_1 流感病毒感染小鼠 NO、iNOS 以及 LYZ 的作用研究[J].浙江中医药大学学报,2015,39(5):366

柴瑞霭.从中医"暑燥疫"的角度探讨西非埃博拉病毒病的防治思路[J].中国中医急症,2015,24(6):990

陈创荣,刘建兴,李耿,等.岗藿抗感汤对小鼠 H_1N_1 流感病毒肺炎的影响[J].中华中医药杂志,2015,30(9):3318

陈洁,庄进飞,温正旺,等.甘草泻心汤联合人免疫球蛋白治疗 HFMD 患儿对 hs-CRP 及心肌酶谱的影响分析[J].中华中医药学刊,2015,33(11):2795

陈雪林,石芸,马亮亮,等.利肺片联合化疗治疗老年初治肺结核疗效观察[J].中华中医药杂志,2015,30(8):3037

D

邓艳芳,屈乐,宋亚南,等.大黄蟅虫丸治疗慢性乙型肝炎的系统评价[J].北京中医药大学学报,2015,38(6):420

董雪松,李树义.百合固金汤合生脉散加减方对肺结核

巨噬粒细胞 TLRs 表达变化影响的研究[J].辽宁中医药大学学报,2015,17(1):184

G

葛世杰,刘晓婷,张沂,等.疏风宣肺方和解表清里方体外干预甲型流感病毒 H1N1 诱导炎性细胞因子分泌作用的研究[J].河北中医,2015,37(6):863

葛世杰,卢娜娜,刘晓婷,等.疏风宣肺方和解表清里方对流感病毒 H1N1 感染人肺腺癌上皮细胞 A549 中 TLR3/7 信号通路作用的研究[J].中医药学报,2015,43(2):23

官升灿,周文,黄伟,等.重型手足口病 3 种治疗方案的临床对比研究[J].中国中医急症,2015,24(10):1750

郭晓霞,王效红,梁瑞敏,等.山西地区基因 C 型慢性乙型肝炎的中医证候特点研究[J].时珍国医国药,2015,26(10):2441

H

韩健,孙慧媛,王辛秋,等.红鹤胶囊联合西药治疗耐药性肺结核阴虚肺热络伤型 64 例临床观察[J].中医杂志,

2015,56(9):764

黄荣师,连晓明,何金玉,等.益气化瘀解毒方治疗艾滋病临床研究[J].中医学报,2015,30(10):1387

L

李德珍,安德明,王抗战,等.升麻葛根汤治疗免疫清除期慢性乙型肝炎临床研究[J].中西医结合肝病杂志,2015,25(2):90

李京涛,魏海梁,席奇,等.丙肝合剂对不同基因型丙型肝炎病毒复制子基因表达的影响[J].中国中医药信息杂志,2015,22(8):77

李京涛,魏海梁,席奇,等.慢性丙型肝炎中医证型与HCV 1b 亚型 NS5A aa 变异、IL28B SNP 的关系[J].长春中医药大学学报,2015,31(4):762

李鹏宇,郭会军.艾滋病患者体质分类与 CD4 细胞计数相关性分析[J].中华中医药杂志,2015,30(1):219

李青,张云梅.中西医结合局部用药治疗小儿手足口病疗效探讨[J].中医临床研究,2015,7(9):67

李石平,王志鑫,顾睿,等.金银花中抗手足口病毒 HEV71 活性成分的虚拟筛选[J].中药药理与临床,2015,31(3):67

李兴海,于成文,孟晨鑫,等.透疹汤联合复合辅酶治疗麻疹随机平行对照研究[J].实用中医内科杂志,2015,29(3):65

李璇,苏齐鉴,梁健,等.中医药干预无症状艾滋病病毒感染者的疗效与安全性研究[J].中华中医药杂志,2015,30(10):3520

梁惠卿,吴耀南,杨嘉恩,等.益血生胶囊联合西药治疗慢性丙型病毒性肝炎 40 例临床观察[J].中医杂志,2015,56(16):1394

廖益康.中西医结合治疗小儿手足口病疗效分析[J].实用中医药杂志,2015,31(9):823

林明欣,朱建平,丁曼旎,等.非口服中药防控经空气传播疫病之古代文献研究[J].中华中医药杂志,2015,30(5):1624

刘海燕,李颖.银葛双解剂抗甲型 H1N1 流感病毒的作用机制[J].中华中医药杂志,2015,30(2):602

刘继斌,宋启明,朱双双.手足口病中医辨证分型与血清学指标相关性研究[J].湖北中医杂志,2015,37(3):17

刘明晖,窦逾常.肝舒胶囊治疗慢型丙型肝炎肝纤维化[J].长春中医药大学学报,2015,31(5):988

刘明静.黄芩苷体外抗甲型流感病毒的实验研究[J].内蒙古中医药,2015,34(11):146

刘肄辉,郭艳,张永华,等.辅助性 T 细胞 17/调节性 T 细胞与慢性乙型肝炎中医辨证分型的关系及意义[J].中西医结合肝病杂志,2015,25(3):137

陆城华,鹿振辉,张惠勇.复方芩部丹方对气阴亏虚型耐多药肺结核患者生活质量的影响[J].中医学报,2015,30(11):1566

M

马素平,赵文霞,刘光伟,等.健脾清化方联合干扰素治疗脾虚湿盛型慢性乙型肝炎 90 例[J].河南中医,2015,35(7):1541

O

欧松,邓晓军,杨炼,等.参苓白术散分期干预脾胃亏虚艾滋病随机平行对照研究[J].实用中医内科杂志,2015,29(4):20

P

培尔顿·米吉提,热娜古丽·艾则孜,哈木拉提·吾甫尔.HIV/AIDS 患者维吾尔医学异常体液分型与 CD_4^+ 及 CD_8^+ T 淋巴细胞计数相关性研究[J].中华中医药杂志,2015,30(4):1024

Q

乔金丽,柳陈坚,汪林芬,等.纯中医药治疗 34 例 HIV 感染者的临床分析[J].云南中医中药杂志,2015,36(3):31

R

任玉莲,张志敏.鳖甲软坚胶囊治疗慢性乙型肝炎早期肝硬化疗效观察[J].现代中西医结合杂志,2015,24(3):283

S

沈建军.替比夫定片联合当飞利肝宁胶囊治疗 E 抗原阳性慢性乙型肝炎患者 30 例临床观察[J].中医杂志,2015,56(22):1946

沈扬,俞逊婕.核苷(酸)类抗病毒药物联合扶正化瘀胶

囊治疗乙肝肝硬化抗病毒抗纤维化临床观察[J].新中医，2015，47(3)：74

宋建华，汪明明.恩替卡韦联合六味五灵片治疗代偿期乙型肝炎肝硬化临床研究[J].中西医结合肝病杂志，2015，25(2)：86

苏立稳，郑伟，刘宇，等.中药复方联合恩替卡韦治疗失代偿期乙型肝炎肝硬化的临床观察[J].中西医结合肝病杂志，2015，25(4)：215

孙敬涛，华刚，马丙乾，等.抗痨方辅助化疗药物治疗耐多药肺结核50例临床观察[J].中国实验方剂学杂志，2015，21(8)：190

孙俊，陈朝银，杨玉琪，等.中药结合HAART治疗对AIDS患者CD_4计数的影响初步研究[J].云南中医中药杂志，2015，36(2)：31

孙雪英，代勇，徐志慧，等.复方蒿甲醚对伯氏疟原虫青蒿素抗性鼠疟疗效的实验研究[J].湖南中医杂志，2015，31(7)：157

W

万凌峰，薛博瑜，赵红兵.从肾虚论治慢性乙型肝炎病毒感染[J].中医杂志，2015，56(17)：1458

王炳予，袁星星，张雅丽.芪参二连汤治疗基因Ⅰ型高病毒载量慢性丙型肝炎临床疗效观察[J].中西医结合肝病杂志，2015，25(4)：222

王继平.茵陈五苓散加减治疗急性戊型肝炎35例临床观察[J].中国民族民间医药，2015，24(12)：64

王景泉，郭彩萍.53例艾滋病患者中医证候学的分析[J].时珍国医国药，2015，26(1)：159

王玲，王开金，李升锦，等.猫爪草胶囊治疗肺结核的临床研究[J].现代中西医结合杂志，2015，24(18)：1948

王志炜，孟春萍.疏肝健脾活血方联合恩替卡韦治疗乙肝肝硬化代偿期的疗效及对肝功能、肝纤三项、HBV-DNA定量的影响研究[J].中华中医药学刊，2015，33(11)：2678

韦新，冼丽萍，唐盼.中药联合聚乙二醇干扰素治疗慢性丙型肝炎的随机对照研究[J].中国中西医结合消化杂志，2015，23(3)：184

魏明，刘颖，邹雯，等.HIV/AIDS患者证候规律探析[J].中医学报，2015，30(2)：155

吴赛君.养阴润肺汤治疗肺阴亏虚型肺结核临床研究[J].中医学报，2015，30(7)：952

吴树铎，杨凯钿，朱碧华，等.中医防治长效干扰素联合利巴韦林治疗慢性丙型肝炎不良反应的体会[J].新中医，2015，47(9)：254

X

谢和平，杨宏志，关卫兵，等.HBeAg阳性慢性HBV感染者中医证型与HBsAg的关系[J].中药材，2015，38(10)：2236

徐向田，王卫平.复方华蟾素胶囊治疗艾滋病的实验与临床研究[J].中医学报，2015，30(4)：475

薛博瑜.难治性慢性丙型肝炎的中医辨证论治[J].南京中医药大学学报，2015，31(1)：1

薛鸿浩，张惠勇，秦朝辉，等.复方芩部丹颗粒治疗阴虚火旺型耐多药肺结核[J].吉林中医药，2015，35(3)：258

Y

杨利超，邢静，魏芯芯，等.探讨温病学理论在戊肝诊治中的应用[J].云南中医中药杂志，2015，36(3)：9

杨玉琪，张媛，王红梅，等.扶正抗毒丸对HIV感染ⅡA期患者CTL应答及T细胞亚群影响的研究[J].中药药理与临床，2015，31(5)：111

叶金花，章哲，赵佳佳.加味葛根芩连汤联合西药治疗小儿手足口病疗效观察及对心肌酶的影响[J].中华中医药学刊，2015，33(7)：1738

叶永安，田德禄，蒋健，等.1 003例慢性乙型肝炎(ALT≥2×ULN)患者中医常见症状及证候分布特点研究[J].世界中医药，2015，10(9)：1293

叶志中，刘南，余锋，等.210例登革热患者中医证候分析[J].广州中医药大学学报，2015，32(1)：15

尹良胜，魏强，陈凌燕，等.利肺片联合穴位用药冬病夏治法治疗耐多药肺结核的临床研究[J].中华中医药杂志，2015，30(8)：3033

Z

詹庆霞，解士海，黄荣云.哌拉西林舒巴坦钠联合土茯苓、金银花治疗二期梅毒的疗效分析[J].中药材，2015，38(8)：1778

张传涛，郭尹玲，张技，等.轻度慢性乙型肝炎患者脾胃湿热证的microRNAs研究[J].时珍国医国药，2015，26(2)：488

张惠娜.阿昔洛韦注射液联合双黄连口服液治疗小儿手足口病的分析[J].北方药学,2015,12(5):99

张苗苗,朱伯强,成业,等.艾滋病不同进展类型猴模型平台期指标的判别分析[J].广州中医药大学学报,2015,32(5):914

张鹏,杜宏波,甘大楠,等.乙型肝炎肝硬化及其气虚血瘀证患者轻微型肝性脑病发病与相关性研究[J].世界中医药,2015,10(9):1320

张士红.热毒宁联合利巴韦林治疗手足口病疗效观察[J].实用中医药杂志,2015,31(9):821

张轩,贺娟.基于中医运气理论探讨流行性乙型脑炎高发与前期气象因素的相关性并建立预测模型[J].北京中医药大学学报,2015,38(1):8

张照研,张会敏,周喆,等.银翘散对 H_1N_1 流感病毒感染小鼠的保护作用[J].世界中西医结合杂志,2015,10(6):771

赵丰润,赵丽红,王天芳,等.肝炎肝硬化患者促肾上腺皮质激素、糖皮质激素水平与中医证候要素的相关性探讨[J].北京中医药大学学报,2015,38(5):351

赵丽红,王天芳,薛晓琳,等.801 例肝炎肝硬化患者常见病性类证候要素在代偿期及失代偿期的分布特点[J].北京中医药大学学报,2015,38(4):260

赵玲玲,张照兰,李明明,等.软肝丸联合恩替卡韦治疗乙肝早期肝硬化的疗效观察[J].中医临床研究,2015,7(29):3

郑锋玲,骆欢欢,刘叶,等.67 例甲型 H_1N_1 流感患者的临床症状分析[J].新中医,2015,47(1):186

郑锋玲,吴薇,刘叶,等.甲型 H_1N_1 流感温病湿热证与温热证患者血清炎症相关因子研究[J].广州中医药大学学报,2015,32(1):1

朱金霞,彭其文.薄芝糖肽联合清开灵颗粒治疗小儿手足口病疗效观察[J].海峡药学,2015,27(3):174

朱晓骏,孙学华,周振华,等.茵碧方治疗慢性乙型肝炎肝硬化高胆红素血症临床疗效观察[J].上海中医药大学学报,2015,29(4):16

朱艳芳,龚力,傅茂英.恩替卡韦联合云芝胞内糖肽胶囊治疗慢性乙型肝炎的临床疗效[J].中西医结合肝病杂志,2015,25(5):269

（三）肿　瘤

【概　述】

国家癌症中心与疾病预防控制局发布《2015中国肿瘤登记年报》显示，每分钟全国有6人被诊断为恶性肿瘤，有5人死于癌症。从全国范围分析，居于恶性肿瘤发病第一位的依然是肺癌，其次为胃癌、结直肠癌、肝癌和食管癌。死亡率排第一位的仍是肺癌，其次为肝癌、胃癌、食管癌和结直肠癌。面对如此高的肿瘤发病率与死亡率，治疗手段却没有得到明显提高，导致中国肿瘤患者5年生存率依然低于欧美等发达国家，其原因与中国对复发和转移肿瘤重视程度有限，预防肿瘤意识不到位以及规范化用药力度不大有关。

虽然近年来中医肿瘤界已经制定了多种肿瘤的中医诊疗路径或诊疗方案或专家共识，但由于中医属于经验医学，对诊疗路径等执行力度不够，各司其说的现象依然存在，在2015年发表的诸多文献中，有重要临床使用或参考价值或有循证医学证据的文献相对不足。其理论研究、临床观察、经验总结以及实验探索等文献与既往5年文献相比，中医特色和优势并没有得到充分发挥。但综合文献分析，在以下方面出现了良好势头，也逐步显露了中医药治疗恶性肿瘤的特色和优势。

利用中医药优势有效地解决肿瘤患者伴随的痛苦或并发症问题，是2015年最具有潜力的研究热点。在临床实际中，很多肿瘤在诊断时已属进展，并且一些难治或复发肿瘤患者一直存在各种痛苦问题急需解决，如癌性疼痛、失眠、乏力、厌食、抑郁以及吗啡导致的便秘等，还有一些肿瘤患者在相关治疗过程中，出现了严重的医源性症状或并发症，如胃癌手术后胃瘫、乳腺癌手术后上肢淋巴水肿、癌性贫血、癌症患者血液中存在的高凝状态以及放化疗后神经毒性、皮肤损害、骨髓抑制以及免疫重创等。这些癌症痛苦或并发症的持续存在或进展不但加重患者心理负担，使抗肿瘤治疗的依从性以及治疗效果明显降低，也可导致患者额外就医与非肿瘤死亡率明显上升。因此，有效地锁定现代医学无理想处理措施的肿瘤痛苦问题治疗，不仅能够有效地发挥中医药优势与特色，对于提高患者生存质量、延长生存期也具有重要价值。

姑息治疗起源于公元四世纪，上世纪70年代以后，姑息治疗机构逐渐发展壮大。目前，英国有700余家，美国有3 000余家，其他欧洲及第三世界国家也陆续建立起hospice。1990年以后，在我国举行多次癌痛及姑息治疗学习班及临终关怀学习班，使姑息治疗的观念在一定程度上得到了普及和推广。但由于手术方式与药物特别是靶向药物的呈现，导致姑息治疗未能伴随肿瘤诊断和治疗的发展而逐渐发挥主要作用，特别中晚期无治愈可能的患者，姑息治疗方案制定欠缺，使很多肿瘤患者既受到肉体上的折磨，也遭到经济与心理上的重创。从2015年发表的中医文献以及各种学术活动内容总体分析，中医界已经认识到中医药在肿瘤姑息治疗中将能够大展宏图，预计在肿瘤发生、进展、康复全过程中，中医药全程参与会给患者带来极大的受益。世界中医药学会联合会已经筹备的肿瘤姑息治疗专业委员会，各省市、自治区也相继成立了肿瘤姑息治疗组织，已经或正在对中医药在肿瘤姑息治疗中的各种问题进行探讨，深信中医药在姑息治疗中的地位越来越显要，作用会越来越大。

2015年中医药防治肿瘤的基础研究文献，多集中在中医药综合抗肿瘤效应机制研究方面,如抑制肿瘤细胞增殖、诱导肿瘤细胞凋亡、抗肿瘤新生血管生成、调节免疫功能等。但关注的热点是针对恶性肿瘤发生过程中的表观遗传现象,利用中医药对紊乱的表观遗传学进行修饰,集中在以下方面:①针对肿瘤发病机制的去甲基化治疗。在血液系统恶性肿瘤的研究中,雄黄、复方黄黛片、三氧化二砷治疗急、慢性白血病及骨髓增生异常综合征的效应机制多数锁定于去甲基化治疗。②各种炎性因子对肿瘤生长、复发和转移起关键性作用。因此,新的研究热点是针对肿瘤相关炎性因子的中医药对抗治疗,试图从抗炎方面进行表观遗传学修饰治疗与研究。虽然其还刚起步,但有可能成为中医药最具特色的研究领域。

(撰稿:陈信义 审阅:王道瑞)

【肝癌的研究】

欧杰等将 175 例原发性肝癌初治患者辨证为肝气郁结、气滞血瘀、湿热聚毒、肝肾阴虚四组,分析其证型与血清白蛋白(ALb)的相关性。结果显示,肝气郁结和气滞血瘀型 ALb < 35 g/L 的比率明显低于湿热聚毒和肝肾阴虚型($P < 0.01$),湿热聚毒型 ALb < 35 g/L 的比率明显低于肝肾阴虚型($P < 0.01$)。

林志杰等回顾性分析 99 例原发性肝癌患者,辨证分为肝肾阴虚、湿热聚毒、肝郁脾虚、脾虚湿困、气滞血瘀五组,根据肝外转移、上消化道出血、门脉癌栓的有无,不同的腹腔积液量及不同的卡氏(KPS)评分,比较各组凝血功能指标。结果显示,原发性肝癌以肝郁脾虚组最为多见(31.31%),其次是湿热聚毒组(25.25%)及气滞血瘀组(18.18%)。各组间 PT、APTT 比较有显著性差异($P < 0.05$)。PT 升高以脾虚湿困组最多,其次是湿热聚毒组、肝肾阴虚组、肝郁脾虚组。APTT 升高以湿热聚毒组最多,其次是脾虚湿困组、肝肾阴虚组、肝郁脾虚

组。与无转移组比较,肝外转移组的 PTR、INR 明显升高,与无出血组比较,上消化道出血组 PT、TT、PTR、INR 明显升高(均 $P < 0.05$)。门脉癌栓对凝血指标无显著性影响。与无积液组比较,中量积液组、大量积液组 PT 均明显升高,中量积液组 APTT、PTR 明显升高,少量积液组、中量积液组、大量积液组 INR 均明显升高(均 $P < 0.05$)。不同 KPS 评分组显示,0～30 分组 PT、APTT、PTR、INR 升高最多,FIB 减少最多。

张武德等以右腋下接种人肝癌 Hu-7 细胞建立移植瘤裸鼠模型,并随机分为模型组,扶正抑瘤汤(红芪、当归、莪术、墓头回)高(3 g 生药/25 g)、中(高剂量组稀释 1 倍)、低(中剂量组稀释 1 倍)剂量组,5-氟尿嘧啶(5-Fu)组,各组肿瘤体积长到约 100 mm³ 时,开始腹腔注射给药 3 周。与模型组比较,5-Fu 组与扶正抑瘤汤组的瘤体生长速度均减缓,抑制肿瘤生长率以高剂量药物组效果最佳,与 5-Fu 组比较均 $P < 0.05$。扶正抑瘤汤各组及 5-Fu 组均可见着色凋亡细胞,且以高剂量诱导细胞凋亡作用最著。扶正抑瘤汤高剂量组及 5-Fu 组均可见到大量自噬小体,与药物浓度呈剂量相关性。扶正抑瘤汤各组及 5-Fu 组的自噬相关蛋白表达均上调,与药物浓度呈剂量相关性,其中高剂量药物组较中、小剂量组更优。孙瀚等采用腹腔注射肝癌 H₂₂细胞造模后,将小鼠随机分为模型组、西药阳性对照环磷酰胺组、中药阳性对照斑蝥组、肝癌复方组(水红花子、花蕊石、白茅根、薏苡仁)、水红花子组、薏苡仁组、花蕊石组、白茅根组,另设空白对照组。各组均灌胃给药 10 d 后,肝癌复方组小鼠体质量变化最接近空白对照组,且抑瘤率最高(53.9%),与其余给药组比较 $P < 0.05$。王镜辉等建立 H₂₂小鼠肝癌细胞模型后,随机分为模型组、葛花解醒方(葛花、青皮、木香、橘皮、人参、猪苓等)高、低(40、20 g/kg)剂量组。与模型组比较,葛花解醒方高、低剂量组小鼠体重明显增加,ALT、AST、GGT 及端粒酶蛋白水平均明显降低(均

$P < 0.05$）。病理结果显示，模型组小鼠肝组织和细胞异型性明显，各给药组小鼠肝脏病理损伤均有所减轻。仲飞等研究西黄丸（牛黄、麝香、乳香、没药）含药血清对人肝癌细胞株 BEL-7404 细胞增殖、凋亡与自噬的影响。将 BEL-7404 细胞分别予以西黄丸高、中、低（32、16、8 g·kg^{-1}·d^{-1}）剂量处理，设对照组以等量生理盐水灌胃 4 d。与对照组比较，西黄丸含药血清各剂量组处理 24 h 后，BEL-7404 细胞的增殖抑制率及细胞凋亡率均明显升高（均 $P < 0.001$），BEL-7404 细胞 LC3-II 蛋白的表达水平升高且呈剂量依赖关系。细胞自噬体明显增多。提示西黄丸含药血清能抑制 BEL-7404 细胞增殖，诱导其发生凋亡与自噬。许阳贤等研究雷公藤红素对肝癌细胞 SMMC-7721 的毒性和增殖影响，检测其对肝癌细胞的克隆形成能力的干预及对细胞周期分布的影响，观察细胞凋亡情况，并检测细胞周期相关蛋白细胞周期素 B1（cyclin B1）及细胞分裂周期蛋白 2（cdc2）水平。结果显示，雷公藤红素可以剂量依赖性的方式使 SMMC-7721 细胞的增殖下降和克隆形成减少，使细胞凋亡增加，将细胞周期阻滞在 G2/M 期，增加失活 cdc2 的表达，并可增加 cyclin B1 的积聚。提示雷公藤红素可显著抑制肝癌细胞 SMMC-7721 的增殖并促进细胞凋亡，对分裂周期相关蛋白调控导致的分裂阻滞可能是影响其对细胞凋亡和增殖作用的机制之一。郭君宾等采用体外培养人肝癌细胞 HepG$_2$，予不同浓度的蒲公英提取物（1、2、4 $\mu g/\mu L$）处理，研究蒲公英提取物抗 HepG$_2$ 细胞增殖的机制。结果显示，蒲公英提取物能明显抑制 HepG$_2$ 细胞增殖，以及 HepG$_2$ 细胞中抗凋亡蛋白（Survivin、BCL-xL 和 BCL-2）的表达，促进促凋亡蛋白（Smac 和 Caspase-3/7/9）的表达，并促进 Cytochrome c 从线粒体释放到细胞质中，其作用呈浓度依赖性。

（撰稿：翟笑枫　鲍健欣　审阅：陈信义）

【配合靶向药物治疗肿瘤的研究】

靶向治疗是指针对已经明确的蛋白分子或基因片段，设计可与其特异性结合而使肿瘤细胞死亡的治疗方法，是肿瘤治疗中最活跃的研究领域。目前已知靶点包括表皮生长因子受体（EGFR）、人类表皮生长因子受体 2（HER2）、血管内皮生长因子受体（VEGFR）等。在延长无进展生存期（PFS）、提高患者生活质量等方面的同时，也具有不可避免的副作用及耐药现象。中医药具有多靶点、多阶段的独特优势，配合靶向药物治疗肿瘤，不仅可起到增效减毒的作用，同时可对免疫功能进行调控，提高免疫功能，减轻临床症状，提高患者生存质量，进而延长患者生存时间。

中医药配合靶向药物可提高疾病控制率（DCR）、客观缓解率（ORR），延长无进展生存时间（PFS）及总生存期（OS），增强靶向药物的抗肿瘤作用。赵玉军将未经治疗的表皮生长因子受体（EGFR）状态未明的晚期非小细胞肺癌（NSCLC）患者随机分为两组各 50 例，均予服吉非替尼，观察组加服通阳扶正汤（红参、白术、黄芪、熟附子、桂枝、制南星等），疗程均为 2 个月。结果观察组 DCR 为 78.0%（39/50）、PFS 为 150.00±3.56 d，对照组分别为 50.0%（25/50）、111.00±2.76 d，组间比较均 $P < 0.05$。翟学文将 98 例 EGFR 突变 NSCLC 脑转移患者随机分为两组，均采用常规放疗，研究组加用益肺汤（黄芪、金银花、知母、百部、紫菀、炙款冬花等）联合吉非替尼治疗，对照组加用紫杉醇注射液。经治 3 个月，研究组 ORR 为 54.0%（27/50）、OS 为 14.67±2.74 个月，对照组分别为 33.3%（16/48）、7.69±2.08 个月，组间比较均 $P < 0.05$。张超等将 50 例老年晚期 NSCLC 患者随机分为两组，均予服吉非替尼，中西药结合组加用解毒消癌中药复方（半枝莲、白花蛇舌草、连翘、枳实、杏仁、桔梗等）灌肠。经治 1 年，中西药结合

组疾病进展率为 12.0%（3/25）、DCR 为 88.0%（22/25），西药组分别为 40.0%（10/25）、60.0%（15/25），组间比较均 $P < 0.05$。刘敏将晚期直肠癌患者随机分为两组，均予服西妥昔单抗及静脉滴注伊立替康，治疗组加用参芪扶正注射液。经治 8 周，治疗组与对照组 ORR 分别为 60.0%（24/40）、37.5%（15/40），组间比较均 $P < 0.05$。且治疗组 CD_4^+、CD_{25}^+ 水平显著降低，IL-12、TNF-α 水平显著升高，各项指标的改善程度均优于对照组（均 $P < 0.05$）。

中医药配合靶向药物可减少其毒副作用。靶向药物的毒副作用包括皮疹、痤疮、皮肤干燥瘙痒等皮肤毒性，腹泻、恶心等胃肠道毒性，肝功能异常，间质性肺病等，比较严重的是皮肤不良反应。苏琼等将 64 例晚期 NSCLC 脑转移患者随机分两组，均予服吉非替尼，治疗组加用鸦胆子油乳针静脉滴注。经治 2 个月，治疗组皮疹发生率为 38.2%（13/34）、转氨酶升高发生率为 5.9%（2/34），对照组分别为 63.3%（19/30）、13.3%（4/30），组间比较均 $P < 0.05$。陈莲等将 43 例原发肝细胞癌患者随机分为两组，均予服索拉非尼，治疗组加服增液汤合当归饮子或麦门冬汤加味。连续治疗 12 周，治疗组 AST 为（47.2 ± 5.03）IU/L、ALT 为（52.2 ± 6.23）IU/L，对照组分别为（72.1 ± 7.03）IU/L、（70.2 ± 8.03）IU/L，组间比较均 $P < 0.05$。刘瑜等将 45 例晚期肾癌患者随机分为两组，均予服舒尼替尼治疗，治疗组加服六味地黄汤加减。经治 12 周，治疗组 Ⅱ-Ⅲ度血液毒性发生率为 45.5%（10/22），与对照组 65.2%（15/23）比较均 $P < 0.05$。

（撰稿：侯　丽　李蕊白　审阅：陈信义）

【癌症痛苦的治疗与研究】

癌性疼痛是造成癌症晚期患者痛苦的主要原因之一。于珊珊将 77 例骨转移癌痛患者随机分为两组，均予服美施康定，治疗组加服益肾化浊汤（牛膝、杜仲、熟地黄、续断、桑寄生、白芍药等）。经治 60 d，治疗组疼痛强度（NRS）评分明显低于对照组（$P < 0.05$）；体力状况（KPS）评分高于对照组（$P < 0.05$）。张云芳等将 200 例骨转移疼痛患者随机分为两组，均予盐酸羟考酮控释片口服，治疗组加服阳和汤加减。经治 21 d，治疗组与对照组止痛效果方面的总有效率分别为 95.0%（95/100）、81.0%（81/100），组间比较 $P < 0.05$。曾柏荣等将 60 例骨转移癌疼痛患者随机分为加味奇正消痛膏（党参、黄芪、法半夏、川乌、草乌、炮姜等）外贴治疗组与氨酚羟考酮片剂口服对照组。经治 14 d，治疗组与对照组止痛效果方面的总有效率分别为 76.7%（23/30）、50.0%（15/30），组间比较 $P < 0.05$。冯海英等将 80 例癌症患者随机分为两组，均予服硫酸吗啡缓释片，治疗组加用止痛膏（生草乌头、生天南星、附子、生半夏、蟾酥、莪术等）外敷。经治 7 d，与对照组比较，治疗组持续镇痛时间更持久，起效时间更短，疼痛评分亦显著降低（均 $P < 0.05$）。于雪芬等将 93 例癌症骨转移疼痛患者随机分为两组，均予扶他林肠溶片口服，治疗组 48 例加用癌症镇痛散（生南星、生附子、生川乌、白胶香、五灵脂、麝香等）外敷。经治 10 d，两组总有效率分别为 85.4%（41/48）、71.1%（32/45），组间比较 $P < 0.05$。龙建新等将癌性疼痛患者随机分为两组，均按照三阶梯止痛原则治疗，治疗组加用麝蟾镇痛膏（蟾酥、雄黄、马钱子、细辛、延胡索、冰片等）外敷。经治 7 d，治疗组与对照组总有效率分别为 82.0%（123/150）、73.3%（110/150），组间比较 $P < 0.05$。占明等将非小细胞肺癌骨转移患者 98 例随机分为两组，均予伊班膦酸钠静脉滴注，治疗组 55 例加用复方苦参注射液（苦参、白土茯苓）。经治 14 d，两组疼痛总缓解率分别为 76.4%（42/55）、48.8%（21/43），组间比较 $P < 0.05$。

癌性疲乏是在癌症发生、治疗与进展过程中出现的常见症状。李娜等介绍陈信义运用膏方治疗癌性疲乏经验。陈氏认为癌因性疲乏患者多久病体虚,具有脾胃功能失司、气血阴阳亏损所呈现的外在表征。辨证关键是脾肾,治疗以补益脾肾为主,根据脾肾虚损程度偏重,或以健脾为主,补肾为辅,或以益肾为主,健脾为辅。可运用膏滋缓慢补之,以防峻补太过,反伤正气。运用膏方时要注意:补气同时还需适当补血;滋阴膏方中需加入温阳药,或温阳膏方中酌加养阴药;肝肾同治,共养精血之源;补脾为主时,要适当加入疏肝药。李潇将 47 例恶性肿瘤患者随机分为两组,均采用体外微波肿瘤热疗系统对病位进行照射,治疗组 23 例加用榄香烯注射液静脉滴注。应用生存质量量表 QLQ-C30 中疲乏症状领域量表及 Piper 疲乏量表观察两组疲乏症状的变化。经治 15 d,两组疲乏缓解率分别为 69.6%(16/23)、29.2%(7/24),组间比较 $P < 0.05$。两组疲乏症状领域积分均下降,治疗组更显著($P < 0.05$)。

恶性肿瘤相关性抑郁对正常的抗肿瘤治疗有负面作用,可导致癌症的加速发展。缪华媛将 80 例属心肝血虚证的肿瘤相关抑郁患者随机分为百乐眠胶囊(百合、刺五加、远志、酸枣仁、生石膏、合欢花等)治疗组与舒肝解郁胶囊对照组,疗程均为 8 周。结果治疗组与对照组中医证候疗效总有效率分别为 92.5%(37/40)、70.0%(28/40),组间比较 $P < 0.05$。两组 HAMD 量表评分均下降,且治疗组更显著($P < 0.05$)。

肿瘤相关性厌食是恶性肿瘤常见并发症之一。崔艺馨将恶性肿瘤患者 120 例随机分为观察组与对照组,分别予开胃进食汤加味(党参、炒白术、茯苓、陈皮、法半夏、丁香等)与醋酸甲地孕酮片治疗。经治 14 d 后,观察组食欲改善率为 65.0%(39/60),与对照组 43.3%(26/60)比较 $P < 0.05$。

肿瘤治疗过程中药物的使用所导致的便秘是不可忽略的不良事件。韩金凤等将 212 例因使用阿片类药物引起便秘的患者分为癌痛承气汤(肉苁蓉、大黄、厚朴、生地黄、玄参、杏仁等)治疗组 108 例与麻仁软胶囊对照组 104 例,疗程均为 14 d。结果与对照组比较,治疗组肠鸣音明显增加($P < 0.05$)。

(撰稿:贾 玫　审阅:陈信义)

【肿瘤化疗后骨髓抑制的治疗与研究】

目前,化疗依然是恶性肿瘤主要治疗方法之一。但其副作用也十分突出,其中骨髓抑制最为常见,不仅可推迟化疗的正常进行而影响疗效,且可能导致诸如感染(白细胞减少)、贫血(血红蛋白下降)、出血(血小板减少)等严重并发症,甚至导致因骨髓衰竭而使患者提前死亡。发挥中医药的优势,可有效缓解上述问题。

杨强将 74 例化疗后白细胞减少患者随机分为熟三七粉治疗组与复方阿胶浆对照组。经治 2 个化疗周期(56 d),治疗组总有效率为 75.7%(28/37),与对照组 59.5%(22/37)比较 $P < 0.05$。周晓艳等将 87 例患者随机分两组,治疗组 45 例予服归脾汤加味(黄芪、龙眼肉、沙参、白术、熟地黄、菟丝子等),对照组予利可君、鲨肝醇。经治 15 d,两组总有效率分别为 84.4%(38/45)、66.7%(28/42),组间比较 $P < 0.05$。刘安琪等将 60 例肺癌化疗后白细胞减少患者随机分为两组,观察组予服八珍汤加减(当归、茯苓、炒白术、炒谷芽、炒麦芽、焦山楂等),对照组予服盐酸小檗胺、鲨肝醇及维生素 B_4。经治 4 周,观察组总有效率为 90.0%(27/30),与对照组 56.7%(17/30)比较 $P < 0.05$。两组 IL-2 水平均上升,观察组优于对照组($P < 0.05$)。周凌云等将 108 例患者分为两组,均予静脉化疗,对照组加服鲨肝醇、利可君,观察组加用归脾汤联合龟鹿二仙汤加减(党参、木香、鸡血藤、沙参、枸杞子、西洋参等)。经治 60 d,观察组与对照组白细胞减少发生率分别为 74.1%(40/54)、87.0%(47/54),组间比较 $P < 0.05$。蔡德珺等将直肠癌化疗患者随机分为两组各 39 例,对照组为单纯化疗组,试验组加服加味附子理中汤(制附子、干姜、肉豆蔻、补

骨脂、五味子、吴茱萸等）。经治 10 d,与对照组比较,治疗组的白细胞计数及中性粒细胞下降程度较轻($P < 0.05$)。许炜茹等将 86 例转移性结直肠癌患者随机分为两组,均予 XELOX 方案(奥沙利铂静脉滴注、卡培他滨片口服),治疗组加服升血汤(生黄芪、太子参、炒白术、鸡血藤、怀牛膝、鹿角胶等)。经治 42 d,治疗组白细胞及中性粒细胞减少发生率分别为 72.1%（31/43）、69.8%（30/43）,对照组分别为 86.1%（37/43）、88.4%（38/43）,组间比较 $P < 0.05$, $P < 0.01$。崔海忠等将 74 例化疗患者随机分为两组,观察组联合充髓填精方(黄芪、太子参、龟板、熟地黄、菟丝子、肉苁蓉等),对照组联合支持治疗。

经治 14 d,与对照组比较,观察组白细胞计数升高（均 $P < 0.05$）,观察组重度白细胞抑制及血小板抑制发生率、感染发生率分别为 10.8%（4/37）、8.1%（3/37）、8.1%（3/37）,对照组分别为 27.0%（10/37）、18.9%（7/37）、18.9%（7/37）,组间比较 $P < 0.05$。丁志明将 60 例乳腺癌患者术后使用 TAC 化疗方案,随机分为观察组与对照组,观察组 30 例加用扶正合剂(党参、炙黄芪、冬虫夏草、菟丝子、女贞子、茯苓等),疗程均为 21 d。结果与对照组比较,观察组第 8、15、21 d 白细胞计数明显升高（均 $P < 0.05$）。

（撰稿:李 潇 审阅:陈信义）

［附］参考文献

C

蔡德珺,王唐恩,蒋晓松.加味附子理中汤减轻直肠癌化疗后骨髓抑制临床研究[J].新中医,2015, 47(10):169

陈莲,韦艾凌,吕建林.中药减轻索拉非尼治疗肝癌所致毒副反应的临床观察[J].广西中医药,2015, 38(3):24

崔海忠,王万林.自拟中药充髓填精方防止恶性肿瘤化疗期骨髓抑制的效果研究[J].四川中医,2015, 33(4):125

崔艺馨,张印,任芳,等.开胃进食汤治疗恶性肿瘤相关性厌食临床研究[J].北京中医药,2015,34(5):353

D

丁志明.扶正合剂对乳腺癌化疗后白细胞减少的影响[J].中国中西医结合外科杂志,2015,21(4):396

F

冯海英,刘建军,吴淑霞,等.外敷止痛膏联合硫酸吗啡缓释片对癌症患者疼痛及生活质量的影响[J].云南中医学院学报,2015,38(6):57

G

郭君宾,叶海虹,陈剑峰.蒲公英提取物抗人肝癌细胞 HepG2 增殖的作用及机制研究[J].中药材,2015, 38(10):2129

H

韩金凤,刁殿军,刘春香,等.自拟方治疗癌痛患者应用阿片类药物所致便秘[J].长春中医药大学学报,2015, 31(3):572

L

李娜,田劭丹,张雅月.陈信义教授运用膏方治疗癌因性疲乏经验[J].现代中医临床,2015,22(2):51

李潇,贾玫,侯丽,等.榄香烯注射液联合微波热疗治疗癌因性疲乏临床研究[J].中医学报,2015,30(5):631

林志杰,陈历宏,冯久桓,等.原发性肝癌中医证型与凝血功能相关性研究[J].现代中医临床,2015,22(1):28

刘安琪,毕红霞.八珍汤加减对肺癌化疗所致白细胞减少疗效及血清 IL-2 变化的临床研究[J].内蒙古中医药,2015,34(5):49

刘敏.参芪扶正注射液联合伊立替康和西妥昔单抗治

疗晚期直肠癌的临床研究[J].现代药物与临床,2015,30(10):1255

刘瑜,赵华,张蕊,等.加减六味地黄汤对应用舒尼替尼晚期肾癌患者生活质量的影响[J].陕西中医,2015,36(6):687

龙建新,朱开昕,韦海霞,等.麝蟾镇痛膏外敷治疗癌性疼痛 150 例[J].河南中医,2015,35(6):1299

M

缪华媛,冯平,钱荣,等.百乐眠胶囊治疗恶性肿瘤相关性抑郁症的疗效观察[J].中国继续医学教育,2015,7(30):180

O

欧杰,陈闯,胡利荣,等.175 例原发性肝癌中医证型与血清白蛋白相关性的研究[J].辽宁中医杂志,2015,42(12):2355

S

苏琼,高亚杰,王琳,等.吉非替尼联合鸦胆子油乳针对非小细胞肺癌脑转移患者的影响[J].河南中医,2015,35(11):2734

孙瀚,范雪梅,王义明,等.肝癌复方对小鼠肝癌细胞移植瘤的抑制作用初探[J].中成药,2015,37(5):1091

W

王镜辉,唐东昕,黄慧,等.葛花解醒方对肝癌细胞原位移植瘤小鼠端粒酶蛋白表达水平的影响[J].中国实验方剂学杂志,2015,21(24):73

X

许炜茹,张青,富琦,等.升血汤对转移性结直肠癌化疗患者骨髓抑制及免疫功能的影响[J].中华中医药杂志,2015,30(6):2230

许阳贤,宋海燕,季光.雷公藤红素对肝癌细胞 SMMC-7721 凋亡和周期的调控作用及机制[J].中成药,2015,37(6):1153

Y

杨强.熟三七粉治疗化疗后白细胞减少症的临床疗效观察[J].世界中医药,2015,10(5):658

于珊珊.美施康定结合益肾化浊汤治疗骨转移癌痛的临床观察[J].湖北中医药大学学报,2015,17(3):85

于雪芬.癌症镇痛散联合扶他林肠溶片治疗恶性肿瘤骨转移疼痛 48 例[J].浙江中医杂志,2015,50(4):274

Z

曾柏荣,杨会元,王理槐.加味奇正消痛膏治疗骨转移癌疼痛 30 例临床观察[J].湖南中医杂志,2015,31(4):5

翟学文.益肺汤联合吉非替尼治疗肺癌脑转移头痛 50 例临床研究[J].亚太传统医药,2015,11(22):110

占明,高宝安,王锡恩.复方苦参注射液联合伊班膦酸钠治疗非小细胞肺癌骨转移癌疼痛的临床观察[J].世界中医药,2015,10(2):206

张超,童佳兵,王彬,等.解毒消痈中药灌肠联合靶向药物治疗老年晚期非小细胞肺癌的临床观察[J].陕西中医,2015,36(8):1017

张武德,程卫东,鲍英存,等.扶正抑瘤汤对肝癌 Hu-7 细胞诱导凋亡及自噬的作用[J].中国老年学杂志,2015,35(21):6036

张云芳,张明,符英金.阳和汤加减联合西医止痛药治疗骨转移癌疼痛的临床观察[J].广州中医药大学学报,2015,32(3):410

赵玉军.通阳扶正汤联合吉非替尼治疗 EGFR 状态未明的晚期非小细胞肺癌的临床研究[J].深圳中西医结合杂志,2015,25(15):41

仲飞,戴一,张锋利,等.西黄丸含药血清对人肝癌 BEL-7404 细胞增殖和凋亡及自噬的影响[J].中华肿瘤防治杂志,2015,22(22):1735

周凌云.归脾汤和龟鹿二仙汤加减治疗乳腺癌化疗后骨髓抑制 54 例观察[J].实用中医药杂志,2015,31(7):615

周晓艳,王昊.归脾汤加味治疗化疗后白细胞减少疗效观察[J].光明中医,2015,30(2):297

（四）内　　科

【概　述】

2015年，公开发表的中医药治疗内科疾病的期刊论文12 900余篇。其中消化系统约20.8%、循环系统约18.0%、神经系统约12.7%、新陈代谢系统约12%、呼吸系统约12.8%、精神系统约9.4%；其余依次为泌尿系统、免疫系统、内分泌系统、血液系统、中医急症等。内容涵盖了中医临床研究、中西医结合治疗与研究、实验研究及专家经验总结等。2015年各类基金项目资助课题相关论文中，内科项目600余篇。研究主要集中在消化系统约26.1%、循环系统约18.9%、新陈代谢系统约14.0%、呼吸系统约14.5%；其余依次为神经系统、泌尿系统、精神系统、免疫系统、血液系统、内分泌系统、中医急症等。

1. 中医急症

文献130余篇，主要集中在脓毒症（约43.1%），其余依次为休克、急性呼吸窘迫综合征（ARDS）、多器官功能障碍综合征等。各类基金项目资助的相关论文有3篇。

邵峰等观察清肺汤（炙麻黄、黄芩、金荞麦、鱼腥草、葶苈子、熟大黄）对ICU行机械通气的ARDS患者呼出气冷凝液（EBC）中NO及8-异前列腺素（8-isoPG）水平的影响。将患者随机分为两组，均予基础治疗，清肺汤组加用清肺汤鼻饲。经治5 d，清肺汤组病死率为8.3%（2/24），对照组为37.5%（9/24）；与对照组比较，清肺汤组EBC中NO、8-isoPG均显著降低，氧合指数改善值升高，APACHE Ⅱ评分下降（均$P < 0.05$）。

有关脓毒症等的治疗及实验研究详见专条。

2. 呼吸系统

文献1 650余篇，其中慢性阻塞性肺疾病约21.9%、急慢性支气管炎约8.5%、支气管哮喘约7.6%、肺炎约7.3%，其余依次为咳嗽变异性哮喘、慢性咳嗽、感冒、支气管扩张、肺间质纤维化、急性肺损伤、胸膜炎、外感发热等疾病。各类基金项目资助的相关论文有80余篇。

徐丽丹等探讨姜黄素抑制哮喘大鼠气道炎症及改善气道重塑的作用机理。将大鼠随机分为正常对照组（N组）、哮喘模型组（A组）、姜黄素组（C组），A组、C组采用卵蛋白等建立致敏大鼠哮喘模型，C组以腹腔注射给药8周。结果，与A组比较，C组肺泡灌洗液总细胞数显著降低、中性粒细胞明显减少、肺组织中p-ERK1/2吸光度显著降低（均$P < 0.01$）。提示姜黄素可抑制哮喘的慢性气道炎症，改善气道重塑，其机制可能与抑制哮喘大鼠ERK1/2的磷酸化有关。王健等将80例肺挫伤患者随机分为两组，均予常规西医治疗，治疗组加用葶苈大枣泻肺汤加减口服或鼻饲，疗程均为2周。结果，两组第7、15 d的血清炎症因子肿瘤坏死因子-α（TNF-α）、白介素（IL）-6、IL-8水平均明显降低，且第15 d时显著低于第7 d，而治疗组更显著（均$P < 0.05$）。

有关慢性阻塞性肺疾病的治疗与研究详见专条。

3. 循环系统

文献2 320余篇，其中冠心病约24.2%、心绞痛约19.1%、高血压约18.8%、心力衰竭约15.4%，其余依次为心律失常、动脉粥样硬化、心肌病、病毒性心肌炎、心肌缺血、心肌梗死、心脏神经官能症等。各类基金项目资助的相关论文有 110 余篇。

邵俊清等通过体外抗凝血试验检测、动静脉分流模型、高负荷血栓模型，观察银杏内酯 B 药物洗脱支架在体内外模型中的抗血栓作用，发现体外抗凝血试验中银杏内酯 B 涂层组 APTT 时间、TT 时间较 316 L 不锈钢组明显延长，动静脉分流模型中银杏内酯 B 药物洗脱支架血栓重量较 316 L 裸金属支架支架血栓重量少，高负荷血栓模型中银杏内酯 B 药物洗脱支架平均在 (140.7 ± 12.3) s 形成支架内血栓，而对应 316 L 裸支架平均在 (52.7 ± 6.0) s 形成支架内血栓（$P < 0.05$）。提示银杏内酯 B 药物洗脱支架具有良好的抗血栓作用。毛竹君等研究参附注射液（红参、附子等）改善大鼠心肌肥大的 micro RNA 调控机制。以腹主动脉缩窄术建立大鼠心肌肥大模型，随机分为模型组、参附注射液组，另设假手术组。腹腔注射给药 12 周后，与模型组比较，参附注射液组、假手术组的全心肥厚指数及左心室重量指数均显著降低（均 $P < 0.01$）；参附注射液组与假手术组间无显著性差异。将大鼠心肌细胞进行基因芯片筛选显示：模型组与参附注射液组比较，共有 23 种 miRs 差异表达显著，其中下调的有 miR-181 d-5p 等 13 种；MHC mRNA 及 MHC 蛋白在模型组大鼠心肌中过表达，在参附注射液组中的表达与假手术组接近。提示参附注射液可上调 PE 刺激的心肌细胞 miR-181 d-5p 水平，抑制 PE 刺激所致心肌细胞表面积增大；miR-181 d-5p-mimic 能抑制心肌细胞 MHC 蛋白表达，抑制细胞表面积增大，而 miR-181 d-5p-inhibitor 的作用结果相反。

有关急性心肌梗死、高血压病的研究及治疗等详见专条。

4. 消化系统

文献 2 680 余篇，其中胃炎约 17.2%、结肠炎约 11.6%、便秘约 8.2%、肠易激综合征约 5.7%、功能性消化不良约 4.7%、脂肪肝约 4.6%，其余依次为消化性溃疡、肝硬化腹水、肝纤维化、胆汁返流性胃炎、幽门螺杆菌等。各类基金项目资助的相关论文有 150 余篇。

张铮铮等以枳术汤治疗 20 例非糜烂性反流病患者，设埃索美拉唑对照组 20 例，疗程均为 8 周。结果，两组反流症状积分、DeMeester 评分均减少（$P < 0.05$），与对照组比较，枳术汤组食管下括约肌张力、食管远端收缩波幅均升高（均 $P < 0.05$），反流次数、5-羟色胺（5-HT）阳性细胞平均光密度值减少（均 $P < 0.05$）。罗鼎天等以冰乙酸注射法造胃溃疡模型大鼠，随机分为模型组、怀山药多糖组、替普瑞酮组及怀山药多糖＋替普瑞酮组，另设空白组。灌胃给药 7 d，与模型组比较，怀山药多糖组的溃疡指数显著降低（$P < 0.01$），胃组织 b FGF 水平显著升高（$P < 0.05$）；与空白组比较，怀山药多糖组的胃组织 b FGF 水平及胃黏膜 b FGFR 表达水平显著升高（均 $P < 0.01$）；与替普瑞酮组比较则无显著性差异。提示怀山药多糖具有良好的胃黏膜保护作用，其机制可能与上调胃溃疡大鼠胃组织 bFGF 含量和胃黏膜 b FGFR 表达水平有关。王江等探讨半夏泻心汤方中不同属性药物在治疗胃溃疡中的配伍意义，采用大承气汤结合辣椒/乙醇混合液灌胃及乙酸注射法建立胃溃疡寒热错杂证病证结合动物模型，予半夏泻心汤（全方组）及拆方各组（寒热并用组、寒凉组、温热组、补益组、温补组、寒补组）药物灌胃 7 d。结果，半夏泻心汤方中寒凉组药物在降低模型组 TNF-α、IL-8 含量方面作用显著；温热组药物在增加超氧化物歧化酶（SOD）活性，降低丙二醛（MDA）含量方面作用显著；寒热并用配伍能消除单用寒凉或温热药的局限和不足，通过不同的途径和作用靶点来发挥对胃溃疡的治疗作用。

有关慢性萎缩性胃炎、胃癌前病变、肠易激综合征、溃疡性结肠炎、非酒精性脂肪肝、肝纤维化、肝硬化及并发症的治疗与研究等详见专条。

5. 泌尿系统

文献 940 余篇,其中肾炎约 19.2%、肾衰约 13.5%、结石约 7.8%、肾病综合征约 8.8%,其余依次为 IgA 肾病、血尿、尿路感染等。各类基金项目资助的相关论文有 30 余篇。

谷翠芝等选取急性肾损伤(AKI)患者 60 例,随机分为实验组(A 组)与对照组(B 组),并按照 AKI 分级标准将两组再各分为三级(A1 组、A2 组、A3 组与 B1 组、B2 组、B3 组)。均采用去除病因及对症治疗,实验组加服桂枝去桂加茯苓白术汤。经治 7 d,治疗组血清尿素氮(BUN)、肌酐(SCr)呈下降趋势,对照组下降则不明显;与对照组比较,同级实验组的 BUN、SCr 水平均降低($P <$ 0.05)。于俊生等采用改良慢性血清病法复制系膜增生性肾炎模型大鼠,随机分为模型组,蝉蜕高、低(3.5、1.75 g·kg^{-1}·d^{-1})剂量组,僵蚕高、低(3.5、1.75 g·kg^{-1}·d^{-1})剂量组,各组灌胃给药 8 周,另设正常组。结果,与模型组比较,蝉蜕、僵蚕各剂量组尿蛋白明显减少,血清白蛋白水平不同程度升高,SCr、BUN 降低,肾脏组织中 Toll 样受体 4 的表达减少(均 $P < 0.01$);蝉蜕、僵蚕各剂量组之间比较无显著性差异($P > 0.05$)。提示蝉蜕、僵蚕能改善脂质代谢,减少蛋白尿,抑制肾小球系膜细胞的增殖,减轻系膜基质积聚,其作用机制可能与抑制肾脏组织中 TLR4 过度表达有关。

有关慢性肾功能衰竭的研究详见专条。

6. 血液系统

文献 170 余篇,其中贫血约 40.0%、紫癜约 33.5%,其余依次骨髓增生异常综合征、白细胞减少等。各类基金项目资助的相关论文有 10 余篇。

褚娜利等将 28 例地中海贫血患者辨证分为肾精不足(10 例)、肾阳虚(7 例)、肾阴虚(11 例)三组,分别予服益髓生血颗粒(山茱萸、制首乌、熟地黄、炙黄芪、补骨脂、党参等)、益髓生血颗粒加味淫羊藿、益髓生血颗粒加味女贞子。经治 3 个月,肾精不足证组、肾阴虚证组 IL-1 水平显著升高(均 $P < 0.05$),γ-INF 的水平显著降低($P < 0.05$)。肾阳虚证组 γ-INF、TNF-β、IL-2 的水平有降低的趋势,IL-1 水平有升高的趋势(均 $P > 0.05$)。提示益髓生血颗粒加味可改善地中海贫血患者肾虚三证患者的临床症状,可能与上调造血正调控细胞因子 IL-1 水平,下调造血负调控细胞因子 γ-INF 水平有关。

关于再生障碍性贫血、免疫性血小板减少症、过敏性紫癜的治疗与研究等详见专条。

7. 内分泌系统

文献 210 余篇,其中甲状腺炎(桥本病)约 24.4%、甲状腺功能亢进(毒性弥漫性甲状腺肿、Graves 甲亢)约 18.9%、肥胖约 8.3%,其余依次为甲状腺功能减退、特发性水肿等。各类基金项目资助的相关论文有 30 余篇。

刘春燕等将 60 例结节性甲状腺肿患者随机分为贝牡莪消丸(贝母、莪术、牡蛎、夏枯草、玄参)组与优甲乐组,疗程为 12 周。结果,贝牡莪消丸组总有效率为 76.7%(23/30),优甲乐组为 56.7%(17/30),组间比较 $P < 0.05$;与优甲乐组比较,贝牡莪消丸组的甲状腺结节最大直径明显缩短($P < 0.05$)。

8. 新陈代谢系统

文献 1 550 余篇,主要集中在糖尿病及并发症约 74.0%、痛风及并发症约 8.9%,其余依次为代谢综合征、高尿酸血症、高脂血症等。各类基金项目资助立项课题科研论文有 80 余篇。

吴凝等以高脂饲料喂饲法建高脂血症大鼠模型,随机分为模型组、茵陈五苓散组(治疗组)、血脂康组(对照组)。分别灌胃 50 d,与模型组比较,茵陈五苓散组血清总胆固醇(TC)、甘油三酯(TG)、低密度脂蛋白胆固醇(LDL-C)降低,高密度脂蛋白胆固醇(HDL-C)升高($P < 0.01$, $P < 0.05$),低密度脂蛋白受体(LDL-R)表达明显升高($P < 0.01$),p38 MAPK 磷酸化水平下降,p42/44 MAPK 磷酸化水平升高(均 $P < 0.05$)。提示茵陈五苓散治疗高脂血症的作用机制可能通过调节 p38 MAPK 和 p42/44 MAPK 及其磷酸化水平,从而调控肝细胞膜上 LDL-R 的表达。

有关 2 型糖尿病、糖尿病肾病、痛风性关节炎的治疗与研究详见专条。

9. 神经系统

文献 1 630 余篇,其中中风约 16.5%、头痛约 11.4%,其余为眩晕、帕金森病、癫痫、脑卒中后抑郁、面神经麻痹等。各类基金项目资助的相关论文有 60 余篇。

任燕冬等研究拜颤停复方(刺五加、白芍药、钩藤有效提取部位组合而成)对帕金森病(PD)模型小鼠神经保护作用的免疫炎症机制。以腹腔注射 1-甲基-4-苯基-1, 2, 3, 6-四氢吡啶造模,随机分为模型组、拜颤停复方组,另设正常组。给药组均灌胃 20 d,与正常组比较,模型组小鼠爬杆时间显著延长、自主活动次数及纹状体多巴胺(DA)含量显著降低,IL-1β、IL-6、TNF-α、IFN-γ 及 NO 水平均显著升高;与模型组比较,拜颤停复方组爬杆时间明显缩短、自主活动次数及纹状体 DA 含量均有所增加,各炎症因子及 NO 水平明显降低($P < 0.05$, $P < 0.01$)。提示拜颤停复方可明显改善 PD 小鼠的神经行为学变化,降低小鼠中脑黑质炎症因子及 NO 水平,而保护神经元。

有关中风后遗症的治疗与研究详见专条。

10. 结缔组织免疫系统

文献 370 余篇,其中类风湿关节炎约 34.0%、风湿性关节炎约 15.6%、强直性脊柱炎约 15.4%;其余依次为系统性红斑狼疮、重症肌无力等。各类基金项目资助的相关论文有 20 余篇。

马俊福等观察不同剂量四神煎(生黄芪、远志肉、川牛膝、石斛、金银花)对胶原诱导性关节炎(CIA)大鼠炎性细胞因子及肝肾功能的影响。将大鼠随机分为模型组,雷公藤多苷组,四神煎大(原方剂量)、中(临床常用剂量)、小(药典中最大剂量)剂量组,另设正常组。各给药组均灌胃 4 周,与模型组比较,四神煎各剂量组及雷公藤多苷组关节炎指数(AI)显著降低(均 $P < 0.05$);TNF-α、IL-1β、ALT、AST 水平均有不同程度的降低,且四神煎大剂量组优于中、小剂量组($P < 0.05$);α-GST、PNP、OCT、NGAL、Cyst C 水平亦有不同程度的下降,且以四神煎大剂量组 α-GST、OCT、NGAL 水平下降最为显著(均 $P < 0.05$)。提示在汗法治疗理论指导下,大剂量应用黄芪为特点的四神煎原方能够有效抑制 CIA 大鼠炎症细胞因子,减轻关节肿胀,且能够改善 CIA 大鼠异常的肝肾功能。

有关类风湿关节炎、强直性脊柱炎的治疗与研究详见专条。

11. 精神系统

文献 1 210 余篇,其中失眠约 18.7%、痴呆约 11.1%、抑郁症约 7.8%,其余依次为阿尔茨海默病(AD)、精神分裂症、焦虑症等。各类基金项目资助的相关论文有 30 余篇。

黄俊山等将阴虚火旺证失眠患者 72 例随机分为两组,均予阿普唑仑口服,治疗组加服更年安神方(地骨皮、银柴胡、合欢皮、炒酸枣仁、山茱萸)。经治 4 周,治疗组有效率为 88.9%(32/36),对照组为 77.8%(28/36),组间比较 $P < 0.05$;两组匹兹堡睡眠品质表(PSQI)积分均下降,血 5-HT 水平上升、去甲肾上腺素水平下降,且以治疗组的改善为优(均 $P < 0.05$)。吴红彦等观察黑逍遥散(熟地黄、柴胡、当归、白芍药、白术、茯苓等)含药血清对由 Aβ$_{25\sim35}$ 片段毒性诱导的 PC12 细胞 AD 模型凋亡的影响。利用细胞计数、MTT 及流式细胞术测

定黑逍遥散含药血清处理由 Aβ 片段诱导的 PC12 细胞活力、形态学及细胞凋亡的改变。结果,黑逍遥散含药血清可增加 PC12 细胞的活力,降低 LDH 释放,可降低细胞凋亡率。提示黑逍遥散含药血清对 $A\beta_{25\sim35}$ 诱导的 PC12 细胞凋亡有明显的保护作用。

有关抑郁症、血管性痴呆的治疗与研究详见专条。

(撰稿:余小萍 吴 欢 审阅:周永明)

【脓毒症的治疗与研究】

王丁超等将脓毒症胃肠功能衰竭患者 50 例随机分为两组,均采用相同的综合治疗,治疗组加用扶正败毒逐瘀方(人参、生大黄、水牛角、生地黄、麦冬、玄参等)保留灌肠,对照组予等量生理盐水灌肠,疗程均为 2 周。结果,治疗组总有效率为 88.0%(22/25),对照组为 76.0%(19/25),组间比较 $P < 0.05$;治疗组治疗 14 d 后 APACHE Ⅱ 评分低于对照组($P < 0.01$),治疗组 ARDS、多器官功能衰竭综合征(MODS)的发生率及死亡率低于对照组($P < 0.05$)。田正云等选取 60 例脓毒症胃肠功能障碍属肠热腑实证患者随机分为两组。对照组予常规西医治疗,治疗组加用调气通腑泄热中药方(半夏、人参、大黄、芒硝、枳实、厚朴等)。治疗 7 d,治疗组为总有效率 83.3%(25/30),对照组为 56.7%(17/30),组间比较 $P < 0.05$;两组治疗后 PCT、CRP、胃肠功能障碍评分、中医证候积分及 APACHE Ⅱ 评分均有所改善(均 $P < 0.05$),且以治疗组为优($P < 0.05$)。王凤英等将 60 例骨创伤后脓毒症患者随机均分为两组,均予西医常规治疗,治疗组加用清源生化汤(黄芪、丹参、当归、赤芍药、川芎、大黄等),疗程均为 1 周。结果,与对照组比较,治疗组治疗 1、3、7 d 后的平均动脉压升高,3 d 后的 CRP、APTT、HR、SCr、TBiL、AST 及腹内压均下降($P < 0.05$,$P < 0.01$),7 d 后的

APACHE Ⅱ 评分、SOFA 评分下降,FIB、PaO_2/FiO_2 升高($P < 0.05$,$P < 0.01$)。王蜀梅等将 80 例脓毒症患者随机均分为两组,均予西医常规治疗,治疗组加用大承气颗粒(大黄、厚朴、枳实、芒硝)。经治 7 d,两组外周血中 CD_4^+ 的 T 细胞含量、CD_4^+/CD_8^+ 比值、Th_1 含量、Th_1/Th_2 比值、TNF-α/IL-10 比值均升高($P < 0.05$),CD_8^+ 的 T 细胞含量、Th_2 含量、TNF-α 含量和 IL-10 含量均降低($P < 0.05$);且上述指标治疗组的变化更为明显(均 $P < 0.05$)。彭志允等选取脓毒症患者 75 例随机分为对照组(38 例,失访 2 例)与治疗组(37 例,失访 3 例),均按"脓毒症治疗指南"予综合治疗,治疗组加用补气养阴活血中药治疗(参麦注射液、丹参酮ⅡA注射液静滴)。经治 7 d,与对照组比较,治疗组的 SCr、CRP、胱抑素 C、APACHE Ⅱ 评分均降低(均 $P < 0.05$)。

杜琨等总结了张淑文治疗脓毒症经验,张氏认为重症脓毒症、感染性多脏器衰竭辨证主要分热证、血瘀证、腑气不通证、厥脱证 4 个证型,热证又分为实热证、热夹湿证、热盛伤阴证,并分别归纳了各证型的证候要点及治疗方案。热证用复方清热颗粒(败酱草、蒲公英、半枝莲、虎杖等)加减治疗,血瘀证用芪参活血颗粒(生黄芪、当归、川芎、丹参、赤芍药、红花等)加减治疗,腑气不通证用通腑颗粒(厚朴、木香、大黄、枳实、陈皮、青皮等)加减治疗,厥脱证用芪参活血颗粒。

(撰稿:严 理 审阅:余小萍)

【慢性阻塞性肺疾病的治疗及实验研究】

杜单瑜等将慢性阻塞性肺疾病(COPD)稳定期患者 130 例随机分为两组,均予健康宣教、戒烟及支气管扩张剂、祛痰药基础治疗。治疗组加服扶正化浊膏方(五指毛桃、茯苓、麦芽、白术、太子参、厚朴等)。经治 8 周,治疗组有效率为 93.8%(61/65),对照组为 83.1%(54/65),组间比较 $P < 0.05$;

两组肺功能指标（FVC、FEV1、FEV1/FVC）均有所提高,而治疗组更显著（均 $P < 0.05$）。陈晨等将 126 例 COPD 稳定期肺动脉高压属肺肾两虚证患者随机分为两组,均予西医常规疗法,治疗组加用三桑活血汤（桑椹子、桑寄生、桑白皮、当归、黄芪、丹参等）随症加减煎服。经治 3 个月,治疗组总有效率为 82.5%（52/63）,对照组为 41.3%（26/63）,组间比较 $P < 0.05$;与对照组比较,治疗组中医证候积分、平均肺动脉压均下降显著,6 min 步行试验水平提高（均 $P < 0.05$）;两组 IL-6、IL-8、hs-CRP 含量均减少,而治疗组更显著（均 $P < 0.05$）。傅慧婷等将 177 例 COPD 痰浊阻肺证患者随机分为两组,均予西医基础治疗,治疗组加服泽漆化痰方（泽漆、竹沥、半夏、陈皮、柴胡、白前等）。经治 14 d,两组总有效率分别为 93.7%（89/95）、72.0%（59/82）,组间比较 $P < 0.05$;与对照组比较,治疗组单项症状咳嗽、咯痰、哮鸣改善明显（均 $P < 0.05$）,喘息症状两组比较无显著差异。马民凯等将 80 例 CPOD 急性加重期患者随机分为两组,均采用西医常规治疗,治疗组加服温肺活血方（桂枝、麻黄、干姜、细辛、法半夏、白芍药等）。经治 14 d,治疗组总有效率为 87.5%（35/40）,对照组为 72.5%（29/40）,组间比较 $P < 0.05$;与对照组比较,治疗组 TNF-α、IL-6 含量均减少,PCO_2 明显降低（均 $P < 0.05$）,FEV_1/FEVC、FEV_1、PO_2 明显升高（均 $P < 0.05$）。黄雅菊等将 60 例 COPD 稳定期患者随机分为两组,均予服金水宝胶囊,治疗组加用肺舒配方颗粒（黄芪、水蛭、丹参、赤芍药、淫羊藿）。经治 90 d 后,两组 IL-6、IL-8、IL-17、TNF-α、CD_8^+ 含量均减少,CD_3^+、CD_4^+、CD_4^+/CD_8^+、IL-10 含量均增加,第 1 秒用力肺活量（FEV_1）占预计值百分比、FEV_1/最大肺活量（FEVC）亦上升,治疗组更优（均 $P < 0.05$）,且中医证候积分低于对照组（$P < 0.05$）。于文宁等将 COPD 急性加重期患者随机分为治疗组 54 例与对照组 53 例,均予以抗感染、祛痰、平喘和吸氧等常

规治疗,治疗组加用桑通雾化液（桑白皮、川贝母、鱼腥草、水牛角、葶苈子、清半夏等）吸入,疗程均为 2 周。结果,两组症状均有所减轻,治疗组更为明显（$P < 0.05$）;与对照组比较,治疗组 C 反应蛋白（CRP）、IL-8 含量明显减少,IL-10 含量明显增加（$P < 0.01$,$P < 0.05$）。

洪敏俐等将 60 例 COPD 患者随机分为两组,均予西药常规治疗,并分别予愈肺宁颗粒（党参、黄芪、防风、白术、菟丝子、核桃肉等）与安慰剂治疗,疗程均为 8 周。根据证素辨证方法,提取病位证素和病性证素,观察治疗前后病位证素和病性证素积分的变化,最终完成 55 例（治疗组 28 例,对照组 27 例）。与治疗前比较,治疗组病位肺、脾证素积分明显下降（均 $P < 0.05$）;病性气虚、阳虚积分明显下降（均 $P < 0.01$）。对照组治疗前后各病位和病性积分无显著差异。提示愈肺宁可改善 COPD 患者病位肺及脾、病性气虚及阳虚的病理损害程度。

来薛等观察固本止咳中药（黄芪、淫羊藿、白术、蜜百部、赤芍药、黄芩等）对 COPD 模型小鼠肺组织中中性粒细胞弹性蛋白酶（NE）表达的影响。以鼻腔滴入脂多糖加熏香烟法造模,随机分为模型组、固本止咳中药组,另设空白组。灌胃给药 4 周,与空白组比较,模型组肺组织中 NE 表达水平、气道 SIgA 分泌水平均显著增高（$P < 0.01$,$P < 0.05$）;与模型组比较,固本止咳中药组此两种指标均显著降低（$P < 0.01$,$P < 0.05$）。提示固本止咳中药可改善 COPD 模型小鼠肺组织及气道黏膜炎性浸润状态。王传博等观察芪白平肺胶囊（黄芪、生晒参、川芎、薤白、葶苈子、五味子等）对 COPD 痰瘀阻肺证模型大鼠血清缺氧诱导因子-1α（HIF-1α）、血小板衍生生长因子（PDGF）表达的影响。采用强迫游泳、常压低氧状态加熏香烟法造模,随机分为模型组,芪白平肺胶囊高、低（1、0.25 g·kg⁻¹·d⁻¹）剂量组,法舒地尔组,另设正常组。灌胃给药 4 周,与模型组比较,芪白平肺胶囊低、高剂量组、法舒地尔组的 PDGF 表达水平均明显降低,

其中以高剂量组为最低（$P < 0.05$，$P < 0.01$）；高剂量组、法舒地尔组的 HIF-1α 表达水平明显降低（均 $P < 0.01$）。提示芪白平肺胶囊可能通过调控 COPD 大鼠 HIF-1α、PDGF 表达水平来干预 COPD 肺血管的重构。

（撰稿：严　理　审阅：余小萍）

【急性心肌梗死的实验研究】

马晓娟等观察活血及活血解毒配伍对急性心肌梗死（AMI）大鼠心肌损伤的保护作用。将大鼠随机分为假手术组、模型组、活血组[芎芍胶囊（川芎总酚、赤芍总苷）]、活血解毒组[芎芍胶囊＋黄连胶囊（黄连）]、美托洛尔组。除假手术组外，其余各组均采用结扎冠状动脉左前降支造模，各给药组均灌胃给药 3 周。结果，与美托洛尔组比较，活血组及活血解毒组肌钙蛋白 I（cTnI）、内皮素 1、血管性假血友病因子（vWF）明显降低（$P < 0.05$，$P < 0.01$）；与活血组比较，活血解毒组 cTnI、内皮素 1、vWF 降低更为明显，血栓调节蛋白降低（$P < 0.05$，$P < 0.01$）。提示活血解毒配伍对心肌损伤发挥的保护作用，优于单纯的活血化瘀。

董国菊等采用结扎冠状动脉左前降支造模，随机分为模型组、活血组（赤芍总苷）、解毒组（黄连生物碱）、活血解毒组（赤芍总苷＋黄连生物碱）、辛伐他汀组。灌胃给药 14 d，与模型组比较，各给药组的血清 IL-1β、TNF-α、hs-CRP 含量均显著降低（$P < 0.05$，$P < 0.01$）；活血组、活血解毒组的心肌细胞形态较为整齐，炎症细胞浸润明显减少，心肌线粒体结构较为完整，活血解毒组的左心室面积显著缩小，左室舒张末内径和收缩末内径减少，左室射血分数显著提高（均 $P < 0.05$）。提示活血解毒组配伍能够干预 AMI 后早期心室重构，抑制血清炎症水平，从而保护缺血心肌细胞，促进心脏功能的恢复。

李家立等将大鼠随机分为假手术组，模型组，

美托洛尔组，连夏配方颗粒（黄连、姜半夏）高、中、低（189、94.5、47.25 mg/kg）剂量组，除假手术组外，其余各组均采用结扎冠状动脉左前降支造模，各给药组均灌胃给药 30 d。结果，连夏配方颗粒可改善 AMI 大鼠左心室重构与左心功能，显著降低心梗周围区心肌组织酪氨酸羟化酶 mRNA、乙酰胆碱酯酶 mRNA、神经生长因子 mRNA、酪氨酸激酶受体 A mRNA 的表达（$P < 0.05$，$P < 0.01$），改善心梗周围区自主神经功能的重构。

李勇华等将采用结扎冠状动脉左前降支造模的大鼠随机分为模型组、阳性对照组（重组人粒细胞集落刺激因子）和实验观察组（养心通脉方：人参、丹参、桂枝、枳实、泽泻等），另设空白组。分别予骨髓间充质干细胞（MSCs）以及相应药物心肌注射 4 周后，与阳性对照组比较，实验观察组动物的心功能恢复更好（$P < 0.01$）；与模型组比较，阳性对照组、实验观察组的心肌梗死边缘区的心肌细胞缝隙连接蛋白 43（Cx43）表达均升高，心脏早期发育基因 NKx2.5 均有一定水平的表达，且实验观察组表达更显著（$P < 0.05$，$P < 0.01$）。

（撰稿：刘　霖　审阅：余小萍）

【高血压病的治疗及实验研究】

张佳琪等将 80 例肥胖相关性高血压病患者随机分为两组，均予服缬沙坦胶囊，试验组加服芪术汤（黄芪、苍术、柴胡、升麻、白芍药、陈皮等）。经治 2 个月，试验组总有效率为 87.5%（35/40），对照组为 67.5%（27/40），组间比较 $P < 0.05$；与对照组比较，试验组体重指数、腰围/腰臀比改善显著（均 $P < 0.01$）。于杰等选取老年高血压病肾气亏虚证患者 60 例（男女各 30 例），予益肾降压方（槲寄生、女贞子、淫羊藿、黄芪、泽泻、炒酸枣仁等）治疗 4 周，检测 IL-2、瘦素（Leptin）、促性腺激素释放激素（GnRH）、硫酸脱氢表雄酮（DHEA-S）的水平。与治疗前比较，男性患者血清 Leptin、GnRH 水平有

所回落，DHEA-S 水平回升（$P < 0.05$，$P < 0.01$）；女性患者血清 GnRH 水平有所回落（$P < 0.01$）。提示补肾方药在男性性激素相关调控因素水平上的作用靶点可能为瘦素、GnRH 及 DHEA-S，女性可能为 GnRH。丁康等将 100 例阴虚阳亢证高血压患者随机分为两组，均予服依那普利和（或）非洛地平，治疗组加服潜阳育阴颗粒（鬼针草、制何首乌、酒萸肉、玄参、泽泻、川牛膝）。经治 8 周后，两组平均动脉压、血压变异性、中医证候积分均有不同程度的降低；与对照组比较，治疗组收缩压的相关指标下降更为明显（$P < 0.05$），症状改善明显（$P < 0.01$）。

何铃等以高血压病气虚血瘀证、气滞血瘀证、寒凝血瘀证、热结血瘀证、非血瘀证患者及健康人的血清干预人脐静脉血管内皮细胞 CRL-1730，建立高血压病血瘀证血管内皮细胞损伤模型，提取各组总 RNA，对其基因表达进行测序分析，筛选各组间的差异表达 miRNA 及 mRNA，并对两者进行相关性的整合，筛选与血瘀证相关 miRNA，定量分析验证 miRNA 的表达。结果，在高表达的基因群中发现 SAT1-Hsa-miR-199a-5p 和 ATF4-Hsa-miR-1283，Hsa-miR-199a-5p 和 Hsa-miR-1283 在高血压病血瘀证组和非血瘀证组中的上调与下调趋势与基因测序结果一致。提示 Hsa-miR-199a-5p 和 Hsa-miR-1283 可能是高血压病血瘀证形成的特异性相关 miRNA。宋磊等收集 107 例原发性高血压病患者四诊信息及动态血压报告，对其进行辨证分型并比较不同证型组的动态血压特点。发现高血压各证型分布比例从高到低依次为肝肾阴虚证 > 肝阳上亢证 > 阳气虚衰证 > 气阴两虚证 > 痰湿壅盛证；痰湿壅盛证 24 h SBP、24 h DBP、日间 SBP、日间 BP、夜间 BP、夜间 DBP 的血压均值高于其他证型，其中痰湿壅盛证的日间 DBP 高于肝肾阴虚证、阳气虚衰证，痰湿壅盛证、肝肾阴虚证的夜间 SBP 高于肝阳上亢证（均 $P < 0.05$）；24 h SBP-血压变异性（SD）、日间 SBP-SD、夜间 DBP-SD 肝肾阴虚证最高，24 hDBP-SD、日间 DBP-SD 气阴两虚证最高，夜间 SBP-SD 痰湿壅盛证最高，其中肝肾阴虚证夜间 DBP-SD 高于肝阳上亢证（$P < 0.05$）；痰湿壅盛证组 24 h SBP、24 h DBP、日间 SBP、日间 DBP、夜间 SBP、夜间 DBP 的血压负荷值均高于其他证型，其中痰湿壅盛证 24 h DBP 负荷值高于肝肾阴虚证、肝阳上亢证，痰湿壅盛证日间 DBP 负荷值高于肝肾阴虚证、肝阳上亢证、阳气虚衰证，痰湿壅盛证夜间 SBP 负荷值、夜间 DBP 负荷值高于肝阳上亢证（均 $P < 0.05$）。提示高血压肝肾阴虚证与痰湿壅盛证的昼夜节律异常频数高于其他各证型，肝阳上亢证的晨峰血压比例高于其他各证型组。

吴椋冰等探讨"调肝肾、祛痰瘀"复方（生地黄、龟板、丹参、瓜蒌、田七、钩藤）血压峰值前给药对自发性高血压大鼠（SHR）心肾组织转化生长因子-β1（TGF-β1）及其 Smads 信号通路、结缔组织生长因子（CTGF）与糖蛋白纤维连接蛋白（FN）的影响。将 SHR 随机分为复方组、氯沙坦组、模型组，另设正常组。喂养 12 周后，与模型组比较，复方组的肾脏 Smad2、Smad3、心脏 TGF-β1、Smad3 的 mRNA 表达，CTGF、FN 的 mRNA 的表达均下降，肾脏及心脏 Smad7 的 mRNA 表达均上升（$P < 0.01$，$P < 0.05$）；与氯沙坦组比较，复方组 TGF-β1 mRNA 表达，CTGF、FN 的蛋白表达下调程度更为明显（均 $P < 0.05$）。此外，吴氏等还观察了该复方对 SHR 大鼠肾脏、心脏的超微结构及血管紧张素Ⅱ（AngⅡ）蛋白表达、血压及早期肾损害的指标。结果，该复方有平稳降压作用（$P < 0.01$），可明显降低尿微量白蛋白（mMALb）、尿 β2 微球蛋白（β2-MG）及血清 SCr 含量（$P < 0.05$，$P < 0.01$），降低肾脏中胶原蛋白Ⅰ型、Ⅳ型的表达（均 $P < 0.01$），能改善 SHR 的心脏及肾脏超微结构，显著降低 AngⅡ在肾脏和心脏的表达（均 $P < 0.01$），减少细胞外基质在心肾组织局部的聚集。韩琳等将 SHR 大鼠随机分为模

型组,缬沙坦组,降压通络方(草决明、黄芩、菊花、珍珠母、丹参、红花等)高、中、低(42.6、14.2、4.73 g·kg^{-1}·d^{-1})剂量组,并设正常血压大鼠为空白对照组。灌胃给药8周后,与模型组比较,各给药组血压、UARE、Scr、BUN均有所下降(均$P < 0.01$),并与大鼠的血压呈明显负相关($P < 0.01$);与降压通络方低剂量组比较,缬沙坦组、降压通络方高、中剂量组血压、肾脏血管紧张素Ⅱ(AngⅡ)均明显降低(均$P < 0.05$)。秦建国等观察降压通络方对高血压病肾损害大鼠肾脏肾上腺髓质素(ADM)表达的影响。发现降压通络方可通过上调高血压肾损害大鼠肾脏ADM的表达、扩张肾脏局部小血管、改善肾脏缺血,从而保护肾脏功能。李琳等将大鼠随机分为模型组、桑杞清眩颗粒(桑寄生、枸杞子、杜仲、决明子、野菊花、丹参等)组,另设空白对照组。灌胃给药16周后,检测凋亡心肌细胞,心肌组织中B淋巴细胞瘤2(Bcl-2)、Bcl-2相关X蛋白(Bax)、活化型半胱天冬酶-3(cleaved Caspase-3)的变化。结果,与模型组比较,桑杞清眩颗粒组收缩压下降,心脏重量指数减低,Bax、cleaved Caspase-3蛋白表达降低,心肌细胞凋亡减缓,Bcl-2蛋白表达增加(均$P < 0.05$)。

(撰稿:刘 霖 审阅:余小萍)

【慢性萎缩性胃炎的治疗与研究】

燕东等基于络病理论探析慢性萎缩性胃炎(CAG)的中医病机,其病程较久,且多伴有胃痛或似痛非痛等表现,符合络病"久病入络""久痛入络"的致病特点;其病情难以逆转,后期胃内多有结节、隆起等增生表现,又与"络病"易入难出、易积成形的发病特点相似。认为"脾虚络阻毒损"为CAG的基本病机,其中脾胃亏虚是始动因素、发病之本,胃络瘀阻是致病的关键条件,毒损络脉是发展为胃癌前病变的重要因素,三者相互影响,相互促进,又各有侧重。

顾志坚等将90例脾虚瘀热型CAG伴IM患者随机分为莪连颗粒(茯苓、半夏、陈皮、莪术、黄连、当归等)高剂量(24 g)组(A组)、莪连颗粒普通剂量(12 g)组(B组)、胃复春组(C组),疗程均为12周。结果,A、B、C三组总有效率分别为96.7%(29/30)、93.3%(28/30)、66.7%(20/30),组间比较$P < 0.05$。周嘉鹤等将100例CAG患者随机分为健脾和胃化瘀中药(黄芪、延胡索、香附、山楂、白芍药、北沙参等)治疗组与叶酸对照组,疗程均为6个月。结果,治疗组与对照组中医症状体征疗效有效率分别为88.0%(44/50)、56.0%(28/50),组间比较$P < 0.01$;与对照组比较,治疗组胃黏膜充血水肿、糜烂、胆汁反流、黏膜白相、血管显露和颗粒增生的改善率明显增高(均$P < 0.05$);治疗组治疗萎缩及肠化的总有效率分别为80.0%(40/50)、75.0%(12/16),对照组分别为54.0%(27/50)、33.3%(5/15)($P < 0.01$,$P < 0.05$);两组胃黏膜热休克蛋白70(HSP70)积分光密度值均明显升高(均$P < 0.01$),治疗组更显著($P < 0.01$)。

李昊等认为,清化瘀毒方法应贯穿CAG的治疗始终,选择藤梨根作为截断和扭转CAG自然发展和迁延的药物,以大剂量藤梨根(90~180 g)组成藤莪清瘀方(藤梨根、莪术、田基黄、白花蛇舌草、延胡索、苏梗等),并随症加减治疗。王春勇介绍姜良铎治疗CAG经验,注重胃的局部生理病理特征,重视胃的通降功能及胃中津液的滋养作用,以排毒通降、益气养阴为要;另一方面注重胃与其他脏腑的关系,以脾胃同治为基础治疗,肝胃同治为常规治疗思路,肺胃同治为重要创新治法。

(撰稿:丛 军 张正利 审阅:徐列明)

【胃癌前病变的治疗及实验研究】

白宇宁等应用健脾通络解毒方(太子参、炒白术、茯苓、法半夏、丹参、莪术等)随症加减治疗65

例胃癌前病变（PLGC）患者 6 个月，检测患者治疗前后胃黏膜环氧化酶-2（COX-2）、人核转录因子 κBp65（NF-κBp65）、凋亡抑制蛋白 Bcl-2 及 Bax 蛋白表达水平。结果与治疗前比较，治疗后患者 COX-2、NF-κBp65 及 Bcl-2 阳性表达水平降低（均 $P < 0.01$），Bax 蛋白阳性表达水平升高（$P < 0.05$），COX-2 及 Bcl-2 mRNA 表达水平降低（$P < 0.05$，$P < 0.01$）。何钦等将气阴两虚、瘀热互结型患者随机分为益气组（西洋参茎叶总皂苷）、化瘀组（三七总皂苷）、清热组（盐酸小檗碱）、对照组（替普瑞酮）各 30 例。经治 3 个月，各给药组患者证候积分、病理积分及辅助性Ⅱ型 T 细胞（Th2）的细胞因子水平均下降，辅助性Ⅰ型 T 细胞（Th1）的细胞因子水平上升（均 $P < 0.05$）；与对照组比较，中药三组在阻止胃癌前病变病理进展、刺激 Th1 细胞因子分泌、抑制 Th2 细胞因子表达方面更为明显（均 $P < 0.05$）；与中药其他两组比较，化瘀组病理积分下降最为显著，益气组在 Th1 表达水平升高、Th2 表达水平降低最为显著（均 $P < 0.05$）。提示益气、化瘀、清热中药在改善 PLGC 免疫调节及病理改变的具体作用强度不尽相同，如何优化配伍值得进一步研究。何氏等还将气阴两虚型患者 100 例随机均分为治疗组与对照组，分别予益胃化瘀散（三七粉、西洋参粉、香茶菜粉）与替普瑞酮胶囊、叶酸片治疗。疗程均为 3 个月。结果两组临床证候积分、胃黏膜病理积分均降低，且治疗组改善优于对照组（均 $P < 0.05$）。

李卫强等观察复方蜥蜴散（宁夏密点麻蜥、半枝莲、三七、鹿角霜、炒白术、海螵蛸等）不同微粒组合剂对 PLGC Wnt 信号通路蛋白表达影响。采用甲基硝基亚硝基胍等综合造模法制备 PLGC 大鼠模型，随机分为模型对照组、复方蜥蜴散 80 目治疗组、复方蜥蜴散 100 目治疗组、复方蜥蜴散 80 目和 100 目等量混合治疗组、维酶素治疗组，并设空白对照组，各给药组均灌胃 12 周。结果，复方蜥蜴散不同微粒组合剂均可降低 Wnt2、β-catenin 阳性表达，调控细胞增殖和凋亡，逆转 PLGC 模型大鼠胃黏膜增生肠化。李美丽等以同样方法观察了复方蜥蜴散不同微粒组合剂对 PLGC 大鼠转录因子 p65 及其抑制因子 IkB-a 的影响。结果，复方蜥蜴散不同微粒组合剂均能抑制凋亡相关蛋白 p65、IkB-a 的表达。采用 80 目和 100 目等量混合和糊剂给药方式可进一步降低凋亡促进基因 P53 的突变，下调凋亡抑制基因 Survivin 的表达，对胃黏膜的增生肠化具有修复逆转作用，从而实现有效干预 PLGC 和延缓癌变进程。袁玉梅等观察胃痞消（黄芪、太子参、白术、丹参、白花蛇舌草等）对脾虚型 PLGC 模型大鼠胃黏膜微血管超微结构的影响。采用饮用甲基硝基亚硝基胍等多因素造模，将大鼠随机分为模型组，维酶素组，胃痞消高、中、低（15、7.5、3.75 g·kg⁻¹·d⁻¹）剂量组，另设正常对照组。各给药组均灌胃给药 10 周，与模型组比较，胃痞消各剂量组胃黏膜毛细血管病变程度均有所减轻，中剂量组的胃黏膜微血管病变程度与维酶素组相仿，以低剂量组改善程度最佳。赵自明等以同样方法观察了胃痞消对 PLGC 大鼠胃蛋白酶原（PGⅠ）、胃泌素（GAS）、胃动素（MTL）、生长抑素（SS）及前列腺素 E2（PGE2）分泌的影响。结果胃痞消低剂量组可显著抑制 PLGC 大鼠 PGⅠ、GAS、MTL、SS 和 PGE2 分泌的减少（均 $P < 0.01$），高、中剂量组也显示出不同的抑制效应（均 $P < 0.05$）。李海文等采用相同方法造模，以胃炎Ⅰ号（党参、白芍药、当归、蒲公英、白花蛇舌草、蚤休等）对 PLGC 大鼠灌胃 10 周，并设正常组、模型组、维酶素组对照。结果，与模型组及维酶素组比较，胃炎Ⅰ号组胃黏膜上皮细胞核转录因子 κBp65（NF-κBp65）、NF-κB 抑制蛋白激酶 β（IKKβ）mRNA、血管内皮生长因子（VEGF）的表达水平均降低（$P < 0.01$，$P < 0.05$）。提示胃炎Ⅰ号可抑制 NF-κB 及 VEGF 信号通路的异常激活，从而抑制胃黏膜慢性炎性反应及血管新生。

（撰稿：刘 霖 审阅：徐列明）

【腹泻型肠易激综合征的治疗及实验研究】

梁惠卿等将 105 例腹泻型肠易激综合征(IBS-D)患者随机分为八神汤(补骨脂、吴茱萸、肉豆蔻、五味子、茯苓、怀山药等)治疗组 53 例与匹维溴铵片对照组 52 例,疗程均为 4 周。结果,治疗组脱落 1 例,对照组脱落 2 例;治疗组中医症状疗效总有效率为 86.5%(45/52),对照组为 66.0%(33/50),组间比较 $P < 0.05$。

苏晓兰等观察温肾健脾方(肉豆蔻、补骨脂、五味子、吴茱萸、党参、白术等)对 IBS-D 大鼠结肠黏膜及回盲部黏膜层胆囊收缩素(CCK)、胃动素(MOT)表达的影响。参照 AL-Chaer 造模方法建立 IBS-D 大鼠模型,随机分为模型组,温肾健脾方高、中、低(3.10、1.55、0.775 g·kg^{-1}·d^{-1})剂量组,四神丸组,另设正常组对照。各给药组均灌胃给药 2 周,与模型组比较,温肾健脾方高、中剂量组及四神丸组结肠黏膜、回盲部黏膜层 CCK、MOT 表达均降低;与四神丸比较,温肾健脾方高、中剂量组结肠黏膜、回盲部 CCK 表达更低(均 $P < 0.05$)。提示温肾健脾方可能是通过调控结肠黏膜、回盲部黏膜层 CCK、MOT 的表达而起到调节胃肠道激素的作用。苏氏等还以相同研究方法观察了温肾健脾法对 IBS-D 大鼠血清 T 细胞亚群 CD_{45}^+ 百分比、CD_3^+ 百分比及 CD_4^+/CD_8^+ 表达的影响。结果与模型组比较,温肾健脾方各剂量组及四神丸方组大鼠血清中 CD_{45}^+ 及 CD_3^+ 均降低,CD_4^+/CD_8^+ 值升高(均 $P < 0.05$);与温肾健脾方低剂量组比较,温肾健脾方高、中剂量组及四神丸方组大鼠血清中 CD_3^+ 均降低,四神丸方组及温肾健脾方高剂量组 CD_4^+/CD_8^+ 值升高(均 $P < 0.05$)。赵迎盼等探讨肠安 I 号方(黄芪、炒白术、炒白芍药、防风、黄连、炮姜等)对 IBS-D 大鼠 5-HT 信号系统及海马脑源性神经营养因子(BDNF)mRNA 表达的影响。采用慢性束缚应激结合游泳致疲劳法造模,将大鼠随机分为模型组,得舒特组,氟西汀组,肠安 I 号高、中、低(22.6、11.3、5.7 mg/kg)剂量组,另设正常组。各给药组均灌胃给药 14 d,与模型组比较,氟西汀组、肠安 I 号各剂量组疼痛阈值明显上升,得舒特组、肠安 I 号高、中剂量组结肠 5-HT 水平明显降低($P < 0.05,P < 0.01$);肠安 I 号各剂量组海马组织 5-HT1a、BDNF mRNA 表达明显降低(均 $P < 0.01$)。提示肠安 I 号方的作用靶点部位涉及"脑-肠"两部分,可降低大鼠直肠扩张疼痛域值,下调结肠黏膜 5-HT 水平、海马组织中 BDNF 和 5-HT1a mRNA 的表达。

(撰稿:丛　军　张正利　审阅:徐列明)

【溃疡性结肠炎的治疗及实验研究】

李龙华等介绍张小萍治疗溃疡性结肠炎(UC)经验。张氏认为 UC 以脾胃虚弱为本,湿热瘀毒、肝郁气滞为标,针对其虚、毒、瘀、郁 4 个主要病机特点表现分期辨治:急性期多辨为湿热瘀毒蕴结大肠,以清热化湿、调气和血为法,方用张氏溃结 1 号方(白芍药、赤芍药、黄芩、黄连、白头翁、生大黄等)加减;缓解期辨为脾虚湿热、肝郁脾虚及脾肾阳虚 3 个证型,分别以健脾益气、清热化湿,方用张氏溃结 2 号方(党参、炒白术、山药、茯苓、薏苡仁、炒扁豆等)加减;泻肝健脾止泻,方用张氏溃结 3 号方(党参、白术、茯苓、炙甘草、藿香、木香等)加减;温补脾肾、温阳化湿,方用张氏溃结 4 号方(党参、炒白术、干姜、炙甘草、炒五味子、炒吴茱萸等)加减。

马军将符合寒热错杂型标准的 80 例 UC 患者随机分为两组,治疗组予半夏泻心汤合桃红四物汤(半夏、黄芩、干姜、人参、炙甘草、黄连等)加减治疗,对照组予美沙拉嗪。经治 40 d,治疗组总有效率为 87.5%(35/40),对照组为 70.0%(28/40),组间比较 $P < 0.05$。余淑娇等选取 80 例 UC 患者,

将其中医基本证型确定为脾虚血瘀湿热证,并随机分为两组,均口服美沙拉嗪肠溶片,治疗组加用活血清肠方(太子参、白术、茯苓、薏苡仁、白头翁、牡丹皮等)。经治 8 周后,治疗组与对照组总有效率分别为 92.5%(37/40)、67.5%(27/40),组间比较 $P < 0.05$;两组血液流变学各项指标及血瘀证积分值均有所下降,且治疗组更显著(均 $P < 0.05$)。黄晓华等将 143 例符合脾胃气虚及湿热内蕴证候的慢性非特异性 UC 患者随机分为两组。治疗组 108 例采用芪连片(黄芪、黄连、蒲公英、木香、白术、败酱草等)和模拟补脾益肠丸治疗,对照组采用模拟芪连片和补脾益肠丸进行治疗。经治 2 个月后,总有效率分别为 85.2%(92/108)、77.1%(27/35);治疗组湿热内蕴中医证候总有效率为 94.4%(102/108),对照组为 88.6%(31/35),组间比较均 $P < 0.05$。陈建科将 102 例患者随机分为两组。观察组予中药(薏苡仁、黄芪、败酱草、地榆炭、白及、秦皮等)保留灌肠治疗,对照组予服柳氮磺吡啶。经治 60 d,观察组有效率为 96.1%(49/51),对照组有效率为 84.3%(43/51),组间比较 $P < 0.05$;观察组患者各种症状改善率明显优于对照组(均 $P < 0.05$),两组患者血清 TNF-α 及 IL-6 水平均明显下降(均 $P < 0.05$),观察组更著(均 $P < 0.05$)。

张宏遥研究四逆散及其不同拆方对 UC 大鼠 IL-4 的影响。采用免疫法造模,并将大鼠随机分为模型组、对照组、四逆散组、柴芍枳组、柴芍甘组、柴枳甘组、芍枳甘组、柴芍组、柴枳组、柴甘组、芍枳组、芍甘组、枳甘组 13 个组,另设正常组对照。各给药组均灌胃 24 d,结果,四逆散及其拆方组 UC 大鼠 IL-4 的含量均降低,以四逆散全方组最为明显(均 $P < 0.01$);各拆方组组间比较,柴芍枳配伍与柴芍配伍作用最强,芍枳甘配伍与柴枳甘配伍降低血清 IL-4 含量的作用较弱;柴枳甘配伍增加结肠黏膜 IL-4 的作用与柴芍枳配伍、柴芍配伍的作用无显著差异,芍枳甘组降低结肠黏膜 IL-4 含量的作用则低于柴芍枳配伍、柴芍配伍。杨雪等采用

家兔结肠黏膜组织致敏与三硝基苯磺酸-乙醇模型相结合的免疫复合法制备 UC 大鼠模型,随机分为模型组、柳氮磺胺吡啶组、从肺论治黄芪桔梗汤组(生黄芪、桔梗、赤芍药、白芍药、炒黄芩、炒枳壳等)、从肠论治黄芪黄连汤组(生黄芪、黄连、木香、赤芍药、白芍药、三七粉、五倍子等)。各给药组均灌胃 4 周,结果与模型组比较,各给药组的肺及结肠组织病理损伤较减轻;西药组、从肺论治组肺组织 VIP 含量升高(均 $P < 0.01$),从肺论治组、从肠论治组结肠组织 VIP 含量降低($P < 0.05$,$P < 0.01$)。提示从肺论治法及从肠论治法可通过调节肺及结肠组织中 VIP 含量,改善肺及肠道局部炎症,减轻 UC 病理损伤、促损伤修复。

(撰稿:鲍健欣　审阅:徐列明)

【非酒精性脂肪肝的治疗】

熊鹰等将 96 例肝郁脾虚证非酒精性脂肪肝(NAFLD)患者随机分为治疗组 64 例与对照组 32 例,分别采用调肝理脾方(黄芪、炒白术、香附、柴胡、虎杖等)及安慰剂治疗,疗程均为 12 周。结果,与对照组比较,治疗组脂联素明显升高,TNF-α 明显降低(均 $P < 0.05$)。孙维华等将 116 例 NAFLD 随机分为两组,均予服维生素 E 及辛伐他汀片,血脂康组加服血脂康片,参荷脂肝组加服参荷脂肝汤(丹参、荷叶、姜黄、茵陈、枸杞子、山楂等),并随症加减。经治 12 周后,参荷脂肝组的肝/脾 CT 比值改善程度优于血脂康组($P < 0.05$),参荷脂肝组总有效率为 94.8%(55/58),血脂康组为 86.2%(50/58),组间比较 $P < 0.05$;与血脂康组比较,参荷脂肝组 TG、TC、FINS、IR 水平显著降低(均 $P < 0.01$),SOD 活性显著升高($P < 0.01$)。陈芳等将 210 例患者随机分为三组,均予健康教育及有氧运动干预,A 组予杞荷祛脂方(泽泻、山楂、草决明、连翘、枸杞、荷叶等),B 组予服水飞蓟宾胶囊。经治 4 个月后,A、B、C 三组总有效率分别为

91.7%（77/84）、86.4%（57/66）、75%（45/60），组间比较 $P < 0.01$，$P < 0.05$；与 B 组比较，A 组血清瘦素水平明显降低，血清脂联素水平明显升高（均 $P < 0.01$）。洪亮等将 92 例 NAFLD 患者随机分为两组，治疗组予健脾化浊消瘀汤（茯苓、白术、泽泻、山楂、丹参、红花等），对照组用易善复胶囊加熊去氧胆酸治疗。经治 3 个月，治疗组总有效率为 91.3%（42/46），对照组为 82.6%（38/46），组间比较 $P < 0.05$。杨珠莹等将 120 例患者随机分为两组，均予易善复，治疗组予加服清热利湿、活血行气中药（茵陈、栀子、大黄、柴胡、黄芩、丹参等）。经治 3 个月后，治疗组总有效率为 81.7%（49/60），对照组为 65.0%（39/60），组间比较 $P < 0.05$。两组的 B 超评分、ALT、AST、GGT、TC、TG、瘦素均降低，HDL-C、SOD 均显著升高，以治疗组的改善更显著（均 $P < 0.05$）。常玉梅等将 100 例患者随机分为两组，均予服甘草酸二铵，治疗组加服祛湿化瘀方（茵陈、田基黄、虎杖、姜黄、生山栀）。经治 30 d，治疗组总有效率为 94.0%（47/50），对照组为 78.0%（39/50），组间比较 $P < 0.05$。杨书山等将 180 例湿热蕴结型 NAFLD 患者随机分为两组，均按"非酒精性脂肪性肝病诊疗指南"予非药物基础治疗，治疗组加服化滞柔肝颗粒（茵陈、决明子、大黄、泽泻、猪苓、山楂等），对照组加服复方蛋氨酸胆碱片。经治 12 周，治疗组总有效率为 92.2%（83/90），对照组为 77.8%（70/90），组间比较 $P < 0.05$；与对照组比较，治疗组 ALT、AST、TC、TG 及 β 抑制蛋白-1 水平明显下降，骨钙素（OCN）明显升高（均 $P < 0.01$）。

（撰稿：姜 娜 审阅：徐列明）

【肝纤维化的治疗及实验研究】

董承远等将 93 例肝硬化肝纤维化患者随机分为对照组 46 例与治疗组 47 例，对照组予维生素 C 片和复合维生素 B 片等基本保肝治疗，治疗组在此基础上予八味抗纤方（黄芪、白术、郁金、党参、丹参、黄芩等）。经治 6 个月后，治疗组血清透明质酸（HA）、Ⅳ型胶原（Ⅳ-C）、Ⅲ型前胶原（PCⅢ）、层粘连蛋白（LN）水平较治疗前均下降（均 $P < 0.05$），与对照组比较，治疗组血清 HA 水平明显下降（$P < 0.05$）。刘学强等将 148 例慢性乙型肝炎肝纤维化患者随机分为两组，均予复合维生素 B、维生素 C、肌苷、联苯双酯、拉米夫丁等保肝治疗。治疗组予加服肝纤方（白花蛇舌草、半枝莲、鳖甲、桃仁、当归、赤芍药等）。经治 1 年，治疗组总有效率为 97.3%（72/74），对照组为 89.2%（66/74），组间比较 $P < 0.05$。黄国栋等将 112 例肝纤维化属肝血瘀阻证患者随机分为两组，均予甘草酸二铵、还原性谷胱甘肽、门冬氨酸钾镁以及维生素 C 等常规保肝治疗，观察组加服化纤散（红参、五灵脂、丹参、三七、赤芍药、炮甲珠等）。经治 3 个月，观察组总有效率为 92.9%（52/56），对照组为 71.4%（40/56），组间比较 $P < 0.01$；与对照组比较，治疗组血清 ALT、AST、HA、PCⅢ、Ⅳ-C、LN 及 TGF-β_1 等指标值均降低（均 $P < 0.01$）。

卜夏威等观察鳖甲煎口服液（BOL）对肝纤维化大鼠肝组织血管紧张素Ⅱ（AngⅡ）、血管紧张素（1—7）[Ang（1—7）]水平及两者比值的影响。以猪血清诱导造模，并随机分为模型组，BOL（炙鳖甲、乌扇、黄芩、柴胡、鼠妇、干姜等）高、低（20、10 g/kg）剂量组（BOL 按《金匮要略》鳖甲煎丸所载药味和配伍比例研制），另设空白组。各组均灌胃给药 5 周，与模型组比较，BOL 高、低剂量组肝组织病理变化均有所好转，血清 ALT、AST、细胞外基质成分、AngⅡ 水平均显著降低，Ang（1-7）水平均明显上升，AngⅡ/Ang（1-7）比值显著下降（均 $P < 0.05$），且以高剂量组为优。提示 BOL 可能通过降低 AngⅡ 水平，减弱其介导的生物学效应，增加 Ang（1-7）的生成以拮抗 AngⅡ 的作用，维持两者之间的平衡，从而发挥抗肝纤维化的作用。章圣朋等研究夏枯草总三萜（TTP）对 CCl_4 致肝纤维化

大鼠的保护作用及其分子机制。将大鼠随机分为模型组、TTP（25、50、100 mg/kg）组、秋水仙碱组，另设正常组。各组均灌胃给药 8 周，与模型组比较，TTP 各剂量组肝纤维化大鼠血清 ALT、AST、HA、Ⅳ-C、PCⅢ、肝组织 Hyp 水平均下降（$P < 0.05$，$P < 0.01$），肝组织中 p-ERK 蛋白表达降低（$P < 0.01$），肝组织中 α-SMA、信号传导蛋白 Smad2、Smad3 mRNA 表达亦降低（$P < 0.05$，$P < 0.01$），SOD、谷胱甘肽过氧化物酶（GSH-Px）活性均增强，Smad7 mRNA 表达升高（$P < 0.05$，$P < 0.01$）。Fujun Yu 等研究丹参酚酸B（Sal B）诱导 miR-152 过表达从而抑制肝纤维化的机制。将分离的小鼠原代肝星状细胞（HSCs）培养 4 d，Sal B 治疗 48 h 后，与正常组比较，α-SMA、ColⅠ、DNA 甲基转移酶 1（DNMT1）的 mRNA 及蛋白水平皆降低，miR-152 的 mRNA 水平升高（均 $P < 0.05$）。将培养 4 d 的 HSCs 转染 DNMT1 siRNA 48 h 后，再以 Sal B 治疗 48 h，与正常组相比，patched1（PTCH1）的 mRNA 及蛋白水平升高（$P < 0.05$），PTCH1 的促 DNA 甲基化降低；与此同时，CCl_4 所致肝纤维化小鼠用 Sal B 治疗 4 周后所得结果与体外实验一致。提示 Sal B 可通过诱导 miR-152 过表达使 DNMT1 下调和 PTCH1 低甲基化，从而抑制 Hh 信号通道，进一步抑制肝纤维化时上皮间质转化。

（撰稿：朱 慧 审阅：徐列明）

【肝硬化及其并发症的治疗】

武守国等将 186 例慢性乙型肝炎肝硬化患者随机分为两组，均予服恩替卡韦，治疗组加服益气健脾方（黄芪、白术、茯苓、白芍药、当归、党参等）。经治 24 周，治疗组 HBV DNA 转阴率为 78.5%（73/93），对照组为 30.1%（28/93），组间比较 $P < 0.05$；与对照组比较，治疗组 HA、Ⅳ-C、PCⅢ 的下降更为显著（均 $P < 0.05$）。刘繁荣等将 95 例酒精性肝硬化患者随机分为两组，均予服多烯磷脂酰胆碱胶囊，治疗组 50 例加服滋阴保肝汤（太子参、生龙骨、生牡蛎、沙参、白茅根、茯苓等）。经治 6 个月，两组总有效率分别为 94%（47/50）、82.2%（37/45），组间比较 $P < 0.05$；两组肝脏硬度值均下降（均 $P < 0.05$），治疗组更显著（$P < 0.05$）。黄凌鹰等将 56 例原发性胆汁性肝硬化患者随机分为两组，均予服熊去氧胆酸片，治疗组加服复方鳖甲软肝片（制鳖甲、莪术、赤芍药、当归、三七、党参等），对照组加用空白安慰剂。经治 12 个月，与对照组比较，治疗组 GGT、ALP 显著下降（均 $P < 0.05$）；治疗组的肝脏弹力硬度值由治疗前（14.37±10.58）kPa 显著下降至（10.02±5.96）kPa（$P < 0.05$），皮肤瘙痒、社交及疲劳维度较治疗前显著下降（均 $P < 0.05$）。郭英君等将 100 例肝炎肝硬化脾功能亢进患者随机分为两组，均予葡萄糖、氯化钾＋胰岛素静脉滴注，及保肝退黄等，对照组加服恩替卡韦，治疗组加服扶正化瘀胶囊（五味子、丹参、松花粉、桃仁、绞股蓝、发酵冬虫夏草菌粉）。经治 180 d，治疗组总有效率为 96.0%（48/50），对照组为 84.0%（42/50），组间比较 $P < 0.05$；两组血常规指标（白细胞、红细胞、血红蛋白、血小板）、B超指标（脾厚、脾长径、门静脉内径、脾静脉内径）均有所改善，而治疗组改善程度更显著（$P < 0.05$，$P < 0.01$）。

邢枫等将 80 例肝硬化难治性腹水患者随机分为两组，均以安体舒通片、人血白蛋白、抗生素、保肝药等常规治疗，观察组加用辨病与辨证相结合，以相应中药复方内服，基本方药为黄芪汤（炙黄芪、炙甘草）加扶正化瘀胶囊（丹参、桃仁、虫草菌丝、绞股蓝、松花粉、五味子等）随证加减，同时外用消胀贴膏（生大黄、制甘遂、莱菔子、人工麝香、沉香、丁香等）敷脐。经治 30 d，两组体重、腹围、尿量、腹胀、纳食、排气均有所改善，而观察组更优（均 $P < 0.05$）。鲍颖将 70 例肝硬化肝性脑病患者随机分为两组，均接受西医综合治疗。观察组按辨证分为

二、临床各科

痰热蒙窍证、肝风内动证、浊阴上逆证,分别加用涤痰汤加减(半夏、胆南星、竹茹、栀子仁、虎杖、地龙等)、羚羊角汤加减(羚羊角粉、石决明、代赭石、牡蛎、生地、川牛膝等)、菖蒲郁金汤送服苏合香丸(石菖蒲、泽泻、茯苓、郁金、茵陈、半夏等),同时采用中药(生大黄、蒲公英、槐花、乌梅、厚朴、枳壳)保留灌肠。经治 7 d,脑电图改善方面,观察组总有效率为 85.7%(30/35),对照组为 62.9%(22/35),组间比较 $P < 0.05$;两组的血氨、血清胆红素、凝血酶原时间均下降,且观察组更显著(均 $P < 0.05$)。赵质顺等将 82 例肝硬化门静脉高压上消化道出血患者随机分为两组,对照组予吸氧、补充血容量、抑酸、保肝预防感染常规治疗,同时予亚硫酸氢钠甲萘醌肌肉注射,氨甲苯酸、西咪替丁、去甲肾上腺素静脉滴注,冠心胶囊口服。治疗组 41 例予止血散(白及粉、三七粉、大黄、炒碳粉)和清肠汤(蒲公英、赤芍药、乌梅、黄连、生牡蛎、生槐米等)。经治 7 d,治疗组总有效率为 92.7%(38/41),对照组为 75.6%(31/41),组间比较 $P < 0.05$。

(撰稿:杨亚田　审阅:徐列明)

【慢性肾衰竭的治疗及实验研究】

吴锋等将 396 例慢性肾脏疾病(CKD)1～2 期患者随机分为两组,均予饮食营养、控制血压、调整血脂等基础治疗,治疗组根据辨证分别加用脾肾气阴两虚方(太子参、女贞子、山茱萸、生黄芪)、脾肾气阳两虚方(仙灵脾、党参、生黄芪、覆盆子),兼证加用水湿方(茯苓、汉防己、白术、米仁根),或湿热方(牛蒡子、虎杖、黄柏、车前子),或血瘀方(桃仁、丹参、川芎、当归),对照组加用氯沙坦,疗程均为 24 周。结果,治疗组 24 h 尿蛋白(UARE)定量呈现逐步下降趋势($P < 0.01$),对照组则无明显变化($P > 0.05$),第 20、24 周时与对照组比较,治疗组 UARE 明显下降($P < 0.01$)。沈烨渠把 CKD 3 期54 例血瘀证患者随机分为两组,均予一般治疗、营养支持及西医原发病治疗,治疗组加服活血祛瘀方(丹参、桃仁、积雪草和制大黄)。经治 16 周,治疗组总有效率为 81.5%(22/27),对照组为 66.7%(18/27),组间比较 $P < 0.05$;两组血瘀症状都有不同程度的改善;与对照组比较,治疗组在面色晦暗、肌肤甲错、皮肤及口舌黏膜瘀斑的改善较为突出(均 $P < 0.05$)。陈念昭等将 90 例患者随机分为两组,均予常规西医基础治疗,治疗组加服清化固肾排毒方(黄芪、丹参、虎杖、茯苓、车前草、积雪草等)。经治 3 个月,治疗组总有效率为 86.7%(39/45),对照组为 68.9%(31/45),组间比较 $P < 0.05$;与对照组比较,治疗组血红蛋白、血浆白蛋白明显上升,24 小时 UARE、Scr、BUN 均明显降低(均 $P < 0.01$)。赵涛将 60 例早、中期 CKD 患者随机分为两组,均予西医基础疗法,治疗组加用肾毒清灌肠液(大黄、附子、黄连、金银花、益母草,丹参等)灌肠,对照组加服包醛氧淀粉胶囊。经治 2 周,治疗组总有效率为 76.7%(23/30),对照组为 56.7%(17/30),组间比较 $P < 0.05$;与对照组比较,治疗组 BUN、Scr 明显下降,肌酐清除率(Ccr)上升(均 $P < 0.05$)。彭亚军将 120 例 CKD 2～4 期患者随机分为两组,均予基础治疗,治疗组加服怡肾丸(熟地黄、人中黄、生地黄、山茱萸、五味子、白术等),疗程均为 1 个月。结果,治疗组中医证候疗效总有效率为 90.0%(54/60),对照组为 86.7%(52/60),组间比较 $P < 0.05$;与对照组比较,治疗组中医证候积分显著下降($P < 0.01$)。杨梅将 70 例 CKD 患者随机分为两组,对照组在基础治疗上加用开同片、爱西特,治疗组则加用肾康注射液(大黄、丹参、红花、黄芪)入 10% 葡萄糖注射液中静脉滴注,疗程均为 1 个月。结果,治疗组总有效率为 85.7%(30/35),对照组为 74.3%(26/35),组间比较 $P < 0.05$。刘小玲等将 80 例 CKD 4 期患者随机分为两组,均采用综合治疗方案(饮食营养、控制血压、护肾、减少尿蛋白、纠正贫血、改善钙磷代谢紊乱、调节酸碱水电解质代谢平衡等),观察组予加服健

脾益肾排毒方（黄芪、党参、丹参、半夏、砂仁、大黄等），疗程均为 8 周。结果，观察组总有效率为 87.5％（35/40），对照组为 70.0％（28/40），组间比较 $P < 0.05$。

钟利平等采用 5/6 肾切除法造模，并将小鼠随机分为模型组，抗纤灵方（丹参、桃仁、牛膝、当归、制大黄）高、中、低（0.8、0.4、0.2 g/kg）剂量组，雷帕霉素组，另设假手术组对照。各给药组均灌胃 12 周，与模型组比较，在第 8、12 周末，抗纤灵方各剂量组及雷帕霉素组的基质金属蛋白酶 2（MMP-2）mRNA、基质金属蛋白酶组织抑制因子 1（TIMP-1）表达水平均显著下降（均 $P < 0.01$）；与低剂量组比较，高剂量组 MMP-2 mRNA、TIMP-1 mRNA 表达水平下降更为明显（均 $P < 0.05$）；与本组第 4 周末比较，低，中，高剂量组第 8、12 周末 MMP-2、TIMP-1 表达水平均降低（$P < 0.05$）。提示抗纤灵方抗肾纤维化的作用机理可能与抑制 MMP-2 mRNA、TIMP-1 mRNA 表达相关。麻志恒等观察了抗纤灵方对 5/6 肾切除诱导的慢性肾脏纤维化小鼠磷酸化蛋白激酶 B（p-Akt）、磷酸化哺乳动物雷帕霉素靶蛋白（p-mTOR）及 Akt，mTOR mRNA 表达的影响。结果，与模型组比较，雷帕霉素组、抗纤灵组 Scr、BUN、24UP、p-Akt、p-mTOR 蛋白及 Akt，mTOR mRNA 均有所降低（$P < 0.05$ 或 $P < 0.01$）；在降低 Scr、24UP 方面，抗纤灵方明显优于雷帕霉素（$P < 0.05$）。提示抗纤灵方可能通过调节 Akt-mTOR 信号通路，来改善肾纤维化。傅贵平采用相同方法造模，将大鼠随机分为模型组、包醛氧组、升清降浊方（升麻、大黄、黄芪、桃仁、丹参、白花蛇舌草等）组，另设空白组。各给药组均灌胃给药 28 d，与模型组比较，包醛氧组、升清降浊方组 UA、TNF-α 有所降低（$P < 0.05$，$P < 0.01$），升清降浊方组更为显著（$P < 0.05$，$P < 0.01$）；病理结果显示，升清降浊方组代偿性肥大肾小球充血，肾小管上皮水肿明显，局灶有肾小管上皮脱落可见，但肾间质炎细胞浸润密度

减少，且肾小球萎缩明显较其他组减少。韩海燕等以相同方法造模，并随机分为模型组、科素亚组、肾衰方（党参、生黄芪、徐长卿、生大黄、制半夏、枳实等）组，另设假手术组对照。各给药组均灌胃给药 12 周后显示，肾衰方能降低 Scr、BUN、血磷水平（$P < 0.01$，$P < 0.05$），升高尿/血渗透压比值（$P < 0.05$）。万磊等采用含 0.5％腺嘌呤饲料饲养法造模，将大鼠随机分为模型组、复肾功方（生地黄、山药、山茱萸、杜仲、牛膝、黄柏等）高、中、低（16、8、4 g/kg）剂量组，另设正常组。连续灌胃给药 30 d 后，与模型组比较，复肾功方各剂量组 SCr 和 BUN 水平及肾组织音猬因子（Shh）、神经胶质瘤相关癌基因同源蛋白 1（Gli1）水平均明显降低，其中复肾功方高剂量组各指标水平最低，三组间两两比较，有显著性差异意义（均 $P < 0.05$）。

（撰稿：麻志恒　何立群　审阅：徐列明）

【再生障碍性贫血的治疗与研究】

朱翔等介绍刘永年辨治非重型再生障碍性贫血（AA）经验。刘氏认为其病因病机以精气内夺、虚损虚劳为核心，脾肾为主要辨治方向，瘀血及热毒为主要病因。治疗采取辨证论治结合辨病审证用药，白细胞减少者，补气为主，常用虎杖、鸡血藤、地榆等；红细胞减少贫血者，补血为主，常用三丰伐木丸（苍术、神曲、绿矾）或皂矾、龙眼肉、枸杞、制首乌等药；血小板减少者，常用卷柏、花生衣、仙鹤草等。强调补而不滞，使用补益药的同时，多配合穿山甲、王不留行、路路通、红花等理气活血、疏通经络；强调使用血肉有情之品如龟甲胶、鳖甲、鹿角胶、紫河车、坎脐、阿胶等，尤以温热性质的药物如鹿茸、鹿角胶为主要代表的鹿制品等为宜；注意对气血生化之源脾胃的保护，多用补脾胃药，如太子参、白术、山药等。黎耀和等介绍丘和明治疗慢性AA 经验。将病机归纳为脾肾两虚夹瘀，治以补益脾肾为主，佐以活血化瘀，注重补脾与补肾、补肾阴

与补肾阳、扶正与祛邪、补益与活血四者关系。其病理特征为虚实共存，当于扶正基础上注重祛除风热之邪，常用防风、荆芥、连翘、前胡、蒲公英、菊花等药；合并出血则加地稔草、仙鹤草等凉血止血；在补肾健脾基础上，适当加用活血祛瘀方药，如丹参、茜根、当归、桃仁、红花等。

马宇振等将 70 例患者随机分为两组，均予司坦唑醇治疗，治疗组加服升髓汤（仙灵脾、鸡血藤、黄精、阿胶、大枣、海马等）。经治 6 个月，治疗组总有效率为 77.1%（27/35），对照组为 54.3%（19/35），组间比较 $P < 0.05$。陈英坤等将 89 例患者随机分为两组，均予安特尔治疗，中西医结合组 58 例加服中药（以黄芪、太子参、制半夏、白术、白芍药、炒枳壳等为基本方辨证加减），西药治疗组加服环孢菌素 A。经治 4 个月，两组总有效率分别为 87.9%（51/58）、61.3%（19/31），组间比较 $P < 0.05$。胡令彦等将 91 例患者辨证分为肾阴虚、肾阳虚、肾阴阳两虚 3 个证型，予健脾补肾方基础方（黄芪、菟丝子、女贞子、太子参、制半夏、小蓟草等）随证加减煎服，设对照组 30 例予服环孢菌素、安特尔。经治 2 个月，治疗组 ROR-γt mRNA、IL-17A mRNA 明显降低，FOXP3 mRNA 明显升高（均 $P < 0.05$），不同肾虚分型转录因子水平治疗后均有不同程度的改善（$P < 0.05$，$P < 0.001$）；对照组 IL-17A mRNA 明显降低（均 $P < 0.05$）、ROR-γt mRNA、FOXP3 mRNA 治疗前后均无显著性差异。刘永华等将患者随机分为两组各 30 例，均以环孢菌素 A 联合安特尔或司坦唑醇口服，治疗组加服补肾活血中药复方（赤芍药、黄芪、熟地黄、山茱萸、茯苓、怀山药等）。经治 6 个月，对治疗前后外周血细胞浆中 IFN-γ、TNF-α 等造血负调控因子水平进行检测，与对照组比较，治疗组 IFN-γ、TNF-α 水平明显降低（均 $P < 0.05$）。石琳将 64 例患者随机分为两组，均予环孢菌素 A 联合安特尔口服，观察组加服滋髓生血胶囊（鹿茸、阿胶、红参、龟甲胶、乌鸡、地黄等）。经治 6 个月，观察组总有效率为 96.9%（31/32），对照组为 78.1%（25/32），组间比较 $P < 0.05$。

（撰稿：陈海琳　周永明　审阅：陈信义）

【免疫性血小板减少症的治疗】

靳松等介绍张慧辨证治疗激素依赖性特发性血小板减少性紫癜（ITP）经验。张氏将其辨证为肝肾阴亏、脾肾气伤、脾虚湿困证，治疗时强调滋水柔肝，补益脾肾，益气和血，健脾化湿、清利湿热。分别选用知柏地黄汤或一贯煎、归脾汤或参芪地黄汤合和营宁血汤（黄芪、党参、白术、当归、茯苓、大枣、熟地黄等）、三仁汤或黄连温胆汤加减。杨淑莲认为 ITP 的发病与情志密不可分，并从肝进行论治，强调治血必先治气，疏（清）肝贯穿始终。将其分为肝胆火旺、肝郁脾虚、阴虚火旺证，分别选用柴胡木贼汤（柴胡、黄芩、木贼、青蒿、茜草、仙鹤草等）、柴术升板汤（柴胡、黄芪、白术、党参、枳壳、木贼草等）、柴莲生血颗粒（柴胡、黄芩、女贞子、旱莲草、生地黄、牡丹皮等）。

丰纪明将 168 例 ITP 患者随机分为两组，均予丙种球蛋白及强的松口服，治疗组 85 例加服补肾养血生板方（熟地黄、锁阳、补骨脂、制何首乌、黄芪、当归等）加减。经治 56 d，两组总有效率分别为 90.6%（77/85）、65.1%（54/83），组间比较 $P < 0.01$；治疗组中医证候积分的改善优于对照组（$P < 0.01$）。沈海涛等将 86 例患者随机分为两组，均予泼尼松口服，治疗组 41 例加服藤草煎剂（黄芪、雷公藤、茯神、忍冬藤、远志、茜草等）。经治 3 个月，两组总有效率分别为 92.7%（38/41）、75.6%（34/45），组间比较 $P < 0.05$。李跃等将 ITP 属阴虚火旺者随机分为两组各 28 例，均予泼尼松、大剂量丙种球蛋白静脉滴注，治疗组加服白芍合剂（白芍药、羊蹄、大枣），均治疗 14 周以上，从第 5 周始，泼尼松逐渐减量，停用丙种球蛋白。结果，与对照组比较，治疗组第 6、10、14 周血小板计数明显升

高(均 $P < 0.05$)。何牧卿等将 ITP 患者随机分为两组各 33 例,均予常规泼尼松治疗,观察组加服升血小板胶囊(青黛、连翘、仙鹤草、牡丹皮、甘草),并分别于治疗前后测定 CD_4^+、CD_{25}^+、FoxP3＋Treg 细胞数及 IL-10 和 TGF-β1 血清含量。结果与对照组比较,观察组外周血 CD_4^+、CD_{25}^+、FoxP3＋Treg 细胞计数显著增加($P < 0.05$)。

(撰稿:郑丹丹　周永明　审阅:陈信义)

【过敏性紫癜的治疗】

周江介绍胡天成分型论治过敏性紫癜(AP)经验。胡氏认为 AP 是风、热、湿、毒、瘀合而为患,主张紫癜初发或复发,凡不伴随关节肿痛,或腹痛便血,或血尿者,均按“单纯型”治疗;若有上述伴随症状者,则按“混合型”论治;若无新发紫癜,亦无关节肿痛和腹痛便血,只是血尿或镜下血尿、蛋白尿者则按“肾型”论治。单纯型、混合型以清热化斑汤(石膏、焦栀子、防风、藿香、知母、水牛角等)为基础方;肾型则根据湿热偏盛或风热偏盛,选用黄芩滑石汤(黄芩、滑石、猪苓、土茯苓、牡丹皮、焦栀子等)或银翘小蓟饮(金银花、连翘、小蓟炭、生地黄、淡竹叶、川木通等)并随症加减。陈平介绍季建敏从瘀热论治 AP。季氏认为其病因主要为外感六淫、饮食劳倦、热毒炽盛,其病机演变规律为热毒炽盛,迫血妄行→阴虚或气阴两虚→阴阳两虚→瘀热血溢,瘀热互结贯穿本病发展始终,当分实证、虚实夹杂证论治。突出温病卫气营血辨证,强调清热解毒、凉血散瘀是通用大法,以玄参、生地黄、大青叶、生石膏、牡丹皮、赤芍药等为基本方随症加减。许毅介绍夏翔治疗 AP 经验。夏氏认为其内因多为禀赋薄弱,元气不足,表卫不固,外因多为感受风邪,侵犯机体,损伤脉络,病机特点是正虚邪实,元气亏虚为本,风邪留恋为标,治以益气养阴、祛风固卫、清营凉血为大法,自拟基础方(黄芪、生地黄、旱莲草、徐长卿、苍耳子、辛夷等)随症加减。善用大量祛风药如徐长卿、苍耳子、辛夷、地肤子、白鲜皮,以抗过敏、祛紫癜。蒋文杰等认为伏热在里是 AP 的内在因素,风邪侵袭是发病的重要因素。急性期以凉血散血、活血化瘀为主,并重视兼证的治疗。属邪热炽盛,迫血外溢者,以犀角地黄汤为基础方;属气虚不固,血溢脉外者,以归脾汤为基础方。慢性迁延期以滋补肝肾、培补正气为主,防止病情反复。属阴虚火炽,灼伤肾络者,以大补阴丸合二至丸加减;属气血亏虚,精微不固者,以《温病条辨》双补汤(党参、山药、茯苓、莲子、芡实、补骨脂等)加减。

温艳将 64 例单纯型 AP 患者随机分为两组,治疗组予服清热凉血消斑中药(柴胡、乌梅、五味子、黄芪、白术、防风等),对照组予服氯雷他定片、复方甘草酸苷片及复方芦丁片。经治 8 周,治疗组总有效率为 87.5%(28/32),对照组为 65.6%(21/32),组间比较 $P < 0.05$。程美红等将 100 例患者随机分为两组,均予西药常规治疗,治疗组加服五草五根汤(仙鹤草、茜草、新疆紫草、大青叶、车前草、板蓝根等)。经治 2 周,治疗组总有效率为 96.0%(48/50),对照组为 78.0%(39/50),组间比较 $P < 0.05$。王瑗萍等将 64 例 AP 患者随机分为两组,均予常规西药治疗,治疗组加用化瘀消斑汤(黄芩、生地黄、牡丹皮、金银花、连翘、白茅根等)随证加减煎服。经治 30 d,治疗组总有效率为 90.6%(29/32),对照组为 68.8%(22/32),组间比较 $P < 0.05$。周文瑞将 318 例 AP 辨证属血热妄行者随机分为两组,均予常规西药治疗,治疗组 168 例加用凉血五根汤(白茅根、紫草根、茜草根、生地、地榆、槐花)随证加味煎服。经治 56 d,两组总有效率分别为 92.9%(156/168)、67.3%(101/150),组间比较 $P < 0.01$。张帅帅等将 98 例患者随机分为两组,均予西药常规治疗,观察组加服中药(金银花、连翘、蒲公英、丹参、生地黄、赤芍药等)。经治 2 周,观察组疗效优良率为 98.0%(48/49),对照组为 79.6%(39/49),组间比较 $P < 0.05$。两组尿蛋白及尿红细胞均明显减少($P < 0.05$),而观察组更显

著(均 $P < 0.05$)。杨红蓉等将 137 例腹型 AP 患者随机分为两组,采用血府逐瘀汤方分别结肠点滴与口服治疗,疗程均为 15 d。结果,与口服组比较,结肠点滴组腹痛主观完全缓解时间及中位天数、腹部体征阴性时间及中位天数、腹痛反复次数及中位次数、胃肠道反应例数均明显下降(均 $P < 0.05$)。

(撰稿:孙伟玲 周永明 审阅:陈信义)

【2 型糖尿病的治疗及实验研究】

袁卫玲等认为肝郁脾虚是糖尿病基本病机,肝气郁结,横逆犯脾,脾失健运,不能散精,饮食精微不能顺利转化,内环境失去平衡稳定,易致糖脂代谢异常。肝郁,或因肝郁导致脾虚,产生痰湿瘀血,相互交织,使糖尿病患者糖脂代谢紊乱变得复杂多样。

李凯等介绍冯兴中治疗糖尿病经验。冯氏认为糖尿病发病与肝脾有关,病理关键为气虚生毒。治疗上提出早中期可从肝论治,采用舒肝降糖方(柴胡、赤芍药、白芍药、枳壳、生甘草、知母等)加减,中晚期可从脾论治,采用健脾降糖方(太子参、白术、茯苓、炙甘草、木香、砂仁等)加减。以扶正解毒为核心,扶"气虚"之正,解"热、湿、痰、瘀、风"之毒,常以玉屏风散、生脉饮、四君子汤合四物汤、六味地黄丸等加减补肝、脾、肾之虚;以大柴胡汤、越鞠丸、半夏白术天麻汤、黄连温胆汤、桃红四物汤、补阳还五汤、天麻钩藤饮、大定风珠等化裁解热、湿、痰、瘀、风诸毒之邪。罗寅等从肝的生理功能、病理变化及肝与肺、胃、肾三脏的关系等方面,提出从肝论治糖尿病,通过疏肝理气、清肝、平肝、柔肝诸法调理肝脏功能以调畅气机,并配合清胃火、健脾运、滋肾阴之法使肺胃肾功能及气血津液输布正常。方选丹栀逍遥散合玉女煎加减以疏肝清胃;四君子汤合逍遥散加减以疏肝健脾;一贯煎合六味地黄丸加减以滋肝补肾;天麻钩藤饮随证加减以平肝潜阳。

罗学林等将 116 例患者随机分为两组,均予皮下注射人胰岛素,治疗组 60 例加服复方翻白草汤(翻白草、覆盆子、黄芪、麦冬、太子参、怀山药等)。经治 1 个月,两组总有效率分别为 93.3%(56/60)、83.9%(47/56),组间比较 $P < 0.05$。劳汝明将 98 例 2 型糖尿病患者随机分为两组,均予常规西药治疗,治疗组 52 例加服清热益气汤(黄芪、生地黄、知母、丹皮、玄参、麦冬等)。疗程均为 3 个月。结果,两组总有效率分别为 90.4%(47/52)、76.1%(35/46),组间比较 $P < 0.05$;与对照组比较,治疗组空腹血糖(FBG)、餐后 2h 血糖(PBG)、TG、TC 均明显下降,HDL-C 明显升高(均 $P < 0.05$)。马春玲等将 105 例患者随机分为温中运脾补肾中药(熟附子、生黄芪、干姜、炙甘草、红参、肉桂等)组 70 例与二甲双胍对照组 35 例,疗程均为 8 周。结果与对照组比较,中药组胰岛素敏感性、HDL-C 均升高,TG、空腹胰岛素(FINS)水平均降低(均 $P < 0.05$),FBG、2hPBG、糖化血红蛋白(HbA1c)水平则无显著差异。李世杰将 114 例痰热互结证 2 型糖尿病患者随机分为两组,治疗组予服小陷胸汤加味(黄连、瓜蒌、姜半夏、枳实、薏苡仁、浙贝母等),对照组予皮下注射胰岛素。连续治疗 12 周,治疗组总有效率为 91.2%(52/57),对照组为 75.4%(43/57),组间比较 $P < 0.05$;且治疗组 PBG、FBG、HbA1c 及 TNF-α、IL-6、hs-CRP 水平均较对照组显著降低(均 $P < 0.05$)。周静等将 80 例肾虚痰瘀型 2 型糖尿病胰岛素抵抗患者随机分为两组,均予常规西药治疗方案,治疗组加服补肾抗衰片(丹参、淫羊藿、龟板、何首乌、杜仲、桑寄生等)。连续治疗 8 周,治疗组总有效率为 97.5%(39/40),对照组为 85%(34/40),组间比较 $P < 0.05$;且治疗组 FBG、2hPBG、HbA1c、FINS、IRI 均较对照组明显下降(均 $P < 0.05$)。

实验研究方面。米佳等采用高脂饲料喂养造模,并将大鼠随机分为模型组、苦酸通调方(黄连、乌梅、大黄、干姜)组、吡格列酮组。灌胃给药 12

周，与模型组比较，苦酸通调组血清 FBG、INS、HbA1C、TG、TC、LDL-C 水平明显降低（均 $P < 0.05$）；苦酸通调组与吡格列酮组的血清胰岛素（INS）则无显著差异。提示苦酸通调方可有效改善 DM2 大鼠的糖脂代谢及胰岛素抵抗。

（撰稿：鲍健欣　审阅：周永明）

【糖尿病肾病的治疗】

姚玉红等将 90 例气阴两虚夹瘀型糖尿病肾病（DN）患者分为两组，均予糖适平治疗基础疾病糖尿病，对照组加用洛丁新，治疗组在对照组基础上再加用糖肾宁（黄芪、党参、大黄、黄芩、黄连、丹参等），疗程均为 2 个月。结果，治疗组总有效率为 93.3%（42/45），对照组为 75.6%（34/45），组间比较 $P < 0.05$；两组血清尿微量白蛋白排泄率（UAER）、同型半胱氨酸（Hcy）、胱抑素-C（Cys-C）及血、尿中 TGF-β1 含量均降低，肝细胞生长因子（HGF）含量升高（$P < 0.05$），且治疗组更显著（$P < 0.05$）。玉山江·艾克木等将 62 例 DN Ⅲ期患者随季节分为两组，对照组在基础治疗上加服缬沙坦，治疗组则加服西红康（生黄芪、芡实、山茱萸、熟大黄、川芎、女贞子等）。经治 2 个月，治疗组总有效率为 87.5%（28/32），对照组为 56.7%（17/30），组间比较 $P < 0.05$；在改善 Hcy、Cys-C、UAER 水平方面，治疗组均优于对照组（$P < 0.05$）。郑春梅等将 142 例患者分为组，均予单纯西医基础治疗，A 组加服银杏达莫静脉滴注，B 组加用黄芪注射液静脉滴注同时加服益肾通络汤（生黄芪、当归、丹参、川芎、淫羊藿、巴戟天等）。经治 4 周，B 组、A 组、对照组的总有效率分别为 86.5%（45/52）、68.0%（34/50）、55.0%（22/40），组间比较均 $P < 0.01$；各组 TG、TC、低密度脂蛋白、SCr、BUN、HbA1c、24 h 蛋白定量、尿 β2-MG、血浆 Hcy 等均有所下降，肌酐清除率、尿白蛋白排泄率、高密度脂蛋白、血红蛋白均有所上升（$P < 0.05$，$P < 0.01$），而 B 组改善更为明显（$P < 0.05$，$P < 0.01$）。崔晓莉等将 124 例患者随机分为两组，均予降糖、降压等对症治疗，治疗组加用补肾健脾汤（党参、黄芪、白术、制附子、肉桂、玉米须等）随证加减煎服。经治 1 个月，治疗组有效率为 90.3%（56/62），对照组为 69.4%（43/62），组间比较 $P < 0.05$。傅晓辉将 50 例早期 DN 患者随机分为两组，均予常规降糖药物，治疗组加服平糖固肾方（人参、生地黄、麦冬、枸杞子、丹参、山萸肉等）。经治 8 周，两组尿微量白蛋白、总蛋白、BUN、SCr、TC、TG 均明显下降，高密度脂蛋白均升高，而治疗组更为明显（均 $P < 0.05$）。王丽娟等将临床期 DN 患者分为两组，均予服厄贝沙坦胶囊，治疗组加服火把花根片（昆明山海棠之根）。经治 3 个月，治疗组总有效率为 83.3%（25/30），对照组为 40.0%（12/30），组间比较 $P < 0.01$；两组尿白蛋白/肌酐比值（ACR）、24 h 尿总蛋白（UTP）、收缩压（SBP）、舒张压（DBP）、血脂、SCr 均有所下降（$P < 0.05$，$P < 0.01$），且治疗组治疗后尿 ACR、UTP、SBP、血脂、SCr 下降幅度更为明显（$P < 0.05$，$P < 0.01$）。周世芬等将 60 例早期 DN 患者随机分为两组，均予常规基础治疗，对照组加用缬沙坦，治疗组在对照组基础上加服糖肾康胶囊（冬虫夏草、黄芪、女贞子、墨旱莲、赤芍药、丹参等）。经治 12 周，治疗组的 UARE 明显降低（$P < 0.05$）；与对照组比较，治疗组的 Cys-C 水平降低（$P < 0.05$）。

（撰稿：麻志恒　何立群　审阅：周永明）

【痛风性关节炎的治疗及实验研究】

盛磊等将 60 例痛风患者随机分成两组，治疗组予中药（生石膏、知母、生甘草、生大黄、栀子、淡豆豉等）并随证加减，对照组予双氯芬酸钠缓释片、碳酸氢钠片对症治疗，疗程均为 1 周。结果，治疗组总有效率为 86.7%（26/30），对照组为 70.0%（21/30），组间比较 $P < 0.01$。范利锋等将 100 例

急性痛风性关节炎患者随机分为两组,均予服西乐葆胶囊、秋水仙碱片,治疗组予加服风湿6号膏方(金银花、玄参、当归、黄柏等)。经治4周,治疗组总有效率为84.0%(42/50),对照组为68.0%(34/50),组间比较 $P < 0.05$。林良佳将100例急性痛风性关节炎患者随机分为两组。观察组采用凉血解毒法,予服加味五味消毒饮(金银花、车前草、生地黄、蒲公英、忍冬藤、防己等)及外敷金黄膏治疗;对照组口服双氯芬酸钠肠溶片,疗程均为1周。结果,观察组总有效率为94.0%(47/50),对照组为74.0%(37/50),组间比较 $P < 0.05$。池卫明将72例急性痛风性关节炎患者随机分为两组,治疗组予服益肾蠲痹丸(骨碎补、熟地黄、当归、徐长卿、土鳖虫、僵蚕等)外敷双柏散(大黄、侧柏叶、黄柏、泽兰、薄荷),对照组予服秋水仙碱片、对乙酰氨基酚片。经治7d,治疗组总有效率为94.4%(34/36),对照组为77.8%(28/36),组间比较 $P < 0.01$。陆小龙等将符合湿热蕴结证的60例痛风性关节炎患者随机分为两组,治疗组予蠲痹历节清方(苍术、黄柏、黄芩、土茯苓、茵陈、防己等),对照组予双氯芬酸钠肠溶片及别嘌呤醇口服,疗程均为3周。结果,治疗组总有效率为93.3%(28/30),对照组为70.0%(21/30),组间比较 $P < 0.05$。项旭阳等将116例痰浊阻滞型慢性痛风性关节炎患者随机分为两组,治疗组予祛风活络泄浊汤(全蝎、乌梢蛇、钻地风、泽兰、薏苡仁、土茯苓等)并随证加减,对照组予服别嘌醇片,疗程均为2个月。结果,治疗组总有效率为87.9%(51/58),对照组为69.0%(40/58),组间比较 $P < 0.05$。

实验研究方面。杨珂等采用单侧踝关节内注入尿酸钠盐溶液造模,并将大鼠随机分为模型组、复方水牛角颗粒(水牛角粉、紫草、金银花、板蓝根、生甘草、黄芩等)组、秋水仙碱组,另设正常组。给药组均灌胃3d,与模型组比较,复方水牛角颗粒组 TNF-α、IL-8水平显著下降(均 $P < 0.01$)。顾祖莲等采用右后踝关节注射尿酸钠造模,并将大鼠随

机分为模型组,秋水仙碱组,虎杖-桂枝药对高、中、低(14、7、3.5 g/kg)剂量组,另设正常组。给药组灌胃7d,与模型组比较,虎杖-桂枝药对各剂量组足趾容积均显著减小(均 $P < 0.05$),IL-1β含量、TLR2、TLR4、MyD88基因表达均显著下降(均 $P < 0.01$)。提示虎杖-桂枝药对可能通过抑制 IL-1β的分泌,抑制炎症过程中的 TLR2、TLR4、MyD88信号通路来减少炎症因子的生成,从而不同程度地减少关节滑膜炎症细胞浸润反应及血管充血程度。

(撰稿:徐光耀　审阅:周永明)

【中风后偏瘫的治疗及实验研究】

胡科等将气虚血瘀型脑梗死恢复期偏瘫患者88例随机分为两组,对照组予舒血宁注射液静脉滴注,观察组加服脑梗通汤(红参、桂枝、天麻、黄芪、银杏叶、丹参等),疗程均为4周。结果,两组肢体运动功能评分(巴塞尔指数、傅格梅尔氏指数)、日常生活活动能力评定均升高,残障评价、神经功能缺损、肢体痉挛程度评价均降低,以观察组为优(均 $P < 0.01$);与对照组比较,观察组血清 IL-6、IL-10、TNF-α、MMP-9水平下降更为明显(均 $P < 0.01$)。王晓川将中风偏瘫患者200例分为两组,均予西医常规治疗,治疗组加服益气复健汤(黄芪、川芎、丹参、天麻、杜仲、赤芍药等)。经治1个月,治疗组总有效率为98.0%(98/100),对照组为87.0%(87/100),组间比较 $P < 0.05$;与对照组比较,治疗组下肢 FMA评分、MBI评分及 EMS评分均明显上升(均 $P < 0.05$)。孔祥镜将中风后偏瘫患者98例随机分为两组,均予常规西医治疗,研究组50例加服益气活血中药(红花、赤芍药、桃仁、川芎、当归、地龙等)并随证加减,疗程均为2个月。结果,两组总有效率分别为94.0%(47/50)、81.3%(39/48),组间比较 $P < 0.05$;两组患者的日常生活活动能力、上肢运动功能均明显改善,以研究组为优(均 $P < 0.05$)。王宾将中风偏瘫患者80例随

机分为两组,均予基础治疗及康复训练,治疗组加用温经活血方(独活、透骨草、伸筋草、当归、防风、白芷等)熏洗,疗程均为4周。结果两组上肢FMA、Barthel指数均升高,以治疗组为优(均$P<0.05$);治疗组水肿治愈率为72.2%(13/18),对照组为26.3%(5/19),组间比较$P<0.05$。

张颖等观察芍药甘草汤对脑缺血再灌注(CI/RP)后偏瘫大鼠的影响。以右侧大脑中动脉栓塞术后再灌注造模,随机分为模型组、芍药甘草组、芍药组、甘草组、巴氯芬组,另设假手术组。各给药组均给予相应灌胃9 d,结果与模型组比较,芍药甘草组、芍药组姿势反射评分均明显升高($P<0.05$,$P<0.01$),芍药甘草组、巴氯芬组肌张力均有所缓解(均$P<0.05$),芍药甘草组、芍药组、巴氯芬组的血清谷氨酸(Glu)、天冬氨酸(Asp)含量、甘氨酸(Gly)含量均明显下降($P<0.05$,$P<0.01$),Gly、Asp含量以芍药甘草组下降最为明显,Glu含量以巴氯芬组下降最为明显。提示芍药甘草汤可改善CI/RP后偏瘫大鼠的痉挛程度及姿势反射,其机制可能与降低血清兴奋性氨基酸及下调脑组织甘氨酸有关。

(撰稿:姜丽莉　审阅:周永明)

【类风湿关节炎的治疗】

卢军等总结林昌松诊治类风湿关节炎(RA)的学术思想和临证经验。林氏认为,阴血亏虚是其内在原因,风寒湿热是致病因素。治疗当分期辨证论治,早期宜益气温经、和营通痹,常以黄芪桂枝五物汤加减,中期宜化痰逐饮、通络止痛,常以桂枝芍药知母汤加减,晚期宜补益肝肾、涤痰化瘀,常以独活寄生汤加减。临证时勿过用辛散温燥及苦寒之品,以防伤阴耗血;勿过用滋腻补益之品,以防闭门留寇。常选用昆明山海棠、野木瓜、宽筋藤等岭南特色药材进行药对配伍。

孟璐等收集平乐郭氏正骨治疗RA的常见医

案257例,对其用药规律分析显示,使用最多的前20种药物中,补虚药6种,占30%;活血化瘀药4种,占20%;祛风湿药3种,占15%;解表药、利水渗湿药、清热药各2种,分别占10%;息风止痉药1种,占5%。而补虚药中应用最多的是补气药,其次为补血药;活血化瘀药以活血祛瘀、行气止痛为主;祛风湿药以祛风除湿、舒筋活络、止痹痛为主;解表药以祛风散寒为主;利水渗湿药以利水渗湿、健脾除痹为主;清热药以清热通络、解热镇痛为主;息风止痉药以通经活络、清热定惊为主。

刘德芳等将90例RA湿热痹阻型患者随机分为两组,均予服甲氨蝶呤,治疗组加用重剂苦寒燥湿药配方三黄一龙汤(黄芩、黄连、黄柏、地龙、秦艽、白芍药等),疗程均为4周。结果与对照组比较,治疗组第2、4周时的ESR、CRP、疾病活动评分(DAS28)均明显下降($P<0.05$,$P<0.01$);第4周时的IL-1、IL-6、IL-17亦明显下降(均$P<0.01$)。胡建东等选择90例早期RA患者,按照DAS28评分分为轻、中、重三层,轻度层予甲氨蝶呤1次/周,中度层加用来氟米特1次/d,重度层在中度层基础上加大甲氨蝶呤剂量。各层患者均随机分为中西医结合治疗组与西药对照组,分别上述治疗基础上加服益气清络颗粒(黄芪、白术、秦艽、忍冬藤等)与安慰剂。疗程均为24周。结果治疗12周时,达到美国风湿病学会所制定的ACR20治疗组与对照组分别为37例、27例,治疗24周时,分别为38例、30例,组间比较均$P<0.05$。治疗后12、24周时,两组关节肿痛数(SJC)及关节压痛数(TJC)均有所改善,以治疗组为优(均$P<0.05$)。袁作武等将120例患者随机分为散寒清热通痹片(雷公藤、地龙、制附子、桂枝、白芍药、知母等)治疗组与美洛昔康片对照组,疗程均为5个月。结果,治疗组总有效率为96.3%(77/80),对照组为65%(26/40),组间比较$P<0.01$。李斌等将热毒蕴结、气滞血瘀型RA活动期患者随机分为两组各60例,治疗组采用清热解毒活血外治法,予消炎止痛

膏(大黄、马钱子、乳香、没药、冰片、玄明粉)外贴,对照组予安慰剂外贴。经治 14 d 后,治疗组(2 例失访)总有效率为 60.3%(35/58),对照组为 20%(12/60),组间比较 $P < 0.01$;两组关节症状总积分、疼痛视觉模拟评分(VAS)均明显降低(均 $P < 0.01$),且治疗组更显著(均 $P < 0.01$)。治疗组 ESR 明显下降($P < 0.01$),与对照组比较无显著差异。戴杏娟等将 102 例 RA 患者随机分为观察组与对照组,均予常规西药治疗,观察组加用中药(雷公藤、桂枝、川乌、乳香、没药、干姜)热蜡外治疗法。经治 4 周后,两组关节肿胀、压痛、功能障碍等症状、体征均有不同程度改善,DAS28、ESR、CRP 水平均明显降低(均 $P < 0.05$);而观察组更显著(均 $P < 0.05$)。

(撰稿:徐光耀　审阅:余小萍)

【强直性脊柱炎的治疗】

朱丰林等介绍王悦治疗强直性脊柱炎(AS)的经验,王氏认为其主要病机为"阳气开阖不得"。针对病机总结出通阳三法:发汗解肌以通阳,常用桂枝、防风、秦艽、羌活、白芷、麻黄等;温肾壮督以通阳,常用阳和汤加减,且以生鹿角片代替鹿角胶;健脾利湿以通阳,常用茯苓、生薏苡仁、小通草、草果、干姜等。

张超将 103 例 AS 患者随机分为两组,治疗组 53 例予中药汤剂(菟丝子、炒杜仲、桑寄生、川牛膝、当归、川芎等)内服联合熏蒸(伸筋草、路路通、透骨草、虎杖、桃仁、红花等),对照组予服柳氮磺吡啶片,疗程均为 30 d。结果,有效率分别为 86.8%(46/53)、72.0%(36/50),组间比较 $P < 0.05$;两组腰骶脊背疼痛、晨僵时间、关节疼痛、外周关节肿胀数、腰脊活动受限等症状和体征均有所改善,且治疗组更显著(均 $P < 0.05$)。林昌松等将 80 例 AS 患者随机分为两组,均予服柳氮磺吡啶肠溶片,试验组加服双蚁祛湿通络胶囊(黑蚂蚁、黑翅土白

蚁、全蝎、人参、黄芪、白术等),疗程均为 24 周。于治疗第 4、12、24 周分别记录患者的 Bath AS 功能指数(BASFI)、Bath AS 测量指数(BASMI)、脊柱痛目视模拟测试表(VAS)评分、夜间痛 VAS 评分、生活质量评分及 ESR、CRP 等指标。与对照组比较,第 4 周时试验组 BASFI 开始下降($P < 0.05$),第 12 周时,试验组 BASFI、BASMI、CRP 均显著下降($P < 0.05$),生活质量评分开始改善(均 $P < 0.05$),第 24 周时,试验组 BASFI、BASMI、CRP、ESR 及生活质量评分均明显改善($P < 0.05$,$P < 0.01$);脊柱痛 VAS、夜间痛 VAS 评分均显著下降(均 $P < 0.01$)。齐亚军等观察新风胶囊(黄芪、薏苡仁、雷公藤、蜈蚣等)对 AS 患者 B、T 淋巴细胞衰减因子(BTLA)及 SOD、总抗氧化能力(TAOC)、活性氧(ROS)、MDA 的影响。将 120 例患者随机分为新风胶囊组与柳氮磺胺吡啶组,疗程均为 3 个月。结果,与柳氮磺吡啶组比较,新风胶囊组外周血 BTLA 表达、SOD、TAOC 均明显提高,ROS、MDA 均下降($P < 0.01$,$P < 0.05$)。提示新风胶囊可负性调节 B 细胞的激活与增殖,降低异常免疫反应和氧化应激损伤,从而减轻关节僵痛症状。

(撰稿:刘　霖　审阅:余小萍)

【抑郁症的治疗及实验研究】

柯彤将 168 例抑郁症患者随机分为两组,治疗组 88 例按辨证分为肝气郁结型予解郁理气汤(醋柴胡、陈皮、枳实、木香、香附、乌药等)、痰气郁结型予化痰宁神汤(化橘红、厚朴、远志、石菖蒲、合欢花、姜半夏等)、瘀血内阻型予活血祛瘀汤(三七粉、琥珀、当归尾、川芎、丹参、赤芍药等)、心脾两虚型予补益心脾汤(黄芪、党参、山药、龙眼肉、炒酸枣仁、炒柏子仁等)、心肾不交型予交通心肾汤(黄柏、醋五味子、熟地黄、山药、莲子、百合等)、脾肾阳虚型予温补脾肾汤(黄芪、党参、麸炒白术、山药、淫羊

藿、巴戟天等)并随证加减,对照组予服帕罗西汀片,疗程均为 3 个月。结果,两组总有效率分别为 95.5%(84/88)、65%(52/80),组间比较 $P <$ 0.05。邢佳等将老年期抑郁症属肾虚肝郁证患者随机分为两组各 30 例,治疗组予补肾调肝汤(熟地黄、郁金、山茱萸、枸杞子、黄芪、当归等)加减治疗,对照组予盐酸舍曲林口服。经治 12 周后,两组的汉密尔顿抑郁量表(HAMD)、汉密尔顿焦虑量表(HAMA)、匹兹堡睡眠质量指数(PSQI)、肾虚肝郁量表评分均显著降低(均 $P < 0.01$),其中治疗组 HAMA、PSQI、肾虚肝郁量表减分率均高于对照组(均 $P < 0.001$),HAMD 减分率低于对照组;治疗组在患者神思不聚症状、入睡困难方面的改善均优于对照组(均 $P < 0.05$)。

实验研究方面。唐黎群等以持续性温和刺激造模,并将大鼠随机分为模型对照组、调脂积冲剂(莪术、莱菔子、半夏、生山楂、川朴、枳壳等)干预组、氟西汀干预组,另设正常空白组。灌服相应药物 56 d,与模型组比较,调脂积冲剂组 NO 显著下降($P < 0.05$),氟西汀组 ET-1 显著下降($P <$ 0.05),调脂积冲剂组、氟西汀组蔗糖偏嗜度均升高,以调脂积冲剂组更为明显(均 $P < 0.05$)。提示调脂积冲剂对大鼠的行为改变效果显著,且调脂积冲剂及氟西汀是分别通过调节不同的因子对抑郁进行干预。包祖晓等采用慢性轻度不可预见性刺激结合孤养建立大鼠抑郁模型并随机分组,分别灌药 21 d。结果,助阳舒心方(巴戟天、石菖蒲、远志、肉桂)能逆转慢性应激大鼠体质量减轻、糖水消耗减少,显著下调下丘脑促肾上腺皮质激素释放激素(CRH)、垂体阿黑皮素原(POMC)mRNA 表达,上调下丘脑糖皮质激素受体(GR)mRNA 表达。提示助阳舒心方对慢性应激大鼠具有抗抑郁作用,其与调控下丘脑-垂体-肾上腺轴的机制与下调下丘脑 CRH、垂体 POMC mRNA 表达和上调下丘脑 GR mRNA 表达有关。

(撰稿:黄陈招　审阅:周永明)

【血管性痴呆的治疗及实验研究】

向军军等从精气学说角度论述了血管性痴呆(VD)的病因病机,指出肺肾功能失司是 VD 发病的重要因素。肺肾参与机体精气的化生,体内阴精通过肾阳的温暖、蒸腾后化为气上行外出滋养身体组织,包括大脑;在上之气,通过肺的肃降功能,散布下归于肾藏。若整个精气循环周流顺畅,则脑有所养。提出了温肾益肺是治疗 VD 的重要方法。董新刚等从肝主疏泄、肝主藏血的理论基础出发,论述了 VD 病机主要为肝肾阴虚及肝阳上亢,肝藏血功能正常,则魂就有所舍。其从肝论治,以滋肝养血安神、平肝疏肝潜阳为基本治则。崔远武等介绍了张伯礼治疗老年期痴呆的经验,治疗强调补本虚,治肾为要;泻标实,痰瘀并治。针对认知功能减退等方面,注重运用调畅中焦气机、升清降浊治法;行为与精神障碍等方面则注重运用安神宁志、燮心理肝治法。

刘彦廷等将 VD 患者随机分为《千金要方》开心散(远志、人参、茯苓、石菖蒲)治疗组与安理申对照组,并采用简易智能精神状态评估量表(MMSE)判断痴呆严重程度。经治 1 个月后,两组 MMSE 积分均有明显提高(均 $P < 0.05$),且以治疗组为优。高虹等将 60 例 VD 患者随机分为参芪益智汤(党参、黄芪、枸杞子、黄精、山茱萸、天麻等)治疗组与吡拉西坦片对照组,疗程均为 4 周。结果,治疗组证候积分总有效率为 86.7%(26/30),对照组为 73.3%(22/30),组间比较 $P < 0.05$;治疗组 MMSE、日常生活能力量表(ADL)积分均高于对照组(均 $P < 0.05$)。何保军等将 112 例 VD 患者随机分为两组,均予吡拉西坦等常规治疗,治疗组 70 例加服复智健脑胶囊(熟地黄、山茱萸、何首乌、黄精、枸杞子、当归等)。经治 3 个月后,两组总有效率分别为 78.6%(55/70)、64.3%(27/42),组间比较 $P < 0.05$。史江峰等将 VD 患者随机分为升降散胶囊(白僵蚕、全蝉蜕、姜黄、川大黄)治疗组与

吡拉西坦对照组。经治 12 周后，治疗组中医证候疗效总有效率为 78.1%（25/32），对照组为 18.8%（6/32），组间比较 $P < 0.05$；与对照组比较，治疗组 MMSE、Blessed 行为量表（BBS）、ADL、VD 辨证量表（SDSVD）评分改善程度更为显著（均 $P < 0.05$）。唐农等以五脏温阳化瘀胶囊（白附子、干姜、巴戟天、桂枝尖、法半夏、石菖蒲等）治疗 VD 患者 45 例，并设吡拉西坦胶囊对照组 44 例，疗程均为 60 d。结果，两组 MMSE、BBS 评分及生活能力、日常习惯、个性积分均较有所改善（$P < 0.05$，$P < 0.01$）；治疗组的 BBS 评分、日常习惯、个性积分等改善更为显著（均 $P < 0.05$）。王晋平等将轻中度 VD 患者随机分为益肺宣肺降浊胶囊（黄芪、人参、桔梗、麦冬、石菖蒲、杏仁等）治疗组与吡拉西坦胶囊对照组，疗程均为 2 个月。结果，治疗组总有效率为 82.5%（33/40），对照组为 70.0%（28/40），组间比较 $P < 0.05$；两组患者 SDSVD、ADL 及洛文斯顿作业疗法评定评分均较治疗前改善（P

< 0.05），且治疗组更显著（均 $P < 0.05$）。

实验研究方面。韩岚等采用大脑中动脉阻塞再灌注法造模，并随机分为模型组，四物汤高、低（6、3 g/kg）剂量组，尼莫地平组，另设假手术组。灌胃给药 14 d，与模型组比较，四物汤高剂量组逃避潜伏期明显缩短（$P < 0.05$），在目标象限距离百分比显著增加（$P < 0.05$），海马乙酰胆碱酯酶、内皮素-1（ET-1）含量显著降低（均 $P < 0.05$），5-HT、VEGF 含量显著增高（$P < 0.01$），全血黏度、血浆黏度、红细胞聚集指数显著降低（$P < 0.05$，$P < 0.01$）；四物汤高剂量组血浆黏度、红细胞聚集指数显著低于四物汤低剂量组（均 $P < 0.05$）；各给药组神经细胞形态均得到明显改善，海马 CA1 区锥体细胞仅少量缺失，神经纤维排列较为整齐。提示四物汤对 VD 具有一定的改善作用，其机制可能与改善神经递质，调节海马 ET-1、VEGF 含量，改善血流状态有关。

（撰稿：黄陈招　审阅：周永明）

［附］参考文献

B

白宇宁,张平,李理,等.健脾通络解毒方对胃癌前病变患者胃黏膜 COX-2、NF-κBp65 及 Bcl-2 表达的影响[J].中国中西医结合杂志,2015,35(2):167

包祖晓,赵国平,何贵平,等.助阳舒心方对抑郁模型大鼠 HPA 轴调控机制的研究[J].中华中医药学刊,2015,33(11):2592

鲍颖.中药治疗肝性脑病 30 例临床观察[J].浙江中医杂志,2015,50(1):26

卜夏威,李晓亚,姚立.鳖甲煎口服液对肝纤维化大鼠 AngⅡ、Ang(1—7)的影响[J].浙江中医药大学学报,2015,39(2):161

C

常玉梅.祛湿化瘀方联合西药治疗非酒精性脂肪肝随机平行对照研究[J].实用中医内科杂志,2015,29(4):110

陈晨,赵文清,安世英,等.三桑活血汤对肺肾两虚型慢阻肺稳定期患者肺动脉高压影响的临床观察[J].上海中医药杂志,2015,49(5):45

陈芳,费新应,王建钢,等.杞荷祛脂方对非酒精性脂肪肝患者血清瘦素、脂联素的影响[J].时珍国医国药,2015,26(4):843

陈建科.中药保留灌肠治疗溃疡性结肠炎临床研究[J].中医学报,2015,30(5):731

陈念昭,冯如流,陈春,等.清化固肾排毒方治疗慢性肾功能不全患者 45 例疗效观察[J].浙江中医杂志,2015,50(5):353

陈平,章亚成,季建敏.季建敏教授应用"瘀热"学说治疗过敏性紫癜经验[J].中国中医急症,2015,24(5):813

陈英坤,胡令彦,胡明辉,等.中西医结合治疗慢性再生

障碍性贫血临床观察[J].云南中医中药杂志,2015,36(6):50

程美红,暨红,李冬莲.五草五根汤治疗过敏性紫癜50例临床观察[J].中国中医药科技,2015,22(2):237

池卫明.益肾蠲痹丸内服配合双柏散外敷治疗急性痛风性关节炎的临床观察[J].中药药理与临床,2015,31(2):94

褚娜利,张新华,方素萍,等.益髓生血颗粒加味对地中海贫血患者肾虚三证造血相关细胞因子的影响[J].辽宁中医杂志,2015,42(4):673

崔晓莉,卜晓宏,钱龙江,等.补肾健脾汤治疗糖尿病肾病62例[J].河南中医,2015,35(5):1083

崔远武,江丰,马妍,等.张伯礼教授治疗老年期痴呆经验[J].中华中医药杂志,2015,30(8):2783

D

戴杏娟,胡国强,郑红霞.中药热蜡疗法治疗类风湿关节炎临床观察[J].浙江中西医结合杂志,2015,25(7):691

丁康,赵菁,马诺莎,等.潜阳育阴颗粒治疗高血压病(阴虚阳亢证)的临床研究[J].时珍国医国药,2015,26(5):1149

董承远,魏春红.八味抗纤方对肝硬化患者肝纤维化的临床研究[J].中药药理与临床,2015,31(2):161

董国菊,刘剑刚,张庆翔,等.活血解毒中药组分配伍对急性心肌梗死后缺血心肌病理形态和心功能的影响[J].环球中医药,2015,8(11):1340

董新刚,武继涛.浅析从肝辨治血管性痴呆[J].中医学报,2015,30(12):1774

杜单瑜,陈海涛.扶正化浊膏方治疗慢性阻塞性肺疾病稳定期疗效及肺功能观察[J].浙江中西医结合杂志,2015,25(11):1044

杜琨,王超.张淑文教授诊治脓毒症、重症脓毒症的学术思想[J].中国中医药现代远程教育,2015,13(19):30

F

范利锋,王楠,廖莎,等.风湿6号膏方治疗急性痛风性关节炎[J].长春中医药大学学报,2015,31(2):380

丰纪明.补肾养血生板方联合西药治疗血小板减少性紫癜随机平行对照研究[J].实用中医内科杂志,2015,29(4):87

傅贵平,李庆耀,王冬芽,等.升清降浊方对慢性肾功能衰竭大鼠炎症因子的影响[J].中医杂志,2015,56(20):1763

傅慧婷,窦丹波,杨军,等.泽漆化痰方治疗慢阻肺痰浊阻肺证及对气道黏液高分泌的影响[J].中国中医急症,2015,24(3):415

傅晓辉.平糖固肾方治疗早期糖尿病肾病临床研究[J].中医学报,2015,30(9):1261

G

高虹,刘文华.参芪益智汤治疗脑血管性痴呆60例临床研究[J].光明中医,2015,30(5):992

郜俊清,张文全,严鹏勇,等.银杏内酯B药物洗脱支架抗血栓实验研究[J].上海中医药杂志,2015,49(3):91

谷翠芝,李清初,尹友生,等.桂枝去桂加茯苓白术汤治疗急性肾损伤的临床效果[J].中国中西医结合肾病杂志,2015,16(2):121

顾志坚,唐人彦,林江,等.莪莲颗粒治疗脾虚瘀热型慢性萎缩性胃炎伴肠化生随机对照研究[J].上海中医药杂志,2015,49(4):40

顾祖莲,黄惠珠,施琬,等.中药药对虎杖-桂枝对急性痛风性关节炎的影响[J].中药新药与临床药理,2015,26(3):315

郭英君,杨妍,黄雪梅,等.扶正化瘀胶囊联合西药治疗肝炎肝硬化脾功能亢进随机平行对照研究[J].实用中医内科杂志,2015,29(9):103

H

韩海燕,路建饶,王新华,等.肾衰方对5/6肾切除大鼠肾功能及肾组织干预作用[J].辽宁中医药大学学报,2015,17(6):36

韩岚,季兆洁,陈卫东,等.四物汤对血管性痴呆大鼠的神经保护作用及其机制研究[J].安徽中医药大学学报,2015,34(4):69

韩琳,秦建国,高誉珊,等.降压通络方对高血压肾损害大鼠肾脏血管紧张素Ⅱ及肾功能的影响[J].环球中医药,2015,8(1):36

何保军,朱盼龙.复智健脑胶囊治疗血管性痴呆70例临床观察[J].中医临床研究,2015,7(25):110

何铃,方梅霞,陈利国,等.高血压病血瘀证相关mRNA

的筛选[J].中国病理生理杂志,2015,31(5):817

何牧卿,何牧群,郭文坚.升血小板胶囊对免疫性血小板减少性紫癜 $CD_4^+ CD_{25}^+$ Treg 细胞的影响[J].中华中医药学刊,2015,33(2):422

何钦,陶飞宝,叶旭星,等.益气、化瘀、清热中药对胃癌前病变患者 Th1/Th2 免疫漂移的影响[J].中国药房,2015,26(17):2367

何钦,徐斌,陶飞宝,等.益胃化瘀散对胃癌前病变患者 Th1/Th2 免疫漂移的影响[J].中草药,2015,46(12):1810

洪亮,徐宇杰.自拟健脾化浊消瘀汤治疗非酒精性脂肪肝的临床研究[J].浙江中医药大学学报,2015,39(5):358

洪敏俐,杨朝阳,柯庚申,等.愈肺宁方对慢性阻塞性肺疾病稳定期患者中医证素的影响[J].中华中医药杂志,2015,30(5):1666

胡建东,薛鸾,吴香香,等.益气清络方治疗早期类风湿关节炎的临床研究[J].中华中医药学刊,2015,33(2):400

胡科,张保朝,贾东佩.脑梗通汤联合舒血宁注射液治疗脑梗死恢复期偏瘫 44 例[J].中国实验方剂学杂志,2015,21(19):154

胡令彦,胡明辉,周永明,等.补肾法对再生障碍性贫血疗效及对 Th17/Treg 相关转录因子水平的影响[J].云南中医学院学报,2015,38(2):1

黄国栋,骆平辉.化纤散联合保肝药物治疗肝脏纤维化临床观察[J].新中医,2015,47(7):86

黄俊山,苏灿斌,张娅,等.更年安神方治疗失眠阴虚火旺证 72 例临床观察[J].世界睡眠医学杂志,2015,2(1):38

黄凌鹰,周振华,孙学华,等.复方鳖甲软肝片治疗原发性胆汁性肝硬化的临床疗效评价[J].临床肝胆病杂志,2015,31(2):181

黄晓华,尹天雷,李鹤白.芪连片治疗慢性非特异性溃疡性结肠炎临床研究[J].世界中医药,2015,10(8):1187

黄雅菊,朱启勇,张业清.肺舒配方颗粒治疗慢性阻塞性肺疾病临床研究[J].中医学报,2015,30(12):1729

J

蒋文杰,杨进.运用温病治法辨治过敏性紫癜体会[J].中医杂志,2015,56(2):163

靳松,张慧.张慧辨证治疗激素依赖性 ITP 经验[J].江西中医药,2015,46(1):17

K

柯彤.辨证治疗抑郁症 88 例疗效观察[J].中医临床研究,2015,7(21):10

孔祥镜.益气活血法治疗中风后偏瘫 98 例疗效分析[J].中医临床研究,2015,7(14):75

L

来薛,蔡哲,敬岳,等.固本止咳中药对慢性阻塞性肺疾病模型小鼠肺组织中弹性蛋白酶表达的影响[J].中华中医药杂志,2015,30(7):2512

劳汝明.清热益气汤配伍治疗 2 型糖尿病 52 例临床研究[J].四川中医,2015,33(1):81

黎耀和,蓝海,胡曦月,等.丘和明治疗慢性再生障碍性贫血经验[J].广州中医药大学学报,2015,32(5):940

李斌,唐今扬,周彩云,等.清热解毒活血法外治类风湿关节炎的临床研究[J].世界中医药,2015,10(4):516

李海文,潘华峰,曾进浩,等.胃炎Ⅰ号对胃癌前病变大鼠胃黏膜 NF-κBp65、IKKβ mRNA、VEGF 表达的影响[J].中华中医药杂志,2015,30(8):2945

李昊,杨慧萍,鲁小青,等.对大剂量藤梨根截断扭转慢性萎缩性胃炎的认识[J].中医杂志,2015,56(21):1887

李家立,李平,马洪皓,等.连夏配方颗粒对心梗后大鼠心肌组织酪氨酸羟化酶 mRNA、乙酰胆碱酯酶 mRNA 表达的影响[J].环球中医药,2015,8(2):162

李家立,李平,马洪皓,等.连夏配方颗粒对心肌梗死后大鼠心梗周围区神经生长因子 mRNA、酪氨酸激酶受体 A mRNA 表达的影响[J].环球中医药,2015,8(3):303

李家立,李平,张赫楠,等.连夏配方颗粒对急性心肌梗死大鼠左心室重构和心功能的影响[J].中国实验方剂学杂志,2015,21(4):134

李凯,冯兴中.冯兴中教授治疗 2 型糖尿病经验[J].中华中医药杂志,2015,30(8):2805

李琳,冯润,黄力.桑杞清眩颗粒干预自发性高血压大鼠心肌细胞凋亡的实验研究[J].中西医结合心脑血管病杂志,2015,13(6):743

李龙华,何凌,张小萍.张小萍教授分期论治溃疡性结肠炎经验探讨[J].湖南中医药大学学报,2015,35(11):38

李美丽,朱西杰,李卫强,等.复方蜥蜴散不同微粒组合剂干预胃癌前病变模型大鼠 P53、Survivin 的表达及相关

性研究[J].中华中医药杂志,2015,30(3):827

李世杰.小陷胸汤治疗2型糖尿病痰热互结证57例[J].河南中医,2015,35(7):1493

李卫强,魏雪红,朱西杰,等.复方蜥蜴散不同微粒组合剂干预胃癌前病变模型大鼠Wnt通路研究[J].中华中医药杂志,2015,30(9):3130

李勇华,郑景辉,袁肇凯.养心通脉有效部位方对MSCs移植大鼠急性梗死心肌影响的研究[J].重庆医学,2015,44(34):4762

李跃,刘彩霞.白芍合剂对慢性特发性血小板减少性紫癜患者血小板计数的影响[J].世界中西医结合杂志,2015,10(2):220

梁惠卿,陈少东,吴耀南,等.八神汤治疗腹泻型肠易激综合征的临床观察[J].中医药通报,2015,14(3):60

林昌松,李楠,卢军,等.双蚁祛湿通络胶囊治疗强直性脊柱炎临床疗效评价[J].广州中医药大学学报,2015,32(5):821

林良佳.凉血解毒法内服外用治疗急性痛风性关节炎效果探讨[J].中医临床研究,2015,7(15):78

刘春燕,马建,杜丽坤,等.贝牡莪消丸对结节性甲状腺肿患者血清VEGF水平的影响[J].中医药信息,2015,32(4):93

刘德芳,罗勇,晏姣,等.三黄一龙汤联合MTX对类风湿关节炎湿热痹阻型患者血清白细胞介素-1、6、17表达的影响[J].中国中西医结合杂志,2015,35(1):3

刘繁荣,惠桃,李君平,等.滋阴保肝汤联合多烯磷脂酰胆碱胶囊对酒精性肝硬化肝脏硬度值的影响[J].陕西中医,2015,36(9):1130

刘小玲,梁钰璠,杨爱成,等.健脾益肾排毒方对CKD4期患者临床疗效及生存质量的影响[J].湖南中医药大学学报,2015,36(6):51

刘学强.肝纤方联合西药治疗慢性乙型肝炎肝纤维化随机平行对照研究[J].实用中医内科杂志,2015,19(10):112

刘彦廷,蔡忠明,陈应柱.《千金要方》"开心散"对血管性痴呆患者血浆ICAM-1影响研究[J].中医药临床杂志,2015,27(10):1423

刘永华,江锦红,方炳木,等."补肾活血法"治疗慢性再生障碍性贫血疗效观察及对造血调控因子的影响[J].浙江中医药大学学报,2015,39(3):206

卢军,陈燕芬.林昌松从阴血亏虚论治类风湿关节炎经验[J].广州中医药大学学报,2015,32(6):1111

陆小龙,郭玉星,熊辉,等.蠲痹历节清方治疗湿热蕴结型痛风性关节炎的临床观察[J].中医药导报,2015,21(5):23

罗鼎天,陆玉明,杨志宏,等.怀山药多糖对大鼠胃溃疡的疗效及胃组织碱性成纤维因子及其受体水平的影响[J].中华中医药学刊,2015,33(3):712

罗学林,马中建,刘红丽,等.复方翻白草汤治疗2型糖尿病60例疗效观察[J].中医药导报,2015,21(12):62

罗寅,郭巍.从肝论治糖尿病[J].中医杂志,2015,56(8):719

M

麻志恒,钟利平,余柯娜,等.抗纤灵对5/6肾切除诱导的慢性肾纤维化模型Akt-mTOR信号通路的影响[J].上海中医药杂志,2015,49(11):67

马春玲,阮永队,陈红梅.温中运脾补肾法治疗2型糖尿病临床研究[J].云南中医学院学报,2015,38(2):65

马军.半夏泻心汤合桃红四物汤加减治疗寒热错杂型溃疡性结肠80例[J].中医临床研究,2015,7(12):21

马俊福,朱跃兰,侯秀娟,等.不同剂量四神煎对胶原诱导性关节炎大鼠炎性细胞因子及肝肾功能的影响[J].中华中医药杂志,2015,30(8):2949

马民凯,王同乐,马红建,等.温肺活血方治疗慢性阻塞性肺疾病急性发作期临床疗效观察[J].中国中医急症,2015,24(5):875

马晓娟,郭春雨,张莹,等.活血及活血解毒配伍对急性心肌梗死大鼠心肌损伤的保护作用[J].中华老年心脑血管病杂志,2015,17(9):960

马宇振.升髓汤联合康力龙治疗再生障碍性贫血随机平行对照研究[J].实用中医内科杂志,2015,29(8):61

毛竹君,熊耀康,袁文俊.参附注射液上调microRNA-181d-5p抑制大鼠心肌肥大及其机制[J].中华中医药杂志,2015,30(5):1738

孟璐,张虹.平乐郭氏正骨治疗类风湿关节炎的用药规律分析[J].中医药临床杂志,2015,27(9):1314

米佳,朴春丽,陈曦,等.苦酸通调方对2型糖尿病大鼠胰岛素敏感性及糖脂代谢的影响[J].中国中医急症,2015,24(5):797

P

彭亚军,淑娟,何泽云,等.怡肾丸治疗慢性肾衰竭(CKD2-4 期)临床回顾性研究[J].中国中西医结合肾病杂志,2015,16(3):222

彭志允,彭环庆,林辉文,等.补气养阴活血法治疗脓毒症患者急性肾损伤的临床观察[J].辽宁中医杂志,2015,42(2):326

Q

齐亚军,刘健,郑力,等.基于 B、T 淋巴细胞衰减因子及氧化应激探讨新风胶囊治疗强直性脊柱炎的作用机制[J].中国中西医结合杂志,2015,35(1):25

秦建国,韩琳,王媛媛,等.降压通络方对高血压肾损害大鼠肾上腺髓质素表达的影响[J].北京中医药大学学报,2015;38(12):801

R

任燕冬,井月娥,张淑香,等.拜颤停复方对帕金森病模型小鼠神经炎症的影响[J].中国中医药信息杂志,2015,22(12):68

S

邵峰,陈建荣,高想,等.清肺汤对急性呼吸窘迫综合征患者呼出气冷凝液中一氧化氮和 8-异前列腺素的影响[J].中国中西医结合杂志,2015,35(5):541

沈海涛,李迥,尚淑玲,等.中药汤剂藤草煎辅助治疗免疫性血小板减少症 41 例[J].贵阳中医学院学报,2015,37(3):28

沈烨渠,廖顺花,张新志,等.活血祛瘀方治疗慢性肾脏病 3 期血瘀证的临床观察[J].时珍国医国药,2015,26(7):1664

盛磊,金劲松.从阳明论治急性痛风性关节炎临床观察[J].中国中医急症,2015,24(2):327

石琳,陈安民.滋髓生血胶囊治疗慢性再生障碍性贫血[J].中国实验方剂学杂志,2015,21(16):197

史江峰,马健,孙菊光,等.升降散治疗血管性痴呆 64 例疗效分析[J].江苏医药,2015,41(21):2569

宋磊,刘永明,鲁成,等.高血压病中医证型与动态血压相关性研究[J].四川中医,2015,33(1):61

苏晓兰,魏茹涵,魏玮,等.温肾健脾法对腹泻型肠易激综合征大鼠血清 T 细胞亚群表达的影响[J].中国中西医结合杂志,2015,35(4):457

苏晓兰,魏茹涵,魏玮,等.温肾健脾方对腹泻型肠易激综合征大鼠 CCK、MOT 表达的影响[J].上海中医药杂志,2015,49(10):72

孙维华,赵新芳,甘霞.参荷脂肝汤对非酒精性脂肪肝糖、脂、尿酸代谢的影响[J].中国实验方剂学杂志,2015,21(1):186

T

唐黎群,余肖琴,潘智敏.调脂积对慢性应激致抑郁老年大鼠行为及 NO、ET-1 影响的研究[J].中华中医药学刊,2015,33(5):1162

唐农,王晋平,吴林,等.五脏温阳化瘀胶囊治疗血管性痴呆临床疗效观察[J].辽宁中医药大学学报,2015,17(9):25

田正云,赵浩,孔立,等.调气通腑泄热法治疗脓毒症胃肠功能障碍的临床研究[J].中国中医急症,2015,24(9):1528

W

万磊,黄学宽,王玲,等.复肾功方对慢性肾功能衰竭大鼠肾功能及 Shh 信号通路的影响[J].中医杂志,2015,56(20):1771

王瑗萍,刘方.化瘀消斑汤治疗过敏性紫癜 32 例临床观察[J].四川中医,2015,33(10):123

王宾.温经活血方熏洗对中风偏瘫患者肢体功能的影响[J].山西中医,2015,31(1):53

王传博,方莉,王婕琼,等.芪白平肺胶囊对慢性阻塞性肺疾病痰瘀阻肺证大鼠血清 HIF-1α 及 PDGF 表达的影响[J].中华中医药杂志,2015,30(9):3270

王春勇,史成和,邢殿文,等.姜良铎教授"从态论治"萎缩性胃炎的思想研究[J].世界中医药,2015,10(10):1543

王丁超,苏秀平,李亚,等.从"虚""瘀""毒"论治脓毒症胃肠功能衰竭临床研究[J].山西中医,2015,31(6):15

王凤英,杨铁柱,明松林,等.清源生化汤对骨创伤后脓毒症患者免疫功能的影响[J].中国中医药科技,2015,22(6):622

王健,孙滢,于克静,等.葶苈大枣泻肺汤对肺挫伤患者

血清炎症因子 TNF-α、IL-6、IL-8 水平的影响[J].中国中医急症,2015,24(2):349

王江,周永学,谢勇波.半夏泻心汤拆方对胃溃疡大鼠细胞因子的影响及其寒热并用配伍的意义研究[J].中华中医药杂志,2015,30(3):743

王晋平,李伟茜,张海燕,等.益肺宣肺降浊胶囊治疗轻中度血管性痴呆的临床疗效观察[J].云南中医学院学报,2015,38(3):52

王丽娟,余江毅,罗玫,等.火把花根片干预临床期糖尿病肾病的近期疗效及对血清 HGF 水平的影响[J].南京中医药大学学报,2015,31(5):424

王蜀梅,樊点莲.大承气颗粒对脓毒症患者免疫平衡的调节作用研究[J].中国中医急症,2015,24(8):1425

王晓川.益气复健汤治疗脑出血偏瘫 100 例临床观察[J].河北中医,2015,37(8):1145

温艳,徐亚萍,杨星兴,等.清热凉血消斑法治疗单纯型过敏性紫癜的疗效观察[J].光明中医,2015,30(8):1678

吴锋,张佩青,王小琴,等.辨证论治慢性肾炎 CKD1-2 期蛋白尿的多中心随机对照研究[J].四川大学学报(医学版),2015,46(1):145

吴红彦,李海龙,张芸,等.黑逍遥散含药血清对 Aβ25～35 诱导阿尔茨海默病细胞模型的影响[J].中国老年学杂志,2015,35(1):137

吴椋冰,潘毅,王志国,等."调肝肾,祛痰瘀"复方血压峰值前给药对自发性高血压大鼠肾脏 TGF-β1,CTGF 和 FN 的影响[J].中国实验方剂学杂志,2015,21(14):87

吴椋冰,潘毅,王志国,等."调肝肾,祛痰瘀"复方血压峰值前给药对自发性高血压大鼠心肾组织形态学的影响[J].中国实验方剂学杂志,2015,21(14):82

吴椋冰,潘毅,王志国,等."调肝肾,祛痰瘀"复方血压峰值前给药对自发性高血压大鼠早期肾损害的影响[J].中国实验方剂学杂志,2015,21(14):77

吴椋冰,潘毅,阳涛,等."调肝肾,祛痰瘀"复方血压峰值前给药对自发性高血压大鼠心肾组织 TGF-β1-Smads 信号通路的影响[J].中国实验方剂学杂志,2015,21(14):92

吴凝,刘石密,万玲,等.茵陈五苓散通过 p38、p42/44MAPK 通路调控高脂血症大鼠 LDL-C 的研究[J].中华中医药杂志,2015,30(10):3639

武守国,高婷婷.益气健脾方联合恩替卡韦对慢性乙型肝炎后肝硬化患者治疗作用的临床观察[J].中国中西医结合消化杂志,2015,23(3):173

X

向军军,秦红玲,赖菁菁,等.从精气学说谈温肾益肺法治疗血管性痴呆[J].四川中医,2015,33(9):27

项旭阳,赵阿林.祛风活络泄浊汤治疗痰浊阻滞型慢性痛风性关节炎的临床观察[J].浙江中医药大学学报,2015,39(6):464

邢枫,陶艳艳,张华,等.中药内服外敷治疗肝硬化难治性腹水的疗效观察[J].世界中医药,2015,10(2):169

邢佳,王嘉麟,贺立娟,等.补肾调肝法治疗老年期抑郁的疗效探讨[J].环球中医药,2015,8(4):432

熊鹰,张声生,周滔,等.调肝理脾方对非酒精性脂肪肝患者脂联素、抵抗素及肿瘤坏死因子α的影响[J].中华中医药杂志,2015,30(12):4419

徐丽丹,王凯旋,季秀梅,等.姜黄素对慢性哮喘大鼠气道炎症及 p-ERK1/2 表达的影响[J].中华中医药学刊,2015,33(2):419

许毅,郑岚,曹和欣.夏翔治疗过敏性紫癜临床经验[J].新中医,2015,47(1):15

Y

Yu Fujun, Lu Zhongqiu, Chen Bicheng, et al. Salvianolic acid B-induced microRNA-152 inhibits liver fibrosis by attenuating DNMT1-mediated Patched1 methylation[J]. Journal of Cellular and Molecular Medicine, 2015, 19(11):2617

燕东,王少丽,白宇宁,等.基于络病理论探析慢性萎缩性胃炎的中医病机[J].中医杂志,2015,56(15):1282

杨红蓉,郭培京,贾古,等.血府逐瘀汤结肠点滴与口服治疗腹型过敏性紫癜对比研究[J].光明中医,2015,30(9):1875

杨珂,楼映,陈元,等.复方水牛角颗粒对急性痛风性关节炎大鼠血清 TNF-α、IL-8 表达的影响[J].中医药学报,2015,43(4):49

杨梅.肾康注射液治疗慢性肾衰竭 70 例[J].长春中医药大学学报,2015,31(3):567

杨书山,郭洋,李彤,等.化滞柔肝颗粒治疗湿热蕴结型非酒精性脂肪肝[J].中国实验方剂学杂志,2015,21(24):157

杨淑莲.从肝论治原发性血小板减少性紫癜的中医辨治体会[J].中国中医急症,2015,24(2):275

杨雪,王新月,景姗,等.从肺论治法和从肠论治法对溃疡性结肠炎大鼠肺与结肠血管活性肠肽含量的影响[J].中国中西医结合杂志,2015,35(2):222

杨珠莹,谢齐贵,夏亮,等.清热利湿活血法联合易善复治疗非酒精性脂肪性肝病的临床研究[J].中华中医药学刊,2015,33(10):2549

姚玉红,郭莉阁.糖肾宁对气阴两虚夹瘀型早期糖尿病肾病患者 HGF,CysC 和 TGF-β1 水平的影响[J].中国实验方剂学杂志,2015,21(12):139

于杰,张磊,郭伟星.补肾方药对老年高血压病肾气亏虚证患者性激素相关调控因子的干预作用[J].吉林中医药,2015,35(7):687

于俊生,杜雅静,汪慧惠.蝉蜕、僵蚕对系膜增生性肾小球肾炎模型大鼠肾组织 Toll 样受体 4 表达的影响[J].中华中医药学刊,2015,33(1):7

于文宁,谭捷,陈雪.桑通雾化液对慢性阻塞性肺疾病急性加重期患者炎性因子的影响[J].河南中医,2015,35(5):1162

余淑娇,柯诗文,李晴,等.活血清肠方对溃疡性结肠炎的临床研究[J].世界中西医结合杂志,2015,10(3):342

玉山江·艾克木,哈丽达·木沙.西红康对糖尿病肾病Ⅲ期患者同型半胱氨酸水平的影响[J].中国中医基础医学杂志,2015,21(2):189

袁卫玲,苏玮莲,马佐英,等.肝郁脾虚与糖尿病发病关系的探讨[J].时珍国医国药,2015,26(10):2467

袁玉梅,潘华峰,史亚飞,等.胃痞消对胃癌前病变大鼠胃黏膜微血管超微结构的影响[J].广州中医药大学学报,2015,32(4):648

袁作武,周艳华.散寒清热通痹片治疗类风湿关节炎寒热错杂证80例[J].中医研究,2015,28(6):8

Z

张超.中药内服联合熏蒸疗法治疗强直性脊柱炎临床研究[J].中医学报,2015,30(3):357

张宏邈,赵令竹,谷松,等.四逆散及其拆方对实验性溃疡性结肠炎大鼠 IL-4 的影响[J].辽宁中医杂志,2015,42(5):1122

张佳琪,王雪,李晓.自拟芪术汤治疗肥胖相关性高血压病临床疗效观察[J].辽宁中医药大学学报,2015,17(7):70

张帅帅,林建新,陈放,等.中西药联用治疗过敏性紫癜的疗效及对肾损伤的预防作用[J].中国中医药科技,2015,22(2):184

张颖,杨坚,刘罡一,等.芍药甘草汤对脑缺血再灌注偏瘫大鼠痉挛状态和氨基酸水平的影响[J].上海中医药杂志,2015,49(5):85

张铮铮,纪意纯,谢娟娟.枳术汤治疗非糜烂性反流病及对 5-羟色胺影响[J].辽宁中医药大学学报,2015,17(8):126

章圣朋,何勇,徐涛,等.夏枯草总三萜调控 ERK、TGF-β1/Smad 通路对肝纤维化大鼠的保护作用探究[J].中国药理学通报,2015,31(2):261

赵涛,朱丹,王爱红,等.肾毒清灌肠液治疗早、中期慢性肾衰临床疗效分析[J].辽宁中医药大学学报,2015,17(3):107

赵迎盼,苏敏,王凤云,等.肠安Ⅰ号方对肠易激综合征内脏高敏感大鼠 5-HT 信号系统及海马 BDNF mRNA 表达的影响[J].中国中西医结合杂志,2015,35(10):1228

赵质顺,林卓鹏,陈海波.止血散、清肠汤、冠心胶囊联合西药治疗肝硬化门脉高压上消化道出血随机平行对照研究[J].实用中医内科杂志,2015,29(11):134

赵自明,潘华峰,赵静宇,等.胃痞消对胃癌前病变大鼠胃蛋白酶原、GAS、MTL、SS 和 PGE2 含量的影响[J].中华中医药学刊,2015,33(4):884

郑春梅,白自跃,李亚娟,等.益肾通络汤治疗糖尿病肾病[J].中国实验方剂学杂志,2015,21(9):175

钟利平,麻志恒,余柯娜,等.抗纤灵方对 5/6 肾切小鼠肾组织中基质金属蛋白酶及基质金属蛋白酶组织抑制因子 1 mRNA 表达的影响[J].中医杂志,2015,56(16):1425

周嘉鹤,傅志泉,邓建平,等.健脾和胃化瘀中药对慢性萎缩性胃炎患者胃黏膜热休克蛋白 70 表达的影响[J].中国中西医结合杂志,2015,35(4):406

周江.胡天成教授分型论治过敏性紫癜经验[J].四川中医,2015,33(5):5

周静,高晟,吴深涛,等.补肾抗衰片治疗肾虚痰瘀型 2 型糖尿病胰岛素抵抗的疗效观察[J].现代药物与临床,2015,30(6):666

周世芬,徐英,于顺义,等.糖肾康胶囊对早期糖尿病肾病白细胞介素18、胱抑素C表达的影响[J].辽宁中医杂志,2015,42(7):1189

周文瑞.凉血五根汤联合西药治疗血热妄行型过敏性紫癜随机平行对照研究[J].实用中医内科杂志,2015,29(8):96

朱丰林,李志鹏,平凡,等.汪悦运用"通阳法"治疗强直性脊柱炎的经验[J].江苏中医药,2015,47(6):17

朱翔,刘永年.刘永年辨治非重型再生障碍性贫血的经验[J].江苏中医药,2015,47(7):26

（五）妇　　科

【概　述】

2015 年，在国内主要中医刊物上发表的中医、中西医结合妇产科论文 2 800 余篇，内容涵盖了月经病、带下病、产后病等妇科疾病。

2015 年 1 月，中国民族医学会妇科专业委员会在北京成立。肖承悰出任会长，王小云担任执行会长。7 月，在北京召开的第三届"岐黄论坛"，妇科分会成立妇科炎症学组，由魏绍斌任组长，在专场研讨会提出了中医治疗盆腔炎性疾病专家共识（草案）。8 月，在中国中医科学院举行了萧龙友先生诞辰 145 周年纪念会。萧龙友先生是京城四大名医之首，1930 年创办北平国医学院，乃中医教育先驱。同月，云南中医学院举办张良英教授行医 60 年学术研讨会。10 月，在苏州召开第 15 次中华中医药学会妇科学术年会并成立青年委员会，国医大师夏桂成、刘敏如莅临并做学术报告，参会人数达到 500 多人，盛况空前。首届国医大师、99 岁高龄的邓铁涛题辞："弘扬中医妇科学，保卫妇女之健康"；夏桂成题辞："奋发"；刘敏如题辞："希望寄托在青年人身上，相信你们能接好班，将中医妇科事业发扬更为光大！"12 月，中国中医药研究促进会妇科流派分会在上海成立，胡国华担任会长，肖承悰任名誉会长。

由胡国华、罗颂平主编的《全国中医妇科流派研究》荣获 2015 年中华中医药学会学术著作一等奖。这是中医专科流派研究的首部专著。

临床研究方面。随着社会环境的变化与发展，以及国家放开二胎政策，对于不孕症的研究日益增多，如多囊卵巢综合征（PCOS）导致的不孕，采用清热益肾养阴法治疗。此外，有慢性盆腔炎疾病用中药配合灌肠疗法的疗效评价，子宫肌瘤用中药配合米非司酮联合治疗的疗效研究等。因生活水平的不断提高，对于围绝经期生活质量问题的关注增大，中药辅助治疗围绝经期睡眠问题的研究也逐渐增多。由于国家对科研的大力扶持和投入，实验研究较往年明显增多，临床研究多在药物的疗效与观察方面，实验研究多为动物模型研究。

1. 月经病

月经病仍然是中医妇科研究的重要组成部分，相关文献占妇科文献 23%，其中临床研究文献占 75%。郑泳霞将 90 例肾虚型月经过少患者为对象，将患者随机分为中药组、西药组、中西结合组，分别予滋肾育胎丸（菟丝子、砂仁、熟地黄、人参、桑寄生、阿胶等）、补佳乐＋黄体酮、滋肾育胎丸合补佳乐＋黄体酮。连续治疗 3 个月经周期后，中药组、西药组、中西结合组总有效率分别为 70.0%（21/30）、73.3%（22/30）、90.0%（27/30）。提示滋肾育胎丸合补佳乐＋黄体酮治疗效果明显优于单纯中药或西药治疗。

2. 多囊卵巢综合征（PCOS）

PCOS 因其较高的发病率，对其研究逐年增多，相关文献占妇科文献 5%。梁莹等将 48 例接受体外受精-胚胎移植（IVF-ET）的不孕症患者随机分为两组，均予炔雌醇环丙孕酮＋常规方案促排卵（月经的黄体中期或第 21 d 起皮下注射醋酸曲普瑞林，1 次/d，0.1 mg/d），治疗组加服苍附荪仙汤（苍术、香附、肉苁蓉、淫羊藿、清半夏、陈皮等）。治疗 1 个月，与对照组比较，治疗组血清

LH、E_2、P 水平差异无统计学意义（$P > 0.05$），优质胚胎数明显增高（$P < 0.01$），获卵数及妊娠数差异无统计学意义（$P > 0.05$）；卵巢颗粒细胞 IGF-1RmRNA 表达显著升高（$P < 0.01$）。提示苍附荪仙汤通过上调人卵巢颗粒细胞 IGF-1RmRNA 表达，增加优质胚胎数，达到治疗 PCOS 目的。

3. 子宫肌瘤

黄婉琼将 70 例子宫肌瘤患者随机分为两组，均予米非司酮治疗，观察组加服桂枝茯苓丸（桂枝、茯苓、牡丹皮、白芍药、桃仁）。治疗 3 个月后，观察组总有效率为 94.3%（33/35），不良反应为 5.7%（2/35），对照组分别为 82.9%（29/35）、14.3%（5/35），组间比较均 $P < 0.05$。提示采用桂枝茯苓丸＋米非司酮治疗优于单纯米非司酮治疗，且不良反应较少。

4. 异位妊娠

周丽霞将 110 例异位妊娠患者随机分为两组，均予米非司酮片联合甲氨蝶呤，观察组加服活血消癥汤（川芎、三棱、莪术、丹参、川牛膝、刘寄奴等）、桂枝茯苓丸治疗。连续用药 5 d 后，观察组有效率为 96.4%（53/55），不良反应发生率为 12.7%（7/55），对照组分别为 81.8%（45/55）、27.3%（15/55），组间比较均 $P < 0.05$。

5. 围绝经期睡眠障碍

郑志凌将 118 例围绝经期睡眠障碍患者随机分为两组，对照组采用戊酸雌二醇片联合谷维素片治疗，观察组采用坤宝丸（何首乌、女贞子、旱墨莲、白芍药、鸡血藤、珍珠母等）治疗，疗程 3 个月。结果，观察组与对照组总有效率差异不明显（$P > 0.05$）；两组患者匹兹堡睡眠质量指数（PQSI）评分均较治疗前显著下降（$P < 0.05$），而观察组更明显（$P < 0.05$）；两组患者的血清 E_2、LH、FSH 等相关激素水平均较治疗前显著改善（$P < 0.05$），但组

间比较差异不明显（$P > 0.05$）；观察组与对照组不良反应发生率分别为 3.4%（2/59）、10.2%（6/59），组间比较 $P < 0.05$。

（撰稿：彭晋婷　审阅：罗颂平）

【产后抑郁的治疗及实验研究】

钟向阳等将产后抑郁症（PPD）患者随机分为两组各 100 例，对照组予赛洛特方法，观察组采用益木生火法联合认知疗法进行治疗，疗程均为 6 周。在治疗结束后的第 3 个月对患者进行随访与评价，就汉密尔顿抑郁量表（HAMD）以及爱丁堡产后抑郁量表（EPDS）进行的对比可知，观察组的治疗效果明显优于对照组（$P < 0.05$）。

张娥等将 60 例 PPD 患者随机分为两组，均予氟哌噻吨美利曲辛片，治疗组加服甘麦大枣加味汤剂（甘草、小麦、大枣、生地黄、百合、远志等）。经治 20 d 后，治疗组和对照组有效率分别为 93.3%（28/30）、56.7%（17/30）（$P < 0.01$）。杨焯等将 84 例 PPD 患者随机分为两组，对照组口服盐酸氟西汀胶囊，治疗组口服滋肾调肝方，疗程 8 周。结果，治疗组和对照组总有效率分别为 88.1%（37/42）、76.2%（32/42）（$P < 0.05$）；两组 HAMD 评分均较治疗前显著降低（$P < 0.05$，$P < 0.01$），且治疗组更显著（$P < 0.05$）。储成俭将 110 例 PPD 患者随机分为两组，均予服逍遥丸，治疗组加服四逆散。经治 4 周，治疗组总有效率 92.7%（51/55），优于对照组 74.5%（41/55）（$P < 0.05$）；治疗 1、4 周后，两组 HAMD 评分均较治疗前减少，且治疗组明显低于对照组（$P < 0.05$）；治疗组不良反应量表（TESS）评分为（2.55 ± 1.20）分，对照组 TESS 评分为（3.10 ± 0.93）分，组间比较 $P < 0.05$。卢小丽将 54 例 PPD 患者随机分为两组，均予常规心理干预，观察组予加服参归仁和剂（人参、当归、酸枣仁）。治疗 6 周后，两组患者病情均得到明显改善；相较于对照组，观察组患者治疗前后 EPDS、中医证候

评分差值明显更高;焦虑自评、抑郁自评得分明显更低,生活质量自评明显更高;观察组总有效率为92.6%(25/27),优于对照组70.4%(19/27)($P < 0.05$);治疗期间,两组患者均未出现不适感或不良反应。

曲淼等从 T 细胞免疫入手,探讨参芪解郁方(黄芪、党参、当归、炒酸枣仁等)调节 PPD Treg/Th17 平衡的作用机制。将 SD 雌性大鼠随机分为正常组、假手术组、模型组、中药组和西药组,每组6 只。分设灌胃 1、2、4 周 3 个时点,检测各组大鼠外周血 Treg 细胞和 Th17 细胞比例,及 Treg/Th17 比值。发现各时点模型组 Treg 细胞数量较正常组降低($P < 0.05$,$P < 0.01$);1、2 周模型组Th17 细胞数量较正常组明显下降($P < 0.01$),而4 周模型组 Th17 细胞数量较正常组明显上升($P < 0.01$),2 周西药组较模型组升高明显($P < 0.01$),4 周中药组较模型组降低明显($P < 0.01$);1、2 周模型组 Treg/Th17 较正常组明显升高($P < 0.01$),而 4 周模型组 Treg/Th17 较正常组明显降低($P < 0.01$),4 周中药组较模型组升高明显($P < 0.01$)。提示,Treg/Th17 平衡参与 PPD 发生发展,参芪解郁方通过调控 Treg/Th17 的失衡状态发挥效用,优于西药。

(撰稿:林炜娴　审阅:罗颂平)

【复发性流产的治疗】

谈勇总结国医大师夏桂成临证经验,治疗复发性流产注重调心益肾,滋阴养血,酌以健脾和胃以安胎。若见顽固性胎漏,则辅以通因通用,化瘀固冲之法。临证颇有疗效。

赵莹将 60 例患者随机分为两组,对照组予HCG 及黄体酮治疗,试验组则采用中药保胎饮(黄芪、当归、白术等)配合心理疏导治疗,治疗至妊娠12 周。结果,对照组与试验组的妊娠成功率分别为 40.0%(12/30)、90.0%(27/30),组间比较 $P <$

0.05。李亚等将 120 例血栓前状态所致复发性流产患者随机分为两组,均予阿司匹林联合低分子肝素抗凝治疗,治疗组 68 例辨证加服活血化瘀中药。经治 1~2 月后,治疗组总有效率为 88.2%(60/68),优于对照组 69.2%(36/52)($P < 0.05$);两组患者凝血酶时间、D-二聚体、纤维蛋白原及抗凝血酶Ⅲ均明显改善($P < 0.05$);且治疗组的血浆 D-二聚体、纤维蛋白原及抗凝血酶Ⅲ改善程度优于对照组($P < 0.05$);两组患者均未见药物性不良反应及新生儿畸形或发育不良等情况。

1. 中医药治疗封闭抗体阴性复发性流产

钱绿丽等以配偶淋巴细胞主动免疫治疗作为对照,试验组予服安宫方(太子参、黄芪、茯苓、当归、白术、川断等)。连续治疗 3 个月,试验组总有效率为 86.4%(19/22),优于对照组 77.3%(17/22)($P < 0.05$);试验组含抗 CD_3-BE、抗 CD_4-BE、抗CD_8-BE 的总阳性数与对照组相比,$P < 0.05$;且两组 CD_3-BE、抗 CD_4-BE、抗 CD_8-BE 水平均有明显改善($P < 0.05$),但组间比较 $P > 0.05$。

田丹等将 73 例脾肾两虚型封闭抗体阴性所致复发性流产患者随机分为两组,均采用配偶淋巴细胞体外诱生免疫疗法,治疗组 38 例加用补中益气汤加减(黄芪、党参、白术、炙甘草、当归、陈皮等),于准备受孕前 3 个月始服,妊娠后续服至妊娠 16周。两组均随访至分娩。结果,两组总有效率分别为 89.5%(34/38)、71.4%(25/35),组间比较 $P <$0.05;治疗组较对照组更有效维持妊娠($P <$0.05),且能有效提高抗 CD_3-BE 和抗 CD_8-BE 阳转率($P < 0.05$);改善血肿瘤坏死因子-α(TNF-α)、γ干扰素(IFN-γ)、白细胞介素-6(IL-6)以及白细胞介素-10(IL-10)水平($P < 0.05$)。

吕蓓丽将 74 例患者随机分为两组,治疗组39 例予服补肾活血方(党参、当归、丹参、荷蒂、川断、桑寄生等),对照组予服补肾固冲丸(菟丝子、川续断、杜仲、巴戟天、熟地黄、枸杞子等)。经治

4周,总有效率分别为 94.9%(37/39)、82.9%(29/35),组间比较 $P < 0.05$;且治疗组改善血 HCG、封闭抗体 BE-Ab$_1$、BE-Ab$_2$ 水平明显优于对照组($P < 0.05$)。

2. 中医药治疗抗心磷脂抗体阳性复发性流产

冯晓玲等将 45 例患者随机分为两组,对照组予服地屈孕酮片,治疗组予服补肾活血方(丹参、菟丝子、阿胶、续断、桑寄生、黄芪等)。经治疗 14 d,治疗组总有效率为 90.0%(27/30),抗体转阴率为 83.3%(25/30),活产率为 76.7%(23/30),对照组分别为 73.3%(11/15)、40.0%(6/15)、53.3%(8/15),组间比较 $P < 0.01$,$P < 0.05$;且治疗组血 β-HCG、孕酮水平改善优于对照组($P < 0.05$)。

岑振考等将 60 例患者随机分为两组,均予服阿司匹林,观察组加服益肾活血解毒中药(白花蛇舌草、菟丝子、熟地黄、当归、红花、枸杞子等),怀孕 3 个月复查抗体转阴者可停止服用中药,阳性者则续服。结果,观察组与对照组抗体阴转率分别为 86.7%(26/30)、53.3%(16/30),流产率分别为 13.3%(4/30)、56.7%(17/30),组间比较均 $P < 0.05$。

3. 中医药治疗复发性流产安全性研究

刘桂英等将 60 例不明原因早期复发性流产患者随机分为两组,均于计划妊娠前 3 月口服叶酸片及天然维生素 E 胶丸,自确定妊娠之日起服用补肾健脾中药(党参、菟丝子、白术、桑寄生、山药、制首乌等)联合黄体酮安胎治疗,至孕 12 周止;试验组同时于计划妊娠前 3 个月予服补肾健脾类中药。两组均连续观察随访至孕 28 周,试验组与对照组总有效率分别为 73.3%(22/30)、40.0%(12/30)($P < 0.05$);成功妊娠率分别为 60.0%(18/30)、33.3%(10/30),组间比较均 $P < 0.05$,且早期流产率明显低于对照组($P < 0.05$);试验组早孕期孕酮、β-HCG 值均高于对照组。

组($P < 0.05$)。

李相宜等对 31 例服用滋肾育胎丸(党参、续断、白术、巴戟天、何首乌、杜仲等)安胎治疗再次成功妊娠的滋肾组患者进行回顾性研究,结果提示滋肾组与非滋肾组在有无发生新生儿畸形方面以及妊娠终止类型方面差异不明显($P > 0.05$)。

(撰稿:巫海旺　审阅:罗颂平)

【子宫肌瘤的治疗与研究】

胡荣魁等总结国医大师夏桂成治疗本病经验。认为病机在于脾肾不足,癥瘕碍胎,系胎乏力,胎元不固,治疗应以补肾健脾安胎,重在益气升提,固摄冲任,兼以镇心安神。

王静等将 92 例患者随机分为两组,均予服米非司酮,实验组加服桂枝茯苓胶囊。治疗 3 个月后,实验组子宫肌瘤体积明显小于对照组($P < 0.05$);卵泡刺激素(FSH)、黄体生成素(LH)、雌二醇(E$_2$)、孕酮(P)水平均明显低于对照组($P < 0.05$);总有效率实验组 93.5%(43/46)、对照组 76.1%(35/46),组间比较 $P < 0.01$。欧碧荷等将 70 例患者随机分为两组,均予米非司酮,观察组加服桂枝茯苓胶囊。经治 4 个月,观察组与对照组总有效率分别为 94.3%(33/35)、74.3%(26/35),组间比较 $P < 0.05$;两组患者子宫体积、子宫肌瘤体积、FSH、LH、E$_2$ 水平均较治疗前改善,且治疗组更显著($P < 0.05$)。

徐丽坤将 140 例气滞血瘀型子宫肌瘤患者随机分为观察组与对照组,分别予服丹七化癥胶囊、桂枝茯苓胶囊。经治疗 3 个月经周期,观察组与对照组综合疗效分别为 95.7%(67/70)、78.5%(55/70),组间比较 $P < 0.05$。吴苗敏等将 110 例气滞血瘀型患者随机分为两组,对照组口服米非司酮片,观察组口服消瘤丸(三棱、红花、鳖甲、海藻、昆布、蒲公英等)。经治 12 周,观察组总有效率为 94.5%(52/55),优于对照组 78.2%(43/55)

（$P < 0.05$）；治疗后观察组肌瘤大小、子宫体积明显小于对照组，全血黏度、血浆黏度、纤维蛋白原、红细胞聚集指数及性激素中的 FSH、LH、E_2 均低于对照组（$P < 0.01$）。马加兰将 120 例气滞血瘀型患者分为两组，均予米非司酮，治疗组加服莪术消瘤方（莪术、三棱、川芎、丹参、香附、木香等）。经治 3 个月，治疗组与对照组总有效率分别为 93.3%（56/60）、76.7%（46/60），组间比较 $P < 0.05$。李小花等将 60 例气虚血瘀型患者随机分为两组，对照组予桂枝茯苓胶囊，治疗组予益气化瘀方（黄芪、薏苡仁、姜黄、刘寄奴、水蛭、土鳖虫等）。治疗 3 个月经周期后，两组子宫肌瘤体积差值比较 $P > 0.05$，而治疗组在改善经期延长、经量过多现象均显著优于对照组（$P < 0.05$）。

戚文丰将 132 例患者随机分为两组，均予服桂枝茯苓胶囊，观察组加服活血化瘀法方药（薏苡仁、鸡血藤、淫羊藿、乌药、桂枝、赤芍药等）。经治 3 个月，观察组与对照组总有效率分别为 97.0%（64/66）、78.8%（52/66），组间比较 $P < 0.05$。两组患者单一症状改善情况，除经期延长外，贫血、痛经、月经过多、阴道出血、腰腹胀痛等症状的改善率观察组均明显高于对照组（$P < 0.05$）；两组治疗后的子宫肌瘤平均体积比较 $P < 0.05$。李素梅等将 126 例患者随机分为两组，均予米非司酮，观察组加服膈下逐瘀汤加减（当归、赤芍药、桃仁、五灵脂、牡丹皮、枳壳等）。3 个月为 1 个疗程。经治 2～3 个疗程，观察组子宫及肌瘤体积均小于对照组（$P < 0.05$）；观察组与对照组总有效率分别为 93.7%（59/63）、71.4%（45/63），组间比较 $P < 0.05$。李黎明等将 174 例患者随机分为两组，均予服米非司酮，研究组 88 例加服活血化瘀方（桂枝、桃仁、当归、赤芍药、牡丹皮、香附）。经治 3 个月，总有效率分别为 96.6%（85/88）、81.4%（70/86），组间比较 $P < 0.01$；与治疗前比较，两组子宫体和肌瘤体积均明显缩小，P 水平均有所下降，而治疗组更显著（$P < 0.05$，$P < 0.01$）；研究组对白

带增多、月经异常、经期腹痛的有效率明显高于对照组（$P < 0.05$）。

杨梅将 82 例患者随机分为两组，对照组予米非司酮，治疗组予血府逐瘀汤。治疗 60 d，治疗组临床疗效及肌瘤体积缩小程度均优于对照组（$P < 0.05$）。肖洪燕将 64 例患者随机分为两组，均予甲基睾丸酮治疗，治疗组加服桂枝茯苓丸。经治 3 个月，治疗组和对照组总有效率分别为 93.7%（30/32）、59.3%（19/32），组间比较 $P < 0.05$；两组子宫及子宫肌瘤体积的变化，治疗组较对照组改善更为明显（$P < 0.05$）。徐小琴等将 102 例子宫肌瘤剔除术患者随机分为接受桂枝肌瘤丸治疗的观察组与选择缩宫素治疗的对照组，治疗 3 个月，观察组复发率为 1.9%（1/51），复发时间为（20.5 ± 3.2）个月；对照组分别为 11.7%（6/51）、（8.3 ± 4.1）个月，两者比较 $P < 0.05$；观察组子宫体积恢复正常率明显优于对照组（$P < 0.05$）。

（撰稿：蔡逸苗　审阅：罗颂平）

【宫腔粘连的治疗】

江南等将 64 例患者随机分为两组，均行宫腔粘连分解术后，对照组服用补佳乐＋黄体酮胶丸序贯治疗，观察组服用滋肾理血汤（菟丝子、紫河车、鹿角胶、党参、桃仁、红花等）。3 周为 1 个疗程，治疗 3 个疗程后，观察组和对照组总有效率分别为 96.9%（31/32）、84.4%（27/35）（$P < 0.05$）。唐玉芳等将 94 例宫腔粘连分离术后患者随机分为两组，对照组口服补佳乐 3 mg/d，连服 21 d，后 5 d 加服黄体酮胶丸 100 mg/d，停药 7 d 后开始下 1 个周期。治疗组在此基础上加服滋水调经方（当归、熟地黄、川芎、阿胶、党参、鸡血藤等）。治疗 3 个月经周期，治疗组总有效率为 97.8%（46/47），不良反应发生率 6.4%（3/47），均优于对照组 76.0%（36/47）、48.9%（23/47）（均 $P < 0.05$）。周璐等将 100 例宫腔粘连术后患者随机分为两组，均予戊酸雌二

醇片、黄体酮胶囊周期治疗,实验组加用补肾活血中药周期疗法(经后期:女贞子、菟丝子、覆盆子、酒黄精、沙苑子、醋香附等;经前期:熟地黄、巴戟天、牛膝、当归、川芎、桂枝等;经期:桃仁、熟地黄、当归、川芎、醋香附、益母草等)。治疗 3 个月经周期,实验组月经恢复、宫腔粘连总有效率分别为 84.0%(42/50)、88.0%(44/50),对照组分别为 70.0%(35/50)、76.0%(38/50),组间比较均 $P < 0.05$;实验组治疗后子宫内膜厚度明显增加,子宫内膜血流参数 PI、RI 均明显降低,子宫内膜穿支血流分级Ⅲ级患者明显增加($P < 0.05$),与对照组比较均 $P < 0.05$。

张小洪等将 138 例中重度宫腔粘连患者随机分为两组,均予行宫腔镜下宫腔粘连分离术＋上环术后,对照组使用大剂量雌激素人工周期疗法,观察组使用小剂量雌激素人工周期治疗法、口服桂枝茯苓胶囊、盆炎散(白花蛇舌草、两面针、蒲公英、大黄、黄柏、赤芍药等)湿热敷下腹部、妇科灌肠液(毛冬青、大黄、白花蛇舌草、两面针、枳壳、丹参等)保留灌肠、红外线照射下腹部治疗。治疗 3 个月经周期,观察组中度宫腔粘连组总有效率为 100%,对照组为 93.1%(54/58),组间比较 $P < 0.05$;重度宫腔粘连两组总有效率分别为 75.0%(6/8)、50.0%(4/8),组间比较 $P > 0.05$。

王莉等将 60 例人流术后宫腔粘连患者分为两组,均采用雌孕激素序贯疗法,治疗组加服补肾化瘀方(川牛膝、紫丹参、炙鳖甲、紫河车、菟丝子、赤芍药等)。治疗 3 个月经周期,两组月经情况均有明显改善,且治疗组优于对照组;中医证候总有效率治疗组为 93.3%(28/30),优于对照组 73.3%(22/30)($P < 0.05$)。王芳芳将 120 例稽留流产清宫术后宫腔粘连患者随机分为两组,均予妈富隆口服,治疗组加服加味生化汤。治疗 3 个月经周期,治疗组术后阴道流血持续时间、月经复潮时间及子宫厚度改善情况均明显优于对照组(均 $P < 0.05$),周期性腹痛及宫腔粘连发生率明显低于对照组(均 $P < 0.05$)。

(撰稿:高飞霞 审阅:罗颂平)

【宫颈 HPV 感染的治疗】

程锦梅等将 86 例 HPV 感染患者随机分为实验组与对照组,分别予加味四妙汤加减(黄芪、薏苡仁、苍术、白花蛇舌草、金银花、黄柏等)、保妇康栓(莪术油、冰片)治疗。治疗 4 周,实验组治愈率为 51.2%(22/43)、总有效率 90.7%(39/43)、转阴率 76.7%(33/43),对照组分别为 27.9%(12/43)、74.4%(32/43)、51.2%(22/43),组间比较均 $P < 0.05$;实验组中医证候改善、INF-α 及 TNF-α 水平均优于对照组。潘琴等将 120 例 HPV 感染患者随机分为两组,均于非经期予重组人干扰素 α-2a 栓治疗,隔日 1 次,9 次为 1 个疗程;治疗组加服黄芪生脉饮(黄芪、党参、麦冬、五味子、南五味子),1 支/次,3 次/d,15 d 为 1 个疗程。连续治疗 3 个疗程,治疗组有效率为 88.3%(53/60),优于对照组 63.3%(38/60)($P < 0.05$)。李周等将 110 例子宫颈电热圈环切术(LEEP)后患者随机分为两组,均予术后常规抗炎、止血治疗 7～10 d,给药组同时予清宫汤(黄芪、当归、白及、败酱草、鱼腥草、海螵蛸等)内服联合保妇康栓治疗。连续治疗 10 d,给药组术后阴道出血时间、阴道流液时间均少于对照组($P < 0.05$,$P < 0.01$);术后并发症发生率,给药组为 3.6%(2/55),明显低于对照组 14.5%(8/55)($P < 0.05$);给药组 1 月内创口愈合率为 49.1%(27/55),优于对照组 21.8%(12/55)($P < 0.05$)。朱群飞将 84 例 CIN 患者随机分为两组,均予行 LEEP,中药组加服祛湿止带汤(车前草、红藤、败酱草、白术、茯苓、薏苡仁等)。经治 4 周,中药组的临床总有效率为 95.2%(40/42),优于对照组 81.0%(34/42)($P < 0.05$);中药组阴道出血量、出血时间明显少于对照组(均 $P < 0.05$)。

孟钊等将 428 例高危型 HPV 感染宫颈上皮内

照组(均 $P < 0.05$)。

瘤变患者随机分为两组,均予行 LEEP,治疗组 224 例加用保妇康栓塞。治疗 6 个月后,两组阳性率差别无统计学意义($P > 0.05$);治疗 12 个月和 24 个月对比,差别有统计学意义($P < 0.05$);治疗组在术后 6、12、24 个月逆转率分别为 84.8%(190/224)、87.1%(195/224)、92.8%(208/224),对照组分别为 77.0%(157/204)、77.9%(159/204)、83.3%(170/204),组间比较均 $P < 0.05$。吴永茂将 70 例宫颈高危型 HPV 亚临床感染患者随机分为两组,均予重组人干扰素 α-2b 栓非月经期内用,联合组加用保妇康栓,非月经期内交替用药。经治 3 个月,联合组总有效率为 94.3%(33/35),HPV 清除总有效率为 88.6%(31/35),对照组分别为 77.1%(27/35)、68.6%(24/35),组间比较均 $P < 0.05$。叶银利等将 160 例宫颈高危型 HPV 感染患者随机分为 4 个组。1 组服四君子汤合五味消毒饮(党参、天葵子、紫花地丁、白术、茯苓、金银花等)配合保妇康栓治疗;2 组单用保妇康栓治疗;3 组单用干扰素治疗;4 组未采取任何治疗措施。连续治疗 3 个月,1 组治愈率为 72.5%(29/40)、总有效率为 85.0%(34/40),2 组分别为 47.5%(19/40)、62.5%(25/40),3 组分别为 50.0%(20/40)、62.5%(25/40),4 组分别为 22.5%(9/40)、37.5%(15/40)。1 组与 2、3、4 组,2、3 组与 4 组分别比较,均 $P < 0.05$;2 组与 3 组比较 $P > 0.05$。沈娟华将 92 例慢性宫颈炎伴高危型 HPV 感染患者随机分为两组,均予干扰素 α-2b 栓非经期阴道给药,中西医组予联合复方沙棘籽油栓非经期交替阴道用药。治疗 3 个月,中西医组临床总有效率为 95.7%(44/46),优于西医组 82.6%(38/46)($P < 0.05$);对有效病例随访半年和 1 年,中西医组 HPV 转阴率分别为 90.9%(40/44)和 77.3%(34/44),西医组为 73.7%(28/38)和 55.3%(21/38),两组比较均 $P < 0.05$。

张宜群等研究发现,宫颈病变患者宫颈组织中 IL-10 呈高表达,IFN-γ 呈低表达,宫颈组织中 IL-10、IFN-γ 的表达与宫颈病变的发生、进展及 HPV 感染密切相关。中药清热扶正法可有效调节 CIN 患者体内 IL-10、IFN-γ 水平。

(撰稿:丘 敏 审阅:罗颂平)

【多囊卵巢综合征的治疗及实验研究】

马慧聪等总结连方对 PCOS 患者在围助孕技术期辅助中药治疗的经验。认为 PCOS 多与脾肾肝功能失常有关,根据形体的胖瘦分为体型偏胖者和体型偏瘦者,前者治以益肾填精、燥湿化痰为主,后者治以益肾填精、疏肝泻火为主。主张分为预处理阶段、超排卵阶段、胚胎移植后及早期安胎阶段辨证治疗,将中西医的优势结合,以获得合适数目的高质量卵泡,从而提高 PCOS 患者行辅助生育技术的成功率。

宋艳华等将 90 例肥胖型 PCOS 患者随机分为三组。中药组予益肾化痰方(黄芪、生地黄、熟地黄、当归、苍术、白术等),西药组予二甲双呱,中西药组予益肾化痰方加二甲双呱。治疗 3 个月,中西药组总有效率为 83.3%(25/30),优于中药组 70.0%(21/30)和西药组 76.7%(23/30)(均 $P < 0.05$);中西药组体重质量指数(BMI)、腰臀比(WHR)较治疗前明显降低($P < 0.05$),且低于中药组与西药组($P < 0.05$);西药组与中西药组空腹胰岛素(FINS)、胰岛素抵抗指数(HOMA-IR)明显低于治疗前($P < 0.05$),且明显均低于中药组($P < 0.05$);中药组、中西药组 LH、T 均较治疗前降低($P < 0.05$),且均低于西药组($P < 0.05$)。

尹倩等将 62 例 PCOS 高雄激素血症患者随机分为两组,对照组予炔雌醇环丙孕酮片口服,治疗组口服补肾化痰方(丹参、淫羊藿、黄芪、茯苓、苍术)。治疗 3 个月经周期后,治疗组总有效率为 96.7%(29/30),不良反应发生率为 6.7%(2/30),对照组分别为 75.0%(24/32)、31.3%(10/32),组间比较均 $P < 0.05$;治疗后及停药 3 个月时,两组

T 水平、卵巢体积、黄体生成激素（LH）水平均较治疗前降低（$P < 0.05$），且治疗组更明显（$P < 0.05$）。高征等将 123 例患者随机分为两组，西药组 59 例予达英-35，中药组 64 例采用益肾助阳活血化浊汤（菟丝子、杜仲、当归、桃仁、延胡索、蛇床子等）。治疗 6 个月，两组患者血清 P、LH 水平均较治疗前显著下降（$P < 0.01$），组间比较 $P > 0.05$。但中药组有 5 例患者妊娠，且 80% 患者治疗后出现基础体温（BBT）双相。刘新敏等采用知柏地黄汤加减治疗 30 例肾阴虚火旺型 PCOS 高睾酮血症患者，连服 3 个月后，患者血清睾酮含量和月经周期、中医症状及痤疮评分均较治疗前明显降低（$P < 0.01$），46.7%（14/30）的患者 BBT 出现双相。

史梅莹等对 375 例多囊卵巢综合征（PCOS）患者建立数据库，进行频次、频率的描述分析研究显示，PCOS 的证候要素及其组合分布规律体现了其核心病机为血瘀、痰湿、气滞、火（热）、阴虚；肥胖组以痰湿、血瘀为主，非肥胖组以血瘀、火（热）和寒凝为主。史梅莹等通过复杂网络分析所获得的临床报道所用中医周期治疗 PCOS 的用药规律，显示该病病理因素主要是（阳）虚、血瘀和痰湿；病位主要肾、肝、脾。分期治疗治法分别为：经后期以补肾、滋阴养血、理气健脾为主；经间期以补肝肾、理气活血为主；经前期以补肾升阳、健脾理气为主；行经期活血滋阴为主。丛慧芳从"痰瘀带脉"探讨 PCOS 与代谢异常的相关性，提出肾虚乃痰瘀互结之源，痰瘀带脉是本病生殖及代谢异常的病机关键。陈旭从"痰瘀互结，重阴不阳"探讨 PCOS 的病机，提出"补肾健脾，顺应阴阳；活血祛瘀，化痰通络"的治则。强调本病以调补肾脾脏腑功能、清除痰瘀两邪的同时，尤其重视顺应月经周期中阴阳消长转化的自然规律。黄金珠等对 215 例 PCOS 患者的临床症状、中医证型以及虚实证候分布进行统计和分析，发现常见中医症状有易怒、脱发、腰膝酸软、健忘等 36 个主要症状。常见证型依次为肾虚

肝郁痰湿阻滞（51 例，23.7%）、肾虚肝郁（44 例，20.5%）、肾虚肝郁血瘀（34 例，15.8%），其中肾虚证出现频次最高（197 例，91.6%）。从虚实论治，以虚实夹杂最多见（199 例，92.6%）。李宾玲等选取痰湿阻滞型 71 例、肾虚型 55 例、气滞血瘀型 52 例，分析不同证型间卵巢超声形态学参数的差异，发现痰湿阻滞型患者的卵泡数目（FN）、卵巢体积（V）与肾虚型、气滞血瘀型比较有显著性差异（$P < 0.05$）；各证型间质面积/总面积（SA/TA）比较无差异性（$P > 0.05$）。不同证型的 PCOS 患者在卵巢超声测量指标上存在差异，其中痰湿阻滞型有更为明显增大的卵巢体积和增多的卵泡数目，可为中医辨证分型提供客观标准。王艳丽等检测各型患者卵巢阻力指数及搏动指数，发现气滞血瘀型明显高于肾虚型和痰湿阻滞型（$P < 0.05$）；痰湿阻滞型与肾虚型比较，各指标均无差异（$P > 0.05$）。杨振光等对气滞血瘀型 68 例、痰湿阻滞型 70 例、肾虚肝郁型 62 例患者超声特点进行分析，发现气滞血瘀型超声特点为 RI、PI 偏高，痰湿阻滞型表现为卵巢体积增大、卵泡数目增多，而肾虚肝郁型超声检查无典型特征。

孙忻等将非肥胖型 PCOS 随机分为两组，治疗组用毓麟珠合柴胡疏肝散加减，对照组用二甲双胍片。治疗 3 个月经周期，治疗组总有效率为 84.6%（22/26），优于对照组 80.0%（20/25）；两组患者中医证候积分、多毛评分均较治前降低（$P < 0.01$），而治疗组更显著（$P < 0.05$）。黎小斌等研究发现补肾化痰中成药灵术颗粒（淫羊藿、仙茅、当归、川芎、茯苓、白术等）可通过减少 PCOS 卵泡基底膜蛋白表达，改变卵泡基底膜厚度，改善卵泡基底膜分子筛功能，调节两细胞间信息交换，促进卵巢排卵；其效果与二甲双胍相当。

张婷实验研究发现清热养阴方（地骨皮、生地黄、麦冬、赤芍药、丹参、茯苓等）能提高大鼠 E_2、P，降低 T，降低卵巢指数，增加 PCOS 模型大鼠子宫卵巢旁脂肪组织中 PI3KmRNA、PKBmRNA 的表

达,从而改善大鼠胰岛素抵抗以及卵巢内分泌环境而恢复排卵。推测清热养阴方与二甲双胍可能具有相似的作用途径,其能改善 IR,作用弱于二甲双胍;亦可降低血清 LH、T、PRL 及中医证候评分,作用优于二甲双胍,而联合用药效果更好。

（撰稿:丘维钰　杜　鑫　审阅:罗颂平）

【异位妊娠的治疗与研究】

王荣香将 112 例异位妊娠患者分为两组,均予甲氨蝶呤肌注,治疗组加服宫外孕中药方(紫草、丹参、蒲公英、赤芍药、蜈蚣)。治疗 7～14 d,治疗组总有效率为 89.3%(50/56),优于对照组 80.4%(90/112);治疗组 β-HCG 下降至正常时间为(18.21±3.95)d,明显短于对照组(23.67±4.12)d(P < 0.05)。张春玲等用杀胚方(丹参、赤芍药、桃仁、桂枝、莪术、三棱等)治疗了 30 例经西医保守治疗失败的宫外孕患者,治愈率为 90.0%(27/30),治疗后患者血 β-HCG 下降至正常值,包块吸收。

李艳娟将 84 例患者随机分为两组,均予甲氨蝶呤,治疗组加用米非司酮及宫外孕 II 号方(赤芍药、丹参、三棱、桃仁、甘草、莪术)。治疗 7 d,治疗组总有效率为 95.2%(40/42),优于对照组 61.9%(26/42)(P < 0.05)。郝晓存将 60 例患者随机分成两组,均予甲氨蝶呤,治疗组加服化瘀消癥方(丹参、赤芍药、三棱、莪术、桃仁、当归等)。治疗 14 d,治疗组中医证候积分显著低于对照组(P < 0.05),血 β-HCG 复常、包块消失及阴道止血时间均显著短于对照组(P < 0.05)。陈树萍等将 138 例患者分为两组,均予甲氨蝶呤、米非司酮,观察组加服宫外孕方(牡蛎、三棱、没药、莪术、牛膝、延胡索等)。经治 7 d,治疗组总有效率为 95.7%(66/69),不良反应发生率为 1.4%(1/69),均优于对照组 79.7%(55/69)、13.0%(9/69)(P < 0.05);治疗组患者血 β-HCG 值下降至正常水平及包块消失时间均优于对照组(P < 0.05)。陈艳辉将 60 例输卵管妊娠保

守治疗后持续性包块者随机分为两组,观察组和对照组分别予银甲丸加减(金银花、生鳖甲、连翘、升麻、红藤、蒲公英等)和平消片治疗。经治 4 周,观察组有效率为 93.3%(28/30),优于对照组 76.7%(23/30)(P < 0.05)。薛美玲将 140 例宫外孕患者随机分成两组,均予甲氨蝶呤、米非司酮,治疗组加服宫外孕 II 号方加味(黄芪、花粉、党参、丹参、赤芍药、红花等)。经治 7 d,治疗组与对照组治愈率分别为 95.7%(67/70)、78.6%(55/70),组间比较 P < 0.05;且 β-HCG 转阴时间和不良反应发生率均低于对照组(P < 0.05)。张亚洲将 180 例患者随机分为两组,均予米非司酮与甲氨蝶呤,观察组加服中药(丹参、金银花、赤芍药、桃仁、乳香、三棱等)。治疗 7 d,观察组与对照组治愈率分别为 87.8%(79/90)、74.4%(67/90),组间比较 P < 0.05。周泉将 73 例患者随机分为两组,均予甲氨蝶呤静脉注射和米非司酮口服,试验组 37 例加服中药(天花粉、三棱、莪术、赤芍药、丹参、桃仁等)。经治 7 d,治愈率分别为 97.3%(36/37)、77.8%(28/36),组间比较 P < 0.05。

徐明兴等将 112 例未破损型异位妊娠者随机分为两组,均予甲氨蝶呤肌注,研究组加服活血杀胚方(熟大黄、蜈蚣、土鳖虫、桃仁、赤芍药、三棱等)。治疗 7 d,研究组治愈率为 80.4%(45/56),不良反应发生率为 7.1%(4/56),对照组分别为 57.1%(32/56)、21.4%(12/56),组间比较均 P < 0.05;研究组 β-HCG 值降到正常水平及腹痛消失时间均短于对照组(P < 0.05),盆腔包块直径小于对照组(P < 0.05)。韩玉清将 79 例未破损型异位妊娠患者随机分为两组,均予米非司酮、甲氨蝶呤,治疗组 44 例加服异位妊娠方(丹参、三七粉、桃仁、赤芍药、川牛膝、三棱等)。治疗 7 d,治疗组治愈率为 91.4%(40/44),不良反应率为 15.9%(7/44),对照组分别为 75.0%(26/35)、62.9%(22/35),组间比较均 P < 0.05。宋阳等将 300 例未破损期输卵管妊娠患者随机分为两组,均予米非司酮,实验组

加宫外孕Ⅰ号方加减(丹参、赤芍药、桃仁、紫草、蜈蚣、天花粉等)、散结镇痛胶囊(血竭、三七、浙贝母、薏苡仁等)、双柏散(侧柏叶、黄柏、大黄、薄荷、泽兰等)及丹参注射液。经治4周,治疗组与对照组总有效率分别为86.0%(129/150)、74.7%(112/150),组间比较 P < 0.05;且 β-HCG 下降50%及90%的时间均短于对照组(P < 0.05)。刘艳秋将异位妊娠保守治疗者126例分为三组,A组单纯甲氨蝶呤治疗,B组甲氨蝶呤联合米非司酮治疗,C组中药(丹参、赤芍药、桃仁、三棱、莪术、皂角刺等)配合甲氨蝶呤及米非司酮治疗。结果,C组患者治疗有效率为95.2%(40/42),明显高于A组71.4%(33/42)和B组78.6%(30/42)(P < 0.05)。

袁烁等观察加味宫外孕Ⅰ号方(丹参、赤芍药、桃仁、紫草、天花粉)含药血清对体外培养的输卵管妊娠滋养细胞凋亡率和细胞周期的影响。结果显示,中药组(加味宫外孕Ⅰ号方含药血清)与对照组(正常血清)相比,滋养细胞凋亡率显著上升(P < 0.01),细胞周期发生阻滞,G0/G1 期细胞百分比显著增多(P < 0.01);中药组与西药组(甲氨蝶呤含药血清)相比 P > 0.05。提示加味宫外孕Ⅰ号方诱导滋养细胞凋亡,改变细胞周期进程可能是其发挥杀胚效应的机制之一。

卢树辉等对95例卵巢妊娠(OP)患者的临床资料分析显示,OP占同期异位妊娠1.79%。患者中68.4%(65/95)有人工流产史,6.3%(6/95)放置宫内节育器,87.4%(83/95)有腹痛症状,84.2%(80/95)有停经史,51.6%(49/95)出现阴道流血。刘玲等探讨患者体质类型与异位妊娠发病的关系,结果显示,异位妊娠患者阳虚质居多45.3%(72/159),其次为气郁质42.8%(68/159)、瘀血质34.6%(55/159)及湿热质28.9%(50/159)。认为异位妊娠发病与体质类型相关,对有生育要求的易感体质女性进行早期干预可预防异位妊娠的发病。

(撰稿:刘 方 审阅:罗颂平)

【老年性阴道炎的治疗】

露红将62例肝肾阴虚型老年性阴道炎患者随机分为两组,治疗组予坤和方内服(山茱萸、山药、制首乌、牡丹皮、茯苓、熟地黄等)和外洗方(蛇床子、黄柏、淫羊藿、薄荷、甘草、蒲公英等)早晚熏洗,对照组予保妇康栓外用。经治42 d,治疗组与对照组有效率分别为96.8%(24/31)、80.7%(16/31),组间比较 P < 0.05。陈旭等将100例脾虚湿热型患者随机分为两组,观察组予易黄止带汤(甘草、山药、黑荆芥、芡实、柴胡、炒白果等)联合外洗方(贯众、透骨草、蛇床子、椿根皮、白鲜皮、地肤子等),对照组予保妇康栓。治疗3周,观察组与对照组有效率分别为94.0%(47/50)、84.0%(42/50),组间比较 P > 0.05;但观察组整体中医证候治愈率为54.0%(27/50),复发率为10.0%(5/50),明显优于对照组 24.0%(12/50)、30.0%(15/50)(均 P < 0.05)。张晓芳将105例肾虚湿热型患者随机分为两组,对照组52例予保妇康栓配合中药熏洗(蛇床子、黄柏、百部、仙茅、白鲜皮、紫花地丁等),观察组53例在对照组基础上加服知柏地黄丸。治疗2周,治疗组总有效率为92.4%(49/53),优于对照组75.0%(39/52)(P < 0.05),两组不良反应发生率、复发率的比较,差异均无统计学意义(P > 0.05)。潘樱稚将100例肾阴虚型患者随机分为两组,治疗组予慢阴炎一方(知母、黄柏、生地黄、山药、山茱萸、茯苓等)内服加外洗方(淫羊藿、黄柏、蛇床子)熏洗,对照组予服替硝唑。经治14 d,治疗组总有效率为98.0%(49/50),优于对照组88.0%(44/50)(P < 0.05);两组带下量、色、味积分均明显减少(P < 0.05),白带常规检查明显好转(P < 0.05),且治疗组优于对照组(P < 0.05)。张琼等将60例阴虚湿热型患者随机分为两组,均予甲硝唑栓阴道纳药,治疗组加服清带固本方(淫羊藿、知母、黄柏、当归、旱莲草、生地黄等)。治疗

14 d,治疗组与对照组总有效率分别为96.7%(29/30)、83.3%(25/30),组间比较 $P < 0.05$;且治疗组在中医证候积分、阴道清洁度、阴道健康评分及复发率的改善方面亦优于对照组($P < 0.05$)。

阮森莲等将120例患者随机分为两组,对照组予甲硝唑片,观察组予知柏地黄丸。治疗10 d,观察组总有效率为96.7%(58/60),不良反应发生率为6.7%(4/60),均优于对照组78.3%(47/60)、15.0%(9/60)(均 $P < 0.05$)。曹向黎将84例老年性阴道炎患者随机分为两组,均予尼尔雌痛或妊马雌酮加甲经孕酮、保妇康栓阴道塞药,治疗组另予补肾除湿汤加减(山茱萸、枸杞子、山药、女贞子、旱莲草、黄芪等)灌肠。治疗3个月经周期,治疗组与对照组总有效率分别为92.9%(39/42)、73.8%(31/42),组间比较 $P < 0.05$。柯忠妹采用乙癸同源饮加减(北沙参、炙鳖甲、麦冬、制首乌、炒白芍药、巴戟天等)治疗60例复发性患者,经治3个月,

治愈率为93.3%(56/60)。郑加将60例复发性老年性阴道炎及尿道炎患者随机分为两组,均予保妇康栓,治疗组加服补肾清热汤(女贞子、墨旱莲、蒲公英、制何首乌、枸杞子、巴戟天等)。连续用药2周,治疗组与对照组有效率分别为96.6%(29/30)、90.0%(27/30),组间比较 $P > 0.05$;但治疗组的显效率为86.7%(26/30),显著高于对照组53.3%(16/30)($P < 0.05$);停药4周后复查,治疗组复发率为6.9%(2/29),远低于对照组22.2%(6/27)($P < 0.05$)。

吴先辉将79例更年期细菌性阴道炎患者随机分为两组,均予服替硝唑,研究组40例加服妇炎康复片。经治8周,研究组总有效率为100%,优于对照组89.7%(35/39)($P < 0.01$),治疗期间不良反应发生率及随访半年复发率亦明显低于对照组(均 $P < 0.05$)。

（撰稿：李元琪　审阅：罗颂平）

[附] 参 考 文 献

C

曹向黎.中西医结合治疗老年性阴道炎42例[J].实用中医药杂志,2015,31(8):747

岑振考,王彦君,陈方耿.益肾活血解毒中药与小剂量阿司匹林治疗抗心磷脂抗体阳性复发性流产的临床分析[J].实用中西医结合临床,2015,15(7):33

陈树萍,王海玲,郝开花.异位妊娠采用中西医结合保守治疗的临床观察[J].实用中西医结合临床,2015,15(4):26

陈旭,杨国杏.易黄止带汤联合外洗方治疗脾虚湿热型老年性阴道炎的效果观察[J].深圳中西医结合杂志,2015,25(15):55

陈旭.从"痰瘀互结,重阴不阳"论多囊卵巢综合征病机根本[J].辽宁中医药大学学报,2015,17(6):104

陈艳辉,陈文辉.银甲丸加减治疗输卵管妊娠持续性包块临床观察[J].四川中医,2015,33(1):123

程锦梅,童燕,陈书辰,等.加味四妙汤在宫颈人乳头瘤病毒感染的临床效果[J].中药药理与临床,2015,31(3):149

储成俭.逍遥丸联合四逆散治疗产后抑郁临床观察[J].新中医,2015,47(10):120

褚春莉,姜晓琳.解郁丸联合天王补心丹对围绝经期职业女性失眠及抑郁的影响[J].成都中医药大学学报,2015,38(2):78

丛慧芳.从"痰瘀带脉"认识多囊卵巢综合征与代谢异常[J].现代中医临床,2015,22(3):56

F

冯晓玲,李娜,李思毛,等.补肾活血方对抗心磷脂抗体阳性复发性流产的临床研究[J].中医药信息,2015,32(2):34

G

高征,许昕,梁婧翘.益肾助阳活血化浊法对多囊卵巢

综合征患者激素及排卵功能影响[J].环球中医药,2015,8(6):675

H

韩玉清.异位妊娠方联合西药治疗未破损型异位妊娠疗效观察[J].实用中医药杂志,2015,31(6):522

郝晓存.化瘀消癥汤结合甲氨蝶呤保守治疗异位妊娠患者临床研究[J].亚太传统医药,2015,11(6):115

胡荣魁,谈勇.夏桂成国医大师调治子宫肌瘤合并妊娠经验探赜[J].江苏中医药,2015,47(11):6

黄金珠,李蕴璐,黄叶芳,等.215例多囊卵巢综合征的中医临床证候分布规律研究[J].时珍国医国药,2015,26(7):1711

黄婉琼.桂枝茯苓丸联合米非司酮治疗子宫肌瘤的疗效研究[J].中医临床研究,2015,7(33):62

J

江南,吴良芝,王亚玲,等.宫腔镜联合滋肾理血汤治疗宫腔粘连疗效观察[J].实用中医药杂志,2015,31(7):642

K

柯忠妹.乙癸同源饮加减治疗复发性老年性阴道炎60例[J].浙江中医杂志,2015,50(1):49

L

黎小斌,孟君,梁洁莎,等.补肾化痰法调节PCOS卵泡基底膜分子筛功能的研究[J].中华中医药杂志,2015,30(4):1284

李宾玲,王艳丽,郝兰枝.多囊卵巢综合征3种常见中医证型卵巢超声形态学参数对比分析[J].上海中医药杂志,2015,49(1):6

李黎明,杨艳,于静.活血化瘀方联合米非司酮治疗子宫肌瘤88例[J].南京中医药大学学报,2015,31(4):334

李丽敏,周红霞,杨阳,等.红花逍遥片联合温经汤在围绝经期改善卵巢功能及失眠的应用[J].新中医,2015,47(11):127

李素梅,张全华.膈下逐瘀汤联合米非司酮与单独应用米非司酮治疗子宫肌瘤的临床疗效分析[J].中国民间疗法,2015,23(10):60

李相宜,李艳芳,罗颂平.滋肾育胎丸治疗复发性流产

对妊娠结局的影响[J].新中医,2015,47(10):105

李小花,杨金坤,徐惠群.益气化瘀方治疗气虚血瘀型子宫肌瘤临床观察[J].上海中医药杂志,2015,49(7):50

李亚,王俊玲,刘昱磊,等.活血化瘀法治疗血栓前状态所致复发性流产的临床观察[J].广州中医药大学学报,2015,32(6):1000

李艳芳,李相宜,罗颂平.复发性流产患者成功妊娠后妊娠结局研究[J].广州中医药大学学报,2015,32(6):979

李艳娟.宫外孕Ⅱ号联合甲氨蝶呤、米非司酮治疗异位妊娠随机平行对照研究[J].实用中医内科杂志,2015,29(1):109

李周,谢英花.清宫汤联合保妇康栓对宫颈病变环形电切术后康复的影响[J].新中医,2015,47(3):146

梁莹,杜惠兰,穆玉霞.苍附苁仙汤对多囊卵巢综合征患者卵巢颗粒细胞胰岛素样生长因子-1受体基因表达的影响[J].中国中医药信息杂志,2015,22(1):29

廖威,孔欣,樊旭,等.从肝论治围绝经期睡眠障碍[J].中国民间疗法,2015,23(4):5

刘桂玲.活力苏口服液联合舍曲林治疗气血亏虚型产后抑郁症[J].国际中医中药杂志,2015,37(3):228

刘桂英,何丽亚,黎玉婷,等.孕前健脾补肾对不明原因早期复发性流产患者妊娠结局的影响[J].广西中医药,2015,38(1):20

刘玲,邵良,宋阳,等.异位妊娠患者中医体质类型调查[J].时珍国医国药,2015,26(1):174

刘新敏,刘睿,徐信,等.滋肾泻火中药治疗多囊卵巢综合征高睾酮血症30例[J].世界中医药,2015,10(7):1013

刘艳秋.中西医结合保守治疗异位妊娠42例疗效分析[J].实用中西医结合临床,2015,15(1):24

卢树辉,乐爱文,黎雪茹,等.卵巢妊娠95例临床分析[J].亚太传统医药,2015,11(21):85

卢小丽.参归仁和剂联合心理干预治疗产后抑郁27例临床观察[J].中国民族民间医药,2015,24(10):141

露红.坤和方联合外洗方治疗肝肾阴虚型老年性阴道炎31例[J].中医研究,2015,28(9):16

吕蓓丽,王海燕,张婷婷,等.补肾活血方对复发性流产患者封闭抗体影响的临床观察[J].上海中医药杂志,2015,49(5):70

M

马海燕.自拟解郁安神汤治疗围绝经期失眠症70例临

床观察[J].浙江中医杂志,2015,50(2):114

马慧聪,连方.连方教授对多囊卵巢综合征患者在围助孕技术期的辨证观[J].国医论坛,2015,30(1):13

马加兰.小剂量米非司酮配合莪术消瘤方治疗子宫肌瘤60例疗效观察[J].中国民间疗法,2015,23(10):59

孟钊,薛素华,张凌.宫颈环形电切术联合保妇康栓治疗高危型HPV感染宫颈上皮内瘤变224例[J].中医研究,2015,28(3):12

闵莉,林雪娟,俞洁,等.围绝经期综合征阴虚证与神经递质相关性研究[J].中医药通报,2015,14(4):51

O

欧碧荷,蓝春花.桂枝茯苓胶囊联合米非司酮治疗子宫肌瘤临床观察[J].辽宁中医杂志,2015,42(3):551

P

潘琴,徐秀丽.重组人干扰素α-2a栓联合黄芪生脉饮治疗子宫颈HPV感染疗效观察[J].中国中西医结合杂志,2015,35(3):366

潘樱稚,马鹏雁,吴昆仑.慢阴炎一方内服加外洗方治疗肾阴虚型老年性阴道炎50例[J].上海中医药杂志,2015,49(3):59

Q

戚文丰.桂枝茯苓胶囊结合活血化瘀法治疗子宫肌瘤临床观察[J].新中医,2015,47(9):136

钱绿丽,丁彩飞.安宫方治疗封闭抗体低下型复发性自然流产临床观察[J].浙江中西医结合杂志,2015,25(3):269

秦尔奇,郑倩华,鲁凌云,等.泻南补北法在围绝经期心肾不交型失眠中的应用[J].新中医,2015,47(10):1

曲淼,李净娅,唐启盛,等.Treg/Th17平衡对产后抑郁大鼠的影响及参芪解郁方的细胞免疫调节作用[J].中华中医药杂志,2015,30(5):1452

R

阮森莲,高亚洲,孟祥玲.知柏地黄丸治疗老年性阴道炎临床疗效分析[J].中药药理与临床,2015,31(1):302

S

邵祺腾,杜渐,王昊,等.更年期女性五态人格特征与更年期症状的关系[J].中医杂志,2015,56(22):1915

沈娟华.干扰素α-2b栓联合复方沙棘籽油栓治疗慢性宫颈炎伴高危型乳头瘤病毒感染临床观察[J].新中医,2015,47(11):133

史梅莹,赵燕,王天芳.多囊卵巢综合征375例病性类证候要素分布特点[J].环球中医药,2015,8(5):571

史梅莹,赵燕,王天芳,等.基于复杂网络分析现代文献报道的中医周期疗法治疗多囊卵巢综合征的用药规律[J].世界中医药,2015,10(3):443

宋艳华,廖英,夏亦冬,等.益肾化痰方联合二甲双胍治疗肥胖型多囊卵巢综合征临床研究[J].上海中医药杂志,2015,49(5):66

宋阳,邓高丕,袁烁.中西医结合药物治疗未破损期输卵管妊娠150例临床观察[J].新中医,2015,47(7):177

孙忻,丁彩飞,杨欣,等.毓麟珠合柴胡疏肝散加减治疗非肥胖型多囊卵巢综合征临床观察[J].浙江中西医结合杂志,2015,25(1):52

T

谈勇,胡荣魁.夏桂成国医大师调治复发性流产经验探赜[J].江苏中医药,2015,47(9):1

唐玉芳,李世林,郑艳.中西医结合治疗宫腔镜下宫腔粘连分离术后临床观察[J].湖北中医杂志,2015,37(7):44

田丹,戴海青,李兆萍,等.补中益气汤治疗脾肾两虚证封闭抗体阴性所致复发性流产38例[J].中国实验方剂学杂志,2015,21(18):167

W

王芳芳,刘德佩.中西医结合预防稽留流产清宫术后宫腔粘连60例临床研究[J].江苏中医药,2015,47(10):33

王静,许飞雪,杨永秀.桂枝茯苓胶囊联合米非司酮治疗子宫肌瘤的临床疗效分析[J].中药药理与临床,2015,31(5):115

王莉,陈霞.中西药治疗人流术后宫腔粘连临床观察[J].辽宁中医药大学学报,2015,17(4):78

王荣香,周欢,金群俏.112例异位妊娠中西医结合保守治疗效果回顾分析[J].浙江中医杂志,2015,50(1):44

王文慧,岳利峰,杜茂生,等.基于Greene量表评价加味逍遥散两种剂型调节围绝经期情绪障碍的疗效差异[J].中华中医药杂志,2015,30(9):3332

王艳丽,郝兰枝,李宾玲.多囊卵巢综合征3种常见中医证型卵巢血流动力学参数的对比分析[J].上海中医药杂志,2015,49(9):10

温涛,周继刚,罗涛,等.益贞颗粒治疗围绝经期失眠症的临床研究[J].湖北中医药大学学报,2015,17(1):79

吴苗敏,刘娜,韩璐.消瘤丸治疗气滞血瘀证子宫肌瘤55例临床分析[J].中国实验方剂学杂志,2015,21(13):204

吴先辉.妇炎康复片联合替硝唑片治疗更年期细菌性阴道炎40例[J].中国中医药现代远程教育,2015,13(3):59

吴永茂.重组干扰素α-2b栓联合保妇康栓治疗宫颈高危型乳头瘤病毒亚临床感染疗效观察[J].新中医,2015,47(9):145

X

肖洪燕.桂枝茯苓丸联合甲基睾丸素治疗子宫肌瘤的临床体会[J].深圳中西医结合杂志,2015,25(3):59

谢知慧.归脾二仙汤加减治疗围绝经期情绪异常40例的临床分析[J].中医临床研究,2015,7(10):17

徐丽坤.丹七化广癥胶囊治疗气滞血瘀型子宫肌瘤70例疗效分析[J].亚太传统医药,2015,11(1):126

徐明兴,张丹红,李颖.活血杀胚方联合甲氨蝶呤治疗未破损型异位妊娠临床研究[J].实用中医药杂志,2015,31(9):832

徐小琴,曾韶英,王茂淮,等.桂枝肌瘤丸对子宫肌瘤剔除术后复发率的影响[J].中国中医药现代远程教育,2015,13(18):57

薛美玲.中西医结合保守治疗宫外孕70例临床观察[J].中医临床研究,2015,7(20):104

Y

杨焯,林彬.滋肾调肝方治疗产后抑郁症临床观察[J].上海中医药杂志,2015,49(4):70

杨梅.血府逐瘀汤联合米非司酮治疗子宫肌瘤随机平行对照研究[J].实用中医内科杂志,2015,29(9):106

杨振光,张丽霞.多囊卵巢综合征不同中医证型超声特点分析[J].新中医,2015,47(10):124

叶婉纯,叶人,袁拯忠,等.甲乙归藏汤加味治疗围绝经期失眠症临床观察[J].广西中医药,2015,38(2):19

叶银利,桑晓庆,熊翡,等.中药联合保妇康栓治疗宫颈高危型HPV感染及CINⅠ的临床观察[J].浙江中医杂志,2015,50(7):478

尹倩,侯丽辉,刘颖华,等.补肾化痰方对多囊卵巢综合征患者高雄激素血症影响的临床观察[J].上海中医药杂志,2015,49(8):53

袁烁,刘玲,邓高丕.加味宫外孕Ⅰ号方含药血清对体外培养的输卵管妊娠滋养细胞凋亡率和细胞周期的影响[J].中华中医药学刊,2015,33(11):2598

岳笑菲.米非司酮独用及与宫瘤消胶囊合用治疗子宫肌瘤的效果分析[J].北方药学,2015,12(5):55

Z

曾令烽,蒙昌荣,李滋平,等.中医药辅助治疗围绝经期失眠研究的Meta分析[J].中国实验方剂学杂志,2015,21(18):195

张春玲,刘志杰,高朝,等.杀胚方治疗宫外孕30例疗效观察[J].中医临床研究,2015,7(16):85

张娥,高鹏,陈萍.甘麦大枣汤加味联合氟哌噻吨美利曲辛片治疗产后抑郁症60例[J].中医研究,2015,28(10):19

张苗,谢琼燕.百合地黄汤合越鞠丸加减治疗围绝经期失眠36例[J].浙江中医杂志,2015,50(9):668

张琼,周琦.清带固本方联合甲硝唑栓治疗阴虚湿热型老年性阴道炎的临床观察[J].上海中医药杂志,2015,49(6):50

张婷.清热养阴方对多囊卵巢综合征(PCOS)模型大鼠卵巢激素及局部胰岛素抵抗的影响[J].浙江中医药大学学报,2015,39(5):361

张婷.清热养阴方对多囊卵巢综合征患者内分泌及代谢的影响[J].中国中西医结合杂志,2015,35(10):1175

张小洪,邓雷厉.中西医结合防治宫腔粘连分离术后再粘连疗效观察[J].中国民族民间医药,2015,24(18):79

张晓芳.知柏地黄丸联合保妇康栓治疗肾虚湿热型老年性阴道炎疗效观察[J].新中医,2015,47(8):146

张亚洲.中西医结合保守治疗宫外孕90例观察[J].四川中医,2015,33(7):151

张娅,黄俊山,吴松鹰,等.364例围绝经期失眠症患者肾虚肝郁证临床特征[J].中医杂志,2015,56(20):1737

张宜群,叶利群.宫颈病变中IFN-γ、IL-10的表达与高

危型 HPV 感染的关系及中药清热扶正法对其表达的影响[J].中华中医药学刊,2015,33(9):2180

赵莹.中药保胎饮结合心理疏导治疗习惯性流产 30 例临床研究[J].亚太传统医药,2015,11(4):101

郑加.补肾清热汤联合保妇康栓治疗复发性老年性阴道炎和尿道炎 30 例[J].中国中医药现代远程教育,2015,13(3):39

郑泳霞,赵颖,罗颂平.滋肾育胎丸治疗肾虚型月经过少的疗效观察[J].中药材,2015,38(1):203

郑志凌.坤宝丸对围绝经期睡眠障碍的改善作用[J].中国药业,2015,24(10):21

钟向阳,李秋琼,邓琼涛.益木生火法联合认知疗法治疗轻中度产后抑郁症 100 例临床观察[J].北方药学,2015,12(7):73

周丽霞.活血消癥汤联合桂枝茯苓丸治疗异位妊娠 55 例[J].河南中医,2015,35(3):496

周璐,赵珊琼,常淑华.补肾活血周期疗法联合西药治疗宫腔粘连术后患者 50 例临床研究[J].中医杂志,2015,56(7):586

周泉.中西医结合保守治疗异位妊娠 37 例临床分析[J].实用中西医结合临床,2015,15(3):49

朱群飞.祛湿止带汤联合宫颈环形电切术治疗宫颈上皮内瘤变疗效观察[J].新中医,2015,47(4):164

（六）儿　科

【概　述】

2015 年,公开发表的中医儿科领域学术论文约 1 500 篇,内容涉及基础理论、临床治疗、名医经验、实验研究和预防保健等,较好地体现了中医药在危急重症的广泛参与(重症急性肺动脉高压、重症肺炎、呼吸衰竭、肝衰竭、重症胰腺炎、感染性休克等)、优势传统项目的日臻成熟、涉猎领域更加广阔(在传统中医治疗范畴的同时,增加了很多边缘学科的研究和西医难治性疾病的研究)、多中心大样本临床研究的广泛出现(如治疗支气管肺炎、小儿抽动症、哮喘等)等方面。

1. 急重症的治疗

(1) 新生儿硬肿症　罗飞娟自拟方(人参、当归、附子、黄芪、没药、桂枝等)内服兼外洗治疗 32 例,治愈率为 93.8%(30/32)。

(2) 新生儿便秘　姚艳等以生大黄粉 5 g 敷脐治疗 43 例,与对照组均予常规治疗,经治 3～5 d,治疗组临床有效率及症状改善时间均优于对照组($P < 0.05$)。姜宝安等以萝卜汁联合大黄 2 g 脐部贴敷治疗早产儿便秘,连用 3～7 d,总有效率为 90.0%(27/30)。

(3) 婴儿肝炎综合征　郑仪宁等以石茵汤(石见穿、栀子、泽泻、甘草、茵陈蒿、炒白术等)与干扰素联合治疗 30 例,1 周为 1 个疗程,与对照组均予常规西药治疗,总疗程不超过 8 周。经治 4 周后,治疗组总有效率 93.3%(28/30),与对照组 86.7%(26/30)比较 $P < 0.01$;治疗 2 周后,两组生化指标均较治疗前改善,且治疗组更显著($P < 0.05$)。

(4) 脑积水　范小璇等以培元化瘀方(生地黄、熟地黄、生晒参、肉苁蓉、黄精、鹿角胶等)加减治疗 24 例,设立同龄健康对照,经治 30 d,除大脑前动脉的平均血流速度($P > 0.05$)以外,两组大脑中、后动脉的平均血流速度和阻力指数均有明显差异($P < 0.05$);治疗组治疗后大脑前、中、后动脉血管阻力指数均明显降低($P < 0.05$),以大脑前、后动脉降低最为明显($P < 0.01$);大脑后动脉平均血流量明显改善($P < 0.05$)。

(5) 化脓性脑膜炎　唐昌奎以美罗培南联合醒脑静注射液治疗 52 例,设醒脑静加头孢他啶静脉滴注对照。治疗 7 d,治疗组总有效率 94.2%(49/52),与对照组 75.0%(39/52)比较 $P < 0.05$;治疗组体温下降时间、颅高压消失时间、惊厥持续时间、意识恢复时间、脑脊液恢复正常时间均少于对照组(均 $P < 0.05$);两组血清及脑脊液 TNF-α、CRP 水平均较治疗前显著降低($P < 0.05$),且治疗组更显著($P < 0.05$)。

(6) 小儿高热惊厥　吕红粉等以翘荷豉栀汤(连翘、薄荷、豆豉、山栀、桔梗、炒牛蒡子等)加味灌肠治疗 36 例,与对照组均予常规西医治疗。结果,治疗组总有效率 94.4%(34/36),与对照组 79.4%(27/34)比较 $P < 0.05$;治疗组解热时间、完全退热时间明显短于对照组($P < 0.05$);头痛、鼻塞喷嚏等主要伴随症状改善及白细胞恢复情况明显优于对照组($P < 0.05$)。赖盼建等以羚羊角胶囊治疗小儿复杂性热性惊厥 62 例,与对照组均予常规西药治疗。疗程 5～7 d,结果对照组的再次发热时间间隔短于治疗组,抽搐再发率高于治疗组(均 $P < 0.05$)。

(7) 重症急性肺动脉高压　张华红等以固本

温肺活血方(麻黄、桂枝、干姜、细辛、茯苓、白术等)治疗 45 例,与对照组均予西医常规治疗。经治 7 d,治疗组总有效率 91.1%(41/45),与对照组 75.6%(34/45)比较 $P < 0.05$;两组咳嗽、咯痰、喘息、哮鸣音等症状体征积分以及肺动脉压、6 min 步行试验、NT-pro-BNP 水平均较治疗前改善,且治疗组更显著($P < 0.05$)。

(8)重症肺炎　张蔚以黄芪注射液治疗重症肺炎心衰 43 例,与对照组均予常规镇静、吸氧、抗感染、强心利尿等治疗。经治 7 d,两组 BNP、cTnI 水平均下降($P < 0.05$),且治疗组更显著($P < 0.05$);治疗组显效率及总有效率均高于对照组($P < 0.05$)。

(9)小儿感染性休克　高亮以紫雪散(石膏、寒水石、滑石、磁石、玄参、木香等)联合参芪扶正注射液(党参、黄芪)治疗 41 例,与对照组均予西医常规治疗。经治 7 d,治疗组在第 3、7 d 的 APACHE Ⅱ 评分以及 WBC、RR、HR 均优于对照组(均 $P < 0.05$)。

2. 常见病、多发病的治疗

(1)肺系疾病　①小儿外感发热:成云水等以理中汤加味(生晒参、干姜、白术、炙甘草、石膏、羚羊骨等)治疗 40 例,设续用布洛芬对照。结果,治疗组 6 h 内退热功效与对照组相当($P > 0.05$),24 h 退热效果显著高于对照组($P < 0.05$)。周广英以清热抗感汤(柴胡、葛根、生石膏、黄芩、羌活、板蓝根等)灌肠治疗 35 例,对照组静脉点滴利巴韦林。经治 3 d,治疗组总有效率 94.3%(33/35),与对照组 69.2%(18/26)比较 $P < 0.05$。②小儿食积发热:罗建勋以清热消积导滞散(连翘、大黄、牵牛子、山楂、槟榔、瓜蒌等)治疗 60 例,设小儿豉翘清热颗粒(连翘、淡豆豉、薄荷、荆芥、栀子、大黄等)对照。结果治疗组痊愈率为 100%,平均疗程 2.5 d,对照组分别为 98.3%、3.5 d,组间比较均 $P < 0.05$。周新强自拟消积祛湿清中汤(焦三

仙、厚朴、槟榔、枳实、酒大黄、莱菔子等)治疗 56 例,总有效率为 98.2%(55/56)。③小儿反复呼吸道感染:丁惠玲等以"宝根 1 号"方(党参、南沙参、白芍药、白术、生地黄、当归等)治疗肺脾两虚证 60 例,设匹多莫德口服液对照。经治 8 周,治疗组总有效率 91.7%(55/60),与对照组 66.7%(40/60)比较 $P < 0.01$;两组患者 IgG、IgA、IgM 含量均较治疗前增加,且治疗组更显著($P < 0.01$);治疗组 CD_3^+、CD_4^+、CD_8^+ 较治疗前明显升高($P < 0.01$),治疗组 CD_3^+、CD_4^+ 明显高于对照组($P < 0.01$)。金瑛以童乐口服液(桂枝、白芍药、沙参、黄芪、麦冬、浮小麦等)联合羧甲淀粉钠溶液治疗 70 例,与对照组均予西医常规抗感染、止咳、化痰等对症治疗。经治 2 个月,治疗组免疫球蛋白含量和治疗总有效率均明显高于对照组($P < 0.05$)。④咳嗽变异性哮喘:袁斌等以宣肺祛风汤(炙麻黄、炙百部、老鹳草、佛耳草、桑叶、前胡等)治疗风痰恋肺证 40 例,设易坦静及开瑞坦治疗对照。经治 7 d,治疗组总有效率 80.0%(32/40),与对照组 70.0%(28/40)比较 $P < 0.05$;两组患者主要及次要症状积分、全部症状积分均较治疗前降低($P < 0.05$);治疗组主要症状积分、全部症状积分较对照组降低明显($P < 0.05$),而次要症状积分比较无显著差异。王烝等以桑皮止咳方(蜜桑白皮、地骨皮、杏仁、苏子、桔梗、牛蒡子等)治疗 40 例,与对照组均予服孟鲁司特。经治 4 周,治疗组总有效率 95.0%(38/40),与对照组 80.0%(32/40)比较 $P < 0.05$;治疗组咳嗽次数、程度及咯痰、口渴、大便等观察指标均优于对照组($P < 0.05$);随访 6 个月,咳嗽复发率低于对照组。王菊艳等以通络平嗽汤(甘草、陈皮、姜半夏、蝉蜕、当归、桑白皮等)治疗 50 例,与对照组均予孟鲁司特钠及硫酸沙丁胺醇气雾剂治疗。结果治疗组的咳嗽缓解及消失时间均明显低于对照组($P < 0.05$);两组患者 FVC、FEV1、FEV1.0、PEF 与治疗前有显著差异($P < 0.05$)。⑤儿童睡眠呼吸障碍:王晖等以自拟方(荆芥、杏仁、鸡内金、

桔梗、山楂、鱼腥草)结合放血疗法(印堂、大椎、太阳穴)治疗儿童睡眠呼吸障碍31例,设单用自拟方与放血疗法分别对照。经治4周,治疗组疗效优于对照组(P < 0.05)。秦志仁等以加味金平饮(炙甘草、杏仁、黄芩、炙枇杷叶、炒葶苈子、百部等)治疗小儿腺样体肥大致鼻鼾、睡眠呼吸暂停30例,服药2~4 d,鼻鼾减轻,睡眠呼吸暂停现象明显好转,增殖体一般10~15 d萎缩。

(2) 脾系疾病 ①积滞:郝新征分证选用中药外敷(山甲、人参、茯苓、白豆蔻)、推拿疗法(推揉板门、清大肠、揉按中脘、分推腹阴阳、摩腹、揉按足三里等)、中药灌肠(鸡内金、神曲、麦芽、焦山楂、莱菔子、陈皮等)治疗小儿食积273例,与对照组均服复方胃蛋白酶。结果治疗组疗效优于对照组(P < 0.05),体温恢复时间、饮食恢复及主要症状消失时间亦明显短于对照组(P < 0.05)。②疳证:黄远峰等以缪氏资生丸(党参、茯苓、白术、山药、薏苡仁、莲子等)加减治疗39例,设多潘立酮混悬液口服对照。经治2周,治疗组总有效率94.9%(37/39),与对照组66.7%(26/39)比较P < 0.01。③便秘:贾真以清热顺气方(大黄、枳实、厚朴、火麻仁、杏仁、木香等)治疗小儿功能性便秘60例,设开塞露直肠给药对照。经治20 d,治疗组有效率93.3%(56/60),与对照组65.0%(39/60)比较P < 0.01。侯艳苗等以小儿康颗粒(太子参、葫芦茶、山楂、乌梅、蝉蜕、白芍药等)治疗4岁以下小儿功能性便秘25例,与对照组均服乳果糖口服液。经治4周,治疗组总有效率92.0%(23/25),与对照组68.0%(17/25)比较P < 0.05;两组症状均明显改善,治疗组排便困难、食欲不振、肛裂等缓解率优于对照组(P < 0.05)。刘世玲以滋阴通便汤(杏仁、郁李仁、火麻仁、柏子、桃仁、瓜蒌等)治疗小儿阴虚便秘40例,经治2周,总有效率100%。④小儿功能性腹痛:李玉荣以乌梅调中颗粒(玄胡索、白芍药、藿香、川楝子、槟榔、乌梅等)治疗小儿功能性再发性腹痛40例,设阿托品皮下注射对照。经治30 d,治

疗组总有效率97.5%(39/40),与对照组70.0%(28/40)比较P < 0.05;腹痛缓解时间改善亦优于对照组(P < 0.05, P < 0.01)。袁洋等以保和丸内服、三香散(广木香、小茴香、香附)外敷治疗36例,设肠胃康颗粒口服对照。结果治疗组近期和远期有效率均优于对照组(P < 0.05)。⑤小儿幽门螺杆菌感染性胃肠疾病:林万青等自拟方(黄连、甘草、乌贼骨、白芍药、蒲公英、白及等)治疗48例,与对照组均予常规西医治疗。结果两组临床症状均有改善,且治疗组更显著(P < 0.05)。李哲以胃肠安丸(木香、沉香、檀香、大黄、厚朴、川芎等)治疗49例,与对照组均予四联疗法。经治14 d,治疗组腹痛、食欲不振、恶心呕吐持续时间明显短于对照组(P < 0.05);两组幽门螺杆菌根除率无明显差异,但治疗组抗生素相关性腹泻发病率为8.1%(4/49),低于对照组18.4%(9/49)(P < 0.05)。

(3) 心系疾病 ①心律失常:杨阳等以复律养心汤(钩藤、莲心、远志、酸枣仁、竹叶、苦参等)治疗儿童频发室性期前收缩热邪扰心证30例,与对照组均服心律平。治疗4周,两组均能减少患儿24 h室早频数;治疗组在治疗第8周末对室早频数及室早总疗效的改善和在第8、12周末总疗效及中医证候疗效改善方面均优于对照组(均P < 0.05)。②汗证:田明明以止汗散(煅牡蛎、五味子、五倍子、制何首乌)及穴位(神阙、涌泉)贴敷治疗55例,与对照组均服虚汗停颗粒。经治10 d,治疗组总有效率96.4%(53/55),与对照组78.2%(43/55)比较P < 0.05;且临床证候积分优于对照组(P < 0.05)。

(4) 肾系疾病 ①小儿紫癜性肾炎:常克等以敌蛋汤(喜树果、半枝莲、黄药子、刘寄奴、金银花、连翘等)治疗本病蛋白尿热毒瘀滞证30例,设服强的松片对照。经治8周,敌蛋汤治疗主症蛋白尿疗效方面总有效率为96.7%(29/30),中医证候疗效总有效率为100%,对照组分别为80.0%(24/30)、96.7%(29/30),组间比较均P < 0.05。②小儿急性肾炎:陆世凯用肾炎汤(蝉蜕、益母草、苏叶、车前

子、茯苓)治疗 49 例,与对照组均予西药对症治疗。经治 2 周,治疗组总有效率 93.9%(46/49),与对照组 76.6%(36/47)比较 $P < 0.05$;且在血尿、水肿、蛋白尿消失时间及高血压、血沉、补体等恢复正常时间均显著短于对照组(均 $P < 0.05$)。③复发性肾病综合征:黄可丹以护肾康复汤(太子参、黄芪、白术、泽泻、猪苓、车前草等)治疗 48 例,与对照组均予激素治疗。经治 4 个月,治疗组临床疗效优于对照组($P < 0.05$);24 h 尿蛋白定量、TC、TG、FIB、D-D、MPAR、TNF-α、hs-CRP、IL-6 水平均低于对照组($P < 0.01$),TP、ALB 水平均高于对照组($P < 0.01$)。

(5) 神经系疾病 ①多发性抽动症:唐英等以平肝健脾方(党参、炒白术、茯苓、山药、白扁豆、天麻等)治疗 50 例,设服氟哌啶醇片对照。经治 3 个月,两组在治疗 30、60、90 d 时抽动次数、频率、强度评分均较治疗前显著降低($P < 0.05$),治疗 30 d 时对照组优于治疗组($P < 0.05$),治疗 60、90 d 时两组各指标评分比较无差异性。于文静等以健脾止动汤(太子参、白术、半夏、陈皮、防风、钩藤等)治疗 80 例,选择 60 例健康体检儿童作对照。治疗 12 周后,治疗组血清 DA、NE、GLU 含量降低,GABA 含量明显升高($P < 0.05$,$P < 0.01$);耶鲁综合抽动严重量表(YGTSS)评分指标运动性、发声性抽动积分及量表总积分均显著降低($P < 0.05$,$P < 0.01$);疾病临床疗效和中医临床疗效分别为 92.5%(74/80)和 90.0%(72/80)。②不安腿综合征:王海申认为其基本病机为正虚邪恋经气不利,经脉肌肉失养。按辨证分为气血虚弱、肝肾亏虚、瘀血阻络、寒湿痹阻、湿热下注 5 个证型,分别以八珍汤加味(党参、黄芪、茯苓、白术、当归、白芍药等)、六味地黄丸合补肝汤化裁(熟地黄、山茱萸、怀山药、当归、白芍药、怀牛膝等)、桂枝茯苓汤加味(桂枝、茯苓、桃仁、牡丹皮、焦栀子、赤芍药等)、附子汤加减(附子、茯苓、党参、白术、白芍药、生姜等)、四妙汤加味(苍术、生薏苡仁、牛膝、黄柏、木

瓜、滑石等)施治。③儿童孤独症:王敏建等以静灵口服液(熟地黄、山药、茯苓、牡丹皮、泽泻、远志等)治疗 58 例,与对照组均予利培酮治疗。经治 3 月后,治疗组 CONNER 父母评定量表有效率明显高于对照组($P < 0.05$),临床疗效总评价量表的得分明显低于对照组($P < 0.01$);治疗 4 周和 3 个月后,治疗组副反应量表的得分均明显低于对照组($P < 0.05$)。④小儿自闭症:周念莹等以理中汤加味(干姜、生晒参、炙甘草、白术、乌梅、五味子等)治疗 30 例,与对照组均予行为教育疗法。7 d 为 1 个疗程,共治疗 6 个疗程。治疗 3 个疗程后,治疗组总有效率 83.3%(25/30),与对照组 56.7%(17/30)比较 $P < 0.05$;6 个疗程后,两组总有效率比较无显著差异;两组疗效等级比较,治疗组均优于对照组($P < 0.05$)。

(6) 血液系疾病 ①缺铁性贫血:覃荣权以八珍汤加减治疗 120 例,与对照组均予常规西医治疗。经治 1 个月,治疗组总有效率 96.7%(116/120),与对照组 71.7%(86/120)比较 $P < 0.05$;治疗组平均治愈时间、不良反应发生率均明显低于对照组($P < 0.05$)。封如珍自拟补血方(黄芪、当归、大枣、山药、沙棘、山楂等)治疗 66 例,与对照组均口服葡萄糖酸亚铁糖浆。治疗 8 周,两组患儿的贫血症状均有所改善;治疗组总有效率 98.5%(65/66),与对照组 90.3%(56/62)比较 $P < 0.05$;两组 Hb、SI、SF 均较治疗前改善($P < 0.05$),且治疗组更显著($P < 0.05$)。②过敏性紫癜:袁增辉报道 38 例,以凉血方(水牛角、生地黄、赤芍药、金银花、防风、鸡血藤等)治疗 1 个月,总有效率为 92.1%(35/38)。陈芳报道 42 例,风热伤络证药用白鲜皮、牡丹皮、紫草、防风、丹参、青黛等,毒热迫血证药用蒲公英、牡丹皮、紫花地丁、赤小豆、丹参、鲜茅根等,与对照组均常规西医治疗。经治 4 周,治疗组总有效率 92.9%(39/42),与对照组 76.2%(32/42)比较 $P < 0.05$;紫癜消失及腹痛、关节痛缓解时间均明显优于对照组($P < 0.01$)。陈正堂等以银翘解毒

汤(金银花、连翘、淡豆豉、蚕砂、牡丹皮、浮萍等)灌肠治疗 50 例,设山莨菪碱静脉滴注、强的松口服对照。经治 7 d,治疗组总有效率 92.0%(46/50),与对照组 68.0%(34/50)比较 $P < 0.05$。③慢性血小板减少性紫癜:李永建报道气不摄血证 35 例予服归脾丸,与对照组均予服甲基泼尼松龙、维生素 C。经治 12 周,治疗组总有效率 94.3%(33/35),与对照组 76.5%(26/34)比较 $P < 0.05$;两组 BPC 均较治疗前明显升高($P < 0.05$);治疗组 PAIg G、PAIg M 均较治疗前降低($P < 0.05$),且明显优于对照组($P < 0.05$)。④小儿骨髓增生异常综合征:黄玉静等以益髓理血饮(熟地黄、天冬、人参、淫羊藿、黄芪、当归等)治疗 33 例,30 d 为 1 个疗程。6 个疗程后,有效率为 87.9%(29/33);白细胞数、红细胞数、血红蛋白量均较治疗前明显升高($P < 0.05$)。

(7)耳鼻喉系疾病　①疱疹性咽炎:蔡霞以金振口服液(羚羊角、青礞石、平贝母、甘草、牛黄、大黄等)治疗 30 例,设利巴韦林喷雾剂对照。结果治疗组体温恢复、疱疹和溃疡消失及进食时间均短于对照组,治疗组总有效率 93.3%,显著高于对照组 76.7%($P < 0.05$)。石锦梅等以清热解毒汤(金银花、连翘、淡豆豉、竹叶、板蓝根、大青叶等)保留灌肠治疗 56 例,与对照组均予补液、补充电解质等综合治疗。经治 3 d,治疗组有效率 98.2%(55/56),与对照组 84.6%(44/52)比较 $P < 0.05$;体温复常、正常进食、咽部破溃愈合时间及疗程均较对照组明显缩短($P < 0.05$)。②腺样体肥大:叶剑等以顺息汤(黄芩、玄参、细辛、石菖蒲、赤芍药、连翘等)治疗 68 例,与对照组均予糠酸莫米松鼻喷雾剂。经治 12 周,治疗组总有效率 82.4%(56/68),与对照组 61.8%(42/68)比较 $P < 0.05$。③上气道咳嗽综合征:邢燕如等以通窍宣肺汤(金银花、浙贝母、石菖蒲、白芷、蝉蜕、苍耳子等)治疗 48 例,与对照组均予西医常规治疗。经治 2 周,治疗组总有效率 93.8%(45/48),与对照组 72.5%(29/40)比较 $P <$

0.05。④变应性鼻炎:杨祁等以益气温阳方(黄芪、党参、干姜、桂枝、麻黄、五味子等)治疗 30 例,设西替利嗪糖浆对照。经治 4 周,治疗组缓解鼻痒、鼻塞、喷嚏、流涕等主要症状及缓解伴上气道咳嗽综合征方面均优于对照组(均 $P < 0.05$)。

(8)其他疾病　①高铅血症:刘瑛等以猕猴桃颗粒治疗儿童高铅血症 57 例,与对照组均予健康、卫生及营养指导。经治 3 个月,治疗组与对照组的血铅水平均有下降,治疗组的显效率、有效率分别与对照组比较均 $P < 0.05$。②单纯性乳房早发育:张美琴等以早熟Ⅰ号汤(知母、夏枯草、龙胆草、生甘草、黄柏、生地黄等)治疗 67 例,7 d 为 1 个疗程。经治 3～5 个疗程,总有效率为 95.5%(64/67)。③女童特发性性早熟:徐慧芳等以早熟中药方(生地黄、知母、郁金、昆布、夏枯草、黄柏等)治疗 70 例,与对照组均予服曲普瑞林,8 周为 1 个疗程。经治 6 个疗程,治疗组总有效率为 92.9%(65/70),中医证候总有效率 91.4%(64/70),均优于对照组 77.1%(54/70)、74.3%(52/70)(均 $P < 0.05$);两组患者血清性激素水平、子宫容积、卵巢容积及卵泡直径、BA/CA 值均较治疗前下降,且治疗组更显著($P < 0.05$)。叶进等以抗早颗粒剂(陈皮、制半夏、茯苓、生地黄、黄柏、知母等)治疗 40 例,设达菲林对照。经治 6 个月,两组总有效率无显著差异,子宫、卵巢容积及 LH、FSH、E_2、骨龄($\triangle BA/\triangle CA$)均较治疗前减少($P < 0.05$);治疗组可减低患儿体质量指数($P < 0.05$)。④矮小症:张娟娟等以健脾益肾方加减(黄芪、大枣、党参、鸡血藤、茯苓、熟地黄等)治疗 34 例,设赖氨肌醇 B_{12} 口服液、硫酸锌口服液对照。治疗 6 个月后,两组患儿的身高、体重较治疗前均明显提升,而治疗组更显著($P < 0.05$),且身高年增长量与对照组相比更加明显($P < 0.05$),但两组骨龄变化量比较无差异性;治疗组血清 IGF-1、IGFBP3 水平明显高于对照组($P < 0.05$)。

(撰稿:高修安　审阅:朱锦善)

【小儿支原体肺炎的治疗】

丁晓玲等以加味苇茎汤(鲜芦根、生薏苡仁、桃仁、冬瓜仁、杏仁、黄芩等)治疗39例,与对照组均予阿奇霉素序贯疗法。经治2周,治疗组总有效率为94.9%(37/39),优于对照组82.9%(34/41)($P < 0.05$)。刘雪莲以止咳祛痰汤(甘草、桑白皮、山羊角、金银花、连翘、前胡等)治疗45例,与对照组均予服阿奇霉素。经治2周,治疗组总有效率95.6%(43/45),与对照组86.7%(39/45)比较 $P < 0.05$;治疗组咳嗽、发热、啰音等临床症状缓解情况、胸片恢复正常时间、不良反应发生率较对照组均 $P < 0.05$。董春凰等以抗支糖浆(金银花、紫草、炙百部、炙枇杷叶、苦杏仁、炙桑白皮等)治疗60例,与对照组均予服罗红霉素颗粒。经治10 d,治疗组总有效率98.3%(59/60),与对照组80.0%(40/50)比较 $P < 0.01$。詹红艳将96例患儿随机分为两组,均予常规西药治疗,治疗组加服中药(瓜蒌、鱼腥草、生石膏、葶苈子、杏仁、苏子等)。经治1周,治疗组总有效率95.8%(46/48),与对照组77.1%(37/48)比较 $P < 0.05$;治疗组咳嗽及肺部啰音消失时间、X线吸收时间均短于对照组($P < 0.05$)。许春艳将216例患儿随机分为两组,均予服阿奇霉素,观察组加服中药(生石膏、炙麻黄、杏仁、桑白皮、鱼腥草、黄芩等)。经治10 d,治疗组总有效率97.2%(105/108),与对照组85.2%(92/108)比较 $P < 0.05$;治疗组退热、止咳时间和肺部啰音消失或减少时间均明显短于对照组($P < 0.05$)。姜海丽以小柴胡加石膏汤加减(柴胡、黄芩、法半夏、生姜、党参、大枣等)治疗36例,与对照组均予大环内酯类抗生素。经治7 d,治疗组退热时间、胸片阴影吸收时间、住院天数均优于对照组($P < 0.05$)。姚伟光等以玉屏风散(黄芪、防风、白术)辅助常规治疗40例,对照组仅予消炎、退热止咳等常规治疗。经治2周,治疗组总有效率95.0%

(38/40),与对照组80.0%(32/40)比较 $P < 0.05$;两组治疗后3 d及1、2周 MDA、CK-MB、CK、LDH、AST 均较治疗前明显降低($P < 0.05$),SOD 则显著增高($P < 0.05$),且治疗组更显著($P < 0.05$)。

王勤等以清肺活血方(川芎、丹参、连翘、大青叶、桃仁、金银花等)治疗难治性患儿62例,与对照组均予阿奇霉素。经治3周,治疗组有效率为91.9%(57/62),不良反应发生率3.2%(2/62),对照组分别为77.4%(48/62)、38.7%(24/62),组间比较 $P < 0.05$,$P < 0.01$;治疗组咳嗽、啰音消失及体温恢复时间均明显短于对照组($P < 0.01$)。王庆军以补肺健脾法(黄芪、白术、焦山楂、麦冬、炙百部、枇杷叶等)治疗本病恢复期咳嗽肺脾两虚证40例,设氨溴特罗溶液口服对照。经治4周,治疗组总有效率92.5%(37/40),与对照组80.0%(24/30)比较 $P < 0.01$。

杨俊以热毒宁注射液(青蒿、金银花、栀子)静脉滴注治疗42例,与对照组均予常规退热、化痰、镇咳等对症及阿奇霉素序贯疗法。经治7 d,治疗组退热、咳嗽及干湿啰音消失、X线消失时间均明显短于对照组($P < 0.01$);两组患者 CRP、IL-6、PCT 较治疗前明显降低,IgM、IgG、IgA 明显升高,且治疗组更显著(均 $P < 0.05$);治疗组总有效率92.9%(39/42),与对照组85.7%(36/42)比较 $P < 0.05$。陈丽等以痰热清注射液(连翘、金银花、山羊角、黄芩等)治疗38例,与对照组均予服阿奇霉素。经治10 d,治疗组总有效率92.1%(35/38),与对照组76.3%(29/38)比较 $P < 0.05$;治疗组咳嗽等临床症状改善时间及平均住院时间明显短于对照组($P < 0.05$)。

(撰稿:高修安 刘 瑜 审阅:朱锦善)

【小儿毛细支气管炎的治疗】

彭信平以加味小青龙汤(白芍药、款冬花、法半夏、炙麻黄、白果、桂枝等)治疗 37 例,设复方福尔可定口服、布地奈德混悬液加复方异丙托溴铵混悬液高压泵雾化吸入对照。经治 7 d,治疗组总有效率 94.6%(35/37),与对照组 78.4%(29/37)比较 $P < 0.05$;证候总积分显著优于对照组($P < 0.05$)。戚清等以小儿麻甘颗粒(麻黄、石膏、甘草、苦杏仁、黄芩、桑白皮等)治疗本病痰热闭肺证 52 例,与对照组均予西医雾化等治疗。经治 7 d,治疗组中医证候总积分低于对照组($P < 0.05$);治疗组总有效率 90.4%(47/50),与对照组 75.0%(39/52)比较 $P < 0.05$。邵征洋等将 120 例患儿随机分为三组,均予常规治疗,治疗Ⅰ组加服咳喘口服液(炙麻黄、苏子、杏仁、浙贝母、款冬花、桑白皮等),治疗Ⅱ组加用沐舒坦针。经治 5 d,治疗Ⅰ组总有效率为 95.0%(38/40),与治疗Ⅱ组 92.5%(37/40)、对照组 77.5%(31/40)比较 $P < 0.01$;治疗Ⅰ组 RR、TV/kg、TPTEF/TE、TI/TE、VPEF/VE 均优于对照组及治疗Ⅱ组($P < 0.05$)。周霞等以清肺汤加减(黄芩、射干、浙贝母、桑白皮、杏仁、桔梗等)治疗 60 例,与对照组均予常规沙丁胺醇、布地奈德氧驱雾化吸入。经治 5 d,治疗组总有效率 96.7%(58/60),与对照组 83.3%(50/60)比较 $P < 0.05$;治疗组喘憋症状的缓解和肺部哮鸣音消失时间明显缩短于对照组($P < 0.05$)。李菊英将 128 例患儿随机分为两组,均予布地奈德吸入治疗,治疗组加服中药(麻黄、杏仁、石膏、紫菀、款冬花、细辛等)。经治 6 d,治疗组治愈率 82.4%(56/68),与对照组 65.0%(39/60)比较 $P < 0.05$;治疗组住院时间、治疗后哮喘症状和气道反应性评分及咳嗽、气促缓解、喘憋、肺部体征消失时间均优于对照组($P < 0.05$)。

陈静等以生金平喘汤(太子参、白术、黄芩、茯苓、半夏、陈皮等)治疗 40 例,对照组予西医常规治疗。经治 7 d,治疗组总有效率 95.0%(38/40),与对照组 80.0%(32/40)比较 $P < 0.05$;两组尿白三烯和血清 TNF-α 均有改善($P < 0.05$,$P < 0.01$),

且治疗组更显著($P < 0.05$,$P < 0.01$);随访 6 个月,治疗组复发 3 例,优于对照组 10 例($P < 0.05$)。杨红梅以温肺化瘀定喘汤(麻黄、杏仁、半夏、细辛、瓜蒌、五味子等)治疗本病风寒袭肺证 50 例,与对照组均予西医常规治疗。经治 5～7 d,治疗组总有效率为 96.6%(48/50),与对照组 72.0%(36/50)比较 $P < 0.05$;治疗组咳嗽缓解时间、住院时间、气促缓解时间以及腹泻时间均显著短于对照组($P < 0.05$)。

尹杉杉等以麻藤定喘微型灌肠剂(麻黄、钩藤、杏仁、僵蚕、地龙、甘松)治疗本病 100 例,与对照组均予服阿莫西林、沐舒坦、顺尔宁和美普清口服液口治疗。经治 7 d,治疗组显效率 96.0%(96/100),与对照组 80.0%(80/100)比较 $P < 0.05$;显效患儿咳嗽及肺部啰音消失时间明显优于对照组($P < 0.05$)。陈娜等采用喘可治注射液(淫羊藿、巴戟天)雾化吸入治疗 55 例,与对照组均予常规治疗及布地奈德混悬液雾化吸入。经治 7 d,两组呼吸频率和吸气时间/总呼吸时间、血清 CD_8^+ 均较治疗前显著降低($P < 0.01$),观察组潮气量、潮气呼气峰流速达峰时间比、CD_4^+、CD_4^+/CD_8^+ 值均较对照组显著升高($P < 0.01$),气道炎性细胞总数、中性粒细胞、嗜酸性粒细胞和淋巴细胞水平均较对照组显著降低($P < 0.01$);观察组 IL-10 较对照组显著降低($P < 0.01$),IL-12 较对照组显著升高($P < 0.01$);观察组喘息、咳嗽、肺部啰音和痰鸣音消失时间均较对照组显著缩短($P < 0.01$)。

(撰稿:刘 瑜 高修安 审阅:朱锦善)

【儿童化脓性扁桃体炎的治疗】

舒小妹等以麻杏银翘败毒汤(麻黄、生石膏、甘草、连翘、金银花、栀子等)治疗 30 例,设头孢克洛颗粒口服对照。经治 5 d,两组总有效率分别为 96.7%(29/30)、86.7%(26/30),两组差异无统计学意义,但治疗组退热时间及脓性分泌物消失时间短于对照组($P < 0.001$)。唐君兰采用清热解毒汤（银花、连翘、生石膏、射干、玄参、黄芩等）治疗100例，治疗4 d，总有效率达100%；服药3 d后，患儿体温均正常，治疗第4 d扁桃体回缩Ⅰ度72例、Ⅱ度28例。亢弘扬采用通经滋阴汤（黄芩、黄连、连翘、马勃、玄参、生地黄等）治疗44例，设静脉滴注青霉素对照。经治5 d，治疗组总有效率为97.7%（43/44），与对照组79.5%（35/44）比较$P < 0.05$。李成芬等以补肾活络方（桂枝、生石膏、知母、海桐皮、威灵仙、川续断等）治疗80例，设西医常规治疗（抗感染、补液及退热等）对照。经治1周，治疗组总有效率97.5%（78/80），与对照组78.8%（63/80）比较$P < 0.05$；临床症状体征消失时间和总治疗时间均显著少于对照组（$P < 0.05$）；随访1年发作（2.74 ± 0.41）次，显著低于对照组（8.15 ± 1.30）次（$P < 0.05$）。龙冬艳以苗药八独汤（八爪金龙、独角莲、白英、徐长卿、佳春超、窝修嘎等）治疗40例，分别设立纯西药治疗组（青霉素静脉滴注）、苗药加西药联合治疗组、纯苗药组各40例，疗程7 d。结果，纯西药组痊愈15例、显效12例、有效8例，苗药加西药联合组分别为24例、12例，纯苗药组分别为16例、13例、11例。

支韫彀以连花清瘟胶囊（连翘、金银花、炙麻黄、炒苦杏仁、板蓝根、石膏等）治疗30例，与对照组均予服头孢丙烯片。经治7 d，治疗组与对照组总有效率分别为93.3%（28/30）、66.7%（20/30），组间比较$P < 0.05$；治疗组体温恢复正常时间和脓点消失时间明显短于对照组（$P < 0.05$）。张春红以羚羊角汤（羚羊角可用水牛角代替5 g，生石膏20 g，淡竹叶6 g）治疗45例，与对照组均予西医常规治疗。经治5 d，治疗组总有效率95.6%（43/45），与对照组82.2%（37/45）比较$P < 0.05$；治疗组在退热、咽痛和分泌物消失、平均住院时间及血WBC、N%、CRP值等方面比较均优于对照组（$P < 0.05$）。

尹书侠报道50例，以解毒爽咽汤（牛蒡子、生石膏、僵蚕、蝉蜕、桔梗、黄芩等）内服结合冰硼散外搽扁桃体，经治7 d，总有效率为100%；且临床症状评分和白细胞水平均明显低于治疗前（$P < 0.05$）。崔利敏以达原饮（草果、槟榔、厚朴、金银花、柴胡、石膏等）灌肠治疗34例，与对照组均予西医常规治疗（抗感染、退热、营养支持等）。经治7 d，治疗组与对照组总有效率分别为97.1%（33/34）、79.4%（27/34），组间比较$P < 0.05$。

何琪等采用热毒宁（银花、青蒿、栀子等）治疗60例，与对照组均予阿莫西林克拉维酸钾。经治6 d，治疗组总有效率为91.7%（55/60），与对照组75.0%（45/60）比较$P < 0.05$；治疗组革兰阳性菌和阴性菌的清除率均明显高于对照组（$P < 0.05$）；且在平均退热、血白细胞恢复正常、脓点消失及平均住院时间均优于对照组（$P < 0.05$）。

（撰稿：高修安　刘　瑜　审阅：朱锦善）

【小儿病毒性心肌炎的治疗】

田明明等以银翘散加减（金银花、连翘、薄荷、荆芥、豆豉、桔梗等）治疗29例，与对照组均予干扰素肌注、辅酶Q_{10}及维生素E口服。经治1周，治疗组与对照组总有效率分别为93.1%（27/29）、75.9%（22/29），治疗组心肌酶谱改善显著优于对照组（$P < 0.05$）。罗仁烂将120例患儿随机分为两组，均予常规性基础治疗，治疗组加服中药（连翘、金银花、桔梗、牛蒡子、赤芍药、当归等）。经治疗，治疗组与对照组总有效率分别为91.7%（55/60）、75.0%（45/60），组间比较$P < 0.05$；治疗组射血分数变化改善程度、心律失常的总有效率明显优于对照组（$P < 0.05$）。杨桂芬等将58例患儿随机分为两组，均予西医常规治疗，治疗组加用环磷腺苷葡胺和银翘散（金银花、连翘、苦桔梗、薄荷、淡竹叶、生甘草等）。经治14 d，治疗组与对照组总有效率分别为93.1%（27/29）、72.4%（21/29），治疗组在短时间内控制病情、缩短病程、减少住院天数及降低住院费用等方面均明显优于对

照组（$P < 0.05$）。

呙柳林以桂枝龙牡汤（桂枝、龙骨、牡蛎、白芍药、生姜、炙甘草等）治疗本病心阳不振证 34 例，与对照组均予维生素 C、果糖二磷酸钠及相应抗感染治疗。经治 1 个月，治疗组总有效率 94.1%（32/34），与对照组 72.7%（24/33）比较 $P < 0.05$；两组患儿心肌肌钙蛋白 I 和 CK-MB 的表达水平均较治疗前有所改善，而治疗组更明显（$P < 0.05$）。曾莉等以竹叶石膏加味方（竹叶、石膏、半夏、麦门冬、人参、炙甘草等）治疗 32 例，与对照组均予静脉滴注果糖、口服维生素 C 及辅酶 Q_{10}。经治 3 周，治疗组总有效率为 87.5%（28/32），与对照组 65.6%（21/32）比较 $P < 0.05$；且胸闷、叹气、乏力、心悸等临床症状及心电图改善程度明显优于对照组（$P < 0.05$）；两组心肌酶谱各项指标均有改善，其中肌酸激酶同工酶、乳酸脱氢酶的改善治疗组明显优于对照组（$P < 0.05$）。王巍伟以炙甘草汤加减（人参、炙甘草、阿胶、桂枝、生地黄、红花等）治疗本病合并心律失常 25 例，与对照组均采用常规疗法。经治 3 周，治疗组与对照组总有效率分别为 96.0%（24/25）、84.0%（21/25），治疗组心悸、胸闷、气短、神疲乏力、脉结代等症状改善明显优于对照组。

李彦龙等以二脉养心汤（首乌藤、太子参、麦冬、丹参、玄参、白芍药等）治疗本病迁延期气阴两虚证患儿，与对照组均予静脉滴注更昔洛韦、头孢甲肟等。两组患儿基线资料在治疗前均具有可比性（$P > 0.05$）。治疗 1 个月后，治疗组与对照组临床总有效率分别为 94.5%（52/55）、76.8%（43/56），组间比较 $P < 0.05$，治疗组在改善肌酸激酶同工酶/肌酸激酶、肌酸激酶同工酶、超敏心肌肌钙蛋白 I 优于对照组（$P < 0.05$）；随访 3 个月，中医单项证候（心悸、胸闷憋气、头晕、乏力等）复常，均明显优于对照组（$P < 0.05$）。季兴梅等以活血化瘀疗法（当归、赤芍药、山楂、降香、三七、姜黄等）治疗 83 例，设一般西药疗法对照。结果，治疗组总有效率 97.6%（81/83），与对照组 87.0%（60/69）比较

$P < 0.05$。

（撰稿：刘　瑜　高修安　审阅：朱锦善）

【小儿厌食的治疗】

彭玉等以运脾散（苍白术、茯苓、山药、薏苡仁、陈皮、枳壳等）治疗本病脾运失健证 60 例，设硫酸锌液口服对照。经治 15 d，治疗组在综合疗效、中医证候疗效、证候总积分、主次症积分比较均显著优于对照组（$P < 0.001$）；治疗组 D-木糖排泄率比较优于对照组（$P < 0.05$），在恢复小肠吸收功能方面亦优于对照组。赵彤以运脾消食汤（苍术、藿香、枳壳、焦三仙、陈皮、砂仁等）治疗本病脾失健运证 25 例，设葡萄糖酸锌口服对照。经治 1 个月，治疗组与对照组总有效率分别为 96.0%（24/25）、56.0%（14/25）。王明明等以枳实导滞丸加减（枳实、熟大黄、黄芩、六神曲、炒白术、茯苓等）治疗本病食积化热证 30 例，设王氏保赤丸治疗作对照。经治 7 d，治疗组总有效率 100%，与对照组 83.3%（25/30）比较 $P < 0.05$；且治疗组在改善临床症状等方面优于对照组（$P < 0.05$）。

何丽亚以和胃进食饮（木香、陈皮、神曲、山楂、炒麦芽、茯苓等）治疗 37 例，与对照组均予服吗丁啉。经治 14 d，治疗组总有效率 97.3%（36/37），与对照组 78.4%（29/37）比较 $P < 0.05$；两组中医证候评分均较治疗前明显下降，进食量、体重指数均较治疗前明显增加，且治疗组均优于治疗组（$P < 0.05$）。徐初珍等以健脾消食汤加减（焦三仙、太子参、枳壳、甘草、陈皮、白术等）治疗 33 例，与对照组均予服双歧杆菌三联活菌散、葡萄糖酸锌。经治 8 周，治疗组总有效率为 93.9%（31/33），与对照组 75.8%（25/33）比较 $P < 0.05$；治疗组随访 6 月和 1 年内的复发率均低于对照组（$P < 0.05$）。李昊威以消食消胀汤（党参、焦山楂、白术、清半夏、焦神曲、陈皮等）治疗本病脾虚夹积证 36 例，与对照组均予服吗丁啉。经治 3 d，治疗组总有效率 97.2%

(35/36),与对照组 83.3%(30/36)比较 $P < 0.05$。

黄远峰以缪氏资生丸加减(党参、茯苓、白术、山药、薏苡仁、莲子等)治疗 39 例,设多潘立酮混悬液口服对照。经治 14 d,治疗组总有效率 94.9%(37/39),与对照组 66.7%(26/39)比较 $P < 0.01$。王宏伟等采用积疳散(鸡内金、太子参、炒白术、炒山药、白茯苓、砂仁等)治疗 50 例,经治 14 d,总有效率为 96.0%(48/50)。陈欣欣等将 110 例患儿随机分为两组,治疗组予服醒脾养儿颗粒(毛大丁草、山栀茶、一点红、蜘蛛香等),对照组予服胃蛋白酶合剂,并与健康儿童 30 例作对照。经治 4 周,治疗组总有效率为 87.9%(51/58),优于对照组 65.4%(34/52)($P < 0.05$);与健康组比较,两组患儿治疗前血清胃泌素(GAS)、血浆胃动素(MOT)及血浆神经肽 Y(NPY)水平均降低($P < 0.05$)。与本组治疗前比较,治疗组治疗后 GAS、MOT、NPY 明显升高($P < 0.05$),对照组治疗后 MOT、NPY 升高($P < 0.05$),GAS 无明显变化。与对照组同期比较,治疗组 GAS、MOT、NPY 均升高($P < 0.05$)。魏丽华以醒脾养儿颗粒治疗 55 例,与对照组均予服吗丁啉及饮食干预。经治 4 周,治疗组总有效率为 94.5%(52/55),不良反应率为 1.8%(1/55),对照组分别为 77.4%(41/53)、13.2%(7/53),组间比较均 $P < 0.05$;治疗组腹胀、腹痛以及便秘等症状的缓解时间显著短于对照组($P < 0.05$),停药 6 个月内复发率显著低于对照组($P < 0.05$)。

(撰稿:高修安 刘 瑜 审阅:朱锦善)

【小儿腹泻的治疗】

李军胜等将 90 例患儿随机分为两组,均予常规西药治疗,治疗组加服中药(寒湿证选用藿香、茯苓、陈皮、薏苡仁、苍术、半夏、厚朴等,湿热证选用葛根、黄连、甘草、黄芩、神曲、茯苓等)。结果,治疗组总有效率 97.8%(44/45),与对照组 73.3%(33/45)比较 $P < 0.05$;治疗组退热、止泻、痊愈时间显著少于对照组($P < 0.05$)。李士英以藿香正气散加减(藿香、陈皮、半夏、焦白术、苏叶、车前子等)治疗 120 例,经治 3 d,总有效率为 98.3%(118/120)。时伟红以连藿止泻汤(姜黄连、藿香、煨葛根、砂仁、苍术、茯苓等)治疗本病湿热证 60 例,与对照组均予常规西药。经治 3 d,治疗组总有效率为 98.3%(59/60),轮状病毒转阴率为 90.0%(54/60),对照组分别为 75.0%(30/40)、75.0%(30/40),组间比较均 $P < 0.05$,且在改善发热、呕吐、腹胀、肛门红赤等方面优于对照组($P < 0.05$)。王伟荣等以炎琥宁注射液(穿心莲)治疗 50 例,设利巴韦林注射液作对照。经治 1 周,治疗组总有效率 96.0%(48/50),与对照组 80.0%(40/50)比较 $P < 0.05$,治疗组退热、止泻、脱水纠正及住院时间均明显短于对照组($P < 0.05$)。

张丽娇等以甘草锌颗粒(新疆产豆科植物甘草根中提取的有效成分与锌结合的含锌药物)治疗 38 例,与对照组均予蒙脱石散、微生态制剂、补液、抗感染及指导饮食等。经治 3 d,观察组总有效率 92.1%(35/38),与对照组 63.2%(24/38)比较 $P < 0.01$;观察组止泻时间为(71.5±3.6)h,短于对照组(103.4±9.8)h($P < 0.01$)。

姜凤朝等以化积颗粒(茯苓、莪术、雷丸、海螵蛸、三棱、鸡内金等)治疗小儿消化不良性腹泻 44 例,与对照组均予服多酶片。经治 3 d,治疗组有效率 93.2%(41/44),与对照组 75.0%(33/44)比较 $P < 0.05$;治疗组大便次数复常、退热、止吐、住院时间均优于对照组($P < 0.05$);两组胃泌素和 P 物质均显著升高($P < 0.05$,$P < 0.01$),且治疗组更著($P < 0.05$)。于鹏等以山药蛋黄散(山药、鸡蛋黄)联合赖氨葡锌颗粒治疗婴幼儿慢性腹泻 30 例,与对照组均常规给予病因、对症支持治疗及肠黏膜保护剂、微生态疗法。经治 14 d,治疗组总有效率 96.7%(29/30),与对照组 66.7%(20/30)比较 $P < 0.05$。

邢楠等将 102 例患儿随机分为两组,均予西医常规治疗,治疗组加服中药(葛根、焦三仙、黄芩、茯苓、车前子、苍术等)及脐部敷贴(吴茱萸、黄连、公丁香、五味子、胡椒等)。经治 7 d,治疗组伤食泻、湿热泻、脾虚泻总有效率分别为 93.8%(15/16)、92.0%(23/25)、90.0%(9/10),均优于对照组 75.0%(9/12)、80.8%(21/26)、76.9%(10/13)(均 $P < 0.05$);两组不良反应发生率无明显差异。李兰等以藿朴夏苓汤(藿香、厚朴、姜半夏、茯苓、葛根、石榴皮等)加减内服与贴敷神阙穴治疗本病湿热型 60 例,设思密达对照。经治 3 d,治疗组总有效率 98.3%(59/60),与对照组 88.3%(53/60)比较 $P < 0.05$,治疗组治疗第 2、3 d 腹泻次数明显少于对照组($P < 0.01$);两组大便常规检测各项指标均较治疗前改善,治疗组 WBC、RBC 异常例数较对照组显著减少($P < 0.01$),血清 L-10 水平明显高于对照组($P < 0.01$),L-23、TNF-α 水平明显低于对照组($P < 0.01$)。周莲红以小儿止泻汤(生甘草、诃子、苏叶、黄连、白术、苍术等)内服与中药(云南白药置于神阙穴,丁桂儿脐贴)外敷治疗 89 例,设常规西医治疗对照。结果治疗组各项临床指征复常时间明显短于对照组($P < 0.05$);治疗组总有效率 98.9%(88/89),与对照组 79.8%(71/89)比较 $P < 0.05$。李小刚以云南白药联合乙醇溶液肚脐外敷及按摩治疗小儿消化不良性腹泻 25 例,与对照组均予枯草杆菌二联活菌、多酶片、利巴韦林片。经治 7 d,治疗组总有效率 100%,与对照组 84.0%(21/25)比较 $P < 0.05$。任丽辉等以中药(吴茱萸、木香、肉豆蔻、丁香)敷脐治疗 44 例,与对照组均予思密达灌肠。经治 3 d,治疗组总有效率 93.2%(41/44),与对照组 75.0%(33/44)比较 $P < 0.05$。

(撰稿:高修安 刘 瑜 审阅:朱锦善)

【小儿遗尿的治疗】

刘中会等以固肾缩泉汤(龙骨、麦冬、白芍药、党参、补骨脂、益智仁等)治疗小儿原发性遗尿症 32 例,与对照组均予西医综合治疗。经治 3 个月,治疗组总有效率 96.9%(31/32)、复发率 9.7%(3/31),对照组分别为 81.3%(26/32)、34.6%(9/26),组间比较 $P < 0.05$。陈玲等以止遗汤(益智仁、山药、乌药、桑螵蛸、炙麻黄、苦杏仁等)治疗本病肾虚肺实证 30 例,设缩泉丸对照组。经治 3 周,治疗组总有效率 93.3%(28/30),与对照组 83.3%(25/30)比较 $P < 0.05$。赵丽芝等以止遗汤(补骨脂、黄芪、人参、五味子、桂枝、龙骨等)治疗 50 例,与对照组均予西医常规综合治疗。经治 3 个月,治疗组总有效率 96.0%(48/50)、复发率 8.0%(4/50),对照组分别为 78.0%(39/50)、26.0%(13/50),组间比较均 $P < 0.05$。李香春以固肾止遗汤(菟丝子、肉苁蓉、补骨脂、山药、金樱子、覆盆子等)治疗 120 例,经治 20 d,总有效率为 94.2%(113/120)。

全香美等以遗尿汤(益智仁、石菖蒲、桑螵蛸、肉桂、桂枝、麻黄等)熏蒸治疗本病肾气不足证 60 例,对照组口服盐酸甲氯芬酯胶囊。经治 14 d,治疗组总有效率 86.7%(52/60),与对照组 65.0%(13/20)比较 $P < 0.05$;治疗组膀胱容量正常率达 80.0%(48/60)。孙洪进将 70 例患儿随机分为两组,均予醋酸去氨加压素,治疗组加服中药(益智仁、乌药、山茱萸、炒山药、菟丝子、枸杞子等)联合耳穴贴压。经治 6 周,治疗组总有效率 91.4%(32/35)、复发率 15.6%(5/32),对照组分别为 71.4%(25/35)、28.0%(7/25),组间比较均 $P < 0.05$。张国锋等将 105 例患儿随机分为三组,治疗组采用醋酸去氨加压素及中药(黄芪、人参、当归、升麻、柴胡、郁金等)中频(神阙、关元)导入治疗,对照Ⅰ组单用醋酸去氨加压素治疗,对照Ⅱ组单用中药中频导入治疗,7 次 1 个疗程,3 d 后开始下一疗程。经治 4 个疗程,治疗组总有效率为 92.5%(37/40)、复发率为 7.5%(3/40),分别与对照Ⅰ组的 66.7%(22/33)、24.2%(8/33)及对照Ⅱ组的 71.9%(23/32)、21.9%(7/32)比较均 $P < 0.05$;治疗组遗尿

次数明显减少（$P < 0.05$），随访时遗尿次数也明显低于对照组（均 $P < 0.05$）。张国锋等以补中益气汤（黄芪、人参、当归、升麻、柴胡、郁金等）联合托特罗定治疗 65 例，对照组予醋酸去氨加压素。经治 3 个月，治疗组总有效率 93.8%（61/65），与对照组 76.9%（50/65）比较 $P < 0.05$。鞠丽娜等以缩泉胶囊（人参、乌药、山药）合补中益气颗粒（黄芪、人参、白术、当归、炙甘草、升麻等）治疗 30 例，并行心理护理，经治 1 个月，总有效率 96.7%（29/30）。

（撰稿：刘　瑜　高修安　审阅：朱锦善）

【小儿肠系膜淋巴结炎的治疗】

谢汝伦等辨证治疗 30 例患儿，湿热蕴结者以消瘰丸合香连丸加减，饮食积滞者以香砂平胃散或保和丸或枳术丸加减，脾虚气滞者以香连丸、橘皮竹茹汤或参苓白术散合消瘰方加减，对照组以利巴韦林联合头孢哌酮钠静滴。经治 14 d，治疗组总有效率 96.7%（29/30），与对照组 83.3%（25/30）比较 $P < 0.05$；治疗组腹痛时间、发热时间、B 超复查淋巴结消退时间明显短于对照组（$P < 0.05$）。郑艳萍将 92 例患儿随机分为治疗组与对照组，分别予服理气止痛颗粒（柴胡、枳壳、香附、延胡索、莱菔子、莪术等）、头孢克肟。经治 10 d，治疗组与对照组总有效率分别为 91.3%（42/46）、71.7%（33/46），组间比较 $P < 0.01$；且治疗组肠系膜淋巴结长、短径缩小程度优于对照组（$P < 0.05$）。何映等以小建中汤合理中汤加减（党参、桂枝、白术、山药、白芍药、干姜等）治疗本病脾胃虚寒证 43 例，对照组予西医常规治疗。经治 15 d，治疗组总有效率 93.0%（40/43），与对照组 74.4%（32/43）比较 $P < 0.05$；随访半年，治疗组复发率 15.0%（6/40），与对照组 44.8%（13/29）比较 $P < 0.01$。

丛珊等以肠安颗粒（半夏、干姜、黄芩、黄连、延胡索、蒲公英等）治疗 30 例，与对照组均予服头孢克肟（必要时服巴韦林颗粒）。均治疗 7 d，随访 6 个月，治疗组总有效率 93.3%（28/30），与对照组 73.3%（22/30）比较 $P < 0.05$；两组中医证候积分均减少，且治疗组优于对照组（$P < 0.05$）；治疗组治疗 1 周后肠系膜肿大淋巴结缩小、随访 6 个月腹痛复发率均优于对照组（$P < 0.05$）。喻镁佳等以四磨汤加味（木香、枳壳、槟榔、乌药、连翘、黄芩等）治疗 40 例，与对照组均予头孢曲松钠静脉滴注。经治 7 d，治疗组总有效率 97.5%（39/40），与对照组 80.6%（29/36）比较 $P < 0.05$；治疗组呕吐、腹泻/腹痛、食欲不振消失时间均显著少于对照组（$P < 0.05$）；两组在发热症状消失时间上无显著差异；治疗组使用退热药以及解痉止痛药的次数显著低于对照组（$P < 0.05$）。王成果将 90 例患儿随机分为两组，均予头孢哌酮钠舒巴坦钠、利巴韦林静脉滴注，治疗组加服缓急止痛汤（桂枝、白芍药、炙甘草、生姜、大枣、连翘等）。经治 5 d，治疗组总有效率为 80.0%（36/45）、显效率 26.7%（12/45），明显高于对照组 60.0%（27/45）、15.6%（7/45）（$P < 0.05$）；治疗 10 d 后，治疗组总有效率为 95.6%（43/45），显效率为 73.3%（33/45），明显高于对照组 82.2%（37/45）、53.3%（24/45）（$P < 0.05$）；治疗组体温、腹痛、呕吐、腹腔淋巴结等指标恢复至正常所需的时间明显短于对照组（$P < 0.01$）。

吴丽玲以蒲地蓝消炎口服液（板蓝根、蒲公英、黄芩、苦地丁）治疗本病 29 例，与对照组均静滴头孢孟多钠、口服头孢克肟胶囊。经治 3 d，治疗组临床总有效率 96.6%（28/29），与对照组 75.9%（22/29）比较 $P < 0.05$，且腹痛消失时间和肿大淋巴结消失时间明显短于对照组（$P < 0.05$）。

叶敬明以丁桂儿脐贴（丁香、肉桂、荜茇等）贴于脐部治疗本病 30 例，与对照组均予服头孢克肟颗粒。连续治疗 10 d，治疗组总有效率 90.0%（27/30），与对照组 66.7%（20/30）比较 $P < 0.05$。

（撰稿：刘　瑜　高修安　审阅：朱锦善）

【儿童注意缺陷多动障碍的治疗】

常亚军等以抑肝散(柴胡、甘草、川芎、当归、白术、茯苓等)治疗本病阴虚阳亢证 47 例,设盐酸哌甲酯片和静灵口服液口服 47 例对照。经治 12 周,观察组临床控制 28 例,显效 13 例,有效 4 例,对照组分别为 20、10、9 例,组间比较 $P < 0.05$;治疗组斯诺佩评估(SNAP-Ⅳ)量表、阴虚阳亢证评分及 Conner 量表学习、品行、身心障碍、冲动-多动、焦虑及多动指数等因子评分均低于对照组($P < 0.01$),韦氏智力量表的言语理解、知觉推理、工作记忆、加工速度、一般能力、认知熟练、总智商等因子评分均高于对照组($P < 0.01$)。朱小冰以小儿智力糖浆(龙骨、龟甲、远志、雄鸡、石菖蒲)治疗 45 例,与对照组均服盐酸哌甲酯片。经治 9 周,治疗组总有效率 88.9%(40/45),与对照组的 77.8%(35/45)比较 $P < 0.05$;两组冲动、多动指数、学习问题、品行问题、焦虑、身心问题评分均较治疗前显著降低($P < 0.05$),且治疗组更显著($P < 0.05$)。李亚平等以小儿智力糖浆(龙骨、龟甲、远志、雄鸡、石菖蒲)治疗 36 例,设静灵口服液口服对照。经治 8 周,两组不同年龄层患儿父母随访问卷量表总分下降值均随治疗时间延长持续提高($P > 0.05$);治疗组 4～6 岁患儿核心症状多动冲动改善优于对照组($P < 0.05$);治疗 6、8 周后,治疗组 4～6 岁儿童总体评价量表复常率分别为 52.6%(10/19)、94.7%(18/19),对照组为 44.4%(8/18)、72.2%(13/18);治疗组 7～16 岁复常率为 47.1%(8/16)、64.7%(11/17),对照组为 50.0%(9/18)、77.8%(14/18),组间比较均 $P > 0.05$,但两组 4～6 岁年龄层患儿均显示更高的复常率;两组不同年龄层患儿治疗后 4、6、8 周指鼻试验、翻手试验、轮替试验阳性率及言语智商与操作智商差值比较 $P > 0.05$。李高照自拟宁神汤(半夏、白蒺藜、黄连、黄芩、野百合、龙齿等)治疗 30 例,设利他林对照。经治 1 周,治疗组总有效率 93.3%(28/30),对照组 90.0%(27/30),组间比较 $P > 0.05$;治疗组药物不良反应发生率 6.7%(2/30),与对照组 16.7%(5/30)比较 $P < 0.05$。

冯璐等将 100 例患儿随机分为两组,均予止动散(僵蚕、陈皮、木瓜、天麻、酸枣仁、鸡内金等)随证加减(脾胃虚弱者加党参、白术、莲子、扁豆,体热偏盛或心火旺盛者加麦冬、栀子、黄芩),3 个月为 1 个疗程,治疗 3 个疗程,联合心理疗法;实验组加用针灸(肝郁气滞证取穴太冲、四神聪、劳宫、率谷、神庭、脑户;肝肾不足证取穴太溪、三阴交、四神聪、率谷、神庭、脑户等)疗法,及王不留行籽耳穴贴压,针刺 2 d 1 次,耳穴贴压 7 d 1 次,治疗 3 个月。结果治疗组总有效率 86.0%(43/50),与对照组 76.0%(38/50)比较 $P < 0.05$。

(撰稿:高修安 刘 瑜 审阅:朱锦善)

【新生儿高胆红素血症的治疗】

龚大伟等以小柴胡汤加减(柴胡、黄芩、半夏、党参、茯苓、茵陈蒿等)治疗 34 例,与对照组均予西医常规治疗。经治 3 d,治疗组总有效率 94.1%(32/34),与对照组 76.5%(26/34)比较 $P < 0.05$;且黄疸消退时间明显短于对照组($P < 0.05$)。魏荣等以茵陈理中汤(茵陈、炒白术、太子参、干姜、白茯苓、薏苡仁等)加减口服联合熏蒸治疗 41 例,与对照组均予苯巴比妥片内服及蓝光照射。经治 7 d,治疗组有效率 90.2%(37/41),与对照组 70.7%(29/41)比较 $P < 0.05$;两组面目皮肤发黄、黄色晦黯、脘痞腹胀、便溏、乏力倦怠等症状均有改善,胆红素水平降低,且治疗组降幅明显大于对照组($P < 0.05$);治疗组胆红素降至正常的时间、黄疸消退时间及住院时间短于对照组($P < 0.05$)。安雪松等以茵陈蒿汤合四君子汤(茵陈蒿、栀子、大黄、太子参、白术、茯苓等)治疗 30 例,与对照组均予服鲁米那。经治 6 d,治疗组总有效率为 93.3%

(28/30),与单用中药或西药对照组的86.7%(26/30)、83.3%(25/30)比较均$P < 0.05$。秦东霞等采用退黄汤(茵陈、大枣、黄连、黄芩、炒制大黄、黄柏等)治疗35例,与对照组均予常规西医治疗。经治6 d,治疗组总有效率为97.1%(34/35),与对照组77.1%(27/35)比较$P < 0.05$。杜会双等以利胆汤(茵陈、泽泻、太子参、甘草、黄柏、麦冬等)治疗45例,与对照组均予微生态制剂。经治7 d,治疗组有效率为97.8%(44/45),与对照组84.4%(38/45)比较$P < 0.05$;血清CPR、免疫粘附抑制因子水平较对照组降低,TRF、免疫粘附促进因子水平较对照组升高($P < 0.05$)。赵佐兴以退黄利胆汤(茵陈、大黄、茯苓、太子参、麦冬、黄芪等)治疗38例,与对照组均予蓝光照射。治疗5~10 d后,两组血清胆红素值较治疗前显著降低($P < 0.05$),且治疗组更显著($P < 0.05$);治疗组显效率97.4%(37/38),与对照组71.1%(27/38)比较$P < 0.05$;治疗组2、4 d时黄疸消失的例数显著高于对照组($P < 0.05$),10、20 d时肝功恢复正常的例数显著高于对照组($P < 0.05$)。张秀敏自拟茵陈茯苓汤(黄连、黄芩、茯苓、甘草、车前子、茵陈等)治疗39例,与对照组均予蓝光照射、酶诱导剂联合妈咪爱治疗。经治5 d,治疗组有效率97.4%(38/39),与对照组84.6%(33/39)比较$P < 0.05$;治疗后第1、3、5 d胆红素值及住院时间明显低于对照组($P < 0.01$)。

张丽美等以茵栀黄颗粒(茵陈、栀子、黄芩、金银花)治疗43例,与对照组均予服熊去氧胆酸。经治5 d,治疗组总有效率95.3%(41/43),与对照组

81.4%(35/43)比较$P < 0.05$;两组胆红素水平均较治疗前显著下降($P < 0.05$),且治疗组更显著($P < 0.05$);治疗组黄疸消退时间和胆红素开始下降时间明显短于对照组($P < 0.05$)。盛春梅等以茵栀黄口服液治疗188例,与对照组均予服双歧杆菌四联活菌片。经治7 d,治疗组有效率93.1%(175/188),与对照组86.2%(162/188)比较$P < 0.05$;第1、3、5 d后两组患者血清胆红素水平均较治疗前明显下降($P < 0.05$),第3、5 d治疗组下降更为明显($P < 0.05$)。治疗组临床药物起效时间、黄疸消退时间均短于对照组($P < 0.05$)。周高良等以茵栀黄汤(茵陈、栀子、大黄、甘草)沐浴对新生儿黄疸早期干预(63例),设单用温水沐浴对照。经治3 d,治疗组总有效率76.2%(48/63),与对照组28.6%(18/63)比较$P < 0.01$。

陈小玲自拟消黄液(金钱草、茵陈、泽泻、栀子、黄柏、生甘草)结肠点滴治疗32例,设西医常规治疗对照。经治5~7 d,治疗组胆红素日下降值明显高于对照组($P < 0.01$),胆红素下降至正常时间短于对照组($P < 0.01$)。陈汉武以中药浴(茵陈、黄芩、栀子、金钱草、枳实、柴胡等)治疗60例,与对照组均行蓝光照射治疗。经治3 d,治疗组总有效率98.3%(59/60),不良反应发生率6.7%(4/60),对照组分别为86.7%(52/60)、21.7%(13/60),组间比较均$P < 0.05$;治疗组血清总胆红素水平下降明显,总光疗时间及黄疸消退时间均较对照组缩短($P < 0.01$)。

(撰稿:刘 瑜 高修安 审阅:朱锦善)

[附] 参 考 文 献

A

安雪松,祝静,刘建汉.中西医结合治疗新生儿黄疸30例[J].中国民族民间医药,2015,24(4):64

C

蔡霞.金振口服液联合利巴韦林治疗小儿疱疹性咽峡炎临床研究[J].亚太传统医药,2015,11(12):120

常克,沈智峰,刘美贵.敌蛋汤治疗小儿紫癜性肾炎蛋白尿的临床疗效[J].辽宁中医杂志,2015,42(1):72

常亚军,刘洪敏.抑肝散治疗儿童注意缺陷多动障碍47例临床观察[J].中国实验方剂学杂志,2015,21(14):145

陈芳,蒋国英.清热化瘀中药辅治儿童过敏性紫癜42例临床观察[J].浙江中医杂志,2015,50(5):330

陈汉武.中药药浴配合蓝光照射治疗新生儿黄疸疗效观察[J].实用中医药杂志,2015,31(5):454

陈静,王祺.生金平喘汤联合西药治疗小儿毛细支气管炎随机平行对照研究[J].实用中医内科杂志,2015,29(2):85

陈丽,麦菁芸.痰热清注射液联合阿奇霉素序贯治疗小儿支原体肺炎临床观察[J].新中医,2015,47(7):201

陈玲,张肖瑾,赵琼,等.止遗汤治疗小儿肾虚肺实遗尿30例观察[J].实用中医药杂志,2015,31(2):89

陈娜,韩洁.喘可治注射液雾化吸入对婴幼儿毛细支气管炎的疗效[J].中药材,2015,38(5):1099

陈小玲.自拟消黄液结肠点滴治疗新生儿高胆红素血症32例[J].浙江中医杂志,2015,50(2):116

陈欣欣,布月青.醒脾养儿颗粒对厌食症患儿血清胃泌素、血浆胃动素及神经肽Y水平的影响[J].中国中西医结合消化杂志,2015,23(3):180

陈正堂,陈端.银翘解毒汤灌肠治疗小儿过敏性紫癜50例观察[J].浙江中医杂志,2015,50(2):124

成云水,江晓宇,蔡在欣,等.理中汤加味治疗小儿高热临床观察[J].中国中医急症,2015,24(4):596

丛珊,苑修太,李安源.肠安颗粒治疗小儿肠系膜淋巴结炎临床观察[J].中国中医急症,2015,24(7):1281

崔利敏.达原饮灌肠联合西药治疗化脓性扁桃体炎随机平行对照研究[J].实用中医内科杂志,2015,29(2):105

D

丁惠玲,车大钿."宝根1号"方治疗肺脾两虚型小儿反复呼吸道感染60例临床观察[J].上海中医药杂志,2015,49(9):43

丁晓玲,许先科,詹璐.加味苇茎汤合阿奇霉素治疗小儿支原体肺炎39例[J].浙江中医杂志,2015,50(5):374

董春凰,程春华.抗支糖浆治疗小儿肺炎支原体肺炎咳嗽60例疗效观察[J].中国民间疗法,2015,23(10):35

杜会双,张秀敏,王文雅,等.利胆汤联合微生态制剂治疗新生儿黄疸的临床效果及对免疫功能的影响[J].四川中医,2015,33(5):86

F

范小璇,赵晓平,张毅,等.培元化瘀方对脑积水患儿脑血流阻力的影响[J].中医药学报,2015,43(5):92

封如珍.中西医结合间隔给药法治疗婴幼儿缺铁性贫血疗效观察[J].新中医,2015,47(4):179

冯璐,王琳琳.止动散联合心理疗法治疗小儿多动症疗效观察[J].辽宁中医杂志,2015,42(7):1271

G

高亮.紫雪散联合参芪扶正注射液治疗小儿感染性休克疗效分析[J].中医临床研究,2015,7(22):56

龚大伟,章淑萍.小柴胡汤加减配合治疗小儿黄疸的临床观察[J].中医临床研究,2015,7(10):102

呙柳林.桂枝龙牡汤联合V-C、果糖二磷酸钠治疗心阳不振型小儿心肌炎临床疗效观察[J].亚太传统医药,2015,11(19):130

H

郝新征.中医特色疗法治疗小儿食积273例[J].中国中医药现代远程教育,2015,13(5):54

何丽亚.和胃进食饮联合吗丁啉治疗小儿厌食症37例临床观察[J].新中医,2015,47(10):145

何琪,方敏.中药热毒宁辅助治疗儿童化脓性扁桃体炎临床观察[J].新中医,2015,47(7):203

何映,顾振鹏,韦云丽.小建中汤合理中汤治疗脾胃虚寒型小儿肠系膜淋巴结炎疗效观察[J].新中医,2015,47(1):170

侯艳苗,王淑芳,戈珍桃,等.乳果糖口服液联合小儿康颗粒治疗4岁以下小儿功能性便秘疗效分析[J].中国中西医结合消化杂志,2015,23(7):502

黄可丹.护肾康复汤辅助激素治疗小儿复发性肾病综合征48例[J].中国实验方剂学杂志,2015,21(12):170

黄玉静,熊德上,徐西华,等.益髓理血饮治疗小儿骨髓增生异常综合征33例临床观察[J].中药药理与临床,2015,31(3):192

黄远峰,陈非凡.缪氏资生丸治疗小儿疳积疗效观察[J].新中医,2015,47(11):152

J

季兴梅.活血化瘀法治疗小儿病毒性心肌炎瘀阻心脉证临床随机对照试验[J].中国中医药现代远程教育,2015,13(6):46

贾真.清热顺气方治疗小儿功能性便秘60例[J].中医研究,2015,28(5):24

姜宝安,孙敏敏.萝卜汁联合大黄脐部贴敷治疗早产儿便秘的临床观察[J].中国民间疗法,2015,23(5):16

姜凤朝,朱伟,刘英贤.中医化积颗粒联合多酶片治疗小儿消化不良性腹泻的临床效果[J].中国中西医结合消化杂志,2015,23(6):432

姜海丽.小柴胡加石膏汤治疗小儿支原体肺炎36例[J].中国中医药现代远程教育,2015,13(14):53

金瑛.童乐口服液联合羧甲淀粉钠溶液治疗小儿反复呼吸道感染的疗效观察[J].湖北中医杂志,2015,37(6):6

鞠丽娜,周延辉.缩泉胶囊合补中益气颗粒治疗小儿遗尿症30例观察及护理[J].实用中医药杂志,2015,31(1):21

K

亢弘扬.自拟通经滋阴汤治疗小儿反复化脓性扁桃体炎疗效探讨[J].中医临床研究,2015,7(16):116

L

赖盼建,李小兵.羚羊角胶囊治疗小儿复杂性热性惊厥62例疗效观察[J].中药药理与临床,2015,31(2):196

李成芩,王蕊.补肾活络方治疗小儿反复化脓性扁桃体炎近远期疗效探讨[J].中国实验方剂学杂志,2015,21(3):179

李高照.自拟宁神汤治疗儿童多动症30例临床观察[J].北方药学,2015,12(9):68

李昊威.消食消胀汤治疗小儿消化不良脾虚夹积证36例[J].中国中医药现代远程教育,2015,13(7):44

李菊英.自拟中药方联合布地奈德吸入治疗小儿毛细支气管炎临床观察[J].四川中医,2015,33(3):110

李军胜,蓝陈福.利用中西医结合的方法治疗小儿病毒性腹泻的疗效观察[J].中国中西医结合消化杂志,2015,23(8):556

李兰,胡欲晓,何红霞,等.藿朴夏苓汤内服联合贴敷治疗湿热型小儿腹泻60例[J].中国实验方剂学杂志,2015,21(18):179

李士英.藿香正气散加减治疗婴幼儿腹泻[J].山西中医,2015,31(5):40

李香春.自拟固肾止遗汤治疗小儿遗尿症120例[J].中国民间疗法,2015,23(2):52

李小刚.中西医结合治疗小儿消化不良性腹泻的临床效果分析[J].深圳中西医结合杂志,2015,25(16):58

李亚平,马融,胡思源,等.小儿智力糖浆治疗儿童注意缺陷多动障碍36例临床研究[J].中医杂志,2015,56(20):1750

李彦龙,赵嘉丽.二脉养心汤治疗小儿病毒性心肌炎疗效观察[J].中医药学报,2015,43(4):107

李永建.中西药结合治疗儿童慢性特发性血小板减少性紫癜临床观察[J].新中医,2015,47(4):181

李玉荣.乌梅调中颗粒治疗小儿功能性再发性腹痛随机平行对照研究[J].实用中医内科杂志,2015,29(2):55

李哲.胃肠安丸联合四联疗法治疗儿童幽门螺杆菌感染的疗效观察[J].现代药物与临床,2015,30(5):576

林万青,黄玉平,朱晓河.中西医结合治疗幽门螺杆菌阳性十二指肠溃疡患儿的疗效观察[J].实用中西医结合临床,2015,15(7):55

刘世玲.滋阴通便汤治疗小儿阴虚便秘40例[J].中国中医药现代远程教育,2015,13(4):48

刘雪莲.止咳祛痰汤联合阿奇霉素治疗肺炎支原体肺炎患儿临床疗效及安全性研究[J].亚太传统医药,2015,11(12):125

刘瑛,黄维勇,付敏,等.猕猴桃颗粒联合综合干预治疗儿童高铅血症118例观察[J].北方药学,2015,12(6):20

刘中会,张国锋,张博,等.中西医结合治疗小儿原发性遗尿32例疗效观察[J].四川中医,2015,33(3):117

龙冬艳.苗药八独汤治疗急性化脓性扁桃体炎临床研究[J].中国民族医药杂志,2015,21(5):4

陆世凯.自拟肾炎汤联合西医治疗小儿急性肾炎疗效观察[J].中国中医急症,2015,24(5):906

罗飞娟.自拟方治疗新生儿硬肿症[J].湖北中医杂志,2015,37(2):50

罗建勋.清热消积导滞散治疗小儿食积发热临床疗效观察[J].中医临床研究,2015,7(2):78

罗仁烂.中西医结合治疗小儿急性病毒性心肌炎的临

床疗效观察[J].深圳中西医结合杂志,2015,25(1):39

吕红粉,周海霞.翘荷豉栀汤加味灌肠佐治小儿高热惊厥 36 例[J].中国中医急症,2015,24(5):856

P

彭信平.加味小青龙汤治疗小儿毛细支气管炎临床疗效观察[J].亚太传统医药,2015,11(15):139

彭玉,邢凤玲,冷丽,等.运脾散干预脾运失健小儿厌食症的疗效[J].时珍国医国药,2015,26(5):1162

Q

戚清,曾步力,李娟.小儿麻甘颗粒辅助西医常规治疗毛细支气管炎(痰热闭肺证)的疗效观察[J].中医药导报,2015,21(20):46

秦东霞,许明华.加用自拟退黄汤治疗新生儿黄疸疗效观察[J].广西中医药,2015,38(2):55

秦志仁,游毅,吴双.加味金平饮连续治疗小儿腺样体肥大致鼻鼾、睡眠呼吸暂停 30 例疗效回顾[J].中成药,2015,37(5):1145

全香美,王芳,李冬梅,等.中药熏蒸疗法治疗小儿肾气不足型遗尿 80 例[J].中国民间疗法,2015,23(5):12

R

任丽辉,崔素芝.中药敷脐加思密达灌肠治疗小儿腹泻疗效观察[J].山西中医,2015,31(8):24

S

邵征洋,连俊兰,何飞,等.自拟咳喘口服液对毛细支气管炎患儿肺功能的影响[J].中华中医药学刊,2015,33(11):2574

盛春梅,曹芬利,沈雅萍.评价与分析双歧杆菌四联活菌片联合茵栀黄治疗新生儿黄疸疗效[J].辽宁中医杂志,2015,42(6):1241

石锦梅,史菁君.清热解毒汤保留灌肠治疗小儿疱疹性咽峡炎疗效观察[J].中医药临床杂志,2015,27(1):87

时伟红.连藿止泻汤治疗小儿秋季腹泻(湿热泻)的临床研究[J].国医论坛,2015,30(1):33

舒小妹,谢建祥.麻杏银翘败毒汤治疗儿童急性化脓性扁桃体炎临床疗效观察[J].实用中西医结合临床,2015,15(6):33

孙洪进.儿童原发性夜间遗尿症中西医联合治疗研究[J].辽宁中医药大学学报,2015,17(5):215

T

覃荣权.中西医结合治疗小儿缺铁性贫血 120 例疗效观察[J].四川中医,2015,33(9):110

唐昌奎.美罗培南联合醒脑静注射液治疗小儿化脓性脑膜炎的临床研究[J].现代药物与临床,2015,30(6):687

唐君兰.清热解毒汤治疗小儿急性化脓性扁桃体炎 100 例总结[J].湖南中医杂志,2015,31(1):70

唐英,尚清,马彩云,等.平肝健脾方治疗小儿多发性抽动症 50 例临床观察[J].中医杂志,2015,56(13):1120

田明明.止汗散穴位贴敷治疗小儿汗证临床观察[J].四川中医,2015,33(3):115

田明明,王雪峰.银翘散加减治疗小儿风热犯心型病毒性心肌炎临床观察[J].辽宁中医药大学学报,2015,17(1):186

W

王成果.自拟缓急止痛汤治疗小儿肠系膜淋巴结炎临床观察[J].中国中医急症,2015,24(9):1674

王海申.不安腿综合征中医辨证论治经验[J].中医研究,2015,28(2):39

王宏伟,王鹏飞,程敏,等.自拟积疳散中药配方颗粒治疗儿厌食症 50 例[J].中国民间疗法,2015,23(9):47

王晖,张珲金,王平,等.中药结合放血疗法治疗儿童睡眠呼吸障碍疗效观察[J].深圳中西医结合杂志,2015,25(12):61

王敏建,张渝,魏华.静灵口服液联合利培酮治疗儿童孤独症的临床分析[J].中成药,2015,37(6):1383

王明明,张银敏.枳实导滞丸治疗小儿积滞食积化热证 30 例[J].中国中医药现代远程教育,2015,13(19):44

王勤,朱珊,赵义红,等.清肺活血方联合阿奇霉素治疗难治性小儿支原体肺炎的平行对照研究[J].中国中西医结合杂志,2015,35(5):545

王庆军.补肺健脾法治疗小儿支原体肺炎久咳疗效观察[J].山西中医,2015,31(5):37

王巍伟.炙甘草汤治疗小儿病毒性心肌炎合并心律失常临床分析[J].亚太传统医药,2015,11(13):127

王伟荣,李海平,唐碧波.炎琥宁注射液在小儿秋季腹

泻治疗中的应用效果分析[J].中国中西医结合消化杂志，2015，23(9):658

魏丽华.醒脾养儿颗粒辅助治疗儿童厌食症临床研究[J].新中医，2015，47(9):165

魏荣，李新.茵陈理中汤化裁内服联合熏蒸对新生儿黄疸患者血清胆红素、黄疸消退情况影响[J].辽宁中医药大学学报，2015，17(6):224

吴丽玲.联合蒲地蓝消炎口服液治疗小儿肠系膜淋巴结炎的临床疗效[J].北方药学，2015，12(9):19

X

谢汝伦，石学林，黄平邦.小儿肠系膜淋巴结炎的中医辨证分型及临床效果分析[J].深圳中西医结合杂志，2015，25(17):56

邢楠，赵刚.中西医对小儿腹泻治疗效果分析[J].辽宁中医药大学学报，2015，17(10):178

邢燕如，陆玉廷，刘婷，等.通窍宣肺汤为主治疗儿童上气道咳嗽综合征48例[J].浙江中医杂志，2015，50(8):599

徐初珍，傅敏.中西医结合治疗儿童厌食症疗效观察[J].新中医，2015，47(10):143

徐慧芳，方翔，蒋锐锋.曲普瑞林联合早熟中药方治疗女童特发性性早熟的临床研究[J].中华中医药学刊，2015，33(3):721

许春艳，朱万柏.中西医结合治疗小儿支原体肺炎108例观察[J].实用中医药杂志，2015，31(6):551

Y

杨桂芬.中西医结合治疗小儿病毒性心肌炎临床分析[J].中国民间疗法，2015，23(10):55

杨红梅.温肺化瘀定喘法改善风寒袭肺型小儿病毒性毛细支气管炎临床研究[J].亚太传统医药，2015，11(14):77

杨俊.热毒宁注射液联合阿奇霉素序贯疗法治疗儿童肺炎支原体肺炎[J].中医药学报，2015，43(4):101

杨祁，吴拥军，严道南.益气温阳方治疗儿童变应性鼻炎的临床疗效观察[J].中华中医药杂志，2015，30(4):1337

杨淑芬，王孝良.温肺化瘀汤治疗小儿支气管炎肺炎啰音难消临床疗效观察[J].亚太传统医药，2015，11(13):119

杨阳，幺远.复律养心汤联合心律平治疗儿童频发室性期前收缩热邪扰心证的疗效观察[J].中华中医药杂志，2015，30(7):2452

姚伟光，陈青.玉屏风散辅助常规治疗对支原体肺炎患儿血浆氧自由基及心肌酶水平的影响[J].中华中医药学刊，2015，33(6):1501

姚艳，陈国伟，黄莉.生大黄粉敷脐在新生儿胃肠功能障碍中的应用[J].中国中医急症，2015，24(4):725

叶剑，梁海娜，林森.顺息汤治疗儿童腺样体肥大68例[J].浙江中医杂志，2015，50(7):495

叶进，黄俊雷，孔飞，等.抗早颗粒剂治疗儿童性早熟的临床研究[J].南京中医药大学学报，2015，31(6):514

叶敬明.丁桂儿脐贴配合头孢克肟颗粒治疗小儿肠系膜淋巴结炎的效果分析[J].海峡药学，2015，27(4):108

尹杉杉，刘雍，张军，等.麻藤定喘微型灌肠剂治疗婴儿毛细支气管炎的临床研究[J].湖北中医杂志，2015，37(2):35

尹书侠.浅论用中药内服外敷法治疗小儿化脓性扁桃体炎的临床效果[J].当代医药论丛，2015，13(24):27

于鹏，孙会青.山药蛋黄散联合赖氨葡锌颗粒治疗婴幼儿慢性腹泻疗效分析[J].浙江中西医结合杂志，2015，25(2):170

于文静，白雪，张雯，等.健脾止动汤对多发性抽动症患儿神经递质的影响[J].中华中医药杂志，2015，30(5):1757

喻镁佳，金中梁，吴红样.四磨汤加味联合抗生素治疗小儿急性肠系膜淋巴结炎临床观察[J].中国中医急症，2015，24(2):339

袁洋，陈光明，李乃庚，等.中药内服外敷治疗小儿功能性腹痛疗效观察[J].实用中医药杂志，2015，31(9):801

袁增辉，符虹.凉血方治疗小儿过敏性紫癜38例[J].实用中医药杂志，2015，31(5):399

Z

曾莉，郭灿.竹叶石膏加味方治疗儿童急性期病毒性心肌炎32例[J].环球中医药，2015，8(11):1380

詹红艳.中西医结合治疗小儿肺炎支原体肺炎的临床效果观察[J].深圳中西医结合杂志，2015，25(1):42

张春红.羚羊角汤治疗小儿化脓性扁桃体炎45例疗效观察[J].湖南中医杂志，2015，31(1):71

张国锋，刘中会，徐志杰，等.醋酸去氨加压素及中药治疗小儿遗尿症疗效观察[J].实用中医药杂志，2015，31(4):306

张国锋,沈洋,刘中会,等.补中益气汤联合托特罗定治疗小儿遗尿症疗效观察[J].实用中医药杂志,2015,31(3):205

张华红,黄霞娟.固本温肺活血方辨治小儿重症急性肺动脉高压临床研究[J].中国中医急症,2015,24(6):1086

张娟娟,李苏曼.健脾益肾方辨证加减治疗矮小症患儿的临床分析[J].辽宁中医杂志,2015,42(5):979

张丽娇,蒋慧珍.甘草锌颗粒辅助治疗小儿腹泻76例临床疗效观察[J].中医临床研究,2015,7(19):51

张丽美,曹玲云.中西医结合治疗新生儿高胆红素血症疗效观察[J].中华中医药学刊,2015,33(8):2044

张蔚.黄芪注射液治疗重症肺炎心衰患儿的疗效观察[J].湖南中医药大学学报,2015,35(5):56

张秀敏,杜会双,王丽娟.自拟茵陈茯苓汤配合妈咪爱治疗母乳性黄疸[J].四川中医,2015,33(6):117

赵金玉,郝瑞芳.柴葛解肌汤合银翘散加减治疗小儿流感发热60例[J].江西中医药,2015,46(7):34

赵丽芝,刘闪,张立兰.中西医结合治疗小儿原发性遗尿50例观察[J].实用中医药杂志,2015,31(1):45

赵彤.运脾消食汤治疗脾失健运型小儿厌食症随机平行对照[J].实用中医内科杂志,2015,29(10):107

赵佐兴.退黄利胆汤治疗新生儿黄疸38例疗效观察[J].新中医,2015,47(5):201

郑艳萍.理气止痛颗粒治疗小儿肠系膜淋巴结炎的临床观察[J].广西中医药,2015,38(3):22

郑仪宁,高燕勤.石茵汤与干扰素联合治疗婴儿肝炎综合征30例[J].浙江中医杂志,2015,50(8):601

支韫叕.连花清瘟胶囊联合头孢丙烯片治疗急性化脓性扁桃体炎30例[J].浙江中医杂志,2015,50(6):466

周高良,吕军.茵栀黄汤沐浴对新生儿黄疸早期干预63例临床观察[J].浙江中医杂志,2015,50(3):201

周广英.清热抗感汤灌肠治疗小儿感冒高热35例[J].中国中医药现代远程教育,2015,13(1):45

周莲红.中医综合疗法治疗小儿腹泻临床疗效观察[J].亚太传统医药,2015,11(11):95

周念莹,李永春,江晓宇,等.理中汤加味治疗小儿自闭症临床观察[J].新中医,2015,47(6):200

周霞,姜宝安.氧驱雾化吸入联合清肺汤加减治疗小儿毛细支气管炎[J].中国民间疗法,2015,23(9):71

周新强.自拟消积祛湿清中汤治疗小儿食积发热56例临床观察[J].国医论坛,2015,30(5):31

朱小冰.小儿智力糖浆联合盐酸哌甲酯片治疗儿童注意缺陷多动障碍的疗效观察[J].现代药物与临床,2015,30(7):829

（七）外　　科

【概　述】

2015 年,有关外科的文献约 3 000 篇,临床报道多为中药内服、外用、手术疗法及部分运用针灸推拿等治疗外科疾病。实验研究多集中于慢性皮肤溃疡、乳腺增生病、前列腺增生、糖尿病足、急性胰腺炎及烧烫伤等。

1. 疮疡

临床治疗的文献以褥疮、慢性皮肤溃疡居多,其次为丹毒、化脓性疾病等。

龙凤强等从 104 例褥疮患者的疮面中选取面积为 3.0 cm×3.5 cm～4.0 cm×4.5 cm 的 2 期、3 期褥疮各 52 处,分为治疗组和对照组,各组 2 期及 3 期褥疮各 26 处。治疗组先后采用九一丹和生肌散撒敷疮面,并进行红外线神灯照射;对照组采用 0.5% 甲硝唑注射液浸泡棉球后清洗疮面,庆大霉素 16～24 万 U 或氯霉素 0.5～1.0 g 浸润疮面,并进行红外线神灯照射,7 d 为 1 个疗程。经治疗 2～4 个疗程,治疗组 2 期、3 期褥疮愈合率分别为 92.3%、88.5%,对照组分别为 73.1%、63.4%;治疗组 2 期、3 期褥疮愈合时间分别为 (6.2±2.8)d、(15.2±5.8)d,对照组分别为 (9.4±3.3)d、(20.8±6.5)d,组间比较治疗组均优于对照组(均 $P < 0.05$)。

慢性皮肤溃疡的治疗与研究详见专条。

2. 皮肤病

相关文献仍居中医外科文献之首(占 35%),主要集中于带状疱疹、湿疹、痤疮、荨麻疹、黄褐斑、银屑病、白癜风、天疱疮、手足癣、扁平疣、顽固性瘙痒症、特应性皮炎、脱发等。

赵婷将 108 例亚急性湿疹(表寒里热、表里俱实证)患者采用中心分层、区组随机的方法,按 2∶1 分为试验组和安慰剂对照组,分别予服防风通圣颗粒、防风圣通颗粒模拟剂。用药 2 周后,试验组与对照组中医证候疗效愈显率分别为 33.8%(24/71)、0,中医证候积分分别为(12.82±7.96)、(3.67±4.12),组间比较均 $P < 0.01$;皮肤症状疗效,愈显率分别为 25.4%(18/71)、0,皮肤症状积分分别为(10.04±7.17)、(2.33±3.57),组间比较均 $P < 0.01$。

汪宏雷将 72 例白癜风患者分为两组,实验组予中药Ⅰ号方(紫草、赤芍药、红花、鸡血藤、白蒺藜、豨莶草等)内服,Ⅱ号方(苦参、丹参、当归、川芎、防风、补骨脂等,乙醇浸泡 15 d 过滤)外涂患处,对照组予白癜风胶囊口服、复方卡力孜然酊外涂。连续治疗 3 个月,实验组有效率为 91.7%(33/36),优于对照组 83.3%(30/36)($P < 0.05$)。

带状疱疹、痤疮、荨麻疹、黄褐斑、银屑病的治疗与研究详见专条。

3. 乳腺病

临床研究以乳腺增生病、急性乳腺炎、浆细胞性乳腺炎、乳腺癌为主,实验研究主要集中在乳腺增生病的报道。

吴建华用中西医结合分期治疗哺乳期乳腺炎 580 例。初期(278 例)以乳腺炎 1 号方(柴胡、瓜蒌皮、青陈皮、蒲公英、王不留行、漏芦等)煎服(或颗粒剂冲服),1 剂/d,配合按摩通乳及金黄膏外敷,治疗 3～5 d。中期(232 例)以乳腺炎 2 号方(柴胡、瓜蒌皮、青陈皮、王不留行、路路通、蒲公英等)内服,穿刺抽吸乳汁及金黄膏外敷,一般治疗 7～10 d,其中有 36 例发展形成脓肿。后期(70 例)以乳腺炎 3 号方(当归、生黄芪、炒山甲、川芎、皂角刺、黄芩等)内服,排脓引流,切口周边外敷金黄膏,脓尽后创腔内用生肌散或生肌膏纱条填塞,或用表皮生长因子促进愈合,一般治疗 2～3 周,全部治愈。

乳腺增生病、非哺乳期乳腺炎的治疗与研究详见专条。乳腺癌的研究见"肿瘤科"。

4. 肛肠病

临床研究主要集中在痔疮、肛周脓肿、肛瘘、肛裂、肛肠手术后创面愈合,以及肛门湿疹、脱肛等疾病。

彭军良总结陆金根运用中药内服治疗Ⅰ、Ⅱ度内痔便血的经验,认为少部分患者虽有随大量的便血可兼气血两虚之证,然其本质上不同于Ⅲ、Ⅳ度的内痔便血,多由于湿热下注、热盛破血妄行引起,治疗采用凉血清热利湿为主,疗效满意。

董青军等将 65 例马蹄形伴直肠周围深部间隙肛周脓肿患者随机分为两组,治疗组 34 例采用拖线联合置管术(于肛周脓肿波动最明显处做一放射状切口 A,引流脓液,止血钳钝性分离脓腔间隔,探查脓腔确定波及范围,于脓腔边缘处做切口 B,若 A 与 B 距离大于 5 cm,则于 A 与 B 之间做切口 C,切口之间拖医用丝线,股数依脓腔大小而定;脓腔位置较深者,选用改良 T 管放置脓腔顶部引流),对照组 31 例采用切开引流术。治疗组术后第 1、3、7 d 疼痛、术后第 1、3 d 发热及术后第 3、7 d 渗出物情况评分均低于对照组($P < 0.05$,$P < 0.01$)。

王彬彬将单纯性肛裂患者分为两组,治疗组采用黄连膏(黄连、黄柏、姜黄各 90 g,当归 150 g,干生地 300 g,小麻油调和)油膏 10 ml,在患者排便清洗肛门后滴入肛门内,卧床 1 h,使药物充分吸收;

对照组将硝酸甘油软膏同样调入小麻油,给药方法同治疗组。结果,治疗组肛裂愈合时间短于对照组($P < 0.05$);治疗后第 7、15 d,治疗组总有效率分别为 90.0%(54/60)、95.0%(57/60),对照组分别为 86.7%(52/60)、90.0%(54/60),组间比较均 $P < 0.05$。

董家洪将 80 例肛肠手术后患者随机分为两组,观察组采取紫连膏覆盖创口,对照组以凡士林换药。结果观察组与对照组总有效率分别为 87.5%(35/40)、62.5%(25/40),且观察组创面表皮生长速度快于对照组,创面愈合时间、创口疼痛、红肿、渗液积分均低于对照组(均 $P < 0.05$)。

肛瘘的治疗与研究详见专条。

5. 男性泌尿性疾病

以慢性前列腺炎、前列腺增生以及男性不育的临床研究为主,其次为泌尿系结石等。实验研究主要集中于慢性前列腺炎、前列腺增生等。

孙洪福采用疏肝止痛汤随症加减(柴胡、白芍药、枳实、甘草、香附、桃仁等)治疗慢性非细菌性前列腺炎,并与用前列倍喜胶囊治疗作对照组。经治 1 个月,治疗组与对照组总有效率分别为 96.0%(144/150)、82.7%(124/150),组间比较 $P > 0.05$;但治疗组患者的疼痛或不适、排尿异常及前列腺症状评分(CPSI)改善均优于对照组($P < 0.05$)。

黄建波通过去势手术加背部皮下注射苯甲酸雌二醇复制大鼠慢性非细菌性前列腺炎模型,以消炎痛为阳性对照,观察补中益气汤加积雪草对模型大鼠的作用。结果显示,补中益气汤加积雪草组大鼠毛发基本正常,体质量较模型组明显增加,卵磷脂小体密度增加;其能有效提高前列腺指数($P < 0.01$),减轻模型小鼠前列腺组织内炎细胞浸润,抑制纤维结缔组织增生。

前列腺增生、男性不育的治疗与研究详见专条。

6. 周围血管疾病

临床及实验研究以糖尿病足、下肢慢性溃疡为主,也有部分下肢深静脉血栓形成、血栓闭塞性脉管炎、下肢动脉粥样硬化闭塞症等的报道。

李秋萍将 82 例糖尿病足分为两组,均行常规疗法(按糖尿病、高血压、高脂血症、感染等基础疾病论治),治疗组 48 例予辨证分为阴虚毒盛型,以四妙勇安汤加减;气虚血瘀型,以补阳还五汤加减;瘀毒蕴结型,以四物汤合五味消毒饮加减;湿热阻滞型,以四妙散加减;气血不足、余毒未清型,以托里透脓散加减;阳虚阴寒型,以阳和汤加减。经治 30 d,两组总有效率分别为 95.8%(46/48)、85.3%(29/34),组间比较 $P < 0.05$。

下肢慢性溃疡的研究与治疗详见专条。

7. 其他外科疾病

较集中于急性胰腺炎、阑尾炎、胆囊炎、胆结石、肠梗阻、烧伤的临床研究,以及脓毒症、蛇咬伤等的报道。实验研究集中于急性胰腺炎和烧伤方面。

孙陟中在常规抗感染的基础上加服解毒通腹汤(大黄、莱菔子、厚朴、牡丹皮、延胡索、连翘等)治疗急性阑尾炎 42 例,对照组仅予头孢曲松钠及甲硝唑抗感染。结果,治疗总有效率观察组为 90.5%(38/42),优于对照组 64.3%(27/42)($P < 0.01$);两组体温、中医证状积分、白细胞计数、肿瘤坏死因子水平均较治疗前下降($P < 0.05$),而观察组的指标下降更显著($P < 0.05$)。

徐英峰等采用复方大承气汤灌肠＋皮硝外敷及营养支持治疗单纯性肠梗阻 52 例,分别于治疗后 24 h 及 3、7、13 d 评估疗效。结果,痊愈 25 例(48.1%),显效 21 例(40.4%),有效 4 例(7.7%),总有效率为 96.2%(50/52);其中 24 h 内缓解 2 例(4.4%),3 d 内缓解 21 例(45.7%),4～7 d 缓解 17 例(37.0%),8～13 d 缓解 6 例(13.0%)。

张密霞等将 SD 大鼠分为正常组、模型组、京万红基质组、京万红软膏组各 60 只。除正常组外,每组取 30 只,在脊柱两旁剪去全层皮肤形成两个直径 1.5 cm 的开放圆形创面;另外 30 只 100 ℃水烫伤 15 s,在脊柱两旁造成两个直径 2.3 cm 的烫伤创面。京万红软膏组、基质组于创面敷药 1 次/d,正常组及模型组不用药。造模后第 7、14、28 d 分别取各组大鼠 10 只,测量创面面积及皮肤组织的病理组织形态。结果在创伤后第 7、14 d 时京万红软膏组的创面残留面积小于模型组($P < 0.05$),第 28 d 无显著差异;烫伤后第 14 d 时京万红软膏组的创面残留面积小于模型组($P < 0.05$),第 7、28 d 无显著差异。病理组织学显示,与模型组比较,京万红软膏组创伤后大鼠皮肤创面坏死组织少,烫伤后表面坏死组织脱落早,愈合过程中炎细胞浸润少,瘢痕较薄,新生上皮形成快,新生皮肤附属器较多。京万红基质组介于京万红软膏组与模型组之间。

急性胰腺炎的治疗与研究详见专条。

(撰稿:陈红风　周悦　审阅:李斌)

【带状疱疹的治疗】

张潋等将 100 例带状疱疹患者随机分为两组,治疗组用复元活血汤加味(柴胡、泽泻、车前子、当归、桃仁、郁金等)内服、云南白药外敷,对照组予阿昔洛韦片口服及阿昔洛韦软膏外搽,疗程 4 周。结果,治疗 2 周,治疗组疼痛视觉模拟评分(VAS)明显低于对照组($P < 0.05$),VAS 评分下降率高于对照组($P < 0.05$);治疗 4 周,治疗组总有效率为 95.8%(46/48),明显优于对照组 80.9%(38/47)($P < 0.05$)。赵扬等将 110 例带状疱疹患者随机分为两组,均予常规治疗,实验组加服疏风解毒胶囊(虎杖、连翘、板蓝根、柴胡、败酱草、马鞭草等),经治 1 周,实验组的止疱、结痂时间均短于对照组($P < 0.05$),两组止痛时间无显著性差异。

林潘峰等以补阳还五汤加徐长卿治疗 29 例带状疱疹后遗神经痛（PHN），并与服甲钴胺片、双氯芬酸钠缓释片及卡介菌多糖核酸治疗作对照。经治 7 d，治疗组总有效率为 89.7%（26/29），优于对照组 69.0%（20/29）（$P < 0.05$）。戚东卫等将 60 例 PHN 患者随机分为两组，均予营养神经药物及外用复方利多卡因乳膏，治疗组加用中药罨包（鸡血藤、桃仁、乳香、没药、五灵脂、细辛等）外敷。经治 3～4 周，治疗组有效率为 85.7%（24/28），优于对照组 74.1%（20/27）（$P < 0.05$）。张胜利将 60 例 PHN 患者随机分为三组，对照 1 组予中药（延胡索、厚朴、当归、蛇床子、地肤子、红花等）熏蒸，对照 2 组予 He-Ne 激光治疗，治疗组予中药熏蒸联合 He-Ne 激光治疗。经治 4 周，治疗组 NRS 评分、VAS 评分均明显低于对照 1、2 组（均 $P < 0.05$）。韩冬等将 90 例带状疱疹伴急性期神经痛患者分成三组，均予常规抗病毒药物治疗。A 组加服中药，气虚血瘀型用补阳还五汤加减（黄芪、当归、赤芍药、川芎、地龙、云茯苓等），气滞血瘀型用血府逐瘀汤加减（当归、生地黄、桃仁、红花、赤芍药、柴胡等）；B 组联合皮质激素；C 组联用肋间神经阻滞法。结果三组治疗后 1、3 周 VAS 得分均明显下降（$P < 0.05$）；三组组间两两比较，A 与 B、C 组差异均有统计学意义（均 $P < 0.05$）。A 组总有效率为 86.7%（26/30），B、C 组均为 90.0%（27/30），组间比较无显著差异。

（撰稿：薛亮　华亮　李斌　审阅：陈红风）

【痤疮的治疗与研究】

李欣等对 365 例迟发性痤疮患者与 135 名正常受试者（对照组）进行中医体质调查。结果，患者组中医体质类型依次为湿热质、阴虚质、平和质、血瘀质、气郁质、气虚质、痰湿质、特禀质，与对照组比较，差异有统计学意义（$P < 0.01$）；患者组和对照组体质分布不同，患者组多见偏颇体质，对照组多见平和体质。分析显示喜甜食、喜清淡、喜炙烤、好咖啡、紧张情绪、工作压力、家庭压力为发病的影响因素，其中喜清淡为保护因素，其余均为不利因素。刘亚南等对 318 例寻常痤疮患者进行分析，探讨其发病与中医体质的相关性。研究发现湿热质所占比例最大，其后分别为阴虚质、痰湿质、阳虚质、气郁质、血瘀质、特禀质、平和质；阳虚质、血瘀质、气郁质三种体质在女性寻常痤疮患者比例高于男性患者（$P < 0.05$）；阳虚质在青春后期患者比例高于青春期患者（$P < 0.05$）。部分体质类型的分布受性别、年龄及精神因素等方面的影响，而遗传因素、痤疮的严重程度影响不大。

陈若雨等阐述痤疮与卫气的关系，认为"阳郁"是贯穿痤疮发病不同阶段、不同证型的主线，"郁"是本病的关键，"卫气闭郁、郁而化热、火毒凝滞、痰瘀互结"是其根本病机。杨俊等研究认为，温法主要适合于阳虚、阳郁型痤疮。其中表邪郁滞者，治以辛温发散；阳虚寒凝、痰瘀互结者，治以温化痰瘀；下焦阳虚、虚火上浮者，治以引火归原；脾虚清阳不升、郁而化火者，治以升阳散火。此外，在使用大量寒凉药治疗阳证实证痤疮时亦可少佐辛温之品以助温通，并防止凉遏。

周吉文等将 60 例女性痤疮患者随机分为两组，均予创福康胶原贴敷外用，治疗组加服柴胡桂枝干姜汤（柴胡、桂枝、黄芩、炙甘草、干姜、生牡蛎等），对照组加服多西环素。治疗 4 周，治疗组总有效率为 86.7%（26/30），对照组为 70.0%（21/30），组间比较 $P < 0.05$。治疗组 GAGS 评分、中医证候评分、皮肤病生活质量指数（DLQI）均优于对照组（均 $P < 0.01$）。刘俊伟等将 98 例寻常型痤疮患者随机分为两组，均予服美满霉素，观察组加服消痤汤（枇杷叶、黄芩、金银花、连翘、丹参、白花蛇舌草等）。治疗 6 周后，观察组总有效率为 91.8%（45/49），优于对照组 73.5%（36/49）（$P < 0.05$）。两组患者治疗后症状积分均低于治疗前，且观察组低于对照组（$P < 0.05$）；两组患者治疗后生存质

量评分均高于治疗前,且观察组高于对照组($P <$ 0.05)。

宾琳等探讨黄白痤疮膏(大黄、黄连、硫磺、白芷、白茯苓、白蔹)体外对痤疮丙酸杆菌、金黄色葡萄球菌和表皮葡萄球菌的抑菌活性。研究发现,黄白痤疮膏水煎液对痤疮丙酸杆菌的最低抑菌浓度(MIC)为 125 mg/ml,对金黄色葡萄球菌的 MIC 为 500 mg/ml,对表皮葡萄球菌的 MIC 为 125 mg/ml。陈芳园等采用厌氧培养法,常规平皿法(37 ℃厌氧培养 48 h)对痤疮的主要致病菌痤疮丙酸杆菌进行培养并且观察其在不同浓度下三黄泻心汤(大黄、黄连、黄芩)的体外抑菌效果。结果显示,三黄泻心汤在浓度为 6.25 mg/ml 时完全抑制痤疮丙酸杆菌生长。

(撰稿:陈瑜 李斌 审阅:陈红风)

【荨麻疹的治疗】

孔丹旸将 128 例慢性荨麻疹患者随机分为两组,观察组口服加味玉屏风散(黄芪、荆芥、当归、白术、防风、陈皮等),对照组口服盐酸左西替利嗪片。治疗 4 周,观察组与对照组有效率分别为 98.4%(63/64)、93.8%(60/64),复发率分别为 5.0%(1/20)、62.5%(10/16),组间比较均 $P < 0.05$;观察组血清中 TNF-α、IL-8 水平显著低于对照组($P < 0.05$)。钱云云等将 80 例慢性荨麻疹患者随机分成两组,均予服咪唑斯汀缓释片,观察组加服中药(蛇蜕、当归、牡丹皮、蝉蜕、生地黄、白术等)。经治 1 个月,观察组与对照组有效率分别为 95.0%(38/40)、77.5%(31/40),复发率分别为 32.5%(13/40)、62.5%(25/40),组间比较均 $P < 0.05$。赵宏伟将 120 例慢性荨麻疹患者随机分为治疗组与对照组,分别予服慢荨汤(黄芪、白术、防风、生地黄、当归、赤芍药等)与盐酸西替利嗪片。经治 28 d,治疗组与对照组显效率分别为 76.7%(46/60)、56.7%(34/60),复发率分别为 23.3%

(14/60)、53.3%(32/60),组间比较均 $P < 0.05$。治疗组血清总 IgE 水平及嗜酸粒性细胞计数较治疗前明显降低($P < 0.05$)。

郭静等将 120 例荨麻疹患者随机分为治疗组与对照组,分别予服当归饮子加减方(当归、川芎、白芍药、生地黄、荆芥、防风等)与盐酸左西替利嗪。经治 4 周,治疗组与对照组总有效率分别为 78.3%(47/60)、65.0%(39/60),治疗后 1 个月内两组皮损复发率分别为 31.6%(12/38)、68.4%(13/19),组间比较均 $P < 0.01$。治疗组在改善皮肤瘙痒、风团、不易入睡等症状方面的疗效显著优于对照组($P < 0.01$)。芦红伟采用桂枝汤加味(桂枝、白芍药、当归、白藓皮、防风、大枣等)治疗 105 例荨麻疹患者,经治 15 d,总有效率为 96.2%(101/105)。

黄彦等将人工荨麻疹患者随机分为治疗组 42 例与对照组 38 例,分别予服芪丹息敏颗粒(黄芪、生白术、紫苏、牡丹皮、乌梅、珍珠)与氯雷他定分散片,经治 2 个月,两组总有效率分别为 90.5%(38/42)、78.9%(30/38);复发率分别为 14.3%(4/28)、30.0%(3/10),组间比较无差异性。

(撰稿:王晓敏 李斌 审阅:陈红风)

【黄褐斑的治疗及实验研究】

胡银瑶等总结杨志波治疗黄褐斑的经验。强调"无瘀不成斑,有斑必有瘀",活血化瘀法应贯穿黄褐斑治疗的始终,并在临床上分三期辨治黄褐斑。擅于运用花类药物治疗面部疾病,取其"轻清宣畅,善走上焦"的特点,引药上行,易达头面,增强疗效。自制桃花膏(桃仁、桃花、红花、枸杞子、玫瑰花、月季花等)治疗,简单、有效、安全。宋群先总结冯宪章的治疗经验。认为黄褐斑的发生与肝、脾、肾关系密切,将本病分为肝气郁结、肝肾阴虚、气血亏虚等 3 型,分别予逍遥散加减、六味地黄丸加减、八珍汤加减治疗,以滋补肝肾、健脾益气养血、消斑增白为治法,研制经验方消斑美白方(当归、白芍药、夏枯草、丹参、枸杞子、炒杏仁等)取得较好临床疗效。

李运峰等将 52 例黄褐斑患者辨证分为肝郁型、血瘀型、脾虚型、精亏型 4 种类型,分别予逍遥散、桃红四物汤加味、参苓白术散、六味地黄丸加减治疗,同时外用五白散面膜(白芷、白附子、白茯苓、白及、白僵蚕)。治疗 6 周,总有效率为 92.3%(48/52)。梁俊芳对 68 例患者(气滞血瘀型 22 例、脾虚湿阻型 24 例、肝肾不足型 22 例),采用强脉冲光治疗,1 次/月;口服悦容散(柴胡、桃仁、女贞子、旱莲草、益母草、红花等),30 剂为 1 个疗程;外敷八白面膜(白术、白蔹、白及、白茯苓、猪苓、滑石等),2 次/周。连续治疗 3 个月后,三种类型总有效率分别为 90.9%(20/22)、87.5%(21/24)、86.4%(19/22)。

实验研究方面。杨帆等采用黄体酮肌注法配合紫外线照射制作黄褐斑实验动物模型。将健康雌性模型小鼠随机分为空白组(蒸馏水局部涂抹)、空白霜组(不含中药成分,只含基质部分的空白霜)、沤子方霜(白芷、白及、白附子、防风、三奈、茯苓)高、中、低(0.60、0.30、0.15g/g)剂量组、氢醌组(氢醌霜)各 10 只,动物皮肤局部分别外涂相应药物,连续给药 35 d。结果,沤子方霜各组、氢醌霜组均能提高皮肤、血清 SOD 活性,其中沤子方霜中剂量组效果较好($P < 0.01$),且明显优于氢醌组($P < 0.05$);均能降低 MDA 含量,其中中药中、低剂量组效果明显优于氢醌组($P < 0.05$),且中剂量组效果最好;沤子方霜组均能减轻小鼠表皮上皮层细胞增生及排列紊乱,减轻真皮层内小血管扩张,减少炎性细胞及黑色素细胞数,其中中、高剂量组及氢醌组减少阳性细胞数作用较好,三组间比较无明显差异性。提示沤子方对实验性黄褐斑模型小鼠有较好的治疗作用,其机制可能与升高皮肤 SOD 活性、降低 MDA 含量有关。

(撰稿:柴媛媛 李 斌 审阅:陈红风)

【银屑病的治疗及实验研究】

张成会等总结刘红霞治疗银屑病经验。刘氏结合新疆的地域特点,提出"健脾祛湿法"从脾胃论治,同时注重滋阴养血。临证用药灵活,随证选药。张晓红等总结庄国康治疗斑块型银屑病的经验。认为瘀热阻滞血脉是本病的主要病机。在辨证的基础上运用活血法(活血化瘀基本方:红花、桃仁、鸡血藤、丹参、三棱、莪术),根据患者全身症状及皮损表现加减治疗。

谢秀丽等通过专家问卷调查,初步建立寻常型银屑病常见证候,即血热证、血瘀证、血燥证诊断指标体系。陈维文等将轻度银屑病患者辨证分为血热证、血燥证、血瘀证,三组分别纳入 117 例、117 例、116 例,各组又按照 2∶1 对照原则随机分为中药内服治疗组与安慰剂对照组,前者分别予凉血解毒汤(土茯苓、生槐花、紫草、草河车、生地黄、白鲜皮等)、养血解毒汤(丹参、当归、生地黄、麦冬、玄参、鸡血藤等)、活血解毒汤(白花蛇舌草、莪术、鬼箭羽、红花、鸡血藤、桃仁等)。经治 8 周,血热证中药内服组总有效率为 69.2%(54/78)、安慰剂对照组为 61.5%(24/39),血燥证组分别为 67.1%(53/79)、44.7%(17/38),血瘀证组分别为 56.4%(44/78)、63.2(24/38),组间比较,仅养血解毒汤优于安慰剂对照组($P < 0.05$)。孙少馨等将寻常型银屑病(进行期及静止期)患者随机分为治疗组与对照组各 40 例,分别予服消银解毒免煎颗粒(水牛角、生地黄、牡丹皮、草河车、赤芍药、土茯苓等)与消银颗粒(生地黄、牡丹皮、赤芍药、玄参、当归、大青叶等)。经治 8 周,两组患者 PASI 评分均显著降低、CD_4^+ 值升高($P < 0.05$);治疗组 CD_8^+、Th_1 值较治疗前降低($P < 0.05$),对照组与治疗前比较无差异性。王倩等将寻常型银屑病患者随机分为两组,均按辨证分为血热、血燥、血瘀 3 个证型,分别予凉血解毒汤加减(土茯苓、生槐花、紫草、草河车、

生地黄等)、养血解毒汤加减(丹参、当归、生地黄、麦冬、玄参等)、活血解毒汤加减(白花蛇舌草、莪术、鬼箭羽、红花、鸡血藤等);两组患者均外用凡士林软膏。经治4周,两组愈显率分别为71.4%(120/168)、56.7%(80/141),组间比较 $P < 0.05$;两组患者PASI评分、红斑、鳞屑、浸润程度的单项评分均较治疗前下降,而治疗组的PASI评分优于对照组(均 $P < 0.05$)。

姜春燕等将斑块型银屑病血燥证患者随机分为两组,治疗组78例予服养血化斑汤(当归、鸡血藤、土茯苓、生槐花、威灵仙、防风等),对照组37例予消银胶囊。经治8周,两组患者PASI评分和中医证状均显著改善($P < 0.05$),总有效率比较无差异,但在改善中医证状方面,治疗组优于对照组($P < 0.05$)。同时检测患者血清 TNF-α 和 VEGF水平均较健康人群显著升高($P < 0.01$),而养血化斑汤治疗后显著下降,其中 TNF-α 恢复到正常水平($P < 0.05$)。

李正翔等采用雌激素周期小鼠阴道上皮有丝分裂模型、小鼠尾部鳞片表皮颗粒层形成模型,观察凉血化斑颗粒(金银花、水牛角、生石膏、白茅根、黄连、生地黄等)给药后的变化。同时采用凉血化斑颗粒治疗50例患者,并与予凉血化斑组方汤剂(生药211 g,水煎得到200 ml汤剂)治疗50例作对照,均治疗4个月,随访6个月。结果,凉血化斑颗粒能抑制雌激素周期小鼠阴道上皮有丝分裂,促进小鼠尾部鳞片表皮颗粒层的形成。临床观察中,治疗组与对照组总有效率分别为88.0%(44/50)、90.0%(45/50);在降低PASI评分及疗效指数方面,两组无显著性差异。

底婷婷等观察以"血分蕴毒"理论为基础的银屑病优化方——凉血解毒方(生槐花、紫草、生地黄、赤芍药、土茯苓、金银花等)、养血解毒方(生地黄、当归、鸡血藤、土茯苓、板蓝根、麦冬等)、活血解毒方(鬼箭羽、红花、鸡血藤、陈皮、白花蛇舌草、猪苓等)对咪喹莫特诱导的银屑病模型小鼠的干预作用。结果与模型组比较,凉血解毒及养血解毒组小鼠皮损症状缓解、皮损积分(PASI评分)降低、角质形成增殖减少、表皮角化不全减轻,而活血解毒组效果不明显。王颖等利用咪喹莫特对小鼠进行银屑病造模及PASI评分,观察凉血解毒汤(土茯苓、生槐花、紫草、草河车、生地黄、白鲜皮等)对银屑病小鼠皮肤组织中CCL20、CCR6表达的干预作用。结果与模型组比较,凉血解毒汤组小鼠红斑、鳞屑、表皮增厚程度及PASI评分均降低,且皮肤组织中CCL20、CCR6表达亦显著降低。

(撰稿:吴闽枫 李 斌 审阅:陈红风)

【非哺乳期乳腺炎的治疗与研究】

陈莉颖总结陆德铭治疗难治性粉刺型乳痈的经验,认为治疗应注重全身治疗,内外合治。急性发病阶段注重清热祛风(常用虎杖、白花蛇舌草、紫花地丁、金雀根、徐长卿等),缓解期重在活血散结(多用当归、桃仁、三棱、莪术等),减少寒凉药。外治以敷贴、切开、引流、冲洗(滴灌)、垫棉绑缚等。

许锐总结林毅治疗非哺乳期乳腺炎的经验,认为此病当属阴证,治宜温阳散寒,将本病分为隐匿期、肿块期、成脓期、窦道期,肿块期采用消法内治配合消癖酊(穿破石、五灵脂、透骨消、三七)湿敷、微波照射及四子散热敷。脓肿期治宜托法,并以火针洞式烙口术配合提脓药捻,窦道期以补法为主配合生肌膏治疗,取得较好疗效。

郭方东等在手术的基础上联合阳和汤(鹿角片、路路通、昆布、甘草、熟地黄、麻黄等)内服治疗51例浆细胞性乳腺炎患者,对照组51例仅予手术治疗。经治2周,治疗组愈合率达76.5%(39/51),1年复发率为13.7%(7/51),均优于对照组的52.9%(27/51)、31.4%(16/51)($P < 0.05$)。李彦军将273例浆细胞性乳腺炎患者随机分为两组,对照组115例予对症治疗(乳房红肿热痛者,清热解毒膏外涂治疗;肿块已化脓者,切开排脓并清创处

理），观察组 158 例在此基础上予服清热解毒方（金银花、连翘、蒲公英、紫花地丁、柴胡、郁金等），并予药渣用纱布包好对患者进行乳房外敷。经治 30 d，两组总有效率分别为 93.0%（147/158）、67.0%（77/115），组间比较 $P < 0.05$。丁晓雯等对乳腺导管扩张症患者（肿块型局部红肿期）采用芙黄膏（芙蓉叶、大黄、赤小豆等份加凡士林调制）外敷、疏肝散结汤（柴胡、香附、乳香、没药、炒全瓜蒌、紫丹参等）内服，平均治疗 93 d，临床治愈率为 90.2%（83/92）。黄永耀对 57 例反复发作乳腺炎症的非哺乳期患者采取手术及术后予服中药（柴胡、郁金、赤芍药、当归、夏枯草、浙贝母等）治疗后，一期痊愈 51 例（89.5%），经二次手术治疗痊愈 2 例（3.5%），1 例行单纯全乳腺切除而愈（1.75%），有 3 例因复发转他院就诊。

叶媚娜等应用偏最小二乘判别分析（PLSDA）法评估九一丹外用治疗浆细胞性乳腺炎的安全性及临床价值。给药方法：剂量约为 1.5 mg/cm²，均匀布撒至创面处，盖贴或填塞凡士林油纱布，换药 1 次/d。第 2 d 换药时用生理盐水冲洗创面除尽残留药粉，再均匀布撒九一丹。给药 7～14 d 至脓腐脱尽。研究表明，九一丹外用治疗浆细胞性乳腺炎对尿 β_2-微球蛋白（β_2-MG）、尿 N-乙酰-β 氨基葡萄糖苷酶（NAG）、24 h 尿蛋白及 α_1 微球蛋白（α_1-MG）影响较大。PLSDA 法判别模型预测准确率为 74.0%。通过模型筛选到 3 个对潜在安全性具有较大影响的因素为用药前疮腔体积、用药天数和用药量。另外，临床外用九一丹应在短时间内应用，若大疮面者因用药量较大，更应短期应用，中病即止；小疮面、脓腐难脱者用药时间可略长，但尽量控制在 10 d 内，以确保九一丹外用的安全性。

（撰稿：仲沅芫 陈红风 审阅：李 斌）

【乳腺增生病的治疗及实验研究】

张钧凯等将 570 例乳腺增生患者随机分为两组，分别予服乳络通胶囊（香附、丹参、柴胡、白芍药、瓜蒌、路路通）与乳康胶囊。经治 30 d，两组有效率分别为 96.6%（367/380）、86.3%（164/190），组间比较 $P < 0.01$。治疗后两组疼痛评分、肿块大小以及血清雌二醇、催乳素、孕酮水平比较，治疗组均优于对照组（$P < 0.01$）。李凡凡对 52 例患者随机分为两组，分别外敷散结乳癖膏（莪术、姜黄、急性子、天葵子、木鳖子、白芷）与散结乳癖膏模拟剂。经治 2 个月经周期，治疗组与对照组总有效率分别为 96.2%（25/26）、42.3%（11/26），组间比较 $P < 0.05$；治疗组雌二醇、孕酮水平降低（$P < 0.05$），对照组孕酮降低不明显；两组患者乳房疼痛均有改善，且治疗组更明显（$P < 0.05$）。

白秀峰将 120 例患者随机分成四组，A 组予服处方 1（熟附子、肉豆蔻、党参、白术、陈皮、茯苓等）和处方 2（附子、生麦芽、麻黄、肉苁蓉、仙茅、白术等），B 组予服处方 1，C 组予服处方 2，D 组予服他莫昔芬。经治 3 个月，A、B、C、D 四组总有效率分别是 96.7%（29/30）、76.7%（23/30）、80.0%（24/30）、73.3%（22/30），A 组明显高于 B、C、D 三组（$P < 0.05$），但 B、C、D 三组组间比较均无差异；各组治疗前后雌二醇、催乳素水平比较无差异性；A 组卵泡期孕酮较治疗前明显下降（$P < 0.05$），B、C、D 组无明显差异。

付琳等对 106 例患者采用回顾性研究，分析其病理类型与中医证型的关系后发现，肝郁气滞以单纯小叶增生和囊性小叶增生为主，痰瘀互结以腺性小叶增生为主，冲任失调以单纯小叶增生为主。

吴梦玮等筛选气虚痰湿复合质、痰湿血瘀复合质及阴阳两虚复合质三种类型的乳腺增生患者各 30 例，每种体质分为对照组和试验组。前者予体质调理健康教育，后者按体质加服中药（气虚痰湿处方：生黄芪、白术、大枣、薏苡仁、陈皮、茯苓；痰湿血瘀处方：薏苡仁、陈皮、茯苓、红花、川芎、山楂；阴阳两虚处方：麦冬、五味子、生甘草、桂枝、炙甘草、干姜）。经治 3 个月，试验组与对照组总有效率分别为 84.4%（38/45）、44.4%（20/45），组间比较 $P < 0.01$。

刘明跃等将 90 例肝郁痰凝型乳腺增生患者随机分为两组，分别予乳痛消（香附、郁金、白芍药、柴胡、浙贝母、橘核等）颗粒与乳疾灵颗粒。经治 3 个月，两组总有效率分别为 95.6%（43/45）、73.3%（33/45），组间比较 $P < 0.05$。治疗后两组患者乳腺肿块大小、疼痛及中医证候评分有显著下降（$P < 0.01$），且治疗组更显著（$P < 0.05$）。

刘晓丽等将 70 例乳腺增生病焦虑状态患者随机分为两组，均予服黛力新，治疗组加服柴胡温胆汤（柴胡、黄芩、半夏、白芍药、枳实、青皮等）。经治 30 d，两组汉密尔顿焦虑量表（HAMA）、抑郁量表（HAMD）、生活事件量表（LES）测评分值及血清神经肽、皮质酮均明显降低（$P < 0.05$），周围血 T 细胞中 CD_3^+、CD_4^+、CD_8^+ 均较明显提高（$P < 0.05$），且治疗组均优于对照组（$P < 0.05$）。

实验研究方面。蔡国良等将 SD 大鼠随机分为 6 组各 10 只，肌注苯甲酸雌二醇合黄体酮注射液建大鼠乳腺增生模型，正常对照组肌注生理盐水，乳癖消阳性对照组按 1.15 g/（kg·d）给予混悬液；止痛消结汤（制香附、郁金、柴胡、青皮、陈皮、当归等）高、中、低分别按 4.64、2.32、1.16 g·kg^{-1}·d^{-1} 剂量给药。连续灌胃 30 d 后，与模型组比较，止痛消结汤高、中剂量组及乳癖消组乳头高度均降低（$P < 0.05$）；血管内皮生长因子（VEGF）、碱性成纤维细胞生长因子（bFGF）表达水平均明显降低（$P < 0.05$），增生改善显著（$P < 0.05$，$P < 0.01$）。提示止痛消结汤高、中剂量组对大鼠乳腺增生有明显的干预作用。

（撰稿：吴晶晶　审阅：李　斌）

【肛瘘的治疗与研究】

王业皇等总结丁泽民治疗高位复杂性肛瘘的临床经验。丁氏在继承传统挂线疗法的基础上，根据瘘管走行、位置深度、空腔范围、有无内口、肛直环纤维化程度等，从切口设计、挂线管理、紧线时机等着手，制定不同的挂线方法，包括中位挂线法、虚挂线法和切开旷置法等。其研发的中药外用制剂如乌蔹莓膏（乌蔹莓、凡士林）、消肿洗剂（大黄、佛耳草、赤芍药、苍术、泽兰、泽泻等）、止痒洗剂（苦楝皮、马齿苋、鱼腥草、龙胆草、白蔹、地肤子等）及复方珠黄散（龙骨、煅石膏、海螵蛸、珍珠粉、血竭、炉甘石等）广泛应用于肛瘘急性期及肛瘘术后创面的处理。

熊书华将肛腺切除合并桥式引流术后的复杂性肛瘘患者随机分为两组，均予生理盐水熏洗，观察组加用中药（三七、冰片、槐角、金银花、白矾、蛇床子）熏洗，15 min/次，1 次/d。治疗 14 d 后，观察组有效率为 90.3%（56/62），优于对照组 74.2%（46/62）（$P < 0.05$）。王开平等将高位单纯肛瘘患者随机分为两组各 20 例，治疗组采用去腐生肌中药药线（制炉甘石、熟石膏、赤石脂、朱砂、当归、白芷等）挂线，对照组采用普通线挂线，均每 4～5 d 挂线 1 次。结果，治疗组疼痛、水肿消失及创面愈合时间均小于对照组（$P < 0.05$）。王慧敏等将低位肛瘘术后患者随机分为两组各 30 例，治疗组采用荆黄熏洗液（荆芥、防风、大黄、芒硝、苦参、川乌等）熏洗坐浴，对照组采用 1∶5 000 的高锰酸钾溶液熏洗坐浴。15 min/次，2 次/d，至创面愈合。结果，治疗组与对照组治愈率分别为 80.0%（24/30）、63.3%（19/30），两组间疗效、创面愈合时间及复发率比较，治疗组均优于对照组（$P < 0.05$）。陈文捷等将高位肛瘘患者随机分为两组，均采用常规挂线，治疗组加用黄术消瘘汤（黄柏、苍术、土茯苓、生乳香、生没药、丹参等）熏蒸坐浴肛部，20 min/次，2 次/d。经治 1 周，治疗组与对照组总有效率分别为 89.1%（41/46）、71.7%（33/46），组间比较 $P < 0.05$。

于国志等观察 100 例分期挂线治疗高位复杂性肛瘘的患者，术后随访 6 个月至 4 年，经 2 次手术治愈 42 例,经 3 次手术治愈者 41 例,经 3 次以上手术治愈者 17 例,治愈率为 100%。李晓静等将肛瘘患者分为推移皮瓣药捻式半管引流术组(治疗组)和肛瘘切开术或切开挂线术组(对照组)各 15 例,治疗组与对照组术后创面愈合时间分别为 (22.7 ± 3.2)、(30.3 ± 4.4)d,两组术后创面愈合时间及肛门功能评分比较,治疗组均优于对照组。刘锋华将经括约肌肛瘘的患者随机分为两组,观察组采用瘘管结扎术配合异体脱细胞真皮基质(AEM)补片法治疗,对照组采用瘘管切开挂线法。结果,观察组与对照组治愈率分别为 90.5%(38/42)、95.2%(40/42),两组比较 $P > 0.05$;观察组肛门功能 Wexner 评分明显低于对照组($P < 0.05$)。陈笑吟将复杂性高位肛瘘患者随机分为两组,对照组采用常规切开挂线术,观察组采用主管切开挂线支管旷置引流术。随访 6 个月发现观察组的总有效率为 100%,明显高于对照组 85.2%(23/27)($P < 0.05$);观察组术后末次随访无复发,对照组复发率为 14.8%(4/27)($P < 0.05$)。訾维等将低高位单纯性肛瘘患者随机分为两组各 50 例,治疗组采用瘘管全层缝合术,对照组采用传统的肛瘘切开术。结果,两组总有效率均为 100%;但治疗组在缩短创面愈合时间、减轻术后疼痛、保护肛门功能方面均明显优于对照组($P < 0.05$)。

曹晖等将 SD 大鼠进行肛瘘术后创面造模(做一圆形切口,破坏皮肤全层及皮下浅筋膜直至肌层,止血后在创面上加浓度为 1.0 麦氏单位的金黄色葡萄球菌大肠埃希混合菌液浸泡纱布,缝合固定 24 h 后去除,见伤口有脓性分泌物为造模成功),随机分为象皮生肌膏组、湿润烧伤膏组和凡士林组各 10 只,分别予相应药物创面换药。结果,象皮生肌膏组第 8、14 d 创面愈合率及转化生长因子-β_1(TFG-β_1)表达水平均高于其他两组($P < 0.05$),第 14 d 创面愈合率湿润烧伤膏组高于凡士林组($P < 0.05$);创面完全愈合时间短于其他两组,而湿润烧伤膏组短于凡士林组($P < 0.05$)。提示象

皮生肌膏可明显提高肛瘘术后创面愈合率,缩短创面愈合时间,其作用机制可能与调节创面中 TGF-β_1 表达有关。

(撰稿:殷玉莲 陈红风 审阅:李 斌)

【男性不育症的治疗及实验研究】

韩强等将肾虚精亏弱精子症患者随机分成治疗组与对照组,分别予服益肾种子丸(党参、肉苁蓉、红景天、桑叶、石菖蒲、车前子等)、五子衍宗丸(枸杞子、菟丝子、覆盆子、五味子、车前子)。经治 1 个月,治疗组与对照组总有效率分别为 77.6%(52/67)、58.2%(39/67),组间比较 $P < 0.05$;两组 a 级精子和 a + b 级精子百分率均增高($P < 0.01$),且治疗组更显著($P < 0.05$)。李贞莹等将 163 例精液解脲支原体感染不育患者分为三组,中药组予服银翘消支饮(金银花、连翘、蒲公英、紫花地丁、天葵子、黄柏等),西药组予服盐酸多西环素,中西药组 58 例予服银翘消支饮及盐酸多西环素。经治 12 d,中西药组总有效率为 91.4%(53/58),优于中药组 77.4%(41/53)、西药组 75.0%(39/52)(均 $P < 0.05$);精子顶体酶活性亦优于中药组与西药组($P < 0.01$)。

李重等总结郭军治疗弱精子症的经验。郭氏将此病按辨证分为肾气亏虚、脾肾两虚、痰湿瘀滞、肝肾亏虚,分别予服益气助精汤(黄芪、补骨脂、桂枝、茯苓、山茱萸、党参等)、参附益精汤(人参、炒白术、附子、山药、五味子、菟丝子等)、祛阻行精汤(半夏、炒白术、鸡血藤、当归、陈皮、桔梗等)、益肝行精汤(熟地黄、山茱萸、知母、黄柏、牡丹皮、柴胡等)。郑军状等基于肝肾同源理论探析精索静脉曲张不育症病机,提出肝肾同源的基础是经络、气血沟通肝肾两脏,使得精血互化,影响男性生殖能力;从肝肾立论,肝气郁结、经络瘀阻、肾精不足是其基本病机。

实验研究方面。袁卓珺等将 50 只大鼠随机分

为正常组、模型组和益肾活血方（黄芪、炙黄芪、生地黄、熟地黄、枸杞子、太子参等）高、中、低（15、10、5 g·kg^{-1}·d^{-1}）剂量组，除正常组外，其余均灌服雷公藤多苷片 20 mg·kg^{-1}·d^{-1}，连续 5 周，建立弱精子症模型，分别予益肾活血方高、中、低剂量灌胃，2 次/d，共 5 周，正常组和模型组普通饲养。结果，益肾活血方各剂量组 b 级、a 级＋b 级精子明显高于模型组（$P < 0.05$）。

（撰稿：张玉柱　陈红风　审阅：李　斌）

【前列腺增生的治疗及实验研究】

王勇等将 120 例良性前列腺增生症（BPH）患者随机分成两组，分别予补肾导浊颗粒（菟丝子、萆薢、五味子、车前子、益智仁、乌药等）、多沙唑嗪治疗。经治 4 周，治疗组总有效率为 90.3%（56/62），中医证候总有效率为 88.7%（55/62），对照组分别为 76.0%（38/50）、72.0%（36/50），组间比较均 $P < 0.05$。与对照组相比，治疗组在前列腺症状评分（IPSS）、生活质量评分（QOL）、最大尿流率测定（Qmax）、膀胱残余尿量（RU）等指标上，均有明显改善（$P < 0.05$）。倪红辉等将良性 BPH 患者随机分为中药组与西药组，分别予前列癃闭通片（黄芪、土鳖虫、冬葵果、桃仁、桂枝、淫羊藿等）与盐酸坦洛新缓释胶囊、非那雄胺片治疗。经治 12 周，中药组疾病总体疗效和肾（气）虚血瘀证疗效（41/45，40/45）均优于西药组（32/45，37/45）（$P < 0.05$）；中药组 I-PSS 评分、QOL 评分、血液流变学指标、肾（气）虚血瘀评分和残余尿量（PVR）均低于西药组（$P < 0.01$）；Qmax、平均尿流率（Qave）均高于西药组（$P < 0.01$）。

要全保等介绍彭培初运用"通法"治疗慢性前列腺炎经验。认为本病为虚实夹杂、寒热并存之证，基本病机为不通则痛，治法为攻补兼施、寒热并调。气滞湿阻者，通气法行气化湿以通之，常用药如茯苓、猪苓、苍术、白术、橘核、荔枝核等；寒湿凝滞者，温通法温阳散寒以通之，常用方剂如暖肝煎或阳和汤；湿热阻滞者，通利法清利湿热以通之，方用龙胆泻肝汤加减；瘀血阻滞者，通瘀法活血化瘀以通之，方用桃红四物汤等加减；病程日久者，补益肝肾以通之。郑龙等介绍邹如政从肝论治慢性非细菌性前列腺炎临床经验，认为其病机主要分为肝气郁结、肝郁血瘀、肝经湿热和肝肾亏虚，分别予以柴胡疏肝散、逍遥散化裁，前列安丸（柴胡、郁金、枳壳、赤芍药、丹参、桃仁等），萆薢解毒汤（萆薢、黄柏、橘核、蒲公英、鱼腥草、野菊花等）和补肾汤（山药、山茱萸、熟地黄、杜仲、菟丝子、黄芪等）治疗。

实验研究方面。杨琦等将大肠杆菌直接注射雄性 Wistar 大鼠制备大鼠慢性前列腺炎模型，随机分为模型对照（0.5%CMCNa 溶剂）组 15 只、前列泰片（0.88 g/kg）组 10 只及分清肾茶片（苦参、肾茶、土茯苓、川牛膝、丹参、延胡索）高、中、低（1.32、0.66、0.33 g/kg）剂量组各 10 只，均按 1 ml/100 g 体质量灌胃，1 次/d，连续治疗 4 周。结果表明，分清肾茶片能明显改善细菌刺激所诱发大鼠前列腺病理形态的变化，减少大鼠前列腺组织中的白细胞数量和提高卵磷脂小体密度（$P < 0.05$），显著降低大鼠前列腺组织中前列腺组织中肿瘤坏死因子-α（TNF-α）和 γ 干扰素（IFN-γ）的阳性表达（$P < 0.01$）。苗明三等采用雌雄激素诱导法复制老龄大鼠前列腺增生模型，随机分为五组，分别腹腔注射 50.0、25.0、12.5 mg/kg 益母草总碱溶液，阳性对照组予 30 mg/kg 癃闭舒混悬液，模型组予同体积生理盐水，连续给药 30 d。结果与模型组比较，益母草总碱各剂量组可显著降低模型大鼠前列腺中的睾酮（T）及双氢睾酮（DHT）水平（$P < 0.01$），以及前列腺组织中碱性成纤维细胞生长因子（bFGF）、表皮细胞生长因子（EGF）、胰岛素样生长因子-1（IGF-1）表达（$P < 0.05$），低剂量组可显著升高前列腺组织中 TGF-β1 的表达（$P < 0.01$）；益母草总碱各剂量组可显著降低模型大鼠前列腺的体密度（$P < 0.05$），显著增加前列腺比膜面及比表

面值（$P < 0.01$）。可使模型所致的前列腺细胞胞浆内线粒体显著减少，减轻线粒体嵴等的病理变化。左艇等对 Wistar 大鼠 80 只，随机取 10 只作为空白组，其余通过去势、皮下注射丙酸睾酮法造前列腺增生模型，取去势成功、状态良好的大鼠 50 只，随机分为大、中、小剂量乌鸡白凤丸（6、3、1.5 g/kg）组、癃闭舒（0.3 g/kg）组、模型（0.9%氯化钠溶液，2 ml/100 g）组各 10 只，1 次/d，连续 30 d。结果，与模型组比较，乌鸡白凤丸各剂量组均可显著降低模型大鼠前列腺湿重及前列腺指数，降低血清 T、EGF 水平（$P < 0.01$），大、中剂量组可显著降低大鼠前列腺腺体的体密度，增加胸腺厚度及淋巴细胞个数（$P < 0.01$）。

（撰稿：张玉柱　陈红风　审阅：李　斌）

【急性胰腺炎的治疗及实验研究】

闫玉红等将 83 例患者随机分为两组，均采用西医常规疗法，观察组加服大黄红藤消炎方（紫花地丁、甘草、生大黄、柴胡、厚朴、枳实等）。经治 14 d，观察组与对照组总有效率分别为 90.7%（39/43）、75.0%（30/40），组间比较 $P < 0.05$。陈良夏等将 100 例患者随机分为两组，均采用常规西医治疗，观察组予胰腺炎治疗方（金银花、连翘、丹参、白茅根、麦冬、生地黄等）保留灌肠。经治 3 周，观察组总有效率为 92.0%（46/50），高于对照组 74.0%（37/50）（$P < 0.05$）；治疗后第 3、5、7 d，观察组的疼痛指数、排气时间均低于对照组（$P < 0.01$）；两组血清淀粉酶、白细胞计数、谷丙转氨酶比较，均 $P < 0.05$。谢中华将 79 例患者随机分成两组，均予常规治疗，治疗组 41 例加用舒血宁注射液（银杏叶提取物）20 ml 稀释后静脉注射。经治 10 d，治疗组血清 TNF-α、IL-6、I-8、MDA 水平及胰腺 CT 严重程度指数、APACHEII 评分水平均低于对照组（$P < 0.01$，$P < 0.05$），血清 SOD 则显著升高（$P < 0.01$）。周宇升将 90 例单纯性胰腺炎患者随

机分为两组，均采用西医常规对症治疗，实验组加用理气清热方（大黄、芒硝、枳实、厚朴、延胡索、木香等）空肠滴注。治疗 10 d 后，实验组总有效率为 93.3%（42/45），高于对照组 71.1%（32/45）（$P < 0.05$）；实验组症状及阳性体征消失时间、实验室指标复常时间和治疗后 3 d 血清一氧化氮含量改善均优于对照组（$P < 0.05$）。韩瑞等将 115 例急性胰腺炎患者分为两组，对照组予西医治疗，观察组予大陷胸汤（生大黄、芒硝、柴胡、黄连、枳实、黄芩等）保留灌肠。经治 1 周，观察组患者白细胞、血清淀粉酶复常时间优于对照组（$P < 0.05$）；治疗后对照组胰腺弥漫性肿大、包膜毛糙不清、胰腺实质回声减低、不均匀分布、不规则液性暗区、无回声包块、乱团状回声、下腹腔积液、门静脉血栓、气体全反射回声发生率与观察组比较均 $P < 0.05$。

吕益波将 104 例重症急性胰腺炎患者随机分为两组，均予乌司他丁静脉滴注，治疗组加服柴芍承气汤（柴胡、黄芩、厚朴、枳实、冬瓜仁、薏苡仁等）。治疗 14 d 后，治疗组总有效率为 90.4%（47/52），不良反应发生率为 7.7%（4/52），均优于对照组 73.1%（38/52）、17.3%（9/52）（$P < 0.05$）；治疗组腹痛、腹胀恢复时间及排气、排便时间均优于对照组（$P < 0.05$）；两组 IL-6、IL-8、C 反应蛋白（CRP）水平均较治疗前有明显下降，且治疗组更显著（$P < 0.05$）。陈勇华将 84 例重症急性胰腺炎患者随机分为两组，均予西医常规治疗，观察组加用清下化瘀汤（柴胡、生大黄、赤芍药、延胡索、枳实、丹参等）胃管鼻饲给药。治疗 7 d，观察组在治疗后第 5、7 d 总有效率分别为 73.8%（31/42）、85.7%（36/42），高于对照组 54.8%（23/42）、64.3%（27/42）（$P < 0.05$）；治疗 7 d 后并发症发生率 7.1%（3/42），明显低于对照组 23.8%（10/42）（$P < 0.05$）。与对照组比较，观察组在治疗后第 5、7 d 时血免疫球蛋白（IgG、IgM）、补体（C3、C4）水平显著下调，而 IgA 显著增高（$P < 0.05$），血淀粉酶水平、血浆 hs-CRP、胃肠道功能评分、腹内压

均低于对照组（$P < 0.05$）；在胃肠道症状体征恢复方面优于对照组（$P < 0.05$）。

实验研究方面。汪茂鸣等将健康成年 SD 大鼠随机分成假手术组（C）、胰腺炎模型组（SAP）及垂盆草提取物治疗组（SSBE）各 14 只。除 C 组外，逆行胰胆管穿刺注射 5％牛磺胆酸钠制备 SAP 肺损伤大鼠模型，SSBE 组即刻皮下注射 SSBE（100 mg/kg），12 h 后同等剂量再注射 1 次，C 组及 SAP 组给予等量生理盐水注射。造模成功后分别于 12、24 h 取标本并处死大鼠，观察胰腺及肺脏病理损伤进行评分等。结果与 SAP 组比较，SSBE 组大鼠 12、24 h 腹水及血清淀粉酶、肺组织湿干重比值及炎性因子（IL-1、IL-6、TNF-α）等指标明显降低（$P < 0.05$，$P < 0.01$）；光镜下观察 SSBE 组大鼠胰腺组织及肺组织病理损害减轻，其损伤程度介于 C 组和 SAP 组之间。提示 SSBE 对 SAP 模型大鼠肺损伤有缓解作用，可能通过减轻 SAP 大鼠的炎症反应而改善其急性肺损伤。骆瑞杰等将比格犬随机分成对照组、模型组及柴芩承气汤组各 5 只，模型组及柴芩承气汤组采用牛磺胆酸钠逆行胆管注射制作急性坏死性胰腺炎（ANP）模型后，对照组及模型组经胃管注入生理盐水，柴芩承气汤组经胃管注入柴芩承气汤（南柴胡、黄芩、厚朴、枳实、茵陈、栀子等），10 ml/kg，注入 1 次/2 h，共 3 次。于第 6 h 取各组犬血清检测 IL-1β 水平，并取肺组织分离巨噬细胞检测 IL-1βmRNA 及蛋白表达。结果，与模型组比较，柴芩承气汤可下调 ANP 犬肺组织巨噬细胞 IL-1β 蛋白表达，降低血清 IL-1β 水平（$P < 0.05$）。

（撰稿：时百玲　陈红风　审阅：李　斌）

【下肢慢性溃疡的治疗与研究】

董雨等总结王玉章治疗臁疮阴证疮疡，以"八纲、脏腑、气血"辨证对阴证臁疮详尽阐述，通过整体与局部辨证结合，将其分为湿毒热盛、血瘀阻络、肾虚寒凝三型，口服回阳生肌汤、外用还阳熏药卷治疗肾虚寒凝型患者，改善脾肾阳虚症状，促进慢性疮面愈合。肖秀丽总结唐汉钧的治疗经验，提出病机以"虚""瘀"为主，治宜"祛瘀补虚"，倡导"非清创"治疗，强调"补虚祛瘀，腐肉自脱"，擅长运用黄芪、党参、白术、茯苓等健脾益气药物，同时配合活血化瘀、清热利湿之品，如丹参、地龙、桃仁、苍术等，达到"腐肉去，瘀滞除、新肉长"的效果。李卓等总结薛慈民治疗经验，认为血瘀贯穿下肢溃疡始终，治以祛瘀为主，内外并重。并根据全身及局部创面情况辨证论治，湿热血瘀型以清热祛瘀为主，气虚血瘀型注重益气活血。外治法应用自制紫草膏，并注重油膏外用与湿敷结合使用。

陈元将 72 例慢性下肢溃疡患者随机分为两组，分别予服加味补阳还五汤（生黄芪、当归、赤芍药、地龙、川芎、红花等）与经典补阳还五汤。经治 4 周，两组创面愈合总有效率分别为 94.4％（34/36）、77.8％（28/36），组间比较 $P < 0.05$。陆姿赢等将 72 例患者随机分为治疗组与对照组，分别予紫朱软膏（朱砂、紫草、龙血竭、黄芪、阿胶、冰片）与贝复济外敷，换药 1 次/d，直至痊愈。结果，治疗组与对照组总显效率分别为 50.0％（18/36）、27.8％（10/36），组间比较 $P < 0.05$。刘莺等将 128 例患者随机分为两组，治疗组 65 例用黄芪生肌膏纱布（黄芪、乳香、没药、血竭、龙骨、儿茶等）换药，对照组用凡士林纱布换药，换药 1 次/d。经治 4 周，两组总有效率分别为 98.5％（64/65）、65.1％（41/63），组间比较 $P < 0.01$；治疗组创面愈合时间明显短于对照组（$P < 0.05$），第 7、14、21、28 d 创面缩小率均显著高于对照组（$P < 0.01$）。黄光荣等将 90 例患者随机分为两组，均予常规清创处理，治疗组加用青八宝散（制炉甘石、熟石膏、水飞轻粉、水飞青黛，1 次/d）外敷，对照组外敷凡士林油纱布，换药 1 次/d，7 d 为 1 个疗程。经治 1～4 个疗程，治疗组与对照组总有效率分别为 97.8％（44/45）、84.4％（38/45），组间比较 $P < 0.05$。

毛雪飞等将 90 例静脉性下肢溃疡患者随机分为两组,治疗组外敷复方虎杖敛疮液(虎杖、黄柏、苦参、紫花地丁、金银花、蚤休等),对照组外敷康复新液。经治 2 个月,两组总有效率分别为 91.7%(55/60)、80.0%(24/30),组间比较 $P < 0.05$。卢军峰将 80 例下肢静脉曲张性皮肤溃疡患者(83 条患肢),分为联合组 34 例(37 条患肢)、手术组 28 例(28 条患肢)、非手术组 18 例(18 条患肢)。联合组采用 Trivex 系统行静脉旋切术,术后外敷三黄散;手术组施行 Trivex 系统静脉微创旋切术,术后常规换药;非手术组给予敏感抗菌药物抗感染,静滴活血化瘀药物,溃疡局部清洁换药覆以凡士林纱布。治疗 1 周后,联合组、手术组、非手术组溃疡愈合率分别为 97.3%(36/37)、71.4%(20/28)、16.7%(3/18)($P < 0.05$),溃疡复发率分别为 2.7%(1/37)、25.0%(7/28)、83.3%(15/18),两两比较均 $P < 0.05$;三组创面收缩率、皮肤色素减退率两两比较均 $P < 0.05$。

王景等以萆薢消肿丸(黄芪、黄白、苍术、猪苓、川牛膝、土茯苓等)治疗臁疮 32 例,对照组口服迈之灵。经治 6 周,治疗组总有效率为 100%,优于对照组 93.8%(28/32)($P < 0.05$);治疗组下肢局部肿胀、创面愈合均优于对照组($P < 0.05$)。

(撰稿:殷玉莲　孟　畑　审阅:李　斌)

[附] 参 考 文 献

B

白秀峰.中药周期治疗乳腺增生疾病临床效果及对激素水平的影响[J].亚太传统医药,2015,11(17):95

宾琳,陈卫平,杨胜辉,等.黄白痤疮膏水煎液体外抗痤疮丙酸杆菌和葡萄球菌活性的研究[J].中医药导报,2015,21(1):13

C

蔡国良,屈煦,马拴全,等.止痛消结汤对大鼠乳腺增生的干预作用[J].辽宁中医杂志,2015,42(2):408

曹晖,宾东华,王爱华,等.象皮生肌膏对大鼠肛瘘创面修复中 TGF-β_1 表达的影响[J].现代中西医结合杂志,2015,24(19):2065

陈芳园,闵仲生.三黄泻心汤水提物对痤疮丙酸杆菌体外抑制实验[J].长春中医药大学学报,2015,31(1):10

陈莉颖,陆德铭.陆德铭运用清热祛风活血法治疗难治性粉刺性乳痈经验[J].上海中医药杂志,2015,49(1):1

陈良夏,蒋兰英,林军梅.中药保留灌肠治疗急性胰腺炎临床观察[J].新中医,2015,47(5):95

陈若雨,窦鹏.浅析卫气与痤疮[J].河南中医,2015,35(2):224

陈维文,周冬梅,王萍,等."辨血为主,从血论治"规范化方药辨证治疗寻常型银屑病研究[J].中华中医药杂志,2015,30(10):1673

陈文捷,何建胜.挂线疗法联合黄术消瘘方熏蒸治疗湿热下注型高位肛瘘 46 例临床观察[J].新中医,2015,47(9):184

陈笑吟.主管切开挂线支管旷置引流术治疗复杂性高位肛瘘的疗效及复发率观察[J].结直肠肛门外科,2015,21(5):320

陈勇华.自拟清下化瘀汤辅助治疗对重症急性胰腺炎患者体液免疫及胃肠道功能的影响[J].中国中西医结合消化杂志,2015,23(3):169

陈元.加味补阳还五汤治疗慢性下肢溃疡 36 例临床观察[J].中医药学报,2015,43(6):72

D

底婷婷,赵京霞,阮智通,等.基于"血分蕴毒"理论的银屑病优化组方对咪喹莫特诱导小鼠皮损的干预作用[J].中华中医药杂志,2015,30(5):1733

丁晓雯,方勇.疏肝散结汤治疗乳腺导管扩张症 92 例[J].江西中医药,2015,46(3):54

董家洪.紫连膏对肛肠术后创口疼痛及愈合的影响[J].

新中医,2015,47(3):137

董青军,易进,王琛,等.拖线联合置管术治疗马蹄形伴直肠周围深部间隙肛周脓肿 34 例临床研究[J].江苏中医药,2015,47(7):46

董雨,黄凤,王雨,等.王玉章教授回阳生肌法治疗臁疮阴证疮疡[J].吉林中医药,2015,35(10):999

F

付琳,陶弘武,刘辉.乳腺增生病理类型与中医证型关系系统综述[J].实用中医内科杂志,2015,29(3):1

G

郭方东,张桂兰.阳和汤加减配合手术治疗浆细胞性乳腺炎 51 例[J].河南中医,2015,35(12):3078

郭静,杜艾媛,余倩颖,等.当归饮子加减方治疗慢性荨麻疹的临床观察[J].广州中医药大学学报,2015,32(2):216

H

韩冬,姜艳荣.中药、皮质激素及肋间神经阻滞法治疗带状疱疹神经痛疗效对比[J].辽宁中医药大学学报,2015,17(11):176

韩强,刘殿池,郭军.益肾种子丸治疗肾虚精亏型弱精子症的临床研究[J].中国中西医结合杂志,2015,35(9):1050

韩瑞,谢晴,苏世平.大陷胸汤保留灌肠治疗急性胰腺炎的临床观察[J].中国中医急症,2015,24(4):710

胡银瑶,杨志波.杨志波教授分期辨治黄褐斑[J].吉林中医药,2015,35(10):1002

黄春莲.红光照射联合拔毒生肌散治疗外敷治疗慢性皮肤溃疡临床治疗与护理观察[J].中国实用医药,2015,10(26):229

黄光荣,覃陆军,唐秀江.青八宝散治疗下肢慢性溃疡 45 例临床观察[J].广西医学,2015,37(7):1021

黄建波,张光霁,楼招欢,等.补中益气汤加味对慢性非细菌性前列腺炎大鼠的治疗作用[J].中华中医药杂志,2015,30(6):2038

黄彦,梁承志,吴志洪,等.芪丹息敏颗粒治疗人工荨麻疹疗效观察[J].广西中医药,2015,38(6):53

黄永耀.57 例浆细胞乳腺炎中西医结合治疗临床体会[J].数理医药学杂志,2015,28(3):456

J

姜春燕,王莒生,李元文,等.养血化斑汤治疗斑块型银屑病血燥证[J].中国实验方剂学杂志,2015,21(11):159

K

孔丹旸.加味玉屏风散治疗慢性荨麻疹 64 例[J].河南中医,2015,35(2):359

L

李凡凡.中药敷贴外治疗法治疗乳腺增生病疗效观察[J].辽宁中医杂志,2015,42(2):299

李秋萍.中医辨证治疗糖尿病足临床观察[J].实用中西医结合临床,2015,15(1):19

李晓静,盛尹菁,陆庆丰.推移皮瓣药捻式半管引流术治疗肛瘘的研究[J].结直肠肛门外科,2015,21(5):372

李欣,谢华芳,王一飞,等.女性迟发性痤疮中医体质类型与中医证候分布的关系[J].中国中西医结合杂志,2015,35(6):691

李彦军.自拟清热解毒方内服加外敷治疗浆细胞性乳腺炎的疗效观察[J].临床医药文献电子杂志,2015,2(8):1485

李运峰,李贵山.中医辨证结合中药外敷治疗黄褐斑 52 例疗效观察[J].光明中医,2015,30(6):1256

李贞莹,刘文礼,王海华,等.银翘消支饮治疗精液解脲支原体感染及其对精子顶体酶活性的影响[J].中华中医药杂志,2015,30(12):4526

李正翔,杨东,段蓉,等.凉血化斑颗粒治疗银屑病的药理作用及临床疗效观察[J].中草药,2015,46(7):1028

李重,王福,高庆和,等.郭军辨治弱精子症经验[J].上海中医药杂志,2015,49(1):14

李卓,周绍荣,薛慈民.薛慈民治疗臁疮经验拾萃[J].山东中医杂志,2015,34(7):549

梁俊芳.强脉冲光配合悦容散为主治疗黄褐斑的临床观察[J].陕西中医,2015,36(8):1026

林潘峰,姚雪江.补阳还五汤加徐长卿治疗带状疱疹后遗神经痛 29 例[J].浙江中医杂志,2015,50(1):40

刘锋华.结扎术配合补片与肛瘘切开挂线术治疗肛瘘的疗效及安全性对比研究[J].中国中西医结合外科杂志,

2015，21(6)：606

刘俊伟，白玲，刘振翠.消痤汤联合美满霉素治疗痤疮疗效观察[J].山东医药，2015，55(2)：89

刘明跃，彭淑莲.乳痛消治疗肝郁痰凝型乳腺增生症临床观察[J].中国中医药现代远程教育，2015，13(9)：49

刘晓丽，孙霞.柴胡温胆汤治疗乳腺增生患者焦虑状态的临床研究[J].成都中医药大学学报，2015，38(1)：49

刘兴旺.吻合器环形痔切除术后联合中药坐浴治疗Ⅱ～Ⅳ度痔疮患者临床分析[J].中医临床研究，2015，7(10)：111

刘亚南，黄青，赵慧娟.318例寻常痤疮患者中医体质类型分析[J].中医杂志，2015，56(3)：223

刘莺，吴玉泉，吴章，等.黄芪生肌膏治疗下肢慢性溃疡临床观察[J].陕西中医，2015，36(12)：1623

龙凤强，邹利添，曾远超，等.九一丹和生肌散治疗褥疮中的意义[J].中医临床研究，2015，7(8)：15

卢军峰，马艳红，段友良，等.Trivex 系统静脉微创旋切术联合三黄散外敷法治疗下肢静脉曲张性皮肤溃疡疗效观察[J].山东医药，2015，55(27)：85

芦红伟，殷学敏.桂枝汤加减对荨麻疹的治疗[J].世界中医药，2015，10(A01)：485

陆姿赢，王丽翔，焦晶，等.紫朱软膏外用治疗下肢慢性皮肤溃疡 72 例临床疗效观察[J].浙江中医药大学学报，2015，39(4)：289

骆瑞杰，郭佳，王晓翔，等.柴芩承气汤对急性坏死性胰腺炎犬肺巨噬细胞白细胞介素 1β 表达的影响[J].中医杂志，2015，56(14)：1232

吕益波.柴芩承气汤鼻饲联合乌司他丁静脉滴注治疗重症急性胰腺炎临床观察[J].新中医，2015，47(11)：74

M

毛雪飞，李智，韩文斌.复方虎杖敛疮液结合疮面正压力治疗静脉性下肢溃疡 60 例[J].四川中医，2015，33(12)：83

苗明三，肖开，高渐联，等.益母草总碱对老龄大鼠前列腺增生模型的影响[J].中草药，2015，46(13)：1937

N

倪红辉，陈海燕.前列癃闭通片治疗良性前列腺增生 45 例[J].中国实验方剂学杂志，2015，21(1)：182

P

彭军良，陆金根.陆金根教授治疗Ⅰ、Ⅱ度内痔便血的经验[J].中国中医急症，2015，24(2)：263

Q

戚东卫，龚娟，刘毅，等.中药罨包法联合西药治疗带状疱疹后遗神经痛 30 例[J].中医研究，2015，28(8)：21

钱云云，荣光辉，江超.中西医结合治疗慢性荨麻疹的临床分析[J].医疗装备，2015，28(9)：115

S

宋群先.冯宪章教授治疗黄褐斑经验[J].中医研究，2015，28(5)：48

孙洪福，刘庆申，张庆祥，等.疏肝法治疗慢性非细菌性前列腺炎 150 例临床观察[J].四川中医，2015，33(2)：118

孙少馨，徐杰，周玥琲，等.凉血解毒中药对寻常型银屑病 Th_1/Th_2 平衡的影响[J].北京中医药大学学报，2015，38(11)：767

孙陟中.通下法治疗急性阑尾炎 42 例疗效分析[J].新中医，2015，47(2)：115

W

汪宏雷，陶洁.中药制剂治疗白癜风 72 例疗效观察[J].中医药临床杂志，2015，27(5)：697

汪茂鸣，张涛，杨丽红，等.垂盆草提取物改善重症急性胰腺炎肺损伤的实验研究[J].中国中西医结合杂志，2015，35(2)：228

王彬彬.黄连膏油膏肛门滴入治疗单纯性肛裂的临床观察[J].中西医结合研究，2015，7(5)：250

王慧敏，赵宝林.荆黄熏洗液促进肛瘘术后创面愈合的临床观察[J].世界中西医结合杂志，2015，10(4)：552

王景，郭伟光，回雪颖，等.草薢消肿丸治疗臁疮 32 例临床观察[J].中国民族民间医药，2015，24(8)：68

王开平，肖天宝，苗大兴.中药线挂线疗法治疗高位单纯肛瘘 20 例临床疗效观察[J].贵阳中医学院学报，2015，37(3)：67

王倩，李元文，马一兵，等.中药内服联合中药熏蒸疗法治疗寻常型银屑病的临床观察[J].世界中西医结合杂志，2015，10(5)：706

王业皇,王可为.丁泽民切开挂线疗法治疗高位复杂性肛瘘临证经验探析[J].江苏中医药,2015,47(2):1

王颖,底婷婷,阮智通,等.凉血解毒汤对银屑病小鼠皮肤组织 CCL20/CCR6 表达的影响[J].中国病理生理杂志,2015,31(2):331

王勇,孙大林,金保方,等.补肾导浊颗粒治疗良性前列腺增生症 65 例的临床研究[J].中华中医药杂志,2015,30(10):3775

吴建华.中西医结合分期治疗哺乳期乳腺炎 580 例[J].实用中西医结合临床,2015,15(8):53

吴梦玮,袁尚华,富斌.中药调理复合体质治疗乳腺增生病的疗效研究[J].中国中医基础医学杂志,2015,21(8):985

X

肖秀丽.唐汉钧治疗难愈性溃疡经验介绍[J].中医文献杂志,2015,33(4):42

谢秀丽,卢传坚,姚丹霓.基于德尔菲法的寻常型银屑病常见证候诊断指标研究[J].中医杂志,2015,56(16):1409

谢中华,汪铁军,郑元秀,等.舒血宁注射液对急性胰腺炎患者氧化应激状态的影响[J].中国中西医结合消化杂志,2015,23(4):238

熊书华.中药熏洗治疗复杂性肛瘘 62 例[J].河南中医,2015,35(11):2778

徐英峰,方东.复方大承气汤灌肠结合皮硝外敷治疗单纯性肠梗阻 52 例临床疗效观察[J].中国中西医结合消化杂志,2015,23(2):118

许锐.林毅教授运用温阳法治疗非哺乳期乳腺炎的经验总结[J].时珍国医国药,2015,26(3):709

Y

闫玉红,陈玉梅,王丽华,等.大黄红藤消炎方治疗急性胰腺炎的临床观察[J].中药药理与临床,2015,31(2):186

杨帆,唐琪琳,王博超,等.《清宫医案》疤子方对黄褐斑外用治疗作用的研究[J].中华中医药杂志,2015,30(9):3344

杨俊,王盛隆,陈洁.温法治疗痤疮[J].吉林中医药,2015,35(4):349

杨琦,张建军,李伟,等.分清肾茶片对细菌致大鼠慢性前列腺炎的治疗作用及对 TNF-α、IFN-γ 的影响[J].中华中医药杂志,2015,30(2):424

要全保,彭煜,顾炜,等.彭培初"通法"辨治慢性前列腺炎经验[J].上海中医药杂志,2015,49(2):17

叶媚娜,杨铭,程亦勤,等.最小二乘判别分析法在九一丹外用治疗浆细胞性乳腺炎中的安全性分析[J].中国中西医结合杂志,2015,35(4):429

于国志,于洪顺,陈希琳.分期挂线术治疗高位复杂肛瘘 100 例临床报告[J].结直肠肛门外科,2015,21(5):374

袁卓珺,袁安,刘冰,等.益肾活血方对弱精子症模型大鼠精子质量的影响[J].中医杂志,2015,56(22):1958

Z

张成会,刘朝霞,刘红霞.刘红霞教授从《脾胃论》治疗银屑病的辨证经验[J].中华中医药杂志,2015,30(7):2414

张钧凯,李瑞娟,关一伟,等.乳络通胶囊治疗乳腺增生 380 例[J].中医研究,2015,28(4):5

张澈,缪静.中药内服联合云南白药外敷治疗带状疱疹临床观察[J].新中医,2015,47(2):137

张密霞,王景文,张德生,等.京万红软膏对烫伤及创伤大鼠创面愈合、瘢痕形成的影响[J].中华中医药杂志,2015,30(8):3007

张胜利.中药熏蒸联合 He-Ne 激光治疗带状疱疹后遗神经痛 20 例临床观察[J].中国皮肤性病学杂志,2015,29(6):625

张晓红,颜志芳.庄国康教授运用活血法治疗斑块型银屑病经验[J].中华中医药杂志,2015,30(10):3573

赵宏伟.益气养血祛风法治疗慢性荨麻疹临床观察[J].中国中西医结合皮肤性病学杂志,2015,14(2):114

赵婷,刘瓦利,吴萍,等.防风通圣颗粒治疗亚急性湿疹的随机、安慰剂对照研究[J].中国中药杂志,2015,40(7):1415

赵扬,谢志宏,葛蒙梁,等.疏风解毒胶囊治疗带状疱疹的临床评价[J].药物评价研究,2015,38(2):198

郑军状,崔云,江大为.基于肝肾同源理论探析精索静脉曲张不育症病机[J].中华中医药学刊,2015,33(10):2378

郑龙,邹如政.邹如政从肝论治慢性非细菌性前列腺炎临床经验[J].湖北中医杂志,2015,37(9):29

周吉文,陈艳华.柴胡桂枝干姜汤治疗女性痤疮疗效观

察[J].山东中医杂志,2015,34(12):922

周宇升.理气清热方剂空肠注入辅助治疗急性单纯性胰腺炎临床观察[J].中国中医急症,2015,24(10):1819

訾维,翟文炜.微创缝合术治疗低高位单纯性肛瘘 50例临床观察[J].上海中医药杂志,2015,49(9):54

左艇,郭琳,苗明三.乌鸡白凤丸对前列腺增生大鼠模型的生化指标及组织形态的影响[J].中华中医药杂志,2015,30(9):3253

（八）骨 伤 科

【概　述】

2015 年，中医骨伤科领域发表的论文约 2 400 余篇，内容主要是骨伤科常见病、多发病的临床报道、基础实验研究和专家经验总结。临床治疗以中医传统疗法、辨证论治为主，趋向于中西医结合优势互补，以提高治疗效果。基础实验研究涉及中医药方剂或成药，中药单体治疗骨伤疾病的机理探讨。专家经验总结主要涉及名医专家治疗骨伤疾病的临床经验。本年度骨伤科撰写的条目所引用文献共 59 篇，基金项目占 45.8%（27/59），其中国家级基金项目 15 篇（含国家自然基金项目 10 篇）。

1. 临床研究

临床研究立足于中医骨伤科的传统疗法，借鉴西医骨科学的诊断与治疗方法。其中对桡骨远端骨折、股骨粗隆间骨折、颈椎病、腰椎间盘突出症、膝骨关节炎病、骨质疏松症的治疗与研究等均设有专题介绍。此外，陈智能等对 32 例高龄股骨粗隆骨折患者，以闭合复位顺行置钉技术后予常规抗凝与中药三期辨证及渐进康复锻炼。手术时间平均为 40 min，随访时间平均 12 个月，全部病例临床或骨性骨折愈合。参照 Harris 髋关节功能评分标准，优 19 例、良 11 例、可 2 例。提示股骨近端防旋髓内钉是治疗高龄股骨粗隆骨折的有效方法之一，重视三期辨证用药提高术后机体损伤耐受，缩短机体康复周期，有效复位相对稳定及早期功能锻炼是治疗成功的重要环节。刘朝等将 150 例慢性非特异性下腰痛（NLBP）患者随机平分为三组。出痧组在患者腰部（肾俞、志室到次髎、秩边）、下肢（从

承扶过委中至承山）行刮痧，要求"刮致出痧"，每个部位刮 8～10 次，每次间隔 4 d；不出痧组方法同出痧组，但要求"不出痧"，每次治疗间隔 2 d；针刺组选肾俞和委中，直刺进针，施平补平泻手法至局部出现酸麻肿重感，30 min/次，2 d/次。均治疗 7 次，比较三组患者治疗前、治疗结束后及 1、3 个月随访时的视觉模拟量表（VAS）、临床症状积分和 Oswetery 功能障碍指数（ODI）。治疗结束时，三组患者的 VAS、临床症状积分、ODI 指数均明显降低（$P < 0.05$），且随访 1、3 个月疗效稳定。出痧组 3 个指标的改善均优于其余两组，针刺组 3 个指标的改善亦优于不出痧组（均 $P < 0.05$）。治疗过程中均未发生不良反应。提示刮痧治疗 NLBP 疗效明显，安全性高，且中短期疗效优于"不出痧"刮痧和针刺治疗。而刮痧"出痧"是影响疗效的重要因素，且 ODI 可作为刮痧治疗 NLBP 的敏感指标之一。

2. 实验研究

在椎间盘退变研究方面，陈岩等研究川芎嗪干预 IL-1β 诱导的软骨细胞退变，发现川芎嗪可抑制 IL-1β 诱导后炎性因子 IL-1β、TNF-β、环氧化酶-2（COX-2）、iNOS 的表达，通过减少 MMP-13 和 ADAMTS-5 的释放减少炎性因子的分解代谢，增强基质成分（如 Ⅱ 型胶原基因和蛋白）的合成。骨性关节炎研究方面，杨雨果等利用改良 Hulth 造模，形成大鼠骨性关节炎模型，以化痰除湿法干预，分别观察软骨细胞凋亡和增殖细胞核抗原（PCNA）表达情况，发现化痰除湿法在减少大鼠早期膝关节实验性 OA 软骨细胞的凋亡有着显著作用，其可促进软骨细胞的增殖，对早期骨关节炎有

较好的治疗作用。在骨质疏松症研究方面,李玲慧等研究温肾阳、滋肾阴中药复方对大鼠成骨细胞影响的差异以及相关的分子生物学机制。取新生 SD 大鼠颅盖骨处的成骨细胞分为右归丸组、左归丸组及对照组,分别诱导培养 7 d 后进行碱性磷酸酶(ALP)染色,并检测 β-catenin 及糖原合成激酶-3β (GSK-3β)蛋白的表达差异。结果显示,右归丸、左归丸组均有大量阳性颗粒,多于对照组;其中右归丸组细胞培养皿大面积蓝黑色深染,优于左归丸组。右归丸可显著上调 β-catenin 蛋白表达($P <$ 0.05)、下调 GSK-3-β 蛋白表达($P < 0.05$),且较左归丸更显著($P < 0.05$)。提示右归丸可通过激活 Wnt/β-catenin 信号通路提高成骨细胞分泌 ALP 的能力。李悦等建立 SD 大鼠去势模型,予补肾阳法和补肾阴法干预后,发现两种补肾法均可明显提高大鼠骨密度并改善骨组织微观结构,同时通过不同的方式影响骨代谢和 I 型胶原合成、交联及基质矿化相关基因的表达。研究提示,两种补肾法均可有效治疗大鼠绝经后骨质疏松症,但二者的作用机制存在明显差异。在骨折研究方面,魏成建等选取 10 只新鲜冷冻前臂样本,随机制成 A、B 模型,分别予普通夹板与试验夹板固定,测量骨折稳定所需扎带及压垫的压强范围与两种夹板固定的生物力学特性。发现两组在最大生理载荷下比较,桡骨远端不稳定骨折在试验夹板固定下骨折断端应力强度和刚度值均高于对照组,对肢体加载的压强值高于对照组,而断端移位小于对照组,但差异均无显著差异;试验夹板压强在 27～28 kPa 下能快速、高效、安全地获得生物力学稳定;纠正骨折块 1 cm 需调高气囊压垫压强 10～12 kPa,试验组夹板扭转生物力学特性及耐屈曲循环力学性能均显著优于对照组($P < 0.05$)。

3. 专家经验总结

毛国庆介绍了诸方受治疗骨质疏松症的经验,诸氏认为其病机乃脾肾阳气虚衰、肝肾阴血不足、气血津液代谢失常,筋骨失其濡养而致。中老年人常会出现肾气虚衰、肾精不足、精不充髓、髓失所养,导致骨软不坚,出现骨痿,且与脾胃功能密切相关。采用温肾宣痹汤治疗骨质疏松症,是在辨证论治的基础上从温肾入手,调护先后天之本,养先天之气,固后天之本,脾肾健而寒湿自除,气血足而筋骨得养,痹痛得消。

王树强等介绍了董建文治疗神经根型颈椎病的经验,黄氏认为其病因是风寒湿邪外侵或肝肾亏虚、正气不足,导致气血瘀阻经脉、瘀血不除、新血不生、气虚无援、血运不畅,不通则痛,荣养失职,引起颈肩部疼痛及上肢麻木、疼痛等。治疗上注重气血及经络辨证,并擅长运用虫类药,如地龙配川乌、草乌、川桂枝治疗寒甚湿盛之疼痛较重者,地鳖虫配桃仁、红花治疗背部疼痛剧烈者,全蝎配葛根、秦艽治疗颈部疼痛剧烈者等。

江建春等介绍了石氏伤科论治骨折脱臼的经验和特色:一是合理手法,正确固定。包括以摸法(比摸患处,了解伤情)等诊断手法。以拔、伸、捺、正、拽、搦、端、提、按、揉、摇、转(也作抖)十二法为特色的治疗手法。主张骨折采用多种材料、多层结构,按照肢体形态塑形的固定方法,并在外敷换药时适当疏理筋脉,调整夹板固定的松紧度,以有利于骨折愈合。二是调和气血,引经报使。强调"气血兼顾,以气为主,以血为先"的宗旨。常以伤患的部位为主,善用引经药,如头部用柴胡、川芎,颈部用羌活,胸胁部用柴胡等以增强疗效。三是内外兼治,筋骨并重。尤擅长外伤内治,分初期以活血祛瘀、消肿息痛为主,中期以和营生新、接骨续筋为主,后期以益气血、补肝肾为主。外治包括手法、夹板固定、外敷膏药、中药熏洗、功能锻炼等方法。四是动静结合,功能为要。早中期以静为主有利于骨折断端和损伤关节的稳定,后期则静中有动,促进功能恢复。五是标本兼顾,善调兼邪。单纯损伤需活血化瘀,若体质素虚,一旦损伤,机能平衡失调,可引起各种兼邪。伤病属本,兼邪属标,如标病重于本症,当从"急则治其标"。六是辨证施治,顾护脾胃。无论是内外兼治,或行综合治疗,均不离辨证施治这一基本原则;同时,将调理脾胃贯穿于治疗的始末。

（撰稿:施杞　徐浩　审阅:王拥军）

【桡骨远端骨折的治疗与研究】

1. 手术与保守治疗疗效的比较

曾江将 38 例老年人 C 型桡骨远端骨折患者随机分成两组,治疗组 17 例采用外固定支架联合微创法,对照组 21 例采用手法复位小夹板外固定术。经治 3 个月,治疗组腕关节活动(背伸、掌曲、旋前、旋后、桡偏和尺偏)及功能指标(屈伸活动范围、握力、疼痛等)改善均优于对照组($P < 0.05$, $P < 0.01$)。郭世明等对 73 例骨质疏松性桡骨远端骨折患者的病例资料进行回顾,其中手法复位石膏外固定 44 例,切开复位钢板内固定 29 例。按桡骨远端骨折的 AO 分类,A3 型 18 例、B2 型 8 例、B3 型 12 例、C1 型 19 例、C2 型 16 例。分析显示,手法复位石膏外固定组骨折愈合时间、掌倾角、尺偏角均小于切开复位钢板内固定组(P 均 < 0.05)。骨折愈合前臂旋前、旋后角度及 Robbins 腕关节评分均低于切开复位钢板内固定组(P 均 < 0.05),骨折愈合后 6 个月两组患者前臂旋前、旋后角度及 Robbins 腕关节评分比较 $P > 0.05$。两组患者并发症发生率比较, $P > 0.05$。提示骨质疏松性桡骨远端骨折患者,在骨折复位以及骨折愈合时的腕关节活动能力和功能方面,切开复位钢板内固定优于手法复位石膏外固定;但骨折愈合时间短,且骨折愈合后 6 个月的腕关节功能及安全性方面与切开复位钢板内固定无明显差异,符合老年患者的治疗要求。陈杰等报道 68 例桡骨远端骨折患者,其中 40 例予闭合复位小夹板固定或石膏固定治疗,28 例切开复位钢板螺钉内固定治疗。结果两组通过桡骨远端的解剖复位程度(掌倾角、尺偏角、桡骨长度)X 线评估掌倾角、尺偏角、桡骨长度均有显著差异($P < 0.05$),手术组优于手法复位组,而 Cartland-werley 腕关节评分、腕关节主动活动范围及手的捏握力无差异性($P > 0.05$)。提示老年人桡骨远端骨折不一定要解剖复位,可予手法复位外固定治疗,从而避免手术的风险及并发症。

2. 不同保守疗法的疗效比较

胡军等将 150 例老年桡骨远端骨折患者随机分为两组,分别以小夹板外固定治疗 80 例、石膏外固定治疗 70 例。经治后及 1～1.5 年的随访,行 X 线片检查确定所有骨折病例愈合,采用 aGrtland 和 werley 评分标准,对骨折病例腕关节功能进行评价,两组优良率分别为 92.5%(74/80) 和 81.4%(57/70),两组腕关节功能评定优者构成比有显著差异($P < 0.05$)。邵加龙等将 96 例稳定型桡骨远端骨折患者随机分为两组,分别予夹板外固定、石膏外固定治疗。术后随访 6～12 个月,根据 Conney 标准对腕关节功能进行评定:夹板外固定组有效率 92.0%(46/50),石膏外固定组有效率 76.1%(35/46),两组疗效比较, $P < 0.05$。杨海焱等将 82 例伸直型桡骨远端骨折患者随机分为两组,均予手法复位后,观察组加小夹板固定,对照组予石膏托固定治疗。结果,观察组与对照组优良率分别为 87.8%(36/41)、82.9%(34/41),组间比较 $P > 0.05$。但观察组治疗后 VAS 评分,腕关节功能评分均优于对照组($P < 0.05$)。

3. 手法复位结合中药治疗

徐麒等将 140 例桡骨远端骨折后腕关节功能障碍患者随机分为两组,均予中医手法治疗,试验组加用舒筋通络方(羌活、独活、伸筋草、川椒、红花、透骨草等)熏洗。经治 1 个月,试验组与对照组优良分别为 98.6%(69/70)、77.1%(54/70),组间比较 $P < 0.05$。两组患者疼痛、总体活动度、背伸、掌屈活动度、握力及功能等 Conney 腕关节功能

评分均较显著改善（$P < 0.05$），且试验组更显著（$P < 0.05$）；试验组与对照组并发症发生率分别为7.14％（5/70）、18.6％（13/70），组间比较 $P < 0.05$。董万涛等对桡骨远端骨折患者行手法复位后予小夹板外固定，随机分为治疗组和对照组，分别予外敷消定膏（无名异、儿茶膏、酒大黄）和复方七叶皂苷钠凝胶。治疗3个月后随访，治疗组与对照组优良率分别为97.3％（107/110）、85.2％（92/108），组间比较 $P < 0.05$；治疗组在骨痂生长情况、促进骨重建作用方面明显优于对照组（$P < 0.01$）。娄本海对60例AO分型中C型桡骨远端骨折患者随机平分为两组，均予手法复位外固定支架治疗，实验组配合中药（苏木、艾叶、牛膝、川芎、伸筋草、桂枝等）熏洗。随访12～36个月，实验组VAS评分、Dienst功能评分均优于观察组（$P < 0.05$）。王长勇等将60例桡骨远端骨折随机分为两组，均予手法复位及夹板外固定，对照组于前2周服云南白药，后4周服仙灵骨葆；治疗组予服化瘀接骨汤（血竭、川断、乳香、当归、川芎、没药等）。连续治疗6周，治疗组与对照组总有效率分别为96.7％（29/30）、73.3％（22/30），组间比较 $P < 0.05$。治疗组在肿痛消失、骨折愈合时间明显短于对照组（$P < 0.05$）。

（撰稿：许金海　审阅：王拥军）

【股骨粗隆间骨折的治疗与研究】

股骨粗隆间骨折（ITF）发病率逐年上升。在治疗上主要采用中西医结合，以中医药内服外敷结合手术治疗为主。陈煜等将110例ITF患者随机平分成两组，均予骨牵引或皮牵引，排除手术禁忌症后行手术治疗，术后常规（如预防切口感染、预防深静脉血栓形成予低分子肝素钙）治疗，观察组加服强骨活血汤（熟地黄、杜仲、枸杞子、补骨脂、当归、菟丝子等），连续2周。观察组与对照组有效率分别为92.7％（51/55）、83.6％（46/55），

组间比较 $P < 0.05$；两组患者术后在VAS评分、Harris评分上明显改善（$P < 0.05$），而观察组更显著（$P < 0.05$）。患者血碱性磷酸酶（ALP）、磷（P）、钙（Ca）、抗酒石酸酸性磷酸酶（TRACP5b）指标与治疗前比较，均 $P < 0.05$，观察组优于对照组（$P < 0.05$）。付桂莲等将78例ITF患者随机分成两组，均予牵引治疗护理方式，治疗组加用中药湿敷。结果，治疗组与对照组骨折愈合有效率分别为94.9％（37/39）、82.1％（32/39），治疗组患者的肢体功能恢复明显优于对照组（$P < 0.05$）。

柳岩等将60例行单侧老年髋部骨折手术内固定患者随机分为两组。围手术期间治疗组服用加味八珍汤，对照组服用力蜚能（多糖铁复合物胶囊）。观察两组在骨痂生长、骨折临床愈合时间及临床疗效方面的疗效。结果，治疗组与对照组有效率分别为93.3％（28/30）、83.3％（25/30），组间比较 $P < 0.05$。治疗组在同一时间点骨痂生长积分均明显高于对照组（$P < 0.05$）。在股骨颈或股骨粗隆间骨折的愈合时间均明显较对照组缩短（$P < 0.05$）。王凤双等将高龄股骨转子间骨折患者按随机数字表法分为两组各60例。观察组予手法复位配合经皮解剖锁定钢板内固定治疗，对照组予切开复位配合髓内钉内固定治疗，比较两组患者的手术、骨折愈合、关节功能及并发症情况。结果，观察组的术后引流量、术后卧床时间、影像学完全愈合时间、完全负重下地时间均明显低于对照组（均 $P < 0.05$）；术后6个月、1年Harris评分Barthel指数均明显高于对照组（均 $P < 0.05$）；并发症明显低于对照组（$P < 0.05$）。苏棋将42例ITF患者随机分成两组，均予行Gamma钉内固定术，观察组加服中药（骨折为早期予桃红四物汤加减、中期予续骨活血汤、后期予十全大补汤）治疗。结果，观察组与对照组优良率分别为95.2％（20/21）、85.7％（18/21），组间比较 $P < 0.05$；观察组患者骨痂出现所用时间以及肿胀消退所用时间均明显短

于对照组（$P < 0.05$）。提示 Gamm 钉内固定辅以中药治疗可有效改善骨折断端的血供，促进骨痂的形成，加快 ITF 的恢复。

王兴国等对 140 例老年复杂 ITF 患者据体质及状态，采取神经定位仪定位股神经阻滞麻醉、苏氏抖牵旋按复位、微创撬拨复位、斜孔多功能外固定结合强斜针内固定综合方法治疗。结果，优 89 例、良 43 例、可 7 例，总优良率 94.3%（132/140）。提示微创复位固定术能解决外固定支架术后不稳定的问题，适应于体弱多病老年复杂 ITF 患者。郭锋等对 40 例高龄 ITF 患者采用股骨近端防旋髓内钉（PFNA）联合服用骨康颗粒（早期用三七、丹参，中期用当归、熟地黄，后期用杜仲、枸杞子）。随访时间 1 年。术后髋部功能良好，髋关节功能评分平均（95.6 ± 1.4）分。1 例术后第 2 d 下肢出现 DVT，经抗凝治疗后好转。

在深静脉血栓（DVT）防治方面，吴天然等将老年 ITF 外支架术后患者随机分为两组各 35 例。对照组予皮下注射分子肝素钠预防 DVT，治疗组于术后第 1～14 d 予服补阳还五汤（生黄芪、当归尾、桃仁、红花、川芎、赤芍药等）。结果，两组患者 PT、APTT 及 DVT 发生率无明显差异，而治疗组在改善股静脉血流速度、血红蛋白量、血小板及术后针眼渗血量指标等明显优于对照组（$P < 0.01$）。

（撰稿：莫　文　审阅：王拥军）

【颈椎病的治疗与研究】

2015 年，在国内各专业期刊上发表有关中医骨伤治疗颈椎病方面的文献约 210 篇。张明才等总结了石氏伤科第四代传人石印玉的中医筋骨理论，提出"骨错缝筋出槽"是脊柱病病理改变的核心要素，是脊柱临床手法实施的重要靶点。在临床实践中，强调依据不同病证阶段和病证矛盾侧重点不同，灵活采取手法、针灸、针刀、中药等治疗技术（独用或合用）；在手法调治脊柱"骨错缝筋出槽"方面也别具匠心，尤以手法诊治颈椎病更有独到之处，可实现对"骨错缝筋出槽"进行"定性、定位、定向"的诊断与治疗，并阐述了石氏伤科关于颈椎"骨错缝筋出槽"手法矫正技术要领及操作规范。王翔等将神经根型颈椎病患者随机分为石氏组（石氏手法）与常规组（传统推拿针灸理疗或药物等非手术方法）各 60 例，分别于治疗前及治疗后 2、4 周采用疼痛视觉模拟评分法（VAS）评定其颈肩部疼痛情况。结果，治疗 2、4 周后的石氏组 VAS 评分均低于常规组，疗效优于常规组，石氏手法可有效减轻神经根型颈椎病患者的颈肩疼痛。张瑞春将神经根型颈椎病患者随机分为试验组与对照组各 36 例。分别予"整颈三步九法"（由施杞在继承石氏伤科思想和临床特色的基础上，结合武术伤科王子平手法而形成）、传统牵引治疗。经治 4 周后，试验组 VAS 值、颈残疾指数（NDI）值及总有效率均优于对照组（$P < 0.05$）。江振家将 200 例颈椎关节紊乱症患者随机分为对照组和治疗组，分别用传统推拿手法、龙氏正骨十法（由广州军区总医院龙层花所创，患者仰卧，医者用中指指腹点揉患者颈部两侧颈肌，并触诊颈椎两侧横突，双侧对比。如 C1、C2 旋转式错位用仰头摇正法；C3～C6 旋转式错位用低头摇正法；侧摆式错位用侧向搬按法、侧头摇正法；滑脱式错位用侧卧推正法；倾仰式错位用颈牵下推正法；C7 错位用俯卧冲压法；C2、C3 后关节错位用挎角搬按法；C1 侧摆式错位结合牵抖法）。经治 20 d 后，治疗组与对照组有效率分别为 98.0%（98/100）、75.0%（75/100），组间比较 $P < 0.05$；两组患者 VAS 疼痛积分均明显下降（$P < 0.05$），而治疗组更显著（$P < 0.05$）。宋大龙将 144 例椎动脉型颈椎病患者随机分为两组，均予常规推拿手法，治疗组加用点振法（取百会、风府、风池、大椎、肩井、曲池、合谷及阿是穴等，操作手紧贴施术部位，动作要求持续连贯，频率一致，使振颤持续不断地传递到肌体内，每个穴位持续点振 1 min

以上,使穴位产生得气感,在治疗部位内产生舒松和温热感)。经治4周后,治疗组与对照组有效率分别为97.2%(70/72)、84.7%(61/72),组间比较$P<0.05$;治疗组患者肩井穴、大椎穴点振法治疗前后温度比较$P<0.05$。

胡军等将颈椎病患者随机分为治疗组和对照组各30例,分别予服施杞经验方——筋痹方(黄芪、当归、白芍药、川芎、生地黄、柴胡、桃仁等)、扶他林。治疗4周后,治疗组总有效率略高于对照组,但组间比较$P>0.05$;两组患者疼痛(VAS)评分、SF-36健康问卷合并NDI评分均明显下降(均$P<0.05$),而治疗组更显著($P<0.05$)。杨慧君将166例颈椎病患者按双盲法随机分为两组,均予服尼美舒利胶囊及择取端位的枕颌带做颈椎牵引,研究组加服白芍木瓜汤联合止痉散(白芍药、鸡血藤、木瓜、川芎、鹿衔草、羌活等)。经治14 d后,研究组与对照组总有效率分别为98.8%(82/83)、83.1%(69/83),组间比较$P<0.05$。随访3~6个月,研究组与对照组复发率分别为4.8%(4/83)、24.1%(20/83),组间比较$P<0.05$。李俊杰等将脊髓型颈椎病患者随机分为两组各30例,均予颈前路减压椎间植骨融合内固定术后予常规治疗,治疗组加服补阳还五汤。所有患者术前及术后1周、1、3个月进行颈椎JOA评分并比较分析。治疗后1、3个月时随访,治疗组疗效及JOA评分均优于西药组(均$P<0.05$)。赵鹏飞以补中益气汤治疗60例椎动脉型颈椎病,经治20 d后,治愈率为60.0%(36/60),总有效率为95.0%(57/60)。超声显示椎动脉在收缩与舒张过程中达到末值的血流速度以及平均血流速度有明显增高,搏动指数及阻力指数有明显下降。

(撰稿:李晓锋 笪巍伟 审阅:王拥军)

【腰椎间盘突出症的治疗及实验研究】

李华南等收集6家医院的500例腰椎间盘突

出症(LDH)患者随机分为两组。试验组采用LDH辨证分期为特色的中医综合治疗方案治疗,对照组采用传统推拿法配合牵引。治疗30 d,采用下腰痛评分量表(JOA)、改良中文版Osweslry腰痛评分(ODI)和疼痛视觉模拟评分法(VAS)评分,试验组疗效明显优于对照组($P<0.05$)。两组患者治疗后及随访6个月时JOA评分显著上升,ODI和VAS评分显著下降,各方向腰椎活动度显著改善($P<0.05$),而试验组更著($P<0.05$)。陈祖平等将LDH患者随机分为三组各400例,中药熏蒸组予中药(黄芪、当归、桂枝、甘草、白芍药、细辛等)熏蒸;对照组予手法复位及中药熏蒸;治疗组予手法复位、中药熏蒸及功能锻炼。经治4周,治疗组临床疗效总有效率及JOA评分均明显高于其余两组(均$P<0.05$)。赵娜等将75例LDH患者分为三期适时整复(急性期予中药熏蒸、湿敷和敷贴,禁用整复类手法;缓解期以放松类手法为主,配合牵引;恢复期以整复类手法为主,配合卧位牵引和功能锻炼操),并与传统手法和西医保守疗法各治疗75例作比较。经治30 d及随访6个月,三组患者表面肌电频率及ODI评分均有改善,适时整复组上述指标均优于其他两组($P<0.01$)。高祺等对30例LDH患者,采用红外热成像(IRT)进行诊断和疗效评定,与健康组比较发现,患者的腰骶部及下肢红外热像图双侧温差在特定区域有显著性差异,予粗银质针针刺腰骶部压痛点,经治3周后腰骶部及下肢红外热图双侧温差明显缩小。提示IRT可作为LDH诊断及疗效评定的功能性指标之一。冯伟等联合应用冯氏脊柱定点旋转复位手法、封闭疗法及穿矫形鞋的新医正骨疗法,治疗结束后观察患者腰部形态变化,并采用JOA评分。治疗后随访3~6个月,31例Ⅲ型、28例Ⅳ型LDH患者的椎体移位得以有效纠正,脊柱棘突连线及腰部功能得以恢复。

杨岳梅通过文献和临床总结了治疗LDH常用的虫类药物及其与补肝肾强筋骨之独活寄生汤

（熟地黄、牛膝、杜仲、桑寄生、当归、白芍药等）合用，可起到相须作用。如独活配蕲蛇治疗风邪偏盛者，全蝎、蜈蚣配细辛治疗寒盛者，地鳖虫配川芎、没药治疗瘀血重者，地龙配白芍药、甘草治疗痉挛者。杨济源等应用中医传承辅助平台（TCMISS）软件的关联规则和复杂系统熵聚类方法，研究了近5年发表的 LDH 中药处方的用药规律，对筛选出的 310 个中药处方进行分析发现，LDH 常用的药物以活血化瘀药为首选；药物四气的分布以温、平、凉为主，五味的分布以甘、苦、辛为主；常用的核心药物为当归、牛膝、杜仲、甘草、桑寄生、独活、茯苓、川芎、续断等。白亚平等采用中医 9 型体质量表对150 例腰椎间盘突出症患者进行问卷调查，腰椎间盘突出症患者最常见的体质为阳虚质和血瘀质，分别为 28.0%（42/150）、24.0%（36/150），且两种体质的构成具有性别差异（$P < 0.01$）。

实验研究方面。陈岩等体外分离培养大鼠椎间盘终板软骨细胞，研究川芎嗪干预 IL-1β 诱导的软骨细胞退变，发现川芎嗪可抑制 IL-1β 诱导后炎性因子 IL-1β、TNF-β、环氧化酶-2（COX-2）、iNOS 的表达，通过减少 MMP-13 和 ADAMTS-5 的释放减少炎性因子的分解代谢，增强基质成分（如 II 型胶原基因和蛋白）的合成。

（撰稿：李晨光　审阅：王拥军）

【膝骨关节病的治疗及实验研究】

骨性关节炎是难治性疾病，中西医结合治疗往往可以提高疗效，延缓骨性关节炎的病理发展进程，改善患者的生活质量。

陈雪鹏等将膝关节骨性关节炎（OA）患者随机分为两组，均予玻璃酸钠注射，观察组加服补肾强骨方（骨碎补、补骨脂、鹿角胶、熟地黄、怀牛膝、桑寄生等）。经治 12 周，观察组与对照组总有效率分别为 91.7%（55/60）、53.3%（32/60），组间比较 $P < 0.05$。龚维等将 60 例阳虚寒凝型 OA 患者随机分为两组，均予膝关节内注射玻璃酸钠，观察组加用独活寄生汤熏洗患膝。比较两组患者的临床疗效、治疗前及治疗后 5 周膝关节 WOMAC 评分情况。结果，观察组与对照组总有效率分别为 92.3%（28/30）、83.34%（25/30），观察组患者治疗后 WOMAC 评分显著高于对照组（$P < 0.05$）。汤思敏等将 68 例 OA 患者分成两组，均予膝关节内注射玻璃酸钠，对照组予服塞来昔布胶囊，治疗组予服活膝汤（独活、细辛、龙血竭、川牛膝、骨碎补、威灵仙）。经治 2 周后，治疗组与对照组总有效率分别为 94.1%（32/34）、64.7%（22/34），组间比较 $P < 0.05$；治疗组用药治疗时间短于对照组（$P < 0.05$）。洪海平等将 OA 患者随机分为两组，各 80 例。"石氏中医药"疗法为治疗组，常规西药疗法为对照组，以 WOMAC 量表观察关节僵硬、疼痛、膝关节日常活动及总积分。治疗 4 周后，两组患者关节僵硬及膝关节日常活动积分较治疗前具有显著性差值（$P < 0.05$），治疗组症状改善情况优于对照组，关节疼痛、WOMAC 总积分无显著性差异。

李军等从影像学及临床证候方面探索骨质疏松症（OP）和 OA 的相关性，将所有患者分为肾虚血瘀型 OA 和 OP 共病组（实验组）、单纯 OA 组（阳性对照组）、OP 组（阴性对照组），对其分别进行 Lysholm 膝关节评分及中医证候积分评定，同时测量骨密度并行 X 线、MRI 检查，进行 Recht 级及关节镜下 Outerbridge 分级。结果表明，两种疾病在临床上存在相关性，OP 可加速 OA 病情进展，两者可能互为促进，早期 OP 患者并发 OA 的概率将会大大增加，OP 与 OA 间存在正相关性。刘维等对不同年代骨性关节炎证候分布规律特点进行现代文献研究，发现肝肾亏虚证，瘀血阻滞证，肝肾不足，筋脉瘀滞证在各年代出现频率均较高，其中频率最高的是肝肾亏虚证；随着年代推移，OA 证候研究日趋增多，但本病的基本证候分布没有明显改变，多为虚证、实证、本虚标实证，这是由 OA 的疾病特点决定的,也提示临床仍以补益肝肾、活血通络为骨关节炎的治疗原则。王景红等对于 OA 相关细胞因子及生物标志物作了系统综述,对于 OA 患者体液中一些软骨代谢标志物、骨代谢标志物和滑膜代谢标志物等作总结与归纳,OA 生物标志物能在早期关节病理改变时定量地、动态地反映关节改变情况,可提供早期预警,在很大程度上为临床医生提供了辅助诊断的依据。近年来 Ⅱ 型胶原降解产物 CTX-Ⅱ、非胶原蛋白类 COMP 等生物标志物是研究重点。

实验研究方面。王洲等将 2% 木瓜蛋白酶和 L 半胱氨酸(0.03 mol/L)的混合液注射入大鼠膝关节腔中造成骨性关节炎模型,研究宝光风湿液对 OA 的影响及其作用机制。结果显示,宝光风湿液低、中、高(0.14、0.28、0.56 g/kg)剂量组通过肉眼观察均能不同程度减轻关节软骨的退变、损害及关节滑膜的炎症反应;宝光风湿液各剂量组 TNF-α 含量低于模型对照组,中、高剂量组 IL-1β、MMP-3 含量低于模型对照组,低、中剂量组 MMP-1 含量低于模型对照组。提示宝光风湿液具有抗炎消肿作用,并可改善木瓜蛋白酶致大鼠 OA 关节滑膜的炎症反应和膝骨关节退行性损害,其作用机制可能是通过降低膝关节液中 TNF-α、IL-1β、MMP-1、MMP-3 的含量,从而发挥其对 OA 的防治作用。杨雨果等采用改良 Hulth 造模,形成大鼠 OA 模型,探讨化痰除湿法在早期骨关节炎软骨细胞凋亡的应用研究。通过观察形态学变化、原位末端标记法(TUNEL 法)、免疫组化法分别观察软骨细胞凋亡情况和增殖细胞核抗原(PCNA)表达情况,用放免法测定关节液中 IL-1、TNF-a 的含量,发现化痰除湿法在减少大鼠早期膝关节实验性 OA 软骨细胞的凋亡有着显著作用,可促进软骨细胞的增殖,对早期骨关节炎有较好的治疗作用。

(撰稿:梁倩倩　审阅:王拥军)

【骨质疏松症的临床与基础研究】

骨质疏松症(OP)的中医药治疗与研究方面相关文献约 200 余篇。文献内容在 OP 的临床、基础等方面均有进一步的聚焦,研究水平不断提高,内容进一步深化。

1. 临床研究

在临床研究方面,刘维等将老年 OP 患者随机分为治疗组和对照组,分别予服补肾活血中药(杜仲、续断、肉苁蓉、熟地黄、独活、牛膝等)和阿仑膦酸钠片、碳酸钙 D3 片。经治 24 周后,治疗组与对照组中医证候疗效总有效率分别为 92.0%(92/100)、79.0%(79/100),组间比较 $P < 0.05$。两组患者症状积分,腰椎(L1-L4)、股骨颈骨密度,及血清骨钙素(BGP)、骨源性碱性磷酸酶(BAP)、Ⅰ 型原胶原 N-端前肽(PINP)、抗酒石酸酸性磷酸酶(TRACP-5b)、Ⅰ 型原胶交联 C-末端肽(CTX)等指标均较治疗前明显改善($P < 0.01$),而治疗组症状积分,腰椎骨、股骨颈骨密度,BGP、BAP 改善均明显优于对照组($P < 0.05$)。赵铁牛等制订肾虚证调查表,随机收集符合纳入标准的 OP 患者。以肾虚证为隐变量,以症状为显变量建立结构方程模型,以探讨 OP 的肾虚证和对应症状的关系。结果显示,肾阴虚证与其症状的关系强度从大到小依次为潮热、手足心热、面赤、盗汗、口干、心烦。肾阳虚证与其症状的关系强度从大到小依次为夜尿频多、小便清、肢冷、畏寒、大便溏、心悸。李颖等从线粒体 DNA 角度探讨 OP 中医证型的生物学特征,将 210 例符合诊断标准的女性 OP 患者,按辨证分为肝肾阴虚证 67 例、脾肾阳虚证 70 例、气滞血瘀证 73 例,并选择年龄相仿的绝经后非 OP 女性 69 例作对照(气血平和组)。分别收集其外周血检测各组 mtDNA 拷贝数及 8-羟基脱氧鸟苷酸(8-OHdG)的含量,分析各组骨密度与 mt DNA 拷贝数及

8-OHd G 的相关性。结果显示,在 mt DNA 拷贝数方面,各组与气血平和组比较 $P < 0.05$,肝肾阴虚组、脾肾阳虚组与气滞血瘀组比较均 $P < 0.05$;在 8-OHd G 浓度方面,各组与气血平和组比较 $P < 0.05$,肝肾阴虚组、气滞血瘀组与脾肾阳虚组比较均 $P < 0.05$;在相关性方面,各组 mt DNA 拷贝数与骨密度呈正相关,8-OHd G 与骨密度呈负相关。研究提示 mt DNA 拷贝数、8-OHd G 含量与 OP 中医证型存在相关性,其中脾肾阳虚与 8-OHd G,肝肾阴虚与 mt DNA 拷贝数关系最为密切。

2. 基础研究

林煜等探讨"肾主骨"理论和"雌激素介导的骨组织端粒酶逆转录酶增龄性变化"的关系。收集不同年龄段不同性别符合纳入标准者,检测各年龄段人群的骨组织中的端粒酶逆转录酶(TERT)、雌激素受体(ER)的表达和水平以及血清中的 BGP、TRACP5b、雌二醇(E_2)、睾酮(T)含量。结果显示,男性与女性组骨组织中 TERT、ERα 的 mRNA 表达均随年龄的增长而降低($P < 0.05$)。各组 TERT 蛋白表达随年龄的增长逐渐减少($P < 0.05$);男性与女性血清中的 E_2、T、BGP 水平均随年龄的增长逐渐降低($P < 0.05$);TRACP5b 随年龄增长逐渐升高($P < 0.05$),其中女性绝经前后 E_2、BGP、TRACP5b 有显著性变化($P < 0.01$)。提示在自然衰老过程中,体内雌激素水平下降的同时,骨组织内 TERT 转录水平、端粒酶活性下降,使组织中骨形成功能衰退,骨形成低于骨吸收,而导致骨质疏松,符合中医"肾主骨"理论。李玲慧等观察温肾阳、滋肾阴中药复方对大鼠成骨细胞影响的差异以及相关的分子生物学机制。取新生 SD 大鼠颅盖骨处的成骨细胞分为右归丸组、左归丸组及对照组,分别诱导培养 7 d 后进行碱性磷酸酶(ALP)染色;并检测 β-catenin 及糖原合成激酶-3β(GSK-3β)蛋白的表达差异。ALP 染色结果显示:右归丸、左归丸组均有大量阳性颗粒,多于对照组;其中右归丸组细胞培养皿大面积蓝黑色深染,优于左归丸组。蛋白免疫印迹法显示,右归丸可显著上调 β-catenin 蛋白表达($P < 0.05$)、下调 GSK-3-β 蛋白表达($P < 0.05$),且较左归丸更显著($P < 0.05$)。研究提示右归丸可通过激活 Wnt/β-catenin 信号通路提高成骨细胞分泌 ALP 的能力。李悦等建立 SD 大鼠去势模型,予补肾阳法和补肾阴法干预后,观察骨组织形态学,骨密度及血清骨组织特异性碱性磷酸酶(B-ALP)、Ⅰ型前胶原氨基末端前肽(PINP)、Ⅰ型胶原氨基末端肽(NTX)和Ⅰ型胶原羧基末端肽(CTX),测定Ⅰ型胶原合成、交联与基质矿化相关调控基因 COLIA-1、COLIA-2、Lhx9、Bglap、Ibsp、Runx-2 和 Smad3 的表达。结果表明,两种补肾法均可明显提高大鼠骨密度并改善骨组织微观结构,同时通过不同的方式影响骨代谢和Ⅰ型胶原合成、交联及基质矿化相关基因的表达。提示两种补肾法均可有效治疗大鼠绝经后 OP,但二者的作用机制存在明显差异。陈泽荣等选用体外诱导破骨前体细胞系 RAW264.7 细胞向破骨细胞分化,分别予温阳补肾方(巴戟天、骨碎补、淫羊藿、鹿角胶、郁金、丹参等)低、中、高剂量组含药血清和 0.9% 氯化钠溶液血清干预,通过抗酒石酸酸性磷酸酶(TRACP)酶动力法测定各组 TRACP 活性,实时荧光定量 PCR 检测温阳补肾方对破骨细胞组织蛋白酶 K(Cts K)、基质金属蛋白酶 9(MMP-9)mRNA 水平。与对照组比较,温阳补肾方含药血清可显著抑制破骨细胞 TRACP 活性($P < 0.01$),显著降低破骨细胞骨 Cts K、MMP-9 mRNA 的表达($P < 0.01$)。研究提示温阳补肾方含药血清可抑制破骨细胞的骨吸收功能,以中剂量组效果最佳。

(撰稿:唐占英　审阅:王拥军)

［附］ 参 考 文 献

B

白亚平,白亚娟,王俊杰,等.腰椎间盘突出症患者的中医体质研究[J].黑龙江中医药,2015,44(1):39

C

陈杰,曾文生,刘志清,等.手法复位与切开复位治疗老年人桡骨远端骨折疗效比较[J].广西中医药大学学报,2015,18(2):32

陈雪鹏,胡晓峰,宋增武.玻璃酸钠联合补肾强骨方治疗膝关节骨性关节炎临床观察[J].实用中医药杂志,2015,31(9):838

陈岩,王拥军,徐浩,等.川芎嗪对白介素-1β诱导退变的椎间盘终板软骨细胞的保护作用[J].中华中医药杂志,2015,30(5):1437

陈煜,刘家旭.强骨活血汤治疗股骨粗隆间骨折55例[J].河南中医,2015,35(9):2115

陈泽荣,邱慈鑫,陈晨,等.温阳补肾方含药血清对破骨细胞骨吸收功能的影响[J].中华中医药杂志,2015,30(4):1245

陈智能,叶俊材,孙正友,等.股骨近端防旋髓内钉联合中药三期辨证治疗高龄股骨粗隆骨折[J].中华中医药杂志,2015,30(4):1342

陈祖平,董森,李辉,等.中医外治综合疗法治疗腰椎间盘突出症1 200例疗效观察[J].中医杂志,2015,56(13):1128

D

董万涛,宋敏,刘保健,等.消定膏治疗桡骨远端骨折的临床研究[J].中成药,2015,37(11):2378

F

冯伟,冯天有,许奎,等.新医正骨疗法治疗Ⅲ、Ⅳ型腰椎间盘突出症[J].中医正骨,2015,27(5):62

付桂莲,廖敏芳,周容霞.牵引结合中药湿敷治疗老年股骨粗隆间骨折39例[J].中国中医药现代远程教育,2015,13(6):80

G

高祺,黄祖波.腰椎间盘突出症红外热图特征及粗银针治疗临床研究[J].四川中医,2015,33(8):160

龚维,胡涛,吴霜,等.玻璃酸钠注射结合独活寄生汤熏洗治疗阳虚寒凝型膝骨关节炎疗效观察[J].亚太传统医药,2015,11(21):124

郭锋,陈棉智,崔邦胜,等.PFNA联合中药序贯疗法治疗高龄股骨粗隆间骨折临床研究[J].实用中医药杂志,2015,31(8):727

郭世明,石玲玲,郭志民,等.手法复位石膏外固定和切开复位钢板内固定治疗骨质疏松性桡骨远端骨折的比较研究[J].中医正骨,2015,27(4):15

H

洪海平,徐国权,朱首豪."石氏中医药"综合疗法治疗膝骨关节炎的临床疗效分析[J].云南中医学院学报,2015,38(1):75

胡军,程宗敏,洪钱.手法整复小夹板与石膏两种外固定方法治疗老年桡骨远端骨折效果对比[J].内蒙古中医药,2015,34(11):118

胡军,黄燕兴,柴兆璋."筋痹方"治疗颈椎病30例临床观察[J].江苏中医药,2015,47(3):38

J

江建春,邱德华,蔡奇文,等.石氏伤科论治骨折脱臼的经验特色[J].中国中医骨伤科杂志,2015,23(8):68

江振家.从颈椎关节紊乱的复杂性论龙氏正骨十法的临床应用[J].辽宁中医杂志,2015,42(1):86

L

李华南,王金贵,丛德毓,等.中医综合治疗方案治疗腰椎间盘突出症多中心随机对照研究[J].中医杂志,2015,56(21):1840

李军,张开伟.骨质疏松症与膝关节骨关节炎共病相关性临床研究[J].亚太传统医药,2015,11(4):82

李俊杰,梁舒涵,彭奇,等.补阳还五汤治疗脊髓型颈椎

病颈前路减压椎间植骨融合内固定术后残留症状的疗效观察[J].中医药导报,2015,21(20):60

李玲慧,詹红生,丁道芳,等.温肾阳、滋肾阴中药复方对大鼠成骨细胞活性及 Wnt/β-catenin 通路影响的差异[J].中华中医药杂志,2015,30(1):70

李颖,黄宏兴,吴伙燕,等.线粒体 DNA 相关因子与骨质疏松症中医证型的关系研究[J].广州中医药大学学报,2015,32(4):656

李悦,姜自伟,侯雪芹,等.两种补肾法治疗绝经后骨质疏松症的分子机制差异[J].中华中医药杂志,2015,30(5):1570

林煜,张怡元,吴银生,等.肾主骨理论与雌激素介导的骨组织端粒酶逆转录酶增龄性变化之关系研究[J].中华中医药杂志,2015,30(4):1066

刘朝,王莹莹,吴远,等.随机对照研究刮痧治疗慢性非特异性下腰痛[J].中华中医药杂志,2015,30(5):1458

刘维,杨慧,吴沅皞.不同年代骨关节炎证候分布规律特点的现代文献研究[J].中华中医药杂志,2015,30(6):2199

刘维,张磊,吴沅皞.补肾活血法治疗老年骨质疏松症100例随机对照研究[J].中医杂志,2015,56(9):769

柳岩,董智勇,王晓琼,等.加味八珍汤对老年髋部骨折愈合的影响[J].吉林中医药,2015,35(3):261

娄本海.手法复位小夹板外固定配合中药熏洗治疗 AO "C"型桡骨远端骨折疗效观察[J].亚太传统医药,2015,11(3):73

M

毛国庆.诸方受治疗骨质疏松症经验[J].安徽中医药大学学报,2015,34(1):35

S

邵加龙,薛锦标,陆健泉,等.夹板与石膏外固定治疗稳定型桡骨远端骨折疗效比较[J].山东中医杂志,2015,34(10):749

宋大龙,周晓柯,焦凡.点振法为主治疗椎动脉型颈椎病72例[J].河南中医,2015,35(4):893

苏棋.Gamma 钉内固定辅以中药治疗股骨粗隆骨折[J].辽宁中医杂志,2015,42(4):795

T

汤思敏,邵先舫.玻璃酸钠注射配合活藤汤治疗膝骨性关节炎34例[J].湖南中医杂志,2015,31(8):70

W

王凤双,黄志明.手法复位配合经皮解剖锁定钢板内固定治疗高龄股骨转子间骨折的有效性与安全性研究[J].中华中医药学刊,2015,33(6):1440

王景红,夏坤,张志千,等.骨关节炎相关细胞因子及生物标志物的研究进展[J].中国实验方剂学杂志,2015,21(10):225

王树强,杨振国,刘文斌,等.董建文教授治疗神经根型颈椎病的经验[J].中医正骨,2015,27(1):69

王翔,詹红生,张明才,等.石氏手法治疗神经根型颈椎病的疗效观察[J].中医正骨,2015,27(4):12

王兴国,钟声,苏继承.微创复位固定技术治疗老年复杂股骨粗隆间骨折[J].长春中医药大学学报,2015,31(2):410

王长勇,李芳.化瘀接骨汤治疗桡骨远端骨折随机平行对照研究[J].实用中医内科杂志,2015,29(5):41

王洲,李莉,艾晓娟,等.宝光风湿液对膝关节骨性关节炎的影响[J].中药药理与临床,2015,31(1):195

魏成建,王以进,张盼,等.智能气囊小夹板治疗桡骨远端不稳定骨折的生物力学研究[J].中华中医药杂志,2015,30(4):1256

吴天然,陈夏平,李铭雄,等.补阳还五汤预防老年股骨粗隆间骨折外支架术后 DVT 的形成[J].中医临床研究,2015,7(2):4

X

徐麒,何强,王喆,等.舒筋通络方熏洗治疗桡骨远端骨折后腕关节功能障碍疗效观察[J].新中医,2015,47(9):122

Y

杨海焱,栗国强,孙玉忠,等.手法复位联合小夹板固定治疗伸直型桡骨远端骨折41例[J].河南中医,2015,35(10):2425

杨慧君.白芍木瓜汤联合止痉散治疗颈椎病的效果观

察[J].光明中医,2015,30(4):776

杨济源,林聪,刘军,等.基于关联规则和复杂系统熵聚类的腰椎间盘突出症用药规律[J].世界中西医结合杂志,2015,10(8):1045

杨雨果,杨金锁.化痰除湿法对早期实验性骨关节炎软骨细胞凋亡的影响[J].中国中医基础医学杂志,2015,21(6):665

杨岳梅.独活寄生汤配合虫类药在治疗腰椎病中的应用探析[J].国医论坛,2015,30(2):11

Z

曾江.外固定支架联合微创法治疗老年人 C 型桡骨远端骨折 17 例疗效观察[J].湖南中医杂志,2015,31(5):66

张明才,石印玉,陈东煜,等."石氏伤科"颈椎"骨错缝筋出槽"矫正手法技术规范[J].上海中医药杂志,2015,49(5):4

张瑞春,马鑫文,沈明球."整颈三步九法"治疗神经根型颈椎病随机对照临床试验研究[J].辽宁中医药大学学报,2015,17(2):81

赵娜,王金贵,张永泉,等.适时整复治疗腰椎间盘突出症 72 例多中心随机对照研究[J].天津中医药,2015,32(4):205

赵鹏飞.补中益气汤治疗椎动脉型颈椎病的临床观察[J].中国民间疗法,2015,23(5):50

赵铁牛,薛丁文,杨铸,等.基于结构方程模型的骨质疏松症肾虚证候分析[J].中华中医药杂志,2015,30(8):2705

（九）五 官 科

【概　述】

2015年，公开发表的五官科论文1 700余篇。其中，眼科约占40.2%，主要集中于视网膜病、内眼病、角膜病、视神经病及外眼病的治疗及实验研究；耳科约占9.1%，多集中于耳聋、中耳炎等的治疗及实验研究；鼻科约占18.8%，多集中于变应性鼻炎、鼻窦炎等的治疗及实验研究；咽喉科约占12.9%，多集中于咽炎、嗓音病等的治疗与研究；口腔科约占18.9%，多集中于口腔黏膜及齿龈疾病等的治疗及实验研究。本年度五官科撰写条目所引用文献101篇，基金项目占67.3%（68/101），其中国家级基金项目32篇（含国家自然基金项目23篇）。

1. 眼科疾病

（1）视网膜病　视网膜静脉阻塞的治疗与研究见专条。李波介绍了李传课对原发性视网膜色素变性（RP）病因病机的认识以及遣方用药的特点。认为本病夹有血瘀，为虚中夹瘀，且瘀贯始终。可分为肝肾阴虚、脾肾阳虚、脾胃气虚三大证型，兼肝郁、血瘀两大兼夹证。治疗采用中药、针灸、自我按摩、自我保护等措施综合运用，约75%～80%的患者可获不同程度的效果。张素红等将60例RP患者分为两组，均予上直肌深层巩膜埋藏手术，观察组于术前1周及术后1周均予银杏叶提取物注射液金纳多。随访1～3年，观察组与对照组有效率分别为75.0%（45/60）、45.0%（27/60），组间比较$P < 0.05$。两组患者的视力提高，视野扩大，视网膜电图可见波形及a、b波幅值增加，而观察组更显著（$P < 0.05$）。

张妍春等以耗气破气加饥饱失常的多因素复合制备脾气虚证兔视网膜脱离（RD）模型，观察益视汤（人参、黄芪、车前子、枸杞、茺蔚子）对模型兔RD自动复位后细胞凋亡及机体氧化应激状态的影响。研究表明，脾气虚证加重机体氧化损伤及自动复位后细胞凋亡的发生，予益视汤干预能够提高其抗氧化能力，降低细胞凋亡的发生。

田楠楠等以戴头套遮盖右眼形觉剥夺诱导病理性近视，行氪激光诱导病理性近视脉络膜新生血管（CNV）豚鼠模型，观察加减驻景方（楮实子、枸杞子、菟丝子、五味子、三七等）对CNV的血管内皮生长因子（VEGF）及色素上皮衍生因子（PEDF）表达的影响。研究表明，驻景方可抑制氪激光诱导的病理性近视CNV模型中VEGF的表达，促进PEDF的表达，从而抑制CNV的形成。

苏风军等以链脲佐菌素（STZ）制备糖尿病大鼠模型，探讨参黄明目合剂对糖尿病视网膜病变（DR）大鼠玻璃体结缔组织生长因子（CTGF）含量及视网膜CTGF表达的影响。结果表明，参黄明目合剂可明显改善DR大鼠的生存状况降低DR大鼠血糖、血脂并可降低大鼠玻璃体CTGF含量和视网膜CTGF的阳性表达，对实验性糖尿病视网膜病变有一定防治作用。糖尿病性视网膜病变的治疗及实验研究见专条。

回世洋等取兔自体血制作眼玻璃体积血模型，观察清亮饮（熟地黄、山药、玄参、天花粉、党参、黄芪等）干预后疗效及作用机制。经治4～8周时，清亮饮组兔眼底可见度较模型组明显好转。与模型组和西药组比较，视网膜组织中MDA含量明显降低，超氧化物歧化酶（SOD）活性明显升高。提示抗氧化作用可能为其疗效机制。

（2）内眼病　解孝锋等将1 354例葡萄膜炎患者随机分为两组，均予典必舒眼水、普南普灵眼水、散瞳等治疗，中医结合组680例加用辨证给药、中药熏洗、离子透入、中药注射、中药眼用凝胶等综合治疗。随访6个月后，两组治愈率分别为53.7%（365/680）、34.1%（230/674），总复发率分别为12.4%（84/680）、27.5%（185/674），组间比较均$P < 0.05$；中西医结合组在糖皮质激素不良反应骨质疏松、向心性肥胖、物质代谢障碍、高血压等发生率与西医组比较均有显著性差异（$P < 0.05$）。王骥等将120例白内障患者随机分为两组，均予吡诺克辛钠滴眼，实验组加服马齿苋水煎剂。经治3个月后，两组患者视力水平均升高，MDA水平降低，SOD水平升高，可溶性蛋白质含量升高（均$P < 0.05$），而实验组更著（$P < 0.05$）。

尹朔等综述了近年来国内外有关磷脂酰肌醇-3-激酶/丝苏氨酸蛋白激酶（P13K/Akt）通路在视网膜神经节细胞（RGCs）凋亡过程中作用的研究进展，中药有效成分，如葛根素、川芎嗪、银杏内酯、灯盏花素等，对保护视神经促进恢复生长具有一定的作用。青光眼的治疗及实验研究见专条。

（3）角膜病　单疱病毒性角膜炎（HSK）的文献报道较集中，王珍等研究双秦眼用凝胶（秦皮、野菊花等）对小鼠HSK的抗复发作用。用角膜病毒接种法给BALB/c小鼠接种HSV-1SM44株，随机分为对照组、无环鸟苷（ACV）组、双秦眼用凝胶组。连续给药2周，停止用药8周后显示，双秦眼用凝胶可以降低HSK小鼠泪液膜擦拭液的病毒检出率，减轻紫外线B光照射后角膜病变体征，保护角膜的组织结构，抑制TG内HSV-1的潜伏和相关转录子的表达（详见专条）。

（4）视神经病　陈兹满等将SD大鼠造模成功后，予中药（黄芪、川芎嗪以及醒脑静注射液）腹腔注射，对照组地塞米松腹腔注射。经治7、14 d，与对照组比较，中药组视网膜神经纤维层（RNFL）厚度差异显著（$P < 0.05$）；且视网膜外节水肿消退，

排列有序，血管部分再通，而对照组标本视网膜外节水肿、疏松，排列紊乱，空泡华，血管闭塞。提示其对视网膜突触复合体、内节神经细胞线粒体、毛细血管及前部缺血性视神经病变的RNFL有明显保护作用。视神经萎缩的治疗见专条。

（5）外眼病　曹斌等制备豚鼠形觉剥夺性近视模型，予补精益视片（丹参、菟丝子、楮实子、三七、木瓜、青皮等）灌胃后，视网膜凋亡基因bcl-2蛋白表达升高（$P < 0.05$），caspase-3表达下降（$P < 0.01$）。提示补精益视片对形觉剥夺性近视豚鼠视网膜bcl-2及caspase-3的表达有调控作用，其对近视眼视功能的干预作用可能是通过抑制视网膜细胞的凋亡来实现。侯静梅等制备豚鼠形觉剥夺性近视模型，予养血补肾方水煎液（枸杞子、菟丝子、覆盆子、车前子、五味子、熟地黄等）干预后巩膜细胞的凋亡率呈明显降低。提示养血补肾方能够明显改善豚鼠形觉剥夺性近视眼巩膜组织的形态，其保护作用可能与降低巩膜细胞的凋亡有关。

沈志华等用鸡卵清白蛋白建小鼠免疫变态反应性结膜炎模型，予川椒方灌胃后，与模型组比较，小鼠血清中变态反应性结膜炎P物质（SP）的表达显著降低（$P < 0.01$）；结膜组织中嗜酸性粒细胞数量和SP表达亦明显降低（$P < 0.01$）。提示川椒方对变态反应性结膜炎的作用机制可能通过抑制P物质的表达。李建红等分别检测中药大黄、黄柏提取物即包括大黄酸、盐酸小檗碱等在内的16种中药单体体外抗沙眼衣原体（Ct）活性，探讨复杂中药构成中起主要作用的成分；研究具有抗沙眼衣原体活性的各单体间是否存在协同作用。发现：①大黄提取物芦荟大黄素、大黄素、大黄酸和黄柏提取物盐酸小檗碱4种中药单体均具有较强的体外的抗Ct活性，优于原药水提液；②大黄的3种不同提取物大黄酸与芦荟大黄素、大黄酸与大黄素联合使用时有协同抗Ct作用，为大黄抗Ct活性提供了药理基础，为临床使用大黄治疗Ct感染提供了药理依据。

干眼症的治疗及实验研究见专条。

2. 耳科疾病

（1）耳鸣耳聋　沈姗姗等检索中国生物医学文献数据库（CBM）中医治疗耳鸣的相关文献，对常用中药用药频率及药物协同关系规律分析显示，常用中药按健脾益气、滋阴补肾、祛湿化痰息风的规律分布，其用药规律与病因病机相符。张定棋等检索 CNKI、VIP、CBM、万方数据及 PubMed 收录的耳鸣相关文献，建立耳鸣分型用药模型。对用药频次统计分析显示，常用方使用频次较高的为六味地黄丸、龙胆泻肝汤和耳聋左慈丸；肾气不足型常用山萸肉、补骨脂、枸杞子，脾气亏虚型常用黄芪、白术、党参，肝失疏泄型常用栀子、龙胆草、香附，痰火郁结型常用半夏、枳实、防己，风热外乘型常用连翘、薄荷、桑白皮。

突发性耳聋的治疗与研究见专条。罗艳等将 60 例老年肾虚耳聋随机分为两组，均予银杏叶提取物注射液于 0.9％ 氯化钠溶液中静脉滴注，实验组加服耳聋左慈丸。经治 7、14 d，两组行电测听，耳聋等级测定均较治疗前改善，分级呈整体性下降，且实验组改善更显著（$P < 0.05$）；两组患者血清肿瘤坏死因子-a（TNF-a）、白介素（IL）-β 和 IL-6 均呈逐渐下降趋势（$P < 0.05$），且实验组更显著（$P < 0.05$）。吕元杰等采用腹腔注射氢化可的松法复制肾虚小鼠模型，予耳聋左慈丸水煎液灌胃 22 d 后，与模型组比较，中药组耳蜗内、外毛细胞和支持细胞排列较整齐，边界尚清楚；水通道蛋白 4（AQP4）蛋白表达增强（$P < 0.01$）。提示耳聋左慈丸可上调耳蜗组织 AQP4 蛋白表达，达到治疗肾虚小鼠耳聋的作用。

黄立慧等、赵乌兰等实验研究分别显示，金匮肾气丸可通过抑制 caspase-3、IL-2 的表达，减轻庆大霉素（GM）的耳毒性反应，对 GM 所致耳聋有一定的防治作用。

（2）中耳炎　宋晓等将慢性单纯型化脓性中耳炎患者随机分为两组，均予微波治疗，对照组予氧氟沙星滴耳，治疗组予复方黄柏滴耳液耳浴配合负压。经治 12 d，治疗组与对照组有效率分别为 89.7％（52/58）、70.7％（41/58），组间比较 $P < 0.05$。张伟等将外伤性鼓膜穿孔患者随机分为两组各 30 例，均予重组人表皮生长因子喷剂喷洒受损鼓膜，中药贴补组予浸有血竭的薄棉片贴附于鼓膜穿孔处 48～72 h。结果，穿孔愈合时间血竭贴补组与单用生长因子组分别为（10.19 ± 1.38）d、（17.23 ± 3.06）d，组间比较 $P < 0.05$。

3. 鼻科疾病

（1）变应性鼻炎（AR）　张慧丽等检索 CNKI 数据库收录的 AR 中医外治法相关文献，对文献时间走势、文献所采取的研究方法、临床所应用的治疗方法、穴位及药物选取等进行统计分析显示，中医外治法治疗 AR 的文献 2010～2013 年呈快速发展趋势，方法以贴敷、针刺、滴鼻疗法为主，对其临床研究文献科学性有待提高。AR 的临床与实验研究见专条。

（2）鼻窦炎　汪普等将 128 例老年（年龄≥60 岁）慢性鼻窦炎患者随机分为两组，均予服头孢丙烯，观察组加服玉屏风散。经治 1～2 周，观察组总有效率（96.9％）明显高于对照组（81.2％）（$P < 0.05$）；鼻塞、流鼻涕、头痛、打喷嚏改善时间优于对照组（$P < 0.05$）。T 细胞 CD_3^+、CD_4^+、CD_4^+/CD_8^+ 水平显著高于对照组，而 CD_8^+ 水平则明显低于对照组（$P < 0.05$）；CRP、IL-6、IL-8 水平均低于对照组（$P < 0.05$）。敬樱等将 SD 大鼠按 Y.Gel 的改良方法建急性鼻窦炎模型，随机分为两组，分别予三和通窍开玄汤（白芷、细辛、辛夷、鹅不食草、黄芩等）低、中、高（15、25、50 ml·kg^{-1}·d^{-1}）剂量和青霉素 V 钾片灌胃 7 d，应用基因芯片检测各组大鼠鼻黏膜水通道蛋白（AQP）基因表达，并进行显著性分析。结果，中药各剂量组均上调 AQP1 表达，中、高剂量组又上调 AQP2，青霉素 V 钾组上调

AQP12b 基因；各组均下调 AQP9 基因，中药低剂量组可下调 AQP2、AQP12b，青霉素 V 钾组可下调 AQP1、AQP2。提示三和通窍开玄汤与青霉素 V 钾片均对鼻窦炎具有良好疗效，但调控的 AQP 相关基因表达机制不同，而中药组作用更广泛，调控 AQP 相关基因可能是其治疗鼻窦炎生物学机制之一，且 AQP 是玄府重要实质之一。此外，敬樱等应用基因芯片技术分析通窍开玄法对鼻窦炎模型大鼠生物学通路的影响。结果显示，中药不同剂量组与青霉素 V 钾片通过不同的生物学通路和基因发挥作用，又通过相同生物学通路调控发挥作用，但中药不同剂量组表达调控更强更广些，而系统调控 P13K/Akt 信号转导通路可能是通窍开玄法治疗鼻窦炎的机制之一。

刘亚婷等介绍了熊大经治疗鼻病的经验，提出了"鼻五度辨证"，将鼻腔的内在结构分属于人体的五个脏器，按其相应的生理功能，分为五度。下鼻甲、下鼻道内应于肺，属气度；中鼻甲、中鼻道、窦口鼻道复合体内应于肝（胆），属枢度；鼻尖、鼻翼、鼻前庭内应于脾，属肉度；鼻中隔内应于心，属血度；上鼻甲、鼻顶及鼻骨内应于肾，属髓度。补充了鼻病辨证的盲区，将局部的病变视为整体脏腑经络功能变化的反应，强化鼻部局部辨证与整体辨证相结合。其治疗鼻病善从五度辨证的角度进行分析，取得了良好的疗效。

4. 咽喉科疾病

（1）咽炎　谢艳等将 94 例急性咽炎随机分为两组，均予雾化吸入布地奈德混悬液，治疗组加服三味龙胆花片（白花龙胆、甘草、蜂蜜）。经治 5 d，治疗组与对照组总有效率分别为 89.4%（43/47）、76.6%（36/47）（$P < 0.05$）；症状及体征评分明显优于对照组（$P < 0.05$）。慢性咽炎的治疗及实验研究见专条。

（2）嗓音病　晏英等介绍了无锡黄氏喉科在喉科吹药方面的卓越贡献，就其对古代喉科吹药的继承与发展进行详细阐述，并对其学术成就予简要概括。张慧等将 160 例声带息肉患者随机分为两组，均予摘除手术及术后应用抗生素和雾化治疗，观察组加用基于病理分型（出血、水肿、纤维瘤型）的中医辨证论治。连续治疗 5 d，观察组和对照组总有效率分别为 96.2%（77/80）、85.0%（68/80），主要症状及体征积分均低于对照组（均 $P < 0.05$）。

5. 口腔科疾病

（1）口腔黏膜疾病　夏延锡将 116 例复发性口腔溃疡患者随机分为两组，均予服左旋咪唑、西咪替丁，观察组加服中药（山萸肉、熟地、知母、山药、白及、丹皮等）。结果，观察组的愈合时间、复发频率显著低于对照组（$P < 0.05$），发作间隙明显长于对照组（$P < 0.05$）。口腔扁平苔藓的治疗与研究见专条。

（2）齿龈疾病　陈昊等将 88 例可复性急性牙髓炎患者分成两组，均予丁香油棉球暂封洞 2 周后永久填充治疗，观察组加服清热止痛方（连翘、当归、桔梗、生地黄、板蓝根、延胡索等）。经治 2 周，观察组与对照组总有效率分别为 90.9%（42/44）、81.8%（36/44），且观察组疼痛发生率、牙髓活力测试等均明显优于对照组。高鹏等研究证明，人参皂苷 Rg1 作用于人牙周膜干细胞后，能明显促进牙周膜干细胞的增殖与分化，其在替代传统生长因子应用于牙周组织工程方面有较好前景。

龚琳等从中医"脾胃和"理论与西医学菌群稳态角度切入，认为消化道菌群失调可能是慢性唇炎发生的主要病理基础之一；初步提出治疗本病当以"和"为贵，用药时在滋养与化浊或清热之间平衡，既不可化浊或清热太过伤正，也不可滋养过度；兼顾运脾和胃，切勿过分寒凉以败脾损胃，或滋腻太甚而阻滞脾胃；诊治过程中切忌只见"病"而不见"人"。

（撰稿：张应文　审阅：熊大经）

【视网膜静脉阻塞的治疗与研究】

视网膜静脉阻塞（RVO）的文献报道约 40 篇，治疗多以中西医结合为主，而活血化瘀药为首选。李世敏等将 94 例 108 眼 RVO 患者，随机分为两组。研究组 47 例（57 眼）予血栓通注射液 15 ml 加入 0.9％氯化钠注射液中静脉滴注、复方樟柳碱注射液 2 ml 颞浅动脉旁皮下注射，对照组 47 例（51 眼）予丹参注射液 15 ml 加入 5％葡萄糖溶液中静脉滴注，1 次/d，观察两组治疗后临床疗效及血液流变学指标的改变情况。经治 30 d，研究组治疗总有效率（93.0％）明显高于对照组（78.4％）（$P < 0.05$）。两组患者的全血黏度（WBV）、血浆黏度（PV）、红细胞聚集指数（RAI）、红细胞比容（HCT）、纤维蛋白原（Fg）均较治疗前明显降低（$P < 0.05$），且研究组更显著（$P < 0.05$）。刘贤升等将 RVO 患者随机分为两组，均予注射用纤溶酶 200 u 溶于 0.9％氯化钠注射液中静脉滴注，1 次/d，治疗组 51 例联合中医分期论治，以血府逐瘀汤（生地黄、当归、红花、牛膝、桃仁、川芎等）为基础，初期出血期，治宜滋阴降火、凉血止血，去红花、桃仁、川芎，加旱莲草、侧柏叶、小蓟，中期瘀血期，治宜活血祛瘀、通窍明目，加郁金、路路通、丹参，晚期为减少机化，治宜配合益气、软坚散结，去红花、桃仁，加海藻、黄芪、党参、昆布。1 剂/d。经治 1 个月，两组总有效率分别为 84.3％（43/51）、63.0％（29/46），组间比较 $P < 0.05$。高颖等将经检眼镜、荧光素眼底血管造影（FFA）以及光学相干断层扫描（OCT）检查确诊的 RVO 性黄斑水肿患者，随机分为两组各 34 例（34 眼），均予血栓通注射液 450 mg 静脉滴注，1 次/d，每 2 周间隔 2 d，治疗组加服益气活血方（党参、白术、茯苓、泽泻、桃仁、红花等）。经治 8 周，治疗组视力提高 15 眼，稳定 18 眼，降低 1 眼，对照组分别为 1、26、7 眼，两组比较 $P < 0.05$；治疗组黄斑中心凹水肿高度随治疗时间增加

逐渐下降，对照组治疗后的黄斑水肿高度存在一定波动。治疗 4、8 周时，治疗组黄斑中心凹厚度均明显低于对照组（$P < 0.05$）。

任大元等探讨视网膜中央静脉阻塞（CRVO）患者血浆血栓素 B2（TXB2）、6-酮-前列腺素 F1α（6-K-PGF1α）改变与气血辨证的内在关系。将 108 例患者采用气血辨证分为气虚血瘀组 55 例，气滞血瘀组 53 例，正常对照组 50 例为自愿体检者。观察比较三组患者的血浆 TXB2、6-K-PGF1α 水平。结果 CRVO 患者血浆 TXB2、6-K-PGF1α 水平及 T/K 值明显高于正常对照组（$P < 0.01$），气虚血瘀组与气滞血瘀组比较无显著性差异。提示瘀血为患者致盲的首要因素，治疗应以活血化瘀为主。杨艳等研究高原地区 RVO 患者中医证型与血清内皮素-1（ET-1）表达水平关系。对不同证型（气虚血瘀、肝阳上亢证、痰浊痹阻证等 3 组各 30 例）患者检测血清 ET-1，并选择 30 例健康者为正常对照组。结果各证型组血清 ET-1 表达水平均高于正常组（$P < 0.05$），气虚血瘀证患者 ET-1 表达明显高于其他两组。这可能与高原外环境低氧参与了视网膜静脉阻塞气虚血瘀的形成，并且加剧了静脉阻塞后的局部缺血缺氧，加重了视网膜血管内皮损伤，最终诱导了 ET-1 的高表达有关。

刘嘉立从 RVO 的分型辨证、分期辨证、单方及中西医结合治疗等方面对近年来 RVO 的中医治疗进展进行概述，并对运用中医方法治疗 RVO 的疗效进行总结与应用前景进行展望。中医药治疗 RVO 有较高的临床疗效与较小的不良反应，但由于药物的作用机理尚未明确，临床上方药的使用难以统一，因此对中医药治疗 RVO 作用机理尚有待更深入研究与探讨

（撰稿：刘红娣　审阅：熊大经）

【糖尿病性视网膜病变的治疗及实验研究】

糖尿病性视网膜病变（DR）的文献报道约 50

余篇,治疗多以中西医结合为主。江蕊等对诊断为2型DR患者按就诊顺序、随机数字表分为两组,均予服降糖药物或胰岛素,治疗组加服银杏叶提取液。于治疗前及治疗后3、6、9、12月复查空腹血糖、糖基化血红蛋白、OCT和电生理,随访时间12月。结果,对照组和治疗组的血糖和糖基化血红蛋白接近;对照组的电生理Ops波的振幅较治疗组下降,潜伏期延长($P < 0.01$);对照组VEP的P100波的潜伏期较治疗组延长($P < 0.01$);对照组的视网膜厚度较治疗组增厚($P < 0.01$)。提示银杏叶提取液可减轻患者黄斑水肿,改善视网膜神经节细胞的功能。曹平等将非增生性DR患者随机分为两组,均予糖尿病基础治疗的前提下,分别予服通脉增视胶囊(葛根、三七、槐米、娑罗子)和多贝斯胶囊治疗2周后,治疗组与对照组总有效率分别为73.9%(34/46)、45.5%(20/44),治疗组的疗效、视力提高均优于对照组($P < 0.05$);视网膜总循环时间较对照组缩短($P < 0.01$)。提示通脉增视胶囊是防治非增生性DR的有效药物。孔文基等将非增生性DR患者随机分为两组各36例,分别予服芪明颗粒(黄芪、葛根、枸杞子、决明子、茺蔚子、蒲黄等)和羟苯磺酸钙治疗6个月后,芪明颗粒组与对照组总有效率分别为91.7%(33/36)、69.4%(25/36),芪明颗粒组患者眼底检查各项指标均明显改善,且明显优于对照组(均$P < 0.05$)。

实验研究方面。秦裕辉等将40只SD大鼠随机平分为正常组、模型对照组、双丹明目胶囊组(湖南省中医药研究院院内制剂)、阳性对照组,除正常组外的大鼠以STZ造模后,分别用药连续灌胃8周,检测视网膜组织血管内皮生长因子(VEGF)和血管内皮生长因子受体(VEGFR)蛋白表达。结果表明,双丹明目胶囊能够降低SD大鼠视网膜VEGF蛋白和VEGFR蛋白的表达,从而可能抑制视网膜血管新生。何洁等以STZ造模后,予活血解毒方(鬼箭羽、黄连等),持续16周。与模型组比

较,活血解毒方组视网膜中转化生长因子(TGF-β2)mRNA、Smad2 mRNA表达水及金属蛋白酶(MMP-9)、基质金属蛋白酶2(MMP-2)蛋白表达均降低(均$P < 0.05$);视网膜Ⅳ型胶原表达呈淡褐色,较模型组表达降低。提示活血解毒方可能通过下调TGF-β2 mRNA及Smad2 mRNA的表达,干预TGF-β/Smads信号转导通路调控基质代谢,使MMP-9、MMP-2、Ⅳ型胶原的表达下调,从而改善糖尿病视网膜病变。

谢学军等研究显示,补肾活血中药复方含药血清(生地黄、丹参等)能提高在高糖及糖基化终末产物(AGEs)条件下视网膜Müller细胞膜稳定性、降低细胞膜通透性,抑制VEGF mRNA转录、进而减少VEGF蛋白表达,而增强Müller细胞膜的稳定性可能是其防治DR的重要作用机制之一。蒿长英等改进传统水煎煮中药制备工艺,优选提取制备新工艺,并检测两种工艺糖网明目颗粒(女贞子、乌梅、黄连、密蒙花、肉桂、黄芪等)提取物有效成分的含量,经体内、外药效实验均表明,糖网明目颗粒新工艺提取物更能有效地改善糖尿病大鼠DR病变,其药效增强可能与新工艺能大幅度提高处方药效物质含量有关,其作用机制可能通过调控缺氧/高糖状态下内皮细胞TNF-α、IL-1α等炎症相关因子的mRNA和蛋白表达从而达到防治糖尿病视网膜病变的目的。

祁怡馨等认为DR发病机制迄今尚未完全阐明,早期发现、早期治疗对延缓其进展至关重要,而动物模型的出现不仅使我们能够更全面的了解病因,同时也能更好的进行药物筛选。目前DR的动物模型包括药物或饮食诱导模型、自发性遗传性模型、胰腺部分切除模型、转基因动物模型四类。祁氏对常用动物模型,简要描述造模方法,明确其视网膜形态和功能变化,并对其优缺点进行讨论。

(撰稿:张应文　审阅:熊大经)

【青光眼的治疗及实验研究】

青光眼的临床献报道约 30 余篇,治疗多为中西医结合。张国亮将 35 例 61 眼早期原发性开角型青光眼患者随机分为治疗组(19 例 31 眼)和对照组(16 例 30 眼),均予降眼压滴眼剂,治疗组予服清肝降压胶囊(何首乌、夏枯草、槐花、桑寄生、丹参、葛根等)。经治 28 d,治疗组眼压下降,中医证候改善均明显优于对照组($P < 0.01$)。郭继援将 72 例 129 眼原发性开角型青光眼患者随机分为两组,均予服甲钴胺片,观察组 37 例 65 眼加服疏肝明目汤(柴胡、香附、夏枯草、葛根、当归、茯苓等)。经治 3 个月,两组总有效率分别为 90.8%(59/65)、70.3%(45/64),组间比较 $P < 0.05$;两组患者眼压、视野平均光敏度以及视野平均缺损程度均较治疗前显著改善($P < 0.05$),且观察组改善情况优于对照组($P < 0.05$)。陈丽华等将 80 例原发性开角型青光眼患者随机分为两组,均予曲伏前列素滴眼液滴眼及维生素 B_1 和维生素 C 口服,治疗组加服祛火明目汤(知母、玄参、石斛、泽泻、车前子、天麻等)。经治 4 周,治疗组与对照组临床总有效率分别为 92.5%(37/40)、75.0%(30/40),组间比较 $P < 0.05$;且治疗组患者患眼动脉收缩期峰值血流速度与舒张末期血流速度均明显高于对照组,而血管流阻力指数明显低于对照组(均 $P < 0.05$)。治疗组在不同时项(治疗 4 周后和随访的第 1、3、6 月)眼压改善程度均优于对照组(均 $P < 0.05$)。

刘春姿等将 87 例已行抗青光眼术后患者,按随机数表法分成两组,均予服弥可保,观察组 43 例加服复方血栓通胶囊。经治 4 周,两组视力疗效总有效率分别为 90.7%(39/43)、68.2%(30/44),视野疗效总有效率分别为 86.0%(37/43)、34.1%(15/44),组间比较均 $P < 0.05$。李欣等将在门诊就诊的眼压控制至靶眼压 3 个月后的 80 例辨证属

肝郁气滞证早期青光眼患者随机分为两组,治疗组予服补肾疏肝中药(当归、柴胡、炒白芍药、茯苓、白术、薄荷等),配合青光眼相关知识宣教,对照组予服腺苷钴胺片。经治 3 个月后,治疗组在中医证候、视野、视觉生活质量方面的改善均优于对照组(均 $P < 0.05$);在视力、眼压方面的变化,与对照组无明显差异。

实验研究方面。汪伟等将 30 只 SD 大鼠随机分成对照组、模型组和给药组,除对照组外,采用烙闭上巩膜静脉法,制作大鼠慢性高眼压(EIOP)模型。给药组予复方丹参片和杞菊地黄丸的混悬液灌胃,对照组、模型组予生理盐水灌胃,连续 8 周。结果显示,补肾活血中药可降低 EIOP 大鼠眼压,提高 RGC 数量及改善超微结构,增加视网膜厚度,上调 PI3K/Akt 信号转导通路中 p-Akt 的表达而发挥治疗效应。刘文舟等以前房注入 2% 甲基纤维素复制家猫急性高眼压模型,以脑神经生长素为阳性对照药,观察川芎提取物对家猫多焦视网膜电图(mfERG)的影响。结果表明,川芎提取物对急性高眼压模型家猫视功能保护作用明显,且优于脑神经生长素。

尹朔等以前房灌注生理盐水的方法急性升高大鼠眼内压,造成视网膜凋亡相关基因 Bcl-2/Bax 比值的下调,采用中药复方 VIS(由灯盏细辛与枸杞多糖提取物组成)灌胃 7 d 后显示,不同配比的 VIS 呈不同程度地下调促凋亡基因 Bax,促进凋亡抑制基因 Bcl-2 的表达,而提高 Bcl-2/Bax 比值;其复方的作用优于单味中药 LG1(枸杞相关部位)、DSX(灯盏细辛有效部位),以 VIS8 配比作用显著。VIS 具有抑制或降低急性高眼压损伤后 RGC 的外向钾电流幅度的下调,这可能是其抑制急性高眼压 RGC 凋亡,从而保护视神经及 RGC 的机制之一。

(撰稿:张应文　审阅:熊大经)

【单疱病毒性角膜炎的治疗及实验研究】

单纯疱疹病毒性角膜炎(HSK)的文献约 30 余

篇,治疗多以中西医结合为主。刘立杰等将108例患者根据随机数字表法随机分为两组,均予服阿昔洛韦,无环鸟腺苷眼液、氯霉素眼液滴眼滴眼,观察组加服中药(柴胡、栀子、防风、黄芩、龙胆草、板蓝根等)。经治4周,观察组与对照组的总有效率分别为88.9%(48/54)、74.1%(40/54),组间比较 P <0.05。且观察组治疗后视力明显高于对照组,角膜云翳程度显著低于对照组,总治疗时间显著短于对照组(均 P <0.05)。随访6个月,观察组与对照组复发率分别为7.4%(4/54)、31.5%(17/54),组间比较 P <0.05。卢春伶将130例患者分为两组,均予阿昔洛韦滴眼液滴眼,治疗组65例88眼加用清翳方(蝉蜕、防风、菊花、谷精草、黄柏、栀子等)煎服及熏蒸。经治3周,两组总有效率分别为97.7%(86/88)、76.9%(60/78),组间比较 P <0.05;观察组平均起效时间以及平均治愈时间均短于对照组(P <0.05);治疗后1年的复发率分别为8.0%(7/88)、26.9%(21/78),组间比较 P <0.05。王健等将75例患者随机分为两组,均予更昔洛韦眼用凝胶点眼,并对症处理,治疗组38例加服疏风清热为主的中药(柴胡、牛蒡子、赤芍药、生地黄、当归、薄荷等)。经治4周,两组总有效率分别为94.7%(36/38)、78.4%(29/37),组间比较 P <0.05;且治疗组角膜病损面愈合指数优于对照组(P <0.05),平均治愈时间短于对照组(P <0.05)。翁迪华等将112例患者随机分为两组,试验组60例83眼予清肝泻火中药(龙胆草、柴胡、黄芪、当归、车前子、生地黄等)煎服及熏眼,对照组予阿昔洛韦滴眼液滴眼。5 d为1个疗程。经治2～3个疗程,两组总有效率分别为98.8%(82/83)、82.5%(66/80),组间比较 P <0.05;且试验组的视力明显优于对照组(P <0.05)。颜少彪将128例患者随机分为两组,均予阿昔洛韦滴眼液与羟苄唑眼液交替滴眼治疗,深层角膜炎患者,阿昔洛韦加至葡萄糖注射液中静脉滴注,辅助性口服维生素 B_2、维生素 C、维生素 A;观察组64例68眼加服中药(金银花、龙胆草、土牛膝、连翘、板蓝根、荆芥等)。治疗4周,6个月后随访。两组总有效率分别为95.6%(65/68)、78.3%(54/69),组间比较 P <0.05;观察组平均治愈时间及复发率均优于对照组(均 P <0.05)。燕晓智等将70例患者以随机数字表法分为两组,均予病毒唑眼药水、鱼腥草眼药水、无环鸟苷眼药水滴眼,聚肌胞注射液肌肉注射,及口服维生素 A、维生素 B_{12};观察组35例44眼联合中医辨证疗法,分为风热客目、肝胆火炽、正虚邪留3个证型,分别施以中药煎服。经治1个月,两组总有效率分别为95.5%(42/44)、76.2%(32/42),组间比较 P <0.05;观察组视力恢复与云翳评分均明显优于对照组,不良反应发生率明显低于对照组(均 P <0.05)。

实验研究方面。王珍等探讨双秦眼用凝胶(秦皮、野菊花等)对小鼠HSK的抗复发作用。用角膜病毒接种法给BALB/c小鼠接种HSV-1SM44株,随机分为对照组、无环鸟苷(ACV)组、双秦眼用凝胶组。连续给药2周,停止用药8周后紫外线B(UV-B)光照射,诱导HSK复发,观察各组小鼠泪液膜擦拭液的病毒检出率、UV-B光照射前后病变部位体征评分、角膜组织结构、三叉神经节(TG)内HSV-1的潜伏,以及TG内潜伏相关转录子(LAT)的表达情况。结果显示,双秦眼用凝胶在一定程度上可以降低HSK小鼠泪液膜擦拭液的病毒检出率,减轻UV-B光照射后角膜病变体征、保护角膜的组织结构、抑制TG内HSV-1的潜伏和LAT的表达,但双秦眼用凝胶对小鼠HSK的抗复发作用及机制仍需在增加样本量、排除外界因素影响的基础上进一步研究探讨。

(撰稿:刘红娣 审阅:熊大经)

【视神经萎缩的治疗】

视神经萎缩的临床文献报道约20篇。吴越等将急性外伤性眼挫伤导致视神经萎缩患者分成两组,均予地塞米松、甘露醇静脉滴注,维生素 B_1、维生素 B_2、胞二磷胆碱等口服;观察组加服除风益损汤(当归、川芎、桃仁、防风、藁本、赤芍药等)。经治3周,两组患者的视力均有所改善,而观察组优于对照组;观察组与对照组总有效率分别为91.7%(55/60)、73.3%(44/60),组间比较 $P < 0.05$。厉越将眼挫伤导致视神经萎缩患者分成两组,均予甲钴胺肌肉注射及维生素 B_1 口服,观察组加服化翳汤(猪苓、赤芍药、当归、升麻、川芎、桃仁等)。经治15 d,观察组与对照组总有效率分别为85.2%(52/61)、50.8%(31/61),组间比较 $P < 0.05$;两组患者视野平均视敏度均显著提高,视觉诱发电位均显著改善,而观察组更显著(均 $P < 0.05$)。宋艳侠将视神经萎缩患者按随机数字表法分为两组,均予服维生素 B_1、维生素 B_{12} 和地巴唑;观察组加服补肝益肾活血汤(山药、黄芪、柴胡、熟地黄、枸杞子、党参等)。经治4周,观察组与对照组总有效率分别为83.7%(36/43)、48.8%(21/43),组间比较 $P < 0.05$。孙永健将视神经萎缩患者按随机数字表法分为 A1、A2 两组各55例,均予维生素 B_1、维生素 B_{12} 肌肉注射,ATP、胞二磷胆碱及 COA 等相关的能量合剂静脉滴注;A1 组加服左归饮(熟地黄、黄芪、当归、茯苓、山茱萸、决明子等)及针刺(选太阳、晴明、丝竹空及太冲为主穴)疗法。经治3个月,两组视力、视野(灰度)及 P100 波潜时均有明显改善($P < 0.05$),而 A1 组更显著(均 $P < 0.05$)。

(撰稿:刘红娣　审阅:熊大经)

【干眼症的治疗及实验研究】

干眼症(DE)的文献报道近40篇,治疗多以中西医结合为主。厉越将123例 DE 患者随机分为两组,均予0.1%玻璃酸钠滴眼液滴眼,观察组61例加用清肝养阴汤(当归、柴胡、麦冬、桑叶、白芍药、菊花等加水煎煮)熏蒸于眼部。经治15 d,两组症状疗效总有效率分别为96.7%(59/61)、87.1%(54/62),组间比较 $P < 0.01$;两组患者泪膜破裂时间(BUT)、泪液分泌(SIT 试验)值均有不同程度增加($P < 0.05$,$P < 0.01$),而观察组更显著($P < 0.01$)。吕菊玲等将58例 DE 患者随机分为两组,均予0.3%玻璃酸钠滴眼液滴眼,观察组加服防风润燥方(防风、黄芪、白术、党参、麦冬、五味子等)。经治1个月,观察组 BUT、SIT 试验均显著增加,角膜荧光素染色(FL)、主观症状评分均有改善($P < 0.05$),且各个指标的改善均优于对照组($P < 0.05$)。杨雪艳等将30例60眼围绝经期 DE 按随机数字表法分为两组,均以羟糖苷(新泪然)滴眼液局部滴眼,中药组加用杞菊地黄汤内服及双眼超声雾化。经治4周,两组主观症状积分均降低($P < 0.01$),BUT、SIT 及角膜染色程度均有改善显著($P < 0.05$),而中药组改善更显著($P < 0.05$)。

实验研究方面。李点等将雄性 SD 大鼠随机分成正常组、假手术组、养阴润目丸(生地黄、当归、枸杞子、沙参、白芍药等)组、新泪然组、模型组各12只。除正常组与假手术组外均采用去势法制造干眼模型。造模成功7 d后,分别给药治疗3个月后,与模型组比较,养阴润目丸组 SIT 明显增多,BUT 明显延长;养阴润目丸可显著减少结膜上皮细胞中细胞间粘附分子-1、丝裂原活化蛋白激酶 p38、磷酸化—丝裂原活化蛋白激酶 p38 的表达($P < 0.01$)。邵毅等将新西兰白兔分别制作去卵巢、去势雄兔干眼症模型,2月后随机分为实验组(使用鬼针草滴眼液滴眼)、对照组(使用 PBS 滴眼)、模型组(不使用任何眼液滴眼)各12只。治疗2个月后,两组 SIT、角膜荧光素染色(FL)、泪液总蛋白量、乳铁蛋白、溶菌酶及淀粉酶活性较治疗前均有不同程度改变($P < 0.05$);而 A 组更显著($P < 0.05$)。表明鬼针草滴眼液对围绝经期性激素水平下降及雄激素水平所致干眼症具有很好的临床应用前景。

(撰稿:张应文　审阅:熊大经)

【突发性耳聋的治疗与研究】

突发性耳聋的临床文献报道约 30 余篇,治疗多为中西医结合。李晖等将 63 例患者随机分为两组,均予巴曲酶溶于 0.9％氯化钠溶液中缓慢静脉滴注,晨起顿服强的松片 $1 \, mg \cdot kg^{-1} \cdot d^{-1}$,5 d 后每 2 d 递减 10 mg,并给予维生素 B_1、B_{12} 肌肉注射,治疗组 32 例加用银杏达莫于 0.9％氯化钠溶液中静脉滴注。经治 14 d,总有效率分别为 93.8％(30/32)、70.9％(22/31),组间比较 $P < 0.05$。宣伟军等将 100 例患者随机分为两组,均予静脉点滴金纳多注射液、ATP、辅酶 A、肌苷,肌肉注射维生素 B_1、维生素 B_{12},口服桂利嗪片等,中西医结合组加服复方聪耳汤(柴胡、郁金、葛根、升麻、丹参、黄芪等按肝郁气滞、肝肾阴虚、肝胆火盛、肝郁犯脾、胆经少阳扰乱神明等不同证型随证加减)。经治 7～10 d,中西医结合组与对照组总有效率分别为 92.0％(46/50)、78.0％(39/50),治愈显效率分别为 82.0％(41/50)、50.0％(25/50),组间比较 $P < 0.01$。

韩倩等将 124 例患者随机分为两组,均予甲泼尼龙琥珀酸钠、盐酸利多卡因、三磷酸腺苷二钠、辅酶 A 静脉滴注,口服甲磺酸倍他司汀片,治疗组加用银杏叶提取物注射液于 0.9％氯化钠溶液中静脉滴注。经治 10 d,两组患者外周血清同型半胱氨酸(Hcy)、纤维蛋白原(Fb)、总胆固醇(TC)、总甘油三酯(TG)浓度较治疗前有所降低($P < 0.05$),而治疗组更显著($P < 0.05$)。冯勇军将 114 例患者随机分为两组,均予川芎嗪注射液静脉滴注,观察组加用低能量氦氖激光穴位照射(双侧耳门、听宫与听会穴),疗程 15 d。40 d 后观察疗效,两组患者听力均明显改善,血流动力学指标(全血低切、全血高切、全浆黏度纤维蛋白原、RBC 聚集指数、血小板聚集率)均显著降低;观察组明显优于对照组(均 $P < 0.05$),且观察组耳鸣消失率、眩晕消失率、总有效率均明显高于对照组(均 $P < 0.05$)。王佳蓉等将 130 例患者随机分为两组,均予丹参针、地塞米松注射液、脑蛋白水解物于 0.9％氯化钠注射液中静脉滴注,观察组予加服小柴胡汤联合补阳还五汤(柴胡、法半夏、党参、黄芩、生姜、黄芪等)。经治 2 个月,观察组与对照组总有效率分别为 93.8％(61/65)、83.1％(54/65),痊愈率分别为 47.7％(31/65)、30.8％(20/65),组间比较 $P < 0.05$;两组治疗前后在凝血酶原时间(PT)、活化部分凝血活酶时间(APTT)、凝血酶时间(TT)、纤维蛋白原(FIB)、D-二聚体(D-D)及纯音听阈比较均有显著差异($P < 0.01$,$P < 0.05$),而观察组更显著($P < 0.05$)。

(撰稿:沈龙柱　审阅:熊大经)

【变应性鼻炎的临床与实验研究】

陈晴等就中国知网(CNKI)数据库中近 20 年发表的变应性大鼠造模相关文献进行检索,对文献中描述的造模方式、药物剂量、造模周期、模型评价等资料、数据提取后进行归纳及量化分析。共纳入 208 篇有效文献,涉及动物种类有 3 类,造模方式大致分为 7 种,致敏原及免疫佐剂主要有 4 种,剂量组合超过 30 种。其中以 SD 大鼠为造模动物,卵清蛋白(OVA)＋氢氧化铝为致敏剂和佐剂,腹腔注射＋鼻腔激发造模为最常用造模方式,动物行为学观察量化评分为主要评价指标。结论是,目前国内在变应性鼻炎动物造模方面形式多样,造模后评价方式较为单一,亟待建立标准化的变应性鼻炎造模流程及造模后评价。

陈燕等将健康豚鼠随机分为正常对照、模型对照、布地奈德及醒鼻凝胶剂(徐长卿、冰片、蝉蜕等)高、中、低剂量组各 10 只。以 OVA 加氢氧化铝腹腔注射制备 AR 豚鼠模型 16 d 后,各组分别给药。连续治疗 11 d,与模型组比较,醒鼻凝胶剂组和布地奈德组 IL-6、TNF-a 含量和鼻黏膜胸腺基质淋巴细胞生成素(TSLP)mRNA 和 TSLP 蛋白的表达量均明显降低($P<0.01$,$P<0.05$)。表明醒鼻凝胶剂可抑制 AR 豚鼠的炎症反应,其机制可能通过抑制 TSLP 的表达,减少 TSLP 诱导的 Th2 型细胞因子 IL-6 和 TNF-a 的产生而实现。史红健等将常规方法制作 SD 大鼠(AR)模型,随机分为模型组、补中益气组、玉屏风组,并另设正常组。药物干预完毕后,处死动物,取鼻腔黏膜组织,观察肥大细胞(MC)密度及形态特征,并检测鼻腔黏膜中 SP 和 P 物质受体(SPR)活性表达水平。研究显示,补中益气组的症状积分、MC 浸润密度均明显低于模型组和玉屏风组,鼻腔黏膜组织 SP 和 SPR 表达活性明显低于模型组($P=0.000$)。提示加味补中益气汤对 AR 症状的缓解效应,可能是通过抑制鼻腔黏膜 SP 的释放以及 SPR 的表达,降低 MC 浸润程度,减轻组织炎性反应而得以实现。杨贵军等将96 只 Wistar 大鼠随机平分为空白组、AR 模型组、氯雷他定组、甘草次酸组。以腹腔注射 OVA 致敏建立大鼠 AR 模型后予甘草次酸灌胃,干预后第2、4、6、10 周取鼻黏膜组织送电镜检查,评定动物形态学评分。结果显示,空白组叠加评分为(2.10 ± 0.45)分,氯雷他定组为(5.10 ± 0.56)分,AR 模型组为(5.10 ± 0.56)分,甘草次酸组为(5.20 ± 0.78)分,各组分别与空白组比较均 $P<0.01$;透射电镜见 AR 模型组内质网较空白组增多,明显囊样扩张、大量空泡形成、脱颗粒,胞质内可见大量的游离核糖体。AR 模型组鼻黏膜上皮细胞内质网的上述变化呈进行性加重。而甘草次酸干预组内质网扩张、空泡化、脱颗粒均较模型组缓解,并随观察周期延长逐渐接近空白对照组。提示 18-β 甘草次酸可改善 AR 模型大鼠鼻黏膜上皮细胞内质网的扩张、空泡化及脱颗粒。黄丹娥等将 Hartley 豚鼠分成空白对照组,模型组,氯雷他定组,鼻炎康组,梅归参颗粒(乌梅、肉桂、干姜、当归、花椒、黄柏等)高、中、低剂量组各 10 只。除空白对照组外其余采用 OVA 致敏法构建豚鼠 AR 模型,造模成功后各

组每天予相应药物连续灌胃 21 d,每 7 d 记录豚鼠行为学得分,并测定末次给药 1.5 h 后血清中的 OVA-IgE、IFN-γ、IL-4 的含量。结果,与模型组相比,梅归参颗粒各剂量组均能显著降低豚鼠鼻炎行为学分数,显著升高 IFN-γ 含量,显著降低 IL-4、IgE 含量,显著升高 Th1/Th2(IFN-γ/IL-4)比值($P<0.05$)。提示梅归参颗粒治疗 AR 的机理可能是通过提高 IFN-γ 水平,抑制 IL-4 和 IgE 的分泌,最终使得 Th1/Th2 比值提高而实现的。黄汉英等按随机数字表法将 40 只雌性大鼠平分为四组。采用经 OVA 致敏制备动物模型后分别灌注截敏祛风 2 号方(茜草、防风、蝉衣、地龙)、截敏祛风 1 号方(茜草、蝉衣、地龙、紫草、徐长卿、乌梅等)、西替利嗪和生理盐水。采用酶联法检测造模,称出鼻黏膜组胺含量。结果在临床症状体征积分和嗜酸性细胞阳性率以及组胺含量上均以生理盐水最高,而截敏祛风 2 号方在喷嚏、流涕和嗜酸性细胞阳性率与截敏祛风 1 号方、西替利嗪比较,差异无统计学意义,而组胺含量比较 $P<0.05$。提示截敏祛风 2 号方能降低 AR 大鼠鼻黏膜组胺含量,可有效改善 AR 临床症状。史军等将 24 只雌性 SD 大鼠随机分为空白组、模型组和鼻敏感颗粒(黄芪、干姜、桂枝、麻黄、五味子等)组。以 OVA 致敏制备 AR 大鼠模型,以鼻敏感颗粒干预后 $CD_4^+CD_{25}^+Foxp3^+$ Treg 上升($P<0.05$),达到正常空白组水平($P>0.05$);IL-10 和 TGF-β1 的血中浓度回升但未达到正常空白组水平,IL-4 和 IL-13 血中浓度下降但未达到正常空白组水平。提示鼻敏感颗粒可以上调变应性鼻炎大鼠的 Treg 细胞数量,使其分泌的 IL-10 和 TGF-β1 量上升,抑制 Th2 细胞活性,使 IL-4 和 IL-13 分泌量下降,从而改善 AR 症状。肖安菊等将实验豚鼠随机分为正常对照组,模型组,苍耳子正丁醇萃取部位滴鼻剂低、中、高(6、8、10 mg/ml)剂量组,鼻刻灵组。除正常组外余各组豚鼠均用 OVA 造成 AR 模型,连续给药 14 d 后处死,检测各组豚鼠心脏血中白细

胞数目及嗜酸粒细胞（EOS）、中性粒细胞和淋巴细胞百分率,血清 SlgE 水平及观察鼻腔黏膜的结构变化。研究表明,含苍耳子正丁醇萃取部位滴鼻剂各剂量组均可降低模型豚鼠白细胞数 EOS 百分率、血浆中白细胞数;中、高剂量组可显著降低模型豚鼠血清 SlgE 水平（$P < 0.01$）,各剂量组均可不同程度地保护豚鼠鼻黏膜。提示含苍耳子正丁醇萃取部位 8 mg/ml 以上浓度的滴鼻剂可对 AR 起到明显作用。

（撰稿:张应文　审阅:熊大经）

【慢性咽炎的治疗及实验研究】

慢性咽炎的临床文献报道约 40 余篇。刘畅将 90 例患者随机分为两组。治疗组 56 例予服清咽散结饮（金银花、罗汉果、夏枯草、牛蒡子、连翘、板蓝根等）,对照组予服西地碘片,外用庆大霉素地塞米松糜蛋白酶超声雾化。经治 3 周,两组总有效率分别为 83.9%（47/56）、70.6%（24/34）,组间比较 $P < 0.05$。

董伟等应用中医闻诊采集系统软件采集 100 例慢性咽炎患者的语音信号为慢性咽炎组,将样本分为肺脾气虚、痰热蕴结、阴虚肺燥 3 个证型,同期采集 100 例正常声音样本为对照组,运用小波包分解方法对两组进行语音样本分析和处理,提取与慢性咽炎中医辨证相关的特征参数。结果,两组能量特征比较,在 $1 \sim 6$ kHz 频率段慢性咽炎组大于对照组（$P < 0.05$,$P < 0.01$）;组熵值特征比较,在 $0 \sim 1$ kHz 频率段慢性咽炎组小于正常对照组（$P < 0.01$）,在 $2 \sim 7$ kHz 频率段慢性咽炎组大于正常对照组（$P < 0.05$,$P < 0.01$）;除 $2 \sim 3$ kHz、$6 \sim 7$ kHz 频率段外,3 个证型能量特征比较均 $P < 0.05$,痰湿蕴结型＞肺脾气虚型＞阴虚肺燥型;在 $0 \sim 2$ 频率段 3 个证型熵值特征比较 $P < 0.05$,痰湿蕴结型＞阴虚肺燥型＞肺脾气虚型。提示现代语音信号采集分析方法,可为慢性咽

炎中医证型的辨证提供一定的客观参考依据。

张颖等收集近 20 年有关中医临床治疗慢性咽炎的文献,对其证候分型、治法方药进行统计分析,探讨慢性咽炎的中医证治规律。结果显示,慢性咽炎的主要证型为肺肾阴虚型、阴虚火旺型、气滞痰阻型等;主要治法为滋补肺肾、养阴利咽,滋阴降火、清热利咽,行气化痰、解郁利咽等;常用方有养阴清肺汤、沙参麦冬汤、半夏厚朴汤、桔梗汤、增液汤、六味地黄汤　知柏地黄汤、百合固金汤、会厌逐瘀汤等;高频用药有玄参、桔梗、麦冬、生地黄、茯苓、牡丹皮、浙贝母、射干、半夏、薄荷等。

肖伊等对慢性咽炎患者,采用"中医体质分类与判定表"进行中医体质调查,通过转化分数判定患者个体体质特征,分析患者的中医体质特点。结果,548 例慢性咽炎患者中以气虚质者最多,占 34.8%（191/548）;伴随疾病中,消化系统疾病最多,占 40.5%（222/548）,不同体质患者既往治疗用药情况,以抗生素和清热解毒类中药使用率最高,分别占 72.6%（398/548）和 79.7%（437/548）。说明目前临床治疗慢性咽炎更多的是辨病论治,而非辨证论治。提示辨病与辨证的结合,在慢性咽炎的临床治疗中应引起重视。

实验研究方面。王艺等将 Wistar 大鼠随机分为咽炎消合剂（人参、白术、茯苓、浙贝母、僵蚕、法半夏等）低、高剂量组,阳性药物（慢严舒柠片）组,抗生素组,模型组,空白对照组各 8 只。除空白对照组外,其余组以 5% 氨水喷咽部制作慢性咽炎模型后,分别予相应药物灌胃 20 d,取咽部黏膜及其下组织进行病理切片观察。结果显示,咽炎消合剂高、低剂量组的复层鳞状上皮结缔组织趋于正常,炎性细胞基本消失。提示其清热利咽、健脾益气功效在动物模型上反映为控制和消除局部炎症症状,对咽黏膜具有明显的修复作用,对脾胃功能也具有调节作用。张岳将家兔随机分为正常组、模型组、对照（慢严舒柠片）组、润咽汤（玄参、丹参、麦冬、赤芍药、黄芩、黄连等）低、中、高（6.5、13、

$26\ \mathrm{g\cdot kg^{-1}\cdot d^{-1}}$)剂量组各 10 只。采用"氨水 + 松节油"复合因素造模成功后,各组予相应药物连续灌胃 14 d。结果显示,润咽汤各剂量组和对照组均可以降低慢性咽炎家兔模型 NF-κB p65 的表达($P < 0.05$);以中剂量组降低最为明显。提示润咽汤可能是通过抑制 NF-κB p65 活性,降低抗凋亡基因的转录,促进炎性细胞凋亡,达到治疗慢性咽炎的目的。

刘涛等选择中药单体成分木犀草素、黄芩素、槲皮索(三素)为实验药物,从抗炎角度探讨三素配伍组合对慢性咽炎的治疗作用。结果与对照组比较,三者组合均能明显抑制小鼠耳肿胀和大鼠棉球肉芽肿,明显改善家兔慢性咽炎的症状,减轻咽部黏膜病理损伤,以木犀草素高剂量,黄芩素中剂量和槲皮素中剂量组合抑制作用最明显。木犀草素、黄芩素、槲皮素的最佳配伍比例为 4∶3∶1。

（撰稿：张守杰　审阅：熊大经）

【口腔扁平苔藓的治疗与研究】

张姝等报道 300 例口腔扁平苔藓(OLP),按随机平行分组法随机分为两组,均予他克莫司涂于患处,治疗组加服甘草泻心汤(炙甘草、黄芩、黄连、党参、干姜、半夏等)。经治 4 周,治疗组与对照组有效率分别为 92.0%(138/150)、80.7%(121/150),随访 6 个月,复发率分别为 2.0%(3/150)、11.3%(17/150),组间比较均 $P < 0.05$;且治疗组 T 淋巴细胞 CD_3^+、CD_8^+、CD_4^+/CD_8^+ 较治疗前及对照组均明显改善(均 $P < 0.05$)。刘宝珍等将 124 例糜烂型 OLP 患者分为两组,均予病损区黏膜基底注射醋酸曲安奈德及含漱中药龙掌口含液,治疗组 70 例加服消藓汤(藿香、山栀、黄芩、北沙参、五味子、地肤子等)。经治 6 个月后,总有效率分别为 81.4%(57/70)、53.7%(29/54),组间比较 $P < 0.05$。王立新等将 80 例 OLP 患者随机按就诊前后分为两组,均予含漱复方氯己定含漱液,糜烂区黏膜下局部注射曲醋酸安奈德、利多卡因及口服维生素 A、C,中西医结合组加服解毒愈溃汤(车前草、薏苡仁、徐长卿、白茅根、板蓝根、白芷等)。经治 12 周后,中西医结合组与对照组有效率分别为 100%、82.5%(33/40),组间比较 $P < 0.01$。两组患者血清 TNF-a、IL-2、IL-4、IL-10 水平均下降($P < 0.01$),而中西医结合组更显著($P < 0.01$)。赖林锋等将 118 例 OLP 患者随机分为两组,均予糜烂区黏膜下注射醋酸曲安奈德、利多卡因,治疗组加服养阴益气合剂(黄芪、党参、玄参、黄精、紫草、北沙参等)。经治 2 个月后,治疗组与对照组总有效率分别为 91.5%(54/59)、64.4%(38/59),组间比较 $P < 0.05$;两组客观指标评分、疼痛评分、血清 TNF-a 水平均较治疗前显著减少(均 $P < 0.05$),治疗组更显著($P < 0.05$);且复发率显著低于对照组($P < 0.05$)。

杨续艳等报道 25 例 OLP 患者予服清藓饮(白鲜皮、僵蚕、鸡血藤、皂角刺、白术、地龙等),设 25 例健康志愿者(不服药)为空白对照组。经治 8 周后,显效 18 例,有效 5 例;外周血中 CD_4^+ 淋巴细胞计数及百分比上升($P < 0.05$),CD_8^+ 淋巴细胞计数和百分比下降,CD_4^+/CD_8^+ 比值上升($P < 0.05$)。治疗后各项指标均向对照组方向变化。杨霞等对 OLP 患者应用赤芍总苷(TPG)溶液局部涂擦治疗,且在治疗前后较系统地对 TPG 诱导细胞凋亡情况进行比较。结果显示,TPG 治疗 OLP 临床疗效明显优于对照组;治疗后 OLP 患者病变组织处网纹面积减小、糜烂面减少,患者疼痛指数明显降低;T 细胞 CD_4^+ 和 CD_8^+ 表达较治疗前显著下降。提示 TPG 的治疗可能是通过固有层中诱导炎性细胞的凋亡,T 细胞免疫受到调节,从而减轻炎症的发生和发展,起到治疗 OLP 的作用。

（撰稿：戚清权　审阅：熊大经）

［附］参考文献

C

曹斌,莫亚,王毅,等.中药补精益视片对豚鼠形觉剥夺性近视视网膜Bcl-2及Caspase-3表达的影响[J].中国中医眼科杂志,2015,25(3):156

曹平,仝警安,汪雪梅,等.通脉增视胶囊治疗非增生性糖尿病视网膜病变的临床观察[J].中成药,2015,37(5):1143

陈昊,曹直.清热止痛方联合丁香油治疗可复性急性牙髓炎的临床研究[J].中药药理与临床,2015,31(3):185

陈丽华,李艳葵.祛火明目汤联合曲伏前列素治疗原发性开角型青光眼的临床观察[J].中医药导报,2015,21(5):78

陈晴,刘洋,张勤修.变应性鼻炎大鼠模型的文献研究[J].世界科学技术(中医药现代化),2015,17(2):372

陈燕,南丽红,向青,等.醒鼻凝胶剂对变应性鼻炎豚鼠胸腺基质淋巴细胞生成素表达的影响[J].中医学报,2015,30(8):1163

陈兹满,张梅芳,冀建平,等.益气通络开窍法对视网膜神经纤维层保护的研究[J].中华中医药杂志,2015,30(6):2145

D

董伟,王忆勤,郑荣华,等.100例慢性咽炎患者语音信号的证型特征分析[J].河北中医,2015,37(11):1613

F

冯勇军,王明婧,吴湘明.低能量氦氖激光穴位照射结合川芎嗪治疗突发性耳聋疗效观察[J].现代中西医结合杂志,2015,24(24):2668

G

高鹏,程文晓,王开娟,等.人参皂苷Rg1促进人牙周膜干细胞增殖及骨向分化[J].中国生物化学与分子生物学报,2015,31(1):103

高颖,孙艳红,周剑,等.益气活血法为主治疗视网膜静脉阻塞性黄斑水肿疗效观察[J].中国中医眼科杂志,2014,24(2):117

龚琳,胡玲,陈昀,等.基于"脾胃和"论治慢性唇炎思路[J].广州中医药大学学报,2015,32(1):158

郭继援.疏肝明目汤联合西药治疗肝郁气滞型原发性开角型青光眼临床观察[J].四川中医,2015,33(7):97

H

韩倩,张淑香,原红艳,等.银杏叶提取物对突发性聋患者外周血清同型半胱氨酸和血脂浓度的影响[J].中国耳鼻咽喉头颈外科,2015,22(4):191

蒿长英,陈明霞,郭平,等.糖网明目颗粒对糖尿病大鼠视网膜病变防治作用及机制研究[J].中国中医药信息杂志,2015,22(1):62

蒿长英,陈明霞,郭平,等.糖网明目颗粒提取物对缺氧/高糖状态下血管内皮细胞肿瘤坏死因子-α、白细胞介素-1α表达的影响[J].中国中医药信息杂志,2015,22(8):50

何洁,郝改梅,武志黔,等.活血解毒方对糖尿病大鼠视网膜病变的影响研究[J].中国全科医学,2015,18(5):507

侯静梅,吴宁玲,亢泽峰.养血补肾方对豚鼠形觉剥夺性近视眼巩膜细胞凋亡的影响[J].中国中医眼科杂志,2015,25(2):77

侯可强,何广云,管恩玲,等.海藻响声合剂治疗慢性咽炎的实验研究[J].国际中医中药杂志,2015,37(3):251

黄丹娥,毕晓黎,黄雪君,等.梅归参颗粒对变应性鼻炎豚鼠的治疗效果及其对血清IgE和Th1/Th2的影响[J].临床医学工程,2015,22(9):1136

黄汉英,黄基荣,何光伦.截敏祛风2号方对变应性鼻炎大鼠鼻黏膜组胺影响的实验研究[J].中国中医基础医学杂志,2015,21(6):675

黄立慧,李欣怡,管燕平.金匮肾气丸对药物性聋豚鼠耳蜗凋亡蛋白caspase-3的影响[J].浙江中医杂志,2015,50(5):320

回世洋,张焱,朱宁云.清亮饮对兔眼玻璃体积血的疗效及其作用机制研究[J].江苏中医药,2015,47(6):77

J

江蕊,郑永征,任秉仪,等.银杏叶提取液对糖尿病视网

膜病变神经保护的影响[J].国际眼科杂志,2015,15(8):1327

敬樱,金钊,张天娥,等.三和通窍开玄汤对鼻窦炎模型大鼠鼻黏膜生物学通路的影响及意义[J].四川中医,2015,33(2):49

敬樱,张天娥,罗再琼,等.通窍开玄法对鼻窦炎大鼠鼻黏膜水通道蛋白相关基因影响研究[J].西部中医药,2015,28(8):8

K

孔文基,单洁.芪明颗粒治疗非增殖期糖尿病视网膜病变疗效观察[J].中药药理与临床,2015,31(5):145

L

赖林锋,王一帆,吴毓萍,等.养阴益气合剂治疗口腔扁平苔藓临床疗效观察[J].中华中医药学刊,2015,33(10):2505

李波,李传课.李传课治疗原发性视网膜色素变性的经验[J].中医眼耳鼻喉杂志,2015,5(2):65

李点,王超群,廖亮英,等.养阴润目丸对干眼模型大鼠结膜上皮细胞中 ICAM-1、p38MAPK、p-p38MAPK 表达的影响[J].湖南中医药大学学报,2015,35(11):13

李晖,李俊.银杏达莫与巴曲酶联合治疗突发性聋的疗效观察[J].湖北中医药大学学报,2015,17(4):75

李建红,黄敏,薛耀华,等.大黄及黄柏提取物体外抗沙眼衣原体活性研究[J].中华中医药杂志,2015,30(8):2935

李世敏,何润西,周荣.血栓通联合复方樟柳碱治疗视网膜静脉阻塞疗效观察及对血液流变学的影响[J].海南医学院学报,2014,20(1):129

李欣,尹连荣,高健生,等.补肾疏肝中药对早期青光眼视功能保护作用的临床研究[J].北京中医药大学学报,2015,38(2):134

厉越.化翳汤配合西药治疗眼挫伤致视神经萎缩疗效观察[J].新中医,2015,47(5):221

厉越.清肝养阴汤熏蒸联合玻璃酸钠滴眼液治疗干眼症疗效观察[J].新中医,2015,47(2):129

刘宝珍,彭于治,舒美兰.消藓汤治疗口腔糜烂型扁平苔藓 70 例疗效观察[J].贵州医药,2015,39(10):935

刘畅.清咽散结饮治疗慢性咽炎 56 例[J].陕西中医学院学报,2015,38(2):66

刘春姿,韩红波.弥可保片联合复方血栓通胶囊对青光眼术后患者视功能的影响[J].中华中医药学刊,2015,33(8):1806

刘嘉立.中医治疗视网膜静脉阻塞研究进展[J].山东中医药大学学报,2015,39(1):93

刘立杰,董如娇.中西医结合治疗单纯疱疹病毒性角膜炎疗效观察及安全性评价[J].四川中医,2015,33(5):137

刘涛,韩淑英.木犀草素、黄芩素和槲皮素单体配伍复方的优化及抗慢性咽炎作用[J].科技视界,2015,(9):22

刘文舟,罗向霞,段俊国,等.中药川芎提取物对急性高眼压家猫多焦视网膜电图(mfERG)的影响[J].中医眼耳鼻喉杂志,2015,5(2):92

刘贤升,廖文江,闫亚红,等.血府逐瘀汤联合注射用纤溶酶治疗视网膜静脉阻塞 51 例[J].中国中医药现代远程教育,2015,13(6):34

刘亚婷,薛榜稳,李娜,等.熊大经教授运用"鼻五度辨证"治疗鼻病验案 3 则[J].广西中医药,2015,38(2):51

卢春伶.中西药合用治疗单纯疱疹性角膜炎疗效观察[J].实用中医药杂志,2015,31(2):115

罗艳,马玉卓,刘文军,等.耳聋左慈丸对老年肾虚耳聋患者血清 TNF-α、IL-1β 和 IL-6 的影响[J].现代生物医学进展,2015,15(25):4930

吕菊玲,吴菊芬,王兰,等.防风润燥方联合 0.3% 玻璃酸钠滴眼液治疗 LASIK 术后干眼的疗效分析[J].时珍国医国药,2015,26(10):2439

吕元杰,王哲,马贤德,等.耳聋左慈丸对老年肾虚耳聋小鼠耳蜗组织水通道蛋白 4 表达的影响[J].中国中医药信息杂志,2015,22(5):69

Q

祁怡馨,谢立科,郝晓凤,等.糖尿病性视网膜病变动物模型研究进展[J].中国中医眼科杂志,2015,25(1):53

秦裕辉,李文娟,张熙,等.双丹明目胶囊对糖尿病视网膜病变大鼠视网膜 VEGF 和 VEGFR 蛋白表达的影响[J].湖南中医药大学学报,2015,35(6):1

R

任大元,荣亮,卢丙辰.视网膜中央静脉阻塞患者血浆 TXB2、6-K-PGF-1α 改变与气血辨证的关系研究[J].山东中医药大学学报,2015,39(5):427

学术进展

S

邵毅,余瑶,王乐,等.鬼针草滴眼液治疗去势雄兔干眼症的实验研究[J].中国现代医学杂志,2015,25(21):21

邵毅,余瑶,余静,等.鬼针草滴眼液治疗兔围绝经期干眼症的实验研究[J].中国中药杂志,2015,40(6):1151

沈姗姗,姜淼,黄允瑜,等.基于文本挖掘技术分析治疗耳鸣的中医用药规律[J].辽宁中医杂志,2015,42(5):919

沈志华,宋剑涛,杨薇,等.川椒方对小鼠变态反应性结膜炎 P 物质的影响[J].中国中医眼科杂志,2015,25(2):87

史红健,邵渝,何迎春,等.加味补中益气汤对变应性鼻炎大鼠鼻腔黏膜 P 物质及 P 物质受体表达活性的影响[J].中华中医药杂志,2015,30(3):918

史军,刘玉,严道南.鼻敏感方对变应性鼻炎大鼠鼻腔黏膜炎性反应的影响[J].中华中医药杂志,2015,30(4):1265

宋晓,刘会杰,汪冰.复方黄柏滴耳液耳浴联合微波治疗慢性单纯型化脓性中耳炎 58 例[J].中医研究,2015,28(10):14

宋艳侠.中西医结合治疗视神经萎缩 43 例[J].河南中医,2015,35(4):880

苏凤军,韦企平,陆诗林,等.参芪明目合剂对糖尿病大鼠玻璃体及视网膜 CTGF 表达的影响[J].中国中医眼科杂志,2015,25(5):318

孙永健.针药结合治疗视神经萎缩的临床效果研究[J].中外医疗,2015,(22):173

T

田楠楠,亢泽峰,张庆.加减驻景方对病理性近视脉络膜新生血管动物模型血管内皮生长因子及色素上皮衍生因子表达的影响[J].眼科新进展,2015,35(10):906

W

汪普,赵俐菁,张志利,等.玉屏风散对老年慢性鼻窦炎患者炎症因子水平及免疫功能的影响[J].中国老年学杂志,2015,35(8):2134

汪伟,李翔,王桃,等.补肾活血中药对大鼠慢性高眼压模型视网膜神经节细胞 PI3K/Akt 信号转导通路 p-Akt 表达的影响[J].眼科新进展,2015,35(9):816

王骥,文丰,陆斌.马齿苋水煎剂对老年白内障患者泪液氧化应激产物及可溶性蛋白质的影响[J].中国生化药物杂志,2015,35(6):18

王佳蓉,吴瑞珊,李秀育.小柴胡汤合补阳还五汤治疗突发性耳聋的临床研究[J].中药药理与临床,2015,31(4):268

王健,李长生,黄玉琴,等.疏风清热法联合西药治疗上皮型单纯疱疹病毒性角膜炎疗效[J].国际眼科杂志,2015,15(8):1427

王立新,倪耀丰,李志华,等.解毒愈溃汤结合西医疗法治疗糜烂型口腔扁平苔藓 40 例[J].中国实验方剂学杂志,2015,21(2):200

王艺,张玲,周家璇.咽炎消合剂对慢性咽炎大鼠咽黏膜修复作用的研究[J].现代中西医结合杂志,2015,24(15):1600

王珍,梁丽娜,白昱旸,等.双秦眼用凝胶对小鼠单疱病毒性角膜炎的抗复发作用研究[J].中华中医药杂志,2015,30(5):1761

翁迪华,石兢,何新荣.清肝泻火中药疗法治疗单疱病毒性角膜炎的临床疗效及安全性评价[J].中国临床药理学杂志,2015,31(16):1582

吴越,刘海蜂,曹建辉,等.中西医结合治疗急性外伤性眼挫伤导致视神经萎缩临床观察[J].四川中医,2015,33(10):143

X

夏延锡.中西医结合对复发性口腔溃疡患者愈合时间及复发延迟时间的影响[J].深圳中西医结合杂志,2015,25(7):51

肖安菊,尹美珍,喻昕,等.苍耳子正丁醇萃取部位滴鼻治疗变应性鼻炎研究[J].中药药理与临床,2015,31(3):113

肖伊,闫占峰,刘真,等.慢性咽炎患者中医体质及治疗特点研究[J].现代中医临床,2015,22(5):31

解孝锋,崔浩,王兴荣,等.中西医结合治疗葡萄膜炎临床研究[J].山东中医药大学学报,2015,39(1):37

谢学军,宋明霞,张梅,等.补肾活血中药复方对高糖及糖基化终末产物条件下视网膜 Muller 细胞的影响[J].中国中西医结合杂志,2015,35(6):735

谢艳,蒋路云,刘洋,等.三味龙胆花片联合雾化吸入治疗急性咽炎 94 例临床观察[J].中国中西医结合耳鼻咽喉

二、临床各科

科杂志,2015,23(2):118

宣伟军,何晓凤,唐俊波,等.以中医肝胆立论治疗突发性聋50例临床观察[J].中国中西医结合耳鼻咽喉科杂志,2015,23(1):21

Y

颜少彪.中西医结合治疗单纯疱疹病毒性角膜炎64例[J].河南中医,2015,35(4):884

晏英,任思秀,刘赟.无锡黄氏中医喉科在喉科吹药方面的继承与发展[J].贵阳中医学院学报,2015,37(1):4

燕晓智,秦莉.中西医结合治疗单纯疱疹病毒性角膜炎35例[J].河南中医,2015,35(5):1126

杨贵军,席克虎,陈小婉,等.18-β甘草次酸对变应性鼻炎大鼠鼻黏膜上皮细胞内质网的影响[J].中国中西医结合杂志,2015,35(5):578

杨霞,黄吉燕,王明,等.赤芍总苷诱导扁平苔藓中T细胞免疫和凋亡机制的研究[J].重庆医学,2015,44(26):3622

杨续艳,王晓琳,常亚娟,等.清藓饮治疗口腔扁平苔藓的临床疗效及免疫学作用机制研究[J].实用口腔医学杂志,2015,31(5):707

杨雪艳,周瑞芳.杞菊地黄汤内服联合超声雾化治疗围绝经期干眼的临床观察[J].中国中医眼科杂志,2015,25(3):187

杨艳,王仁嫒,吴萍,等.高原地区视网膜静脉阻塞患者中医证型与血清ET-1水平关系的研究[J].中医药导报,2015,21(21):47

尹朔,刘立夏,冀璐,等.中药复方VIS抑制急性高眼压大鼠视网膜神经节细胞凋亡[J].中医眼耳鼻喉杂志,2015,5(2):85

尹朔,刘立夏,冀璐,等.中药复方VIS抑制急性高眼压大鼠视网膜神经节细胞凋亡机制[J].中医眼耳鼻喉杂志,2015,5(1):11

尹朔,王中峰,路雪婧.PI3K Akt通路参与抑制视网膜神经节细胞凋亡的研究进展[J].中医眼耳鼻喉杂志,2015,5(1):42

Z

张定棋,马文翰,梅志刚,等.基于文献与Logistic多元逐步回归分析的中医治疗耳鸣用药规律研究[J].中国中医药信息杂志,2015,22(2):34

张国亮,吴烈,杨迎新,等.清肝降压胶囊控制早期原发性开角型青光眼患者眼压的临床观察[J].中国中医眼科杂志,2015,25(2):122

张慧,诸葛盼,王珊,等.基于病理分型的中医辨证论治对声带息肉患者的临床疗效观察[J].中华中医药学刊,2015,33(1):217

张慧丽,王琦,张惠敏.中医外治法治疗过敏性鼻炎随机对照研究文献的计量学分析[J].中华中医药杂志,2015,30(9):3247

张姝,于学垠.甘草泻心汤联合他克莫司治疗口腔扁平苔藓150例[J].河南中医,2015,35(2):239

张素红,王超,冯梅艳,等.银杏叶提取物联合直肌巩膜深层埋藏术治疗视网膜色素变性的临床研究[J].中医临床研究,2015,7(8):6

张伟,高园,洪玉芬.血竭贴补联合重组人表皮生长因子治疗外伤性鼓膜穿孔30例[J].河南中医,2015,35(9):2215

张妍春,雷春灵,杨新光,等.益气养阴利水剂对脾气虚型视网膜脱离复位后抗凋亡及抗氧化作用的实验研究[J].中国中医基础医学杂志,2015,21(2):153

张颖,贾育新.慢性咽炎的中医证治规律研究[J].甘肃中医学院学报,2015,32(1):52

张岳.润咽汤对慢性咽炎家兔模型NF-κB p65表达的影响[J].中医临床研究,2015,7(23):17

赵乌兰,王枫.金匮肾气丸对庆大霉素致聋豚鼠血清IL-2的影响[J].浙江中医杂志,2015,50(9):647

学术进展

（十）针 灸

【概 述】

2015 年,在公开学术刊物上共发表与针灸有关的学术论文 6 000 余篇,较 2014 年 7 000 余篇减少 15%,其中近 5 000 篇是关于各种疾病的相关治疗及机制研究。

1. 经络

有关音乐对于经络的影响方面进行了较全面的研究,经络的内涵与临床研究仍是经络研究的重点。

许继宗等通过实验证明不同经络腧穴对不同频率低频声波具有选择性吸收特性,特定频率声波可引起不同经络的共振。并阐述了体感音乐低频声波影响人体经络的机制,即机体与音波的交流方式是以共振方式接收的,途径分为:神经传递和经络腧穴传递。继而论述了音乐治疗的中医理论基础和具体的应用方法,探索将音乐治疗发展成为"理、法、方、药"完备的系统化治疗方法。

刘农虞引用文献,从"经筋禀受卫气,始发于足太阳;经筋受卫气于四末,数筋并发;经筋乃卫气输布之处;卫气与邪气相合则筋痹"等方面进行分析,认为经筋十二痹属痹证范畴,其病因为"风寒湿三气杂至,合而为痹也",其病机与卫气运行失常有关,故经筋与卫气密切相关。

孙静文等通过查阅《足臂十一脉灸经》《阴阳十一脉灸经》《内经》等古籍文献总结出:脉的本义由单纯的"行血"扩展为"行血气";在对"脉"和"血气"不断认识的基础上,逐步形成了独立的"经"脉、"络"脉的概念。孙氏根据各书描绘脉的形态特征、循行不同、气血多少等又分为十二经脉、奇经八脉、十五络脉、浮络、孙络等。

刘兵等研究认为,经脉源于并高于身形之脉,二者不可混淆论之;经脉从"脉"到"经",是中医认识人体由具象到抽象、由实体到概念的过程,"经"表达的是生命体不同于西医视角特殊的纵向恒久规律,这个规律基于朴素观察,又有理性总结与思考,经得起实践检验;以脉代经的表述,名为言脉,实为说经。

马晓彤认为以神统形的经络系统是反映中医信息医学特点的典型。经络、脏腑、气血是中医生理学的三个核心范畴,三者通过经络脏腑相关、经络气血运行以及药物归经等命题,形成完整的信息医学核心框架,并在此基础上把中医学病理、药理、诊断、治疗、养生等范畴联系起来。唐颖等通过临床试验证明经络合并药物治疗躯体形式障碍优于单纯药物治疗,对躯体症状效果更好。田辉等认为跷脉与人体平衡功能密切相关。郭保君等认为跷脉在失眠、头面部疾病、中风后遗症等方面临床疗效显著。

2. 腧穴

腧穴配伍的生物学基础以及腧穴配伍效应的影响因素是本年度腧穴研究的热点。腧穴治疗效应研究、腧穴敏化以及穴位的形态结构和生物物理特性研究依然是腧穴研究的主要内容。另外,国内学者用中药理论来认识腧穴功能和腧穴配伍是一个研究亮点。

杨俊等基于文献认为,不同刺激方式或不同刺激量所产生的腧穴配伍效应有差异,但是腧穴配伍是更重要的因素。郑嘉太等认为腧穴特异性是决定腧穴配伍效应差异的关键因素;经穴间的相互作用可能与选取穴位针刺信号传导途径有关,是产生穴位配伍效应差异的重要因素;机体状态水平与针刺手法是影响腧穴配伍效应的内在与外部因素。石云舟等也认为选穴是影响腧穴配伍的关键因素,且穴性与腧穴所在部位及所属经脉密切相关。周丹等通过临床试验证明,不同腧穴配伍对腧穴皮肤电阻均有明显的影响,所有腧穴电阻值均呈下降的趋势,原络配穴对穴位电阻值改变更为明显。

任泓宇等通过临床试验发现热敏灸法对不同脑疲劳状态大学生均可出现腧穴热敏化现象,脑疲劳状态下腧穴热敏化现象出现频率较高。刘健华等认为,正常生理状态下,穴位处于相对静止状态,其部位相对固定;在病理状态下则被激活,其部位可能发生相应变化。张阔等认为穴位是针刺信息传递的"放大器",穴位局部作为针刺刺激的初始应答部位,是针刺起效的源头,穴位可使针刺物理信号转化为生物信息,使针刺信号在神经、内分泌、免疫等不同系统得到响应,从而放大了针刺信息,起到"小刺激、大反应"的作用。何伟等对穴位的本态进行了研究。结果表明,穴位的组织细胞化学成分是随着刺激和疾病过程而发生改变的。穴位处虽然没有一个特异性的解剖学结构,却共有同样起反应的过程,无论何种刺激,其最终是调动机体自愈的调解系统。

杨馥铭等认为腧穴与腧穴之间也存在相须、相使、相恶的配伍关系。郭教礼等将手足厥阴经和手足太阳经上的腧穴与中药功效相对应,手厥阴心包经穴:天泉与高良姜的功能较为接近;郄门作用与菖蒲的功效较为接近;内关与玉竹部分作用接近;劳宫功效与犀角作用比较相近。足厥阴肝经穴:大敦与钩藤功效接近;太冲与柴胡作用基本一致;曲泉与龙胆草功能相似;急脉功效与鹿衔草作用比较接近。手太阳小肠经穴:少泽与杜仲功能相似;腕骨和桑枝功效较为接近;天宗与虎杖作用基本相同;天容功效类似玄参;颧髎功效与白附子较为相

似;听宫与磁石作用基本一致。足太阳膀胱经穴:睛明与谷精草作用相当;攒竹与钩藤功用较为相似;通天作用与麻黄相近;玉枕效用与毛冬青接近;天柱与藁本作用相当;风门与苍耳子效用较为相似;肺俞与银杏作用极为相似;心俞与丹参的作用较为相近;膈俞与仙鹤草作用相似;肝俞与二色补血草作用较为接近;胆俞效用与龙胆草较为相似;脾俞与白术功用较为一致;胃俞与吴茱萸相似;肾俞与肉苁蓉作用基本相同;大肠俞与秦皮作用非常相似;会阳与蛇床子作用较为相似;委中与徐长卿作用较为相近;秩边与蜈蚣作用比较接近;承山与木瓜作用较为接近;昆仑与穿山龙的功用较为相近。

腧穴定位研究方面,范磊等对定喘穴名和定位源流进行了考证,结果显示,定喘穴经历了从"阿是穴"到"新穴",再到"经外奇穴"的发展历程。定喘穴发展到与当今国标相同的穴名、定位,主要经历了4个阶段,即穴名相似、定位不同,穴名相似、定位相近,穴名相同、定位不同,穴名相同、定位相同。

3. 刺法灸法

刺灸法的研究侧重于对不同疾病刺法灸法方案的优化、刺灸手法的应用研究。

赵永等通过实验表明"双固一通"("双固"用穴为"关元""足三里"穴;"一通"用穴为"胰俞"穴)艾灸法能显著降低糖尿病周围神经病变大鼠血清高水平的肿瘤坏死因子-α(TNF-α)和白介素-6(IL-6)含量,有效调节二者在体内的正常水平。

王文熠等通过临床试验表明丘墟透照海穴、太白透束骨穴对中风后足内翻患者的踝关节功能和下肢运动功能的恢复疗效显著,而交信透跗阳穴相较于其他透刺方法和常规针刺,则并不具有疗效上的优势。陈大春等通过临床试验得出疾病不同时期针刺刺法的最优方案,采用针刺结合康复训练治疗卒中后肩痛,早期针刺法优选方案为深刺、斜刺、不行针,留针时间为 20 min;后期优选方案则为深

刺、斜刺、行针 3 次,留针时间为 20 min。楚佳梅等通过临床研究表明在常规康复训练的基础上,配合天柱穴傍针刺结合平衡区电针,能有效地提高脑卒中偏瘫患者的站立平衡功能,改善步行能力,缩短病程。龚福英等通过临床试验表明腹针配合灸法是一种治疗椎动脉型颈椎病的有效方法。张倩等通过临床研究表明"阴阳气血配穴针刺法"是一种治疗失眠症的有效方法,可优化失眠患者睡眠结构,提高患者睡眠质量。

屠健如认为针刺和电刺激强度常为变量,手法与"针感峰值"可不存在确定性关系,手法产生的"针感峰值"在一定条件下是随机变量。假针刺不一定具有零刺激量的特征。

4. 临床治疗

本年度有关针灸临床治疗的文献有 4 600 余篇,比去年(6 100 余篇)减少近 1 500 篇。疾病谱分布与去年类似,涉及疾病分布比例也相近,除了五官科疾病约 290 篇较去年 260 篇有小幅上升外,其余疾病的文献量都有所下降。

运动系统疾病的文献量最多,有近 1 000 篇(占 21%),主要涉及病种有椎间盘突出、颈椎病、关节炎等。其次为神经系统疾病有 800 余篇(占 18%),涉及病种主要有中风、面瘫神经痛等。消化系统疾病有 600 余篇,主要涉及病种有胃炎、肠炎、便秘、呃逆等。外科疾病有 340 余篇。妇科疾病有 270 余篇,主要涉及病种有痛经、月经不调、盆腔炎等。循环系统疾病近 240 篇,主要涉及病种有高血压、冠心病等。呼吸系统疾病近 200 篇,主要涉及病种为哮喘、咳嗽等。泌尿生殖系统有 180 余篇。内分泌系统疾病有 170 余篇,主要涉及病种有糖尿病、肥胖、痛风等。儿科为 150 余篇。精神神志性疾病近 150 篇,其中 130 余篇与失眠相关。急症为 90 余篇。肿瘤为 80 余篇。其余为传染病、血液系统疾病以及针灸戒酒戒毒等疾病。

5. 实验研究

针灸实验研究文献约 500 篇,较去年减少约 100 篇。仍侧重于运用分子生物学技术研究针灸的作用机理,并关注针灸对已知的与疾病相关的生物大分子或信号通路调节作用的实验研究。

宋艳等通过实验研究表明,预针刺可以明显抑制大鼠尾部悬吊引起的肝 HSP70 表达的上调,而有利于提高肝脏的抗氧化能力。同时还证明了预针刺较针刺治疗更能有效地缓解大鼠尾部悬吊引起的肝脏组织结构和功能的损伤,其机理可能与 NO 有关。张洁等通过实验表明,针刺能够提高 COPD 大鼠模型通气能力,并提示其疗效可能是通过调节 $HDAC_2$ 活性,而起消除炎症作用。

陈颖源等通过实验表明,部分神经元放电序列的 Fano 因子随统计时间窗的增加而增加,具有长时程相关性。部分神经元序列的 Fano 因子在小时间窗处出现明显的峰值,具有短时程相关性。放电特征分析显示该峰值是由于簇放电所致。提示针刺能引起脊髓背根神经元放电时间结构的变化,针刺效应是长时程效应和短时程效应相结合的产物。

马瑞玲等通过实验表明,MNU 对感光细胞的损伤是全面的,对外节、内节、胞体以及细胞的末端均有不同程度的影响,当感光细胞丢失时,其他细胞也会发生变化。针刺能部分地抑制 MNU 对感光细胞引起的损伤,但并不能完全阻止感光细胞以及二级神经元的变化,针刺保护感光细胞损伤的机制之一可能与针刺不同程度地抑制感光细胞的变性有关。

张亚敏等通过实验发现针刺百会、足三里穴可下调脑缺血大鼠脑组织及血清 miRNA-29 的表达,同时上调 miRNA-320 的表达,减轻缺血再灌注后脑损伤。提示针刺对脑缺血再灌注后脑组织有一定的保护作用。袁青通过实验表明,出生后 3 d 即进行针刺(靳三针)可以下调 HIBD 大鼠脑组织 Cyt-c、Caspase-3 的表达水平。鹿俊磊等通过实验表明针刺可通过上调大鼠 Bcl-2 水平,下调 Bax 表达,对抗脑缺血所导致的细胞凋亡,防止继发性损伤,达到促进神经修复的作用。沈燕等通过实验表明,针刺(机械手针刺)各个频率组(高频 3 次/s、中频 2 次/s、低频 1 次/s)都可显著降低脑缺血再灌注损伤所致的细胞凋亡,其中中、高频组显著优于低频组,可能与其降低皮质细胞 NF-KBp65 和 Caspase-3 的表达量有关。席强等通过实验发现针刺后穴位局部产生的 HMGB1 可能作为穴位局部 TLR4 的内源性配体,两者结合后通过激活 TLR4 介导的炎症信号通路,使穴位局部产生以 TNF-α 表达为主的炎症反应。穴位局部 TLR4 介导的炎症信号通路可能是针刺后穴位局部炎症反应产生的通路之一。田岳凤等通过实验表明针刺在减轻 Ca^{2+} 超载过程中,心肌细胞凋亡的抑制作用与 Ca MKⅡ信号通路密切相关。张毅敏等实验表明针刺治疗能提高雌二醇(E_2)的分泌水平,促使卵巢分泌激素功能恢复到正常水平,同时促使成熟卵泡增加,原始卵泡和大量初级卵泡的形成。针刺治疗卵巢早衰的作用机制可能与上调 PI3K/Akt/mTOR 的基因和蛋白表达水平相关。

吴强等通过实验表明针刺长强穴可改善 X 染色体上脆性 X 智力低下基因 1 敲除小鼠的学习记忆能力,上调 γ-氨基丁酸 A 型受体 α1 亚基在海马 CA1 区的表达。结合前期关于突触可塑性的相关研究认为,针刺虽不能直接作用于突变的基因位点,但能通过影响与突触可塑性相关的其他通路产生代偿性的作用。

6. 针刺镇痛与针刺麻醉

针刺镇痛方面的研究侧重于观察和总结针刺镇痛效应及机制,而针刺麻醉方面没有突破性进展。

韩莹等通过随机对照临床试验表明,针刺三阴交对原发性痛经的镇痛效果显著,假针刺的心理安慰剂效应对镇痛没有明显影响。孙铭声等通过临床试验证明针刺三阴交单穴及针刺三阴交、关元穴对原发性痛经均有较好的镇痛效应,但两者比较无明显差异,故最优方案为单刺三阴交穴。

郑洁等通过对围手术期针刺镇痛临床应用的相关文献分析,发现针刺能缓解围手术期腹胀、促进肠蠕动及术后的恶心呕吐等症状。刘农虞等通过临床试验表明"筋针"(即"以痛为输",浅刺皮下,激发卫气,无感得气,舒筋散津,从而速治筋性痹症、筋性腔病与筋性窍病的一种独特的针刺疗法)对各部位的软组织损伤均有即刻镇痛效果。

沈晓炜等通过整理文献表明,足三里穴治疗痛证临床疗效确切,其主要从免疫及神经机制两方面阐释足三里穴治疗痛证的作用机理。

7. 文献与老中医学术经验总结

文献研究已经不仅仅拘泥于国内文献,由于近年来针灸相关文献在国外杂志上发表数量及质量均有大幅上升,因此本年度在国外期刊上刊登关于针灸的文献尤其是影响因子较高文献的研究已成为新的热点。

方剑乔等梳理了中医古典文献对穴位概念、起源、定位、功能、穴位属性影响因素等的相关论述显示,在中医针灸经典文献中,对穴位部位属性的描述较为粗略,而对其功能属性的描述则具体详细,且不断得到发展。穴位的功效,一方面取决于准确取穴、精准定位,同时也与施术方法密切相关,涉及针刺时间、气血运行状况、针刺补泻与刺激量等多种因素,"得气"与否对穴位功效的发挥至关重要。

章明星等对近 15 年来针灸治疗周围神经损伤的临床研究文献分析显示,其治疗选穴主要根据受损神经的走行和分布选取相应的经脉,以循经取穴、局部取穴和远端取穴为主。

马昕婷等对近 50 年来在针刺麻醉甲状腺术中的临床随机对照研究以及非随机同期对照研究文献的分析显示,针刺麻醉在甲状腺术中的取穴主要为合谷、内关、扶突穴,取穴以原穴、络穴等特定穴为主,经络主要以手阳明大肠经、手厥阴心包经、足阳明胃经为主。

吴远等分析了海内外针灸戒烟文献,发现国内文献种类丰富,融入辨证论治特色,但存在临床设计简单、缺乏随访和远期戒断率观察及随机对照试验样本量不足、缺少系统评价分析和机制研究的问题,建议今后建立客观统一疗效评价标准、重视远期戒断率和随访、开展大样本随机对照试验和作用机制探讨,同时与重点国家和地区交流与合作。

思金华等对 2003～2013 年被 SCIE 和 PubMed 收录的针灸学文献分析显示,我国针灸研究的规模和水平均处于国际领先地位,韩、美、日等国家也相当重视针灸研究,但针灸文献主要集中在补充替代和相关的中医药学专业期刊上,高影响因子的知名医学期刊上较少,反映了针灸学的国际学术影响力虽日渐增强,但仍存在局限性。建议可借鉴国外的研究成果与方法,建立专门的研究平台,开展更多的区域与国际合作,有效、恰当地吸收利用现代科学技术手段和方法,阐述自身理论和疗效的科学内涵。

洪寿海等分析了近 5 年科学引文索引(SCI)收录影响因子大于 10 的期刊刊登的针灸相关文献认为,高影响因子期刊针灸文献数量及影响力都有待提高;有效性及安全性仍是目前针刺研究的重点,机制探讨是难点;针刺涉及病种存在一定变化,反映了针刺具有多环节、多途径、多靶点的整体性调节特点。

陈盼碧等、左倩玉等及刘东等分别总结了路绍祖耳穴(以心、神门、皮质下为主穴)揿针治疗失眠、针灸治疗慢性泄泻及运用头皮针结合体针治疗面肌痉挛的经验。裴文娅等总结了张家维治疗小儿多动症的临床经验,主张针药结合,以脾胃为本治疗脏腑疾病,并提出"治未病"的思想与皮部理论、"髓海论"及"血瘀髓海为中风之机"。

8. 针灸规范化

2015 年 10 月 27～30 日,世界卫生组织在广州召开了《针灸临床实践指南》(草案)专家论证会,来自美国、加拿大、法国等 12 个国家及港澳台地区的 31 名针灸专家参会,就《针灸临床实践指南》(草案)及针灸临床实践标准化问题展开讨论。并从针灸疗法的人员要求、针灸疗法的基本程序、针灸主要方案、针灸疗法的基本设施和条件等 4 个方面展开了探讨。

9. 小结

2015 年,针灸在临床研究与机制研究方面都取得了一定进展,针灸的海外影响力也在逐渐增强。屠呦呦获得诺贝尔生理学或医学奖让世界再次关注中医药,同时也带动了针灸在海外的发展。《中医药健康服务发展规划(2015～2020 年)》的发布更为中医针灸创造了新的历史机遇。2015 中国针灸学会年会上,国内外针灸工作者就如何进一步发挥针灸特色优势、创新服务模式,并将之融入中医药健康服务发展大局展开讨论。国家卫生和计生委副主任、国家中医药管理局局长王国强就我国针灸发展提出了四点建议:坚持针灸原创思维,重视中医理论对针灸的指导作用;发挥针灸独特优势,创新中医针灸服务模式;掌握前沿科研方法,引领针灸国际发展;坚持以针灸为突破口,推动中医"走出去",为针灸学科的全面发展指明了方向。

(撰稿:杨莎莎　王宇　徐玉东　杨永清

审阅:孙国杰)

【针刺镇痛量化研究】

张慧等将急性偏头痛患者分为两组各 55 例。观察组取少阳经风池、外关等穴电针,对照组采用非经非穴电针,均治疗 1 次,留针 30 min。在电针前与电针后 5、10、20、30 min 及 1、2、4、6、8 h 的(起针后即刻)镇痛效果,采用 11 点疼痛强度数字等级量表(NRS)对患者的疼痛程度进行评分,并记录不良反应。结果:①观察组即时镇痛有效率为

87.3%（48/55），显著高于对照组的 52.7%（29/55）（$P < 0.01$）；②两组患者电针后 5 min 开始至 8 h 的各时间点 NRS 均降低（均 $P < 0.01$）；③电针后不同时间点 NRS 评分比较，30 min 时对照组明显低于观察组（$P < 0.05$），但 2、4、6、8 h 时观察组明显低于对照组（均 $P < 0.01$），两组在 5、10、20、30 min 及 1 h 时间点差异无统计学意义；④电针后同时间点 NRS 减值幅度比较，20、30 min 及 1 h 对照组明显高于观察组（均 $P < 0.05$），但 2、4、6、8 h 观察组明显高于对照组（均 $P < 0.05$），两组在 5、10 min 时差异均无统计学意义；⑤电针后 24 h 观察组偏头痛复发率为 12.7%（7/55），明显低于对照组的 34.5%（19/55）（$P < 0.01$）。提示电针少阳经穴对急性期偏头痛具有肯定的即时镇痛效应，与电针非经非穴比较镇痛作用更强且持久。

雷剑将痔疮患者分为四组各 20 例，在辨证取穴（承山、长强、次髎、三阴交、百会穴）后，于痔疮手术辅助麻醉过程中 A、B、C 组分别选用 2、15、100 Hz 的连续刺激波进行针刺刺激，D 组为对照组针刺后不予电针刺激。各组术中均予芬太尼（每次 1 μg/kg）追加麻醉，观察四组患者辅助用药量，并采用疼痛程度的分级评分标准评判镇痛效果。结果，以 B 组 15 Hz 的镇痛效果最好，D 组术中辅助药的用量最多，与 A、B、C 组比较有显著性差异（$P < 0.05$）。

唐菁菁等通过建立实验性胃痛大鼠模型，分别使用粗细毫针（0.45、0.25 mm）针刺"足三里"，观察大鼠扭体反应并检测镇痛物质脊髓强啡肽的表达情况。结果：①治疗后 15 min 内，细针组及粗针组大鼠扭体反应次数明显少于模型组（$P < 0.05$），细针与粗针间差异不明显；15～30 min 内，粗针组出现扭体次数明显少于细针组（$P < 0.05$）；②针刺治疗后，细针组、粗针组大鼠相应脊髓节段的强啡肽浓度明显低于模型组，而粗针组明显高于细针组（均 $P < 0.05$）。

郭涛等将腰椎间盘突出患者分为两组。传统

体针组 16 例针刺大肠俞、阿是穴，配穴关元俞穴直刺停留；平衡针组 14 例对腰痛穴短暂针刺不停留。治疗结束 30 min 后，两组 ReHo 值相同（$P < 0.03$）的脑区，包括双侧小脑半球等 12 个脑区。平衡针组 ReHo 值显著上升（$P < 0.03$）的脑区主要有右侧下顶叶等 5 个脑区，显著下降（$P < 0.03$）的脑区主要有左侧中央后回等 5 个脑区。

谢博多等将急性腰部软组织损伤患者分为四组各 21 例，分别予针刺后溪穴治疗（后溪穴组）、针刺腰痛穴治疗（腰痛穴组）、针刺扭伤穴治疗（扭伤穴组）和常规止痛药治疗（对照组）。治疗 3 d，后溪穴组与扭伤穴组的总有效率均为 100%，腰痛穴组为 76.2%（16/21），对照组为 38.1%（8/21）。四组患者 VAS 评分均较治疗前有显著下降。肖飞等将腰椎间盘突出症患者分为两组。两组取穴相同，电针治疗组 40 例应用电针治疗仪，即双侧上髎接负极，下髎接正极；委中接负极，昆仑接正极，选用连续波，以患者能耐受电流强度，留针 30 min。针刺对照组 38 例应用常规针刺治疗，均行针 1 次/d。经治疗 10 d，两组平均疼痛分数差异具有统计学意义（$P < 0.01$），治疗组镇痛效果明显优于对照组；两组的临床疗效比较 $P < 0.05$。

郭之平将原发性痛经患者分为留针 20 min 组、留针 30 min 组和空白对照组各 30 例。针刺组单刺十七椎穴，于月经第 1 d 疼痛发作时针刺 1 次；空白对照组于疼痛发作时顿服 0.5 g 阿司匹林泡腾片。结果，针刺组镇痛效果从针刺 10 min 时开始显现，随留针时间的延长而增强；留针 30 min 组的镇痛效果显著优于留针 20 min 组（$P < 0.01$）；两针刺组均能明显改善 McGill 简化量表（SF-MPQ）中各项指标的评分，而留针 30 min 组更显著（$P < 0.01$）。

刘农虞等对 140 例软组织损伤患者、14 个损伤部位采用筋针治疗，按照"以痛为输"的取穴原则，根据损伤部位，每处循筋选取 1～3 个筋穴，分别治疗 1～5 次，共计 676 例次。采用视觉模拟评分(VAS)量表观察其治疗前后即刻止痛效果。结果,经"筋针"治疗后患者 VAS 评分明显降低($P <$ 0.001);不同治疗次数中,每次"筋针"治疗后 VAS 评分均较治疗前明显降低(均 $P <$ 0.001);各部位软组织损伤 VAS 评分较治疗前明显降低(均 $P <$ 0.001)。

杨筱秋等将阳虚寒凝型膝关节骨性关节炎患者分为单纯针刺组 32 例、温针灸组 30 例以及悬灸组 28 例,均予针刺足三里、内外膝眼、梁丘、阴陵泉穴。悬灸组在针刺结束后点燃清艾条悬置于针刺穴位上,以受试者感觉局部温度舒适为度,灸 30 min/穴,抖灰 1 次/3 min;温针灸组在进针后将清艾条套在针柄上,每灸 30 min/穴。1 次/d,连续治疗 1 个月。比较三组治疗前、治疗后 7 d 及 1 个月简易 McGill 疼痛评分、Oswestry 功能障碍指数、汉密尔顿焦虑量表评分、汉密尔顿抑郁量表(HAMD)量表评分的变化,以及治疗前及治疗 1 个月后环氧酶 2(COX-2)浓度变化。结果,经艾灸治疗的患者在降低 McGill 疼痛评分、Oswestry 功能障碍指、膝关节症状积分以及外周血 COX-2 浓度方面均优于单纯针刺组;温针灸较悬灸更能够改善患者的症状以及降低外周血 COX-2 浓度。

(撰稿:刘堂义 审阅:孙国杰)

【火针的临床应用】

王宁等将 60 例中风痉挛性偏瘫患者分为两组,火针组取肩髃、臂臑、曲池、阳陵泉、血海和三阴交穴等行火针治疗,速进疾出,进针深度 5～15 mm,1 次/2 d,共 15 次;康复组采用常规康复锻炼,5 次/周,共 20 次。治疗结束时及治疗后 1 个月,Ashworth 量表、临床痉挛指数(CSI)量表、Fugl-Meyer(FM)量表和患者报告结局评价(PRO)量表评定,火针组均优于康复组($P < 0.05$,$P <$ 0.01)。

王少松等将 90 例脑梗死患者分为两组,治疗组予火针疗法,取患侧血海、足三里、阳陵泉、太冲穴,采用速刺法,进针 1～1.5 寸后迅速拔出。对照组予常规针刺治疗。均 1 次/d,5 次/周。治疗 2 周后,治疗组患侧下肢血流峰流速及治疗前后峰流速差值均显著高于对照组($P < 0.05$);两组患者治疗前后平均血流速度、平均血流量比较 $P >$ 0.05。美国国立卫生研究院卒中量表(NIHSS)评分两组间比较 $P > 0.05$;Barthel 指数评分法(MBI)评分治疗组高于对照组($P < 0.05$)。

张军弼等将结节性痒疹患者分为两组,火针组采用多头火针点刺皮损部位,1 次/7 d;对照组采用液氮冷冻治疗,1 次/2 周。治疗 4 周后,按《中医病证诊断疗效标准》,火针组与对照组总有效率分别为 73.9%(34/46)、53.1%(26/49),组间比较 $P <$ 0.01。治疗组和对照组分别发生 5 例和 27 例不良反应事件。

焦召华等将慢性湿疹患者分为火针组、三棱针刺络组和西药对照组各 29 例,火针点刺联合三棱针刺络组 28 例。火针组用多头火针点刺湿疹区阿是穴,中粗火针刺背俞穴、督脉背部穴位、任脉和胃经腹部腧穴,1 次/周。经治 12 次后,火针组、三棱针刺络组、联合组的 VAS 及 EASI 评分均显著优于西药对照组($P < 0.05$)。火针点刺联合三棱针刺络组见效最快;对增厚性、干燥鳞屑性皮损的改善,火针见效快,且疗效呈持续性加强;对红斑、水肿性皮损的改善,三棱针刺络放血疗效更显著。

孙春梅将第三腰椎横突综合征患者分成两组。火针治疗组取阿是穴、肾俞、气海俞和委中穴,将毫火针烧红烧透,迅速刺入穴位,留针 1 分钟。普通针刺对照组取相同穴位针刺,均 1 次/2 d。经治 30 d 后,按《中医病证诊断疗效标准》,火针组与对照组痊愈率分别为 80.0%(24/30)、33.3%(10/30),组间比较 $P < 0.01$。

范春兰将肱二头肌长头肌腱鞘炎患者分为两组。治疗组予火针点刺阿是、肩内陵、肩髃、臂臑和鱼际穴,对照组采用相同穴位予温针灸,3 次/周。经治 4 周疗后,按日本整形外科学会制定的肩关节疾患治疗成绩评定标准,治疗组与对照组总有效率分别为 97.8%(44/45)、86.7%(39/45),组间比较 $P < 0.05$;肩关节疼痛与功能障碍指数(SPADI)评分,治疗组优于对照组($P < 0.05$)。

(撰稿:崔光卫 蒯乐 审阅:张仁)

【穴位透刺的临床应用】

鲍春龄等将 7 个研究单位的 307 例缺血性中风后偏瘫患者随机分为阴阳调衡透刺针法(体针肩髃透臂臑穴、肩贞透极泉穴、曲池透少海穴、外关透内关穴、合谷透后溪穴、阳陵泉透阴陵泉穴、昆仑透太溪穴、绝骨透三阴交穴、丘墟透照海穴、太冲透涌泉穴等针法,头针百会透太阳穴,5 次/周)组 102 例、康复训练组 101 例及阴阳调衡透刺针法联合康复训练组 104 例。经治 4 周后,阴阳调衡透刺针法组和阴阳调衡透刺针法联合康复训练组的神经功能缺损程度评分(NDS)、功能综合评分(FCA)、四肢简化运动功能 Fugl-Meyer 评分和临床疗效总进步率均优于康复训练组($P < 0.05$)。

李淑芝等将 60 例血管性痴呆患者分为两组。治疗组采用头穴透刺,神庭透百会穴、前神聪透悬厘穴、脑户透风府穴和脑空透风池穴,对照组采用以上穴位普通针刺,1 次/d。经治 30 d 后,按《中药新药治疗痴呆的临床研究指导原则》标准评定总有效率及简易精神状态检查量表(MMSE)评定认知功能、Barthel 指数(BI)评定日常生活功能治疗组均优于对照组($P < 0.05$)。

尚艳杰将小儿抽动症患儿分为两组,治疗组 40 例采用头穴透刺为主,百会透曲鬓穴、前神聪透悬厘穴,对照组 35 例采用普通针刺,6 次/周。经治 4 周后,按耶鲁抽动程度综合量表(YGTSS)评定临床疗效,两组总有效率分别为 90.0%(36/40)、71.4%(25/35),组间比较 $P < 0.05$;治疗组患者总抽动、运动性抽动评分均优于对照组($P < 0.05$);两组患者发声性抽动评分比较 $P > 0.05$。

白桦等将 1、2 级原发性高血压(中低危)患者分为两组,对照组 49 例仅予健康教育生活方式干预;治疗组 50 例加用百会透刺前顶穴治疗,1 次/d,连续治疗 5 次,休息 2 d,疗程 4 周。治疗后第 4、12 周,日间及夜间平均收缩压和平均舒张压,治疗组均优于对照组($P < 0.05$)。两组舒张压谷峰比值比较 $P > 0.05$;治疗组患者的肾素水平下降($P < 0.05$);两组患者的醛固酮、血管紧张素组内及组间比较均 $P > 0.05$。

郝重耀等将多囊卵巢综合征患者随机分为两组,观察组 49 例采用 175 mm 的芒针于矢状面呈 20°夹角方向刺入秩边穴,进针深度 100~115 mm 透达水道穴,使针感直达病所,并随证配穴,对照组取穴相同予以常规针刺法,1 次/d。经治 75 d 后,两组痊愈率分别为 65.3%(32/49)、48.1%(25/52),有效率分别为 91.8%(45/49)、63.5%(33/52),组间比较均 $P < 0.05$。观察组基础体温典型双相及不典型双相例数均多于对照组,单相例数少于对照组($P < 0.05$);卵泡刺激素(FSH)、黄体生成素(LH)、LH/FSH、睾酮(T)较对照组明显降低($P < 0.05$,$P < 0.01$)。

李季等将 60 例带状疱疹后神经痛患者分为两组,治疗组采用疼痛区域透刺配合循经取穴法治疗,1 次/d,治疗 5 d,休息 2 d,对照组采用卡马西平片治疗。经治 3 周后,治疗组总有效率为 96.7%(29/30),对照组为 80.0%(24/30),组间比较 $P < 0.05$;两组视觉模拟评分法(VAS)评分比较 $P < 0.01$。

(撰稿:崔光卫 蒯乐 审阅:张仁)

【癌症的辅助治疗】

张超等将肝癌介入术前患者分为两组,均予常规治疗,治疗组 67 例在术前 30 min 予止吐膏(甲氧氯普胺、盐酸氯丙嗪、醋酸地塞米松、305 乳化剂、5%尼铂金乙醇液、甘油、纯化水、混合油脂)穴位贴敷双侧足三里穴、双侧内关穴、中脘穴。胶布固定并按摩穴位处 10 min,1 次/d,连续 3～5 d。患者麻醉苏醒后作为观察起点,分别在苏醒后的 2、4、6、8 h 及术后第 1 d 作为观察点,重点观察患者有无恶心呕吐及其程度。结果两组防治肝癌介入后恶心呕吐的总有效控制率分别为 91.0%(61/67)、75.5%(40/53),组间比较 $P < 0.01$;且治疗组起效时间短于对照组($P < 0.05$)。

冯高飞等治疗肺癌骨转移放疗后Ⅳ度骨髓抑制患者,予艾灸温灸足三里、关元、气海穴位各 2 h,2 d 后患者精神状态好转、纳食可、乏力减轻、觉全身畅快,血小板及血红蛋白升高明显。

华宇等将 80 例癌性疼痛患者分为两组。治疗组采用蟾乌凝胶膏穴位贴敷(蟾乌凝胶膏按 1 cm × 1 cm 尺寸裁成药物敷贴片,用其辅助粘贴材料按照 2 cm × 2 cm 的尺寸裁成固定加强贴。按患者癌症的脏器及疼痛部位选择穴位,主穴取双侧合谷、丘墟。肝癌加肝俞,肺癌加肺俞,胃癌加胃俞,肾癌加肾俞,膀胱癌加膀胱俞,大肠癌加大肠俞,小肠癌加小肠俞,胰腺癌加胃脘下俞,胸痛加内关、膻中、阿是穴,腰腿痛加环跳、肾俞、阳陵泉、昆仑,肩背痛加天宗、肩髃、阿是穴,内脏痛加相应脏腑的俞、募、原穴,血瘀明显加血海、膈俞,痰凝加丰隆,气滞加行间或太冲。1 次/d,贴敷 8 h/次,5 次为 1 个疗程)配合五音疗法(以传统五行音乐 5 种调式,根据五行相配原理,运用五志相胜法,即"悲胜怒""恐胜喜""怒胜思""喜胜忧""思胜恐"进行五情音乐干预),对照组则采用 WHO 推荐的"三阶梯药物止痛法"治疗。结果两组患者生命质量评分及疼痛程度评分与同组治疗前比较均 $P < 0.01$,而治疗组更显著($P < 0.05$)。

(撰稿:安广青 翟国华 审阅:张 仁)

【针灸治疗支气管哮喘的临床与实验研究】

1. 临床研究

(1) 针灸综合疗法 谢怡琳等将支气管哮喘慢性持续期患者分为两组,治疗组予针刺大椎、肺俞、膻中、定喘、间使、支沟穴,对照组予舒利迭吸入,20 d 为 1 个疗程。4 个疗程后,针刺组与对照组总有效率分别为 93.3%(84/90)、88.9%(80/90),组间比较 $P < 0.05$,免疫功能及肺通气功能指标均显著升高(均 $P < 0.05$),且针刺组改善更著。杨爽等将 60 例急性发作期患者分为两组,均予麻芩咳喘合剂,1 剂/d。针药并用组联合针刺及罐疗,2 次/周。治疗 3 周,两组患者疾病疗效、中医证候疗效比较 $P > 0.05$;两组治疗第 1、2、3 周时中医证状积分均显著减少($P < 0.05$),针药并用组在治疗第 1、2 周中医证状积分显著低于中药组($P < 0.05$);两组患者肺功能及 ACT 评分均较治疗前显著改善($P < 0.05$),针药并用组肺功能指标显著高于中药组($P < 0.05$)。柯正华等将小儿热证哮喘急性发作患者分为两组,治疗组 38 例采用飞针疗法(胸区、前额区、背区侧、胫区中线,少阳、商阳穴);对照组采用针刺(肺俞、膻中、合谷、大椎、丰隆、中府等穴),并在治疗前后测定患者 C-反应蛋白(C-RP)、免疫球蛋白 E(IgE)、IL-1、IL-6、TNF-α。3 d 后,两组总有效率分别为 89.5%(34/38)、82.1%(32/39),组间比较 $P < 0.05$;两组患者血 C-RP、IgE、IL-1、IL-6、TNF-α 含量均显著降低,而治疗组 C-RP、IgE、IL-6 水平降低优于对照组($P < 0.05$)。

(2) 艾灸疗法 龙成红将喘证患者分为两组,均予以头孢噻肟钠、头孢曲松钠及对症治疗,观察组加用姜片每天搓擦双侧肺俞穴后隔姜灸。连续治疗 14 d,观察组和对照组总有效率分别为 90.0%(45/50)、76.0%(38/50),组间比较 $P < 0.05$。

（3）穴位注射疗法　陈利芳等将 72 例支气管哮喘患者均分成两组。穴注组选择足三里、定喘穴交替进行 BCG-PSN 1 ml 穴位注射，肌注组予相同剂量和频率进行肌注，2 次/周。连续治疗 3 个月后，穴注组和肌注组的 FEV1、PEF 比较 $P > 0.05$；ACT 评分比较 $P < 0.05$；次年 3 月随访，ACT 评分比较 $P < 0.05$。

（4）穴位敷贴疗法　王鹏等将急性发作期患者分为两组，均予以解痉、平喘、抗炎、保持呼吸道通畅和纠正水电解质紊乱等，观察组加用中药（白芥子、延胡索、当归、甘遂、细辛）穴位敷贴，取陶道与肺俞穴，3～4 h/次，2 次/d。经治 7 d，观察组和对照组的总有效率分别为 97.8%（44/45）、82.2%（37/45），组间比较 $P < 0.05$。

李海燕将 62 例慢性持续期患者分为两组，均予以沙美特罗替卡松干粉吸入，治疗组加用穴位敷贴（白芥子、细辛、延胡索、甘遂）联合直流电离子导入，取双侧定喘、肺俞、膏肓穴。治疗 6 个月后，治疗组与对照组愈显率分别为 96.7%（29/30）、66.7%（20/30），组间比较 $P < 0.05$。

李博林等以肺气虚型患者 50 例为哮喘组，予三伏天穴位贴敷疗法，1 次/伏。检测患者贴敷前后 IgE、IFN-γ 及肽类有 P 物质（SP）的含量，并与 50 例健康志愿者作对照。治疗前患者 IgE、SP 含量升高，IFN-γ 降低（$P < 0.05$），治疗后患者 IgE、SP 含量降低，IFN-γ 升高（$P < 0.05$）；患者治疗前 IgE 与 SP 呈正相关，与 IFN-γ 呈负相关（$P < 0.05$），SP 与 IFN-γ 无显著相关性。治疗后 IgE、IFN-γ 及 SP 之间均无显著相关性。

田福玲等将妊娠哮喘慢性持续期患者分为两组，均予布地奈德气雾剂吸入，1 次/d。治疗组加用三伏贴，于头伏、二伏、三伏的第 1 d 各 1 次。30 d 后，治疗组血清降钙素和 C-RP 较对照组明显降低，25-羟维生素 D_3、褪黑素和皮质醇水平、唾液中 IgA、肺功能明显提高（$P < 0.05$），且喘息、咳嗽、肺部哮鸣音、胸膈满闷缓解时间明显短于对照组（$P < 0.05$）。治疗组与对照组临床疗效总有效率分别为 91.5%（43/47）、75.0%（36/48），组间比较 $P < 0.05$。

董庆霞将咳嗽变异性哮喘患者分为两组，均予酮替芬、布地奈德喷雾剂治疗，治疗组联合运用冬病夏治穴位敷贴药物（甘遂、白芥子、细辛、延胡索），选心俞、肺俞、膈俞、天突、大椎、膻中穴，3 年为 1 个疗程。治疗组与对照组总有效率分别为 93.3%（98/105）、96.1%（98/102），组间比较 $P > 0.05$；治疗组每年感冒次数、激素用量、不良反应发生率以及每年因本病住院人次均显著低于对照组（$P < 0.05$）。

王晓燕等将 240 例支气管哮喘患儿分为两组。治疗组予 Ⅰ 号方药饼（白芥子、延胡索、甘遂、细辛、麝香）贴敷在肺俞、心俞、膈俞、天突、膻中穴，Ⅱ 号方药饼（丁香、砂仁、苍术、白术、黑胡椒）贴敷在神阙穴上，于初伏始，贴敷 1 次/10 d，贴满三伏为 1 个疗程，对照组予胸背穴位贴敷同治疗组，神阙穴未贴敷。结果提示，传统穴＋神阙穴三伏贴敷通过提高血浆皮质醇含量、升高 cAMP/cGMP 比值、降低 α-GMP-140 含量而起到防治小儿哮喘的目的。

（5）穴位埋线　邓宏芬将缓解期患者分成两组，西药组采用布地奈德气雾剂、酮替芬片治疗，中医组予穴位埋线（肺俞、大椎、风门、膻中等）和穴位敷贴（头伏取中府、天突、定喘，二伏取肺俞、膈俞、脾俞，三伏取膻中、肾俞、足三里、丰隆）。治疗 3 年，治疗组总有效率为 98.1%（51/52），对照组 87.8%（36/41），组间比较 $P < 0.05$。

栗丽丽等将慢性持续期患者分为三组，对照组予常规西药，穴位埋线组加穴位埋线（膻中，双侧定喘、肺俞、肾俞），治疗组在埋线组基础上予心理干预。结果，治疗组总有效率 96.7%（29/30），优于埋线组的 80.0%（24/30）（$P < 0.05$）和对照组的 66.7%（20/30）（$P < 0.01$）。

2. 实验研究

刘兰英等将 wistar 大鼠分为正常组、模型组、穴位假贴敷组、布地奈德组、地塞米松组、咳喘停（白芥子、生甘遂、细辛、延胡索、麻黄、肉桂等）穴位贴敷组6组各8只，用卵蛋白（OVA）致敏和激发造模。给予相应治疗14 d后，与正常组比较，模型组大鼠肺泡灌洗液（BALF）中 IFN-γ、IL-2、IL-12含量均明显降低（$P < 0.05$）。与模型组比较，穴位假贴敷组 BALF 中 IFN-γ、IL-2、IL-12 含量无明显变化；布地奈德组、地塞米松组、穴位贴敷组 IFN-γ、IL-12 含量明显升高（$P < 0.05$），IL-2 含量呈升高趋势，但三组间 IFN-γ、IL-2、IL-12 比较，$P > 0.05$。刘氏等还发现，与模型组比较，正常组、地塞米松组、布地奈德组大鼠肺泡灌洗液中 IL-4、IL-6、IL-13 含量明显降低，咳喘停穴位贴敷组支气管肺泡灌洗液中 IL-6、IL-13 含量明显降低，而 IL-4 含量有降低趋势，与地塞米松组、布地奈德组比较无统计学差异。刘氏等观察咳喘停贴剂穴位贴敷治疗对慢性哮喘大鼠肺组织光镜及电镜下形态学的影响。研究表明咳喘停贴剂可通过影响肺泡及肺间质的形态来影响其功能，从而达到治疗哮喘的目的。

张伟等对哮喘大鼠大椎穴进行普通悬灸与热敏灸治疗，并测定大鼠血清中的神经生长因子（NGF）、SP、降钙素基因相关肽（CGRP）和神经激肽 A（NKA）、神经激肽 B（NKB）、磷酸化细胞外信号调节激酶（pERK）等神经源性炎症相关因子的含量。结果模型组中神经源性炎症相关因子的含量较空白组显著性升高（$P < 0.01$）；普通悬灸、热敏灸组中相关因子的含量较模型组皆有显著降低（$P < 0.01$），但热敏灸组与普通悬灸组比较亦有显著降低（$P < 0.01$）。进一步研究不同灸量悬灸"大椎"穴（15、30、60、90 min）的效果，发现随灸量的增加，对哮喘大鼠的神经源性炎性反应的改善作用也在增加，艾灸 60 min 是饱和灸量。

李铮等采用 OVA 雾化法造模，观察电针背三针（双侧大杼、风门、肺俞）对哮喘大鼠气道重塑模型转化生长因子 β1（TGF-β1）和 Smad3 蛋白及 mRNA 表达的影响。结果，与空白组比较，模型组大鼠平滑肌横断面标化后面积（WAm/Pbm）、支气管内管壁横断面标化后面积（WAi/Pbm），支气管肺组织 TGF-β1、Smad3 蛋白及 mRNA 表达水平均显著升高；与模型组比较，电针组各指标均显著降低（$P < 0.05$）。

蔡彦等采用 OVA 致敏法造模分为三组，A 组于申时行电针，B 组于巳时行电针，C 组不治疗，并设 D 组（正常对照组）。结果 A、B、C 组豚鼠气管壁厚度、平滑肌厚度和 TGF-β1 均较 D 组升高，A、B 组与 C 组比较，肺内气管壁厚度、平滑肌厚度以及 TGF-β1 含量均明显降低（$P < 0.01$）；且 A 组比 B 组更能有效降低厚度及 TGF-β1 含量。

万力生等选取深圳地区 20 例哮喘患儿和 5 例正常对照者观察，发现样本哮喘患儿 HLA-DRB1 * 0901 和 DQB1 * 0301 等位基因频率出现最高，而对哮喘患儿天灸前后外周血总 IgE 测定结果显示，天灸疗法能显著降低哮喘患儿外周血总 IgE，其疗效与 HLA-Ⅱ 类基因等位基因分型无明显相关性。

（撰稿：陈采陶　徐玉东　杨永清　审阅：孙国杰）

【针灸治疗肥胖】

王鸣等选择脾虚湿阻型肥胖并发高脂血症患者 200 例，依照中医辨证施治基本理论，采用温针灸施治（选太白、冲阳、阴陵泉、足三里、丰隆、三阴交等穴，得气后行补法或平补平泻，患者有酸麻胀重感觉后在中脘、气海、足三里穴的针柄上方置高 1.5 cm、直径 1 cm 的艾柱后点燃。留针 30 min，行针 1 次/10 min，1 次/2 d）。经治 3 个月，患者肥胖指标及脂质指标、血清总胆固醇（TC）、甘油三酯（TG）、低密度脂蛋白胆固醇（LDL-C）的水平均明显回降，高密度脂蛋白胆固醇（HDL-C）水平却明显回升。年龄、肥胖度等均影响疗效，年龄越小，疗效越好，随着年龄的增长疗效减弱；肥胖度越小疗

学术进展

效越好,肥胖度越大疗效稍差。

庞婷婷等选择女性脾肾阳虚型肥胖合并高脂血症患者。选中脘、关元、中极、脾俞、命门、肾俞等穴,行平补平泻,留针 0.5 h,行针 1 次/10 min,共行针 2 次。其中关元、脾俞、命门等穴位在针刺同时行温针灸(将长约 1 cm、直径 1 cm 的艾柱用棉签棒钻小孔后固定于针柄顶端后点燃,1 次/2 d)。连续治疗 3 月,患者肥胖指标及血脂指标(除高密度脂蛋白外)均显著下降($P < 0.01$);患者的年龄、肥胖度、病程及病因诱因都可影响温针灸干预效应,病程短、年龄小、肥胖度低疗效好。陆春霞等将痰湿内阻型肥胖合并高脂血症患者分为两组,均采用针刺加温针灸,体针取肺俞、天枢、脾俞、肾俞、中脘、中极等,得气后采用泻法,留针 30 min,期间行针 1 次/10 min。温针取足三里、中极、脾俞、肾俞,针刺得气后,于针柄置艾卷施灸;治疗组联合耳针(选穴:肺、脾、肾、大肠、胃、膀胱、三焦、内分泌、皮质下,留针 2～3 d,两耳交替,饭前 30 min/d 自行用手按压),1 次/2 d。持续治疗 3 个月,两组患者减肥疗效有效率比较,治疗组优于对照组($P < 0.05$);两组患者 TC、TG、LDL-C 较治疗前明显回降($P < 0.01$),HDL-C 明显回升($P < 0.01$),治疗组 TC、LDL-C、HDL-C 的改善优于对照组($P < 0.05$);治疗组与对照组总有效率分别为 93.7%(59/63)、81.0%(51/63),组间比较 $P < 0.05$。

刘霞等将 56 例 BMI ≥ 25 的单纯性肥胖女性分为两组,体针组予单纯体针,取天枢、梁门、大横、足三里、三阴交、曲池等穴,针刺进针 5～10 mm,施以人工捻转,平补平泻,得气后留针 30 min,期间运针 3 次;体针加推拿组加用腹部推拿(①摩腹,以神阙穴为中心,沿顺时针、逆时针方向各摩腹 3～5 min,使局部产生温热感为宜;②循经点穴,拇指以适中力度点按天枢、梁门、大横、中脘、气海等穴各 30 s;③擦腹,双手反复推擦腹部足阳明胃经、任脉和带脉 5～7 min;④提拿腹肌,一手提拿中脘穴肌肉组织,另一手提拿气海穴肌肉组织,提拿时宜面积大,力量深沉,拿起时可加捻压动作,放下时动作应缓慢,反复 20～30 次)。1 次/d,21 d 为 1 个疗程。结果,参与治疗的单纯性肥胖女性,体质量和 BMI 在前 4 d 降低最明显,两种治疗均能显著地降低患者的体质量和 BMI($P < 0.05$),但组间无显著性差异。

(撰稿:许 吉 审阅:孙国杰)

【针刺治疗脑缺血再灌注的实验研究】

李钦潘等观察"醒脑开窍"针刺法对局灶性脑缺血再灌注大鼠模型早期运动功能恢复和脑内突触囊泡蛋白(SYN)表达的影响。将健康成年雄性 SD 大鼠采用线栓法制作大脑中动脉缺血再灌注模型后随机分为四组各 40 只。电针组和电针对照组针刺双侧"内关""水沟""三阴交""百会",行电针治疗 30 min。首次针刺在造模成功后 24 h 内进行,随后上午针刺 1 次/d,7 d 为 1 个疗程(针刺 6 d,休息 1 d)。假手术组和模型组常规饲养于笼内,不进行任何干预治疗。各组大鼠在 7、14 d 两个时间点亚组随机取 20 只进行神经功能评估,然后随机各取 10 只进行脑梗死体积的比较和免疫组化 SP 法检测 SYN 的表达。结果,电针组大鼠神经功能恢复明显优于模型组,脑梗死体积明显小于模型组($P < 0.05$);模型组大鼠脑梗死后两个时间点脑缺血周围出现 SYN 表达增多,与假手术组比较均有极显著差异($P < 0.01$),电针组 SYN 表达在两个时间点较模型组增加更明显($P < 0.05$)。提示"醒脑开窍"针刺法能促进大鼠局灶性脑梗死后的神经运动功能恢复,其机制可能与促进脑局灶性缺血再灌注大鼠脑内 SYN 的表达,提高神经可塑性有关。

王富明等将 SD 大鼠随机分为假手术组、模型组、电针组和药物组各 8 只。后 3 组制作脑缺血再灌注模型,根据再灌注时间分为 1、3、5、7 d 组。电针组针刺"百会"、左"足三里",1 次/d, 20 min/

次,药物组腹腔注射依达拉奉 3 mg/g,1 次/d。结果,模型组 SOD 活性先降低、后升高,低于同时间点的电针组和药物组;MDA 含量先升高,后降低,高于同时间点的电针组和药物组;电针组 SOD 活性低于同时间点的药物组,MDA 含量高于同时间点的药物组。

石学慧等采用改良线栓法制备脑缺血再灌注损伤大鼠模型。于再灌注 24 h 后,健侧针刺组针刺人中、百会及电针健侧穴位,患侧针刺组针刺人中、百会及电针患侧穴位。电针选用疏密波,持续刺激 30 min/次,1 次/d。分别于 3、14 d 光镜下观察大鼠缺血脑组织结构;采用免疫组化法测定大脑皮质血管内皮生长因子(VEGF)和血管生成素 1(Ang-1)蛋白表达的变化。结果,针刺治疗后大鼠缺血区脑组织损伤程度明显改善,其中健侧针刺组较患侧针刺组改善明显;健侧针刺组、患侧针刺组 VEGF 及 Ang-1 的表达均较模型组增多($P <$ 0.05);而健侧针刺组的表达较患侧针刺组更显著($P <$ 0.05)。

(撰稿:安广青 翟国华 审阅:张 仁)

【针灸治疗痴呆】

葛侠等选取血管性痴呆患者 30 例,均采用督脉穴排刺治疗。取神庭、上星、囟会、前顶、百会、后顶等穴,与头皮呈 30°夹角采用连续压手式进针法,可刺入皮下 20 mm,以针刺到帽状腱膜层为宜。1 次/d,留针 30 min/次,中间行针 2~3 次,5 次/周,8 周为 1 个疗程。以简易精神状况检查表(MMSE)和日常生活活动能力(ADL)评分及修订长谷川痴呆量表(HDS-R)进行测评,总有效率为 86.7%(26/30)。

杨华等将 80 例血管性痴呆伴精神和行为异常患者分为两组。治疗组取顶中线、额中线、额旁 1 线、额旁 2 线(右)、人中、四神聪穴,行头皮针抽提法,间歇动留针 2 h,每隔 30 min,运针 5 遍,针刺 3

次/周。同时予服盐酸多奈哌齐。对照组予服思瑞康、盐酸多奈哌齐。治疗 8 周后,头皮针抽提法治疗血管性痴呆精神和行为异常的疗效与使用抗精神病药物相当,两组不良反应发生率比较有显著性差异($P <$ 0.05)。

胡畔等以额区丛刺配合四关穴治疗 52 例老年性痴呆,针刺取额区,神庭透囟会、与其平行的曲差、本神向上透刺,每个区丛刺 4 针,留针 2 h,留针期间,捻转行针 1 次/40 min,四关穴采用直刺法,留针 40 min/次,行平补平泻法。针刺 1 次/d,针刺 6 d/周。连续治疗 1 个月,患者记忆、语言、认知能力等方面明显改善,总有效率 86.5%(45/52)。

王康锋等将老年性痴呆患者分为两组,治疗组予电针大椎、百会穴,1 次/d,治疗 6 d 停 1 d,对照组予服盐酸多奈哌齐片。经治 12 周,治疗组总有效率为 83.3%(30/36),对照组为 75.0%(27/36),组间比较 $P <$ 0.05;两组患者 MMSE 积分、生活能力 Barthel 指数量表(MBI)积分均有明显改善($P <$ 0.05,$P <$ 0.01),而治疗组改善程度优于对照组($P <$ 0.05)。

王胜男等将血管性痴呆患者分为两组各 30 例,均予常规治疗基础上,治疗组加予醒脑调神针刺法配合电项针治疗,即取人中、内关、风池、百会、神庭、上星等穴。人中、内关、丰隆手法为泻法,百会、上星、神门、神庭手法为平补平泻,足三里、太溪、三阴交手法为补法,留针 30 min;电项针取风池、供血(风池穴下 1.5 寸,平下口唇处),正极连接风池的针柄,负极连接供血的针柄,同侧连接,选疏波,以头部轻度抖动为宜,30 min/次;1 次/d,6 次后休息 1 d。对照组给予西药盐酸多奈哌齐治疗。治疗 4 周,两组患者均有一定疗效,而治疗组患者 MMSE 量表、ADL 量表评分较治疗前有显著差异($P <$ 0.01),且优于对照组。

张玲等将 60 例血管性痴呆患者分为通督调神针刺组(治疗组)、普通针刺组(普通组)和药物组。治疗组主穴取百会、风府、哑门、神庭、人中、大椎等穴,针刺得气后留针 40 min,其间行针 1 次,1 次/d, 6 次/周;普通组主穴取百会、印堂、太冲、神门、内关、膻中;药物组予服尼莫地平片。经治 4 周后,三组治疗前后 ADL 量表评分比较以及治疗组分别与普通组、药物组治疗后比较均 $P < 0.01$;三组治疗前后 MMSE 量表评分比较均 $P < 0.01$,但三组间比较均 $P > 0.05$;三组治疗前后临床痴呆评定量表(CDR)量表评分比较均 $P < 0.01$,但三组间比较均 $P > 0.05$;三组治疗前后神经精神科问卷(NPI)量表评分比较、以及治疗组分别与普通组、药物组治疗后组间比较均 $P < 0.01$;治疗组、普通组分别与药物组的中医证候疗效比较均 $P < 0.05$。

李冰将 86 例血管性痴呆患者分为两组,均予传统药物疗法治疗,观察组加用通督调神针刺法,主穴取百会、风府、哑门、神庭、人中、大椎等督脉经穴位,随证配穴。结果,治疗前观察组、对照组MMSE、ADL 评分比较 $P > 0.05$;经上述相应措施治疗后两组 MMSE、ADL 评分均显著提高;组间比较 $P < 0.05$。

胡小军等将 100 例老年性痴呆患者分为两组,对照组予服奥氮平,观察组予回阳九针联合服用通窍活血汤加减(丹参、石决明、赤芍、桃仁、川芎、红花等),回阳九针主穴取哑门、劳宫、三阴交、涌泉、太溪、中脘等穴,进针后捻转提插,得气后留针30 min,行针 1 次/10 min。1 次/d, 5 次/周,10 次为 1 个疗程,共 4 个疗程。结果,两组治疗后MMSE、ADL、数字广度(DS)、快速词汇分类检测(RVR)评分均明显改善(均 $P < 0.05$);两组治疗后 MMSE、ADL、DS、RVR 评分比较均 $P <0.05$;两组治疗后中医证状积分均明显改善(均 $P < 0.05$),但组间比较 $P > 0.05$。治疗组不良反应发生率低于对照组($P < 0.05$)。

(撰稿:刘堂义 审阅:孙国杰)

【针灸治疗强直性脊柱炎】

王海军等介绍新九针疗法(由山西省针灸研究所依据《黄帝内经》关于古九针的文字记载以及后世绘制的九针图谱,结合临床经验,改制而成的 9 种新型针具及针法)用于强直性脊柱炎的治疗。新九针针具包括铍针、锇针、锋勾针、火针、梅花针、磁圆梅针、鍉针、圆利针、毫针(长针)。新九针综合疗法治疗强直性脊柱炎的操作:①细火针,取颈腰背部督脉、夹脊穴、背俞穴及关元、足三里等穴位,背部盘龙针刺,细火针速刺不留针;骶髂关节周围阿是穴中火针深速刺,留针 3~5 min,2 次/周,10 次为 1 个疗程。②锋勾针,取骶髂关节及病变脊柱节段阳性反应部位予以锋勾针松解,1 次/周,3 次为 1 个疗程。其中背部痛点位于棘间点、横突点;腹部痛点位于肋弓下点,松解腹直肌鞘及腹壁筋膜肋弓附着处;耻骨联合上点位于松解腹直肌鞘耻骨联合附着处;胸部痛点为胸骨与肋软骨交界处压痛点;腰背筋膜压痛点位于 12 肋下痛点、髂骨翼上压痛点。③圆利针,背腰部夹脊穴、背俞穴以 3~4 寸圆利针顺经络走行斜 15°透刺,环跳、秩边穴常规深刺。④灸法,脊柱穴区常规消毒后,于正中督脉由上及下铺直径 2 cm、厚 0.5 cm 的姜片,姜片以圆利针扎十数个小孔,上置枣核大小的艾炷,点燃艾灸,据患者感觉在背部夹脊穴、足太阳膀胱经 1、2 线穴位间予以及时移动姜片,以施术部位温热,皮肤潮红为度,每次灸 2~3 壮。2 次/周,10 次为 1 个疗程。⑤埋线,取大椎、身柱、至阳、肺俞、肝俞、肾俞等穴,每次取 8~10 穴。1 次/3~4 周,3 次为 1个疗程。

莫景木等观察了银质针治疗不同中医证型之强直性脊柱炎的临床疗效,显示银质针对瘀血痹阻证、寒湿痹阻证和肾阳亏虚证疗效接近且明显优于肝肾不足证、湿热痹阻证。杨喜云等以针刀治疗中轴型强直性脊柱炎患者,并观察外周血中 SP、IL-6、IL-2、TNF-α 表达的影响,设药物治疗为对照。结果,两组患者治疗后 BASDAI、BASFI、脊柱疼痛Likert 四级积分、SP、IL-6、IL-2 和 TNF-α 指标均降低,且治疗组优于对照组($P < 0.05$)。

徐刚等将 60 例患者分为两组,试验组任脉取穴关元、气海、中脘、膻中,神阙用隔姜灸,配穴肓俞、大横;督脉取穴腰阳关、脊中、至阳、身柱。对照组采用背部临床使用频次较高的穴位,腰阳关、脊中、至阳、身柱、筋缩、命门、风池、次髎、肾俞、膈俞、秩边。结果,试验组有效率为 80.0%(24/30),对照组为 53.3%(16/30),组间比较 $P < 0.05$。提示从阴引阳,任督并用的方法,较之单纯腰背部取穴的临床疗效更好。

(撰稿:王 静 审阅:张 仁)

【针灸治疗膝关节骨性关节炎的临床与实验研究】

1. 临床研究

王晓明等将 150 例膝关节骨性关节炎(KOA)患者分为三组,观察组采用银质针导热疗法配合热罨包(青盐、阳起石、紫石英、冰片、红花、细辛等)外敷,对照 1 组采用银质针导热疗法,对照 2 组采用透明质酸钠关节腔内注射。经治 5 周后,三组患者膝关节疼痛评分、功能评分、活动度评分、稳定性评分、屈曲畸形评分及总评分均明显提高,观察组疼痛评分、屈曲畸形评分、总评分明显高于两对照组;三组患者关节液中 IL-1β、IL-6、TNF-α 含量均明显降低(均 $P < 0.01$),观察组 IL-1β、TNF-α 明显低于两对照组($P < 0.01$),观察组与对照 1 组的 IL-6 低于对照 2 组($P < 0.05$)。

周彤等将 80 例患者分为两组,电针组取膝眼、犊鼻为主穴,鹤顶、足三里、方氏经验穴(屈膝 90°,膝关节内侧 45°角方向骨缝中)、绝骨为辅穴,直刺进针,行提插、捻转手法,得气后主穴予电刺激,留针 20 min,1 次/d;对照组口服双氯芬酸钠缓释胶囊。经治 28 d,两组患者膝关节疼痛 VAS 评分均明显低($P < 0.01$),治疗组更显著($P < 0.05$);治疗组 LKSS 评分明显高于治疗前及对照组($P < 0.01$,$P < 0.05$)。

袁庆东将 148 例患者分为两组,治疗组采用雷火灸条按照热敏灸方法治疗,对照组予服双氯芬酸钠肠溶片。经治 30 d,两组 VAS 评分、骨关节炎指数评分与同组治疗前比较 $P < 0.01$;治疗组治疗后及治疗后 3 个月总有效率分别为 95.9%(71/74)、95.6%(65/68),对照组分别为 86.5%(64/74)、86.8%(59/68),组间比较 $P < 0.05$。

杨筱秋等将阳虚寒凝型患者分为三组,均接受针刺足三里、内外膝眼、梁丘、阴陵泉穴。单纯针刺组(32 例)不予艾灸治疗;悬灸组(28 例)在针刺结束后点燃清艾条悬置于针刺穴位上,灸 30 min/穴,抖灰 1 次/3 min;温针灸组(30 例)在进针后将清艾条套在针柄上,灸 30 min/穴。1 次/d,连续治疗 1 个月。结果,接受艾灸治疗的患者在降低 Mc Gill 疼痛评分、Oswestry 功能障碍指、膝关节症状积分以及外周血环氧酶 2(COX-2)浓度方面均优于单纯针刺组;而温针灸改善患者的症状及降低外周血 COX-2 浓度较悬灸更明显。

叶国平等将 105 例患者分为三组。深温针灸组采用 2 寸毫针进针 40～45 mm 深,穴取内膝眼、外膝眼、足三里,施温针灸法;浅温针灸组采用 1.5 寸毫针进针 30～35 mm 深,取穴及温灸法同深温针灸组;10 次 1 个疗程,疗程间休息 2 d。西药组口服盐酸氨基葡萄糖。经治 3 个疗程,深温针灸组总有效率 93.9%(31/33),显著优于浅温针灸组的 87.5%(28/32)及西药组 87.1%(27/31);三组症状积分、疼痛及膝关节功能评分均显著改善($P < 0.05$),而深温针灸组在症状及疼痛、关节功能改善方面显著优于浅温针灸组和西药组($P < 0.05$),且在随访 2 个月内仍保持较好疗效。

卓廉佳等将 72 例患者分为治两组,治疗组采用温针灸(内膝眼、犊鼻、鹤顶、足三里、阴陵泉、阳陵泉、阿是穴等)及中药(制川乌、制草乌、细辛、红花、透骨草、独活等)熏蒸,对照组予服双氯芬酸钠和氨基葡萄糖胶囊。经治 3 周,治疗组总有效率为 91.6%(33/36),对照组总有效率为 83.3%(30/

36);两组患者关节滑液 IL-1、TNF-α 和 MMP-3 的含量均明显下降,治疗组更显著($P < 0.05$)。

2. 实验研究

颜梅等将大鼠分为空白对照组、模型组、激光针刀组、穴位注射组及综合治疗组各 12 只,除空白对照组外其余均予左前侧膝关节腔内注射弗氏完全佐剂造模。造模成功后,模型组腹腔注射生理盐水;激光针刀组取左前肢循经取穴为主穴激光针刀,辅以电针刺激关元、足三里、脾俞、气海、阳陵泉、肾俞穴等配穴;穴位注射组于左前侧膝骨关节腔内穴位注射威灵仙总皂苷;综合治疗组综合激光针刀组与穴位注射组的治疗。经连续治疗 14 d 后,综合治疗组模型大鼠 IL-6、前列腺素 E_2(PGE_2)、Ig M-RF、IgA-RF 及 MMP-1 等指标显著降低,关节腔积液中透明质酸升高;与本组治疗前、模型组、激光针刀组及穴位注射组比较均 $P < 0.05$。提示激光针刀配合穴位注射威灵仙总皂苷能降低 IL-6 及 PGE_2 等炎性因子刺激,提高关节腔内 HA 含量,有效阻断类风湿因子与抗原 IgM、IgA 结合,降低 IgM-RF、IgA-RF 合成,减轻变态反应发生而起到协同治疗作用。梁楚西等将新西兰兔随机分为空白组、模型组、针刀组和电针组,以左后肢伸直位固定制动法制备 KOA 模型。针刀组以膝关节内、外侧副韧带及髌韧带为松解对象,以纵疏横剥法进行针刀松解,1 次/周;电针组电针左后肢阴陵泉、阳陵泉、内膝眼、犊鼻,20 min/次,治疗 3 次/周。治疗 3 周后 X 光镜结果显示,模型组关节软骨层表面粗糙不平,表层软骨细胞稀少,细胞排列紊乱,部分软骨细胞坏死,潮线模糊或扭曲不完整,部分软骨有血管通过或血管翳生成,电针组及针刀组关节软骨组织结构均较模型组明显改善,针刀组较电针组改善更明显;Mankin 评分比较,模型组较空白组明显升高($P < 0.01$),针刀组较模型组明显降低($P < 0.01$)。Western blot 结果显示,针刀组膝关节整合素 β1(Integrinβ1)、软骨

细胞外基质 Ⅱ 型胶原(Col-Ⅱ)、聚集蛋白聚糖(Aggrecan)蛋白表达较模型组显著升高($P < 0.01$,$P < 0.05$),基质金属蛋白酶(MMP-3)蛋白表达较模型组显著降低($P < 0.01$);电针组 Integrinβ1 蛋白表达较模型组明显升高($P < 0.05$),其他指标与模型组的差异均无统计学意义。提示针刀可能通过对软骨力学环境的影响,激活整合素力学信号转导通路,促进细胞外基质 Col-Ⅱ、Aggrecan 蛋白表达,下调 MMP-3 的蛋白表达水平,阻抑软骨细胞外基质的降解,延缓软骨损伤与关节退变程度,达到治疗 KOA 的目的。

高亮等将日本大耳白兔随机分为正常组、模型组、温针灸组,采用膝关节机械制动法制备 KOA 模型。温针灸组取患侧内外膝眼、阳陵泉、血海针灸刺激,1 次/d,30 min/次。干预 4 周后,温针灸组膝关节软骨转化生长因子 β1(TGF-β1)、胰岛素样生长因子 Ⅰ(IGF-Ⅰ)表达水平较模型组显著降低(均 $P < 0.05$)。关节软骨中软骨细胞表面较模型组光整,无簇集。提示温针灸能通过调节 KOA 膝关节软骨 TGF-β1 和 IGF-Ⅰ 的水平,促进关节软骨的修复,缓解并改善膝关节局部炎性症状,起到治疗 KOA 的作用。陈默等以相同的实验研究发现,温针灸可降低兔制动引起的 KOA 膝关节软骨中 MMP-1、IL-1β 水平。

(撰稿:许 吉 审阅:张 仁)

【针灸治疗原发性痛经】

莫慧等运用太乙神针施灸十七椎治疗原发性痛经,探讨艾灸治疗时灸感效应与疗效间关系,发现表热灸感、透热灸感、扩热灸感、远处传导灸感等 4 种不同灸感类型,其出现的频率不同与病情的轻重相关。出现灸感类型数量对疾病缓解过程有影响,但对最终疗效影响较小。单一的灸感(仅有表热),起效较快,多在 0～10 min 内。而其他灸感(透热、扩热、远处传导等)起效较慢,多在 20 min

前后。

熊俊等以艾灸关元治疗原发性痛经,根据灸感不同将患者分为热敏灸感组和传统灸感组,观察并比较热敏灸感与传统灸感之间的疗效差异,发现艾灸同一组穴位,热敏灸感组的临床疗效优于传统灸感组。

宋佳杉等将患者分成三组各 167 例。三阴交组取三阴交穴,悬钟组取悬钟穴,非穴组取穴位置在小腿外侧,与悬钟水平,胃经与胆经之间。直刺 0.5～1 寸进针后行提插捻转得气,在距此针近心端约 2～5 min 位置再浅刺 1 针不必得气。在患者痛经开始发作并且疼痛视觉模拟评分(VAS)≥ 40 mm 时进行电针,强度以患者能够耐受为度,30 min/次,1 次/d,连续治疗 3 d。分别在治疗前、第 1 次治疗起针后 30 min 及第 2、3 次治疗前以 VA8 测量疼痛程度,在治疗前、第 1 次起针即刻及第 2、3 次治疗前记录患者的痛经总体伴随症状严重程度(RSS-COX2 总分)。结果三阴交组 VAS 值降低程度显著大于悬钟组及非穴组(MD= −2.92 mm,$P = 0.028$;MD$= −3.47$ mm,$P = 0.009$);悬钟组与非穴组比较 MD= −0.56 mm,$P = 0.674$;三组 RSS-COX2 总分组间比较 $P = 0.086$。

杨星月等从代谢组学的角度探讨隔药灸脐法治疗原发性痛经的机制。将原发性痛经患者随机分成隔药灸脐组(将温开水调面粉成圆柱状,在其底面垂直于横切面凿与患者脐大小相同小孔,将面圈放置脐上,小孔正对脐孔,取药末(吴茱萸、生白芍、乳香、没药、醋元胡、冰片等)适量填满面圈小孔,将艾炷置于药末上施灸)和艾条灸脐组(清艾条灸神阙穴)。治疗 3 个月经周期后,两组 VAS 值随治疗周期逐渐降低,隔药灸脐组 VAS 读数的下降幅度大于艾条灸脐组($P < 0.05$);隔药灸脐法可升高血浆中 20α-二氢黄体酮、孕烯醇酮、前列腺素 E2、γ-氨基丁酸的含量,降低雌酮、前列腺 H2 的含量,艾条灸脐法可降低 5′-磷酸吡哆醛的含量。提示两种疗法均可改善患者的腹痛症状,但隔药灸脐

法的疗效优于艾条灸脐法,其可能是通过调节雌酮、孕酮以及前列腺素等激素水平从而发挥治疗痛经的作用。张晓宁等将患者分为隔药灸脐组(将吴茱萸、乳香、没药、醋元胡、冰片、生五灵脂等超微粉碎,制作面圈其内径大于患者脐孔直径约 0.5 cm 对准脐孔置于脐上,取药末适量填满脐孔,把点燃的艾炷放在药末上施灸结束后用巴布贴固封脐中药末,期间若有脐部发痒等不适,可将胶布提前摘除)、隔淀粉灸脐组(以淀粉代替隔药灸脐组方药,其余同隔药灸脐组)、针三阴交组(取双侧三阴交穴,直刺 25～40 mm,得气后行提插捻转平补平泻手法,行针 1 min,留针 30 min)各 25 例,均于月经来潮前 1 周开始治疗,1 次/3 d。经治 3 个月经周期及随访 1 个月经周期,隔药灸脐组两个时间段对下腹部疼痛时间的改善均优于隔淀粉灸脐组及针三阴交组($P < 0.01$)。

(撰稿:王 静 审阅:张 仁)

【针刺治疗卵巢疾病的临床与实验研究】

1. 临床研究

(1) 针灸治疗多囊卵巢综合征(PCOS) 姜朵生将 120 例患者分为三组。A 组在月经第 5 d 开始口服克罗米芬,连用 5 d,若未孕,连续治疗 3 个月经周期,怀孕后纳入怀孕数,统计怀孕数。B 组在月经第 5 d 于关元、中极、子宫、归来穴与皮肤呈 15°～30°角斜刺 1.0～1.2 cm,三阴交、足三里、血海穴直刺,采用平补平泻手法,在中极、关元、归来穴上放置灸盒,温针灸 40 min 左右,1 次/d,连续针灸至 HCG(人绒毛膜促性腺激素)日。若未孕,连续治疗 3 个月经周期,并配合补肾活血中药(当归、熟地黄、川芎、白芍药、菟丝子、五味子等)治疗。C 组在 A 组治疗基础上联合 B 组治疗,连续治疗 3 个月经周期。结果,HCG 日 C、B 组宫颈黏液评分、子宫内膜厚度、子宫内膜形态(A 型率)均优于 A 组(均 $P < 0.01$,$P < 0.05$);而 C 组与 B 组比较内

膜厚度差异无统计学意义,宫颈黏液评分、子宫内膜形态(A 型率)C 组均优于 B 组(均 $P < 0.05$);A、C 组排卵周期率高于 B 组(均 $P < 0.05$);C 组妊娠率高于其他两组(均 $P < 0.05$),C 组早期流产率低于 A、B 组(均 $P < 0.01$)。

(2)针刺治疗体外受精-胚胎移植患者妊娠率(IVF-ET) 杨宝芝等将接受 IVF-ET 的 PCOS 患者分为两组。对照组 98 例予达英-35 行超促排卵;电针组 102 例在超促排卵过程中加用电针,针灸取肾俞(双侧)、气海、足三里(双侧)、三阴交(双侧)、内关(双侧)、子宫(双侧)穴,捻转进针,行针,出现酸、麻、胀等得气感觉后接电针仪,强度以患者感觉舒适为度。1 次/d, 30 min/次,电针 5 d,休息 1~2 d,直至取卵日。结果表明,电针干预可显著提高 PCOS 患者的优胚率($P < 0.05$),将临床妊娠率提高 8.36%;并可显著提高血清及卵泡液中干细胞因子(SCF)水平($P < 0.01$)。洪艳丽等将接受 IVF-ET 助孕患者随机分为两组。观察组从使用促性腺激素(Gn)日开始至胚胎移植(ET)日予电针(取足三里、血海、关元、三阴交、子宫、气海等穴,针刺有酸、胀、重、麻感后接电针仪,1 次/d, 30 min/次)。结果,与对照组比较,观察组血清 E_2 在穿刺取卵(OPU)日、ET 日均明显降低($P < 0.05$);OPU 日卵泡液 VEGF、IL-6 水平亦明显降低($P < 0.05$);观察组移植周期取消率、卵巢过度刺激综合征(OHSS)发生率均明显低($P < 0.05$)。提示电针辅助能有效防治 IVF 过程中 OHSS 发生,且不降低 IVF 优胚率及妊娠率,可能与其降低患者卵巢局部血管通透性有关。崔薇等将 217 例行 IVF-ET 的 PCOS 患者按随机数字表分为两组,均予长方案超促排卵,电针组 119 例加用电针(取肾俞、气海、足三里、三阴交、内关、子宫穴,捻转进针,行针至出现酸麻胀等得气感后接电针仪,30 min/次。1 次/d,电针 5 d,休息 1~2 d,直至取卵日)。结果,电针组优质胚胎率明显高于对照组($P < 0.05$),并可提高临床妊娠率 8.36%;纺锤体位于极

体 11 点至 1 点的卵子数与 HCG 注射日 E_2 水平及优胚率呈显著正相关($P < 0.01$),电针组纺锤体位于极体 11 点至 1 点的卵子数占卵子数的比例明显高于对照组($P < 0.05$);电针可明显降低 PCOS 患者 Gn 用量与用药时间($P < 0.05$)。

(3)针刺治疗其他卵巢疾病 曹玉梅等将 80 例肾阳虚型卵巢早衰患者随机分为两组,均予服归肾丸加味(熟地黄、山茱萸、当归、枸杞子、山药、茯苓等),治疗组结合腹针疗法,腹针处方:引气归元(中脘、下脘、气海、关元、深刺),腹四关(双侧滑肉门、外陵、中刺),气穴(双,中刺),水道(双,中刺),留针 30 min,隔日 1 次,经期暂停治疗。经治 3 个月,治疗组的疗效及在 E_2、FSH 和 LH 等三项指标改善方面均优于对照组($P < 0.05$)。

唐文龙等将阴阳两虚型卵巢储备功能下降患者随机分为两组,针刺组以排刺法排刺任脉、肾经、脾经、膀胱经,于月经周期的第 10 d 开始针刺,10 d 为 1 个疗程;西药组于月经周期第 5 d 予服克龄蒙(戊酸雌二醇片/雌二醇环丙孕酮片),21 d 为 1 个疗程。6 个疗程后,针刺组总有效率为 87.5%(42/48),西药组为 89.6%(43/48),组间比较 $P > 0.05$。治疗结束后 6 个月,两组血清 FSH、LH 及 E_2 均明显下降($P < 0.05$),且针刺组更显著($P < 0.05$);两组月经周期均明显缩短,月经天数明显延长($P < 0.05$),而针刺组较西药组月经周期明显缩短,月经天数明显延长($P < 0.05$)。周莉等对 30 例将行 IVF/ICSI-ET 的卵巢储备功能下降患者按月经周期中的经前期(黄体期)、行经期(月经)、经后期(卵泡期)、排卵期分期采用针灸序贯疗法治疗。经前期取气海、关元、阳陵泉、太冲穴;行经期取十七椎、命门穴;经后期取三阴交、太溪、肾俞、膈俞穴;排卵期取气海、关元、子宫、足三里、复溜穴。经前期前半段针刺后加用温针灸,后半段留针期间则加用电针治疗;行经期上穴加用刺络拔罐,经后期针刺以平补平泻法,留针 30 min;排卵期针刺后,腹部置艾灸箱点燃艾灸灸腹部。治疗 2

次/周,针至第 2 个月经周期取卵前接受 IVF-ET。结果,治疗组基础窦卵泡数、获卵数、受精数均增加($P < 0.05$),与未采用序贯针灸治疗的 33 例对照组患者比较,获卵数、受精数、优质胚胎数均显著增加($P < 0.05$),胚胎种植率、临床妊娠率明显提高($P < 0.01$),周期取消率低于对照组($P < 0.05$)。

2. 实验研究

(1) 电针对 PCOS 大鼠的研究 郑艳华等将雌性 SD 大鼠随机分成模型组、电针组与对照组各 10 只,以丙酸睾丸酮注射合并高脂饲料喂养复制 PCOS 模型。电针组电针"中脘""关元""三阴交"等穴,30 min/次,1 次/d,治疗 5 周后,电针组血清 T 和 MDA 含量以及胰岛素(FINS)、餐后血糖及 HOMA-IR 较模型组显著降低($P < 0.05$,$P < 0.01$);新 β 细胞指数(MBCI)、性激素结合球蛋白(SHBG)含量和 SOD 活性较模型组明显升高($P < 0.05$,$P < 0.01$)。陈旭将胰岛素抵抗型 PCOS 模型大鼠随机分为模型组、电针治疗组、达英-35 + 二甲双胍治疗组、电针 + 达英-35 + 二甲双胍治疗组各 10 只,其中电针治疗选用胰俞、三阴交穴。结果,与模型组比较,电针治疗组、达英-35 + 二甲双胍治疗组、电针 + 达英-35 + 二甲双胍治疗组 IGF-1 表达均有所减弱($P < 0.05$),FBG、P2Hbg、FINS、ISI、HOMA-IR 水平均显著改善($P < 0.05$);而电针 + 达英 -35 + 二甲双胍治疗组改善最显著(均 $P < 0.05$)。表明电针刺激胰俞穴、三阴交穴,配合达英-35 及二甲双胍可有效提高胰岛素敏感性,降低血清胰岛素抵抗,抑制 T 及 LH,改善排卵功能,是治疗胰岛素抵抗型 PCOS 的有效途径。

(2) 电针对去卵巢大鼠骨组织的保护作用研究 赵勤等将 4~5 月龄 SD 雌性大鼠随机分为假手术组、模型组、电针命门组、电针非经非穴组各 10 只。除假手术组外其余均切除双侧卵巢制备绝经后骨质疏松症模型。命门组和非经非穴组电针

1 次/d,持续 20 min/次,10 d 为 1 个疗程;模型组和假手术组不进行干预,给予相同的套头、抓取、固定操作。治疗 3 个疗程后,与模型组比较,电针命门穴能够显著改善大鼠骨小梁结构松散、排列紊乱、密度降低的骨质疏松形态学改变,改善股骨最大载荷和断裂载荷,并提高骨密度(均 $P < 0.01$);免疫组化结果表明电针命门穴能够激活 OPG、RANKL 的表达。然电针非经非穴组不能显著改善上述生物学指标。

范怀玲等将 SD 雌性大鼠分为假手术组、模型组、关元组、非经非穴组各 10 只。除假手术组外其余行双侧卵巢切除制备绝经后骨质疏松症模型。关元组电针"关元",非经非穴组电针胁下髂嵴上 20~25 mm、后正中线旁开 20 mm 处,1 次/d,20 min/次,10 d 为 1 个疗程。治疗 3 个疗程后,与模型组比较,电针"关元"穴能够显著改善绝经后骨质疏松症大鼠骨小梁结构松散、排列紊乱、密度降低等骨质疏松形态学改变,提高血清碱性磷酸酶、骨钙素水平,改善股骨最大载荷和断裂载荷,并提高骨密度($P < 0.05$);RT-PCR 及免疫组化结果表明电针"关元"穴能够明显上调 Wnt3a、β-catenin、Runx2 的表达($P < 0.05$)。非经非穴组不能显著改善上述生物学指标。

王亚军等将雌性 SD 大鼠按随机数字表法分成空白对照组、假手术组、模型组、己烯雌酚组、电针组各 10 只。行双侧卵巢切除术复制骨质疏松模型 13 周后分别予己烯雌酚灌胃,针刺取三阴交、足三里、肾俞、脾俞穴,接电针 15 min/次,连续 5 d。治疗 13 周后,与模型组比较,电针组大鼠全身骨密度、胫骨骨小梁体积百分比明显增高,骨小梁吸收表面百分比、骨小梁形成表面百分比、类骨质平均宽度、骨小梁矿化率和骨皮质矿化率均明显降低。

(3) 针刺对卵巢早衰大鼠的研究 张毅敏等将雌性 SD 大鼠随机取 10 只为正常组,其余 40 只予腹腔注射环磷酰胺建卵巢早衰动物模型。造模成功的 35 只大鼠随机分为模型组 9 只不干预,药

物组 9 只予乙烯雌酚灌胃,1 次/d;针刺 I 组 9 只和针刺 II 组 8 只分别取不同腧穴进行针刺,2 次/d。治疗 4 周后,与模型组相比,药物组和针刺组成熟卵泡有所增加,血清 E2 水平明显升高(均 $P < 0.05$),相关信号通路的磷脂酰肌醇-3 激酶(PI3K)、丝氨酸苏氨酸蛋白激酶(AKt)、哺乳动物雷帕霉素靶蛋白(mTOR)mRNA 表达量呈升高趋势(均 $P < 0.05$),针刺组与药物组各指标组间比较 $P > 0.05$。提示针刺治疗卵巢早衰具有一定的优势,并与雌激素疗效相当,其作用机制可能与上调 PI3K/Akt/mTOR 信号通路相关基因和蛋白表达水平有关。

(撰稿:张晓艳 赵 玲 审阅:孙国杰)

【针灸治疗痤疮】

孙慧丽等将 60 例青少年患者分为两组,治疗组给予面部皮损局部多针围刺及背俞穴刺络拔罐(肺俞、胃俞、大肠俞、脾俞、膈俞等,每次选 2 个),1 次/2 d,5 次为 1 个疗程,疗程间休息 1 d。对照组行常规针刺治疗,取合谷、曲池、内庭、阳白、四白、少商等穴。1 次/d,10 次为 1 个疗程,针刺 10 d 休息 1 d。连续 2 个疗程后,治疗组总有效率 93.3%(28/30),对照组为 73.3%(22/30),组间比较 $P < 0.05$。

朱军厚等点刺拔罐放血的方法治疗痤疮 63 例。取颧髎、中脘、关元、大椎、脾俞、大肠俞穴,利用泻血笔,每穴位点刺 20~30 次,而后用真空气罐拔罐 5~10 min,清除瘀血。泻血顺序是先前胸后背部,先上后下、先左后右。1 次/周,3 次为 1 个疗程,2 个疗程后进行疗效评价,治愈 55 例,显效 8 例,总有效率 100.0%。

李冠豪等将患者分成两组,治疗组采用火针点刺病变处配合闪罐排放液体治疗;对照组采用常规毫针治疗,以大椎、肺俞、胃俞、膈俞为主穴,并辨证配穴。结果,两组总有效率分别为 96.9%

(31/32)、86.7%(26/30)、组间比较 $P < 0.05$;两组患者生活质量皆有明显改善,且治疗组优于对照组($P < 0.01$)。3 月后随访,治疗组复发率明显低于对照组。

黄丽瑶采用火针联合中药四妙勇安汤加黄芪治疗痤疮。以毫火针垂直快速点刺痤疮病变的顶部,如病变部位为丘疹、黑头、脓点,一般用针尖点刺 1 次即可;病变部位为坚硬结节,在其中心和周围点刺多次,针刺深度以针尖透过皮肤病变组织、刺入结节中部为宜;病变部位为囊肿,针尖点刺穿破囊肿壁时,会有落空感。火针点刺结束后,用针稍加按压,清除干净皮疹上的黑头粉刺或脓疱分泌物、脓栓、脓血。治疗 1 次/周,3 次为 1 个疗程,总有效率 95.8%(46/48)。

覃佳丽等在患者肘部静脉抽取经脉血 8 ml,不加抗凝剂,随即注射至足三里、合谷、曲池、三阴交、血海、阴陵泉及局部阿是穴。肺胃蕴热加尺泽、内庭;痰热瘀结加丰隆、中脘;冲任失调加太冲、子宫。在面部硬结、脓疱处(局部阿是穴),常规消毒后,用 1 寸毫针直刺至基底部,其余各穴常规针刺。留针 30 min,1 次/2 d,10 次为 1 个疗程,疗程间隔 3 d。3 个疗程后,总有效率 97.1%(34/35)。

左政等将 60 例患者分成两组,观察组给予自血穴位注射配合大椎放血治疗,即自血穴位注射选用足三里、三阴交或曲池、肺俞两组穴位,通过提插有针感后将新抽静脉血迅速注入,每穴位注射 1 ml,两组穴位交替使用,注射 2 次/周,10 次为 1 个疗程;放血治疗取大椎穴,用 20 ml 注射器针头或三棱针快速点刺三针,然后拔火罐于大椎穴,将血吸出约 3~5 ml,1 次/周,5 次为 1 个疗程;疗程间休息 2 d,进行下一疗程。对照组予服四环素。2 个疗程后,观察组与对照组总有效率分别为 96.7%(29/30)、66.7%(20/30),组间比较 $P < 0.05$;观察组血清 T 含量下降明显优于对照组($P < 0.05$)、T/E2 治疗前后有统计学意义

（$P < 0.05$）。

王桂芳等将湿热蕴结型患者分为两组，治疗组取 2～4 处痤疮面积大、质硬，或有脓头处作施术点，患处常规消毒，将针身烧红直刺患处深约 1～2 mm，急进急出，每个患处点 2～4 次，术后 24 h 保持清洁。毫针针刺迎香、颧髎、承浆、印堂、合谷、曲池等穴。走罐施术于背部膀胱经第一侧线，以皮肤潮红为度。同时予清热除湿汤（龙胆草、牡丹皮、蒲公英、紫花地丁、地黄、大青叶等）口服并外敷。对照组口服盐酸米诺环素，外用克林霉素磷酸酯溶液。20 d 为 1 个疗程。3 个疗程后，治疗组与对照组总有效率分别为 90.32%（28/31）、58.8%（17/31），组间比较 $P < 0.01$。

孙丹等将女性患者分为两组，治疗组外敷中药面膜（茯苓、土茯苓、苦参、黄柏、金银花、白芷等）联合针刺治疗，取双侧足三里、三阴交穴直刺后用补法，合谷、曲池、血海穴直刺后用泻法，留针 20 min，大便秘结者可加天枢，急躁易怒者可加太冲，1 次/2 d；对照组予服维胺酯。连续治疗 6 周，治疗组与对照组总有效率分别为 93.3%（28/30）、90.0%（27/30），组间比较 $P > 0.05$。两组患者血清 T 水平均明显降低（$P < 0.05$），但组间比较 $P > 0.05$。

丁杰将上热下寒型患者分为两组，对照组采用自行研制的中药面膜（益母草、金银花、夏枯草、桃仁、红花、黄芩等）外敷治疗，观察组在此基础上实施针灸，取中脘、神阙、关元、三阴交（温针灸）、足三里（温针灸）、太白等穴。以 10 d 为 1 个疗程。2 个疗程后，观察组与对照组总有效率分别为 96.7%（58/60）、80.0%（48/60），组间比较 $P < 0.05$；且体质积分及皮损总积分均低于对照组（$P < 0.05$）；两组患者皮肤病生活质量指数（DLQI）评分较治疗前显著下降（$P < 0.05$），而观察组更显著（$P < 0.05$）；观察组治疗后 6、12、18 及 24 个月复发率显著低于对照组（$P < 0.05$）。

王同庆等将湿热型患者分为两组。治疗组予服祛痤汤加减配合针灸治疗，皮肤针叩刺大椎、肺俞、脾俞、胃俞穴，至皮肤潮红。毫针针刺双侧足三里、上巨虚、三阴交、阴陵泉穴，大便干结加天枢，月经不调加血海、太冲。对照组予服盐酸米诺环素胶囊及丹参酮胶囊。经治 4 周，治疗组与对照组总有效率分别为 92.1%（93/101）、60.0%（51/85），组间比较 $P < 0.05$；两组中医证候积分均较明显减少（$P < 0.01$，$P < 0.05$），且治疗组优于对照组（$P < 0.05$）。

（撰稿：纪　军　审阅：孙国杰）

【针灸治疗干眼症】

吴鲁华等将 100 例患者分为两组，针刺治疗组取睛明、承泣、上明、攒竹、丝竹空、太阳、合谷为主穴，根据辨证配以不同的腧穴：肺阴不足型加孔最、尺泽；肝肾阴虚型加后溪、太溪、三阴交；脾胃湿热型加曲池、足三里。进针后采用捻转和提插补泻手法，随证补泻，行针得气后留针 25～30 min。3 次/周，10 次为 1 个疗程，1 个疗程结束后休息 10 d，治疗 3 个疗程。对照组选用聚乙烯醇滴眼液治疗。3 个月后，治疗组肝肾阴虚型主要症状积分、泪膜破裂时间（BUT）与对照组比较 $P < 0.05$。

商晓娟将患者分为两组。治疗组 72 例采用针刺蝶腭神经节，从颧弓下、下颌骨的冠突及髁突之间进针约 55 mm，患者面部有发麻或者放电、喷水、放射等感觉后出针，配合睛明、四白、太阳穴治疗；对照组 76 例采用人工泪液滴眼治疗。治疗 1 次/周，8 次为 1 个疗程。经治 3 个疗程，治疗组总有效率优于对照组有效率（$P < 0.01$）；两组患者干眼症症状评分及 VAS 评分均降低，而治疗组优于对照组（$P < 0.05$）。

刘嘉立将 150 例患者分为 3 组，治疗 1 组予针刺联合超声雾化治疗，即核酪注射液＋0.9%氯化钠注射液放入超声雾化仪中对眼部进行超声雾化治疗 10 min。随后针刺双侧攒竹、太阳、承泣、鱼腰、丝竹空、合谷等穴，百会斜刺，鱼腰透刺丝竹空，其他穴位均直刺,留针 30 min,不行针,1 次/d。治疗 2 组仅采用针刺治疗,方法同治疗 1 组。对照组以玻璃酸钠滴眼液滴双眼。经治 28 d,治疗 1 组总有效率优于治疗 2 组和对照组($P < 0.05$);治疗 2 组总有效率优于对照组($P < 0.05$);症状积分、泪液分泌试验(SIT)、BUT、角膜荧光染色(FL)等,治疗 1、2 组各项指标评分均明显改善($P < 0.05$),而治疗 1 组改善情况均明显优于治疗 2 组、对照组($P < 0.05$)。

马丽秀等将患者分为两组,针刺组 30 例应用针刺睛明、攒竹、阳白、丝竹空、太阳、四白穴等,20 min/次,针刺 3 次/周(1 次/2 d)。人工眼泪组 32 例予右旋糖酐滴眼液滴眼。治疗后 1 h 及 3 周时,针刺组患者症状、体征积分均较本组治疗前及人工眼泪组降低($P < 0.05$),治疗后 3 周降低更明显($P < 0.05$);SIT 及 BUT 均高于本组治疗前及人工眼泪组治疗后同期($P < 0.05$)。治疗后 3 周有效率及远期疗效针刺组优于人工眼泪组($P < 0.05$)。毛欣等将 63 例患者分为两组,均予玻璃酸钠滴眼液滴眼,治疗组 31 例加用重庆赵氏雷火灸(横行灸额部、小回旋灸眼部、横行灸眼部、雀啄灸眼穴、螺旋灸双耳、雀啄点灸合谷)及耳穴(取眼、目 1、目 2、肾、肝等)压豆。经治 4 周后,治疗组 BUT 较对照组延长($P < 0.01$)、泪河高度(TMH)较对照组升高($P < 0.01$)、FL 评分较对照组降低($P < 0.01$);治疗组干涩感、异物感、烧灼感、视疲劳、眼胀感、畏光、流泪积分均较对照组降低($P < 0.05$ 或 $P < 0.01$)。

周荣林等将 60 例患者分为两组,均予聚乙二醇滴眼液滴眼,治疗组予加服养阴润目汤(北沙参、麦冬、白扁豆、桑叶、玉竹、天花粉等)及针刺百会、睛明、攒竹、鱼腰、丝竹空、太阳等穴。经治 8 周后,两组 SIT、BUT、FL 及症状积分均较治疗前改善($P < 0.05$),而治疗组的改善更优($P < 0.05$)。

(撰稿:刘兰兰 赵 玲 审阅:张 仁)

【《内经》之针灸学研究】

李海峰通过分析简帛《足臂》《阴阳》《脉书》中"臂太阴""臂阳明""巨阳"及肩、齿、耳脉在《内经》中异名状况,探讨经脉名称从"臂"到"手"的变化过程,以及不同经脉名称同时并存使用的情况和经脉循行路线与经脉主治之间关系。认为不同的学术传承在《灵枢》中得到了综合统一,成为系统的理论。赵小强等通过系统梳理简帛《足臂》《阴阳》,古医籍《灵枢·经脉》《针灸甲乙经》,敦煌《灸经图》等文献中关于足太阳经的记载,发现经络学说的形成与发展是一个长期不断总结经验的动态过程。《灸经图》关于足太阳经在背腰骶部后正中线旁开 2.3 寸的单条循行路线的记载可能是长期以来擅长灸法的医家在实践中总结出的专属于"灸"所用的腧穴定位模式。

李硕等认为,在《内经》成书以前,"亡"的本义为人到隐蔽处,"休"的本义为休息,"员"的本义为物数,"方"的本义为并船,"徐"的本义为慢步走,"灸"的本义为艾火烧灼,"砭"的本义为治病刺穴的石针。后被引入《内经》产生新的词义,即"亡"指去针,"休"的新义为留针,"员""方"分别义为针刺补泻原则中的泻法和补法,"徐"指慢刺,"灸"义为艾火烧灼治疗疾病,"砭"的新义为石针刺皮肉。由此可见,《内经》不仅丰富了医学应用词汇,而且扩大了亡、休、员、方、徐、灸、砭的词义,填补了这些词义的空白。这些新词新义也代表了《内经》超出前代的医学创新,为《内经》理论体系的形成奠定了基础。

胡薇等认为,《内经》中的病机理论是以五脏病机占主导地位的,其中包括:邪在肺以痛为腧,取阿是穴;邪在肝刺络放血,疏通经络;邪在脾双向调节,取之于合;邪在肾取之晓脉,效验多状;邪在心刺血络法,治疗范围广泛。

李成文等认为,《素问·脉要精微论》篇云:"腰者肾之府,转摇不能,肾将惫矣。"腰痛一病,多责之于肝肾。同时,《素问·刺腰痛》篇也告诫我们,腰痛与足之三阴三阳及奇经八脉等都有着密切的关系,而且在治疗过程中要根据四时藏气的盛衰决定针刺出血与否,以及根据月相盈亏来决定针刺的次数。正如清代姚止庵所云:"人之一身,屈伸俯仰,惟腰是顿,故病则多痛。自足太阳以至奇经别络等并令腰痛者,或经之所至,或络之所系,或脉之所过,世以为尽属肝肾者误也。"

郑利芳等对《内经》中刺皮针法的概念及其理论基础、针法、常用手法、主病的理论基础等方面进行了探讨,并例举了该法的处方,介绍了作者在鼻渊、目赤肿痛,及瘾疹等临床上的运用病例。认为刺皮针法可治疗风寒束表、发热、咳喘等和肺脏有关的疾病以及一些皮肤病,疗效显著。

时建华等对《内经》中"寒热病""热病"的针刺规律进行了探析,通过两者在六经分证、辨经论治、选穴配伍、针具选择等各方面的比较,提出阳热之邪,重在泻之,针刺善"泻",在临床上应广泛应用的观点。

袁宜勤认为,《内经》刺经疗法的理论依据反映在三处:《灵枢·海论》中"夫十二经脉者,内属于腑脏,外络于肢节";《灵枢·本脏》中"经脉者,所以行血气而营阴阳,濡筋骨,利关节者也";《灵枢·九针十二原》中"欲以微针通其经脉,调其血气,营其逆顺出入之会"。针刺经脉、取治经脉占据了重要的位置。经脉与脏腑相通,刺经取经广泛用于脏腑内伤杂病、热病、疟疾、腰痛等疾病的治疗之中。根据《内经》"以痛为输""快然乃刺之",孙思邈"阿是之法",王执中"针灸受病处"(痛点)的理论,在该经体表循行线上寻找阳性反应点(压痛、皮肤变色、结节、隆起或凹陷、或按压时特别舒快等)施术刺灸。循经阳性反应点作为"针灸受病处",往往是病邪侵犯某经脉的标志物,在此刺灸,效如桴鼓。

王卓慧等认为,《内经》中傍针刺、齐刺、扬刺、报刺、短刺、恢刺和经刺七种针刺方法多用于各种

急慢性软组织损伤、骨关节炎、神经卡压或神经炎症所导致的痛症以及妇科痛证,取穴多以局部阿是穴为主,同时合理配伍,随症加减。

赵文麟等整理了《内经》中有关针刺准备的内容,分析总结针刺前首先强调医者必须专注、坚持、快速、明察;其次严格界定患者身体状况是否适合针刺,还要考虑季节、气候、月份和时日等因素对针刺的影响。

林玉芳等对于针刺深度进行了研究,根据《内经》中对针刺深浅的论述,阐明针刺深浅与四时经气、病位、病性及针刺的不同部位均有密切关系,针刺深浅不同亦会产生不同的疗效,对针刺的深浅把握不好也会导致严重的后果,在针刺过程中,必须注重守神用神,把握好针刺的深浅。

"针害"在《内经》中已提出,是指针灸的不良反应,黄涛对此进行了探讨,归纳出以下四个方面的原因:在错误诊断下的错误操作;针具选择不当;治疗时机不当;以及选择的针刺或灸的部位不当。提出对针灸的科学评价,必须要将风险与收益一起权衡。

(撰稿:张馥晴 刘立公 审阅:张 仁)

【"得气"古文献研究】

武峻艳等研究了《黄帝内经》中关于"得气"与"气至"的论述,认为"得气"强调守正气,与"针感"不同,"气至"要根据针刺前后的脉象变化来判断,是针刺有效的关键所在。针刺治疗中的各种手法,正是在"得气"基础上的"调气",从而达到"气至"之效。医患双方的"治神"和"守神",是发挥针刺治疗作用的关键。

陈丽等探析了《标幽赋》中得气与针刺疗效的关系,阐述了其中得气与针效、得气与治神、得气与明辨经络及宜忌等三方面内容,认为这些内容的阐发与临床针刺疗效的提高密切相关。

屈红艳等从《内经》《标幽赋》《金针梅花诗抄》

《类经》《针灸大成》等经典入手,引用其中关于得气的注释、论述,并结合针灸学现代研究对得气的相关研究进行阐释,在此基础上深入探讨得气与疗效之间的关系及影响得气的因素。认为"得气"的过程包括四方面:一是激发脏腑经络之气,获得经气感应,即获得针感;二是探明经气的邪正虚实;三是调节邪正双方力量,使气至针下或气至病所;四是守气。临床治疗得气与否,得气迟速及其强弱,不同类型的得气感以及循经感传对疗效有很大的影响。

章庆庆等通过对《内经》《难经》中相关内容的探讨,分析了得气的内涵,及其与气至、针感的异同及关系。认为得气在不同历史时期有不同内涵,分广义和狭义。狭义得气是针灸治疗的前提,而广义得气为气至,是治疗的最终目的;针感是针刺后机体的所有感觉。

郝杰等查阅了从《内经》《难经》至清末的历代针灸古籍,以历代医家关于"得气"的论述为研究对象,梳理了历代医家对"得气"的认识,分析其流变,进一步深入了解后世对"得气"的认识。认为《内经》《难经》后历代医家丰富了针刺得气中神气相随、如何候其气至、如何辨其气至而施法、对得气感的描述、得气与理解浅深刺法、气未至不可出针等观点,丰富了针刺调得气中得气与取气凉热、调气中的气至病所、得气与调气补泻、得气即泻的思想。

(撰稿:张馥晴 刘立公 审阅:孙国杰)

[附] 参 考 文 献

B

白桦,吴雪梅,李冰,等.百会透刺前顶对高血压患者血压昼夜节律及血管活性物质的影响[J].世界中医药,2015,10(10):1590

鲍春龄,东贵荣,王海桥,等.阴阳调衡透刺针法为主分期治疗缺血性中风后偏瘫的多中心随机对照临床研究[J].上海中医药杂志,2015,49(6):30

C

蔡彦,李楚天,林黄果,等.子午流注针刺法对哮喘模型豚鼠气道重塑的干预作用[J].中国中医急症,2015,24(5):778

曹玉梅,欧宛新,马晓薇,等.归肾丸加味结合腹针疗法治疗卵巢早衰40例临床观察[J].中医药导报,2015,21(16):60

陈大春,高健芸,陈璐,等.卒中后肩痛不同时期针刺刺法的多因素优选方案分析[J].中国针灸,2015,35(12):1225

陈丽,王健.浅解《标幽赋》针刺疗效赖于"气"[J].山东中医药大学学报,2015,39(6):545

陈利芳,陈露妮,王超,等.卡介苗多糖核酸穴位注射治疗支气管哮喘随机对照试验[J].上海针灸杂志,2015,34(6):500

陈默,高亮,岳萍,等.温针灸对兔制动引起的膝骨关节炎关节软骨基质金属蛋白酶-1和白细胞介素-1β的影响[J].国际中医中药杂志,2015,37(5):423

陈盼碧,崔瑾,王兴桂,等.全国名老中医路绍祖耳穴揿针治疗失眠验案举隅[J].光明中医,2015,30(3):601

陈旭.电针刺激胰俞穴、三阴交穴对胰岛素抵抗型多囊卵巢综合征大鼠性激素、ISI及HOMA-IR的影响[J].新中医,2015,47(1):219

陈颖源,王江,邓斌,等.针刺下大鼠脊髓背根神经元放电的时间结构[J].天津大学学报(自然科学与工程技术版),2015,48(6):494

楚佳梅,包烨华,朱敏.天柱傍针刺结合平衡区电针对脑卒中患者站立平衡功能的影响[J].针刺研究,2015,40(6):474

崔薇,李静,孙伟,等.电针干预对多囊卵巢综合征患者纺锤体及卵子质量的影响[J].上海针灸杂志,2015,34(2):109

D

邓宏芬.穴位埋线与三伏贴治疗支气管哮喘缓解期疗效观察[J].湖北中医杂志,2015,37(7):60

丁杰.针灸联合药物外敷对上热下寒型痤疮患者临床症状及生活质量影响[J].针灸临床杂志,2015,31(3):39

董庆霞.冬病夏治穴位敷贴及拔罐治疗小儿咳嗽变异性哮喘临床疗效观察[J].四川中医,2015,33(8):154

F

范春兰.火针和温针治疗肱二头肌长头肌腱鞘炎疗效比较[J].上海针灸杂志,2015,34(8):784

范怀玲,纪峰,林莺,等.电针"关元"穴对绝经后骨质疏松症大鼠 Wnt 信号通路的影响[J].针刺研究,2015,40(2):87

范磊,王宇,尹磊淼,等.定喘穴穴名与定位源流考[J].上海针灸杂志,2015,34(2):167

方剑乔,蒋永亮.从中医针灸经典文献溯源穴位的本态[J].浙江中医药大学学报,2015,39(8):573

冯高飞,陈若.艾灸治疗肺癌骨转移放疗后Ⅳ度骨髓抑制1例[J].中国民间疗法,2015,23(7):10

G

高亮,陈默,岳萍,等.温针灸对膝骨关节炎兔膝关节软骨转化生长因子 β1 和胰岛素生长因子Ⅰ水平的影响[J].针刺研究,2015,40(3):229

葛侠,张庆萍,张道宗,等.排针刺头部督脉穴治疗血管性痴呆的临床观察[J].湖北中医杂志,2015,37(1):57

龚福英,苏焕,金晶.腹针配合灸法为主治疗椎动脉型颈椎病疗效观察[J].上海针灸杂志,2015,34(11):1085

郭保君,余思奕,刘婧,等.近年来跷脉理论临床应用概况[J].成都中医药大学学报,2015,38(2):113

郭教礼,杨世忠,刘晓芳.手足厥阴经腧穴与中药的对应研究——针灸腧穴与中药功效的对应研究[J].现代中医药,2015,35(3):58

郭教礼,杨世忠,岳雯.手足太阳经腧穴与中药的对应研究——针灸腧穴与中药功效的对应研究[J].现代中医药,2015,35(1):34

郭涛,肖胜,储伟,等.不同针刺疗法镇痛在静息态脑功能磁共振局部一致性的变化及针刺镇痛机制的异同性[J].针灸临床杂志,2015,31(8):25

郭之平.针刺十七椎穴不同留针时间治疗原发性痛经的镇痛效果研究[J].山东中医药大学学报,2015,39(4):322

H

韩莹,周友龙,郭现辉,等.三阴交穴真假针刺对原发性痛经镇痛作用临床观察[J].中国针灸,2015,35(4):318

郝杰,朱江,张鹏,等.浅析《内经》《难经》后之著述在"得气"上的几点认识[J].针刺研究,2015,40(2):166

郝杰,朱江,张鹏,等.试析古籍著述中的调"得气"之法[J].中国针灸,2015,35(11):1173

郝重耀,张天生,齐江敏,等.秩边透水道为主针刺治疗多囊卵巢综合征疗效观察[J].中国针灸,2015,35(5):461

何伟,吴美玲,景向红,等.穴位的本态:穴位组织细胞化学的动态变化[J].中国针灸,2015,35(11):1181

洪寿海,吴菲,丁沙沙,等.近5年SCI高影响因子期刊针灸相关文献分析[J].中国针灸,2015,35(3):291

洪艳丽,谈勇,殷燕云,等.电针对体外受精-胚胎移植结局及卵巢过度刺激综合征发生的影响[J].中华中医药杂志,2015,30(6):2110

胡畔,赵军,王精.额区丛刺配合四关穴治疗老年性痴呆的临床观察[J].中医临床研究,2015,7(2):33

胡薇,刘雨儿,谢慎,等.《灵枢·五邪第二十》针灸学术思想探源[J].中医药学报,2015,43(1):122

胡小军,余长江,李俊,等.回阳九针联合中药通窍活血汤加减治疗老年性痴呆精神行为症状疗效观察[J].现代中西医结合杂志,2015,24(28):3124

华宇,钟宁,王海琴,等.蟾乌凝胶膏穴位贴敷配合五音疗法缓解癌性疼痛的临床研究[J].上海针灸杂志,2015,34(11):1053

黄丽瑶.火针配合四妙勇安汤加黄芪治疗痤疮疗效观察[J].山东中医杂志,2015,34(1):34

黄涛.《黄帝内经》"针害"说浅议[J].中医杂志,2015,56(10):892

J

姜朵生,张迎春,吴献群,等.针药联合克罗米芬治疗多囊卵巢综合征导致不孕症:随机对照研究[J].中国针灸,2015,35(2):114

焦召华,高晖,田苑,等.火针点刺联合三棱针刺络治疗慢性湿疹的临床研究[J].针灸临床杂志,2015,31(6):20

K

柯正华,龙升华.飞针疗法治疗小儿热证哮喘急性发作的临床研究[J].中华中医药杂志,2015,30(3):881

L

雷剑.辨证取穴结合不同频率电针在痔疮手术麻醉中的镇痛作用研究[J].中医药信息,2015,32(3):101

李冰.通督调神针刺法治疗血管性痴呆43例[J].中国中医药现代远程教育,2015,13(6):780

李博林,王亚利,张明泉,等.冬病夏治穴位贴敷疗法对肺气虚型支气管哮喘患者P物质、免疫球蛋白E及干扰素-γ的影响[J].中医杂志,2015,56(15):1311

李成文,潘思安,卢享君,等.《黄帝内经·素问》刺腰痛篇针灸学术思想探微[J].辽宁中医杂志,2015,42(3):505

李冠豪,佘晓英,彭宣军.火针配合闪罐治疗寻常性痤疮临床疗效观察[J].四川中医,2015,33(1):156

李海峰,张如青,张显成.出土文献与《内经》的经脉异名分析[J].上海针灸杂志,2015,34(11):1126

李海燕,张谊,钟秀君,等.穴位敷贴联合直流电离子导入治疗支气管哮喘慢性持续期的临床观察[J].辽宁中医杂志,2015,42(5):1067

李季,李天浩,向云霞.局部透刺结合循经取穴治疗带状疱疹后遗神经痛30例疗效观察[J].湖南中医杂志,2015,31(8):84

李钦潘,王伟,韩永升,等."醒脑开窍"针刺法对脑缺血再灌注大鼠模型早期运动功能恢复及SYN表达影响的研究[J].中国中医急症,2015,24(1):19

李淑芝,王晗羽,王威岩,等.头穴透刺治疗血管性痴呆患者30例疗效观察[J].中国中医药科技,2015,22(5):579

李硕,傅海燕,鞠宝兆,等.《黄帝内经》针灸相关七词首见词义辨析[J].中国针灸,2015,35(10):1080

李铮,季鹏东,王亚云,等.电针背三针对哮喘大鼠气道重塑模型TGF-β1/Smad3信号通路的调控[J].广州中医药大学学报,2015,32(1):71

栗丽丽,师强华,梁淑芬,等.穴位埋线结合心理干预治疗支气管哮喘慢性持续期的临床疗效观察[J].中医临床研究,2015,7(6):27

梁楚西,郭妍,陶琳,等.针刀对膝骨性关节炎兔软骨细胞外基质II型胶原、聚集蛋白聚糖相关蛋白表达的影响[J].针刺研究,2015,40(2):119

林玉芳,沈卫东,陆欣玲,等.《内经》对针刺深浅的论述[J].上海针灸杂志,2015,34(7):682

刘兵,朱璐.身形之脉与经脉内涵探讨——从具象到抽象[J].中国针灸,2015,35(5):497

刘冬,杨孝芳,陈盼碧.名老中医路绍祖头皮针结合体针治疗面肌痉挛经验探究[J].中医临床研究,2015,7(16):22

刘嘉立.针刺联合超声雾化治疗干眼症50例临床观察[J].河北中医,2015,37(11):235

刘建民,吕景芳,王华,等."双固一通"电针法对老年阳虚证模型大鼠肝线粒体结构及ATP酶活性的影响[J].上海针灸杂志,2015,34(1):63

刘健华,许能贵.穴位是固定不变的吗[J].中国针灸,2015,35(11):1194

刘兰英,乔明,高峰,等.咳喘停贴剂穴位贴敷对慢性哮喘大鼠肺组织促炎细胞因子的影响[J].江苏中医药,2015,47(2):77

刘兰英,乔明,周媛,等.咳喘停贴剂穴位贴敷对慢性哮喘大鼠肺组织抑炎细胞因子的影响[J].安徽中医药大学学报,2015,34(3):51

刘兰英,周媛,王和生,等.咳喘停贴剂穴位贴敷治疗对慢性哮喘大鼠肺组织形态学的影响[J].中医药导报,2015,21(10):13

刘农虞,任天培,向宇."筋针"对软组织损伤即刻镇痛效果临床观察[J].中国针灸,2015,35(9):927

刘农虞.经筋与卫气[J].中国针灸,2015,35(2):185

刘霞,屈娅婷,何军锋,等.体针及其配合推拿对单纯性肥胖女性体质量及BMI改变的影响[J].中国中医药科技,2015,22(2):125

龙成红.肺俞穴隔姜灸治疗喘证疗效观察[J].亚太传统医药,2015,11(1):93

陆春霞,刘志诚,徐斌.温针灸联合耳针埋压治疗痰湿内阻型肥胖并发高脂血症临床观察[J].时珍国医国药,2015,26(6):1394

鹿俊磊,顿玲露,卢昌均,等.针刺对血管性痴呆大鼠Bax和Bcl-2表达的影响[J].吉林中医药,2015,35(8):841

M

马丽秀,韩福胜,李月光,等.针刺治疗干眼症 30 例临床观察[J].河北中医,2015, 37(2):1680

马瑞玲,吴根诚,张仁.针刺对视网膜变性大鼠感光细胞形态学变化的影响[J].中国针灸,2015, 35(11):1149

马晓彤.以神统形的经络系统[J].中国中医基础医学杂志,2015, 21(8):960

马昕婷,瞿伟,刘延祥,等.针刺麻醉在甲状腺手术中的取穴规律文献研究[J].辽宁中医杂志,2015, 42(12):2401

毛欣,杨爱英.雷火灸联合耳穴压豆在玻璃酸钠滴眼液治疗干眼症中的叠加效果[J].国际中医中药杂志,2015, 37(9):792

莫慧,唐宜春,陈若旸,等.太乙神针治疗原发性痛经时灸感与疗效关系[J].上海针灸杂志,2015, 34(9):72

莫景木,陈海涛,安玉光,等.银质针对不同证型之强直性脊柱炎的临床疗效研究[J].微创医学,2015, 10(6):803

P

庞婷婷,刘志诚,徐斌.温针灸治疗女性脾肾阳虚型肥胖并发高脂血症患者疗效分析[J].针灸临床杂志,2015, 31(10):4

裴文娅,林国华,张家维.张家维教授治疗小儿多动症临床经验述要[J].上海针灸杂志,2015, 34(3):192

Q

屈红艳,王瑞辉,殷克敬.从古典中医源流探究"得气"的发展[J].西部中医药,2015, 28(8):54

S

商晓娟.针刺蝶腭神经节治疗干眼症疗效观察[J].上海针灸杂志,2015, 34(9):870

尚艳杰,李冰亚.头穴透刺治疗小儿抽动症临床研究[J].亚太传统医药,2015, 11(17):113

沈晓炜,肖夏,赵纪岚.足三里针刺镇痛研究进展及理论探讨[J].黑龙江医学,2015, 39(10):1115

沈燕,王永,李卓,等.不同频率提插水沟穴对大鼠局灶性脑缺血再灌注皮质细胞凋亡及 NF-κBp65、Caspase-3 的影响[J].天津中医药,2015, 32(3):160

石学慧,张素兰,曹夏,等.巨刺对局灶性脑缺血再灌注损伤大鼠脑组织 VEGF 和 Ang-1 蛋白表达的影响[J].中国中医急症,2015, 24(9):1525

石云舟,单纯筱,王富春.影响腧穴配伍的关键因素——选穴[J].中国针灸,2015, 35(10):1025

时建华,石志敏.《内经》"寒热病"与"热病"针刺规律探析[J].针灸临床杂志,2015, 31(6):55

思金华,赵晨,刘妮波,等.基于 SCIE 和 GoPubMed 的针灸学文献统计分析[J].中国针灸,2015, 35(12):1309

宋佳杉,刘玉祁,刘存志,等.电针三阴交、悬钟、非穴对原发性痛经患者累积镇痛效应的比较研究[J].上海针灸杂志,2015, 34(6):487

宋艳,赵国桢,汪德生,等.不同时机介入电针对模拟失重大鼠肝脏组织结构、功能和一氧化氮水平的影响[J].北京中医药大学学报,2015, 38(7):481

宋艳,赵国桢,赵百孝,等.不同时机介入电针对模拟失重大鼠肝脏 HSP 70、MDA、SOD 和 GSH-PX 的影响[J].针刺研究,2015, 40(5):383

孙春梅,白伟杰,李品能.毫火针治疗第三腰椎横突综合征的临床观察[J].光明中医,2015, 30(11):2381

孙丹,孙强,孙巍巍.针刺配合中药外敷治疗痤疮 30 例临床疗效观察[J].亚太传统医药,2015, 11(12):85

孙慧丽,熊桂华.面针结合背俞穴刺络拔罐治疗青少年肺胃湿热型寻常性痤疮[J].长春中医药大学学报,2015, 31(4):822

孙静文,田艳鹏,郭妍,等.脉之本义及其学术演变[J].中国针灸,2015, 35(6):619

孙铭声,薛哲,于岩瀑,等.针刺三阴交单穴及多穴对原发性痛经即刻镇痛效应临床观察[J].上海针灸杂志,2015, 34(12):1151

T

覃佳丽,张卫东.自血疗法配合体针治疗痤疮 35 例[J].中医临床研究,2015, 7(7):58

唐菁菁,曹洋,荆璐,等.比较粗细毫针针刺"足三里"对实验性胃痛大鼠的镇痛效应[J].内蒙古中医药,2015, 34(3):90

唐文龙,胡雨华,何晓华.经脉排刺治疗阴阳两虚型卵巢储备功能下降的临床研究[J].针刺研究,2015, 40(6):479

唐颖,郑琳,王丽萍,等.经络协调治疗躯体形式障碍的

临床对照研究[J].中国健康心理学杂志,2015,23(6):805

田福玲,李旗,赵岩,等.三伏贴联合西药治疗妊娠期支气管哮喘慢性持续期50例临床观察[J].中医杂志,2015,56(13):1112

田辉,卞镝,隋月皎,等.跷脉与人体平衡功能相关性探讨[J].中国针灸,2015,35(4):352

田岳凤,张斌仁,高海宁,等.针刺对心肌缺血再灌注损伤大鼠心肌组织CaMKⅡ表达及细胞凋亡的影响[J].中华中医药杂志,2015,30(8):2983

屠健如.针刺手法与针感关系的研究[J].上海针灸杂志,2015,34(7):689

W

万力生,李佳曦,温鹏强,等.深圳地区哮喘患儿HLA-DRB1、DQB1基因表达与天灸疗法疗效相关性研究[J].辽宁中医药大学学报,2015,17(8):10

王富明,张亚敏,孙华,等.针刺对大鼠脑缺血再灌注损伤后不同时间点血清SOD和MDA表达的影响[J].针灸临床杂志,2015,31(2):62

王桂芳,张春燕,崔海.针刺结合中药治疗湿热蕴结型痤疮31例疗效观察[J].北京中医药,2015,34(8):659

王海军,曹玉霞,冀来喜.新九针疗法为主综合治疗强直性脊柱炎[J].中华中医药杂志,2015,30(4):1137

王康锋,张立娟,陈新勇.电针大椎及百会穴治疗老年性痴呆36例临床观察[J].中华中医药杂志,2015,30(3):784

王鸣,刘志诚,徐斌.温针灸治疗脾虚湿阻型肥胖并发高脂血症患者疗效分析[J].辽宁中医药大学学报,2015,17(8):76

王宁,李志峰.火针改善中风痉挛性偏瘫患者生存质量临床研究[J].中国针灸,2015,35(11):1105

王鹏,杨文林,李星晶,等.中药穴位敷贴对支气管哮喘急性发作期患者嗜酸性粒细胞计数、IgE及呼出一氧化氮水平的影响[J].中国中医药科技,2015,22(1):9

王少松,王麟鹏,赵因,等.火针疗法对脑梗死患者下肢深静脉血流速度的影响[J].中医杂志,2015,56(19):1667

王胜男,李岩.醒脑调神针刺法配合电项针治疗血管性痴呆的临床观察[J].针灸临床杂志,2015,31(4):20

王同庆,杨晓颖.自拟祛痤汤配合针灸治疗湿热内蕴型痤疮101例[J].环球中医药,2015,8(5):600

王文熠,倪丽伟,李景轩.不同透刺法治疗中风后足内翻临床观察[J].上海针灸杂志,2015,34(6):521

王晓明,陈斌,林松庆,等.银质针导热配合热罨包外敷治疗肾阳虚型膝骨关节炎疗效观察[J].浙江中西医结合杂志,2015,25(11):1006

王晓燕,武琪琳,刘玲,等.传统穴+神阙穴三伏贴敷防治小儿哮喘相关实验室指标的研究[J].时珍国医国药,2015,26(1):144

王亚军,刘梅洁,鞠大宏,等.针刺对去卵巢骨质疏松模型大鼠骨密度、骨形态计量学的影响[J].中国中医基础医学杂志,2015,21(7):857

王卓慧,赖小燕,艾虹静,等.《内经》刺法在治疗痛症上的临床应用[J].四川中医,2015,33(11):186

吴鲁华,周剑,何萍,等.辨证针刺治疗不同证型干眼的疗效观察[J].中国中医眼科杂志,2015,25(1):19

吴强,陈丽云,张学君.X染色体上脆性X智力低下基因1敲敲除模型小鼠针刺长强穴学习记忆及海马CA1区γ-氨基丁酸A型受体α1亚基表达的影响[J].中国组织工程研究,2015,19(49):7964

吴远,王莹莹,刘璇,等.海内外针灸戒烟文献类别和质量分析研究[J].中华中医药杂志,2015,30(6):2210

武峻艳,王杰,张俊龙.《黄帝内经》中的"得气"与"气至"[J].中医杂志,2015,56(7):544

X

席强,崔瑞,金光,等.穴位局部TLR4在针刺后穴位局部炎症反应中作用的初步研究[J].天津中医药,2015,32(2):88

肖飞,蔡宏波,任红,等.电针膀胱经穴对腰椎间盘突出症镇痛效应的临床研究[J].中医药学报,2015,43(4):76

谢博多,张红文,葛磊,等.针刺不同穴位对急性腰部软组织损伤镇痛效果的对照观察[J].中华中医药学刊,2015,33(8):1854

谢怡琳,万文蓉,赵银龙,等.温阳利气配穴针刺治疗哮喘持续期及对患者免疫功能的影响[J].中国针灸,2015,35(11):1089

熊俊,张伟,焦琳,等.基于倾向性评分探讨不同灸感对原发性痛经灸疗疗效的影响:一项前瞻性队列研究[J].针刺研究,2015,40(6):465

徐刚,庞蕾蕾,魏红,等.从阴引阳,任督并用治疗强直

性脊柱炎[J].辽宁中医杂志,2015,42(2):293

许继宗,汤心钰,郭雁冰,等.体感音乐低频声波对30名健康人十二经络井穴微循环的影响[J].中华中医药杂志,2015,30(2):544

许继宗,汤心钰,郭雁冰,等.依据体感音乐经络微循环规律及汤液经法五行规律探讨音乐治疗的应用[J].中医学报,2015,30(12):1811

许继宗,张波,张喆,等.体感音乐的经络循经微循环机制探讨[J].中医学报,2015,30(10):1446

Y

颜梅,郭俐宏.激光针刀配合穴位注射威灵仙总皂苷对膝骨关节炎模型大鼠RF及PGE2的影响[J].针灸临床杂志,2015,31(12):71

杨宝芝,崔薇,李静.电针对多囊卵巢综合征患者卵子质量及妊娠结局的影响[J].针刺研究,2015,40(2):151

杨华,李新伟,沈国珍.头皮针抽提法治疗血管性痴呆伴精神和行为异常40例[J].浙江中医杂志,2015,50(2):136

杨俊,岳增辉,谢涛,等.刺激方式对腧穴配伍效应影响的概述[J].中华中医药学刊,2015,33(3):612

杨爽,李全厚,张文瑞,等.麻芩咳喘合剂联合针刺及罐疗治疗支气管哮喘急性发作期30例临床研究[J].中医杂志,2015,56(23):2021

杨喜云,郭健,陈志茹,等.针刀治疗对强直性脊柱炎患者P物质、IL-6、IL-2、TNF-α表达的影响[J].中国中医基础医学杂志,2015,21(6):723

杨筱秋,邓建敏,曹正和.不同温灸法对阳虚寒凝型膝骨关节炎的镇痛效果比较及其部分机制研究[J].世界中医药,2015,10(9):1402

杨星月,马玉侠,杜冬青,等.基于代谢组学的隔药灸脐法治疗原发性痛经的机理研究[J].上海针灸杂志,2015,34(8):707

叶国平,朱定钰,李俐,等.不同深度温针灸治疗膝骨性关节炎随机对照研究[J].中华中医药杂志,2015,30(8):2886

袁青,赵蓉,俞裕天,等.靳三针对宫内窘迫HIBD大鼠大脑皮质Cyt-c和Caspase-3表达的影响[J].上海针灸杂志,2015,34(8):794

袁庆东,郭欣,韩亚岑,等.雷火-热敏灸治疗膝骨关节炎疗效观察[J].上海针灸杂志,2015,34(7):665

袁宜勤.《内经》刺经疗法初探[J].湖南中医药大学学报,2015,35(10):11

Z

张超,胡应琼."止吐膏"穴位贴敷防治肝癌介入术后患者恶心呕吐临床观察[J].中国中医急症,2015,24(3):49

张慧,胡幼平,吴佳,等.电针少阳经穴对急性偏头痛即时镇痛作用时效规律研究[J].中国针灸,2015,35(2):127

张洁,曹亚红,朱小波,等.中医针刺治疗对COPD模型大鼠外周血HDAC2活性的影响[J].世界科学技术(中医药现代化),2015,17(4):861

张军弼,刘青云,李云峰,等.火针治疗结节性痒疹48例临床观察[J].世界中西医结合杂志,2015,10(9):1279

张阔,陈波,赵雪,等.穴位是针刺信息传递的"放大器"[J].辽宁中医杂志,2015,42(1):166

张玲,张国庆,韩为,等.通督调神针刺治疗血管性痴呆的临床疗效观察[J].中医药临床杂志,2015,27(6):780

张倩,东红升,鲍春龄,等.阴阳气血配穴针刺治疗失眠症疗效观察[J].上海针灸杂志,2015,34(11):1034

张伟,焦琳,熊俊.悬灸"大椎"穴不同灸量对哮喘大鼠神经源性炎性反应的影响[J].针刺研究,2015,40(5):388

张伟,熊俊.热敏灸大椎穴对哮喘大鼠神经源性炎症的影响[J].时珍国医国药,2015,26(3):749

张晓宁,杜冬青,马海洋,等.隔药灸脐法对原发性痛经患者下腹部疼痛及额外卧床时间的影响[J].南京中医药大学学报,2015,31(6):528

张亚敏,徐虹,孙华,等.针刺百会、足三里穴对脑缺血再灌注损伤大鼠脑组织及血清miRNA-29、miRNA-320表达的影响[J].针灸临床杂志,2015,31(7):76

张毅敏,于斌,陈佳,等.针刺治疗对卵巢早衰大鼠PI3K/Akt/mTOR信号通路的影响[J].中国针灸,2015,35(1):53

章明星,王蕊,刘阳阳,等.基于现代文献总结针灸治疗周围神经损伤选穴规律[J].北京中医药大学学报,2015,38(11):857

章庆庆,朱世鹏,罗丽,等.得气内涵的演变及其与气至、针感的关系[J].山东中医药大学学报,2015,39(1):19

赵勤,范怀玲,纪峰,等.电针命门穴对去卵巢骨质疏松大鼠股骨OPG/RANKL系统的影响[J].中国民族民间医

药,2015,24(7):26

赵文麟,谢晓佳,纪智,等.《内经》针刺之准备[J].北京中医药大学学报,2015,38(7):441

郑嘉太,陈波,郭永明,等.影响腧穴配伍效应差异的因素分析[J].中国针灸,2015,35(7):719

郑洁,徐世芬,吴君怡.围手术期针刺镇痛临床应用的研究进展[J].中医药导报,2015,21(15):97

郑利芳,金亚蓓.《黄帝内经》刺皮针法及临床举隅[J].浙江中西医结合杂志,2015,25(5):517

郑艳华,丁涛,叶丹凤,等.低频电针对多囊卵巢综合征大鼠糖代谢及氧化应激的影响[J].针刺研究,2015,40(2):125

周丹,韩明娟,谢红阳,等.不同腧穴配伍对穴位皮肤电阻的影响[J].长春中医药大学学报,2015,31(4):798

周莉,夏有兵,卢静,等.序贯针灸治疗卵巢储备功能下降 IVF-ET 30 例临床研究[J].江苏中医药,2015,47(8):58

周荣林,罗燕燕,洪亮.养阴润目汤结合针刺治疗干眼症的疗效观察[J].实用中西医结合临床,2015,15(3):12

周彤,陈春凤,钱云龙,等.低频电针治疗膝骨关节炎临床疗效分析[J].上海中医药杂志,2015,49(8):56

朱军厚,沈国蕾,马秀勇.穴位泻血治疗痤疮 63 例[J].实用中医药杂志,2015,31(2):138

卓廉佳,张子强.温针灸结合中药熏洗对膝关节骨性关节炎患者 IL-1、TNF-α、MMP-3 的影响[J].中医药导报,2015,21(15):64

左倩玉,吴高鑫,张小珊,等.全国名老中医路绍祖针灸治疗慢性泄泻经验浅析[J].中医临床研究,2015,7(23):27

左政,管遵信.自血穴位注射配合放血治疗痤疮的疗效观察[J].针灸临床杂志,2015,31(7):42

（十一）推　拿

【概　述】

2015 年，在各类杂志上发表的有关推拿论文约 900 篇，并且在武汉举行的全国第十六次中医推拿学术年会上交流的学术论文有 200 多篇。论文仍以临床研究与治疗经验总结者居多，涉及面也较广。

在基础研究方面。尚坤等将家兔分为 3 组各 6 只，采用腹腔注射环磷酰胺的方法造模，观察各组动物局部皮肤 CD_{80}、波形蛋白表达的变化。结果，模型组 CD_{80}、波形蛋白的表达（阳性细胞数、表达强度）均低于空白组（$P < 0.05$，$P < 0.01$）；推拿组 CD_{80}、波形蛋白的表达（阳性细胞数、表达强度）均高于模型组（$P < 0.05$，$P < 0.01$）。马尚清等将 40 只雄性 SD 大鼠分为 4 组，模型组接受去势手术，空白组不做处理。造模后第 3 周对模型摩腹组和空白摩腹组进行干预，1 次/2 d。于造模后第 3、13 周采集大鼠血清，ELISA 法检测下丘脑促肾上腺皮质激素释放激素（CRH）、血清促肾上腺皮质激素（ACTH）、皮质酮（CORT）水平；第 13 周取肾上腺皮质组织 HE 染色并观察形态结构。结果，第 13 周两模型组体质量均比空白组高；模型对照组 CORT 含量较空白对照组低，模型摩腹组 CORT 含量较空白摩腹组低且较模型对照组高（$P < 0.05$）；各组大鼠 CRH、ACTH 含量比较 $P < 0.05$。赵方晓等将 Wistar 大鼠分为造模组 20 只和对照组 10 只，造模组采用饮食联合腹腔一次性快速注射链脲佐菌素（STZ）的方法制备 T2DM 模型后分为模型组和振腹组各 10 只。振腹组进行振腹干预，检测大鼠治疗前后的血糖、口服糖耐量试验（OGTT）和 GLP-1。结果：①治疗后，与模型组比较振腹组空腹血糖（FBG）水平显著性降低（$P < 0.05$），口服糖耐量能力显著性提高（$P < 0.05$）；②治疗后，与对照组比较模型组、振腹组葡萄糖灌胃后 0~30 min GLP-1 变化量（△差量）显著性降低（$P < 0.05$），0、30 min 的 GLP-1 血清含量无统计学意义（$P > 0.05$）。

在骨伤科疾病治疗方面。郭鑫等以 25 年的推拿专业主任医师为施术者，9 名健康志愿者为受试者。施术者对受试者进行颈椎拔伸法操作，采用高速红外运动捕捉系统和测力台获取拔伸法操作过程中的动力学和运动学参数。结果，在颈椎拔伸法操作过程中，受试者的颈椎平均拔伸长度为（8.80 ± 3.09）mm，平均拔伸角度为（16.67 ± 6.61）°，施术者足底合力平均增加（353.76 ± 44.08）N，受试者足底合力平均减少（353.48 ± 45.29）N。陈红根等将颈椎病患者分为两组各 110 例，对照组给予温经通络方（秦艽、川乌、白芍、独活、姜黄、乳香等）联合常规推拿法治疗，治疗组给予温经通络方联合疏经通督推拿法治疗，应用等速肌力测速仪和表面肌电图测量患者治疗前后颈脊旁肌、斜方肌以及胸锁乳突肌的中位频率值（MF）和颈部的前屈和后伸 50% 的最大主动收缩力量值（MVC）。结果，治疗组前屈运动和后伸运动 50% MVC 值均显著增加，且优于对照组（均 $P < 0.05$）；颈脊旁肌、斜方肌以及胸锁乳突肌的 MF 值均显著优于治疗前均 $P < 0.05$；与对照组比较 $P < 0.05$。田强等将胸廓出口综合征患者分成两组，治疗组 29 例采用颈椎脊柱推拿手法结合局部软组织松解手法治疗，对照组 31 例只接受局部软组织手法治疗，3 次/周。治疗 2 周及 3 个月后，两组功能评分分别与治疗前比较均

$P<0.01$；组间比较均 $P<0.01$。两组临床疗效比较 $P<0.05$。陈泓鑫等将颈源性肩周炎患者分为3组各40例，A组采用龙氏正骨手法结合肩关节松动术治疗，B组单纯采用龙氏正骨手法治疗，C组单纯采用肩关节松动术治疗。结果，A组总有效率高于B、C组（$P<0.05$），B、C组总有效率无显著性差异（$P>0.05$）。赵炜将43例行单侧全膝关节置换术患者分为两组，对照组术后给予常规治疗，观察组在对照组治疗的基础上联合推拿治疗。经治15 d，观察组膝关节功能（HSS）评分显著优于对照组（$P<0.05$），D-二聚体水平显著低于对照组（$P<0.05$）。陈铁武等将40例膝骨性关节炎患者分为两组，对照组采用扶他林乳膏外涂，治疗组采用膝部涂抹冬青膏推拿疗法。结果，治疗组有效率为92.5%（37/40），显著高于对照组（75.0%）（30/40）；Lysholm评分、Womac骨关节炎指数评分显著优于对照组（$P<0.01$），两组膝关节滑液的 TNF-α、IL-1 以及 MMP-3 含量均显著降低（$P<0.01$），且治疗组更显著（$P<0.01$）。汪红将80例风湿性关节痛患者分为两组（各40例），对照组作常规治疗与护理干预，观察组则在对照组的基础上给予推拿及中药渣热敷治疗。结果，两组关节疼痛数、关节肿胀数、晨僵时间均较治疗前减少（$P<0.05$），双手握力较治疗前增加（$P<0.05$），观察组上述指标改善较对照组更显著（$P<0.05$）；两组生活质量评分均较治疗前明显升高（$P<0.05$），且观察组更显著（$P<0.05$）。

在内妇科疾病治疗方面。贺晓敏等将初产妇分为两组，对照组62例实施产科常规护理，干预组65例在对照组的基础上实施穴位按摩配合综合护理干预。结果，干预组产妇潜伏期、活跃期、第二产程以及第三产程时间均短于对照组（$P<0.05$），干预组产妇焦虑程度随产程进展逐步下降，对照组呈上升趋势直到第三产程；两组各节点焦虑程度（SAS）评分比较 $P<0.001$；潜伏期疼痛程度（VAS）评分比较 $P>0.05$；干预组产妇活跃期、第

二产程 VAS 增加不明显，与对照组比较 $P<0.001$；干预组产妇出现衰竭症状、手术助产率明显低于对照组（$P<0.05$）；干预组产后出血发生率为1.5%，低于对照组的8.1%，但差异无统计学意义（$P>0.05$）；干预组新生儿 APgar 评分为（9.1 ± 0.4）分，高于对照组的（8.8 ± 0.5）分（$P<0.001$）。周敏等将中小学女性教师乳腺增生病患者分为青年组63例和中年组62例，两年龄组又分为治疗组和对照组，对照组给予乳房保健宣教，治疗组则在宣教基础上教授揉散自我按摩操，1次/d。结果，3个月经周期后，青年组、中年组的治疗组总有效率均高于对照组（$P<0.05$）；两年龄组总疗效比较、肿块积分、SDS评分、伴随症状积分均无显著性差异（$P>0.05$）；青年组治疗后乳房疼痛积分、SAS评分均优于中年组（$P<0.05$）。郝素红等将72例乳腺癌改良根治术后行周期化疗的患者分为两组，均常规护理和功能锻炼，观察组加用推拿疗法，1次/d。经治21 d，观察组和对照组水肿发生率分别为8.3%（3/36）、27.8%（10/36），组间比较 $P<0.05$；观察组和对照组测上肢功能恢复的达优率分别为83.3%（30/36）、61.1%（22/36），组间比较 $P<0.05$。

在其他疾病方面。裴旭海等将72例周围性面瘫患者分为两组。使用红外线照射治疗，对照组加用常规针刺疗法，治疗组加用推抹捏擦扳五步推拿法。经治10 d，治疗组和对照组总有效率分别为94.44%（34/36）、83.33%（30/36），组间比较 $P<0.05$；两组面神经功能分级变化组内及治疗后比较均 $P<0.05$。庞军等将160例失眠症者患者分为两组。治疗组采用推拿足少阳胆经，对照组睡前0.5 h口服艾司唑仑1 mg。治疗1次/d，连续治疗30 d，两组受试者PSQI评分均较治疗前改善（$P<0.05$）；在睡眠时间、入睡时间两项指标上改善程度差异无统计学意义；治疗组在睡眠质量、睡眠效率、睡眠障碍、日间功能障碍、总评分指标评分的改善情况优于对照组（$P<0.05$）。海兴华等将46例

慢性浅表性胃炎患者分为两组。试验组给予揉腹法治疗，1 次/d；对照组予服吗丁啉治疗。经治 2 周，两组患者的证候积分均显著降低（$P < 0.01$），且试验组更显著（$P < 0.05$）；试验组总有效率大于对照组；胃镜检测，试验组的胃炎病灶改善情况显著优于对照组（$P < 0.01$）。徐昭对 50 例功能性便秘患者在行腹部推拿后，肠电图较治疗前均改善（$P < 0.05$，$P < 0.01$）。顾非等将 60 例颞下颌关节紊乱病患者分为推拿手法治疗组（A 组）和半导体激光治疗组（B 组）。结果，A 组总有效率为 93.3%（28/30），B 组为 70.0%（21/30）（$P < 0.05$）；两组 Fricton 指数均较治疗前降低（$P < 0.05$），且 A 组低于 B 组（$P < 0.05$）；两组颞下颌关节移动度均较治疗前增加（$P < 0.01$），且 A 组优于 B 组（$P < 0.05$）。

在小儿推拿方面。刘丽平对 32 例多发性抽动症患儿临床资料进行分析，经推拿治疗后总有效率为 96.9%（31/32），复发率为 9.4%（3/32），无 1 例不良反应。刘金和等将 60 例病情稳定的早产儿分为两组，实验组采用传统穴位按摩法，对照组不施加干预，比较其心率变异性低频和高频的比值。结果，组别×时间×性别的交互作用明显（$P < 0.05$）；对照组男婴心率变异性低频和高频的比值从基线到第二看护期有显著下降，表明其在遇到应激时交感神经的反应减弱；实验组男婴的低高频比值在看护期增加而在睡眠期降低，显示其自主神经系统功能得到改善；实验组和对照组女婴在看护和睡眠期的低频和高频比值相似。

在足部按摩方面。丁永胜等将 100 例糖尿病胃轻瘫患者分为两组。观察组在常规降糖治疗基础上每天早晚进行足底按摩 30 min，服用加减半夏泻心汤；对照组在常规降糖治疗基础上口服多潘立酮片。经治 4 周，观察组治疗有效率显著高于对照组（$P < 0.05$），两组治疗后症状积分均较治疗前明显改善（均 $P < 0.05$），且观察组改善情况优于对照组（均 $P < 0.05$），观察组治疗后空腹血糖、餐后 2 h 血糖及不良反应发生率均明显低于对照组（均 $P < 0.05$）。

在推拿功法与运动推拿方面。胡伟民等将 90 名老年人分成 10 s 组、20 s 组、30 s 组，按"推拿功法易筋经防治老年骨骼肌减少症"的技术操作，在前期研究的基础上，根据老年人运动初期所需要达到的运动强度，以每段定势站桩时长 10 s、20 s、30 s 分别设计 3 种锻炼方式，制作相应的节律口令音频、视频进行操练，观察 12 周锻炼前后心脏功能指标。结果，30 s 组 SV、CO、CI、EF、FS 指标均呈增加趋势，其中 EF、FS 锻炼前后变化明显（$P < 0.05$）。王晨组织 7 名健康男性大学生运动员于 1 d 内 9:00、13:00、17:00 进行 3 轮短时间剧烈自行车运动，5 次/轮，10 s/次，运动后安静休息 20 min 进行疲劳恢复；2 周后重复上述试验，采用局部手法按摩 20 min 进行疲劳恢复。观察受试者 2 次运动前后血流速度和加速度脉波 b/a、d/a。结果，与安静恢复组同期比较，手法恢复组第 3 轮运动后 25、45 min 加速度脉波 b/a 值降低（$P < 0.05$），第 3 轮运动结束、运动后 25、45 min 加速度脉波 d/a 值显著升高（$P < 0.01$）；手法恢复组在第 2、3 轮运动后 25、45 min 血流速度的绝对值显著增加（$P < 0.05$），运动后 25、45 min 血流速度的相对值升高（$P < 0.01$）。

（撰稿：许 军 审阅：严隽陶）

【推拿手法及其机理研究】

马惠昇等培养 HUVEC 细胞，建立缺氧细胞模型，分别将正常细胞和缺氧细胞分为对照组、推拿组、推拿＋维拉帕米组。结果，缺氧可导致 HUVEC 合成和释放 NO 量显著降低（$P < 0.01$），eNOSm RNA 相对表达量显著降低（$P < 0.01$）；与对照组细胞相比，不论正常还是缺氧 HUVEC 细胞，推拿组 NO 合成和释放量显著增加（$P < 0.01$），eNOSm RNA 相对表达量显著增强（$P <$

0.01），推拿＋Ver组NO及eNOSmRNA相对表达量并未显著增加。郭汝宝等将家兔分为手法治疗组42只、模型对照组42只和正常组6只，手法治疗组和模型对照组均行右后肢胫神经切断术，建立失神经模型，手法治疗组给予按揉法治疗、模型对照组与正常组不做处理，分别在造模后第1、2、3周和第1、2、4、6个月各取1小组6只家兔检测肌球蛋白重链mRNA表达。结果，手法治疗组与模型对照组比较，肌球蛋白重链MHC-Ⅱ亚型在1、2周时明显升高，MHC-Ⅰ亚型在3周、1月、2月时明显升高；组间比较$P < 0.05$。冼思彤等将48只大鼠分为正常组12只、假手术组12只、模型组24只（模型对照组和推拿组各6只），采用坐骨神经损伤（SNI）模型，以按摩推拿手法模拟仪进行推拿手法干预，观察各组大鼠光热耐痛阈、痛敏分数变化及L3-5节段右侧背根神经节CGRP的表达情况。造模7d后，与同期正常组比较，模型组大鼠的耐痛阈值及痛敏分数均明显升高（$P < 0.01$）；模型组CGRP在背根神经节的表达升高（$P < 0.01$）。在推拿治疗20次后，与同期模型组比较，推拿组耐痛阈值及痛敏分数明显降低（$P < 0.05$）；与同期模型组和模型对照组比较，推拿组CGRP在背根神经节的表达明显升高（$P < 0.01$）。鲁梦倩等采用推拿手法模拟仪定性、定量模拟手法，对SNI模型大鼠进行干预，通过斜板试验和光热耐痛阈观察大鼠行为学改善情况，通过透射电镜观察并分析坐骨神经损伤局部轴索、髓鞘、雪旺细胞等超微结构的改变。经推拿治疗20次后，大鼠的斜板试验与光热耐痛阈结果与模型组相比$P < 0.05$；且结果达到或接近正常组水平；正常组坐骨神经有髓神经纤维的髓鞘致密均匀，结构完整，形态规则，轴索无萎缩及肿胀，雪旺细胞丰富、正常；模型组髓鞘结构模糊、松散，出现空泡状变性；轴索萎缩或消失，偶见残存的线粒体，雪旺细胞线粒体空泡化，细胞趋于坏死。推拿治疗组髓鞘结构大多数趋完整态，空泡状缺损减少；轴索无明显肿胀，雪旺细胞部分空泡化或线粒体水肿。推拿治疗组有髓神经的髓鞘厚度和轴突直径与模型组比较，均有明显恢复，且逐渐接近正常组水平。戴七一等将60只新西兰兔分为手法组、模型组、假模组和正常组。前两组通过手术造成骨内高压型动物模型，1周后手法组手法施术5周共17次，12周末分别处置动物，检测血常规；评判膝关节软骨组织退变程度。结果，与手法组比较模型组软骨组织退变明显（$P < 0.05$）；手法组、模型组、假模组和正常组动物血常规各项指标比较均$P > 0.05$。

（撰稿：许　军　审阅：严隽陶）

【推拿治疗糖尿病并发症】

丁永胜等将200例糖尿病胃轻瘫患者分为两组，均予常规降糖治疗后，观察组每天早晚进行足底按摩30 min后服用加减半夏泻心汤；对照组予多潘立酮片。经治4周，观察组治疗有效率显著高于对照组（$P < 0.05$），两组症状积分均较治疗前明显改善（均$P < 0.05$），而观察组改善更显著（均$P < 0.05$），且观察组空腹血糖及餐后2 h血糖及不良反应发生率均明显低于对照组（均$P < 0.05$）。潘艳等将60例糖尿病周围神经病变患者分为两组，均予定量饮食控制、运动疗法、药物治疗等基础治疗，治疗组加用伸筋泡脚方（伸筋草、透骨草、威灵仙等）局部熏洗，对照组则采用温水局部熏洗。结果，观察组总有效率高于对照组（$P < 0.05$），TCSS评分改善情况优于对照组（$P < 0.05$）；两组患者治疗过程中均未出现不良反应。谢旭光将84例糖尿病周围神经病变患者分为两组，在常规治疗基础上对照组加用甲钴胺，观察组采取中药熏洗配合穴位按摩治疗，即温通散（艾叶、苏木、红花、乳香、没药、路路通）浓煎后加入固定型号"控温足浴器"熏洗，温度控制40 ℃左右，熏洗液面高度10 cm，熏洗液浓度0.045 g/ml，1袋/次，20 min/次，1 次/d；同时按摩足三里、涌泉和承山

穴,30 min/次,3 次/d。结果,观察组和对照组总有效率分别为 92.9%（39/42）、73.8%（31/42），组间比较 $P < 0.05$；观察组畏寒、乏力、肢体疼痛及肢体麻木评分均明显低于对照组（$P < 0.05$）。彭雪飞将 60 例糖尿病性便秘患者分为两组，予中药治疗，试验组患者联合捏脊疗法。结果,两组患者的便秘情况均有所改善,试验组治疗后的便秘积分[(3.0±0.9)分]高于治疗前[(7.3±1.3)分]（$P < 0.05$）；试验组和对照组总有效率分别为 96.7%（29/30）、70.0%（21/30），组间比较 $P < 0.05$。许海燕将糖尿病便秘患者分为两组,对照组 30 例采用常规治疗,治疗组 32 例在常规治疗的基础上采用逍遥散加减（当归、茯苓、白术、生地黄、赤芍药、柴胡等）联合按摩治疗,按摩以神阙穴为圆心,沿顺时针方向按摩腹部,三餐/d 后按摩 1 次/h，20 min/次。经治 28 d,治疗组的总有效率为 90.6%（29/32），对照组为 66.6%（20/30），组间比较 $P < 0.05$；治疗组在改善临床症状方面优于对照组（$P < 0.05$）。

（撰稿：许 军 审阅：严隽陶）

【推拿治疗膝骨关节炎】

陈铁武等将 80 例患者分为两组,对照组采用扶他林乳膏外涂,治疗组采用膝部涂抹冬青膏推拿疗法。结果,治疗组有效率为 92.5%（37/40），显著高于对照组 75.0%（30/40）；治疗组的 Lysholm 评分、Womac 骨关节炎指数评分显著优于对照组（$P < 0.01$）；治疗组膝关节滑液的 TNF-α、IL-1 以及 MMP-3 含量均显著降低（$P < 0.01$），且治疗组显著优于对照组（$P < 0.01$）。表明冬青膏局部膏摩配合推拿治疗膝骨性关节炎能显著改善临床症状,降低膝关节滑液 TNF-α、IL-1 以及 MMP-3 的含量。

李建华等将 80 例膝骨性关节炎患者随机分为两组,治疗组采用推拿手法配合冬青膏膏摩,对照组采用单纯推拿手法,3 次/周,10 次为 1 个疗程。分别在治疗前及治疗后采用骨关节炎指数（WOMAC）量表评定疗效、股直肌肌张力测试。结果,两组的总体症状、疼痛、僵硬和日常活动功能积分较治疗前降低,股直肌肌张力较治疗前增加（$P < 0.01$）；治疗组的 WOMAC 各项积分低于对照组（$P < 0.05$），治疗组的 WOMAC 总评分改善率明显高于对照组（$P < 0.01$），两组股直肌肌张力改善率无明显差异（$P < 0.05$）。

马高亮等研究多角度拔伸微调推拿手法治疗骨性膝关节炎的效果,探讨膝骨性关节炎与骨错缝之间的病理机制。观察组 67 例,运用常规治疗膝骨性关节炎手法中加施多角度拔伸微调推拿手法；单用常规推拿组 71 例。结果,观察组最短推拿 3 次,最长 25 次,平均治疗 14 次；单用常规推拿组最短治疗 7 次,最长 39 次,平均 23 次。观察组和单用常规推拿组总有效率分别为 94.0%（63/67）、87.3%（62/71）；观察组疗效显著优于单用常规推拿组（$P < 0.05$）。

郭俊明等探讨宫廷理筋术之孙氏九步八分推拿法治疗膝骨性关节炎的疗效。将 80 例患者随机分为两组,治疗组采用孙氏九步八分推拿法,对照组采用常规推拿手法,2 个疗程后评定疗效。结果,两组总有效率及证候积分差异均无统计学意义（$P > 0.05$）；治疗组治疗时间显著缩短。

吴淮等将 60 例患者随机分为干预组和对照组,探讨自身股四头肌松筋手法对膝骨关节炎临床症状的影响。对照组单纯常规膝关节自我锻炼和防护,干预组则在此基础上进行自身股四头肌松筋手法治疗（20 min/次,2 次/周），治疗 8 周后评估膝关节 WOMAC 评分和活动度,比较两组临床疗效。结果,干预组疼痛、僵硬、功能、总评分等 WOMAC 评分均显著低于对照组（$P < 0.05$，$P < 0.01$）；两组膝关节活动度差异无统计学意义（$P > 0.05$）。

陈倩婧等将 60 例患者分为两组,治疗组采用 Thera-Band 训练治疗,对照组采用推拿治疗,2 个疗程后观察疗效。结果，治疗组总有效率为100.0%，与对照组的83.3%（25/30）比较$P<0.05$；治疗组 WOMAC 评分、症状积分、膝关节屈伸肌力比（H/Q）的改善程度均显著优于对照组（$P<0.05$，$P<0.01$）。

冯学烽等将90例患者分为两组各45例，治疗组采用经筋手法治疗，对照组采用常规经络手法治疗。2组均治疗1次/2 d，经治14 d，2组 WOMAC评分中各项指标均降低，与治疗前比较$P<0.05$；除僵直评分外，治疗组在改善疼痛、活动难度、总评分方面治疗前后差值与对照组比较均$P<0.05$。

（撰稿：许 军 审阅：严隽陶）

［附］参 考 文 献

C

陈红根，孙可望，金宏柱.温经通络方联合疏经通督推拿对颈椎病患者颈肌力学性能的影响分析[J].世界中医药,2015,10(3):352

陈泓鑫，纪双泉，肖亮萍.龙氏正骨手法结合肩关节松动术治疗颈源性肩周炎疗效观察[J].按摩与康复医学,2015,6(3):40

陈倩婧，邱展业，王华华，等.基于膝关节屈伸肌力比值探讨 Thera-Band 训练对膝骨性关节炎康复的影响[J].按摩与康复医学,2015,6(15):16

陈铁武，蔡群.冬青膏局部膏摩配合推拿对膝骨性关节炎患者关节滑液 TNF-α、IL-1 及 MMP-3 的影响[J].中国中医药科技,2015,22(1):15

D

戴七一，黎强，阮萍，等.揉髌手法对兔膝关节骨关节病模型血常规影响的研究[J].辽宁中医杂志,2015,42(8):1564

丁永胜，邹小霞，张永强，等.足底按摩配合加减半夏泻心汤治疗糖尿病胃轻瘫疗效观察[J].现代中西医结合杂志,2015,24(19):2141

F

冯学烽，邹伟民，陈永韶.经筋手法治疗太阳经筋型膝骨关节炎临床观察[J].新中医,2015,47(1):206

G

顾非，孙武权，庄月琴，等.推拿手法对颞下颌关节紊乱病患者颞下颌关节移动度的影响[J].上海中医药杂志,2015,49(8):50

郭俊明，王锡友.孙氏九步八分推拿法在膝关节骨性关节炎中的应用[J].按摩与康复医学,2015,6(17):43

郭汝宝，翁军，李增图，等.推拿手法对家兔失神经支配后肌球蛋白重链 mRNA 表达的影响[J].中华中医药学刊,2015,33(1):46

郭鑫，于天源，刘卉，等.颈椎拔伸法的操作特征及其运动学与动力学参数分析[J].上海中医药杂志,2015,49(10):11

H

海兴华，李华南，张玮，等.揉腹法治疗慢性浅表性胃炎的临床疗效观察[J].广州中医药大学学报,2015,32(5):865

郝素红，王新超.推拿疗法防治乳腺癌术后上肢淋巴水肿的临床研究[J].内蒙古中医药,2015,34(5):115

贺晓敏，骆灵，杨敏，等.中医穴位按摩配合产时综合护理干预对初产妇分娩质量的影响[J].西部中医药,2015,28(7):132

胡伟民，龚利，胡昊.推拿功法易筋经不同方式操练对老年人心脏功能的影响[J].中医药导报,2015,21(4):57

L

李建华，龚利，孙武权，等.手法配合膏摩治疗膝骨性关节炎的临床研究[J].辽宁中医杂志,2015,42(4):839

刘金和，刘金婷.按摩治疗对早产儿心率变异性的影响研究[J].河北中医药学报,2015,30(1):41

刘丽平.推拿联合耳穴疗法治疗小儿多发性抽动症疗效观察[J].光明中医,2015,30(2):336

鲁梦倩,于天源,姚斌彬,等.推拿对坐骨神经损伤模型大鼠神经超微结构的影响[J].南京中医药大学学报,2015,31(4):349

M

马高亮,黄竹妹.多角度拔伸微调推拿手法治疗骨性膝关节炎的疗效观察[J].中医临床研究,2015,7(7):27

马惠昇,张宏,严隽陶,等.基于细胞力学加载装置的推拿 gun 法行气活血作用机制研究[J].时珍国医国药,2015,26(2):493

马尚清,樊竹,徐嘉兴,等.摩腹对雄性去势大鼠皮质醇的影响[J].长春中医药大学学报,2015,31(1):13

P

潘艳,曾纪赋,曾超,等.伸筋泡脚方局部熏洗治疗糖尿病周围神经病变疗效观察[J].按摩与康复医学,2015,6(16):73

庞军,陈昭,唐宏亮,等.推拿少阳经治疗失眠症的多中心临床随机对照研究[J].中华中医药杂志,2015,30(10):3788

裴旭海,罗超.推抹捏擦扳五步推拿法为主治疗周围性面瘫临床观察[J].上海中医药杂志,2015,49(4):58

彭雪飞.捏脊疗法联合中药治疗糖尿病性便秘 30 例[J].中医临床研究,2015,7(14):97

S

尚坤,李圣洁,李墨阳,等.背部推拿疗法对免疫抑制家兔局部皮肤 CD_{80}、波形蛋白表达的影响[J].时珍国医国药,2015,26(4):1001

T

田强,赵家友,李振宝,等.脊柱推拿手法治疗胸廓出口综合征临床研究[J].新中医,2015,47(7):225

W

汪红.推拿联合中药渣热敷对风湿性关节痛患者症状及生活质量的影响[J].新中医,2015,47(10):222

王晨.局部手法按摩对短时间剧烈运动循环系统的影响[J].中华中医药杂志,2015,30(9):3127

吴淮,严萍,刘文刚,等.自身股四头肌松筋手法治疗膝骨关节炎随机对照研究[J].按摩与康复医学,2015,6(19):18

X

冼思彤,于天源,潘璠,等.推拿对坐骨神经损伤大鼠背根神经节降钙素基因相关肽表达的影响[J].中医学报,2015,30(9):1311

谢旭光.中药熏洗配合穴位按摩治疗糖尿病周围神经病变的临床效果[J].按摩与康复医学,2015,6(11):57

徐昭.腹部推拿对功能性便秘患者肠电的影响[J].辽宁中医杂志,2015,42(3):521

许海燕,刘明明,许惠玲.逍遥散加减联合按摩治疗糖尿病便秘临床观察[J].陕西中医,2015,36(1):54

Z

赵方晓,张月,范德宇,等.振腹法对 2 型糖尿病大鼠血糖和胰高血糖素样肽-1 分泌的影响[J].世界中医药,2015,10(5):749

赵炜.推拿对膝关节置换术后患者康复以及 D-二聚体水平的影响观察[J].云南中医中药杂志,2015,36(7):47

周敏,龚利,王珏婧,等.揉散按摩操对中小学女性教师乳腺增生病的疗效观察[J].按摩与康复医学,2015,6(1):21

（十二）气　功

【概　述】

2015 年，气功的研究内容较为丰富，以"气功"为关键词，在中国知网、万方、维普等中文数据库中检出 450 余篇文献，主要发表单位有国内 40 多个科研院所、中医院校和体育院校。其中，社科类文献约 130 篇，自然科学类和应用基础研究约 30 篇，工程技术类约 40 篇，大众文化类约 150 篇，基础教育与中等职业教育类约 20 篇，高级科普类 4 篇，博硕士论文 45 篇。

与往年相比，论文数量略有减少。研究类论文约 160 篇，比去年减少了 25%，但研究水平和论文质量有明显提高；科普与文化类的论文数量与去年接近。从气功文献的学科归属来看，体育学 216 篇，中医学 118 篇，预防医学与卫生学 15 篇，中等教育 9 篇，临床医学 6 篇，专科专病（心血管系统疾病）康复 6 篇，医学教育与医学边缘学科 5 篇，生物学 5 篇，精神病学 4 篇。较之去年，气功文献的主要贡献学科仍是体育学与中医学，尤其以"健身气功"为主要关键词检出文献 226 篇，为目前国内研究的主要方向，这与国家体育总局健身气功中心对健身气功的大力推广、多学科研究、多维度普及有直接的关系，仍与前两年一样有共同的关注点——健身气功对疾病康复、诱发的生理心理效应等生命科学的问题。

值得一提的是，本年度气功用于疾病干预与治疗的文献检出率比往年增加明显，说明临床中气功疗法已经逐渐受到医学界的认可和重视，这与气功疗法关注心身协同的技术内涵有关，也与近年来现代医学对疾病谱的认识改变，提出"心身疾病""功能医学"等概念指导临床有密切的关系。同时，在基金支持方面，国家科技支撑计划 4 篇，国家自然科学基金 2 篇，国家社会科学基金 1 篇，国家中医药管理局科研基金 1 篇，省部级基金、计划 9 篇，较往年略有提高。但与其他学科相比，国内气功研究仍存在如下问题：一是与相关学科（如基础医学、物理学、信息工程学等）之间的交叉互动不足，高质量的气功文献偏少，引用率和影响因子偏低；二是研究方向的持续性不够，许多文献的研究单位与作者重复出现率偏低；三是基础性与应用基础性的研究层次不够深入，实（试）验方案规范性不足，尤其缺乏符合气功特色的实验方法论指导是目前气功科研面临的主要问题之一。

本年度气功研究论文虽然较往年略有减少，但对气功研究的资助范围有所增加。中国医学气功学会首次开展医学气功科研课题招标，来自全国 46 个单位提交了申报书，最后有 24 项课题立项（其中立项资助 18 个项目，立项不资助 6 个项目）。涉及气功治未病的机制与应用、防治慢性病、效应机制及政策规范化等方面的研究，预计 2016 年会取得阶段性成果。这一工作对引导医学气功行业内的科研方向并提升气功疗法的研究质量具有开创性的意义与作用。国家体育总局健身气功管理中心资助的项目中关于健康与医学问题的比例明显高于往年，说明气功"治未病"的问题已在医学气功与健身气功两个气功行业达成共识，产生共鸣。同时，国家自然基金委对气功基础性研究的资助也有扩展，福建中医药大学申报的"基于默认网络的八段锦运动干预轻度认知障碍的多模态影像学研究"和上海中医药大学申报的"太极拳调节膝关节内侧间室应力的作用及其相关机制研究"都获得资助。北京中医药大学主持的"意境作业安神解郁作用的 ERP 效应及分子机制研究"课题处于在研阶段,通过对脑功能与全基因表达效应协同分析探寻气功作用人体的心身同步效应机制,已取得阶段性成果。

此外,由北京中医药大学和江西中医药大学担任主编的《中医气功学》"十三五"全国规划教材的编写工作也是本年度一件重要的任务,由全国 26 个中医院校科研院所的同行组成的编委会进行了本次编修工作,与文字版教材同步进行数字化教材制作与发行是中国中医药出版社的又一次创新,尤其利用网络平台,为广大学生与读者习练医学气功,提供了更加直观形象的数字化资料,对延续课堂教学的课下训练具有非常重要的意义。

(撰稿:魏玉龙　审阅:刘天君)

【养生功法对慢性阻塞性肺疾病患者临床疗效的影响】

邓艳芳等将 64 例肺脾气虚证慢性阻塞性肺疾病(COPD)稳定期患者分为两组各 32 例,均予常规药物治疗及健康教育,试验组在此基础上接受八段锦第三式调理脾胃须单举功法锻炼,晨起 1 次/d,30 min/次,共 3 个月,比较干预前后两组患者第 1 秒钟用力肺活量(FEV1)、FEV1/预计值(%)、用力肺活量(FVC)、FEV1/FVC(%)差别来评估两组患者肺功能差异;比较干预前后两组患者改良的英国医学研究委员会呼吸困难量表(mMRC)的差别来评估患者呼吸困难程度的差异。结果,两组患者肺功能指标 FEV1、FEV1/预计值(%)、FVC、FEV1/FVC(%)组间比较 $P > 0.05$;试验组肺功能相关指标组内比较 $P > 0.05$;两组患者呼吸困难程度组间比较 $P < 0.05$;试验组呼吸困难自身前后比较 $P < 0.05$。

薛广伟等将符合纳入标准的患者按症状、肺功能分级、急性加重的风险进行综合评估,分为 A、B、C、D 4 个级别,将所有病例整群分为八段锦组 31 例和对照组 28 例。均予规范的药物治疗,八段锦组予健身气功八段锦锻炼,4 次/周,30 min/次,持续 180 d。分别在第 1、180 d 进行慢阻肺评估测试(CAT)、肺功能检查、急性加重次数等评测。结果,健身气功八段锦可以明显改善 CAT 评分的总积分及单项症状积分($P < 0.05$);其可能增加 A 级患者的 FVC、延缓 B 级患者的 FEV、FEV1/FVC(%)下降速度($P < 0.05$)。

王静宇将患者分为治疗组 37 例和对照组 36 例,均予基础治疗,治疗组同时口服二陈汤加减(法半夏、茯苓、陈皮、桔梗、枳壳、党参等)3 个月和习练八段锦功法 1 年(习练全套 1 次/d)。结果,两组患者 FEV1、FEV1/FVC(%)水平较治疗前后比较 $P < 0.05$,组间比较 $P < 0.05$;治疗后两组 6 min 步行距离均有增加($P < 0.05$),且治疗组大于对照组($P < 0.05$)。

吕燕等将患者分为两组各 80 例,均按照 COPD 诊治指南进行规范化治疗,试验组同时练习八段锦 20 min/d,出院前评估患者生活质量及护理满意度。结果,八段锦组 6 min 步行距离、改良呼吸困难指数(mMRC)评分、CAT 评分较治疗前及对照组同期均有所改善,但差异无统计学意义($P > 0.05$);八段锦组患者对护理的满意度为 96.3%(77/80),较对照组 90.0%(72/80)高,但两组差异无统计学意义($P > 0.05$)。

赵桥梁将 60 例 COPD 稳定期患者分为两组,均予常规中医健康宣教和药物治疗作同期观察,试验组在此基础上进行五禽戏锻炼,3 次/周,40 min/次。治疗 3 个月后,试验组 FEV1、FEV1/FVC(%)、FEV1/预计值(%)均有所提升($P < 0.05$),6 min 步行试验、Borg 指数、圣乔治呼吸问卷评分及中医证候改善较明显($P < 0.01$);而对照组肺通气功能、6 min 步行试验、Borg 指数、圣乔治呼吸问卷评分改善不明显($P > 0.05$);试验组 6 min 步行试验、Borg 指数及圣乔治呼吸问卷评分均优于对照组（$P < 0.01$）。

程玉峰、魏姗姗、何蕊课题组将 100 例患者分为两组，均予一般 COPD 常规治疗，治疗组除在此基础上练习传统华佗五禽戏，30 min/次，不少于 4 次/周，共习练 6 个月。结果，两组分别于实验前、实验 6 个月后作临床症状积分及 CAT 评分的比较，治疗组习练五禽戏后临床症状积分及 CAT 评分改善明显优于对照组（$P < 0.05$）；FEV1/FVC，FEV1 治疗前后改善明显高于对照组（$P < 0.05$）。两组患者生活质量评分比较，治疗组在日常生活能力、社会活动、焦虑及抑郁评分治疗前后比较 $P < 0.01$，$P < 0.05$；两组治疗后在日常生活能力、抑郁评分方面比较 $P < 0.05$。

王继红等检索 PubMed，EMBASE，Web of Science，The Cochrane Library 英文数据库和中国知网、万方和维普中文数据库中 1980 年 1 月～2014 年 7 月间太极拳对老年 COPD 患者干预的随机对照试验，包括太极拳运动干预组和常规药物或是健康教育对照组。共计纳入 6 个随机对照试验，共 406 例患者。Meta 分析结果显示，与对照组相比，太极拳运动明显改善了 COPD 患者第 1 秒用力呼气容积与用力肺活量比值百分比水平（$MD = 4.62$，$95\% CI$：$0.73 - 8.51$，$P = 0.02$）、第 1 秒用力呼气容积占预计值百分比水平（$MD = 4.95$，$95\% CI$：$0.33 - 9.57$，$P = 0.04$）、6 min 步行距离水平（$MD = 33.81$，$95\% CI$：$6.00 - 61.62$，$P = 0.02$），但第 1 秒用力呼气容积在太极拳组与对照组间未见显著性差异（$MD = 0.02$，$95\% CI$：$0.10 - 0.14$，$P = 0.76$）。

（撰稿：尚妍妍　审阅：刘天君）

【正念的应用和现代研究】

张宗城等将癌症患者分为两组各 132 例，均采用常规的护理方法。正念减压组在常规护理的基础上实施正念减压训练。分别于干预前和干预后 4 周应用焦虑自评量表（SAS）、抑郁自评量表（SDS）评价患者的焦虑程度、抑郁程度。结果，两组患者干预前的 SAS 与 SDS 评分经比较 $P > 0.05$；正念减压组干预后 SAS 与 SDS 评分均显著低于干预前（$P < 0.05$），而对照组干预前后则无明显差异（$P > 0.05$）；正念减压组患者干预后的 SAS 与 SDS 评分显著低于对照组（$P < 0.05$）。张玉秀等将脑卒中后抑郁病人分为观察组 45 例和对照组 44 例，对照组给予常规治疗＋健康教育，观察组行以正念为基础的行为训练。分别在干预前后采用汉密尔顿抑郁量表（HAMD）、生命质量简表（SF-36）、日常生活活动能力量表（ADL）进行疗效评价。结果，干预后观察组 HAMD 评分、SF-36 评分、ADL 多项指标评分变化优于对照组（$P < 0.05$）；观察组总有效率明显高于对照组（$P < 0.05$）。

黄冬华等将青少年抑郁症患者分为两组各 60 例，均予以氟伏沙明口服治疗。治疗组则在此基础上实施正念减压干预措施。结果两组患者住院治疗第 3 周末自我评价与接纳情况分析，差异无统计学意义；两组患者治疗前，及住院治疗第 3 周末 HAMA 与 HAMD 总分评分比较，差异无统计学意义，而治疗第 5、8 周末的两组患者 HAMA 与 HAMD 评分比较 $P < 0.05$；治疗组与对照组的临床有效率分别为 96.7%（58/60）、76.7%（46/60），组间比较 $P < 0.05$。刘雷等回顾分析多项抑郁症与额叶脑电活动偏侧化的关系，认为抑郁症患者静息额叶 EEG 偏侧化具有稳定性，正念训练可以通过纠正这种偏侧化对抑郁症起到缓解作用。

李娜等以正念训练为干预手段，采用自尊量表和特质应对方式问卷以及注意网络测试对 22 名自愿参加正念训练的大学生进行干预前后的测量，用配对 t 检验了解干预前后被试自尊水平和应对水平，以及注意网络水平的变化。结果正念训练干预前后，自尊水平较正念训练前无变化；特质应对方式的积极应对因子较正念训练前显著提高（$P < 0.05$），消极应对因子变化不显著；注意警觉网络的

变化具有显著性（$P < 0.01$），定向和执行网络的变化无统计学意义。王玉正等招募 69 名被试，分为正念训练组和等待对照组。其中训练组接受 1 次/周，共 8 周的正念训练，对照组等待 8 周。在训练前后测试五因素正念度量表（FFMQ）、5 min 冷压任务、疼痛应对策略问卷。结果有 49 人数据纳入最后统计（训练组 22 人，对照组 27 人）。经过 8 周正念训练之后，训练组正念总分（128.72±11.82 vs.121.73±12.75，$P < 0.05$）、观察（25.55±4.92 vs.23.91±5.22，$P < 0.05$）、不判断（27.09±3.80 vs.24.63±5.24，$P < 0.01$）、不反应（19.59±3.02 vs.21.27±3.96，$P < 0.01$）得分显著提升。训练组经历疼痛刺激时更多采用接纳策略（22.18±6.27 vs.17.68±7.28，$P < 0.05$）。徐慰等通过讲座的方式招募 90 人存在压力、负性情绪并愿意通过正念训练来缓解的个体参与研究，将其随机分为正念训练组与等待对照组。其中 79 人完成研究（正念训练组 38 人，等待对照组 41 人）。正念训练组训练 8 周，在此期间等待对照组不进行干预。采用 FFMQ 测量正念水平，简明心境量表（POMS）测量情绪。8 周后，正念训练组 FFMQ 总分高于基线（$P < 0.01$），POMS 负性情绪总分及紧张焦虑、抑郁沮丧、疲劳维度得分均低于基线（均 $P < 0.01$）；而对照组各项得分与基线差异均无统计学意义（均 $P > 0.05$）。FFMQ 总分的增加对干预所造成的 POMS 中负性情绪总分及紧张-焦虑、抑郁-沮丧、疲劳的减少存在中介作用。王宴庆等采用 FFMQ、情绪调节自我效能感量表和考试焦虑量表对 370 名大学生进行测量。结果：①正念水平能够负向预测考试焦虑。②正念与表达积极情绪效能感和管理消极情绪效能感均呈显著正相关。③表达积极情绪效能感与管理消极情绪效能感均与考试焦虑呈显著负相关。④管理消极情绪效能感在正念和考试焦虑之间具有中介效应。

（撰稿：叶阳舸　审阅：刘天君）

【八段锦对糖尿病症状的影响】

王成元等将 60 例 2 型糖尿病患者分为两组，均实施常规治疗（包括口服降糖药或胰岛素治疗或口服降糖药联合胰岛素治疗）。治疗组在此基础上结合八段锦训练，参与医师均熟悉功法，试验前培训患者，考核合格者正式进入试验。患者习练 20 min/d，5 次/周，6 周后评价疗效。结果，与对照组相比，治疗组血糖指标（空腹血糖、非空腹血糖、果糖胺、糖化血红蛋白）、血脂指标（总胆固醇、三酰甘油、低密度脂蛋白胆固醇）均有显著改善（$P < 0.05$）。

吴云川等将 60 例患者分为对照组、步行组和八段锦组。对照组维持原生活方式不变；步行组进行步行锻炼，2 次/d，30 min/次，中等步速，5 次/周以上；八段锦组进行八段锦锻炼，3 次/d，5 次/周以上。经治 12 周后，八段锦组空腹血糖、糖化血红蛋白明显下降（$P < 0.05$）；八段锦组和步行组生存质量量表（SF-36）躯体健康评分明显升高（$P < 0.05$）。

曹柏龙等将 60 例糖尿病合并抑郁的患者分为治疗组 32 例和对照组 28 例。均予西医治疗，治疗组在对照组基础上运用养心开郁汤联合八段锦干预，2 次/d。经治 12 周后，治疗组总有效率、糖化血红蛋白、汉密尔顿抑郁量表评分和中医证状改善均优于对照组（$P < 0.05$）。曹氏等还将气虚血瘀型痛性糖尿病周围神经病变患者按随机数字表法分为试验组 31 例和对照组 29 例，治疗组患者在西医治疗基础上再进行针刺和八段锦锻炼。经治 8 周后，空腹血糖、糖化血红蛋白神经传导速度及疼痛 VAS 积分改善程度优于对照组（$P < 0.05$，$P < 0.01$）。

彭德忠等将患者分为试验组 71 例和对照组 70 例，均予常规糖尿病药物治疗。试验组在此基础上训练八段锦，30 min/d，集中练习 1 次/周。6 个月后患者焦虑自评量表(SAS)、症状自评量表(SCL-90)、生存质量特异性量表(DSQL)和空腹血糖改善均优于对照组($P < 0.05$)。

朱慧敏等将伴轻度认知功能障碍的老年2型糖尿病患者分为干预组37例和对照组41例,均采用常规治疗及常规出院后指导;干预组在此基础上练习八段锦。习练40 min/d,5次/周,集中练习1次,12周后评价疗效。结果,干预组在干预1、3、6、9及12个月时,蒙特利尔认知评估量表(MoCA)评分高于对照组($P < 0.05$);日常生活能力量表(ADL)评分在干预6、9及12个月时有显著提高($P < 0.05$)。

王洁将200例老年患者分为四组各50例。对照组不练功,保持原有降糖治疗方案,其他三组练功患者在原有降糖方案上加不同运动指导,练习3次/周,1 h/次。动功组练习八段锦,静功组练习放松功,动静组练习放松功和八段锦。结果,与对照组比较,练功6、12个月,动静组及动功组糖化血红蛋白和胰岛素抵抗指数水平下降($P < 0.05$);练功12个月,静功组糖化血红蛋白、胰岛素抵抗指数水平下降($P < 0.05$,$P < 0.01$);练功6、12个月,所有练功组血清8-异前列腺素水平均下降,超氧化物歧化酶水平均上升($P < 0.05$ 或 $P < 0.01$)。随访期间未见不良反应。

(撰稿:陆　颖　审阅:刘天君)

[附]　参　考　文　献

C

曹柏龙,苗桂珍,杜启明,等.养心开郁汤联合八段锦运动疗法治疗糖尿病合并抑郁[J].吉林中医药,2015,35(10):1009

曹柏龙,赵慧玲,苗桂珍,等.八段锦联合针刺治疗气虚血瘀型痛性糖尿病周围神经病变疗效观察[J].辽宁中医杂志,2015,42(12):2409

程玉峰,魏姗姗,何蕊.传统华佗五禽戏对慢性阻塞性肺疾病稳定期患者临床疗效观察[J].中医药临床杂志,2015,27(5):683

D

邓艳芳,陈锦秀.八段锦单举式对慢性阻塞性肺疾病患者康复效果的影响[J].中华护理杂志,2015,50(12):1458

H

何蕊,程玉峰,魏姗姗.传统华佗五禽戏提高慢性阻塞性肺疾病稳定期患者生活质量临床研究[J].中医药临床杂志,2015,27(7):966

黄冬华,谢建芳,袁水莲.正念减压对青少年抑郁症患者干预效果的临床研究[J].当代医学,2015,21(24):74

L

李娜,褚成静,周凌峰.正念训练对大学生应对方式和注意网络的影响[J].广东医学院学报,2015,33(4):461

刘雷,周仁来.一个测量抑郁症的重要神经指标:静息额叶脑电活动的不对称性[J].心理科学进展,2015,23(6):1000

吕燕,李家珍,张立宏.健身气功八段锦对慢性阻塞性肺疾病患者生活质量及住院满意度的影响[J].中国医药导报,2015,12(30):161

P

彭德忠,刘月,申渝泉,等.八段锦对2型糖尿病焦虑状态的影响[J].河南中医,2015,35(4):774

W

王成元,张瀚元.八段锦结合常规治疗法对2型糖尿病血糖水平的影响[J].中国医药科学,2015,5(22):49

王继红,刘晓丹,胡军.太极拳对老年慢性阻塞性肺疾病患者肺功能和运动耐力影响的Meta分析[J].中国组织工程研究,2015,19(5):815

王洁,张妍,陈淑雯,等.养生功对社区老年2型糖尿病

患者氧化应激及生存质量影响[J].医学临床研究,2015,32(4):635

王静宇.中药内服联合八段锦功法治疗稳定期慢性阻塞性肺疾病临床观察[J].上海中医药杂志,2015,49(7):41

王宴庆,赵鑫.正念对考试焦虑的影响:情绪调节自我效能感的中介作用[J].中国临床心理学杂志,2015,23(4):746

王玉正,刘欣,徐慰.正念训练提升参与者对疼痛的接纳程度[J].中国临床心理学杂志,2015,23(3):567

魏姗姗,程玉峰,何蕊.传统华佗五禽戏对慢性阻塞性肺疾病稳定期患者肺功能的影响[J].中医药临床杂志,2015,27(6):793

吴云川,韦庆波.八段锦辅助治疗2型糖尿病的临床疗效观察[J].中国老年学杂志,2015,35(18):5218

X

徐慰,王玉正,刘兴华.8周正念训练对负性情绪的改善效果[J].中国心理卫生杂志,2015,29(7):497

薛广伟,冯淬灵,姚小芹,等.健身气功八段锦在慢性阻塞性肺疾病稳定期肺康复中的疗效评价[J].北京中医药大学学报,2015,38(2):139

Z

张玉秀,郝正伟,郭霞.以正念为基础的行为训练干预脑卒中后抑郁的临床效果[J].中西医结合心脑血管病杂志,2015,13(14):1679

张宗城,叶桦,岑建宁,等.正念减压训练对癌症患者焦虑抑郁情绪的影响[J].海南医学,2015,26(8):1150

赵桥梁.五禽戏防治社区稳定期慢性阻塞性肺疾病临床研究[J].中医学报,2015,30(6):801

朱慧敏,张宁,计成,等.八段锦对老年糖尿病患者轻度认知功能障碍影响的研究[J].中国实用护理杂志,2015,31(16):1202

（十三）护　　理

【概　述】

2015 年,中医护理注重理论研究、辨证施护、中医护理技术、情志护理及康复护理等方面,并按照国家中医药管理局颁布试行的"中医护理方案",研究继承、突出、发展中医特色优势,体现人性化、特性化的中医护理。

1. 理论研究

中医学具有"医中有护、医护合一"的鲜明特征,中医护理理论同源于《黄帝内经》,发展于《伤寒杂病论》,在后世医家的发展下逐渐成熟,中医护理实践始终在中医理论的指导下优化发展。张仲景的《伤寒杂病论》蕴含着丰富的护理学思想,在中医临床护理实践中发挥着不可替代的作用。阴阳学说是重要的中医理论基础,具有逻辑性、相对简单和易推广等特点。余涵从身心疾病、护理评估、护理环境、用药及饮食护理、心理护理和护理管理等方面,综述了该学说在中医护理临床实践中的广泛指导作用,认为对阴阳学说不断地探索和研究,定能够更好地应用于临床。聂红英认为中医护理强调辨证施治、辨证施护相结合,护理时注意药物煎服方法,观察患者服药后的病情变化,重视疾病动态演变过程中的饮食、起居及情志等方面的调护。

程薇等将 182 例慢性肝病患者随机分为两组,均予常规护理,观察组融入"治未病"护理理念,包括心理护理、作息时间科学配置、科学的饮食与营养指导。结果,总有效率观察组为 100%、对照组为 93.4%(85/91),组间比较 $P < 0.05$;护理满意率观察组为 94.5%(86/91)、对照组为 87.9%(80/91)($P < 0.05$)。 黄璐等将慢性阻塞性肺疾病(COPD)患者分为痰浊壅肺、痰热郁肺、痰蒙神窍、肺肾气虚、阳虚水泛五型,在《神农本草经》理论的指导下,根据"药食同源"的观点,并参照"整体观念""辨证论治"的思维方法和防治原则,对 COPD 患者进行辨证施膳,取得满意效果。同时表明《神农本草经》中关于食物养生保健、疾病治疗的内容十分丰富,对人类的健康产生了积极的作用。管莉文等将产后抑郁症患者随机分成两组各 30 例,对照组予常规护理,治疗组采用以思胜之、以喜胜之、以忧胜之的中医"七情理论"护理干预,另配合按摩"十三鬼穴"(人中、上星、风府、承浆、劳宫等)以安神宁心开窍。2 周后,两组汉密尔顿抑郁量表(HAMD)、健康调查简表评分均有所改善,组内比较均 $P < 0.05$;治疗组改善较对照组显著($P < 0.05$)。

2. 辨证施护

邹家莉等将重症肌无力患者随机分为观察组 45 例和对照组 30 例,均予专科常规护理,观察组加用中医辨证施护:脾气亏虚者予补中益气汤及补脾强力胶囊;气阴两虚者予补中益气汤合生脉饮加减;肝肾阴虚者予六味地黄汤合二至丸加减;脾肾阳虚者予补中益气汤合肾气丸加减,同时予针刺、中药外治、拔罐、穴位注射及药棒穴位按摩等。结果,观察组 1 月及 1 年后的临床绝对评分法、相对评分法均有明显改善(均 $P < 0.05$),且远期评分改善更显著($P < 0.01$)。

武清霞等将溃疡性结肠炎(UC)患者随机分为两组,均予常规护理,试验组另行中医特色辨证施护,分为湿热内蕴、脾虚大肠湿热、脾肾两虚、寒热错杂 4 个证型予生活起居护理、饮食指导、情志调理、用药护理及临证施护。结果患者出院时,试验组满意度 96.7%(29/30),高于对照组 90.0%(27/30)$P < 0.05$。

王春玲等回顾性分析总结了 214 例胸痹患者的辨证施护效果。饮食护理包括:寒凝血瘀者予食温阳散寒、活血通络之品;气滞血瘀者予行气活血之品;气虚血瘀者予益气活血之品;气阴两虚、心血瘀阻者予益气养阴、活血通络之品;痰阻血瘀者予通阳泄浊、活血化瘀之品;热毒血瘀者予清热解毒、活血化瘀之品。并根据不同证型予具有针对性的生活护理、情志调理及胸闷、胸痛、心悸、气短、便秘等常见证候护理。结果有效率为 92.1%(197/214)。

张银珏将 COPD 患者随机分为两组各 120 例,对照组采用常规护理,观察组予辨证施护:外寒里饮型避免寒冷,饮食禁生冷;痰浊阻肺型避免直接吹风,饮食禁肥厚之品;痰热郁肺型避免对流风,不宜过暖,饮食禁辛辣刺激;肺肾气虚型宜多休息,协助翻身拍背,食营养丰富之品。结果观察组圣乔治呼吸问卷测评的生存质量相关指标以及肺功能改善明显,且优于对照组(均 $P < 0.05$)。

朱东华等对 108 例慢性支气管炎患者予中医整体辨证护理:采用中药贴敷药、特定电磁波治疗仪照射、针灸(咳嗽喘息加重和多痰者取肺俞、肾俞)及饮食、活动、环境等健康宣教。结果总有效率为 98.1%(106/108)。

3. 中医护理方案

林美珍等认为应强化护士中医基础知识,提高护士的辨证施护能力;加强医护沟通,促进中医特色护理疗法的开展;培养护士严谨的科研态度,确保观察数据客观有效;完善评价方案,确保中医护理方案效果客观真实。

芦盛贞等将行腹腔镜胆囊切除术(LC)患者随机分为两组各 180 例,对照组实施传统常规护理,实验组以胆胀中医护理方案为依据,运用"随症采集"方法,为 LC 术前后患者实施中医护理技术。结果实验组在住院时间、病人满意度、患者症状缓解等方面均优于对照组(均 $P < 0.05$)。

文杰等分析了采用"心衰病中医护理方案"的病历资料共 2 174 例,结果与"方案"证候诊断一致的有 1 421 例。补充证候前 3 位是气虚血瘀、心血瘀阻和痰瘀互结。"方案"中实施较多的中医护理技术有中药贴敷、耳穴贴压、中药泡洗等。近 80.0% 患者的不适症状得到改善,患者对中医个体化健康指导的满意度为 91.9%,护士评价"心衰病中医护理方案"实用性强的占 86.0%。

刘梨等采用中医护理方案护理脑卒中急性期患者 216 例,包括对意识障碍、半身不遂、眩晕、痰多息促、腹胀便秘、言语蹇涩、吞咽困难等方面的辨证施护及健康指导。在出院时,患者治疗总有效率达 87.0%(188/216),对健康指导满意度为 100%,有 91.2% 的责任护士认为本护理方案的实用性较强。

沈云霞等采用"13 个病种中医护理方案"中的喘病方案对 60 例喘病患者进行护理。结果显示,喘病中医护理方案的实施使患者对中医护理技术的依从性增高,对护理工作的满意度提高,同时症状施护效果也得到提高。

4. 中医护理技术

吴月意等将老年膝骨性关节炎患者分为两组各 39 例,均予常规康复治疗,对照组加服布洛芬缓释胶囊;观察组予三联序贯中医护理,以中药(川芎、生川乌、海桐皮、防风、骨碎补等)熏洗、推拿及酒醋药物(羌活、当归、防风、乳香、田七)热敷。10 d 后,两组视觉模拟评分法(VAS)疼痛与骨科协会评估治疗分数(JOA)治疗评分、临床疗效均较前改善($P < 0.05$),而观察组的临床疗效明显优于对照组($P < 0.05$)。

孙龙等将胃癌术后患者随机分为观察Ⅰ组、Ⅱ

组和对照组各 100 例,均予常规治疗护理方案,观察 I 组、观察 II 组分别于术前 1 d、术后 6h 开始耳穴(取神门、交感、皮质下、脑干、大小肠穴)贴压。结果观察 I 组、II 组和对照组术后首次排气或排便时间分别为(79.06 ± 27.83)、(102.68 ± 27.14)、(111.39 ± 25.80)h,三组间比较 $P < 0.05$,而观察 I 组改善优于观察 II 组及对照组($P < 0.05$)。

黄芳等将 88 例 UC 患者随机信封法分为四组,均采用中药灌肠方(黄柏、地榆、三七粉、白及、诃子等)保留灌肠。组 1 灌肠速度 10~14 ml/min,温度 37.0~38.9 ℃;组 2 灌肠速度 15~20 ml/min,温度 37.0~38.9 ℃;组 3 灌肠速度 10~14 ml/min,温度 39.0~41.0 ℃;组 4 灌肠速度 15~20 ml/min,温度 39.0~41.0 ℃。12 d 后,组 1、组 3 药液保留时间长于组 2,组 2 长于组 4;保留时间和医院焦虑、抑郁呈负相关。组 3、组 4 的温度感觉较好($P < 0.05$);组 2、组 4 的速度感觉较好($P < 0.05$);组 3、组 4 腹痛得分较高,组 2、组 4 即刻便意得分较高($P < 0.05$)。

汤娟娟等将 90 例卒中后抑郁患者随机分三组,均予卒中后常规抗抑郁(盐酸舍曲林片)和康复训练,实验组 1 予芳香中药药枕(香附、郁金、石菖蒲、玫瑰花、月季花等)联合耳穴(神门、肝、肾、心、脑)贴压,实验组 2 仅予耳穴贴压法。经治 4 周后,3 组 HAMD 评分均有改善,组间比较均 $P < 0.001$。

郭闯等将气滞血瘀型腰椎间盘突出症患者随机分为四组各 30 例,对照组予常规治疗和护理,导入组在此基础上予中药离子导入(羌活、独活、鸡血藤、当归、红花等),熏蒸组予中药熏蒸(桂枝、桑枝、土元、羌活、独活等),结合组予中药熏蒸结合离子导入。15 d 后,四组 JOA 及 VAS 疼痛评分均有所改善($P < 0.05$,$P < 0.01$);组间比较 JOA 及 VAS 评分有差异,结合组改善最明显(均 $P < 0.05$)。

5. 情志护理

王浩霞等将重症加强护理病房(ICU)患者分为两组各 80 例,观察组予中医情志护理(包括调节患者心理状态,说理疏导、顺情从欲、移情相制等),对照组予常规护理。结果观察组 ICU 综合征发生率低于对照组,住院时间明显短于对照组,患者满意度明显高于对照组(均 $P < 0.05$);观察组焦虑、抑郁评分改善均优于对照组($P < 0.05$)。

康华等将两个社区的 140 例 2 型糖尿病患者均分为两组,对照组实施服药、基础生活护理等常规护理,观察组实施阴阳情志调护,包括以情胜情、发泄悲郁、乐观调畅、移情异性等方法,干预 1 年后发现,采用焦虑自评量表测得观察组焦虑得分明显低于对照组($P < 0.05$)。

吴萍等根据住院时间的不同将骨折患者分为两组各 100 例,对照组予一般治疗及心理护理,干预组依据七情致病特点及五行生克理论,将患者分为肝郁化火、气虚血瘀、心肾不交型及痰气郁结四型,采取"以情胜情"的中医情志护理。2 周后,干预组创伤后应激障碍症状清单平民版、症状自评量表评分均低于对照组,创伤后应激障碍发生率低于对照组(均 $P < 0.05$)。

陈鸿梅等将脑梗死后抑郁症患者随机分为两组各 60 例,观察组予中医情志护理,包括情志相胜法及适当的穴位按摩(太冲、百会等),对照组予常规护理。结果观察组 Fugl-Meyer 评定法评分和 HAMD 评分均较对照组明显改善(均 $P < 0.05$)。

黄波等将 120 例类风湿关节炎(RA)患者分为两组,均予常规综合治疗及健康教育,干预组另予针对性的中医养生知识健康宣教,包括全程个体化的情志护理、生活起居及饮食调护、运动调养等。1 月后,干预组晨僵、关节压痛数、关节肿胀及活动情况,生活自理能力和用药依从等改善均优于对照组,RA 疾病活动性评分改善情况优于对照组(均 $P < 0.05$)。

6. 康复护理

叶维敏等将早期中风偏瘫患者随机分为两组,

均予银杏达莫静脉滴注配合神经内科常规功能锻炼及护理，观察组加中医康复护理，软瘫期予针刺、穴位按摩；痉挛期予肩颈上肢、腰背及下肢按摩。经治 3 周后，两组患者神经功能缺损评分均较前降低，日常生活能力（ADL）评分升高，HAMD 及汉密尔顿焦虑量表评分降低，而观察组改善更显著（均 $P < 0.05$）；观察组与对照组总有效率分别为 93.2%（41/44）、70.5%（31/44）（$P < 0.05$）。

周兴芳等将 326 例腰椎间盘突出患者随机分为两组，均予常规基础治疗护理，干预组另予艾灸、牵引、中药熏蒸等中医康复治疗。3 个疗程后，干预组疗效、患者满意率均明显高于对照组，疾病复发率明显低于对照组（均 $P < 0.05$）；干预组与对照组总有效率分别为 93.9%（153/163）、82.2%（134/163）（$P < 0.05$）。

李海玲等将 60 例 RA 腕关节炎功能障碍患者随机分为两组，均予免疫抑制剂加针刀治疗，对照组配合内科常规护理，观察组配合康复护理，3 个月后，两组患者腕关节背伸度、掌曲度、双手握力均增加（$P < 0.05$），腕关节局部压痛点数、VAS 疼痛评分明显减少，观察组优于对照组（$P < 0.05$）；两组类风湿因子、血沉及 C-反应蛋白均降低，但 $P > 0.05$。

赵冬梅等对 86 例急性腰扭伤患者予保守治疗及个体化康复护理，包括体位护理、情志护理、饮食调摄、中药塌渍护理、疼痛护理、功能锻炼及健康教育，治疗 1～2 周后，痊愈 41 例，显效 38 例，总有效率达 100%。

黄卡等将 80 例中风后遗症老年患者随机分成两组，均接受饮食、日常生活、康复锻炼等康复护理，治疗组加针灸治疗。60 d 后，两组 HAMD 评分、神经功能缺损程度评分量表评分均显著降低，ADL 评分、简明健康调查问卷评分显著升高，且治疗组改善更明显（均 $P < 0.05$）。

（撰稿：董春玲　审阅：张雅丽）

【肝病的护理】

邓尚英等将 120 例终末期肝癌患者随机分为两组，均予肠内、肠外营养支持，治疗组另予中医饮食干预，选择温补性食物及温性主食。12 周后，治疗组的营养不良比例、丙氨酸氨基转移酶值、天门冬酸氨基转移酶值、并发症总体发生率均低于对照组（均 $P < 0.05$），营养风险筛查评分、血清前清蛋白与血清清蛋白值高于对照组（均 $P < 0.05$）。孙春田等将 60 例行经颈静脉肝内门体分流术患者随机均分为两组，对照组予纠正电解质失衡、控制感染、饮食指导、心理支持等护理措施，观察组在此基础上采用小承气汤保留灌肠（生大黄、枳实、厚朴）。7 d 后，观察组血氨、谷丙转氨酶、总胆红素的改善优于对照组，肝性脑病发生率低于对照组（均 $P < 0.05$）。吴兴华等将 60 名急性肝衰竭（乙型）患者按就诊时间顺序分为两组，均予常规保肝降酶、输注白蛋白或血浆等治疗及常规护理，观察组加用舒适护理、中药熏蒸、情志调护、饮食调护、穴位按摩、艾灸、中药足浴及太极拳、八段锦等中医特色护理。4 周后，观察组在抑郁自量得分、舒适度改善方面均优于对照组（均 $P < 0.05$），总胆红素水平较对照组有所降低，但差异无统计学意义（$P > 0.05$）。胡迎等将 86 例肝硬化患者随机分为两组，均予常规护理，观察组另辅以中医护理干预（包括中医饮食、情志护理以及中医辨证施护）。结果，观察组与对照组总有效率分别为 93.0%（40/43）和 72.1%（31/43），平均住院时间分别为（10.42 ± 2.36）d 和（18.64 ± 4.53）d，组间比较 $P < 0.05$。刘军娥等将 118 例肝硬变睡眠障碍患者随机分为两组，均予常规中西医综合治疗及护理方案，观察组另加透灸（百会、四神聪）、耳穴压豆（心、脾、肾、神门、交感等）等。4 周后，观察组总有效率为 96.6%（57/59）、对照组为 79.7%（47/59），组间比较 $P < 0.05$。观察组匹兹堡睡眠质量指数

(PSQI)评分均较前有改善（$P < 0.05$），尤其是睡眠质量、睡眠时间和睡眠效率,改善程度显著高于对照组（均 $P < 0.05$）。

（撰稿:董春玲　审阅:张雅丽）

【失眠的护理】

乔丽敏等将 100 例围绝经期失眠症患者随机分为两组,均予中医药膳护理（粳米、甘草、小麦、大枣等同煮为粥）,观察组加用柏子仁耳穴贴压,取心、肾、肝、内分泌、皮质下等穴。2 个月后,观察组治疗失眠的总有效率、中医证候疗效、中医证状积分均优于对照组（$P < 0.05$）。王芳等对 82 例失眠症患者采用中药穴位贴敷治疗,采用自制的失眠散贴（生龙骨、磁石、琥珀、远志）,基本穴为双侧涌泉穴,配穴为神阙、内关、劳宫,同时给予情志护理及饮食指导。结果,治愈 38 例,好转 36 例,总有效率 90.3%（74/82）。靳国民等将 60 例恢复期缺血性卒中后失眠患者随机均分为两组,对照组予常规护理,干预组予中医辨证施护及耳穴贴压,根据肝郁化火、痰热上扰、心脾两虚 3 型给予相应的饮食、情志护理及耳穴贴压。结果,28 d 后采用 PSQI 量表评分比较发现,干预组睡眠时间、入睡时间、日间功能、睡眠质量、睡眠效率较干预前均有改善（$P < 0.05$）,且改善情况均优于对照组（$P < 0.05$）。付爱明等将 99 例妇科术后患者按入院时间先后次序分为对照组 49 例和观察组 50 例,两组均实施常规饮食、体位和睡眠干预,观察组加穴位按摩（足三里、三阴交、涌泉穴等）和热水泡脚。结果,8 d 后发现观察组 PSQI 评分低于对照组（$P < 0.05$）。尚淑梅等将 298 例有睡眠障碍的中老年高血压患者按照入院单双日分为观察组 148 例与对照组 150 例。两组均予常规血压调节和健康指导,观察组另予王不留行籽耳穴按压,选穴耳尖,耳廓后"降压沟",双侧神门以及心、内分泌、神、皮质、交感主导的不同穴位。4 周后,观察组的收缩压、舒张压、睡眠质量改善均优于对照组（均 $P < 0.05$）。

（撰稿:董春玲　审阅:张雅丽）

【癌症的护理】

朱海霞采用平行双盲法将 120 例化疗后多汗症肿瘤患者分为两组,均予常规护理,观察组另予龙倍敛汗散（炒白术、煅牡蛎、麻黄根、生黄芪、五倍子等）贴敷神阙穴。7 d 后观察组多汗症改善的总有效率为 90.0%（54/60）、对照组为 71.7%（43/60）,组间比较 $P < 0.05$。郭秀君等将 92 例行 Miles 手术的直肠癌患者按照入院先后顺序分为观察组 47 例和对照组 45 例。两组均行常规围手术期护理,观察组加用王不留行耳穴埋豆,取肾、内分泌、心、零点 4 穴。结果,观察组血压稳定性及调整状况均优于对照组（$P < 0.05$）,观察组皮质醇浓度降至术前水平,对照组仍高于术前水平（$P < 0.05$）。林赛赛等将 134 例中晚期肿瘤患者随机分成两组,均行常规随访,实验组另加中医延续护理（对患者进行耳穴磁珠贴压、中药足浴、足底反射区按摩等护理）。随访 12 周后,实验组疼痛强度、癌因性疲乏程度均较对照组轻,睡眠质量、生活质量及满意程度均较对照组高（$P < 0.05$）。廖玲菲将 60 例癌症晚期患者分为两组,均予常规药物治疗,治疗组另予穴位敷贴（神阙、内关、背俞等）、经络腧穴按摩（压华佗夹脊穴等）及情志护理。30 d 后,治疗组患者疼痛明显缓解,疼痛数字分级评分、生活质量评分均明显改善（$P < 0.05$）。郑伟等将 65 名胃癌全胃切除术患者随机分为对照组 33 例和观察组 32 例,两组均予常规术后护理,观察组另行足三里按摩、小茴香热敷腹部、超声透皮及足浴等。结果,观察组肠鸣音恢复时间、首次排气时间显著早于对照组（均 $P < 0.01$）。在肠梗阻发生例数方面,观察组为 2 例,对照组 4 例（$P > 0.05$）。

（撰稿:董春玲　审阅:张雅丽）

【围手术期的护理】

刘海燕等将 80 例肛肠手术患者随机分为两组,均予常规护理,实验组另行中医整体护理(包括情志护理、膳食指导及疼痛护理)。结果,实验组总依从率、并发症发生率、疼痛缓解程度、焦虑自评量表评分、排便时间、下床活动时间及住院时间均优于对照组(均 $P < 0.05$)。毛秀玲等将 176 例外科围手术期患者随机均分为 A、B 两组,均予综合西医护理,A 组另辅以中医护理干预。结果,A 组在术中麻醉、麻醉后、术后 0.5 h 及 1 h 的体温均高于 B 组(均 $P < 0.05$);A 组体温改善的总有效率为 96.6%(85/88)、B 组为 86.4%(76/88)($P < 0.05$);A 组并发症发生率低于 B 组($P < 0.05$)。邵建敏将 96 例腹腔镜胆囊切除术后患者随机分为两组,均予西医常规护理,观察组另予中医护理(包括穴位按压、耳穴压豆及中医五脏护理)。6 d 后,观察组肠鸣音恢复、术后排气及腹胀消失时间均优于对照组($P < 0.05$);切口疼痛视觉模拟评分法评分优于对照组($P < 0.01$);观察组总满意率 95.8%(46/48)、对照组 81.3%(39/48)($P < 0.05$)。方凌燕等将 72 例脊柱外科术后患者随机分为两组,均予饮食、排便及运动指导、腹部按摩、肛提肌运动等常规护理,干预组加用中药封包熥络疗法(厚朴、升麻、牛膝、枳壳、当归等)。5 d 后,干预组首次排气、排便时间及排便情况均优于对照组($P < 0.05$)。李芬等将 86 例股骨粗隆间骨折手术患者随机分为两组,对照组予常规护理,试验组采用中医辨证护理(包括耳穴压豆疗法止痛、口服中药去瘀生新、中药热奄包外敷消肿)。结果,试验组患者在疼痛缓解、关节功能恢复、并发症减少等方面均优于对照组($P < 0.05$)。

(撰稿:董春玲　审阅:张雅丽)

[附] 参 考 文 献

C

陈鸿梅,兰鸿,唐莉,等.中医情志护理措施对脑梗死后抑郁症患者的临床观察[J].四川中医,2015,33(2):176

程薇,陈丽娟,万丽霞.治未病思想在慢性肝病护理中的应用[J].中国中医药现代远程教育,2015,13(18):4

D

邓尚英,邹灿.中医饮食干预在改善终末期肝癌病人营养不良中的应用效果观察[J].护理研究,2015,29(4):1444

F

方凌燕,王小舟.中西医结合护理对脊柱外科术后患者便秘预防效果分析[J].新中医,2015,47(11):216

付爱明,何丽敏,吴广平,等.穴位按摩配合热水泡脚对妇科术后患者睡眠质量的影响[J].现代临床护理,2015,14(5):30

G

管莉文,孙静怡,郑宏明,等.中医七情理论在产后抑郁患者护理中的效果评价[J].四川中医,2015,33(10):172

郭闯,李艳秋,李芳,等.中药熏蒸结合离子导入治疗护理气滞血瘀型腰椎间盘突出症效果观察[J].护理学杂志,2015,30(5):17

郭秀君,孙敏芝,严鑫,等.中医耳穴埋籽对肠癌 Miles 术患者血流动力学及应激反应中激素水平的影响研究[J].护士进修杂志,2015,30(12):1066

H

胡迎,刘文姣.中医护理干预在肝硬化患者中的应用[J].中国中医药现代远程教育,2015,13(11):129

黄波,张静,陈雅琴,等.情志护理应用于类风湿关节炎的调查分析[J].河北中医,2015,37(3):453

黄芳,徐桂华.不同温度与速度的中药保留灌肠对溃疡

性结肠炎患者的影响[J].实用临床医药杂志,2015,19(12):57

黄卡,谭发林,罗刚.康复护理联合针灸对中风后遗症老人康复效果和生活质量的影响[J].中医药导报,2015,21(14):110

黄璐,刘梨,谭旭仪.从《神农本草经》谈慢性阻塞性肺疾病患者的饮食护理[J].中医药导报,2015,21(4):100

J

靳国民,郭静.中医辨证施护配合耳穴贴压对缺血性卒中后失眠的影响[J].河北中医,2015,37(4):600

K

康华,张先庚,刘月,等.阴阳情志调护论在2型糖尿病病人护理中的应用[J].护理研究,2015,29(1):229

L

李芬,王晓芳.股骨粗隆间骨折围手术期中医辨证护理效果分析[J].云南中医学院学报,2015,38(3):65

李海玲,王智明,曹萍,等.康复护理配合针刀疗法对类风湿性关节炎腕关节功能的影响[J].西部中医药,2015,28(10):127

廖玲菲,夏锴.癌性疼痛患者的中医综合护理体会[J].中医临床研究,2015,7(29):117

林美珍,刘惠,王娜.中医护理方案临床实施的难点分析与对策[J].护理学杂志,2015,30(6):34

林赛赛,王笑青,顾叶春.照顾者参与的中医延续护理在中晚期肿瘤患者随访中的应用研究[J].护士进修杂志,2015,30(14):1257

刘海燕,肖平,贾文君,等.中医整体护理对肛肠手术患者情绪术后疼痛及护理配合度的影响[J].四川中医,2015,33(6):175

刘军娥,李华.中医综合护理肝硬变睡眠障碍临床研究[J].河南中医,2015,35(1):74

刘梨,张月娟,廖若夷,等.脑卒中急性期中医护理方案的多中心临床研究[J].护理研究,2015,29(2):654

芦盛贞,罗佩蓉,涂长英,等.胆胀中医护理方案运用"随症采集"法在腹腔镜胆囊切除患者的应用[J].中国中医药现代远程教育,2015,13(14):110

M

毛秀玲,兰静,柳王美.中西医结合护理在改善围手术期患者低体温的效果观察[J].新中医,2015,47(2):250

N

聂红英.浅析张仲景护理学思想[J].河南中医,2015,35(9):2013

Q

乔丽敏,赵忆文,赵力群.耳穴贴压配合中医药膳治疗围绝经期失眠症的疗效观察[J].护士进修杂志,2015,30(16):1483

S

尚淑梅,程美英,崔俊芳.耳穴压豆对中老年高血压患者血压及睡眠质量的影响[J].现代临床护理,2015,14(8):31

邵建敏,李山平,徐斌.中西医结合护理干预对腹腔镜胆囊切除术后的效果观察[J].新中医,2015,47(10):240

沈云霞,张桂兰,郭惠敏.喘病中医护理方案的临床应用[J].中国护理管理,2015,15(6):655

孙春田,孙奕纯,苏惠霞.小承气汤保留灌肠防治TIPS术后并发肝性脑病的护理观察[J].中国实用医药,2015,10(9):214

孙龙,李菊云,段培蓓,等.不同时间点耳穴贴压对胃癌患者术后胃肠功能恢复的作用[J].中华护理杂志,2015,50(7):844

T

汤娟娟,王俊杰,桑丽清.芳香中药药枕联合耳穴贴压对卒中后抑郁患者的效果观察[J].中华护理杂志,2015,50(7):848

W

王春玲,刘芳芳,石沛.中医辨证施护胸痹214例[J].中国中医药现代远程教育,2015,13(2):123

王芳,李海英.中药穴位贴敷治疗失眠症82例护理体会[J].光明中医,2015,30(3):616

王浩霞,杨平,陈宏美,等.中医情志护理对患者ICU综

学术进展

合征的影响及效果观察[J].中国中医急症,2015,24(8):1502

文杰,马琳琳,黄砚萍,等.心衰病中医护理方案临床实施效果分析[J].护理学杂志,2015,30(5):9

吴萍,赵景云,钱旺兴.中医情志护理干预对改善车祸骨折病人创伤后应激障碍的作用[J].护理研究,2015,29(3):932

吴兴华,胡泰洪,龚学艳,等.中医舒适护理在重型肝炎患者中的应用[J].湖北中医杂志,2015,37(9):46

吴月意,谈燕飞,李卓荣,等.老年膝骨性关节炎患者三联序贯中医护理的效果观察[J].护理学报,2015,22(12):22

武清霞,韩玲艳,耿玉芳,等.中医特色辨证施护对溃疡性结肠炎疗效的影响[J].护理研究,2015,29(7):2682

Y

叶维敏,留盈盈,洪显钗.中医康复护理对早期中风偏瘫患者神经功能及日常生活能力的影响[J].新中医,2015,47(8):274

余涵.阴阳学说在临床护理中的应用进展[J].护理研究,2015,29(8):2696

Z

张银珏.辨证施护对COPD患者生存质量和肺功能的影响因素研究[J].辽宁中医药大学学报,2015,17(7):219

赵冬梅,阮海军,高晨飞,等.康复护理在急性腰扭伤患者中的应用观察[J].湖南中医杂志,2015,31(7):128

郑伟,王芹芹,唐小丽,等.中医护理技术综合用于胃癌切除术后促进肠功能恢复[J].护理学杂志,2015,30(4):11

周兴芳,潘海燕.早期康复护理干预对腰椎间盘突出症的影响[J].河北中医,2015,37(6):927

朱东华,胡志伟,朱金星,等.中医整体辨证护理干预慢性支气管炎效果观察[J].中国卫生标准管理,2015,6(9):94

朱海霞.神阙穴敷贴龙倍敛汗散治疗化疗后多汗症的护理体会[J].湖南中医杂志,2015,31(5):119

邹家莉,杨燕,况时祥,等.中医特色及辨证施护对重症肌无力患者远期疗效的评价[J].贵阳中医学院学报,2015,37(3):86

三、中 药

（一）中药资源

【概　述】

2015年，不同产地药材质量分析、药用植物微生态研究及药用植物遗传多样性的研究较多。此外，第四次全国中药资源普查工作的开始，有较多常见药材资源和生产状况调查的报道。

1. 分子生物学的应用

（1）分析物种遗传多样性　陈大霞等采用目标起始密码子多态性（SCoT）技术，从66份川续断 *Dipsacus asperoides* C.Y.cheng. et T.M. Ai 的20条引物中检测到181个位点，其中多态位点占60.13％，遗传距离变化范围在0.030 6～0.181 4，显示野生川续断的遗传多样性水平较高。杨路存等研究了245份不同产地羌活 *Notopterygium incisum* Ting ex H. T. Chang 样品，物种水平上单倍型多样性（Hd）指数为0.873，核苷酸多样性（Pi）指数为0.004 07；种群水平上 Hd 介于0～0.900，Pi 指数介于0～0.054 4，与宽叶羌活 *N. franchetii* 相比，遗传多样性水平居中。利用核糖体 rRNA 基因内转录间隔区（ITS）序列从31个野生羌活群体中获得长度为634～635 bp 的 ITS 核苷酸序列，其平均 $G+C$ 量（57.8％）显著高于 $A+T$ 量，在402条序列中共检测到31个变异位点，多态位点比例为4.88％，大部分的遗传变异发生在居群间（57％），但没有明显的地理分化模式。朱田田等应用 ISSR 分子标记技术的8条引物，检测到甘肃省41个居

群的栽培当归样本154个位点，其中多态位点百分率（PPB）为77.27％，同时也发现居群间遗传多样性水平明显高于居群内。张笑等采用 SSR 分子标记技术从全国12个省市不同生态环境的48份绞股蓝 *Gynostemma pentaphyllun* 种质材料的100条 ISSR 引物中共筛选确定15条引物，获得214个位点，平均每条引物扩增位点为14.27个，多态性比率（PPL）96.26％。利用 UPGMA 聚类分析48份材料聚为4类，表明绞股蓝的遗传多样性较高。

（2）功能基因的克隆及生物信息学分析　姚元枝等克隆获得的鱼腥草 *Houttuynia cordata* Thunb.乙酰辅酶 A 酰基转移酶基因 cDNA 全长为1 218 bp，编码405个氨基酸。生物信息学预测该基因蛋白不含跨膜区，不含信号肽。基因在鱼腥草地上茎中的表达量最高，达到1.49，其次是地下茎0.96，花和叶中的表达量相对较低。龙月红等克隆到刺五加 *Eleutherococcus senticosus*（Rupr. et Maxim.）Maxim.的 β-香树酯醇合成酶 cDNA 长度分别为1 223、1 226 bp 的 bAS1、bAS2 基因，刺五加的皂苷量与 bAS2 呈极显著的正相关关系（$P<0.01$），可能是催化刺五加三萜皂苷生物合成的关键酶。

2. 不同产地环境与药材质量的关系

李丽等研究山西、河南30批香加皮中绿原酸、4-甲氧基水杨醛、杠柳毒苷3种成分，发现含量差异较大，药材指纹图谱共标定17个共有峰，除 H3H 和 H11 外，样品相似度均在0.90以上，其中山西省较河南省质量分布更集中和稳定。曹爱农

等经测定发现市场上不同产地柴胡 Bupleurum chinense DC.药材中总皂苷、总黄酮、醇溶性浸出物、总灰分的含量品质相差很大，其中以江苏通安统装货质量最好。周永峰等采用 HPLC 法同时测定了东北三省 24 批五味子药材中化学成分的含量。结果，吉林产五味子的五味子乙素含量较高，黑龙江产五味子的五味子醇甲含量较高，而辽宁产五味子的五味子丙素含量较高；6 种木脂素总含量的变化趋势则是吉林产五味子最高，黑龙江产五味子次之，辽宁产五味子则较低。赵宏苏等对桔梗 Platycodon grandiflorum（Jacq.）A.DC.三个产区的 19 份样品进行了分析。结果，内蒙古赤峰地区和安徽太和地区采集的桔梗中总皂苷含量较高，山东淄博总皂苷含量较低。石磊等对全国 43 个样点的厚朴药材进行了质量分析。结果，厚朴酚与和厚朴酚比值具有明显的区域质量特征，湖北和重庆是厚朴的道地产区。许瑛等检测发现箭叶淫羊藿 Epimedium sagittatum（Sieb. et Zucc.）Maxim 的 16 个居群地朝藿定 A、朝藿定 B、朝藿定 C 和淫羊藿苷的变异范围分别为 1.00～16.64、1.00～17.21、1.00～76.21、1.00～46.19 mg/g，居群间质量差异显著。淫羊藿苷的量，仅 5 个居群达到《中国药典》（2010 年版）标准，4 个居群低于标准，7 个居群未检测到。曹丽娟等收集了 10 批不同产地的决明子药材，发现河北产的决明子质量较好。曹晨等测定了 15 份不同产地、不同品种细辛药材中 53 种无机元素的含量。结果，北细辛药材具有较高含量的铁（Fe）、铬（Cr）、锂（Li）等元素，与华细辛明显不同。

张辰露等将同一种源丹参 Salvia miltiorrhiza Bge.种苗栽种于陕西境内由南向北的 3 种典型气候区以及过渡带布设的 22 个试验区。结果表明，不同气候区的丹参根系形态差别较大，丹参酮类物质均随纬度降低而升高，根的干物质积累量基本随纬度升高而降低，且随海拔升高而降低。李敏等对桃儿七 Sinopodophyllum hexandrum（Royle）Ying 主分布区的四川、青海、甘肃、西藏、云南和陕西

六省的 116 份样品进行分析。结果，桃儿七鬼臼毒素含量与海拔相关性最大（偏相关系数为−0.120），与坡度、坡向联系不大（偏相关系数为−0.094 和−0.039）。桃儿七中鬼臼毒素、总木脂素含量与纬度、年均降雨量呈强正相关关系，与土壤 pH、土壤中有机质含量呈强负相关关系，与速效钾分别呈较弱、强正相关关系，与坡度、年均气温均呈较弱负相关，且鬼臼毒素含量与速效磷呈较弱正相关关系。在海拔为 2 800～3 600 m，坡向为北、东北、西北，坡度在 12～65°的地区时，桃儿七生境适宜度较高。

3. 中药资源微生态研究

朱军等从多伞阿魏 Ferula ferulioides、阜康阿魏 F.fukanensis K.M.Shen、大果阿魏 F.lehmannii、新疆阿魏 F.sinkiangensis、里海阿魏 F.caspica 及羊食阿魏 F.ovina（Boiss.）的根、茎、叶分离得到内生真菌 337 株，分属于 38 个属，其中链格孢属、短梗霉属及镰刀菌属为优势菌群。在新疆阿魏中分离得到的内生真菌最多，阜康阿魏根中内生真菌多样性指数最大，多伞阿魏叶和新疆阿魏叶的内生真菌菌群相似性最高。马生龙等从绞股蓝 Gynostemma pentaphyllum（Thunb.）Makino 根、茎、叶分离得到 2 纲 7 目 10 科 22 属的 125 株内生真菌，其中镰孢菌属 Fusarium 是绞股蓝的优势菌属，占总数的 22.4%，其次青霉属 Penicillium 12.8%，小球腔菌属 Leptosphaeria 9.6%。绞股蓝内生真菌种群与绞股蓝皂苷 A 存在相关性。丁小丽等研究发现，5 个不同产地的丹参叶片内生真菌群落结构与有效成分的积累量存在一定的相似性和差异性，一些内生真菌与丹酚酸 B、咖啡酸等几种有效成分的含量极显著相关（$P<0.01$）。韦正鑫等研究表明，滇重楼 Paris polyphylla var. yunnanensis 与 AM 真菌形成了良好的共生关系。AM 真菌能提高滇重楼叶肉细胞的光合作用强度、可溶性蛋白、可溶性糖含量和保护酶活性，其中瑚状盾巨囊霉 Racocetra coralloidea、美丽盾巨孢囊霉 Scutellospora calos-

pora、近明球囊霉 *Claroideoglomus claroideum*、透明盾巨孢囊霉 *S.pellucida* 和明球囊霉 *Rhizophagus clarus* 是最适宜滇重楼大田栽培时推广应用的优良备选菌株。周浓等发现不同产地滇重楼根际土壤微生物种群具有显著性差异（$P<0.05$），并且随着种植年限的增加，细菌、放线菌、解无机磷细菌与解有机磷细菌数量呈逐年减小的变化趋势，真菌与解钾细菌数量呈逐年增加，土壤微生物类型由"细菌型"向"真菌型"过渡。不同产地滇重楼根茎的药用品质具有生境依赖性，种植年限的增加造成滇重楼药用品质下降明显。接种 28 种丛枝菌根（AM）真菌可调控滇重楼根系 AM 真菌的孢子密度、侵染率、侵染强度，增强根内菌丝的琥珀酸脱氢酶（SDH）和碱性磷酸酶（ALP）活性，影响根茎中不同甾体皂苷的含量，近明球囊霉和瑚状盾巨囊霉是最适宜滇重楼大田栽培时推广应用的优良接种菌剂。曾燕等对三七 *Panax notoginseng*（Burk.）F.H.Chen 种子接种丛枝菌根真菌 *Glomus mosseae*，随着丛枝菌根侵染强度的增加，三七地下部生物量、人参皂苷 Rd 和三七皂苷 R1、人参皂苷 Rg1、人参皂苷 Rb1、人参皂苷 Rd 等四种皂苷总含量均明显地先增加而后出现下降趋势，适度侵染时三七有最大的生物量和最高的皂苷含量及皂苷产量。赵智灵等从人参 *Panax ginseng* 中共分离获得 133 株内生菌，从中选出了对人参病原菌具有较好拮抗作用的 4 株菌株，其中甲基营养型芽孢杆菌 B16、解淀粉芽孢杆菌 B25 和死谷芽孢杆菌 B69 对 6 种以上病原菌均表现出抑菌作用，齿孢青霉 F32 对菌核病菌、疫病菌和根腐病菌的抑菌效果最好，其抑菌圈直径均大于 35 mm。吴丹等发现不同样地鱼腥草土壤微生物的磷脂脂肪酸（PLFAs）含量趋势为，细菌＞真菌＞放线菌＞线虫，且细菌的 PLFAs 含量占总微生物 PLFAs 的 37.5%～65.0%，细菌、放线菌及总微生物 PLFAs 的含量分别与多酚和总黄酮含量呈显著正相关（$P<0.05$），真菌 PLFAs 的含量分别与多酚和总黄酮含量呈显著负相关（$P<0.05$），

鱼腥草土壤条件可能主要通过土壤酶活性及微生物对土壤氮、磷的转化，改善了土壤养分的有效性，从而影响鱼腥草多酚及总黄酮的代谢累积。

谭渊等比较了正常土样与发病土样土壤细菌种群差异，发病土样多样性指数（H）高于正常土样，食酸菌属菌数增加。黄连种植土壤中未培养细菌为优势菌群，其余类群为食酸菌属、芽孢杆菌属、不动杆菌属、未培养克吕沃尔菌属以及未培养丛毛单胞菌，未发现已报道的植物病原细菌。

4. 中药资源调查

程磊等调查了我国 5 个主产区茯苓中药资源，发现茯苓药材均为人工栽培，各地茯苓菌种生产、栽培技术、产地加工等方面均存在一定差异。张行等调查了南召辛夷的品种，主要是望春玉兰；另一个辛夷主产区四川江油、北川等地，品种为武当玉兰。南召辛夷的种植栽培规模较大、品种较多，质量存在一定问题。蔡恩博调查发现我国牛蒡子适宜产地发生着变迁，现今牛蒡子在东北地区产量最大，质量评价最好，并有少量的栽培。淫羊藿产地较多，甘肃产地淫羊藿质量较好，主要分布陇南市、甘南州以及定西市南部的岷县、漳县，兰州市兴隆山马衔山脉沿线也有少量分布。高国赋等为了解吴茱萸主栽品种和资源分布情况，对 7 个生产区进行调查，吴茱萸主栽品种为吴茱萸、石虎、疏毛吴茱萸，其中主栽石虎的有贵州铜仁地区，湖南新晃、娄底、浏阳等地；主栽吴茱萸的为湖南湘乡、浏阳，江西万载，浙江建德、平阳等地；主栽疏毛吴茱萸的为广西柳城、阳朔，贵州余庆、松桃，江西樟树等地。

（撰稿：王喜军　孟祥才　审阅：俞桂新）

【药用植物的遗传多样性研究】

1. 形态学水平的药用植物遗传多样性研究

形态学水平的遗传多样性研究是较为传统的研究方法，表型性状分析具有直观、与目标性状联

系紧密、数据易取得等优点。

肖承鸿等对 2 个太子参（*Pseudostellaria heterophylla*）优良种源的 80 份种质资源进行了 23 个表型性状遗传多样性分析，利用相关性分析、主成分分析和聚类分析研究其种质间和群体内表型特点。结果表明，2 个优良种源具有丰富的表型遗传多样性，变异较大；叶干重及叶片数与块根多个性状间存在着显著或极显著相关性；6 个主成分因子反映了 23 个表型性状的大部分信息，累计贡献率达 76.47%；基于各种质间表型性状的遗传差异，可把所有样本分为 4 大类，分别为增产潜力的亲本材料（Ⅰ）、高产选育目标的最优亲本材料（Ⅱ）、药材一等商品育种目标的亲本材料（Ⅲ）和育种中较差的亲本材料（Ⅳ），其中（Ⅱ）和（Ⅲ）为贵州太子参杂交育种的良好亲本材料。该研究将形态水平和分子水平的研究结果进行比较，表明实验分析结果与前人通过 ISSR 标记研究栽培太子参的遗传多样性结果趋于一致。同时实验涉及的 23 个表型性状中有 9 个多样性指数大于 2.0，推测调控这 9 个性状的基因可能是引起太子参物种水平上 DNA 差异的主要原因。

2. 分子水平的药用植物遗传多样性研究

分子水平研究中药材遗传多样性所采用的主要技术包括 ISSR、SSR、ITS2、SRAP、RAPD 等。近年来，ISSR 技术较多应用于中药材遗传多样性研究，该法通过筛选合适的 ISSR 引物进行样品 PCR 扩增，统计和分析样品材料多态位点百分率 PPB 或 PPL、遗传转化系数（G_{st}）、遗传相似系数等指标，对样品中药材种质资源遗传多样性做出评价。

（1）基于 ISSR 的遗传多样性研究 ①黄芪遗传多样性研究：姜丽丽等建立起用于内蒙古道地黄芪（*Astragalus membranaceus*）稳定可靠的 ISSR 反应体系，并对内蒙古 9 个盟市 30 个不同居群的黄芪样本进行了遗传多样性分析。PPB 为 75%～100%，遗传距离变幅为 0.242 7～0.730 8，可聚为 2 大类，多呈现地域分布规律。说明内蒙古地区黄芪遗传多样性较高，且种质间的亲缘关系与地理位置具有一定相关性。②猫豆遗传多样性研究：邱亚玲等采用 ISSR 分子标记技术分析 11 份不同产地猫豆（黎豆 *Mucuna pruriens*）的遗传多样性，建立起反应最佳体系并筛选出良好引物。11 份种质材料遗传相似系数为 0.866 0～0.969 1，整体遗传变异小，遗传稳定性强，结合不同产地猫豆左旋多巴含量差异较大这一前人研究结论，提出遗传变异水平差异并非决定猫豆质量的首要因素，提示对猫豆的质量控制应更多集中在优化环境因子及种植栽培手段等方面。结果表明，样品聚类分为 3 大类群，猫豆遗传差异与地理分布有一定关系。③金钱草遗传多样性研究：任凤鸣等利用 ISSR 分子标记对 36 个不同产地的金钱草（过路黄 *Lysimachia christinae*）种质资源遗传多样性进行分析，筛选出 10 条引物进行 PCR 扩增，统计分析各遗传参数并构建聚类图。受试材料总 PPB 为 87.91%，遗传相似系数变化范围为 0.69～0.97，以 0.76 为界，可分为 6 大类。聚类结果表明，在较小地理范围内，样品亲缘关系较近，但不能严格地将不同产地的样品分开。说明金钱草种质资源具有较丰富的遗传多样性，而仅基于 ISSR 分析结果不能判断其道地性。这一结论提示，在金钱草种质资源研究工作中应当结合其形态特征和不同生境采集资源，而不可局限于按产地收集。④艾遗传多样性研究：王惠君等对采自南方 5 省艾属（*Artemisia*）22 份 11 个品种的种质资源材料进行 ISSR-PCR 分析，筛选出 12 条引物并优化扩增反应体系。扩增所得 326 个位点中有 303 个多态性位点，遗传多样性较为丰富，遗传相似系数为 0.52～0.97，以 0.615 为界可分为 5 个大类群，聚类分析结果与传统分类方法结果基本趋于一致，但存在少部分差异。⑤伊贝母遗传多样性研究：詹羽姣等对新疆 16 个地区 128 份伊贝母（*Fritillaria* sp.）种质资源样品进行 ISSR 遗传多样性分析。结果显示,遗传一致度为 0.734 4~0.966 6,遗传距离范围为 0.034 0~0.308 8,样品总 PPB 为 94.98%,各居群内部 PPB 为 22.59%~53.56%,表明伊贝母资源整体上有较高的遗传多样性,遗传变异存在于居群间,但基因交流程度有限。样品遗传相似系数为 0.69~0.95,以 0.69 为界可明显聚为 2 个大类,该方法可用于区分伊贝母药材两大来源,即新疆贝母(F. walujewii)和伊犁贝母(F. pallidiflora)。同时,分析发现伊贝母栽培品和野生品遗传纯度接近,表明其栽培品遗传纯度已经很高,可保证药材质量和临床疗效。⑥青叶胆遗传多样性研究:李水仙等采用 ISSR 分子标记技术分析青叶胆(Swertia mileenai)遗传距离及相似系数,并通过聚类分析构建其亲缘关系系统图。结果显示,其 PPB 为 96.34%,遗传相似系数为 0.353 7~0.975 6,来源于同一地区不同居群青叶胆种质材料亲缘关系较近,并与其他近缘种有显著差异。

(2)基于 ISSR 和 SSR 的绞股蓝遗传多样性研究 李华等采用 ISSR 分子标记技术对来自全国 12 个省市、不同生态环境的 48 份绞股蓝(Gynostemma pentaphyllum)种质材料进行了分析。研究发现,各材料总 PPL 为 96.26%,说明各种质样本间遗传多样性较高。遗传相似系数变幅为 0.57~0.96,平均为 0.72,以 0.71 为界可聚为 4 大类,其种质资源的亲缘关系与其地理分布及生态环境并不完全一致。据此推测,绞股蓝野生自然居群的分化可能是因为其生活史特性、地理隔离与人类活动综合作用的结果。同时,该研究还提示可将 ISSR 聚类分析结果直接用于育种,即选择亲缘关系较远的材料进行杂交以增加后代遗传变异,从而获得杂交优势强、综合性状良好的品种,减少绞股蓝育种工作中亲本选配的盲目性。

(3)基于 SRAP 的川续断属(Dipsacus)药用种遗传多样性研究 陈大霞等采用 SRAP 分子标记技术,并借助 POPGENE 与 TREECONW 软件分别计算川续断属药用种遗传参数和进行聚类分

析。结果显示,属内 8 个种遗传多样性较高(PPB＝96.59%),而种内遗传多样性较低(PPB＝6.97%),Gst＝0.912 6,说明大部分遗传变异存在于种间。

(4)基于 ITS2 条形码的桔梗遗传多样性研究 吴波等利用 ITS2 条形码探讨 8 个省市的 29 份桔梗(Platycodon grandiflorum)样本的遗传多样性。K2-P 遗传距离为 0~0.930,其中相同地区来源样本为 0~0.178,而不同地区来源样本为 0.735~0.930,表明桔梗种内遗传变异程度巨大,且与地理位置显著相关。桔梗样本聚类结果与地理分布基本一致,表明同一地区相同生境下桔梗遗传变异相对稳定。

(5)基于 RAPD 的栝楼遗传多样性研究 宋艳梅等用 RAPD 技术对同一种植基地内叶片和果实形态差异较大的 7 个栝楼(Trichosanthes kirilowii)样品进行遗传多样性和亲缘关系探讨。发现样品间 RAPD 条带多态性高,遗传多样性丰富,聚类分析认为不同样品间亲缘关系具有一定差异。结果表明,同一基地的栝楼有相似的遗传物质基础,但也存在明显的个体差异,提示保护优良种质资源、规范种植以及避免盲目引种的重要性。

3. 药用植物遗传多样性研究前景

中药材遗传多样性研究可为药用种质资源的科学保护和合理利用奠定基础,在指导育种工作、鉴别道地药材等实践中发挥重要作用。随着生物学,尤其是遗传学和分子生物学的不断发展,用于中药材遗传多样性研究的技术手段也将不断提高和完善,更多分子生物学检测手段将应用于中药材研究领域,其与化学指纹图谱、含量测定等手段结合,以便更全面地评价中药材种质资源的遗传多样性。在未来的中药材遗传多样性研究中,将结合多种技术手段,提供多证据支持,多角度、多层次地评估其遗传多样性。

(撰稿:蔡　静　陈建伟　审阅:俞桂新)

【不同产地中药材有效成分含量变化】

1. 根及根茎类

(1) 巴戟天 史辑等收集了广西、广西百色、广西苍梧、福建、福建永定、福建南靖、广东韶关、广东德庆、广东梅州、广东普宁 10 个产地的巴戟天药材（*Morinda officinalis* How），运用 HPLC 法测定其中 5 种茜草素型蒽醌的含量。结果，5 种成分的含量，广西百色的样品中最高，福建永定、广东韶关的样品中最低。广西及福建的药材 1-甲氧基-2-羟基蒽醌、1，2-二甲氧基-3-羟基蒽醌的含量较高，而甲基异茜草素-1-甲醚、甲基异茜草素、1，3-二甲基-2-甲氧基蒽醌的含量较低；但是广东德庆、福建南靖、广东普宁、广西苍梧的药材相反，甲基异茜草素-1-甲醚和甲基异茜草素的含量较高。

(2) 香附 王世宇等采用 HPLC 法测定香附中 3 种特异性成分香附烯酮、圆柚酮和 α-香附酮的含量。结果，在收集的 11 批香附药材（莎草 *Cyperus rotundus* L.）中，香附烯酮、圆柚酮和 α-香附酮含量最高的产地分别为海南儋州、广西钦州和海南万宁和乐；三者含量最低的产地分别为海南东方、海南儋州和广东湛江，并且同一产地香附中 3 种成分含量具有一定的规律，不同产地间含量差异较大。

(3) 远志 姜秋等通过收集陕西、河南、山东沂州、山西太原、山东和河北 6 个不同产地的远志（*Polygala tenuifolia*）根的段状饮片，采用 HPLC 法测定其中 6 种寡糖酯类成分的含量。结果，山东沂州中的 3，6′-二芥子酰基蔗糖含量最高为 0.867%，河南最低为 0.442%，低于《中国药典》（2010 年版）规定的 0.5%。西伯利亚远志糖 A5、球腺糖 A、tenuifoliside A、tenuifoliside B 和 tenuifoliside C 含量最高的产地分别为山东沂州（0.272%）、河北（0.080%）、山西太原（0.283%）、陕西（0.124%、0.081%）；含量最低的产地依次为河南（0.09%、0.044%、0.216%）、山东

沂州（0.101%）和河南（0.037%），可见产地为河南的远志有 4 种成分含量皆最低。

(4) 葛根 赵路等运用 UPLC 法测定陕西山阳、山东潍坊、河南西陕、安徽亳州、湖北荆门、四川广安、广东湛江和福建武平 8 个不同产地的葛根〔*Pueraria lobata*（Willd.）Ohwi〕药材中 5 种有效成分的含量。结果，广东湛江和福建武平各成分含量均低于其他产地，陕西山阳则较高于其他产地。

(5) 桔梗 谭玲玲等运用 HPLC 法测定全国 17 个不同省份的桔梗〔*Platycodon grandiflorum*（Jacq.）A.DC.〕药材中总皂苷和桔梗皂苷 D 的含量。《中国药典》（2010 年版）对桔梗总皂苷含量没有规定，但实验发现，浙江产桔梗总皂苷含量最高（12.03%），黑龙江、辽宁、安徽、山东、江西产总皂苷含量依次减少，但均大于《中国药典》（2005 年版）标准 6%；而河北、四川、江苏、宁夏、内蒙古、陕西、湖南、云南、湖北、福建和河南含量均低于 6%。桔梗皂苷 D 作为新的质量标准（≥0.10%），在 17 批产地中，以云南省含量最高 0.654%，是含量最低的河北省 38.47 倍。表明不同产地间桔梗的皂苷含量差异较大。

(6) 麻花秦艽 王爽等运用 HPLC 法测定甘肃、西藏、四川、贵州、内蒙古等地的麻花秦艽（*Gentiana straminea* Maxim）的 5 种成分含量。结果发现，各产地样品中基本含量为龙胆苦苷＞马钱苷酸＞獐牙菜苦苷＞獐牙菜苷＞山栀子苷甲酯；甘肃、西藏和四川样品中龙胆苦苷和马钱苷酸总量均高于《中国药典》（2010 年版）规定的 2.5%，质量较优。通过与前人文献结果比较发现，龙胆苦苷、马钱苷酸和獐牙菜苷含量偏高，但獐牙菜苦苷含量偏低，可能与野生样品生长的气候条件或土壤环境有关。

(7) 蒙古黄芪 史静超等运用 HPLC-ELSD 法，测定山西、甘肃、吉林、宁夏、内蒙古 5 大产区 16 批不同产地的蒙古黄芪（*Astragalus membranaceus* var. *mongholicus*）药材样品 4 种有效成分含量。结果，山西、甘肃、内蒙古及宁夏产样品中含量，黄

芪皂苷Ⅰ＞黄芪皂苷Ⅱ＞黄芪甲苷＞黄芪皂苷Ⅲ；吉林产样品中含量，黄芪皂苷Ⅰ＞黄芪皂苷Ⅱ＞黄芪皂苷Ⅲ＞黄芪甲苷。

（8）红景天 刘青等运用 HPLC 法测定青藏高原上各个产地的大花红景天（*Rhodiola crenulata*）的 6 种活性成分含量。结果，没食子酸、酪醇、儿茶素、没食子酸乙酯、对香豆酸这 5 种成分含量变化相对较小，而《中国药典》（2010 年版）中规定的红景天苷的含量变化较大，日喀则昂仁县产含量最高（2.785%），山南措美卡雷拉山产的含量最低（0.024%），两者相差 100 倍。

2. 叶类

（1）紫苏叶 胡军华等测定了 40 批产自广东（野生、家种）、广西（野生、家种）、江苏、安徽地区的紫苏{*Perilla frutescens*（L.）Britt.}叶样品。结果，咖啡酸的含量在 0.018%～0.073% 之间，迷迭香酸的含量在 0.036%～1.596% 之间；广东紫苏叶中咖啡酸含量稍高于安徽，野生与家种差异显著；广东、广西、安徽与江苏紫苏叶中迷迭香含量无显著性差异，野生、家种也无显著性差异。整体评价以广东产质量较优。

（2）猴耳环叶 彭亮等采用 HPLC 法测定 10 批次不同产地的猴耳环（围诞树 *Archidendron clypearia*）叶的含量。结果，没食子酸含量在 0.536%～2.342% 之间，不同产区间含量差异较大；槲皮素含量在 0.372%～0.720% 之间，产区间差异较小。

（3）杜仲叶 刘荣华等测定了 17 个不同产地的杜仲叶（*Eucommia ulmoides* Oliv.）中桃叶珊瑚苷、京尼平苷酸、儿茶素、绿原酸、芦丁的含量。结果，陕西黄陵县杜仲叶 5 种成分总质量分数高达 14.15%，而四川渠县的仅有 1.37%，两者相差超过 10 倍；陕西、河南样品 5 种成分含量明显高于西南地区（如四川、重庆、贵州等），可能由于陕西、河南气候干燥，样品采集后晾晒能快速干燥，化学成分

较好的保留，而西南地区潮湿，样品中发生酶解反应，因而含量降低。

3. 花类

欧亚旋覆花 郭晓民等运用 HPLC 法测定河北、安徽、江苏、湖北 8 批次的欧亚旋覆花（*Inula britannica* L.）药材样品中绿原酸、1，5-二咖啡酰奎宁酸、芦丁、菠叶素、槲皮素、木犀草素、6-甲氧基木犀草素的含量。结果，7 种成分以安徽产地的平均含量较高，湖北产的含量最低；不同产地中芦丁、菠叶素、槲皮素、木犀草素、6-甲氧基木犀草素含量变化波动较小。从绿原酸、1，5-二咖啡酰奎宁酸含量变化可看出，不同产地的欧亚旋覆花受生长地特殊的气候、土质的影响，所含活性成分的含量也不一样。

4. 果实类

藤合欢 刘天竹等运用 HPLC 法测定辽宁、河北、吉林等产地 11 批不同的藤合欢（南蛇藤 *Celastrus orbiculatus* Thunb.）药材，发现样品中山奈苷的含量在 0.04%～0.25% 之间，差异较大。结果表明，产地和贮藏年限等都能影响到山奈苷含量，而辽宁地区样品山奈苷含量略高于吉林地区。

5. 全草类

（1）泽兰 姚静采用 HPLC 法进行测定甘肃陇南、陕西榆林等 10 个产地的泽兰（毛叶地瓜儿苗 *Lycopus lucidus* Turcz. var. *hirtus* Regel）药材样品含量。结果，齐墩果酸和熊果酸的平均含量分别为 1.32 mg/g、1.59 mg/g；齐墩果酸和熊果酸含量与海拔呈现一定正相关性，海拔达 2 750 m 的四川凉山产泽兰中含量是福建宁德近 4 倍，云南曲靖（海拔 2 000 m）产泽兰中含量是河北安国（24 m）的近 3 倍，陕西安康（1 900 m）产泽兰中含量高于榆林（1 100 m）。推测因海拔、温度、光照强度、含氧量等差异导致不同产地药材中相关成分含量的

差异。

（2）凤尾草　刘建群等运用 HPLC 测定北京、重庆、江西等 10 个产地的凤尾草（*Pteris multifida* Poir.）药材 3 种成分含量。结果，蕨素 C-3-O-葡萄糖苷的含量在 0.09～1.35 mg/g 之间，重庆巫溪和龙池镇含量较高；忍冬苷含量在 0.95～7.56 mg/g 之间，重庆开县含量较高；野漆树苷含量在 0.22～5.48 mg/g 之间，重庆开县、巫溪和万州样品中含量较高。

（3）荆芥　胡军华等运用 HPLC 法对安徽、江苏、河北产地的 24 批次荆芥药材（*Schizonepeta tenuifolia* Briq.）中咖啡酸和迷迭香酸的含量进行测定。结果，咖啡酸含量在 0.006%～0.018% 之间，迷迭香酸含量在 0.036%～0.151% 之间；经 SPSS 方差分析，发现 3 个产地荆芥中咖啡酸和迷迭香酸含量无显著性差异。

（4）野老鹳草　王洪成等运用 HPLC 法对江西、江西庐山、江西九江、江苏扬州、南京仙林区、南京江宁区、江苏苏州、上海 8 个产地的野老鹳草（*Geranium carolinianum* L.）中 5 种有效成分进行含量测定。结果，柯里拉京含量（0.74～12.54 g/L）最高，没食子酸（0.36～6.51 g/L）、金丝桃苷（0.03～2.83 g/L）含量次之，原儿茶酸（0.02～0.39 g/L）、槲皮素（0.010 9～0.077 8 g/L）含量最低；5 种成分均以南京仙林区和江西地区含量较高，上海产地成分含量均较低，不同地区间成分含量差异明显。

（5）东北透骨草　常安等收集 6 个不同产地的东北透骨草（*Vicia* sp.）药材样品，测定其中槲皮素含量为 1.98 mg/g{沈阳市棋盘山经济技术开发区（假香野豌豆 *V. pseudo-orbus*）}～26.82 mg/g{抚顺市抚顺县（黑龙江野豌豆 *V. amurensis*）}，山柰酚含量为 1.62 mg/g{铁岭市西丰县（毛山野豌豆 *V. amoena* var. *sericea*）}～86.05 mg/g{沈阳市棋盘山经济技术开发区（假香野豌豆）}。不同产地之间含量差异较大，说明生态环境、气候条件对透骨草中黄酮类成分含量有很大影响。

（6）绞股蓝　绞股蓝{*Gynostemma pentaphyllum* (Thunb.) Makino}植物基源复杂、品种繁多，有 14 种和 3 变种，广泛分布于陕西、湖北、安徽、福建等地。彭亮等收集了来自陕西、湖北、广西、云南、福建、安徽产地的五叶绞股蓝和七叶绞股蓝药材样品，运用 HPLC 法测定其总黄酮含量在 1.70%～7.95% 之间，不同产地间差异较大，广西最低、陕西最高；五叶绞股蓝含量总黄酮含量（5.17%）稍高于七叶绞股蓝（3.69%）。同时，测得其中总皂苷含量在 0.34%～7.99% 之间，安徽最低、湖北最高，其中七叶绞股蓝平均含量（6.11%）明显高于五叶绞股蓝（0.58%）；总多糖含量在 1.56%～3.82% 之间，陕西最低、云南最高。

（7）广东紫珠　房海灵等收集了江西南昌、芦溪、湖南会同、广东南雄、广西桂林、贵州榕江等产地 17 批广东紫珠（*Callicarpa kwangtungensis* 地上部分）样品，测得其熊果酸含量在 0.128%～0.329% 之间，齐墩果酸含量在 0.071%～0.205%，发现江西芦溪的熊果酸和齐墩果酸含量均最高，贵州榕江的两者含量皆最低，并且互为同分异构体两个化合物，熊果酸含量稍高于齐墩果酸。

6. 真菌类

冬虫夏草　冬虫夏草{*Cordyceps sinensis* (BerK.) Sacc.}具有极强地域性特点。尚林等运用 HPLC 法测定了青海省内玉树、果洛、兴海县、同德县、贵德县、同仁县等 10 个不同县的冬虫夏草的含量。结果，腺苷含量较高产区为玉树（0.065%）、果洛（0.041%），也证实玉树、果洛产的冬虫夏草优于青海其他地区的传统观点。

7. 动物类

（1）塔里木马鹿茸　塔里木马鹿（*Cervus elaphus yarkandensis*）为马鹿的一个亚种，分布于新疆。吕秀华等采用牛血清标准蛋白定量试剂盒测定阿克苏沙雅县、尉犁县、焉耆县 15 批次的塔里木马鹿茸的多肽中蛋白含量。结果，不同产地间，多肽的蛋白含量差异显著，以阿克苏地区含量最高（0.54%）、尉犁县含量最低（0.3%），可见不同产区间鹿茸多肽的蛋白含量差异明显。

（2）海螵蛸　顾青青等运用 HPLC 法测定了30 批不同产地的海螵蛸（无针乌贼 *Sepiella maindroni* de Rochebrune 或金乌贼 *Sepia esculenta* Hoyle 的干燥内壳）药材中尿嘧啶、次黄嘌呤、黄嘌呤的含量。结果，尿嘧啶含量在 0.018%～0.25% 之间，次黄嘌呤含量在 0.01%～0.43% 之间，黄嘌呤含量在 0.43%～7.05% 之间；山东次黄嘌呤含量为广东 40 倍之多，可见不同产地间成分差异较大。整体而言，山东、广东、福建产地 3 种有效成分含量偏高，广西、云南的含量偏低。

（撰稿：陈东东　陈建伟　审阅：俞桂新）

【中药活性成分的生物转化研究】

随着现代生物技术的快速发展，运用生物转化技术，有利于解决中药制药的原料问题，实现野生资源的替代与保护，为中药资源的可持续利用提供新的重要途径。应用生物转化技术研究中药有多种方法，本文主要涉及与中药活性成分相关的微生物转化与酶催化两个方面。

1. 中药活性成分的微生物转化研究

利用微生物转化技术，不仅可获得具有特定活性的稀有化学成分，还可以进一步丰富天然活性成分的结构多样性，有助于寻找具有更好活性的新颖先导化合物，用于中药新药的研究与开发。

周小林等从青蒿中分离出 1 株产青蒿素类化合物的内生真菌 IS928，经发酵培养基优化，得到青蒿素类化合物产量平均值为 17.19 mg/L，该研究为青蒿素类化合物发酵生产提供了基础。王川等从金银花根中分离到 1 株产绿原酸的内生细菌 RP1，同时在该内生菌发酵液中检测到了绿原酸代谢中间物肉桂酸，分子鉴定表明该内生菌为枯草芽孢杆菌 *Bacillus subtilis*。

Feng LM 等采用 2 株丝状真菌 *Syncephalastrum racemosum* AS 3.264 和 *Alternaria alternate* AS 3.4578 对环黄芪醇进行了生物转化研究，共得到 27 个代谢产物，其中 18 个为新化合物；同时发现 *A. alternata* 具有乙酰化偏好性，尤其是作用于 3-OH、6-OH 和 19-OH 等位置，而这些区域和立体选择性反应都是很难采用化学合成方法获得的。Mai ZP 等在筛选的 10 株真菌中，发现 *Penicillium janthinellum* 展现出良好的转化泽泻醇 G 的作用，并对所得到四种代谢产物进行了 hCE2 体外抑制活性评价。Zhao Y 等采用 3 种真菌 *Colletotrichum gloeosporioides*、*Acremonium alternatum* 和 *Aspergillus niger* 进行了转化知母皂苷 BII 的研究，发现在含有 10 g/L 的葡萄糖的培养基中，*C. gloeosporioides* 可将底物转化为 4 种产物，研究首次报道了利用真菌整体转化水解知母皂苷 BII C-3 位葡萄糖基的方法。

刘晓晶等研究发现，橙皮苷对雪腐镰刀菌 6238 产橙皮苷酶有明显的诱导作用，不同时间段添加橙皮苷底物对酶活性影响较大，研究还对雪腐镰刀菌 6238 产橙皮苷酶进行了条件优化。Ding HX 等借助毛头鬼伞菌 *Coprinus comatus* 的转化作用，通过培养基条件考察，在含有葡萄糖浓度为 40 g/L 的培养集中，成功将多组分的银杏内酯转化为银杏内酯 B，为工业化大量生产此成分奠定了基础。陈广通等选取总状毛霉 *Mucor racemosus* 为转化菌株，获得 2 个 20(S)-原人参二醇过氧衍生物；采用优化后的转化条件，25，26-烯-24(R)过氧羟基-20(S)-原人参二醇和 23，24-烯-25 过氧羟基-20(S)-原人参二醇的产率均明显增大。

Chen LX 等研究表明，*Mucor polymorphosporus* 对莪术醇有特殊的降解和重排转化作用，共得到 6 种代谢产物，5 种为新化合物，其中有 4 种具有很好的抑制脂多糖诱导的 NO 生成作用，且 5-

hydroxycarbonyl-1-oxo-3，7- dimethylindane 活性强于底物莪术醇。

曹艺等选取了黑曲霉、米曲霉等 10 个菌种，以关木通、青木香、马兜铃和寻骨风药材粉末为原料，运用液体发酵技术，在一定条件下进行生物转化脱毒。结果，枯草芽孢杆菌对这 4 种中药材中马兜铃酸 A 的含量有不同程度的降低作用，表明利用微生物对含马兜铃酸 A 的中药材进行生物减毒是一种可行手段。Xin XL 等利用短刺小克银汉霉 *Cunninghamella blakesleana* 对朝鲜淫羊藿中的 5 种主要成分淫羊藿苷、朝藿定 C、淫羊藿糖苷 A、朝藿定 A 和淫羊藿定 B 进行了生物转化研究，发现其可高效率（＞95％）的转化生成相应产物，且体内药理实验表明这些产物具有很强的抗骨质疏松作用。

崔磊等利用组织分离法从党参中分离得到 32 种内生菌，其中菌株 D19（藤黄色杆菌属）能够将人参根总皂苷中的 Rb1、Rb2、Rc、Rd 和 Rg1 等转化为稀有皂苷，在最佳发酵条件下，稀有人参皂苷 F2、C-K 和 Rh1 的最高产率分别为 30％、17％ 和 8％。

Xu SH 等研究发现，胶霉属真菌 *Gliocladiumdeliquescens* 具有转糖基和硫酸化作用，可高效率的转化大黄素大量生成 6-*O*-*β*-D-吡喃葡萄糖大黄素苷及小部分硫酸化产物，这为制备该糖苷产物提供了简便、可行的方法。Li Y 等通过尖孢镰刀菌 *Fusarium oxysporum* 固态发酵，获得 1 种可将富含于羊齿天门冬的蜕皮甾酮完全转化为 C-19 甾类化合物紫茎牛膝甾酮的方法。

马媛等利用丝状真菌短刺小克银汉霉 *Cunninghamella blakesleeana* 对甘草次酸（GA）进行微生物转化研究，获得 1 个主产物和 5 个次要产物，并得到 1 种新化合物 3-酮基-15*β*-羟基-18*β*-甘草次酸，结果提示该菌对 GA 具有选择性酮基化及羟基化作用。Li F 等采用 1 株新的黑曲霉突变体 *Aspergillus niger* strain TH-10a，成功将人参皂苷

Rd 的 C-20 位外侧葡萄糖水解转化成人参皂苷 Rb1；且该菌具有较强的底物耐受性，显示出一定的工业应用前景，在最适反应条件下，人参根茎提取物浓度为 40 mg/mL、反应 72 h 后，其转化率依然可达 60％。

Ma SN 等利用 *Cunninghamella blakesleeana* AS 3.0970、AS 3.0910 和 *C.elegans* AS 3.2028 等菌株对分离于补骨脂的甲基补骨脂黄酮、补骨脂黄酮、补骨脂乙素进行微生物转化研究，共得到 7 种代谢产物，其中 6 种为新化合物，并发现该产物具有拮抗过氧化物酶体增生物激活受体-*γ* 的作用。Chen GT 等通过 *Aspergillus niger* 3.1858 转化 20(S)-原人参二醇获得 3 种新化合物，这些化合物在所研究的 7 种癌细胞中都展现出相对较好的抑制作用。

2. 中药活性成分的酶催化研究

生物酶催化剂用于中药化学成分的特定结构修饰，具有显著的结构部位专一性和化学反应特异性；还具有反应底物不需要基团保护、催化效率高、反应条件温和、易于廉价制备等优点，并符合从末端治理向源头控制转化的新型"低碳环保"生产模式，成为解决中药活性成分资源短缺的有效途径。

Zheng MM 等从 *Ruminococcus torques* 中克隆和筛选出 1 种新的 7*β*-羟基固醇脱氢酶，通过两步法成功将鹅去氧胆酸转化为具有更高药理活性价值的熊去氧胆酸，转化效率高达 98％ 以上。Cao YD 等将来源于药用植物三分三中的 1 个 6*β*-莨菪碱羟化酶进行了基因克隆与体外重组，该酶具有羟化和环氧化双功能，可将莨菪碱转化为东莨菪碱；为提高该酶的催化活力，进一步采用蛋白质工程等结构改造技术，经过多轮易错突变和定点突变体库的构建与筛选，成功获得 1 个比母本活力高 3.4 倍的双点突变体 AaH6H$_{M1}$（S14P/K97A）。

Liu CY 等通过凝胶色谱分离等方法从黑曲霉 *Aspergillus niger* 中分离出具有水解人参皂苷的

Ⅰ型人参皂苷糖苷水解酶,用于稀有人参皂苷 C-Mc、C-Y、F2 和 C-K 的制备,并计算出相关底物的酶促反应动力学常数和推测出该酶水解人参皂苷 Rb1、Rb2、Rc 和 Rd 的转化途径。Wan HD 等研究发现,来源于黑曲霉 Aspergillus sp.的 β-半乳糖苷酶具有转化人参皂苷 Rb1 和 Rg3 的作用,可将 Rb1 水解生成人参皂苷 Rd 和 F2,将人参皂苷 Rg3 专一转化为 Rh2。表明该酶将有助于大量制备稀有人参皂苷。

Zhang R 等从短双歧杆菌 Bifidobacterium breve 中成功克隆和重组得到 1 种能够将芦丁特异性转化为异槲皮素的 α-L-鼠李糖苷酶,进一步采用 Ni-NTA 柱层析分离得到该纯酶,并测得其反应比活力为 56 U/mg。Wang RF 等从橙色滑柱菌 Herpetosiphon aurantiacus 中获得 1 个具有人参皂苷糖苷水解作用的酶基因,经体外异源重组及蛋白分离纯化,进一步表明了该酶的酶学性质及其对不同人参皂苷的糖基水解作用。表明该酶属于糖苷水解酶第三家族,具有专一水解越南人参皂苷 R7C-20 位的葡萄糖基作用而生成三七皂苷 ST4,为制备微量三七皂苷 ST4 提供了方便、环境友好的方法。

Zhou LF 等通过硫酸铵沉淀、分子排阻色谱柱层析等蛋白分离方法,从黑曲霉 Aspergillus niger SK34.002 中获得 1 种分子量约为 128 kDa 的 β-D-葡萄糖苷酶,该酶温度稳定性较好,且几乎能够将所有白藜芦醇苷有效水解转化成白藜芦醇,有望开发成大量制备白藜芦醇的新型生物催化剂。

（撰稿：王如锋　审阅：俞桂新）

【第四次全国中药资源普查(河北省)】

1. 第四次全国中药资源普查项目

（1）普查背景　中药资源是国家的重要战略资源之一,随着近年来中药产业的快速发展,我国的药用资源在种类、分布、蕴藏量和质量等方面发生了巨大的变化。截止到 2010 年,我国共开展了三次全国性的普查,而 1983～1987 年的第三次全国中药资源普查,距今已近 30 年,中药资源家底的现状不清、中药资源信息不流通、中药相关技术资源匮乏等问题突出,开展第四次全国中药资源普查迫在眉睫。国家中医药管理局自 2011 年开始,陆续组织展开了全国范围的中药资源普查试点工作。

（2）试点工作范围　普查试点工作分四批启动。2011 年 11 月,率先启动普查试点工作有安徽、湖北、湖南、云南、四川、新疆六个省(区)133 个县(市)。2012 年,启动普查工作有河北、山西、内蒙古、黑龙江、吉林、河南、江西、广西、海南、贵州、重庆、陕西、西藏、青海、甘肃、宁夏 16 个省(区、市),试点覆盖 522 个县。2013 年,启动普查工作有北京、上海、天津三市。2014 年启动普查工作有辽宁、山东、江苏、浙江、福建、广东六省 109 县。

（3）普查任务　国家启动这次中药资源普查的主要任务包括四个方面:摸清我国中药资源家底情况;与中药资源相关的传统知识情况;中药材种苗繁育基地和种质资源库建设;中药资源动态监测与信息服务体系建设。现阶段组织开展试点工作的目的是探索组织模式、技术方法、总结经验、培训人才和凝练队伍,为第四次全国中药资源普查的全面铺开奠定基础。

2. 第四次全国中药资源普查进展情况

（1）野生资源调查情况　截至 2015 年底,全国试点工作已覆盖 31 省(区、市)922 个县,占全国县级行政区划单元的 1/3。根据中药资源普查信息管理系统数据显示,共收集近 1.3 万种中药资源的种类和分布等信息,整理 50% 的标本实物,拍摄 270 多万张照片。基于 54 万个样本的数据信息,可估算 500 多种药材的蕴藏量。

（2）种子种苗繁育基地和种质资源库建设　在全国 20 省(区、市)布局建设了 28 个繁育基地,对160种中药材种子、种苗进行繁育生产,成立了"全国中药材种子种苗基地科技联盟"和"人参国际标准科技联盟"。在四川、海南建设了中药种质资源库,保存普查种质材料。

(3) 中药资源动态监测信息和技术服务体系建设　目前已建成1个国家级中心,28个省级中心,66个县级监测站,召开了监测站信息员和技术人员培训班,出版了《中药材信息监测与技术服务手册》,研发了中药资源动态监测系统,通过技术服务项目加强监测站的建设,提高服务水平。

(4) 传统知识调查情况　累计走访民间医生1 211名,收集传统知识1 054份,整理一批古籍文献和口述材料,汇总与中药资源相关传统知识1 000余条,据此可梳理编制传统知识保护名录,促进对中医药知识产权的保护。组织编制《中国药用植物特有种》《鄂伦春药用资源及其传统知识调查》《常用蒙药材与中药材的比较研究》等,对与中药资源相关的传统知识进行收集整理。

3. 河北省普查工作开展情况

第四次全国中药资源普查河北省试点工作,是河北省政府确定的2012年重点工作任务之一。普查工作旨在摸清河北省辖区中药资源种类、分布、数量及资源变化趋势等情况,为国家掌握基本药物所需中药材资源提供可靠依据,为建立全国中药材资源数据库、动态监控网络和预警体系奠定基础,同时也是对中药资源的保护、开发、利用提供决策依据。为确保普查试点工作顺利开展,在河北省中医药管理局的领导下,中药资源普查项目办公室积极履行其职责,各普查小组与项目县积极配合,全力开展我省的中药资源普查工作。

(1) 科学的组织保障　中药资源普查专业性强、涉及部门多、工作任务重,为完成这项复杂的系统工程,建立了以省政府特邀咨询孙士彬为组长的领导小组,成员包括省卫生厅、财政厅、教育厅、科技厅、农业厅、林业厅、食品药品监管局等12个厅局和开展中药资源普查工作的8个区市政府主管领导。

通过全省范围的摸底调查,由来自河北中医学院、河北师范大学、河北省农林科学院等十所科研院所药用资源专业的一线专家组成了技术专家委员会,并组建了16支普查队,各区县同步成立普查办,由各县卫生局负责,配合普查小组开展工作。

(2) 严谨的实施过程　经省中药资源普查专家委员会研究,报请全国专家委员会审查同意,确定河北省40个普查项目县,并在巨鹿县、安国市建立中药原料资源动态监测与信息服务站。同时,充分参考第三次全国中药资源普查河北省重点中药种类,确定107种重点中药调查种类。

按照《国家中药资源普查技术规范》的要求,专家委员会组织编写了河北省中药资源普查工作技术培训教材,并组织专家对普查队员进行系统的技术培训。在过程管理中,普查办制定和完善相关工作制度,加强宣传和督导,定期汇总统计各普查小组进展,按计划召开专项技术培训会、工作调度会及中期汇报会等会议,确保工作落实、人员到位、安全保障。

(3) 河北省普查进展　河北省于2013年3月正式启动普查工作,共调查样地1 317个,样方套6 213个,野生资源1 975种,重点品种265种,腊叶标本采集并鉴定20 000余份,上交1 000种9 500份,药材标本上交120种807份,种子标本上交788种2 335份,照片拍摄近15 000张。河北省已建设完成安国、巨鹿监测站及河北省中药原料质量监测技术服务中心,并按照国家要求展开工作。安国种子种苗繁育基地建设已完成,等待验收。

以本次中药资源普查为契机,河北省成立了中药资源中心,建立了种质资源库、药材标本库,组建了中药资源普查与科研团队,并发表学术论文13篇。撰写完成普查项目县药用植物资源开发利用建议书、《中国中药资源大典》(河北卷)初稿、《中国中药资源大典》(道地药材卷)河北省部分初稿,出版普查系列丛书四部。通过普查,河北省锻炼和强化了一支中药资源普查人才队伍,培养了一批青年技术骨干,为河北中药资源与开发储备了实力,同时也为中药资源普查的全面展开奠定了坚实的基础。

(撰稿:何 培 赵建成 李 琳 郑玉光 孙国强 裴 林 石艺杰 审阅:俞桂新)

[附] 参 考 文 献

C

Cao YD, He YC, Li H, et al. Efficient biosynthesis of rare natural product scopolamine using *E. coli* cells expressing a S14P/K97A mutant of hyoscyamine 6 β-hydroxylase Aa H6H[J]. Journal of Biotechnology, 2015, 211:123

Chen G, Song Y, Ge H, et al. Biotransformation of 20(S)-protopanaxatriol by *Aspergillus niger* and the cytotoxicity of the resulting metabolites[J]. Phytochemistry Letters, 2015, 11(11):111

Chen LX, Zhao Q, Zhang M, et al. Biotransformation of curcumenol by *Mucor polymorphosporus*[J]. Journal of Natural Products, 2015, 78(4):674

蔡恩博,郑小曼,屠书梅,等.牛蒡子起源、分布及开发利用现状[J].人参研究,2015,(2):63

曹爱农,范铭,吕铎,等.不同产地商品柴胡性状及质量评价[J].中药材,2015,38(8):1611

曹晨,刘震,苏丹,等.不同产地不同品种细辛药材的无机元素分析[J].中国中药杂志,2015,40(8):1535

曹丽娟,苗静,刘洁秀,等.基于主成分分析的决明子中蒽醌类成分含量研究[J].中国中药杂志,2015,40(13):2589

曹艺,谭周进,夏伯候,等.10种微生物对含马兜铃酸A中药材的生物减毒研究[J].中国中药杂志,2015,40(10):1939

常安,王维宁,杨燕云,等.HPLC同时测定辽宁省不同来源和产地透骨草中槲皮素和山奈酚的含量[J].中药材,2015,38(10):2053

陈大霞,张雪,崔广林,等.川续断野生种质资源遗传多样性的SCoT分析[J].中国中药杂志,2015,40(10):1898

陈大霞,张雪,王钰,等.中国川续断属药用种遗传多样性与亲缘关系的SRAP分析[J].中国中药杂志,2015,40(13):2559

陈广通,杨雪,葛红娟,等.总状毛霉对20(S)-原人参二醇的微生物转化及条件优化[J].中国实验方剂学杂志,2015,21(8):34

程磊,侯俊玲,王文全,等.我国茯苓生产技术现状调查分析[J].中国现代中药,2015,17(3):195

崔磊,金英今,尹成日.党参内生菌转化人参根总皂苷为稀有人参皂苷F2和C-K的研究[J].延边大学学报,2015,41(1):79

D

Ding HX, Zhang ZC, Cao SN, et al. Transformation of multi-component ginkgolide into ginkgolide B by *Coprinus comatus*[J]. BMC Biotechnology, 2015, 15(1):1

丁小丽,孙建军,梁健,等.丹参叶片内生真菌群落结构及其与有效成分相关性分析[J].中国中药杂志,2015,40(14):2800

董博,王克鹏,宋秉生,等.甘肃淫羊藿资源分布及产地土壤养分状况调查[J].甘肃农业科技,2015,(2):27

F

Feng L, Xu CC, Li Z, et al. Microbial conversion of ginsenoside Rd from Rb1 by the fungus mutant *Aspergillus nigerstrain* TH-10a[J]. Preparative Biochemistry and Biotechnology, 2015, doi:10.1080/10826068/2015/1031391

Feng LM, Ji S, Qiao X, et al. Biocatalysis of cycloastragenol by *Syncephalastrum racemosum* and *Alternaria alternata* to discover anti-aging derivatives[J]. Advanced Synthesis and Catalysis, 2015, 357(8):1928

房海灵,聂韡,卢艳花,等.HPLC法同时测定不同产

地、采收期、部位广东紫珠中的熊果酸和齐墩果酸[J].中成药,2015,37(10):2229

G

高国赋,魏宝阳,李顺祥,等.吴茱萸主栽品种及资源分布现状[J].湖南中医杂志,2015,31(7):154

顾青青,安徽,张艺竹,等.不同产地海螵蛸中核苷类成分测定[J].中成药,2015,37(5):1016

郭晓民,瞿晶田,柴士伟.HPLC-DAD 法测定不同产地欧亚旋覆花中 7 种活性成分[J].现代药物与临床,2015,30(11):1328

H

胡军华,刘莉莉,张艳军,等.HPLC 法同时测定不同产地紫苏叶和荆芥中咖啡酸和迷迭香酸[J].中草药,2015,46(14):2155

黄雅丽,邝枣园,宋梦微,等.结香与未结香白木香内生细菌群落结构及变化[J].中国中药杂志,2015,40(1):63

J

姜丽丽,郭九峰,张传领,等.内蒙古道地黄芪种质资源遗传多样性分析[J].中草药,2015,46(15):2279

姜秋,李慧芬,梁晓,等.HPLC 同时测定不同产地远志饮片中 6 种寡糖酯类成分[J].中成药,2015,37(2):360

L

Li Y, Cai L, Dong JW, et al. Innovative approach to the accumulation of rubrosterone by fermentation of *Asparagus filicinus* with *Fusarium oxysporum*[J]. Journal of Agricultural and Food Chemistry, 2015, 63(29):6596

Liu CY, Zhou RX, Yu HS, et al. Preparation of minor ginsenosides C-Mc, C-Y, F2, and C-K from American ginseng PPD-ginsenoside using special ginsenosidase type-I from *Aspergillus niger* g. 848 [J]. Journal of Ginseng Research, 2014, 58(3):221

李华,史美荣,肖娅萍.绞股蓝种质资源遗传多样性及亲缘关系的 ISSR 分析[J].中草药,2015,46(11):1666

李丽,鄂秀辉,何毅,等.多成分定量结合指纹图谱分析用于不同产地香加皮的质量评价[J].中国中药杂志,2015,40(8):1529

李敏,钟国跃,伍奥林,等.桃儿七中鬼臼毒素、总木脂素的含量与生态因子的相关性研究[J].中国中药杂志,2015,40(9):1831

李水仙,陈丽元,夏从龙.正品青叶胆遗传多样性的 ISSR 分析[J].时珍国医国药,2015,26(7):1748

刘建群,刘健,蒋伟,等.HPLC 法同时测定不同产地凤尾草中的 3 种活性成分[J].中成药,2015,37(7):1518

刘青,杜守颖,多吉仁青,等.HPLC 法同时测定不同产地大花红景天中 6 种活性成分[J].中草药,2015,46(2):276

刘荣华,唐芳瑞,陈兰英,等.不同产地杜仲叶中 5 种主要有效成分的含量比较[J].中国实验方剂学杂志,2015,21(18):31

刘天竹,王维宁,郝延军.HPLC 法测定不同产地藤合欢中山柰苷的量[J].中草药,2015,46(10):1533

刘晓晶,沈煜斌,姚善泾.雪腐镰刀菌产橙皮苷酶的特性研究和条件优化[J]. 高校化学工程学报,2015,29(6):1399

龙月红,李非非,杨果,等.刺五加 β-香树酯醇合成酶基因的克隆及其表达与皂苷量的相关性[J].中草药,2015,46(9):1354

吕秀华,周凡,马芹.不同产地和采收期塔里木马鹿茸多肽的含量测定[J].中国药学杂志,2015,50(14):1233

M

Ma SN, Zheng C, Feng L, et al. Microbial transformation of prenylflavonoids from *Psoralea corylifolia* by using *Cunninghamella blakesleeana* and *C. elegans* [J]. Journal of Molecular Catalysis B Enzymatic, 2015, 118:8

Mai ZP, Xin XL, Sun Z, et al. Biotransformation of alisol G by *Penicillium janthinellum* and the hCE2 inhibitory effects of its metabolites[J]. Phytochemistry Letters, 2015, 13(11):228

马生龙,王凤霞,杨雪,等.绞股蓝内生真菌多样性与其活性成分绞股蓝皂苷 A 的相关性研究[J].中药材,2015,38(3):476

马媛,谢丹,王照华,等.短刺小克银汉霉对甘草次酸的微生物转化[J].中国中药杂志,2015,40(21):4212

P

彭亮,李诒光,陈杰,等.HPLC 同时测定不同产地猴耳

环叶中没食子酸和槲皮素的含量[J].中国实验方剂学杂志,2015,21(11):77

彭亮,李诒光,陈杰,等.不同产地、不同品种绞股蓝总黄酮含量比较研究[J].亚太传统医药,2015,11(21):33

彭亮,李怡光,陈杰,等.不同产地、不同品种间绞股蓝总皂苷和总多糖含量比较研究[J].亚太传统医药,2015,11(22):21

Q

邱亚玲,秦民坚,戴轶群,等.不同产地猫豆遗传多样性的 ISSR 分析[J].中国实验方剂学杂志,2015,21(6):86

R

任凤鸣,金江群,焦雁翔,等.中药金钱草种质资源的 ISSR 遗传多样性研究[J].中国药学杂志,2015,50(15):1277

S

尚林,李建菊,尚军.HLPC 法测定青海不同产区冬虫夏草腺苷含量[J].亚太传统医药,2015,11(15):29

石磊,张承程,明孟碟,等.基于 GIS 的全国厚朴质量适宜性研究[J].中药材,2015,38(4):706

史辑,刘梓晗,王玲,等.HPLC 测定不同产地巴戟天中 5 种茜草素型蒽醌的含量[J].中药材,2015,38(2):245

史静超,李浩铮,王永辉,等.不同产地蒙古黄芪中黄芪甲苷、黄芪皂苷Ⅰ、黄芪皂苷Ⅱ和黄芪皂苷Ⅲ含量的比较与分析[J].世界科学技术(中医药现代化),2015,17(5):1016

宋艳梅,李健,李峰.山东同一种植基地不同形态栝楼的遗传多样性和亲缘关系研究[J].中药材,2015,38(8):1639

T

谭玲玲,侯晓敏,胡正海.不同产地桔梗药材中桔梗总皂苷和桔梗皂苷 D 的测定[J].中草药,2015,46(11):1682

谭渊,陈强,刘汉军,等.不同种植年限黄连根系土壤细菌 PCR-DGGE 分析[J].中国中药杂志,2015,40(16):3147

W

Wan HD, Li D. Highly efficient biotransformation of ginsenoside Rb1 and Rg3 using β-galactosidase from Asper-

gillus sp[J]. RSC Advances, 2015, 5(96):78874

Wang RF, Zheng MM, Cao YD, et al. Enzymatic transformation of vina-ginsenoside R 7 to rare notoginsenoside ST-4 using a new recombinant glycoside hydrolase from Herpetosiphon aurantiacus[J]. Applied Microbiology and Biotechnology, 2015, 99(8):3433

王川,李丽,魏丕伟,等.产绿原酸内生菌的分离及其绿原酸合成途径关键基因的克隆和功能研究[J].微生物学通报,2015,42(10):1888

王洪成,尹海波,曹波,等.HPLC 同时测定不同产地野老鹳草中 5 种活性成分含量[J].辽宁中医杂志,2015,42(4):834

王惠君,卢诚,黎明,等.传统中药艾种质资源的 ISSR 遗传多样性分析[J].贵州农业科学,2015,43(8):1

王世宇,李文兵,卢君蓉,等.HPLC 法同时测定不同产地香附药材中香附烯酮、圆柚酮和 α-香附酮[J].中成药,2015,37(3):588

王爽,董红娇,王长生,等.不同产地麻花秦艽中 5 种环烯醚萜苷成分的含量比较[J].中国实验方剂学杂志,2015,21(8):77

韦正鑫,郭冬琴,李海峰,等. AM 真菌对滇重楼光合参数及生理指标的影响[J]. 中国中药杂志,2015,40(20):3945

吴波,李永波,饶建波,等.基于 ITS2 条形码的桔梗药材遗传多样性研究[J].中国中药杂志,2015,40(6):1075

吴丹,罗世琼,杨占南,等.土壤养分及微生物特征对鱼腥草多酚和总黄酮的影响及相关性分析[J].中国中药杂志,2015,40(8):1444

X

Xin XL, Fan GJ, Sun Z, et al. Biotransformation of major flavonoid glycosides in herb epimedii by the fungus Cunninghamella blakesleana [J]. Journal of Molecular Catalysis B Enzymatic, 2015, 122:141

Xu SH, Du CH, Zhang J, et al. Glycosylation and sulfation of emodin by Gliocladium deliquescens NRRL 1086[J]. Chinese Journal of Natural Medicines, 2015, 13(10):796

肖承鸿,周涛,江维克,等.栽培太子参表型性状的遗传多样性分析[J].中药材,2015,38(8):1600

学术进展

许瑛,石慧君,刘少雄,等.不同居群箭叶淫羊藿基于淫羊藿多苷成分的质量评价[J].中草药,2015,46(15):2284

Y

杨路存,刘何春,周学丽,等.羌活不同地理种群 cpDNA *trn* T-*trn*L 多态性分析[J].中草药,2015,46(22):3390

杨路存,刘何春,周学丽,等.羌活不同地理种群 ITS 序列变异及系统发生分析[J].中国中药杂志,2015,40(19):3748

姚静.HPLC 测定不同产地泽兰药材中齐墩果酸和熊果酸含量[J].中国实验方剂学杂志,2015,21(10):80

姚元枝,黎晓英,魏麟,等.鱼腥草乙酰辅酶 A 酰基转移酶基因克隆、表达及生物信息学分析[J].中草药,2015,46(1):107

Z

Zhang R, Zhang BL, Xie T, et al. Biotransformation of rutin to isoquercitrin using recombinant *α*-L-rhamnosidase from *Bifidobacterium breve* [J]. Biotechnology Letters, 2015, 37(6):1257

Zhao Y, Jiang TC, Han BQ, et al. Preparation of some metabolites of Timosaponin BII by biotransformation in vitro[J]. Signal Processing, 2015, 29(2):227

Zheng MM, Wang RF, Li CX, et al. Two-step enzymatic synthesis of ursodeoxycholic acid with a new 7*β*-hydroxysteroid dehydrogenase from *Ruminococcus torques*[J]. Process Biochemistry, 2015, 50(4):598

Zhou LF, Li SH, Zhang T, et al. Properties of a novel polydatin-*β*-d-glucosidase from *Aspergillus niger* SK 34.002 and its application in enzymatic preparation of resveratrol[J]. Journal of the Science of Food and Agriculture, 2015, 52(19):2144

曾燕,郭兰萍,王继永,等.丛枝菌根侵染强度与二年生三七生物量和药效成分含量的相关性研究[J].中国现代中药,2015,17(12):1253

詹羽姣,盛萍,姚蓝,等.新疆伊贝母种质资源的 ISSR 遗传多样性分析[J].中成药,2015,37(9):1998

张辰露,梁宗锁,郭宏波,等.不同气候区丹参生物量、有效成分变化与气象因子的相关性研究[J].中国中药杂志,2015,40(4):607

张行,吴迎春,郭夫江,等.道地药材南召辛夷现状调研[J].中药材,2015,38(11):2285

张笑,郑骑坚,李忠虎,等.绞股蓝的遗传多样性和群体结构研究[J].中草药,2015,46(13):1958

赵宏苏,金传山,刘均雨,等.不同主产地桔梗中总皂苷和重金属含量分析[J].现代中药研究与实践,2015,29(1):29

赵路,关琴笑,路丽,等.UHPLC 法同时测定不同产地葛根中 5 种活性成分的含量[J].中药材,2015,38(3):473

赵智灵,刘学周,魏晓雨,等.人参可利用内生菌株的筛选和鉴定[J].中草药,2015,46(14):2143

周浓,丁博,冯源,等.接种不同 AM 真菌对滇重楼菌根侵染率和入药品质的影响[J].中国中药杂志,2015,40(16):3158

周浓,戚文华,肖国生,等.滇重楼根际微生物分布与甾体皂苷含量的相关性[J].中国中药杂志,2015,40(6):1055

周小林,厉大伟,周依婷,等.青蒿内生真菌 IS928 产青蒿素类化合物的发酵培养基优化[J].安徽农业科学,2015,32(43):38

周永峰,王伽伯,张定堃,等.不同产地五味子药材的质量特征比较研究[J].中国中药杂志,2015,40(16):3152

朱军,李晓瑾,孙丽,等.新疆药用阿魏属植物内生真菌的生态分布与多样性[J].中国中药杂志,2015,40(2):356

朱田田,晋玲,张裴斯,等.基于 ISSR 的甘肃不同产区栽培当归遗传多样性研究[J].中草药,2015,46(23):3549

（二）中药质量评价

【概　述】

中药的有效成分具有复杂性和多变性的特点，建立中药特点的标准体系，一直是药学工作者研究的热点。随着科学技术的不断进步，对中药药效物质基础的不断认识，中药的标准水平也在不断提升。2015年12月1日，《中国药典》（2015年版）（以下简称"新版《药典》"）正式颁布并开始实施，中药的质量标准在很多方面达到了国际标准的领先水平。

新版《药典》分四部出版，其中一部为中药部分，收载中药2 158种，药材和饮片618种（不含收载在品种项下的饮片标准），植物油脂和提取物47种，成方制剂1 493种，新增品种440个，修订品种517个。无论是收载的品种、显微鉴别和TLC鉴别、HPLC含量测定项目及对照品、对照药材的数量均为国际植物药标准之最。新版《药典》在继承前版《中国药典》的基础上，在保障药品的安全性、有效性及质量可控性方面作了创新性的尝试。

1. 质量标准更加注重安全性方面的控制，提升药品安全性保障水平

马临科等认为，新版《药典》重点完善了安全性控制技术的应用，加强了对中药中有害物质的控制，完善了原有农药残留量测定方法，新增的气质和液质测定方法将可检农药残留种类提高到229种，增修了二氧化硫残留量测定方法、汞和砷元素形态及其价态测定法等检测方法，新增了中药中真菌毒素测定、色素测定等指导原则，从点、线、面多个层次系统构建了中药安全性控制体系。

为防止滥用或过度使用硫磺熏蒸中药材及中药饮片，新版《药典》制定了中药材及中药饮片中二氧化硫残留量的控制项目。对人参、西洋参增加了16种有机氯农药残留限量要求。全面禁用苯作为溶剂，在上版《药典》对中药材标准修订基础上，对中成药中所有采用含苯的鉴别方法均重新予以修订。

2. 中药标准质量控制水平明显增强，逐步建立符合中医药特点的质量控制体系和模式

（1）根据中医药特点，控制与功效相关的活性成分　山茱萸为常用中药，主要有效成分为马钱苷、莫诺苷等环烯醚萜苷类成分，及熊果酸、齐墩果酸等三萜类成分。在《中国药典》（2000年版）以前的标准中，以熊果酸为指标成分进行定性、定量分析；在《中国药典》（2005年版）的标准中，将熊果酸的含量测定修订为马钱苷的含量测定；而新版《药典》又增加了另一有效成分和专属性成分莫诺苷的含量测定，应用多成分含量测定标准；对酒萸肉和六味地黄丸系列、杞菊地黄丸系列、济生肾气丸等相关中成药统一进行了修订，有效提升了山茱萸和含山茱萸中成药的质量控制水平。

三七为五加科植物三七 *Panax notoginseng* (Burk.) F.H.Chen 的干燥根及根茎。鞠政财等首次利用亲水作用色谱（HILIC）法建立了三七片中三七素的含量测定方法，可作为三七及其相关制剂中三七素含量测定的质量控制标准。

白花龙胆为常用藏药高山龙胆 *Gentiana algida* Pall.的全草，具有清湿热，泻肝胆实火，镇咳，利喉，健胃等功效。白花龙胆也是现行部颁标准藏药制剂三味龙胆花丸、十五味龙胆花丸等制剂的君药，但《中国药典》（2010年版）并未有白花龙

胆药材的标准。乌奴龙胆也为常用藏药,其来源为龙胆科植物乌奴龙胆 Gentiana urnula H.Smith 的干燥全草,具有清热解毒、止泻功效。且乌奴龙胆是多种中药制剂中的解毒藏药材之一,现行的藏药标准中乌奴龙胆药材仅有性状鉴别项,不足以对该全草类药材的质量进行有效的监控。宗留留等首次建立了白花龙胆和乌奴龙胆药材完整的质量控制方法和标准,包括水分和灰分检查、醇溶性浸出物测定,并以药效活性成分乌奴龙胆苷 A 为指标性成分,分别建立了薄层鉴别和含量测定,为白花龙胆和乌奴龙胆药材及其藏药制剂的质量控制提供了依据。

复方板蓝根颗粒(由板蓝根和大青叶制成)为常用中成药,收载于卫生部中药成方制剂标准中,但仅见理化鉴别项,无专属性指标成分的定性鉴别和定量测定方法。郑程等人以精氨酸、亮氨酸、靛玉红和(R,S)-告依春为指标性成分,建立薄层色谱鉴别方法;以尿苷、鸟苷、腺苷和(R,S)-告依春为指标性成分,建立 HPLC 定量测定方法,提升了复方板蓝根颗粒的质量控制标准。

骆驼蓬为蒺藜科骆驼蓬属(Peganum)植物,具有坚固经脉、助阳暖阴等作用,主要活性成分为 β-咔啉类和喹唑啉类生物碱类。由于氨基酸类成分含量的动态变化必然与生物碱成分含量的变化具有一定的相关性,李岩等建立了 HPLC 测定骆驼蓬药材中的游离氨基酸含量的方法,优选了骆驼蓬游离氨基酸的超声提取工艺,为进一步探讨骆驼蓬主要生物碱成分的生物合成途径和实现骆驼蓬药材资源的高效利用奠定基础。Liu W 等也系统研究了活性成分鸭嘴花碱(vasicine)的体内和体外的代谢产物的鉴定,并且评价了鸭嘴花碱及其代谢物的乙酰胆碱酯酶和丁酰胆碱酯酶抑制活性。

香青兰 Dracocephalum moldavica L. 系维吾尔和蒙古族习用药材,地上部分和种子均作药用,药材标准收载于内蒙古蒙药材标准卫生部药品标准维药分册和收载于《中国药典》(1977 年版),具有益心护脑、保肝健脾等功效。然而现行标准并未收载香青兰种子品种。程雪梅等首次从香青兰子中分离得到活性成分田蓟苷作为指标性成分建立专属性强的定性定量分析方法,从而达到对香青兰子药材进行定性和定量控制的目的。

(2) 标准注重中药质量控制的整体性,采用指纹图谱和特征图谱技术表达中药复杂体系 祝明等研究表明,沉香药材的特征图谱是以沉香对照药材与沉香四醇对照品为参照物,以沉香对照药材特征峰反映出沉香的特征信息,具有较好的专属性与整体鉴别性,能区别伪品沉香及白木香茎木。

枣仁安神颗粒由酸枣仁(炒)、丹参、五味子(醋制)三味药组成,新版《药典》对三味药均建立了含量测定方法及限度,实现处方中全药味的定量控制,提升了该药的质量控制水平。心脑健片和胶囊系列品种由茶叶提取物制备而成。新版《药典》对其提取物和成药标准进行了统一提高,增加了特征图谱鉴别和多种抗氧化成分的含量测定。

Li PF 等建立了 UPLC-MS/MS 方法评价车前子中主要活性成分苯乙醇苷类和酚酸类的 ACE 酶抑制活性,并进行了构效探讨,初步确认了苯乙醇苷类有一定的降压活性。

龙胆与坚龙胆在龙胆苦苷含量方面的差异明显,但新版《药典》含量测定项下,均是测定龙胆苦苷的含量。玄敏等以中小极性段成分为指标,对龙胆和坚龙胆药材/饮片的 HPLC 特征图谱进行研究,为龙胆和坚龙胆饮片的鉴别提供依据。同时,玄氏以龙胆提取物 HPLC 指纹图谱中龙胆苦苷和另外 4 个特征峰峰面积为评价指标,正交试验优化其制备工艺,并建立龙胆和坚龙胆对照提取物指纹图谱。

新版《药典》规定丁公藤为丁公藤 Erycibe obtusifolia Benth. 和光叶丁公藤 Erycibe schmidtii Craib 的干燥藤茎,但丁公藤属植物的药材质量评价方法的报道并不多,主要集中在东莨菪素和东莨菪苷 2 个香豆素类成分。Chen ZY 等研究发现,丁公藤属药材中富含绿原酸类成分,具有清除自由基、抑制黄嘌呤氧化酶等活性,这和丁公藤类药材的药理作用密切相关。为此,徐小昆等首次建立了东莨菪苷、绿原酸、东莨菪素、异绿原酸 A、异绿原酸 B 和异绿原酸 C 的联合含量测定方法,用于丁公藤属植物的质量控制。同时建立了大果飞蛾藤和丁公藤属植物的 HPLC-PDA、LC-MS 和化学计量学的指纹图谱。

3. 野生珍稀濒危动植物资源保护成为国家标准的导向

(1)强调应用栽培品,保护野生资源　多年来,石斛药材主要来自野生资源。但长期的过量采集,使野生资源量急剧下降而难以满足市场需求量的增加,造成石斛类药材十分紧缺。为此,新版《药典》中修订本品为兰科植物金钗石斛 *Dendrobium nobile* Lindl.、鼓槌石斛 *Dendrobium chrysotoxum* Lindl. 或流苏石斛 *Dendrobium fimbriatum* Hook. 的"栽培品"及其同属植物近似种的新鲜或干燥茎。在国家标准角度,首次提出了"栽培品"的规定。

(2)修订药用部位,保护野生资源与生态环境　《中国药典》(2005 年版)收载唇形科植物独一味 *Lamiophlomis rotate*(Benth.)Kudo. 是干燥全草,秋季果期采挖,洗净,晒干。为保护野生资源和生态环境,新版《药典》将其药用部位、采收方式修订为:干燥"地上部分"。秋季花果期"采割",洗净,晒干。

(3)删除珍稀濒危动物药,或以人工培育品替代　珍稀濒危动物药,如虎骨、豹骨等,均已从新版《药典》中撤下。部分品种,如麝香、牛黄,实现了人工合成、体外培育品种替代应用;熊胆由活熊取胆代之以人工引流熊胆。

4. 新版《药典》一部新技术、新方法及时应用

(1)应用一测多评技术控制中药材的质量　一测多评技术近年来被广泛用于中药材检测,经过对照指标成分与待测成分的相应研究,采用一个指标成分为对照同时测定多个成分,解决了检测成本昂贵的问题。

丹参为唇形科植物丹参 *Salvia miltiorrhiza* Bge 的干燥根和根茎,新版《药典》中,采用丹参酮 ⅡA 为指标性成分,根据校正因子,分别同时测定隐丹参酮、丹参酮Ⅰ、丹参酮ⅡA 的含量。此方法也被《美国药典》收载。

(2)应用 DNA 分子技术鉴定中药的真伪　川贝母由于资源短缺、价格高,药材市场常出现以次充好、以假乱真的现象。徐传林等采用了 DNA 分子鉴定技术,可以很好区分川贝母和其他贝母,DNA 技术的采用对控制川贝母的假冒伪品将起到决定性的作用。本法被收录入新版《药典》。

(3)高效薄层技术(HPTLC)在中药鉴定中应用　王峥涛等采用 HPTLC 对人参、西洋参和三七进行鉴别研究。结果表明,各成分分离良好,能够有效地鉴别这三种来源于同属植物的中药材。王氏等亦采用 HPTLC 结合生物自显影技术,建立了厚朴、紫苏子、骆驼蓬、地黄等的鉴别,同步实现色谱分离与生物活性分析,进一步拓展了 HPTLC 在中药鉴别与品质评价中的应用范围。

(撰稿:胡海军　王峥涛　审阅:俞桂新)

【中药品种与性效考证研究】

1. 品种考证

(1)石蚕　宋向文等通过对本草文献中石蚕的记载,考证认为《神农本草经》中石蚕应为水龙骨科植物日本水龙骨 *Polypodiodes niponica*(Mett.)Ching。

(2)石长生　李光燕等通过野外调研结合文献考证,认为《神农本草经》中石长生基源为凤尾蕨科植物凤尾草 *Pteris multifida* Poir,又名井栏边草。

(3)紫花前胡及前胡　单锋等对紫花前胡及

前胡的历史应用进行考证,认为伞形科植物紫花前胡 Angelica decursivum 在历史上长期用作当归的替代品,前胡的历代来源主要为前胡属植物,以白花前胡 Peucedanum praeruptorum 为正品,两种前胡从物质基础及临床应用亦有明显的区分,但《中国药典》(2010 年版)中关于紫花前胡与前胡的功效描述相同,故建议进行现代科学研究,确立紫花前胡的功效和药用归属。

(4)苍耳子 谢冬梅等对苍耳子药用品种的来源进行了考证,认为历代本草中苍耳子以"枲耳""葈耳""苍耳"命名流传至今,《中国药典》(2010 年版)中规定苍耳子的正品来源为苍耳属植物苍耳 Xanthium.sibiricum 的成熟苞果是可靠的,但也存在兼有蒙古苍耳 X. mongolicum 的使用情况。建议对苍耳属药用苍耳的全草(茎、叶)、根及苍耳蠹虫入药的特殊功效开展深入研究,合理扩大和利用苍耳属植物的药用资源。

(5)接骨丹 牛恒立等对甘肃民间药物接骨丹进行考证,认为该药名称历史记载混乱,有接骨丹、羌活鱼、杉木鱼、娃娃鱼、白龙等多种,应以接骨丹为正名,其基原为动物西藏山溪鲵。由于其野生资源日渐稀少,建议开展人工培植繁育,确保其药用资源的可持续发展。

(6)片姜黄 蔡永敏等对片姜黄和片子姜黄的名称及来源进行考证,认为片姜黄即古代片子姜黄,片姜黄与姜黄在清代及以前系指同一药物,其来源亦如姜黄(包括原植物姜黄、郁金或温郁金 Curcuma wenyujin Y.H.Chen et C.Ling 等)一样。20 世纪 80 年代以后的文献记载为了与药典标准保持一致,将郁金或温郁金从姜黄的来源中删去,增加到莪术的来源中,片姜黄(片子姜黄)也就与姜黄没有了关系,其来源也就成了莪术的来源之一。

(7)化橘红 廖弈秋等认为,南药化橘红道地药材的基原为化州柚 Citrus grandis 'Tomentosa',是柚种之下的栽培变种,而非现今市场上的柚。分子水平研究表明,化州柚遗传特征与柚存在一定距离,且化州柚来源的化橘红药材在有效成分含量及药效方面均显著优于柚来源的药材。《中国药典》(2010 年版)中化橘红项下"柚的干燥外果皮",是化州柚匮乏时期的药材替代品。如今化州柚来源充足,建议将化州柚规定为化橘红药材的唯一来源,以避免用药混乱。

(8)陈皮 屈杰等报道,陈皮首见于唐代孟诜的《食疗本草》,异名有陈橘皮、红皮、黄橘皮、广陈皮、新会皮等。橘皮首载于《神农本草经》,列于"橘柚"项下。自东汉到清,现存的主流本草中有两种情况,宋代及之前的本草多用橘皮;宋代之后陈皮、橘皮并见。通过对主流本草中关于橘的描述考证,陈皮的来源应是今日的芸香科植物橘 Citrus reticulate Blanco。

(9)蛇附子 王珠强等报道,蛇附子(三叶青)基源应为葡萄科植物三叶崖爬藤 Tetrastigma hemsleyanum Diels et Gilg,入药部位为块根,具清热、祛湿、消肿等功效。常用名为三叶青、三叶崖爬藤等,避免同名异物现象和由此造成的混淆,建议以蛇附子作为其规范的药材名称。

2. 性效考证

秦凯华等对附子的功效沿革进行考证,发现《神农本草经》附子有散寒止痛作用,金元时期附子的补火助阳的功效细化为以温脾肾之阳为主,明清时期提出附子能回阳救逆。附子的功效不断丰富和完善,形成了目前的回阳救逆、补火助阳、散寒止痛功效。此外附子的功效还可继续挖掘,如《神农本草经》所载附子能"破癥坚、积聚、血瘕",表明其有活血祛瘀通经之功,而后世医家对此阐述较少。

屈杰等报道陈皮具有温胃散寒、理气健脾等功效,并能"下气利水"。关于"橘皮去白",更认同"陈皮去白开痰,留白和脾"的观点。

朱雾虹等对历代文献中有关鸡子黄的应用进行考证,认为生鸡子黄滋阴养血,熟鸡子黄健脾生肌、涩肠止泻。蛋黄油外用敛疮生肌、润燥息风,内服滋阴敛疮、涩肠止泻。"鸡子多食令人滞闷",故体内痰湿、湿热、瘀血、食积等实邪偏盛者不宜使用。

孙传鑫等报道,文献记载牛膝之性多为"平",少许文献记载为性"温";其味由"苦"向"酸"逐渐发展为"苦、酸"和"苦、酸、甘"同时存在,川牛膝的味由苦、酸向苦、甘转变。

韩贞爱等考证发现,淫羊藿的味经历了从"辛"到"苦"再到"甘"的变化,性经历了从"寒""平"到"微温"再到"温"的变化,其显著性变化的原因可能与其经过炮制有关。

季宁平等考证认为,历代文献记载香附之味有"辛、微苦、微甘、甘"等多种,其性主要有"微寒、平、涩、微温、燥"等记载,但以性微寒者居多,微温次之,后期至今才有认为其"性平";归经有足厥阴(肝经)、手少阳(三焦经)、足太阴脾等多种。

(撰稿:陈仁寿　任丽顺　审阅:王峥涛)

【基于 DNA 条形码技术的中药材分子鉴定研究】

1. 红景天属

Zhang JQ 等应用 DNA 条形码技术对国产红景天属(Rhodiola sp.)药用植物 47 个种 189 条序列进行研究,评价 5 个候选序列 rbcL,matK,trnH-psbA,trnL-F 和 ITS 区的鉴定意义。结果,ITS 区是最好的单个条形码片段,可鉴定 66% 的红景天属物种;核心组合 rbcL + matK 可鉴定 40.4%;所有 5 个鉴别位点相结合具有最高的鉴定能力,可鉴定 80.9% 的物种。但 DNA 条形码在其他类群中报道的鉴定能力相比,条形码技术对红景天属物种的鉴定率相对较低。这可能与该属植物具有网状进化、遗传多样性有关。

2. 粗壮秦艽

熊波等基于多基因组片段对粗壮秦艽及其近

缘种进行鉴定。通过多居群平行取样,直接测定粗壮秦艽及其近缘物种麻花秦艽(G. straminea)、粗茎秦艽(G. crassicaulis)、长梗秦艽(G. waltonii)和外类群椭圆叶花锚(Halenia elliptica)的 rDNA ITS 区及叶绿体 DNA 序列、TA 克隆法测定粗壮秦艽 ITS 区序列。结果表明,粗壮秦艽可能为一杂交种,应用多片段组合,可将其与近缘种进行有效鉴定。

3. 燕窝

王凤云等利用 DNA 条形码技术,鉴别不同种类及产地的燕窝,对烟酰胺腺嘌呤二核苷酸(NADH)脱氧酶亚单位 2(ND2)部分序列进行测序和分析。NJ 系统发育树显示,31 个官燕窝样品均与爪哇金丝燕(Aerodramus fuciphagus)聚为 1 支;1 个毛燕窝样品与大金丝燕(A. maximus)聚为 1 支。官燕窝中经细胞色素 b(Cytb)鉴定生物基原为爪哇金丝燕亚种的 8 个样品单独聚为 1 支,支持率 82%,并在该段 ND2 序列表现为 2 个位点的差异,可鉴别爪哇金丝燕的亚种。

4. 何首乌

黎洁文等基于条形码 ITS2 序列对何首乌及其近缘种和混淆品进行分子鉴别,对各样品的 ITS2 序列进行扩增、测序和分析。结果表明,何首乌与其近缘种和混淆品 ITS2 序列间存在明显差异,种内遗传距离小于种间遗传距离;齿叶蓼与何首乌种间遗传距离较大,却与翼蓼非常接近;NJ 系统聚类树显示,不同产地的何首乌聚为一支,与其近缘种和混淆品可很好地区分。

5. 堇菜属

蒋明等通过测定和分析 11 种堇菜属(Viola L.)药用植物的 rDNA ITS 序列,对该属药用植物进行分子鉴定。克隆 ITS 区序列,进行序列分析、遗传距离估算和系统发育树构建。结果,11 种堇菜属植物的 ITS 区全长为 612～638 bp，ITS1 与 ITS2 的长度分别为 251～265 bp 和 198～211 bp，5.8 S 的长度均为 163 bp；ITS1、ITS2 与 5.8 S 的信息位点数分别为 50、23 和 3；11 种堇菜属植物的遗传距离为 0.025～0.137，紫花堇菜与七星莲的遗传距离最大，亲缘关系最远；紫花堇菜和鸡腿堇菜的遗传距离最小，亲缘关系最近。表明堇菜属 ITS 区序列信息位点丰富，可用于该属药用植物的分子鉴定。

6. 鹿茸粉

贾静等对市售鹿茸粉的基源物种进行鉴定，探讨 DNA 条形码技术在粉末类药材鉴定中的应用。依据《中国药典》(2010 年版)增补本中标准操作 COI 序列，对于测序峰图杂合度较高的样品，采用分子克隆方法。利用 PCR 产物直接测序获得 65 条 COI 序列，其中有 38% 待检样品基源为《中国药典》(2010 年版)规定的梅花鹿或马鹿，而 62% 为其他基源，以驯鹿为主。并表明不同价格、不同地域、不同公司抽检的样品或多或少存在非《中国药典》(2010 年版)规定基源。利用分子克隆方法成功获得混合物样品的 36 条 COI 序列，主要基源为马鹿和梅花鹿。此外，有些待检样品包装明确标示为梅花鹿鹿茸粉，但鉴定结果为马鹿或驯鹿。

7. 白及

赵丹等基于 ITS2 序列的 SNP 位点对白及药材及其混伪品进行鉴定。对 rDNA ITS2 片段进行测序、排序、比对，构建邻接树，查找 SNP 位点。结果，ITS2 序列不仅能够有效地区分白及与混伪品，而且存在可用作白及、黄花白及与其混伪药材鉴别的 SNP 位点。针对标记白及药材的 SNP 位点设计引物，通过筛选引物和优化特异性扩增条件后，获取引物 BJ59-412F、BJ59-412R 和 HHBJ-225R，在同一扩增条件下，可有效扩增白及、黄花白及，其产物长度分别约为 350 和 520 bp，而混伪品则无

PCR 条带产生。本研究可有效将白及、黄花白及与其混伪品药材进行同步鉴定。

8. 茅苍术

邵婧等应用 ITS2 条形码对茅苍术及其近缘种药材进行鉴定。测序获得 29 份茅苍术、北苍术及白术的 ITS2 序列，并从 GenBank 下载茅苍术及其菊科近缘种共 10 种 45 条 ITS2 序列。结果，茅苍术药材的 ITS2 序列长度均为 229 bp，是 1 个单倍型；与菊科苍术属近缘种药材距离较近，与菊科其他属近缘种之间遗传距离较远；NJ 树表明茅苍术及其近缘种药材均可明显区分，表现出良好的单系性；依据 ITS2 二级结构，也可以直观地将茅苍术与菊科近缘种药材区分。

（撰稿：倪梁红　审阅：王峥涛）

【近红外光谱技术在中药材质量分析上的应用】

近红外光谱（NIR）是介于可见光和中红外光之间的电磁波，光谱信息类似于振动光谱的中红外区，信息量丰富，包含大量分子内原子的含氢基团（C-H、O-H、N-H 等）振动光谱的倍频和合频吸收的结构信息，且同一基团常在 NIR 谱区的多个位置具有吸收。近红外光谱技术应用于中药材品种分类鉴定、真伪鉴别、产地判别、定量分析、快速检测、掺假检测及在线监测等，为中药材真伪快速鉴定和质量监控提供了有效的手段。

1. 中药材产地、生长方式和药用部位的判别

（1）人参　汪静静等建立人参产地识别的 NIR 模型。以 UPLC 测定的人参皂苷 Rg1、Rb1、Re 三种皂苷的总量作为参考值，将东北 6 产地 74 批样品人参按 3∶1 的比例随机划分为校正集和验证集，用近红外原始光谱进行多元散射校正和 Savitzky-Golay 平滑处理，以 8 531～7 559 cm^{-1} 谱

段对人参样品进行产地识别。结果,74 批样品分为 3 类,分别对应辽宁、吉林和黑龙江三个产地,校正模型判正率为 96%,预测模型判正率达 90%。

(2)广陈皮 广陈皮为芸香科植物茶枝柑的干燥成熟果皮。巩珺等采用 NIR 快速检验技术,对 40 批不同产地不同品种的陈皮进行光谱数据采集,以 10 批广陈皮的近红外光谱作为参照图谱,建立了广陈皮的近红外一致性检验模型,正确率为 100.0%,可用于广陈皮道地性的快速检验,及快速鉴别广陈皮与陈皮的差异。

(3)骆驼蓬 李莉等将光纤传感技术与 NIR 漫反射光谱相结合,对 4 个产地 88 批维吾尔族药骆驼蓬药材进行检测。通过全波长原始光谱图主成分分析前 2 个主成分得分图基本可以区分 4 个产地的骆驼蓬;波长 866～2 507 nm,MSC 为预处理方法建立最佳聚类分析模型预测的正确率达到 91.67%,可对 4 个产地骆驼蓬基本区分;波长为 1 085～2 507 nm,预处理方法为归一化法建立最佳 SIMCA 模型,对样品进行预测,总识别率为 97.22%。

(4)茯苓 付小环等利用傅里叶变换 NIR 漫反射光谱结合主成分分析法(PCA)对茯苓 59 批、茯神 10 批、茯苓皮 10 批、赤茯苓 10 批进行了药用部位定性判别建模。结果,49 批茯苓校正集样本在一定区域内呈较均匀的分布,校正与预测判别正确率均达到 100%;调用一阶微分 9 点平滑处理后建立的茯苓 PCA 定性模型,对赤茯苓、茯苓皮、茯神进行预测,建立模型区域图,结果被检测的茯苓样品与建模样品相同;赤茯苓、茯苓皮与茯苓建模样品不相同,距离较远,说明与茯苓有较大的区别;茯神与茯苓建模样品距离接近,说明茯神与茯苓有一定的相似性;被定性分析模型认可,模型区域图表明被检测的茯苓样品属于茯苓建模样品,茯苓皮、赤茯苓、茯神不属于茯苓建模样品。

2. 中药材定量分析

(1)知母 谢彩侠等以 HPLC 所测知母样品中芒果苷的含量为参考值,将 NIR 与知母中芒果苷的含量进行关联,对光谱预处理方法和建模区间进行了考察,采用偏最小二乘法(PLS)建立定量分析模型,能够快速测定知母中芒果苷的含量。通过软件的波长区间优化功能,确定 4 139.58～5 068.56 cm^{-1} 为最佳波段。

(2)黑果小檗皮 李莉等应用 NIR 漫反射光谱结合主成分回归法(PCR)对 71 批黑果小檗皮中盐酸小檗碱进行快速定量分析。结果,黑果小檗皮中盐酸小檗碱的 RMSECV 为 1.016 9,R^2 为 0.979 5,预测平均回收率为 108.51%,表明预测值与标准方法测定值之间的差异无统计学意义。

(3)罗布麻叶 阿依古丽·塔什波拉提等采用 NIR 技术获取了 77 批罗布麻叶样本的光谱信息,利用多种光谱与处理结合 PLS 回归分析提取光谱信息中的差异,通过化学计量学将光谱信息差异与对应的总黄酮测定值关联,建立罗布麻叶中总黄酮含量的近红外定量分析校正模型,利用该定量模型可在 30 s 内对未知罗布麻叶中总黄酮含量进行无损检测。

(4)金银花 郝海群结合 NIR 光谱法与化学计量学技术,采集 90 份金银花样本光谱信息,以 HPLC 法对样品中的绿原酸含量进行检测,采取 PLS 构建绿原酸含量与近红外光谱间的多元校正模型,建立了金银花中绿原酸含量快速定量分析校正模型。结果,绿原酸校正模型 R 为 0.991,RMSECV 为 0.476,RMSEC 为 0.219。校正模型的 RMSEP 为 0.172,平均回收率为 99.52%。

(5)枳实 白雁等采用 NIR 漫反射光谱技术采集 101 份枳实的近红外漫反射光谱,以热浸法测定的含量为参考值,结合 PLS 建立枳实药材中醇浸出物含量的定量分析模型,并用未知样品验证该模型。所建醇浸出物定量分析模型的校正集内部交叉验证 R、RMSECV 和 RMSEC 分别为 0.984 89、0.417 89 和 0.153;验证集预测 R 与 RMSEP 分别为 0.948 4 和 0.188。

（6）砂仁　樊明月等运用 NIR 结合 PLS 定量分析模型快速测定阳春砂仁中乙酸龙脑酯的含量。采用 GC 测定 101 份阳春砂仁中乙酸龙脑酯的含量，采集其 NIR 图，结合 PLS 建立阳春砂仁中乙酸龙脑酯的定量分析模型。结果，阳春砂仁中乙酸龙脑酯的定量分析模型的校正集内部交叉验证 R^2、RMSEC 和 RMSECV 分别为 0.992 59、0.014 5 和 0.071 4；外部验证 RMSEP 为 0.016 7。

（7）茯苓　付小环等采用紫外分光光度法测定茯苓多糖含量，傅里叶变换 NIR 漫反射方式采集 59 批茯苓样品 NIR 光谱，运用 PLS 建立光谱数据与茯苓多糖的定量校正模型，结果 PLS 定量校正模型 R 为 0.944 0，RMSEC 为 0.072 1，RMSEP 为 0.076 2。结果表明，茯苓多糖含量 PLS 定量分析模型在预测精度、稳定性及适应性方面具有一定的通用性。

（8）蜂蜜　为蜜蜂科昆虫中华蜜蜂 *Apis cerana* Fabricius 或意大利蜂 *Apis mellifera* Linnaeus 所酿的蜜。邱琳等以不同生产基地的蜂蜜（原蜜、炼蜜）样品为研究对象，应用 NIR 定量分析了蜂蜜中主要成分（水分、果糖、葡萄糖和还原糖）的含量。结果，用 PLS 分别建立了蜂蜜水分、果糖、葡萄糖和还原糖的 NIR 定量分析模型；蜂蜜中水分、果糖、葡萄糖和还原糖定量模型的 R 分别达到 0.997 25、0.973 90、0.927 94 和 0.952 68，RMSEP 分别为 0.165%、0.564%、1.300% 和 1.270%。

（撰稿：陈建伟　审阅：王峥涛）

【中药材质量评价研究】

1. 基于化学计量学的中药定量表征

应用于中药定量表征中的化学计量学方法主要有主成分分析（PCA）、聚类分析（CA）、因子分析（FA）、判别分析（DA）和人工神经网络（ANN）等。PCA 是一种通过降维技术，根据贡献率的大小，用少数几个具有代表性的综合指标代替多个原始变量，化繁为简的多元统计分析方法。CA 又称群分析，是根据"物以类聚"的道理，对样品或指标进行分类的一种多元统计分析方法。其计算方法主要有：分裂法、层次法、基于密度的方法、基于网格的方法和基于模型的方法。

靳怡然等采用 HPLC-PDA 法构建了冬凌草药材指纹图谱，并应用 PCA 和相似度分析法对实验数据进行处理，标定了冬凌草药材 HPLC 指纹图谱的 19 个共有峰，指认了其中的冬凌草甲素、冬凌草乙素、拉西多宁和迷迭香酸 4 个主要有效成分，18 批冬凌草药材的相似度为 0.421～0.984。PCA 分析表明，前 3 个因子（冬凌草甲素、拉西多宁、冬凌草乙素）的累积贡献率达到 87.3%，认为是影响冬凌草质量的主要化学成分，选择这 3 个因子对冬凌草药材进行综合评价，找出了 4 个不同产地 18 批冬凌草样品间的相似性及差异性。

张茹萍等采用 HPLC 构建雷公藤药材的指纹图谱，并运用 PCA 法对指纹图谱进行统计分析，以各主要色谱峰的保留时间和峰面积为变量建立得分图和载荷图。标定了雷公藤药材 HPLC 指纹图谱的 18 个共有峰，并指认了其中 6 个共有峰，分别为雷公藤甲素、雷公藤内酯酮、雷公藤晋碱、雷公藤次碱、雷公藤红素、雷公藤内酯甲，11 批雷公藤药材的相似度为 0.587～0.913。PCA 分析表明，前 5 个主成分的累积贡献率达到 89.603%，选择这 5 个因子即可对雷公藤药材进行综合评价。根据综合得分可知，来自四川阿坝、大巴山和云南西双版纳的雷公藤药材质量较好。

2. 基于生物效价检测

童菊华等采用紫外分光光度法测定麦冬药材水提物清除 DPPH 自由基的活性。结果显示，川麦冬水提物清除自由基的 IC_{50} 平均值为 16.59 mg/ml，杭麦冬的 IC_{50} 平均值为 14.48 mg/ml。表明与川麦冬比较，杭麦冬具有较强的抗氧化活性。

3. 基于灰色关联分析法

灰色关联分析是根据因素间发展趋势的相似

或相异程度,利用各子系统(或因素)间的数值关系,对一个动态发展变化的系统进行量化分析的一种方法。其基本思想是:以因素的数据序列为依据,用数学的方法研究因素间的几何对应关系,即序列曲线的几何形状越接近,则它们之间的灰关联度越大,反之越小。灰色关联分析实际上也是动态指标的量化分析。灰色关联分析的应用大致可以分为因素分析、综合评价、优势分析。其计算模型主要有:邓氏关联度、灰色斜率关联度、绝对关联度、灰色B型关联度、改进关联度等。

(1)基于因素分析　因素分析是通过系统分析,找到影响系统的主要矛盾、特征和关系。李倩等在研究丹参的生长及有效成分含量与气候因子之间关系时,采用灰色关联分析,以系统内各因子间的关联系数和灰色关联度作为依据,探讨了陕西省商洛6个不同地区的气候因子对丹参生长量及有效成分含量差异的影响。结果,年日照时数与降水量是保证丹参高产的两个重要因子,无霜期与年极高温度是影响丹参素含量的主导因子;7月均温、年均温度、年极高温度是影响丹参酮IIA含量的主导因子;年日照时数、无霜期是影响丹酚酸B含量的主导因子。孟庆刚等亦采用灰色关联的分析方法,根据关联度大小来研究确定黄芩中起解热作用的物质基础,明确了提取物中HPLC图谱共有峰的成分特征及与解热药效的相关性,初步确认了黄芩苷、黄芩素是黄芩解热作用的重要物质基础。

(2)基于综合评价　综合评价是基于从整体上多指标的评价。李硕等将甘肃、内蒙古、新疆等地30份商品甘草,依据传统外观性状结合市场现状进行等级划分,对收集的样品进行主要成分浸出物、总多糖、甘草酸、甘草苷含量测定,采用灰色关联度法,以定义的相对关联度为测度,构建商品甘草质量评价模型。结果,30份商品甘草的质量评价与商品等级划分的基本内涵相符合;不同等级甘草样品质量均按一等、二等、三等为先后次序进行排序;不同产地同一等级的商品甘草以甘肃庆阳、

内蒙古伊盟最佳,其次为甘肃金塔、甘肃民勤、内蒙古杭锦旗、甘肃酒泉、新疆库尔勒、宁夏中宁;青海、陕西的一等甘草较甘肃、内蒙古个别产地二等甘草质量稍差。

李成义等对甘肃6个商品白条党参主产地的52份样品,依据传统外观性状结合市场现状进行等级划分,测定其党参炔苷、浸出物、苍术内酯III及总多糖的含量,采用灰色关联度法构建白条党参质量的灰色关联度评价模型。结果,各评价单元序列的相对关联度在$0.322\sim-0.551$,单元序列的相对关联度>0.450的样本有25批,这些样本的质量评价较高,主要来源于白条党参主产区临洮县、渭源县,与实地调查情况相一致。

宋九华等对云南丽江17个不同产区栽培粗茎秦艽样品建立HPLC指纹图谱,测定了药材中9大质量指标(马钱苷酸,龙胆苦苷和獐牙菜苦苷、多糖含量、醇溶性浸出物、总灰分、酸不溶性灰分、根长、根重)并进行灰色关联度分析,从17个产区($X_2\sim X_{17}$)遴选出X_2和X_{12}两个优级药材资源。

蔡萍等运用灰色关联度法对10个产地、10年生杜仲皮和叶中桃叶珊瑚苷、京尼平苷酸、绿原酸、松脂醇二葡萄糖苷4种有效成分含量与气候及土壤因子(全氮、全磷、全钾、碱解氮、速效磷、速效钾、有机质及pH值)的相关性进行分析。结果表明,10个产地同一生长年限杜仲皮和叶中4种有效成分的含量存在较大差异,环境因子的灰色关联度分析表明4种有效成分含量的主导是环境因子,为合理施肥及环境调控提高杜仲次生代谢产物的含量提供参考。

李峰等采用灰色关联度法,对不同地区僵蚕药材中5种主要成分(核苷、总磷脂、总多糖、多胺、总蛋白质)含量进行测定。以每1种成分的含量最大值作为最优参考序列,每1种成分的含量最小值作为最差参考序列,以定义的相对关联度为测度,当某一评价单元与最优参考序列关联程度越大而同时与最差参考序列的关联程度越小,则评价单元越

佳。因此根据各评价单元相对关联度的大小,可给出各评价单元的优劣排序。

4. 基于药物体系评价模式的中药主要成分类别质量表征

药物体系基本特性表征基于自然药学观,药物体系为药物针对性应答生命体系状态(失衡)信息时,其所含物质有机整合的特定状态。石任兵等研究发现,药物体系整合具有自然亲缘性,呈现基于实体药物元素的酸类、萜、甾类、碱类等及其相互之间、苷-苷元(原形或代谢产物)之间整合构架的药物体系,具有自然性、协同性与亲和性表征。

基于药物体系评价模式的中药主要成分类别质量表征的基本方法是,以药物体系为导向,首先确立中药有效成分类别及其与药效的关联性,选择待测的主要有效指标性成分,建立含量测定方法,或建立各类中药成分类别的特征指纹图谱,然后将主要有效指标性成分及其和的含量、组成比例,或特征图谱与有确切药效的基准饮片进行关联度分析比较与质量综合考量,最后对中药材及中药饮片质量优良度作出评价。

(撰稿:陈建伟 李 祥 审阅:王峥涛)

【中成药质量评价研究】

目前我国批准的中成药数量众多,其中存在同一个药品处方有不同剂型、同种药品会由多个生产厂家生产的现象,因此对市售中成药进行质量研究十分必要。

1. 不同剂型化学成分分析

(1) HPLC 法 ①片剂:赵号通过 TLC 及 HPLC 法分别鉴别了大黄䗪虫片中主要中药,并测定了游离大黄素、游离大黄酚、总大黄素和总大黄酚含量,对其质量控制标准进行了研究。②丸剂:卢海霞等、梁志健等均对缩泉丸进行了质量标准研

究,采用 HPLC 法对组方乌药中乌药醚内酯进行了含量测定,并通过 TLC 法鉴别了其组方中的益智仁、乌药及山药。并且完善了缩泉丸原标准中鉴别及含量测定方法,可用于本品的质量控制。章开针对不同厂家、不同批次的产品,采用 HPLC 法同时测定了黄连上清丸中芦荟大黄素及大黄酸的含量。表明不同厂家和相同厂家不同批次产品中 2 种成分均有明显的上下浮动趋势。③颗粒剂:李明等通过 HPLC 法对复方金银花颗粒主药之一的黄芩中汉黄芩素、黄芩素和黄芩苷含量进行测定。王玉芳等对中成药清肺理气颗粒进行质量标准研究,采用 TLC 法对其主药栀子、橘红、桑白皮及黄芩进行了定性鉴别,又通过 HPLC 法对其黄芩苷进行了含量测定。表明所建立的质量标准可用于清肺理气颗粒的质量控制。刘桂花等通过 HPLC 法对复方双金感冒颗粒中的 3 种活性成分芫草苷、牡荆苷、一枝蒿酮酸进行了含量测定。④散剂、口服液、注射液等:陈惠玲等通过 TLC、HPLC 法对大七厘散的质量标准进行研究,发现该法分离效果好,适用于大七厘散的质量控制。蔡丽青等通过高效液相-蒸发光散射(HPLC-ELSD)法对玉屏风口服液的活性成分黄芪甲苷的含量进行测定,为控制玉屏风口服液的质量提供参考。韩东岐等采用 HPLC-DAD 法对镇静安神类中成药及保健食品的颗粒剂、丸剂、片剂、胶囊、口服液制剂中非法添加的 9 种安眠药物进行了检测分析,对 147 批市售样品分析结果显示,本方法适用于基层药检机构检测非法添加药物。孙晓等通过 UPLC 法对一捻金中人参皂苷 Rg1、Re 及 Rb1 的含量进行了测定。该方法较普通 HPLC 法具有分析时间短、分离效果好、提高分析效率等优势,可为一捻金的质量控制提供依据。⑤丸剂:熊淑雯等通过 HPLC 指纹图谱结合 PLS-DA 技术建立黄连上清丸质量控制新方法。结果表明,对成方贡献较大的因素主要是来源于大黄中的大黄素甲醚、大黄酚、大黄素等成分。林耀才等通过 HPLC 指纹图谱技术对不同厂家、不同

批次的缩泉丸甲醇提取物进行了分析检测，最终确定了 14 个共有峰，为进一步提高缩泉丸产品质量控制水平奠定基础。⑥曲剂：谢彦博通过 HPLC 法测定了中药六神曲中青蒿素、芦丁及槲皮素含量的方法，并建立了 HPLC 特征图谱技术评价六神曲质量的体系。结果表明，青蒿和辣蓼在"六神曲"中的比重对其成品品质具有一定的主导作用，青蒿素、芦丁和槲皮素在"六神曲"中的含量可以作为质量评价的依据。刘会民等也对 11 个不同产地六神曲的 HPLC 指纹图谱进行了研究，发现与参照图谱相比，各组相似度都很低，说明其制备工艺不统一，造成其质量参差不齐。⑦胶囊剂：王枚博等采用 HPLC 特征图谱技术建立麻仁润肠软胶囊质量分析方法，并通过 GC 法鉴定了其有效成分苦杏仁有 13 个特征峰，鉴别出 7 个峰，鉴定出苦杏仁中苯甲醛的成分。本法可用于麻仁润肠软胶囊的质量控制。

（2）LC-MS 联用法　袁圆等通过 LC-MS/MS 技术对三七伤药片、三七伤药胶囊、附子理中（蜜）丸、附子理中（水）丸、金匮肾气（蜜）丸、金匮肾气（水）丸等 16 种含乌头属中药制剂中 8 种乌头类生物碱的含量进行了测定。

应用 LC-MS 技术可以检测中成药中非法添加的违禁化学成分，从而规范产品质量，保证临床安全用药。李明华等建立了超高效液相色谱-三重四极杆质谱（RRLC-QQQ）法检测中成药中胶类成分的方法，其专属性、精密度和灵敏度均符合分析检测的技术要求，可发现不良商家向胶类药材中掺假现象。郭宇鹏等采用液相色谱-三重四极杆质谱联用法对中成药和保健食品中非法添加喹诺酮类抗菌药物检测的专属性方法，共检测了 10 种喹诺酮类成分。表明该方法准确、简便，可应用于此类药物的实验室筛查。

（3）近红外光谱分析法　王元辉等采用近红外光谱分析法对不同党参样品及复方丹参片进行质量分析，结果可以明显分辨出它们之间的差别。张勋等采用近红外漫反射法对维 C 银翘片、金牡感冒片、羚羊感冒胶囊、肠炎宁片等降压类中成药中非法添加尼莫地平进行检测，以尼莫地平对照品为参照光谱，通过二阶导数对光谱进行处理。本法亦可对中成药中非法添加药物进行检测。

（4）分光光度法　王春雷等建立了酸性染料比色法测定马钱子散中马钱子总生物碱的含量，分别以马钱子碱和士的宁为对照品进行了测定。结果以马钱子碱计，马钱子散中马钱子总生物碱含量为 33.16%。

（5）电感耦合等离子体质谱（ICP-MS）法　中药中的农药残流量和重金属检测越来越引起药学工作者的重视，因此建立中药及其制剂中微量元素及重金属的限量标准至关重要。付娟等认为，中药材中所含微量元素及重金属种类会直接影响到成品中重金属及微量元素质量和种类，并通过 ICP-MS 法建立了九味熄风颗粒中 25 种微量及重金属元素含量测定的方法。表明该方法可同时检测九味熄风颗粒中多种重金属及微量元素，可用于该中药制剂的质量控制。

2. DNA 分子标记研究

崔占虎等通过位点特异性 PCR 方法对连翘败毒丸、栀子金花丸、牛黄清宫丸、金嗓散结丸、健脑补肾丸、金嗓开音丸中是否含有金银花进行了特异性鉴别，通过改良的 CTAB 法提取总 DNA 并纯化，再进行 PCR 反应，最后将所得序列与 BLASTN 数据库进行比对。结果发现，6 种中成药中均有原料金银花药材，采用此方法对组成中成药的原料药材鉴别具有一定的可行性。

（撰稿：刘晓瑜　贾天柱　审阅：王峥涛）

【中药饮片质量评价研究】

1. HPLC 法

HPLC 法是现代较为普遍应用的质量评价手段，同时基于 HPLC 法，多种多样的质量评价方式渐渐形成,可从多角度综合评价饮片质量。

（1）萸黄连　萸黄连是将吴茱萸饮片煎煮,煎液与净黄连片拌匀,待汁液吸尽,炒干所得,主要是为了缓和黄连的寒性。《中国药典》（2010年版）对黄连生物碱进行了鉴别和含量控制,并采用薄层色谱法对柠檬苦素进行定性分析,但未对吴茱萸的有关成分进行含量控制。申丽莎等用HPLC同时测定萸黄连中吴茱萸碱和吴茱萸次碱含量,该法简便、快速准确、灵敏度高,重现性好,为萸黄连饮片的质量评定提供了新的控制指标。

（2）女贞子　女贞子为木犀科植物女贞（Ligustrum lucidum Ait.）的干燥成熟果实,酒女贞子为女贞子照酒炖法或酒蒸法炖至酒吸尽或蒸透。《中国药典》（2010年版）收录了女贞子和酒女贞子2种饮片,并以特女贞苷作为含量测定指标。任爽等通过建立的HPLC法对其苯乙醇类（红景天苷、酪醇）、裂环烯醚萜类（特女贞苷）、黄酮类（木犀草苷、木犀草素、芹菜素）、三萜类（齐墩果酸、熊果酸）8个成分进行含量测定,并对水煎煮前后测定成分的含量进行比较研究,为女贞子及酒女贞子质量标准的提供了依据。

（3）麻黄　胡太功采用HPLC法测定麻黄生品、蜜炙品的麻黄碱和伪麻黄碱,并检测不同饮片中的水分、杂质等,同时进行加速稳定性试验,以进一步完善麻黄饮片的质量标准。

2. 指纹图谱检测

（1）丹参　李佩等采用聚类分析和指纹图谱相似度评价方法,建立不同产地24批丹参饮片HPLC指纹图谱。结果显示,24批丹参饮片获得15个共有峰,相似度在0.8以上,样品聚类将饮片分为3类,聚类结果与峰面积比值相关联,为丹参饮片的分级及质量标准的制定提供了科学依据。

（2）玄参　朱月月等采集当年新产的优质玄参饮片,并从多批次道地样品中筛选10批质量最优者为建模样本,建立玄参饮片HPLC标准特征图谱,确定了18个共有特征峰,并在此基础上对36批玄参饮片进行了相似度分析。

3. 一测多评法

一测多评法近年来应用越来越普遍,实现了以少数对照品完成多指标成分的定量,达到综合评价和全面控制的目的。

玄参　张传辉等以一测多评法测定玄参中哈巴苷、肉桂酸、哈巴俄苷的含量,并优化玄参饮片润透炮制最佳工艺。贾成友等在一测多评测定玄参饮片多指标成分含量的基础上,建立了玄参饮片的指纹图谱,并结合聚类分析、主成分分析方法对玄参的质量进行综合评价,为玄参饮片质量的控制提供参考。

4. 表征关联分析方法

表征关联分析方法是一种新的质量评价方式。采用HPLC法同时测定饮片中几种有效指标性成分的含量,分析基于有效指标性成分含量的质量表征。

（1）肉桂　黄亚婷等采用HPLC-PDA法建立肉桂饮片特征图谱,筛选了7个特征峰,并通过相对保留时间表征其质的关联性;同时测定6个主要有效指标性成分（原儿茶酸、表儿茶素、香豆素、肉桂醇、肉桂酸、肉桂醛）的含量,并表征主要酚类成分和主要苯丙素类成分的含量。结果显示,在定性的基础上进行定量表征,可全面评价肉桂饮片质量优劣,为肉桂饮片资源筛选和质量控制提供依据。

（2）丹参　温静等选择丹参酚酸类（丹参素钠、迷迭香酸、丹酚酸B）与二萜醌类（隐丹参酮、丹参酮Ⅰ、丹参酮ⅡA）建立了同时测定丹参主要有效指标性成分含量的方法,通过"横向"和"纵向"关联分析,确定丹参饮片质量优良度。

（3）柴胡　潘婷等对基准饮片柴胡饮片样品中检测到的芦丁及3个与芦丁紫外光谱图相似的黄酮类色谱峰和未见文献报道的槲皮素、异鼠李素、山柰素的色谱峰,以基准饮片样品中标定的 4 个黄酮类色谱峰为基准,以芦丁为标尺。建立了同时测定柴胡中黄酮类与皂苷类成分含量的 HPLC 方法以及总酚含量测定方法,综合考量有效指标性成分的含量及其组成比例,与有效性确切的柴胡基准饮片进行关联度分析比较,确定柴胡饮片质量优良度。

(4) 白芷　孙雅姝等建立了同时测定白芷饮片关联组成成分(绿原酸、花椒毒酚、佛手柑内酯、欧前胡素、异欧前胡素)的含量测定方法,应用有效指标性成分的含量、相对比值质量表征体系,通过"横向"和"纵向"关联分析,确定白芷饮片质量优良度。

(5) 生地黄　卢广英等基于生地黄环烯醚萜类(梓醇)与酚类(毛蕊花糖苷)的药物体系,建立了同时测定其多种主要有效指标性成分含量的 HPLC 方法,并运用可见分光光度法测定其总环烯醚萜、总酚的含量,并与有确切药效的基准饮片进行关联度分析比较与质量综合考量,确定生地黄饮片质量优良度。

(6) 石菖蒲　张璐等基于石菖蒲有效成分苯丙素类与酚类相互作用与其镇静、抗抑郁药效的关联性,综合考量基于药物体系的石菖蒲芳香酸类(原儿茶酸、香草酸、2,4,5-三甲氧基苯甲酸之和)与苯丙素类(β-细辛醚、α-细辛醚之和)有效指标性成分的含量,有效指标性成分含量的组成比例,以及与有效性确切的基准饮片进行关联度分析比较,确定石菖蒲饮片质量优良度。

(7) 蒲黄　李钢等以蒲黄中黄酮类(香蒲新苷、异鼠李素-3-O-新橙皮苷、异鼠李素等)与主要甾醇类(豆甾醇、β-谷甾醇)为切入点,建立同时测定其多主要有效指标性成分含量的 HPLC 方法,以及以黄酮类成分为主的酚类含量,甾醇类成分总含量,关注主要有效指标性成分含量及其和,与其组成类型成分的总含量与组成比例,并与有确切药效的基准饮片进行关联度分析比较与质量综合考

量,确定、评价其饮片质量优良度。

(8) 紫苏子　唐雪阳等以黄酮类、酚酸类为切入点,建立了紫苏子抗菌药物体系特征图谱,并对特征峰化学类型进行关联,测定了特征指标性成分木犀草素、芹菜素、迷迭香酸的含量,以木犀草素和迷迭香酸为参照分别表征黄酮类(以木犀草素表征)与酚酸类(以迷迭香酸表征)含量,并与紫苏子基准饮片进行质与量的表征及其关联性分析,构建基于药物体系的紫苏子特征图谱质量表征关联分析与评价模式。

(9) 栀子　许舒娅等以环烯醚萜类及苯丙酸类为切入点,建立了基于栀子抗菌药物体系特征图谱,对栀子饮片进行质与量的表征及其关联性分析,通过测定特征指标性成分栀子苷、京尼平龙胆双糖苷、绿原酸的含量及以栀子苷和绿原酸为参照分别表征环烯醚萜类与苯丙酸类含量;测定其萜类及酚类成分总含量,将其特征峰化学类型、主要有效指标性成分含量及其和、组成类型成分的总含量与组成比例与有确切药效的基准饮片进行关联度分析,构建基于药物体系的栀子特征图谱质量表征关联分析与评价模式。

5. HPLC-MS 法

HPLC-MS 法一次进样可以获得母离子和碎片离子的信息,通过比较保留时间、分子量和碎片等信息,可用于中药检测和目标化合物的识别。

(1) 天麻　天麻主要成分为酚类化合物及其苷、多糖、甾醇等。由于天麻中所含香荚兰醇、香荚兰醛、对羟基苯甲醇、对羟基苯甲醛及巴利森苷类成分均具较强的生理活性,表明仅采用单一指标测定天麻素量的方法,对天麻内在质量的判断不够全面。单鸣秋等采用 HPLC-MS 法同时测定天麻饮片中天麻素、对羟基苯甲醇、香荚兰醇、对羟基苯甲醛、香荚兰醛、巴利森苷 B、巴利森苷 C 和巴利森苷 A 8 种活性成分,为天麻饮片质量评价提供依据。

(2) 白芍　刘杰等采用 UPLC-MS/MS 法同

时测定白芍饮片中没食子酸、原儿茶酸、芍药苷亚硫酸酯、氧化芍药苷、儿茶素等 10 种成分含量，为白芍饮片质量提供新的技术手段。

6. 近红外光谱

张志军等采用傅里叶变换红外光谱法和气相色谱-质谱法，测定广藿香挥发油的指纹图谱和化学成分。巩晓宇等探讨来自不同产地的苦参饮片及其主要成分含量与其近红外光谱特征的相关性，确定苦参饮片的近红外光谱特征谱段。吴志生等采用近红外光谱分析技术，对不同硫磺熏蒸的葛根进行鉴别研究。

（撰稿：陈江宁 李 祥 贾天柱 陈建伟 审阅：王峥涛）

[附] 参 考 文 献

A

阿依古古丽·塔什波拉提，海热尼沙·黑提甫，李慕春，等.近红外光谱法快速测定罗布麻叶中总黄酮含量[J].中南药学，2015，13(6)：634

B

白雁，樊明月，雷敬卫，等.近红外漫反射光谱法快速测定枳实药材中醇浸出物的含量[J].中国实验方剂学杂志，2015，21(1)：73

C

Chen ZY, Liao LP, Yang YY, et al. Different fingerprinting strategies to differentiate *Porana sinensis* and plants of *Erycibe* by high-performance liquid chromatography with diode array detection, ultra high performance liquid chromatography with tandem quadrupole mass spectrometry, and chemometrics[J]. Journal of Separation Science, 2015, 38(2)：231

蔡丽青，鄢连和，林绿冬，等.高效液相色谱法测定玉屏风口服液中黄芪甲苷含量的研究[J].新中医，2015，47(2)：225

蔡萍，刘才英，梁雪娟，等.杜仲药材有效成分与环境因子的灰色关联度分析[J].中国实验方剂学杂志，2014，20(23)：10

蔡永敏，郭文静，郝鹏飞，等.片姜黄和片子姜黄名称及来源考辨[J].中国中药杂志，2015，40(3)：560

陈惠玲，胡珊梅，陈洁，等.大七厘散的质量标准研究[J].中国药物评价，2015，32(2)：83

程雪梅，马亭云，苏来曼，等.田蓟苷的分离制备与香青兰子药材质量标准研究[J].中国中药杂志，2015，40(10)：1845

崔占虎，蒋超，袁媛，等.6 种成药中原料药材金银花的分子鉴别研究[J].包头医学院学报，2014，30(1)：1

F

樊明月，白雁，雷敬卫，等.近红外光谱技术结合偏最小二乘法快速测定砂仁中乙酸龙脑酯的含量[J].南京中医药大学学报，2015，31(5)：449

付娟，张海弢，杨素德，等.基于 ICP-MS 法分析九味熄风颗粒中 25 种重金属及微量元素[J].中草药，2015，46(21)：3185

付小环，胡军华，李家春，等.应用近红外光谱技术对茯苓药材进行定性定量检测研究[J].中国中药杂志，2015，40(2)：280

G

巩珺，杨立伟，张军.基于近红外光谱一致性检验技术快速检测广陈皮道地性[J].亚太传统医药，2015，11(14)：23

巩晓宇，彭炜，陆燕萍.苦参饮片的近红外光谱特征分析[J].中国药师，2015，18(6)：1041

郭宇鹏，潘军.中成药中非法添加 10 种喹诺酮类药物的 LC-MS/MS 检测方法研究[J].中国药师，2015，18(12)：2162

H

韩东岐，鲁艺，殷果，等.HPLC-DAD 法同时检测镇静

安神类中成药及保健食品中非法添加的药物[J].中成药，2015，37(10)：2197

韩贞爱，杨晓旭，薛迪，等.淫羊藿性味考证研究[J].吉林中医药，2015，35(7)：722

郝海群.近红外光谱法测定金银花中绿原酸含量[J].河南中医，2015，35(3)：640

胡太功.麻黄饮片的质量标准研究[J].转化医学电子杂志，2015，2(5)：146

黄亚婷，潘婷，温静，等.基于药物体系的肉桂特征图谱质量表征关联分析研究[J].北京中医药大学学报，2015，38(5)：344

J

季宁平，卢君蓉，王世宇，等.香附的本草考证[J].中药与临床，2015，6(3)：56

贾成友，张传辉，赵凤平，等.玄参饮片质量控制方法研究[J].天然产物研究与开发，2015，27(8)：1385

贾静，石林春，徐志超，等.市售鹿茸粉药材的 DNA 条形码鉴定[J].药学学报，2015，50(10)：1356

蒋明，吴丹，李嵘嵘，等.堇菜属 11 种药用植物 rDNA ITS 序列的克隆与分析[J].中草药，2015，46(16)：2454

靳怡然，杜英峰，田婷婷，等.HPLC-PDA 指纹图谱结合主成分分析评价不同产地冬凌草药材的质量[J].中草药，2015，46(15)：2291

鞠政财，何纯勇，刘青，等. HILIC 测定三七片中三七素的含量[J].中国中药杂志，2015，40(13)：2594

L

Li PF, Qi M, Hu HJ, et al. Structure-inhibition relationship of phenylethanoid glycosides on angiotensin-converting enzyme using ultra-performance liquid chromatography-tandem quadrupole mass spectrometry [J]. RSC Advances, 2015, 5(64):51701

Liu W, Shi X, Yang Y, et al. In vitro and in vivo metabolism and inhibitory activities of vasicine, a potent acetylcholinesterase and butyrylcholinesterase inhibitor[J]. PLoS One, 2015, 10(4):e0122366

黎洁文，赵树进.基于条形码 ITS2 序列的何首乌及其近缘种和混淆品的分子鉴别[J].中国实验方剂学杂志，2015，21(9)：80

李成义，刘书斌，李硕，等.甘肃商品白条党参质量的灰色关联度评价[J].中国实验方剂学杂志，2015，21(21)：33

李峰，刘春丽，张振秋，等.灰色关联度分析法评价僵蚕药材质量研究[J].辽宁中医杂志，2011，38(2)：203

李钢，许舒娅，赵丽敏，等.基于药物体系质量评价模式的蒲黄质量表征关联分析研究[J].北京中医药大学学报，2015，38(6)：393

李光燕，宋向文，方士英，等.《神农本草经》石长生考[J].中药材，2015，38(10)：2199

李莉，李莹，王婷媛.基于近红外光谱技术建立不同产地骆驼蓬药材定性判别模型[J].中国中药杂志，2015，40(14)：2862

李莉，王庆振，孙颖平.近红外漫反射光谱结合主成分回归法快速测定黑果小檗皮中盐酸小檗碱含量[J].中国现代应用药学，2015，32(3)：309

李明，刘斌.中成药复方金银花颗粒中黄芩成分的 HPLC 法测定[J].中国药事，2015，29(4)：441

李明华，龙国友，程显隆，等.超高效液相色谱-三重四极杆质谱法用于中成药中胶类成分的检测研究[J].中国药学杂志，2015，50(24)：2151

李佩，舒成仁，刘莹，等.丹参饮片高效液相指纹图谱及其分级研究[J].湖北中医药大学学报，2015，17(5)：50

李倩，梁宗锁，董娟娥，等.丹参品质与主导气候因子的灰色关联度分析[J].生态学报，2010，30(10)：2569

李硕，李成义，李敏，等.基于灰色关联分析方法评价商品甘草药材质量[J].中国实验方剂学杂志，2015，21(1)：89

李岩，孙婷，赵欣，等.骆驼蓬中游离氨基酸的 HPLC 含量测定方法及超声提取工艺研究[J].新疆医科大学学报，2015，38(10)：1242

梁志健，江伟雯，操红缨，等.缩泉丸质量标准的初步研究[J]. 中药新药与临床药理，2015，26(2)：236

廖弈秋，李泮霖，廖文波，等.南药化橘红基原考证[J].中药材，2015，38(2)：401

林耀才，孙丽，李娇庆.不同厂家缩泉丸的高效液相指纹图谱研究[J].中南药学，2015，13(11)：1129

刘桂花，何承辉，邢建国. HPLC 法同时测定复方双金感冒颗粒中 3 种活性成分的含量[J].药物分析杂志，2015，35(8)：1441

刘会民，刘腾飞，刘蓬蓬.六神曲不同产地的 HPLC 指纹图谱研究[J].中医药导报，2015，21(12)：24

刘杰,许文,李煌,等.UPLC-MS/MS法同时测定白芍饮片中10种成分[J].药物分析杂志,2015,35(4):635

卢广英,赵丽敏,许舒娅,等.基于药物体系的生地黄的质量评价研究[J].世界中医药,2015,10(5):765

卢海霞,王钧,邵文.缩泉丸质量标准研究分析[J].中国现代药物应用,2015,9(21):282

M

马临科,方翠芬,祝明,等.中国药典2015年版中药中有害物残留检测的质量控制新动向[J].中国现代应用药学,2016,33(5):608

孟庆刚,王微,李强,等.黄芩解热作用的谱效关系研究[J].北京中医药大学学报,2011,34(6):379

N

牛恒立,陈晓东,马中兴,等.甘肃民间中药接骨丹的药名和基原辨识[J].中成药,2015,37(7):1557

P

潘婷,黄亚婷,韩珂卿,等.基于药物体系质量评价模式的柴胡质量表征关联分析研究[J].世界中医药,2015,10(4):577

Q

秦凯华,宋健平,叶俏波.附子功效的本草考证[J].中药材,2015,38(1):185

邱琳,刘莹,张媛媛,等.近红外光谱法测定蜂蜜中主要成分的研究[J].世界科学技术(中医药现代化),2015,17(9):1949

屈杰,韦长林,李培.陈皮本草考证及功用商榷[J].亚太传统医药,2015,11(16):4

R

任爽,李铮,王京辉,等.中药女贞子饮片中8个成分的含量比较研究[J].药物分析杂志,2015,35(8):1393

S

单锋,郝近大,黄璐琦.2010年版《中国药典》中"紫花前胡"功效描述的商榷[J].中国中药杂志,2015,40(12):2464

单鸣秋,张丽,于生,等.HPLC-MS法同时测定天麻饮片中8种活性成分[J].中草药,2015,46(14):2087

邵婧,谷巍,巢建国,等.基于ITS2序列的茅苍术及其近缘种DNA分子鉴定[J].中草药,2015,46(8):1209

申丽莎,陈国庆,杨帆,等.高效液相色谱法同时测定黄黄连饮片中2组分含量[J].中国药业,2015,24(22):126

石任兵,王永炎,吕松涛.基于自然药学观药物体系的中药药物本质相关性思考[J].北京中医药大学学报,2015,38(3):149

宋九华,杨文钰,陈兴福,等.HPLC指纹图谱结合灰色关联度分析综合评价云南丽江秦艽资源[J].化学研究与应用,2014,26(8):1249

宋向文,王德群,韩邦兴.《神农本草经》石蚕考证[J].中药材,2015,38(2):398

孙传鑫,郭晶,王秋红,等.牛膝性味演变的本草考证[J].中国实验方剂学杂志,2015,21(19):208

孙晓,杨广胜,张小龙,等.UPLC法测定一捻金中人参皂苷Rg1、人参皂苷Re、人参皂苷Rb1的含量[J].中国药师,2015,18(1):159

孙雅姝,张璐,潘婷,等.基于药物体系质量评价模式的白芷质量表征关联分析研究[J].环球中医药,2015,8(3):266

T

唐雪阳,安琪,孙道涵,等.基于药物体系的紫苏子特征图谱质量表征关联分析研究[J].北京中医药大学学报,2015,38(4):241

童菊华,庞小存,王威,等.杭麦冬与川麦冬中高异黄酮类成分和抗氧化活性的比较[J].中草药,2015,46(20):3091

W

汪静静,闫述模,杨滨.近红外光谱技术对人参药材人参皂苷含量测定及产地识别的研究[J].光谱学与光谱分析,2015,35(7):1885

王春雷,刘洁榅,楼璐璐,等.马钱子散中马钱子总生物碱的含量测定方法研究[J].中华中医药学刊,2015,33(10):2324

王凤云,蒋颖诗,赖小平.基于ND2基因序列的燕窝DNA条形码鉴别[J].中国实验方剂学杂志,2015,21(13):36

王枚博,毛秀红,王柯,等.麻仁润肠软胶囊特征图谱研究及苦杏仁气相鉴别[J].中成药,2015,37(6):1262

王玉芳,王举涛.中成药清肺理气颗粒的质量标准研究[J].广州化工,2015,43(21):133

王元辉,杨芳.中药及中成药制剂质量分析研究[J].大

家健康(学术版),2015,1(18):44

王峥涛,谢培山.中药材质量专论[M].上海科学技术出版社,2015

王珠强,乐李敬,黄泽豪.蛇附子的本草考证[J].中药材,2015,38(11):2421

温静,唐雪阳,李焕娟,等.基于药物体系质量评价模式的丹参质量表征关联分析研究[J].中华中医药学刊,2015,33(4):843

吴志生,杜敏,潘晓宁,等.硫磺熏蒸的葛根横纵截面快速判别分析[J].中国中药杂志,2015,40(12):2336

X

谢彩侠,谢惠英,白雁,等.近红外光谱法快速测定知母中芒果苷的含量[J].中国实验方剂学杂志,2015,21(10):59

谢冬梅,秦民坚,黄璐琦.苍耳子药用品种的本草考证[J].中国中药杂志,2015,40(9):1842

谢彦博.色谱指纹图谱应用于"六神曲"质量控制研究[D].吉林农业大学,2015

熊波,赵志礼,倪梁红,等.基于 ITS 及 *atpB-rbcL* 等多片段鉴定粗壮秦艽及其近缘种[J].中国中药杂志,2015,40(23):4680

熊淑雯.指纹图谱技术结合模式识别方法在黄连上清丸质量控制中的应用[D].南昌大学医学院,2015

徐传林,李会军,李萍,等.川贝母药材分子鉴定方法研究[J].中国药科大学学报,2010,41(3):226

徐小昆,陈志永,廖立平,等.丁公藤属植物中东莨菪苷,绿原酸,东莨菪素,异绿原酸 A,异绿原酸 B 和异绿原酸 C 的含量测定[J].中国中药杂志,2015,40(6):1119

许舒娅,李钢,梅莹莹,等.基于药物体系的栀子特征图谱质量表征关联分析[J].北京中医药大学学报,2015,38(7):473

玄敏,程雪梅,王长虹,等.龙胆和坚龙胆对照提取物的制备[J].中成药,2015,37(4):746

玄敏,程雪梅,吴靳荣,等.基于极性导向下的龙胆与坚龙胆 HPLC 特征图谱研究[J].中国药学杂志,2015,50(10):888

Y

袁圆,王晓明,潘桂湘,等.LC-MS/MS 测定 16 种市售中药制剂中 8 种乌头类生物碱的含量[J].时珍国医国药,2015,26(12):2823

Z

Zhang JQ, Meng SY, Wen J, et al. DNA barcoding of *Rhodiola* (crassulaceae): a case study on a group of recently diversified medicinal plants from the Qinghai-Tibetan Plateau[J]. PLoS One, 2015, 10(3):e0119921

张传辉,陈小川,傅亚,等.建立并利用一测多评法优化玄参饮片润透工艺的研究[J].世界科学技术(中医药现代化),2015,17(1):254

张璐,李焕娟,朱乃亮,等.基于药物体系质量评价模式的石菖蒲质量表征关联分析研究[J].环球中医药,2015,8(3):274

张茹萍.指纹图谱结合主成分分析评价不同产地雷公藤药材质量[J].中国现代应用药学,2014,31(11):1338

张勋,林晓.近红外漫反射法检测降压类中成药中非法添加尼莫地平[J].湖南中医药大学学报,2015,35(12):64

张志军,张桂芝,王朋朋.广藿香挥发油的红外光谱鉴定和气相色谱-质谱分析[J].中国医药科学,2015,5(1):86

章开.黄连上清丸的药代动力学及血清药物化学研究[D].南昌大学,2015

赵丹,周涛,江维克,等.基于 ITS2 序列 SNP 位点鉴定白及药材及其混伪品[J].中国中药杂志,2015,40(18):3573

赵号.大黄䗪虫片质量控制标准研究[D].河北医科大学,2015

郑程,王瑞,王峥涛.复方板蓝根颗粒质量标准的提升研究[J].中成药,2015,37(7):1477

朱雾虹,李炜弘,史年刚,等.鸡子黄功效及临床应用探讨[J].云南中医学院学报,2015,38(6):48

朱月月,付静,聂诗明.高效液相色谱法特征图谱用于玄参饮片的质量评价[J].湖北中医药大学学报,2015,17(4):29

祝明,陈碧莲,石上梅.中药指纹图谱技术在中国药典 2015 年版一部中的应用[J].中国现代应用药学,2016,33(5):611

宗留留,骆桂法,吴立宏,等.藏药白花龙胆质量标准研究[J].中国中药杂志,2015,40(10):1872

宗留留,骆桂法,吴立宏,等.藏药乌奴龙胆质量标准研究[J].中国中药杂志,2015,40(19):3878

学术进展

（三）中 药 化 学

【概　述】

2015年，中国学者对400多种常用中药进行了研究，发现了2 000多种新化合物，其中包括18种新骨架，结构类型主要集中在萜类、黄酮类、生物碱类、苯丙素类、鞣质、醌类及甾体类。

关于中药材中新化合物的研究报道，主要以Organic Letters、Journal of Natural Products、Phytochemistry、Planta Medica、Natural Product Research、Tetrahedron、Fitoterapia、Journal of Asian Natural Products Research、Helvetica Chimica Acta、Chemistry of Natural Compounds等杂志为主。

1. 萜类化合物

从豆科、大戟科、菊科、唇形科等147种中草药、26种民族、民间药和2种海洋药中发现的萜类新化合物有820种（占38%），其中10种新骨架。Torres A 等从油葵 *Helianthus annuus* L.中发现了4种具有新骨架的化合物—— helikaurolides A、B、C、D，该新骨架是包括二萜和倍半萜内酯2个子结构的化合物。Xiong L 等从益母草 *Leonurus japonicus* 中分得新化合物 Leonuketal，该化合物具有1种融合了缩酮-γ-内酯的桥接螺缩酮基的新骨架。Nothias-Scaglia LF 等从 *Euphorbia amygdaloides* ssp. *Semiperfoliata* 中分离得到3种新的萜类化合物，其中化合物 jatrohemiketal 具有新骨架。Dong RJ 等从苏木 *Caesalpinia minax* Hance 中分离得到6种新化合物，其中化合物 neocaesalminin A 具有新骨架化合物。He JB 等从漆树 *Toxicodendron vernicifluum* 中发现2种新化合物，其中化合物 toxicodenanes D 具有新骨架。Zhou K 等从 insect-pathogenic fungi *Paecilomyces* sp. ACCC 37762 中发现2种新化合物 paecilomycine A 和 B，前者具有新骨架。

另外，对新化合物进行的多方面生物活性研究，发现萜类化合物分别在抗炎、抗菌和抗肿瘤等方面表现出一定的活性。Huang Z 等从益母草 *Leonurus macranthus* 中分离到的新化合物 macranthin A-G 对 BV-2 小胶质细胞具有一定的抑制作用。Favre-Godal Q 等从铁木豆 *Swartzia simplex* 分离得到的新化合物 simplexene A-D 对白色念珠菌表现出抑制作用。Qin FM 等从水栀子中分离出的化合物 3*a*，16*b*，23，24-tetrahydroxy-28-nor-ursane-12，17，19，21-tetraen 对喉癌细胞 Hep-2 具有抑制作用。

2. 黄酮类化合物

从豆科、小檗科、大戟科等中草药中发现了黄酮类新化合物206种（占10.7%），其中3种新骨架。Naman CB 等从黑果腺肋花楸 *Aronia melanocarpa* 中分离得到2种新化合物，其中 4″-*O*-protocatechuate 具有新骨架化合物。Zhou M 等从阿勃勒 *Cassia fistula* 中分离得到2种黄酮类新化合物，其中 fistulains B 具有 C14-C5′ 新骨架。Wang QH 等从肋柱花 *Lomatogonium carinthiacum*（Wulf.）Reichb.中分离得到1种黄酮苷新骨架化合物 carinoside A。

Tian D 等从 *Leiophyllum buxifolium* 中分离得到的化合物 isosideroxylin 对人乳腺癌细胞株 MDA-MB-231 具有一定的抑制作用。Naman CB

等从黑果腺肋花楸 *Aronia melanocarpa* 中分离得到的 2 种新化合物可以抑制海拉细胞溶酶体酸化。

3. 生物碱类化合物

从夹竹桃科、交让木科、猴头菇科等常用中药约 40 种中发现生物碱类新化合物 202 种（占 10.5%），其中 4 种新骨架。Chen CM 等从鼠妇 *Armadillidium vulgare* 中分离得到 2 种新骨架化合物，armochaeglobines A 具有独特的 5/6/7/5 稠环系统，armochaeglobines B 具有罕见的由 12 个碳组成的碳支架。Liu W 等从卵形假埃希氏菌 *Pseudallescheria ellipsoidea* 中分离得到 3 种新生物碱类化合物，其中 pseudellones C 具有新骨架。Berger A 等从 *Palicourea crocea* 中分离得到 1 种具有新骨架的生物碱 palicroceaine。

生物碱类化合物分别在抗肿瘤、抑制肾纤维化、体外抗 HIV 等方面具有一定活性。Zhang H 等从白饭树 *Flueggea virosa* 中分离出的新化合物 flueggether A 及 virosinine A 具有体外抗 HIV 的作用。Luo Q 等从 *Ganoderma sinensis* 中得到的新化合物（±）-sinensilactam A 具有抑制肾纤维化的作用。

4. 苯丙素类化合物

从堇菜科、木兰科、马齿苋科等常用中药 20 种、民族药 2 种、民间药 1 种中发现苯丙素类新化合物 88 种（占 4%）。Rakotondraibe LH 等从巴西聚伞绿心樟 *Ocotea cymosa* 中分离得到 10 种苯丙素类新化合物。Lv HN 等从翼叶九里香 *Murraya alata* 中分离得到 muralatins A 和 muralatins B 两种苯丙素类化合物。

Lv HN 等从九里香 *Leonurus macranthus* 中分离得到的 muralatins A-K 对 BV-2 小胶质细胞表现出一定的抑制作用。Rakotondraibe LH 等从巴西聚伞绿心樟中分离得到新化合物，体外可以抑制埃及伊蚊。Jia HY 等从大狼毒 *Euphorbia nema-*

tocypha 中分离出的 16-O-caffeoyl-16-hydroxyl-hexadecanoic acid 对 MCF-7 和海拉细胞系体现出抑制作用。

5. 鞣质、醌类及甾体类化合物

从茜草科、兰科、百合科及玄参科等 21 种常用中药中发现了 7 种鞣质类、20 种醌类和 37 种甾体类新化合物，其中 1 种甾体类新骨架。Ratnaweera PB 等从香附子 *Cyperus rotundus* 中分离得到 1 种甾体类新骨架 solanioic acid。Lei XX 等从爪瓣山柑 *Capparis himalayensis* 中分离得到醌类化合物 cappariquinone A。

LiY 等从铁皮石斛 *Dendrobium candidum* 中分离得到的 2-acetonyl-3-methoxy-5-[4-methoxy-phenethyl]-O-benzoquinol 对 HCT-8、Bel-7402、BGC-823、A549 和 A2780 细胞均有抑制作用。Zhou ZH 等在赤胫散 *Polygonum runcinatum* 中发现的鞣质类化合物 runcinatside 具有体外抗氧化作用。

6. 其他类化合物

从菊科、藤黄科、楝科、唇形科等常用中药 55 种、民族民间药 42 种、海洋药 4 种中发现其他类别化合物 716 种（占 32.9%）。Hu J 等从飞龙掌血 *Toddalia asiatica* 中分离得到 (7Z)-N-(4'-methoxyphenethyl)-3-methoxy-4-hydroxycinnamamide、(7Z)-N-(4'-hydroxyphenethyl)-3-methoxy-4,5-dihydroxycinnamamide 和 (7E)-N-(4'-hydroxyphenethyl)-3,4,5-trihydroxycinnamamide。

Zhang LJ 等从铁线莲 *Clematis tashiroi* 中分离出的化合物 clematisides A-H 具有抗氧化和抗炎作用。Li WS 等从木果楝 *Xylocarpus moluccensis* 中分离出的化合物 thaixylomolins G-N 具有抗病毒的作用。Wang MZ 等从蛇足石杉 *Huperzia serrata* 中分离出的化合物 avertoxins A-D 对乙酰胆碱酯酶具有一定的抑制作用。

有关 2015 年中草药中发现的新化合物和新骨架有专条（具体见光盘）。

（撰稿：陈　颖　芮梦珏　毛旭东　王　欣　吴佳丽　俞桂新　审阅：王峥涛）

【74 种中草药中挥发油成分的研究】

1. 根及根茎

（1）牛至　韩飞等采用 SD 法提取牛至 Origanum vulgare 药材"地下部分"（根）的挥发油，并用 GC-MS 法鉴定出 29 种化合物，占挥发油总量的 98.97%，其中 10 种为首次报道。主要为酚类化合物香芹酚（3.27%）、麝香草酚（1.08%）等，萜烯类化合物有石竹烯（0.37%）、香橙烯（0.27%）等，萜烯类衍生物十八烷基乙烯基醚（1.78%）、(Z)-11-十四碳烯-1-醇（1.02%）、E, E-10, 12-十六双烯-1-醇（0.82%）、植酮（1.35%）等，脂肪酸类化合物有棕榈酸（58.23%）、亚油酸（12.11%）、亚麻酸（3.66%）等。

（2）高良姜　董丹丹等采用 SD 法提取中药高良姜 Alpinia officinarum 根茎的挥发油，用 GC-MS 分离出 115 个化学成分，其中 36 个化学成分匹配度在 90% 以上，主要成分为 1, 8-桉油精（45.71%）。王卿等用同样的方法从高良姜根茎的挥发性成分中分离出 128 个化学成分，其中 34 个化学成分匹配度在 80% 以上，占挥发油总量的 73.70%。含量最高的是桉叶油醇（45.71%），其次有皮蝇磷（4.42%）、樟脑萜（3.54%）、樟脑（3.51%）、α-萜品醇（3.10%）。

（3）姜　张志军等用 SD 法提取干姜 Zingiber officinale 根茎的挥发油，用 GC-MS 分析 4 批干姜挥发油共鉴定出 43 个化学成分，占挥发油总量的 90.6% ～ 96.3%。其中特征成分均为 α-姜烯（19.1% ～ 21.6%）、α-姜黄烯（13.0% ～ 14.0%）、β-红没药烯（17.7% ～ 19.0%）、桉树脑（6.4% ～ 7.0%）、β-倍半水芹烯（0.4% ～ 6.3%）等。

刘琳琪等从 9 种不同产地的生姜根茎挥发油中分别鉴定了 24 ～ 28 种化学成分，占挥发油总量的 85.31% ～ 93.67%，主要为 β-水芹烯（9.96% ～ 20.15%）、莰烯（3.54% ～ 14.53%）、柠檬醛（6.52% ～ 12.49%）、β-柠檬醛（3.96% ～ 7.44%）、姜烯（13.81% ～ 19.74%）等单萜和倍半萜类活性成分。9 种生姜样品中 6-姜辣素含量在 0.067% ～ 0.391% 之间，均达到了《中国药典》（2010 年版）不低于 0.05% 的规定。建议生姜的有效成分姜烯、姜黄烯与 6-姜酚可共同作为其质量评价指标。

赵宏冰等用 SD 法提取姜根茎的 4 种不同炮制品挥发性成分，GC-MS 法鉴定出 43 个成分，其中鲜姜、干姜及姜炭各有 27 种，炮姜 24 种。鲜姜含姜烯、α-柠檬醛及 β-水芹烯较高，分别为 22.59%、20.87% 及 11.01%；干姜含 α-柠檬醛高达 40.48%、β-水芹烯为 10.38%；炮姜中产生了新成分 3, 7, 11-三甲基-1, 6, 10-十二烷三烯醛（32.73%）、3, 9 (11)-二烯-10-过氧化物（16.38%）、荜澄茄油烯（3.36%），还产生了桉叶二烯及 β-红没药醇等成分，而 β-水芹烯含量最低（1.95%）；姜炭中的姜烯和 β-倍半水芹烯均最高，且新产生了 α-柏木烯、癸醛及 γ-榄香烯等成分。

（4）石菖蒲和水菖蒲　李娟等采用 SD 法提取湖南产石菖蒲 Acorus tatarinowii 和水菖蒲 Acorus calamus 根茎挥发油成分，GC-MS 法鉴定出 41 个化合物，主要为甲基胡椒酚（45.06%）、顺式异丁香酚甲醚（35.51%）、β-细辛醚（9.38%）和长叶松烯（1.50%）；在水菖蒲挥发油中鉴定出 46 个化合物，主要为 β-细辛醚（16.58%）、蓝桉醇（14.38%）、水菖蒲酮（10.81%）、去羟基异菖蒲烯二醇（9.33%）、9-柏烷酮（8.07%）。两者成分有较大差异，在实际应用中应加以区分。

陈小露等采用 GC-MS 分析广西和四川的石菖蒲根茎挥发油，以甲基丁香酚、顺式甲基异丁香酚、γ-细辛醚、β-细辛醚、α-细辛醚的相对百分含量之和为指标进行聚类分析。结果，两产地各 10 批石菖蒲挥发油的平均提取率为 1.61%、1.72%；5 个主要成分的相对百分含量合计分别为 78.19% 和 88.84%；经 t 检验，两者无统计学差异。证明不同批次的石菖蒲挥发油质量差异较大，但与两产地所属省份没有相关性。

王彬等采用 SD 法提取石菖蒲根茎中的挥发油成分，采用 GC-MS 分离出 75 个化学成分，其中 26 个化学成分匹配度在 95% 以上，占挥发油总量的 60.68%。主要有 2，4，5-三甲氧基-1-丙烯基苯含量最高（37.67%）、甲基丁香酚（14.69%）、异丁香酚甲醚（1.92%）、δ-杜松烯（1.53%）、β-细辛脑（1.10%）、2-茨醇（1.02%）。分析表明主要化学成分多为萜类化合物、芳香族化合物以及脂肪酸类等不饱和含氧化合物，且多是 15 个碳以下的小分子化合物。

（5）野蔷薇　努尔皮达·阿卜拉江等从野蔷薇 Rosa multiflora 根挥发油的化学成分中共分离出 104 个峰，鉴定 49 个化学成分，采用峰面积归一化法确定了各成分的相对含量，含量较高的是二十四烷（10.05%）、丁香酚（8.87%）、9-甲基十九烷（5.12%）。

（6）莪术　甘彦雄等采用 GC-MS 法，以正十三烷为内标物，建立一种同时测定蓬莪术 Curcuma phaeocaulis 及其醋制品挥发油中 β-榄香烯、莪术醇、吉马酮、新莪术二酮 4 种主要有效成分的分析方法。

（7）甘松　吴杨等采用 SD 法提取匙叶甘松 Nardostachys jatamansi 根中的挥发性成分，用 GC-MS 联用仪分离出 135 个化合物，其中 29 个化学成分匹配度都在 85% 以上，占挥发油总量的 20.51%。含量高于 1% 成分的有白菖烯含量最高（7.46%），β-紫罗兰酮（3.44%）、异戊酸（2.19%）和 β-橄榄烯（1.30%）。其主要化学成分以萜类化合物为主，以倍半萜种数最多，且多是 15 个碳以下的小分子化合物。

（8）白芍药、赤芍药　赵朕雄等研究不同产地白芍药 Paeonia lactiflora Pall. 和赤芍药 P. veitchii Lynch. 药材间挥发油成分的差异。从白芍根的挥发油中共鉴定出 55 种成分，赤芍根的挥发油中共鉴定出 68 种成分，其中白芍药挥发油主要成分为棕榈酸、亚油酸和桃金娘醛等，棕榈酸含量最高（54.48%）；赤芍药挥发油主要成分为丹皮酚、棕榈酸、亚油酸和水杨醛等，丹皮酚含量最高（39.43%）；白芍药和赤芍药挥发油成分有明显差别，不同产地的同种药材之间主要成分的含量差别也较大。

（9）重楼　刘志雄等采用 SFE-CO$_2$ 萃取法提取重楼 Paris polyphylla var. yunnanensis 根茎的挥发油，用 GC-MS 鉴定出 78 种物质，占总成分的 95.15%，其中含量较高的成分有 9，12-十八碳二烯酸（50.27%）、棕榈酸（11.93%）、9，12-十八碳二烯酸乙酯（2.96%）、9，12-十八碳二烯酸-2-羟基-1-羟甲基乙酯（2.69%）。

（10）当归　李涛等采用 SD 法提取野生当归 Angelica sinensis 根的挥发油，并用 GC-MS 技术鉴定出 55 个组分，其中 α-蒎烯（49.02%）、β-反式罗勒烯（33.81%）、(E, Z)-2, 6-二甲基-2, 4, 6-辛三烯（2.75%）、6-丁基-1, 4-环庚二烯（2.16%）、α-1-丙烯基-苯甲醇（2.44%）等化合物的含量较高。

（11）白术　郑晓媚等采用 GC-MS 对白术 Atractylodes macrocephala 根茎的粗粉和超微粉的挥发油进行分析。从白术粗粉挥发油鉴定出 47 个组分，占全油的 75.81%；白术超微粉挥发油鉴定出 34 个组分，占全油的 73.91%。白术粗粉和超微粉共有含量较高的成分有 3，5-二羟-4′-甲氧基二苯、香叶烯 B、β-芹子烯等，主要成分是萜烯。三者在粗粉挥发油的含量分别为 36.82%、6.48%、4.42%；在超微粉挥发油的含量分别为 54.02%、7.69%、2.56%。

（12）香附　张跃飞等采用 GC-MS 法分析香附 Cyperus rotundus 根茎挥发油成分组成，共鉴定出 17 种成分，主要有 α-香附酮、氧化石竹烯、2(1H) naphthalenone, 3, 5, 6, 7, 8, 8a-hexahydro-4,

8a-dimethyl-6-(1-methylet henyl)等萜类化合物。

(13) 山栀茶　肖炳坤采用 SD 法提取山栀茶 *Pittosporum illicioides* 根的挥发油,并通过 GC-MS 技术分离鉴定了 56 个化学成分,占挥发油总量的 72.1%,其中含量最高的为顺式马鞭草烯酮 21.53%,其次是己醛 6.10%、8-羟基-对聚伞素 3.37%、(一)-反式松香芹醇 3.33%。

(14) 棱子芹　曹莺等采用 SD 法提取棱子芹 *Pleurospermumhookeri* var. thomsonii 根及根茎的挥发油,利用 GC-MS 检出 47 个色谱峰,鉴定出棱子芹挥发油成分中的 28 个化合物,占所提取挥发油总量的 82.21%,主成分为脂肪酸类、烷烃类、酯类、醛类、萜类化合物。主要有棕榈酸(22.29%)、辛酸(19.49%)、8-丙氧基柏木烷(8.28%)、油酸(5.88%)、3-亚丁基-1(3*H*)-异苯并呋喃酮(4.73%)等。

(15) 郁金　翁金月等通过 SD 法提取不同产地郁金中挥发油成分,采用 GC-MS 法对 10 个不同产地郁金检出 58 种成分,以吉马酮为主要特征成分进行聚类分析将郁金分为两类,不同产地(瑞安陶山、瑞安马屿、乐清虹桥 1 号、乐清虹桥 2 号、乐清白石、永嘉乌牛、磐安、福建仙游)的温郁金 *Curcuma wenyujin* 及广西产桂郁金 *Curcuma kwangsiensis* 为一类,四川产黄丝郁金 *Curcumalonga* 为一类。10 个不同产地的样品挥发油所共有的成分包括吉马酮、莪术烯、1-石竹烯、莪二酮 4 种,但各成分的含量差异仍较为悬殊。四川产的黄丝郁金挥发油成分中 A-姜黄烯、*β*-倍半水芹烯比其他样品含量要高得多,而莪术烯、吉马酮、莪二酮含量则低很多,反式角鲨烯、l-b-Bisabolene 等成分为其独有;广西产的桂郁金中的 *δ*-榄香烯含量较其他样品要高很多,新莪术二酮、1,1,7-trimethyl-4-methylenedecahydro-1*H*-cyclopropa[e]azulene 等成分为其独有。

(16) 川芎、当归和藁本　杨艳等建立川芎 *Ligusticum chuanxiong*、当归 *Angelia sinensis* 和藁本 *Ligusticum sinense* 挥发油的 HPLC 特征图谱,对特征峰进行比较研究。HPLC-MS 鉴定出 7 个特征峰,分别为洋川芎内酯 A、丁苯酞、阿魏酸松柏酯、*E*-藁本内酯、*Z*-藁本内酯、新蛇床内酯、*E*-丁烯基酞内酯。

2. 叶

(1) 二色波罗蜜　任刚等采用 SD 法从二色波罗蜜 *Artocarpus styracifolius* 叶中提取挥发油,通过 GC-MS 联用技术分离得到 15 个化学组分峰,鉴定出其中的 12 个成分,占总挥发油含量的 92.87%。主要成分为植酮(24.55%)、香叶基丙酮(16.15%)、柏木脑(13.21%)、壬醛(9.06%)、芳樟醇(8.81%)等。

(2) 龙脷叶　莫惠雯等利用 SD 法及超临界 CO_2 萃取法提取龙脷 *Sauropus rostratus* 叶的挥发油。SD 法提取的挥发油共鉴定出 16 个化合物,占总量的 94.86%,主要成分为油酸酰胺、叶绿醇和 2,6-二叔丁基对甲苯酚;超临界 CO_2 萃取法提取的挥发油共鉴定出 17 个化合物,占总量的 81.49%,主要成分为棕榈酸和亚麻酸。两种提取挥发油的化学成分和含量有较大差别。

(3) 裸花紫珠叶　王勇等采用 SD 法从海南白沙产裸花紫珠 *Callicarpa nudiflora* 叶中提取挥发油,并通过 GC-MS 分离出 76 个组分,鉴定了其中的 70 种成分,占总挥发油成分的 98.69%,其中相对百分含量较高的成分有 *β*-蒎烯(20.70%)、*α*-蒎烯(9.41%)、石竹烯氧化物(6.90%)、石竹烯(6.65%)、邻伞花烃(6.62%)等。

(4) 乌榄叶　李植飞等采用 SD 法提取广西容县乌榄 *Canarium pimela* 叶中的挥发油,利用 GC-MS 分离出 55 种成分,鉴定了 53 种,占挥发油总量的 98.13%,其中单萜类化合物和倍半萜类化合物比例高,分别有 20 和 18 种。挥发油主要成分有雅槛兰-1(10),11-二烯(11.652%)、*α*-芹子烯(10.291%)、*γ*-依兰油烯(9.719%)、*α*-蒎烯

（9.208%）。

（5）刺柏　武雪等采用 SD 法提取甘肃榆中和碌曲的藏药刺柏 *Juniperus formosana* 叶挥发油，利用 GC-MS 联用技术对其进行分离分析。前者挥发油共分离出 40 个峰，鉴定出 38 个化合物，占分离物质的 95%；后者挥发油共分离出 51 个峰，鉴定出 47 个化合物，占分离物质的 92%。甘肃榆中刺柏叶中挥发油的主要成分为 α-蒎烯（44.92%）、1-石竹烯（9.23%）、（—）-异喇叭烯（6.50%）、α-石竹烯（5.60%）、月桂烯（4.54%）；碌曲刺柏叶中挥发油的主要成分为二-非手性-α-柏木烯（31.87%）、环己烯（15.28%）、γ-榄香烯（10.05%）、澳白檀醇（5.80%）、α-蒎烯（5.79%）。

（6）榉树　孙崇鲁等采用 SD 法提取榉树 *Zelkova schneideriana* 叶的挥发油，通过 GC-MS 共鉴定出 64 种化合物，占挥发油总量的 71.06%。主要成分为丙酸乙酯（3.61%）、乙酸丁酯（8.28%）、2-己烯醛（1.66%）、丙苯（1.46%）、对乙基甲苯（6.18%）等。

（7）番石榴　郭莹等采用 SD 法提取番石榴 *Psidium guajava* 叶的挥发油，共鉴定出 23 种成分，占挥发油总量的 99.33%，主要为烯、醇等成分，其中广藿香烯为其主要成分（54.97%）。

（8）茵芋　羊青等采用 GC-MS 联用技术分析茵芋 *Skimmia reevesiana* 鲜叶挥发油的化学成分，共鉴定出 38 种挥发性成分，占精油总量的 77.09%。其中主要的化学成分为乙酸香叶酯（23.70%）、匙叶桉油烯醇（9.26%）、氧化石竹烯（7.35%）、2，4-二叔丁基苯酚（5.47%）、δ-杜松醇（4.65%）。

（9）金球桧　林立等采用 SD 法提取金球桧 *Sabina chinensis* 叶片挥发油，利用 GC-MS 联用技术结合化学计量方法检出了 46 种化学成分，以烯萜类化合物为主，相对含量占总成分的 98.75%。挥发油中含量较高的成分有香桧烯（16.88%）、松油烯-4-醇（9.84%）、D-柠檬烯（7.38%）、δ-杜松烯（7.45%）和乙酸龙脑酯（7.33%）等。

（10）山桔叶　姜建萍等采用 SD 法分别提取新鲜、阴干、晒干、烘干（40 ℃）4 种方法处理的山桔叶 *Glycosmis citrifolia* 挥发油成分，并应用 GC-MS 技术分离和鉴定其各挥发油的组成。从 4 种方法处理的山桔叶挥发油中分离鉴定出 27、26、26、21 个化合物，分别占总量的 91.76%、72.67%、78.74%、87.53%。化学成分组成有较大的差异，但含量较高的为 β-石竹烯和 β-甜没药烯。

3. 全草

（1）疏柔毛变种罗勒　王兆玉等比较 SFE-CO$_2$ 萃取法和 SD 法提取疏柔毛变种罗勒 *Ocimum basilicum* 挥发油的差异。从 SFE-CO$_2$ 法提取的挥发油中鉴定了 42 种成分，从 SD 法提取的挥发油中鉴定了 40 种成分，两者共有成分为 25 种。含量较高的有桉叶脑、芳樟醇、蒿脑、乙酸冰片酯、吉马烯-D 等。

（2）龙胆　许海燕等研究秦岭龙胆 *Gentiana apiata* 全草用不同方法提取挥发油成分的异同。结果，不同方法所得秦岭龙胆挥发油化学组成各有异同，但主要成分是 2，2'-亚甲基双（四-甲基-6-叔丁基）-苯酚、棕榈酸、油酸、亚油酸等。其中 GC-MS 分析鉴定出 29 种挥发油，微波辅助提取法得到的挥发油中主要有油酸（10.29%）、亚油酸（9.04%）、棕榈酸（6.23%）、二十二烷（4.00%）、硬脂酸（3.48%）等。

（3）薄荷　阎博等利用 GC-MS 法对陕西省的野生薄荷 *Mentha arvensis* 挥发油化学成分进行分析。共鉴定了 5 批野生薄荷挥发油中的 67 个化学成分，主要成分有薄荷醇、左旋香芹酮和乙酸松油酯。

（4）小花黄堇　吴建国以 SD 法提取小花黄堇 *Corydalis racemosa* 挥发油，采用 GC-MS 联用技术分离出 55 个色谱峰，鉴定了 44 个化合物，占总量的 89.4%；含量在 1% 以上的有 19 个，主要有棕榈酸（29.53%）、叶绿醇（7.71%）、亚麻酸甲酯

（6.55％）、六氢法呢基丙酮（6.14％）、β-紫罗兰酮（3.05％）等。脂肪酸、酮、烷烃、醇、酯、醛类等为主要化合物。

（5）神香草　祖丽菲亚·吾斯曼等采用 SD 法与 SFE-CO$_2$ 流体萃取法分别提取神香草 *Hyssopus officinali* 萃取物，并通过 GC-MS 联用仪对其化学成分进行分析。SD 法提取率为 0.68％，鉴定出 65 种化合物，其中含量较高的是亚油酸（13.83％）、棕榈酸（13.80％）、（＋）-胡薄荷酮（8.31％）、（＋）斯巴醇（6.27％）、二十一烷（5.34％）；SFE-CO$_2$ 流体萃取物的萃取率为5.5％，鉴定出 34 种化合物，其中 γ-谷甾醇（31.882％）、二十八烷（19.953％）、亚麻酸（16.279％）、三十六烷（15.939％）、棕榈酸（10.658％）含量较高。

（6）丁香茄　盛文兵等采用 SD 法提取丁香茄 *Calonyction muricatum* 中的挥发油，用 GC-MS 法鉴定了 19 个成分，占总峰面积的 96％，按相对峰面积计，其中含亚油酸为 62.8％，总脂肪酸和其他酯约占 72％。

（7）红花绿绒蒿和全缘叶绿绒蒿　廖志明等采用 SFE-CO$_2$ 流体萃取法提取藏药红花绿绒蒿 *Meconopsis punicea* 和全缘叶绿绒蒿 *Meconopsis integrifolia* 中的化学成分，并用 GC-MS 技术对其化学成分进行了分析。分别鉴定出 47 和 43 种成分，各占其总量的 79.78％和 69.44％，主要都是亚麻酸等脂肪酸类成分。

（8）三叶莩蕨　张文婷等用热回流提取法提取三叶莩蕨 *Polypodium hastatum* 中的挥发性成分，采用 GC-MS 鉴定了 34 个化合物，主要有脂肪酸酯类化合物，并以甲酯和乙酯居多。

（9）半枝莲　曹英夕等采用 PDMS/DVB SPME 萃取，与 GC-MS 联用，分析江苏、广西南岭、江西南昌、湖南、四川 5 个产地半枝莲 *Scutellaria barbata* 的挥发性成分，共鉴定出挥发性化合物 45 个，共有化合物 13 个，主要有 1-辛烯-3-醇、3,7-二甲基-1,6-辛二烯-3-醇甲酸酯、苯乙醇、甘菊环、

2-甲氧基-3-（2-丙烯）苯酚等。这些共有峰可作为半枝莲挥发性成分中特征性指标成分，但不同产地所含挥发性主成分有较大差异。

（10）三脉紫菀　元文君等采用 SD 法提取三脉紫菀 *Aster ageratoides* 叶的挥发油，通过 GC-MS 联用仪分离出 124 个组分，鉴定了其中 72 个化合物，占总量的 67.52％。主要成分为石竹烯氧化物（18.38％）、环氧化蛇麻烯Ⅱ（8.01％）、石竹烯（3.57％）、十六烷酸（4.59％）、蛇麻烯（3.16％）等。

（11）仙鹤草　姚惠平等采用 SD 法提取仙鹤草 *Agrimonia eupatoria* 挥发油，用 GC-MS 分别鉴定出湖南和浙江产仙鹤草挥发油为 68 和 65 个，其中有 51 个共有成分。主要组分为雪松醇、α-蒎烯、芳樟醇、1-（2-呋喃基）-己酮、α-松油醇等，但含量有一定差别。

4. 皮类

（1）广陈皮　欧小群等用 SD 法提取广陈皮 *Citrus reticulata*（茶枝柑）、陈皮（红橘）和金橘等 11 种品种的鲜果皮挥发油，用 GC-MS 技术分离鉴定挥发油的成分。结果，鲜果皮挥发油均以柠檬烯为主要成分，同时含萜品烯、异松油烯和芳樟醇萜烯烃类化合物；聚类分析结果与鲜果皮品种分类结果一致。与其他陈皮近缘品种果皮比较，广陈皮（茶枝柑）挥发油中含特有成分 2-甲氨基-苯甲酸甲酯，柠檬烯的相对含量最低，而萜品烯相对含量最高。

同时采用 GC-MS 法，结合中药色谱指纹图谱相似度评价软件分别建立 12 批次柑皮和 12 批次陈皮的挥发油指纹图谱。结果，柑皮鉴定出 24 个共有峰，陈皮鉴定出 25 个共有峰，两者的差别在于柑皮含有香茅醛，陈皮含有对-薄荷三烯、顺式-对-薄荷-2,8-二烯醇，陈皮中顺式-香芹醇、反式-香芹醇和香芹酮的相对含量远高于柑皮；广陈皮挥发油中的主要成分有柠檬烯、萜品烯、2-甲氨基-苯甲酸甲酯和正十六酸，柠檬烯含量最大。

(2) 阴香皮 黎小伟等采用 SD 法提取阴香皮 *Cinnamomum burmanni* 挥发油,用 GC-MS 技术鉴定出 20 个成分,占挥发油总量的 93.53%。主要成分有桉油精(30.93%)、龙脑(18.31%)、(R)-(+)-柠檬烯(15.01%)、(+)-4-莰烯(10.93%)、桂皮醛(6.55%)。

5. 花

(1) 沙枣花 阿衣努尔·热合曼分别采用 SD 法和 SFE-CO_2 萃取法提取沙枣花 *Elaeagnus angustifoli* 中的挥发油,用 GC-MS 技术进行分离和鉴定。SD 法得到 40 个组分,鉴定出其中 30 个化合物,其中主要成分为植酮(21.15%)、邻苯二甲酸单(2-乙基己基)酯(13.65%)、邻苯二甲酸二异辛酯(13.65%)、二十六烯(13.45%)等。SFE-CO_2 萃取法得到 69 个组分,鉴定出其中 60 个化合物,其中含量较高的成分分别为正二十烷(29.48%)、9-辛基十七烷(29.48%)、二十一烷(13.52%)、碘代十六烷(13.52%)、正三十一烷(13.52%)等。

(2) 木棉花 张建业等用 GC-MS 定性分析广东省佛山、江门、广州 3 个地区的木棉花挥发油成分。佛山、江门、广州 3 个地区的木棉花挥发油分别鉴定出 26、27、20 种化学成分,三者间既存在共同的挥发油成分,又存在独有的挥发油成分,如十二烷醛和 2,3-脱氢-4-氧代-β-紫罗兰醇。

(3) 暴马丁香花 孔令瑶等用 CO_2 超临界萃取方法提取暴马丁香 *Syringa reticulata* 花的挥发油,用 GC-MS 分离出 45 个组分,占总含量 97.84%,定性鉴定了其中 39 种组分。主成分有环庚三烯(17.16%)、2-(苯基甲氧基)丙酸甲酯(17.27%)、2R-4-(4-羟基苯基)-2-丁醇(11.74%)、苯乙醇(6.86%)、(1-苯乙胺基)苯甲醇(5.69%)。

(4) 石斛 李文静等采用 SD 法提取 4 种石斛花中的挥发性成分,运用 GC-MS 技术从铁皮石斛 *Dendrobium officinale* 花中鉴定出 43 种成分,占总含量的 70.64%,相对百分含量大于 2% 的有壬

酸甘油二酯(21.759%)、癸酸甘油三酯(14.135%);从球花石斛 *Dendrobium thyrsiflorum* 花中鉴定出 26 种成分,占总含量的 95.24%,相对百分含量大于 2% 的有肉豆蔻酸(2.302%)、棕榈酸(12.414%)、亚油酸(23.921%)、二十三烷(20.037%)、二十四烷(6.927%)等;从叠鞘石斛 *Dendrobium aurantiacum* 花中鉴定出 31 种成分,占总含量的 72.85%,相对百分含量大于 2% 的有棕榈酸(7.706%)、二十一烷(5.134%)、亚油酸(23.809%)、α-亚麻酸(2.678%)、二十三烷(13.094%)等,其中,α-亚麻酸为其特有成分;从鼓槌石斛 *Dendrobium chrysotoxum* 花中鉴定出 18 种成分,占总含量的 87.61%,相对百分含量大于 2% 的有 Z-11-十四烯酸(4.234%)、棕榈酸(6.37%)、棕榈油酸(54.11%)、亚油酸(14.071%)、二十三烷(2.047%),其中,棕榈油酸为其特有成分。

(5) 鸡蛋花 黄涛阳等比较不同来源鸡蛋花 *Plumeria rubra* 中挥发性成分的异同。从鸡蛋花药材中检测到 55 个色谱峰,并确认其中 26 个挥发性成分及其相对百分含量,主要为脂肪醇及酯类成分。鸡蛋花鲜品中含量最高的为苯甲酸香叶酯,干品中该成分含量相对较低。不同来源鸡蛋花的挥发性成分组成与花的颜色相关性不大,与新鲜或干燥有较大关系。

6. 果皮

(1) 八角 陈岚等采用溶剂萃取法分别提取短柱八角 *Illicium brevistylum*、红花八角 *Illicium dunnianum* 和文山八角 *Illiciumtsaii* 的干皮部位挥发油成分。结果,短柱八角、红花八角、文山八角干皮挥发油的平均含量($n=3$)分别为 4.975%、0.166%、1.161%;检出 86、84、85 个色谱峰,其中可定性成分分别为 38、28、27 个,占挥发油总量的 73.69%、66.58%、74.75%,δ-杜松醇为三者共有成分。

(2) 竹柏　廖泽勇等应用 SD 法分别从竹柏 *Podocarpus nagi* 的果皮和果壳中提取挥发油,并结合 GC-MS 法分析其化学成分;果皮挥发油收率为 0.23%,分离出 21 种成分,鉴定 18 种,主要含有石竹烯,占挥发油总量的 72.44%;竹柏果壳挥发油收率为 0.15%,分离出 15 种成分,鉴定其中 13 种,与果皮共有 4 种成分;竹柏果皮和果壳中挥发油主要成分为烯类、醇类、萜类。

7. 果实

(1) 吴茱萸　刘应蛟等采用 SD 法、索氏提取法和超声提取法对吴茱萸 *Evodia rutaecarpa* 果实挥发油进行提取,用 GC-MS 法分别分离鉴定出 57、51 和 38 个组分,共有成分 25 个,其主要成分为 β-月桂烯、β-罗勒烯、α-蒎烯、β-芳樟醇、[1S-(1α,2β,4β)]-1-乙烯基-1-甲基-2,4-二(1-甲基乙烯基)-环己烷等。

(2) 青椒、竹叶花椒　卢俊宇等采用 SD 法提取青椒 *Zanthoxylum schinifolium sieb* 与竹叶花椒 *Zanthoxylum armatum* 果皮的挥发油,以 GC-MS 和自动质谱退卷积定性系统(AMDIS)结合 Kováts 保留指数分析两者的化学成分。青椒挥发油共鉴定出 45 种化合物,主成分为爱草脑、芳樟醇、柠檬烯、大根香叶烯 D 和石竹烯等;竹叶花椒挥发油共鉴定出 49 个化合物,主成分为芳樟醇、柠檬烯、(—)-4-萜品醇、乙酸芳樟酯、α-松油醇等。

(3) 忍冬　毕淑峰等采用 SD 法提取忍冬 *Lonicera japonica* 果实挥发油,用 GC-MS 鉴定了 53 种组分,占挥发油总量的 80.85%,主成分为棕榈酸、反式-2-己烯-1-醇、亚油酸、芳樟醇、反式-橙花叔醇等。

(4) 一口盅　王颖等采用有机溶剂-SD 法提取三个产地的一口盅 *Eucalyptus globulus* 挥发油,用 GC-MS 技术分析挥发油的成分及含量。贵州产一口盅检出 35 个峰,鉴定化合物 27 个;云南产一口盅检出 29 个峰,鉴定化合物 24 个;广西产一口

盅检出 18 个峰,鉴定化合物 17 个。其中共有成分 15 个,含量最高为 1,8-桉叶素(贵州 34.861%、云南 35.947%、广西 35.704%)。其他相对含量大于 5% 的共有成分为(+)-香橙烯、α-水芹烯、α-蒎烯和(—)-蓝桉醇。

(5) 连翘　巩丽丽等采用 SD 法提取连翘 *Forsythia Suspensa* 挥发油,以 GC-MS 技术检出 33 个组分,鉴定出粉碎组 23 个成分,未粉碎组 28 个成分。粉碎组与未粉碎组挥发油主要成分都为 α-蒎烯和 β-蒎烯,接近总成分的 80%。

(6) 单叶蔓荆子　陈宇帆等采用 SD 法提取不同产地单叶蔓荆子 *Vitex trifolia* L.var.*simplici-folia*.Cham.的挥发油,其挥发油得率为 0.156%~0.222%。广西玉林产单叶蔓荆子分离鉴定出 32 种化合物,江西产分离鉴定出 28 种化合物。共有成分 13 种,占各自挥发油总量的 55.67% 和 69.39%,主要为桉树脑、6,6-二甲基庚烷-2,4-二烯、3,3-二甲基-2-(3-丁二烯)-环戊酮、7-异丙基-1,1,4a-三甲基-1,2,3,4,4a,9,10,10a-八氢化菲等。

(7) 孜然　卢帅等用 SD 法提取孜然果实挥发油,通过多维气质联用仪(MD-GC-MS)鉴定出 36 种化合物。在 4~6 月采收的孜然果实中,α-侧柏烯、α-蒎烯、β-水芹烯、β-蒎烯、1-苯基-1,2-乙二醇的含有量从低到高,萜品烯则刚好相反。

(8) 川楝子　屠寒等采用顶空固相微萃取,结合 GC-MS 联用技术分析川楝子 *Melia toosendan* 果实的挥发性成分,共鉴定出 39 种化合物,占总挥发性成分的 74.12%,主成分为棕榈酸(24.02%)、3-叔丁基-4-羟基-苯甲醚(5.28%)、邻苯二甲酸二乙酯(3.83%)、3-(2-甲基-丙烯基)-1*H*-茚(3.25%)、2,3,5-三甲基萘(3.19%)等。

(9) 枳壳　郑莹等采用《中国药典》(2010 年版)方法提取枳壳 *Citrus aurantium* 挥发油,用 GC-MS 对其化学成分进行分析,共鉴定出 15 个挥发油成分,其主要成分为柠檬烯,相对含量为 64.52%。

8. 种子

（1）泰山白首乌　王友川等以 SD 法提取泰山白首乌 Cynanchum bungei 种子挥发油,并用 GC-MS 联用仪分离鉴定出 22 种化合物,占挥发油总组分的 100%。在全部被鉴定的化合物中,萜烯类成分占总化合物质量的 56.39%,酮类 13.48%,酸类 5.17%,醇类 4.92%,醛类 4.85%,吡嗪类 3.88%,酯类 3.35%。

（2）北葶苈子　弓建红等采用 SD 法提取北葶苈子 Lepidium apetalum 挥发油,用 GC-MS 技术检测出 82 个组分,利用 MS 结合保留指数定性,鉴定出其中 72 个成分。主成分为 4-(氯甲基)苯甲腈(88.9%)、2-氰基-吡啶(2.73%)、6,9-十八碳酸甲酯(1.59%)等。

（3）韭菜子　王雯萱等利用 SD 法提取韭菜子 Allium tuberosum 挥发油,并通过 GC-MS 鉴定出 47 个成分,占挥发油总含量的 75.45%,其中大部分物质都是含硫化合物。其中 3-(异丙基硫代)丙酸(14.55%)、二烯丙基硫醚(13.13%)、二烯丙基二硫醚(12.38%)、1,3-二噻烷(8.03%)、糠基甲基硫醚(3.96%)含量较高。

9. 树脂

沉香　易博等采用低温-动态-微波法及 GC-MS 联用技术,以固相微萃取顶空进样,提取并分析国产沉香 Aquilaria sinensis 挥发油中的化学成分。从 4 种国产沉香样品的挥发油中分别检出 58、81、54、38 种化合物,依次占总峰面积的 73.27%、91.98%、43.23%、33.17%。国产沉香挥发油中化学成分复杂,主要有烯萜、酯、醇、脂肪烃等类型化合物,以烯萜类的倍半萜化合物数量居多。2 份市售药材中均未检测出沉香挥发油特异性的倍半萜成分如沉香螺旋醇、α-沉香呋喃、白木香醛等;天然沉香检出的挥发性共有的倍半萜类成分有 15 个,以沉香螺旋醇、α-沉香呋喃、马兜铃烯、α-木香醇、白木香醛等为主。

10. 不同部位

（1）皇菊　胡文杰等通过 GC-MS 联用技术鉴定分析了皇菊 Chrysanthemum morifolium 不同部位挥发油的化学成分,从皇菊叶、茎、根和花 4 个不同部位挥发油中各检测出了 45、32、29 和 39 种成分,共检测出了 90 种物质,包括烃类、醇类、酮类、酯类、氧化物类及醛类化合物,其中烃类 48 种、醇类 29 种、酮类 4 种、酯类 3 种、氧化物类 3 种及醛类 2 种。它们共有成分仅有 β-榄香烯、β-甜没药烯和 δ-杜松烯 3 种。

（2）铁皮石斛　付涛等用 GC-MS 法比较铁皮石斛 Dendrobium officinale 试管苗不同部位中挥发油的成分。共鉴定出 54 种化学成分,其中根 16 种、茎 45 种、叶 10 种,而且均以有机酸(亚油酸、棕榈酸等)为主,分别占挥发油总成分的 64.40%、53.48% 和 96.04%。其中,根中依次为酯类(12.48%)、萜烯类(4.31%)、烷烃类(4.13%)和醇类(2.41%),其他 12.18%;茎中依次为醇类(20.66%)、萜烯类(12.27%)、酯类(6.07%)和烷烃类(2.26%),其他 5.25%;叶中其他类成分仅 6.02%。根和茎有 9 种共有成分,根和叶有 7 种共有成分,茎和叶有 5 种共有成分,但根、茎和叶仅有 4 种共有成分。茎中存在多种根、叶中不含有的成分,主要为萜烯类和烯醇类化合物。

（3）凹叶厚朴　曾红等对井冈山产凹叶厚朴 Magnolia officinalis var biloba 的果实、花、干皮、叶 4 个部位的挥发油成分进行分析,从挥发油中共鉴定出 75 个化学成分,其中果实中鉴定出 1-石竹烯、α-蒎烯等 42 个成分,质量分数占 98.7%;花中鉴定出 4-羟基-4-甲基-2-戊酮、茨烯等 19 个成分,质量分数占 77.59%;干皮中鉴定出 α-按叶油醇、四十四烷等 24 个成分,质量分数占 77.92%;叶中鉴定出 1-石竹烯、α-桉叶油醇等 32 个成分,质量分数占 76.48%。1-石竹烯和四十三烷为 4 个部位共有。

（4）马牙七　姜祎等采用 SD 法提取马牙七 *Calanthe fimbriata* 的假鳞茎和根中挥发油,利用 GC-MS 测试其化学成分。鉴定出 38 种物质,占总成分的 95.42%,主成分为正十四酸（5.08%）、正十五酸（5.76%）、正十六酸（25.70%）、十八碳-9,12,15-三烯酸（55.16%）。用相同法从叶子中鉴定出 19 种物质,占总成分的 94.40%,主成分为 4-乙烯基-2-甲氧基苯酚（60.33%）、正十六酸（13.10%）、十八-9-炔酸（14.56%）。

（5）紫花前胡　鲁曼霞等采用 GC-MS 分析,从紫花前胡 *Peucedaum decursivum* 花和根挥发油中分别鉴定出 43 和 40 种成分,分别占挥发油总含量为 89.15% 和 86.82%。相同物质共 30 种,主要成分都是 α-蒎烯;但紫花前胡花挥发油成分中 β-月桂烯、石竹烯和大根香叶烯 D 的含量远远大于根挥发油。

（6）何首乌　罗益远等采用 SD 法分别提取何首乌 *Polygonum multiflorum* 块根和首乌藤的挥发油,通过 GC-MS 联用法对其挥发油的化学成分进行对比研究,从何首乌中鉴定出 20 个成分,占挥发油总量的 64.297%;从首乌藤中鉴定出 43 个成分,占挥发油总量 79.00%。有 12 个共有成分,主要为己醛、1,3-二甲基苯、苯甲醛、2-戊基呋喃、2-甲氧基-3-(1-甲基乙基)-吡嗪等。

（7）山油柑　王军等分析海南山油柑 *Acronychia pedunculata* 茎皮和木质部的挥发油成分,从茎木质部挥发油共鉴定出 77 种成分,占挥发油总量的 67.74%,其主要成分为棕榈酸（18.84%）、α-古巴烯（7.94%）、δ-杜松烯（3.71%）、(E, Z)-2,4-癸二烯醛（3.45%）和香树烯（3.30%）。从茎皮挥发油共鉴定出 75 种成分,占挥发油总量的 96.25%,其主要成分为 α-蒎烯（46.70%）、α-古巴烯（19.81%）、δ-杜松烯（5.80%）、香树烯（4.46%）和柠檬烯（3.53%）。木质部和茎皮挥发油中有 39 种相同的成分。

（撰稿:谭红胜　审阅:俞桂新）

【人参、西洋参中皂苷类成分研究】

人参为五加科植物人参 *Panax ginseng* C. A. May. 的干燥根及根茎,主产于我国东北三省。西洋参为五加科植物西洋参 *Panax quinquefolium* L. 的干燥根,原产于美国和加拿大,上世纪 70 年代我国大规模引种栽培。人参和西洋参均为补益佳品,化学成分十分相似,主要有效成分为人参皂苷类,但二者性味及功效却不尽相同。

人参和西洋参中分离鉴定出的人参皂苷类成分的苷元分属 3 个类型,包括达玛烷型（dammarane）、齐墩果烷型（oleanane）和奥克梯隆醇型（ocotillol）。其中达玛烷型又可分为原人参二醇型和原人参三醇型。据报道,拟人参皂苷 F11 可作为鉴定西洋参的特征性成分,而人参皂苷 Rf 为人参中的特征性成分。生晒参和红参相比较,人参皂苷 Rg3、20(R)人参皂苷 Rh1 和 1 个含 N 的化合物为红参中的特征性成分,而丙二酰基人参皂苷 Rb1 及其异构体和丙二酰基人参皂苷 Rg1 及其异构体为生晒参的特征性成分。对于人参叶和西洋参叶的鉴别,丙二酰基人参皂苷 Re、人参皂苷 F3、R2 和 F1 可作为人参的特征性成分,而拟人参皂苷 F11、人参皂苷 Rb3、丙二酰基人参皂苷 Rb3、丙二酰基三七皂苷 Fd 和丙二酰基人参皂苷 F2 可作为西洋参的特征性成分。

李珂珂等从人参茎叶中发现 1 个新天然产物,为 3β, 6α, 12β, 25-四羟基-达玛-E-20(22)-烯-6-O-α-L-吡喃鼠李糖基-(1→2)-β-D-吡喃葡萄糖苷。Zhou Q 从红参中发现 4 个新人参皂苷类化合物,包括 3 个达玛烷型人参皂苷 20(S)-ginsenoside-Rf-1a,20(Z)-ginsenoside-Rs4,23-O-methylginsenoside-Rg11 和 1 个齐墩果烷型人参皂苷 ginsenoside-Ro-6′-O-butyl ester。Lee D 等从人参根中发现 1 个新达玛烷型人参皂苷,为 ginsenoside Rg18。

曲桂武等检测 6 年生人参的花蕾、叶、茎、芦头、支根、须根以及主根木栓层、韧皮部、木质部 9 个部位中人参皂苷 Rg1，Re，Rf，Rb1，Rc，Rb2，Rb3，Rd 的含量，8 种人参皂苷在须根、花蕾中含量高，在茎中含量最低，主根中的人参皂苷则主要分布于木栓层。逄世峰等测定了人参不同部位人参皂苷 Rg1、Re、Rf、Rb1、Rc、Rb2、Rb3、Rd 的含量，发现人参地上和地下部位皂苷组成不同，人参叶中皂苷含量较高，人参根中人参皂苷主要集中于参皮。

目前多应用 UHPLC-Q-TOF-MS/MS 方法进行人参和西洋参各部位中化学成分的检测和结构分析，该方法较传统化学分离方法具有效率高、样品和溶剂应用量少等优点，且能根据化合物在质谱中的裂解规律推断化学结构式，发现可能存在的新化合物。结合多变量统计学方法如主成分分析、最小二乘法-判别分析等，可分析样品间化学成分分布关系，发现各自的特征性成分。

（撰稿：张红梅　审阅：俞桂新）

［附］ 参 考 文 献

A

Ahmed SA, Ross SA, Slade D, et al. Minor oxygenated cannabinoids from high potency *Cannabis sativa* L[J]. Phytochemistry, 2015, 117:194

Ai H, Kim SY, Kobayakawa N, et al. Miltiorins A-D, diterpenes from *Radix Salviae miltiorrhizae*[J]. Fitotera-pia, 2015, 102:49

Al-Aboudi AMF, Zarga MHA, Abu-Irmaileh BE, et al. Three new seco-ursadiene triterpenoids from *Salvia syriaca*[J]. Natural Product Research, 2015, 29(2):102

Alamzeb M, Khan MR, Rashid MU, et al. A new isoquinoline alkaloid with anti-microbial properties from *Berberis jaeschkeana Schneid* var. *jaeschkeana*[J]. Natural Product Research, 2015, 29(8):692

Alamzeb M, Khan MR, Rashid MU, et al. Isolation, structure elucidation and enzyme inhibition studies of anew hydroxy ester and other compounds from *Berberis jaeschkeana* Schneid stem[J]. Natural Product Research, 2015, 29(17):1664

Ali A, Jameel M, Ali M. New fatty acid, aromatic ester and monoterpenic benzyl glucoside from thefruits of *Withania coagulans* Dunal[J]. Natural Product Research, 2015, 29(14):1307

Alqudah MA, Saleh AM, Aljaber HI, et al. New isoflavones from *Gynandriris sisyrinchium* and their antioxidant and cytotoxic activities[J]. Fitoterapia, 2015, 107:15

Amen YM, Marzouk AM, Zaghloul MG, et al. A new acylated flavonoid tetraglycoside with anti-inflammatory activity from *Tipuana tipu* leaves[J]. Natural Product Research, 2015, 29(6):511

Andolfi A, Boari A, Evidente M, et al. Gulypyrones A and B and phomentrioloxins B and C produced by diaporthe gulyae, a potential mycoherbicide for saffron thistle (Carthamus lanatus)[J]. Journal of Natural Products, 2015, 78(4):623

Ang S, Liu XM, Huang XJ, et al. Four new amaryllidaceae alkaloids from *Lycoris radiata* and their cytotoxicity[J]. Planta Medica, 2015, 81(18):1712

阿衣努尔·热合曼,努尔买买提·艾买提,麦合素木·艾克木,等.沙枣花挥发油及其超临界 CO_2 萃取物的 GC-MS 分析[J].西北药学杂志,2015,30(1):9

B

Bandeira PN, Santos HS, Albuquerque M, et al. A new diterpene isolated from the resin of *Hymenaea Courbaril*[J]. Chemistry of Natural Compounds, 2015, 51(4):693

Bao B, Wang Q, Wu X, et al. The isolation and structural elucidation of three new biflavonoid glycosides from *Lomatogonium carinthiacum*［J］. Natural Product Research, 2015, 29(14):1358

Bao J, Wang Q, Han S, et al. The isolation and antimicrobial activities of three monocylic sesquiterpenes from *Syringa pinnatifolia*［J］. Natural Product Research, 2015, 29(18):1719

Berger A, Kostyan MK, Klose SI, et al. Loganin and secologanin derived tryptamine-iridoid alkaloids from *Palicourea crocea* and *Palicourea padifoli* (Rubiaceae)［J］. Phytochemistry, 2015, 116:162

Bharitkar YP, Hazra A, Apoorva Poduri NS, et al. Isolation, structural elucidation and cytotoxicity evaluation of a new pentahydroxy-pimarane diterpenoid along with other chemical constituents from *Aerva lanata*［J］. Natural Product Research, 2015, 29(3):253

Brkljaca R, Urban S. HPLC-NMR and HPLC-MS profiling and bioassay-guided identification of secondary metabolites from the Australian plant *Haemodorum spicatum*［J］. Journal of Natural Products, 2015, 78(7):1486

毕淑峰,任慧芳,陈文静,等.忍冬果实挥发油的化学成分分析及其体外抗氧化活性［J］.中成药,2015,37(5):1021

C

Cai J, Zhao L, Zhu E. A new flavonol triglycoside derived from *Anoectochilus elwesii* on stimulating glucose uptake in insulin-induced human HepG2 cells［J］. Natural Product Research, 2015, 29(15):1414

Cai JZ, Tang R, Ye GF, et al. A halogen-containing stilbene derivative from the leaves of *Cajanus cajan* that induces osteogenic differentiation of human mesenchymal stem cells［J］. Molecules, 2015, 20(6):10839

Cao F, Liu HY, Zhao J, et al. New 19-oxygenated steroid from the south China sea gorgonian *Dichotella gemmacea*［J］. Natural Product Research, 2015, 29(2):169

Cao TW, Geng CA, Ma YB, et al. Chemical constituents of *Swertia mussotii* and their anti-hepatitis B virus activity［J］. Fitoterapia, 2015, 102:15

Cao MM, Zhang Y, Huang SD, et al. Alkaloids with different carbon units from *Myrioneuron faberi*［J］. Journal of Natural Products, 2015, 78(11):2609

Chang CW, Chang HS, Cheng MJ, et al. Identification of five new minor constituents from the whole plant of *Amischotolype hispida*［J］. Helvetica Chimica Acta, 2015, 98(3):347

Chao L, Wang A, Wang X, et al. A new proline-containing flavonol glycoside from *Caragana leucophloea Pojark*［J］. Natural Product Research, 2015, 29(19):1811

Che YY, Qian Y, Wu Y, et al. Two new homoisoflavanones from the rhizome of *Polygonatum odoratum*［J］. Chemistry of Natural Compounds, 2015, 51(1):54

Chen CM, Zhu HC, Li XN, et al. Armochaeglobines A and B, two new indole-based alkaloids from the arthropod-derived fungus *Chaetomium globosum*［J］. Organic Letters, 2015, 17(3):644

Chen G, Pi XM, Yu CY. A new naphthalenone isolated from the green walnut husks of *Juglans mandshurica Maxim*［J］. Natural Product Research, 2015, 29(2):174

Chen JC, Lau CB, Chan JY, et al. The antigluconeogenic activity of cucurbitacins from *Momordica charantia*［J］. Planta Medica, 2015, 81(4):327

Chen JJ, Kuo WL, Sung PJ, et al. Beilschamide, a new amide, and cytotoxic constituents of *Beilschmiedia erythrophloia*［J］. Chemistry of Natural Compounds, 2015, 51(2):302

Chen JJ, Lee TH, Kuo WL, et al. (＋)-(6aR, 7R)-7-hydroxy-*N*-butyrylcaaverine, a new aporphine alkaloid from the roots of *Illigera luzonensis* with cytotoxic activity［J］. Chemistry of Natural Compounds, 2015, 51(4):739

Chen L, Zhou Q, Li B, et al. A new flavonoid from *Cudrania cochinchinensis*［J］. Natural Product Research, 2015, 29(13):1217

Chen R, Duan R, Wei Y, et al. Flavonol dimers from *callus cultures* of Dysosma versipellis and their in vitro neuraminidase inhibitory activities［J］. Fitoterapia, 2015, 107:77

Chen S, Wang L, Zhang W, et al. Secondary metabolites from the root of *Lindera reflexa* Hemsl［J］. Fitoterapia, 2015, 105:222

Chen SD, Gao JT, Liu JG, et al. Five new diarylheptanoids from the rhizomes of *Curcuma kwangsiensis* and their antiproliferative activity [J]. Fitoterapia, 2015, 102:67

Chen WH, Han CR, Hui Y, et al. Terpenoids from the stems of *Drypetes congestiflora*[J]. Helvetica Chimica Acta, 2015, 98(5):724

Chen WH, Liu WJ, Wang Y, et al. A new naphthoquinone and other antibacterial constituents from the roots of *Xanthium sibiricum* [J]. Natural Product Research, 2015, 29(8):739

Chen XQ, Shao LD, Pal M, et al. Hupehenols A-E, selective 11β-hydroxysteroid dehydrogenase type 1 (11β-HSD1) inhibitors from *Viburnum hupehense*[J]. Journal of Natural Products, 2015, 78(2):330

Chen Y, Zhao Z, Chen H, et al. Chemical differentiation and quality evaluation of commercial Asian and American ginsengs based on a UHPLC-QTOF/MS/MS metabolomics approach[J]. Phytochemical Analysis, 2015, 26(2):145

Chen YS, Cheng MJ, Yi H, et al. Chemical constituents of the endophytic fungus *Hypoxylon* sp.12F0687 isolated from Taiwanese Ilex formosana [J]. Helvetica Chimica Acta, 2015, 98(8):1167

Chen Z, Ling T, Feng Y, et al. Ursane-type nortriterpenes with a five-membered A-ring from *Rubus innominatus* [J]. Phytochemistry, 2015, 116:329

Cheng HH, Cheng YB, Hwang TL, et al. Randainins A-D, based on unique diterpenoid architectures, from *Callicarpa randaiensis*[J]. Journal of Natural Products, 2015, 78(8):1823

Chitturi BR, Dokuburra Chanti B, Tatipamula Vinay B, et al. Isolation, structural assignment and synthesis of (*SE*)-2-methyloctyl 3-(4-methoxyphenyl) propenoate from the marine soft coral *Sarcophyton ehrenbergi*[J]. Natural Product Research, 2015, 29(1):70

Cho JY, Park KH, Hwang DY, et al. Antihypertensive effects of *Artemisia scoparia* Waldst in spontaneously hypertensive rats and identification of angiotensin I converting enzyme inhibitors[J]. Molecules, 2015, 20(11):19789

Cong F, Joshi KR, Devkota HP, et al. Dhasingreoside: new flavonoid from the stems and leaves of *Gaultheria fragrantissima*[J]. Natural Product Research, 2015, 29(15):1442

Cong Y, Zhu HL, Zhang QC, et al. Steroidal alkaloids from *Veratrum maackii Regel* with genotoxicity on brain-cell DNA in mice [J]. Helvetica Chimica Acta, 2015, 98(4):539

Corlay N, Lecso-Bornet M, Leborgne E, et al. Antibacterial labdane diterpenoids from *Vitex vestita* [J]. Journal of Natural Products, 2015, 78(6):1348

Cui BS, Li S. ChemInform abstract: new triterpenoid saponins from the leaves of *Cyclocarya paliurus* [J]. Chinese Chemical Letters, 2015, 26(5):585

Cui YM, Taniguchi S, Kuroda T, et al. Constituents of *Psoralea corylifolia* fruitsand their effects on methicillin-resistant staphylococcus aureus [J]. Molecules, 2015, 20(7):12500

曹英夕,张东,杨立新,等.HS-SPME-GC-MS测定中药半枝莲中的挥发性成分[J].中国实验方剂学杂志,2015,21(12):40

曹莺,余彬彬.藏药棱子芹挥发油成分的气质联用分析[J].海峡药学,2015,27(11):48

陈岚,姚凤艳,黄光辉,等.三种八角干皮挥发油成分GC-MS分析[J].中药材,2015,38(5):937

陈小露,袁德俊,吴雪茹,等.两个产地石菖蒲挥发油质量比较研究[J].中药材,2015,38(4):770

陈宇帆,谢日健,张金莲,等.市售不同产地单叶蔓荆子挥发油成分分析[J].江西中医药,2015,46(7):67

D

Dai W, Xie Z, Li M, et al. Three new bisabolane sesquiterpenes from *Ligularia songarica* [J]. Helvetica Chimica Acta, 2015, 98(3):410

Dai WF, Guo PX, Tu ZC, et al. Five new compounds from the fungus *Ganoderma petchii*[J]. Fitoterapia, 2015, 106:68

De UC, Bhowmik J, Chowdhury S, et al. Isolation and characterization of a new flavonoid glucoside from aerial parts of *Phrynium placentarium*[J]. Chemistry of Natural

Compounds, 2015, 51(3):444

Dib RAE, Eskander J, Mohamed MA, et al. Two new triterpenoid estersaponins and biological activities of *Pittosporum tobira* "Variegata"(Thunb.)WT Aiton leaves [J]. Fitoterapia, 2015, 106:272

Dilshad I, Siddiqui BS, Faizi S. Two new degraded triterpenoids and a novel seco-norabietane diterpene from the root bark of *Azadirachta indica* [J]. Helvetica Chimica Acta, 2015, 98(1):135

Ding WB, Huan R, Zhou ZS, et al. New sesquiterpenoids from *Ambrosia artemisiifolia* L [J]. Molecules, 2015, 20(3):4450

Dong FW, Wu ZK, Yang L, et al. Iridoids and sesquiterpenoids of valeriana stenoptera and their effects on NGF-induced neurite outgrowth in PC12 cells[J]. Phytochemistry, 2015, 118:51

Dong FW, Yang L, Wu ZK, et al. Iridoids and sesquiterpenoids from the roots of *Valeriana jatamansi* Jones [J]. Fitoterapia, 2015, 102:27

Dong JW, Cai L, Fang YS, et al. Proaporphine and aporphine alkaloids with acetylcholinesterase inhibitory activity from *Stephania epigaea* [J]. Fitoterapia, 2015, 104:102

Dong RJ, Yuan J, Wu S, et al. Anti-inflammation furanoditerpenoids from *Caesalpinia minax* Hance [J]. Phytochemistry, 2015, 117:325

Du K, De MM, Neuburger M, et al. Labdane and clerodane diterpenoids from *Colophospermum mopane*[J]. Journal of Natural Products, 2015, 78(10):2494

董丹丹,蔡宝昌.高良姜中挥发油成分的 GC-MS 研究[J].中国当代医药,2015,22(34):9

E

Egas V, Toscano RA, Linares E, et al. Cadinane-type sesquiterpenoids from *Heterotheca inuloides*: absolute configuration and anti-inflammatory activity [J]. Journal of Natural Products, 2015, 78(11):2634

Evidente M, Cimmino A, Zonno MC, et al. Phytotoxins produced by *Phoma chenopodiicola*, a fungal pathogen of *Chenopodium album*[J]. Phytochemistry, 2015, 117:482

F

Fan QF, Hu ZY, Na Z, et al. One new flavonoid from *Oroxylum indicum* [J]. Natural Product Research, 2015, 29(19):1828

Fan YM, Yi P, Li Y, et al. Two unusual polycyclic polyprenylated acylphloroglucinols, including a pair of enantiomers from *Garcinia multiflora* [J]. Organic Letters, 2015, 17(9):2066

Fang L, Lin W, Qiu G, et al. Substolides A-G, germacrane sesquiterpenoids from *Salvia substolonifera* [J]. Phytochemistry, 2015, 120:28

Favre-Godal Q, Dorsaz S, Queiroz EF, et al. Anticandida cassane-type diterpenoids from the root bark of *Swartzia simplex*[J]. Journal of Natural Products, 2015, 78(12):2994

付涛,王志龙,林立,等.GC-MS 法比较铁皮石斛试管苗不同部位中挥发油的成分[J].中成药,2015,37(10):2233

G

Gao C, Han L, Zheng D, et al. Dimeric abietane diterpenoids and sesquiterpenoid lactones from *Teucrium viscidum*[J]. Journal of Natural Products, 2015, 78(4):630

Gao Y, Yu AL, Li GT, et al. Hexacyclic monoterpenoid indole alkaloids from *Rauvolfia verticillata*[J].Fitoterapia, 2015, 107:44

Giang PM, Nhan TTT, Chinh TTT, et al. Phytochemical constituents of *Artemisia dubia* var. longeracemosa forma tonkinensis[J]. Chemistry of Natural Compounds, 2015, 51(2):378

Gong J, Ju AC, Zhou DZ, et al. Salvianolic acid Y: a new protector of PC12 cells against hydrogen peroxide-induced injury from *Salvia officinalis*[J]. Molecules, 2015, 20(1):683

Gu CZ, Lv JJ, Zhang XX, et al. Minor dehydrogenated and cleavaged dammarane-type saponins from the steamed roots of *Panax notoginseng*[J]. Fitoterapia, 2015, 103:97

Gu HS, Ma SG, Li L, et al. Diketopiperazines and sesquilignans from the branches and leaves of *Claoxylon* polot[J]. Planta Medica, 2015, 81(9):748

Gu W, Wang W, Li XN, et al. A novel isocoumarin with anti-influenza virus activity from *Strobilanthes cusia* [J]. Fitoterapia, 2015, 107:60

Guan F, Wang Q, Wang M, et al. Isolation, identification and cytotoxicity of a new noroleanane-type triterpene saponin from *Salicornia bigelovii* Torr[J]. Molecules, 2015, 20(4):6419

Gunawardena DC, Jayasinghe L, Fujimoto Y. Phytotoxic constituents of the fruits of *Averrhoa carambola*[J]. Chemistry of Natural Compounds, 2015, 51(3):532

Guo J, Tian J, Yao GM, et al. Three new 1 α -alkyldaphnane-type diterpenoids from the flower buds of *Wikstroemia chamaedaphne*[J]. Fitoterapia, 2015, 106:242

甘彦雄,罗妮妮,蒋燕萍,等.基于 GC-MS 同时测定蓬莪术及其醋制品挥发油中 β-榄香烯、莪术醇、吉马酮、新莪术二酮的含量[J].中国中药杂志,2015,40(7):1311

弓建红,郑晓珂,赫金丽,等.GC-MS 分析北葶苈子的挥发油成分[J].世界科学技术(中医药现代化),2015,17(3):499

巩丽丽,蒋海强,张宏萌,等.气相色谱-质谱联用对连翘挥发性成分的分析[J].山东中医药大学学报,2015,39(3):256

郭莹,熊阳,宋忠诚,等.番石榴叶挥发油的提取、成分分析及抑菌活性研究[J].中华中医药杂志,2015,30(10):3754

H

Han L, Zheng F, Zhang Y, et al. Triglyceride accumulation inhibitory effects of new chromone glycosides from *Drynaria fortunei*[J]. Natural Product Research, 2015, 29(18):1703

Han LF, Shi PP, Dong YZ, et al. New rare sinapoyl acylated flavonoid glycosides obtained from the seeds of *Lepidium apetalum* Willd[J]. Molecules, 2015, 20(8):13982

Han ML, Zhao JX, Liu HC, et al. Limonoids and triterpenoids from *Dysoxylum mollissimum* var. glaberrimum [J]. Journal of Natural Products, 2015, 78(4):754

Han XH, Lee C, Lee JW, et al. Two new iridoids from the stem of *Catalpa ovata*[J]. Helvetica Chimica

Acta, 2015, 98(3):381

Hao J, Liu S, Chen Y, et al. Coumarins from the twigs of *Juglans regia* and their nitric oxide inhibitory activities[J]. Chemistry of Natural Compounds, 2015, 51(2):236

Hao Q, Saito Y, Matsuo Y, et al. Three new flavans in dragon's blood from *Daemonorops draco*[J]. Natural Product Research, 2015, 29(15):1419

Happi GM, Kouam SF, Talontsi FM, et al. Minor secondary metabolites from the bark of *Entandrophragma congoënse*(Meliaceae)[J]. Fitoterapia, 2015, 102:35

He D, Li Y, Tang H, et al. Six new cassane diterpenes from the twigs and leaves of *Tara*(*Caesalpinia spinosa Kuntze*)[J]. Fitoterapia, 2015, 105:273

He JB, Lu Q, Cheng YX. Two new sesquiterpenes from the resin of *Toxicodendron vernicifluum* [J]. Helvetica Chimica Acta, 2015, 98(7):1004

He Y, Li J, Wu HH, et al. A new caffeoylgluconic acid derivative from the nearly ripe fruits of *Evodia rutaecarpa*[J]. Natural Product Research, 2015, 29(13):1243

He Y, Sun Y, Chen D, et al. Hainanenone A: a new friedelane triterpenoid from the leaves and stems of *Drypetes hainanensis*[J]. Chemistry of Natural Compounds, 2015, 51(2):273

Hongthong S, Kuhakarn C, Jaipetch T, et al. Polyoxygenated cyclohexene derivatives isolated from *Dasymaschalon sootepense* and their biological activities[J]. Fitoterapia, 2015, 106:68

Hou YL, ChangHS, WangHC, et al. Sassarandainol: a new neolignan and anti-inflammatory constituents fromthe stem of *Sassafras randaiense*[J]. Natural Product Research, 2015, 29(9):827

Hu J, Li H, Yang BS, et al. Nordammarane triterpenoids from *Sanguisorba officinalis*[J]. Helvetica Chimica Acta, 2015, 98(2):273

Hu J, Shi X, Mao X, et al. Amides from the roots of *Toddalia asiatica*[J]. Chemistry of Natural Compounds, 2015, 51(4):726

Hu J, Song Y, Li H, et al. Diterpene glycosides from the dry fronds of *Conyza japonica*[J]. Helvetica Chimica

Acta, 2015, 98(7):986

Huang DD, Zhu HY, Chen YH, et al.Prenylated phenylpropanoid compounds from the stem bark of *Illicium burmanicum*[J]. Fitoterapia, 2015, 107:22

Huang GH, Xi ZX, Li JL, et al. Sesquiterpenoid glycosides from the fruits of *Chaenomeles speciosa*[J]. Chemistry of Natural Compounds, 2015, 51(2):266

Huang YJ, Zhou LY, Wang JM, et al. Two new flavonol glycosides from *Polygala sibirica L.* var *megalopha* Fr[J]. Molecules, 2015, 20(12):21494

Huang Z, Zhu ZX, Li YT, et al. Anti-inflammatory labdane diterpenoids from *Leonurus macranthus* [J]. Journal of Natural Products, 2015, 78(9):2276

Huang ZY, Huang B, Xiao CJ, et al. Two new labdane diterpenoids from the rhizomes of *Isodon yuennanensis*[J]. Natural Product Research, 2015, 29(7):628

Huo HX, Zhu ZX, Pang DR, et al. Anti-neuroinflammatory sesquiterpenes from *Chinese eaglewood*[J]. Fitoterapia, 2015, 106:115

Hussain J, Khan H, Ali L, et al. A new indole alkaloid from *Cleome droserifolia* [J]. Helvetica Chimica Acta, 2015, 98(5):719

Hyldgaard MG, Purup S, Bond AD, et al. Guaianolides and a seco-eudesmane from the resinous exudates of cushion bush(Leucophyta brownie) and evaluation of their cytostatic and anti-inflammatory activity[J]. Journal of Natural Products, 2015, 78(8):1877

韩飞, 赵志冬, 陈泣, 等. 牛至药材"地下部分"所得挥发油的 GC-MS 分析[J]. 中国医院药学杂志, 2015, 35(20):1

胡文杰, 邱修明, 曾建军, 等. 皇菊不同部位挥发油化学成分比较分析[J]. 天然产物研究与开发, 2015, 27(7):1187

黄涛阳, 翁燕君, 黄和, 等. 不同来源鸡蛋花挥发性成分比较研究[J]. 中药材, 2015, 38(11):2274

J

Janggyoo C, Jae Youl C, Soo Jung C, et al. Two new phenolic glucosides from *Lagerstroemia speciosa*[J]. Molecules, 2015, 20(3):4483

Ji KL, Zhang P, Li XN, et al. Cytotoxic limonoids from *Trichilia americana* leaves [J]. Phytochemistry,

2015, 118:61

Jia HY, Liao ZX, Liu FY, et al. A new phenylpropanoid from the roots of *Euphorbia nematocypha*[J]. Natural Product Research, 2015, 29(7):650

Jiang HL, Wang R, Li JY, et al. A new highly oxygenated daphnane diterpene esters from the flower buds of *Daphne genkwa* [J]. Natural Product Research, 2015, 29(20):1878

Jiang JS, Li YX, Feng ZM, et al.Glucaric acid from *Leonurus japonicus*[J]. Fitoterapia, 2015, 107:85

Jiang P, Liu H, Xu X, et al. Three new alkaloids and three new phenolic glycosides from *Liparis odorata* [J]. Fitoterapia, 2015, 107:63

Jiang WW, Su J, Wu XD, et al.Geissoschizine methyl ether *N*-oxide, a new alkaloid withantiacetylcholinesterase activity from *Uncaria rhynchophylla*[J]. Natural Product Research, 2015, 29(9):842

Jiang ZB, Song WX, Shi JG. Two 1-(6′-*O*-acyl-*β*-D-glucopyranosyl) pyridinium-3-carboxylates from the flower buds of *Lonicera japonica*[J]. Chinese Chemical Letters, 2015, 26(1):69

Jiang ZY, Yu YJ, Huang CG, et al. Icetexane diterpenoids from *Perovskia atriplicifolia* [J]. Planta Medica, 2015, 81(3):241

Jiao Y, Fang J, Tang S, et al. Penangianol A and B: two new norlignans from rhizomes of *Abacopteris penangiana*[J]. Chemistry of Natural Compounds, 2015, 51(2):232

Jiao ZZ, Yue S, Sun HX, et al. Indoline amide glucosides from *Portulaca oleracea*: isolation, structure, and DPPH radical scavenging activity[J]. Journal of Natural Products, 2015, 78(11):2588

Jie XX, Geng CA, Huang XY, et al. Five new secoiridoid glycosides and one unusual lactonic enol ketone with anti-HBV activity from *Swertia cincta* [J]. Fitoterapia, 2015, 102:96

Jin A, Wu WM, Yu HY, et al. Bisabolane-type sesquiterpenoids from the whole plant of *Parasenecio rubescens* [J]. Journal of Natural Products, 2015, 78(8):2057

Jin MN, Ma SN, Zhai HY, et al. A new megastigmane

alkaloid from *Pachysandra terminalis* with antitumor metastasis effect[J]. Chemistry of Natural Compounds, 2015, 51(2):311

Jin YJ, Lin CC, Lu TM, et al. Chemical constituents derived from *Artocarpus xanthocarpus* as inhibitors of melanin biosynthesis[J]. Phytochemistry, 2015, 117:424

姜建萍, 侯宁宁, 赵航, 等. 不同处理方法对山桔叶挥发油成分的影响研究[J]. 时珍国医国药, 2015, 26(8):1903

姜祎, 徐虹, 李稳柱, 等. GC-MS 分析马牙七中挥发性化学成分[J]. 陕西中医, 2015, 36(9):1251

K

Kamikawa S, Ohta E, Ohta S. ChemInform abstract: caesaljaponins A and B: new cassane-type furanoditerpenoids from the seeds of *Caesalpinia decapetala* var. japonica[J]. Helvetica Chimica Acta, 2015, 98(3):336

Kao CL, Cho CL, Wu HM, et al. Cinnapine, a new pyridine alkaloid from *Cinnamomum Philippinense* [J]. Chemistry of Natural Compounds, 2015, 51(4):736

Kazufumi T, Tadashi H, Arai MA, et al. Prenylated flavonoids and resveratrol derivatives isolated from *Artocarpus communis* with the ability to overcome TRAIL resistance[J]. Journal of Natural Products, 2015, 78(1):103

Kemertelidze E, Skhirtladze A, Ganzera M. New furostanol glycosides from the roots of *Digitalis ciliata Trautv*[J]. Helvetica Chimica Acta, 2015, 98(2):224

Khan S, Fatima I, Kazmi MH, et al. A new steroidal alkaloid from *Allium victorialis*[J]. Chemistry of Natural Compounds, 2015, 51(6):1134

Khan S, Fatima I, Kazmi MH, et al. Cashmins A and B, potent antioxidant coumarins from *Sorbus cashmiriana* [J]. Chemistry of Natural Compounds, 2015, 51(6):1162

Kicha AA, Kalinovsky AI, Malyarenko TV, et al. Cyclic steroid glycosides from the *Starfish Echinaster* luzonicus: structures and immunomodulatory activities [J]. Journal of Natural Products, 2015, 78(6):1397

Kikuchi T, Ando H, Maekawa KI, et al. Two new ent-kaurane-type diterpene glycosides from zucchini(*Cucurbita pepo* L.) seeds[J]. fitoterapia, 2015, 107:69

Kil YS, Choi SK, Lee YS, et al. Chalcones from *Angelica keiskei*: evaluation of their heat shock protein inducing activities[J]. Journal of Natural Products, 2015, 78(10):2481

Kil YS, Park JY, Han AR, et al. A new 9, 10-dihydrophenanthrene and cell proliferative 3, 4-δ-dehydrotocopherols from *Stemona tuberosa* [J]. Molecules, 2015, 20(4):5965

Kim A, Choi J, Htwe KM, et al. Flavonoid glycosides from the aerial parts of *Acacia pennata* in Myanmar[J]. Phytochemistry, 2015, 118:17

Kim CS, Subedi L, Kim SY, et al. Lignan glycosides from the twigs of *Chaenomeles sinensis* and their biological activities[J]. Journal of Natural Products, 2015, 78(5):1174

Kim KH, Park YJ, Chung KH, et al. Iridoid glycosides from *Barleria lupulina*[J]. Journal of Natural Products, 2015, 78(2):320

Kim S, Shin B, Lim D, et al. Expeditious discrimination of four species of the panax genus using direct infusion-MS/MS combined with multivariate statistical analysis[J]. Journal of Chromatography B, 2015, 1002:329

Kim SY, Song NY, Cho JG, et al. Phenylglycosides from the stems of *Spiraea prunifolia* var. simpliciflora[J]. Chemistry of Natural Compounds, 2015, 51(5):873

Kuo WL, Chen FC, Chen KJ, et al. Taxusumatrin, a new taxoid from the stem bark of *Taxus sumatrana*[J]. Chemistry of Natural Compounds, 2015, 51(3):427

Kwamou GMN, Sandjo LP, Kuete V, et al. Unprecedented new nonadecylpara-hydroperoxycinnamate isolated from *Erythrina excelsa* and its cytotoxic activity [J]. Natural Product Research, 2015, 29(10):921

孔令瑶, 张克勤, 薛晓丽. 暴马丁香花挥发油成分的 GC-MS 分析[J]. 中国现代应用药学, 2015, 32(5):585

L

Le MA, Juvik OJ, Fossen T. First identification of natural products from the African medicinal plant *Zamioculcas zamiifolia*-A drought resistant survivor through millions of years[J]. Fitoterapia, 2015, 106:280

学术进展

Lee C, Lee JW, Jin Q, et al. Isolation and characterization of dammarane-type saponins from *Gynostemma pentaphyllum* and their inhibitory effects on IL-6-induced STAT3 activation[J]. Journal of Natural Products, 2015, 78(5):971

Lee D, Lee A, Kim K, et al. Novel dammarane-type triterpene saponins from *Panax ginseng* root[J]. Chemical & Pharmaceutical Bulletin, 2015, 63(11):927

Lee J, Lee Y J, Kim J, et al. Pyranocoumarins from root extracts of *Peucedanum praeruptorum* Dunn with multidrug resistance reversal and anti-inflammatory activities[J]. Molecules, 2015, 20(12):20967

Lee SS, Baek NI, Baek YS, et al. New flavonolignan glycosides from the aerial parts of *Zizania latifolia* [J]. Molecules, 2015, 20(4):5616

Lei C, Xu W, Wu J, et al. Coumarins from the roots and stems of *Nicotiana tabacum* and their anti-tobacco mosaic virus activity[J]. Chemistry of Natural Compounds, 2015, 51(1):43

Lei H, Gang D, Baolin G, et al. New sesquiterpenoids and a diterpenoid from *Alpinia oxyphylla*[J]. Molecules, 2015, 20(1):1551

Lei XX, Feng YL, Yang SL, et al. A new anthraquinone from *Capparis himalayensis* [J]. Chemistry of Natural Compounds, 2015, 51(1):40

Li B, Ni Y, Zhu LJ, et al. Flavonoids from *Matteuccia struthiopteris* and their anti-influenza virus (H_1N_1) activity[J]. Journal of Natural Products, 2015, 78(5):987

Li BJ, Tian HY, Zhang DM, et al. Bufadienolides with cytotoxic activity from the skins of *Bufo bufo gargarizans*[J]. Fitoterapia, 2015, 105:7

Li G, Kusari S, Kusari P, et al. Endophytic *diaporthe* sp. LG23 produces a potent antibacterial tetracyclic triterpenoid[J]. Journal of Natural Products, 2015, 78(8):2128

Li H, Jean S, Webster D, et al. Dibenz[b, f] oxepin and antimycobacterial chalcone constituents of *Empetrum nigrum*[J]. Journal of Natural Products, 2015, 78(11):2837

Li H, Zhao JJ, Chen JL, et al. Diterpenoids from aerial parts of *Flickingeria fimbriata* and their nuclear factor-kappaB inhibitory activities[J]. Phytochemistry, 2015, 117:400

Li HM, Zhou C, Chen CH, et al. Flavonoids isolated from heat-processed *Epimedium koreanum* and their anti-HIV-1 activities[J]. Helvetica Chimica Acta, 2015, 98(8):1177

Li J, Zhao JP, Li SX, et al. A new sesquiterpene from *Acorus calamus* rhizoma[J]. Chemistry of Natural Compounds, 2015, 51(6):1099

Li SF, He HP, Hao XJ. Three new phenanthrenone constituents from *Trigonostemon lii*[J]. Natural Product Research, 2015, 29(19):1845

Li W, Jiang Z, Shen L, et al. Antiviral limonoids including khayanolides from the trang mangrove plant *Xylocarpus moluccensis*[J]. Journal of Natural Products, 2015, 78(7):1570

Li W, Zhou W, Kim S, et al. Three new secoiridoid glycosides from the rhizomes and roots of *Gentiana scabra* and their anti-inflammatory activities[J]. Natural Product Research, 2015, 29(20):1920

Li Y, Liu YB, Zhang JJ, et al. Antinociceptive grayanoids from the roots of *Rhododendron molle* [J]. Journal of Natural Products, 2015, 78(12):2887

Li Y, Wang CL, Zhao HJ, et al. A novel *O*-benzoquinol and a new bibenzyl from *Dendrobium candidum*[J]. Chemistry of Natural Compounds, 2015, 51(6):1052

Li Y, Wang X, He H, et al. Steroidal saponins from the roots and rhizomes of *Tupistra chinensis*[J]. Molecules, 2015, 20(8):13659

Li Y, Zhang F, Wu ZH, et al. Nitrogen-containing bibenzyls from *Pleione bulbocodioides*: absolute configurations and biological activities [J]. Fitoterapia, 2015, 102:2898

Li YK, Zhou B, Wu XX, et al. Phenolic compounds from *Cassia siamea* and their anti-tobacco mosaic virus activity [J]. Chemistry of Natural Compounds, 2015, 51(1):50

Li YL, Gao YX, Jin HZ, et al. Chemical constituents of *Abies fabri*[J]. Phytochemistry, 2015, 117:135

Li Z, Feng Y, Liu Y, et al. A new nortriterpenoid

saponin from the fruit of *Akebia trifoliata*[J]. Chemistry of Natural Compounds, 2015, 51(1):108

Li ZJ, Chen JC, Deng YY, et al. Two new cucurbitane triterpenoids from immature fruits of *Momordica charantia* [J]. Helvetica Chimica Acta, 2015, 98(10):1456

Liang CQ, Shi YM, Wang WG, et al. Kadcoccinic acids A-J, triterpene acids from *Kadsura coccinea* [J]. Journal of Natural Products, 2015, 78(8):2067

Liang WJ, Ma YB, Geng CA, et al. Paeoveitols A-E from *Paeonia veitchii*[J]. Fitoterapia, 2015, 106:36

Liang WQ, Xu GJ, Weng D, et al. Anti-osteoporotic components of *Rubus chingii*[J]. Chemistry of Natural Compounds, 2015, 51(1):47

Liang ZB, Sulzmaier FJ, Yoshida WY, et al. Neopetrocyclamines A and B, polycyclic diamine alkaloids from *the Sponge Neopetrosia cf exigua*[J]. Journal of Natural Products, 2015, 78(3):543

Liao HB, Lei C, Gao LX, et al. Two enantiomeric pairs of meroterpenoids from *Rhododendron capitatum*[J]. Organic Letters, 2015, 17(20):5040

Lim JL, Sim KS, Yong KT, et al. Biologically active vallesamine, strychnan, and rhazinilam alkaloids from *Alstonia*: *Pneumatophorine*, a nor-seco vallesamine with unusual incorporation of a 3-ethylpyridine moiety[J]. Phytochemistry, 2015, 117:317

Lin YS, Lin JH, Chang CC, et al. Tetrahydropyran- and tetrahydrofuran-containing diarylheptanoids from *Hedychium coronarium* rhizomes[J]. Journal of Natural Products, 2015, 78(1):181

Liu B, Kongstad KT, Qinglei S, et al. Dual high-resolution α-glucosidase and radical scavenging profiling combined with HPLC-HRMS-SPE-NMR for identification of minor and major constituents directly from the crude extract of *Pueraria lobata*[J]. Journal of Natural Products, 2015, 78(2):294

Liu JQ, Yang YF, Xia JJ, et al. Cytotoxic diterpenoids from *Jatropha curcascv. nigroviensrugosus* CY Yang roots[J]. Phytochemistry, 2015, 117:462

Liu L, Chen YY, Qin XJ, et al. Antibacterial monoterpenoid indole alkaloids from *Alstonia scholaris* cultivated

in temperate zone[J]. Fitoterapia, 2015, 105:160

Liu QY, Wang F, Zhang L, et al. A hydroxylated lupeol-based triterpenoid ester isolated from the scurrula parasitica parasitic on *Nerium indicum* [J]. Helvetica Chimica Acta, 2015, 98(5):627

Liu QZ, Zhang D, Qi J, et al. 19(4→3)-abeo-abietane diterpenoids from *Scrophularia dentata* Royle ex Benth[J]. Fitoterapia, 2015, 106:72

Liu TT, Wang WS, Wu HB, et al. A new sesquiterpenoid from the flower buds of *Carpesium triste*[J]. Chemistry of Natural Compounds, 2015, 51(4):1

Liu W, Li HJ, Xu MY, et al. Pseudellones A-C, three alkaloids from the marine-derived fungus *Pseudallescheria ellipsoidea* F42-3[J]. Organic Letters, 2015, 17(21):5156

Liu WX, Chen DZ, Ding JY, et al. New phragmalin-type limonoid orthoesters from the bark of *Chukrasia tabularis* var. *velutina* [J]. Helvetica Chimica Acta, 2015, 98(10):1403

Liu X, Yang J, Wang WG, et al. Diterpene alkaloids with an aza-ent-kaurane skeleton from *Isodon rubescens*[J]. Journal of Natural Products, 2015, 78(2):196

Liu Y, Young K, Rakotondraibe LH, et al. Antiproliferative compounds from cleistanthus boivinianus from the Madagascar dry forest[J]. Journal of Natural Products, 2015, 78(7):1543

Long HP, Zou H, Li FS, et al. Involvenflavones A-F, six new flavonoids with 3′-aryl substituent from *Selaginella involven*[J]. Fitoterapia, 2015, 105:254

Lu XR, Wang XM, Wang ZM, et al. Two new triterpenoid saponins from *Stauntonia obovatifoliola Hayata* ssp. intermedia[J]. Helvetica Chimica Acta, 2015, 98(2):245

Lun W, Fu L, Xin L, et al. Meroterpenoids and a naphthoquinone from *Arnebia euchroma* and their cytotoxic activity[J]. Planta Medica, 2015, 81(4):320

Luo J, Zhang HJ, Quasie O, et al. Further C-15-acyl phragmalin derivatives from *Chukrasia tabularis* A. Juss [J]. Phytochemistry, 2015, 117:410

Luo Q, Tian L, Di L, et al. ChemInform abstract: (±)-sinensilactam A(I), a pair of rare hybrid metabolites

学术进展

with Smad3 phosphorylation inhibition from *Ganoderma sinensis*[J]. *Organic Letters*, 2015, 17(6):1565

Lv HN, Wang S, Zeng KW, et al. Anti-inflammatory coumarin and benzocoumarin derivatives from *Murraya alata*[J]. Journal of Natural Products, 2015, 78(2):279

Lv HN, Wen R, Zhou Y, et al. Nitrogen oxide inhibitory trimeric and dimeric carbazole alkaloids from *Murraya tetramera*[J]. Journal of Natural Products, 2015, 78(10):2432

Lv HW, Luo JG, Zhu MD, et al. neo-Clerodane diterpenoids from the aerial parts of *Teucrium fruticans* cultivated in China[J]. Phytochemistry, 2015, 119:26

黎小伟,陈宇,周天祥.壮药阴香皮挥发油成分 GC-MS 分析[J].中药材,2015,38(3):548

李娟,刘清茹,肖兰,等.湖南产石菖蒲和水菖蒲挥发油成分分析和抑菌活性检测[J].中成药,2015,37(12):2778

李珂珂,杨秀伟.人参茎叶中 1 个新三萜类天然产物[J].中草药,2015,46(2):169

李涛,何璇.GC-MS 测定野生当归挥发油中的化学成分[J].华西药学杂志,2015,30(2):249

李文静,李进进,李桂锋,等.GC-MS 分析 4 种石斛花挥发性成分[J].中药材,2015,38(4):777

李植飞,李堪,李芳耀,等.容县乌榄叶挥发油化学成分及抗氧化活性分析[J].南方农业学报,2015,46(2):317

廖泽勇,韦玮.竹柏果皮和果壳中挥发油成分及其抗肿瘤活性研究[J].医药导报,2015,34(5):609

廖志明,刘小翠,孙立卿,等.GC-MS 分析红花绿绒蒿和全缘叶绿绒蒿超临界提取成分[J].中药材,2015,38(9):1882

林立,金华玖,岑佳乐,等.金球桧挥发油成分的 GC-MS 分析[J].福建林业科技,2015,42(4):98

刘琳琪,刘玉环,赵晨曦,等.不同产地生姜主要活性成分的比较分析[J].天然产物研究与开发,2015,27(6):1016

刘应蛟,徐贝,喻亚飞,等.三种不同方法提取吴茱萸果实挥发油成分的 GC-MS 分析[J].湖南中医药大学学报,2015,35(2):27

刘志雄,田启建,陈义光,等.重楼挥发油成分的 GC-MS 分析[J].中药材,2015,38(1):104

卢俊宇,梅国荣,刘飞,等.GC-MS-AMDIS 结合保留指数分析比较青椒与竹叶花椒挥发油的组成成分[J].中药与临床,2015,6(5):18

卢帅,索菲娅,罗世恒.不同采收期孜然果实挥发油的多维气质分析[J].中成药,2015,37(9):2007

鲁曼霞,李丽丽,李芝,等.紫花前胡花和根挥发油成分分析与比较[J].时珍国医国药,2015,26(1):74

罗益远,刘娟秀,刘训红,等.何首乌和首乌藤的挥发性成分 GC-MS 分析[J].中药材,2015,38(10):2113

M

Ma G, Wu H, Chen D, et al. Antimalarial and antiproliferative cassane diterpenes of *Caesalpinia sappan*[J]. Journal of Natural Products, 2015, 78(10):2364

Ma GX, Zhang XP, Li PF, et al. Four new phenolic acid with unusual bicycle[2.2.2]octane moiety from *Clerodendranthus spicatus* and their anti-inflammatory activity [J]. Fitoterapia, 2015, 105:61

Mahdi MF, Mahdi AM, Mohammad-Ali E, et al. Seco-ursane-type triterpenoids from *Salvia urmiensis* with apoptosis-inducing activity [J]. Planta Medica, 2015, 81(14):1290

Mai DT, Le TD, Nguyen TP, et al. A new aldehyde compound from the fruit of *Pandanus tectorius* Parkinsonex Du Roi[J]. Natural Product Research, 2015, 29(15):1437

Mai ZP, Zhou K, Ge GB, et al. Protostane triterpenoids from the rhizome of *Alisma orientale* exhibit inhibitory effects on human carboxylesterase 2[J]. Journal of Natural Products, 2015, 78(10):2372

Mao Q, Bai M, Xu J, et al. Discrimination of leaves of *Panax ginseng* and *P. quinquefolius* by ultrahigh performance liquid chromatography quadrupole/time-of-flight mass spectrometry based metabolomics approach[J]. Journal of Pharmaceutical and Biomedical Analysis, 2014, 97C:129

Masateru O, Shin Y, Yuki S, et al. A new hemiterpene glycoside from the *ripe tomatoes* [J]. Natural Product Research, 2014, 29(3):262

Masi M, Frolova LV, Yu X, et al. Jonquailine, a new pretazettine-type alkaloid isolated from *Narcissus jonquilla quail*, with activity against drug-resistant cancer[J]. Fitoterapia, 2015, 102:41

Masullo M, Cantone V, Cerulli A, et al. Giffonins

J-P, highly hydroxylated cyclized diarylheptanoids from the leaves of *Corylus avellana* cultivar "Tonda di Giffoni"[J]. Journal of Natural Products, 2015, 78(12):2975

Memon AH, Ismail Z, Al-Suede FSR, et al. Isolation, characterization, crystal structure elucidation of two flavanones and simultaneous RP-HPLC determination of five major compounds from *Syzygium campanulatum* Korth [J]. Molecules, 2015, 20(8):14212

Messina F, Curini M, Di Sano C, et al. Diterpenoids and triterpenoids from the resin of *Bursera microphylla* and their cytotoxic activity[J]. Journal of Natural Products, 2015, 78(5):1184

Min Y, Xiao C, Yu C, et al. Two new sesquiterpenoid glycosides from rhizomes of *Atractylodes lancea*[J]. Chemistry of Natural Compounds, 2015, 51(3):495

Mu LH, Gu YJ, Ma BP, et al. Two new triterpenoid saponins obtained by microbial hydrolysis with *Alternaria alternata* AS 3.6872[J]. Natural Product Research, 2014, 29(7):638

莫惠雯，曾艳婷，韦建华，等.龙脷叶挥发油化学成分的 GC-MS 分析[J].广西中医药, 2015, 38(5):70

N

Naman CB, Jie L, Arvin M, et al. Computer-assisted structure elucidation of black chokeberry(*Aronia melanocarpa*) fruit juice isolates with a new fused pentacyclic flavonoid skeleton[J]. Organic Letters, 2015, 17(12):2988

Naveed M, Ram Lal S, Achyut A, et al. First evidence of the analgesic activity of govaniadine, an alkaloid isolated from *Corydalis govaniana* Wall [J]. Natural Product Research, 2015, 29(5):430

Nguyen HTT, Truong NB, Doan HTM, et al. Cytotoxic clerodane diterpenoids from the leaves of *Casearia grewiifolia* [J]. Journal of Natural Products, 2015, 78(11):2726

Nguyen PH, Zhao BT, Ali MY, et al. Insulin-mimetic selaginellins from *Selaginella tamariscina* with protein tyrosine phosphatase 1B(PTP1B) inhibitory activity[J]. Journal of Natural Products, 2015, 78(1):34

Nguyen TH, Ho VD, Do TT, et al. A new lignan glycoside from the aerial parts and cytotoxic investigation of *Uvaria rufa* [J]. Natural Product Research, 2015, 29(3):247

Ni G, Yang HZ, Fu NJ, et al. Cytotoxic taccalonolides and withanolides from *Tacca chantrieri*[J]. Planta Medica, 2015, 81(3):247

Ning DS, Peng LY, Lv SH, et al. A new daphnane diterpenoid from *Excoecaria venenata* with inhibitory effect on human leukaemia HL-60 cells[J]. Natural product research, 2015, 29(6):524

Nothias-Scaglia LF, Gallard JF, Dumontet V, et al. Advanced structural determination of diterpene esters using molecular modeling and NMR spectroscopy[J]. Journal of Natural Products, 2015, 78(10):2423

努尔皮达·阿卜拉江，古力齐曼·阿布力孜，迪丽努尔·马里克.野蔷薇根挥发油超声-微波协同提取工艺优化及 GC-MS 分析[J]. 云南大学学报(自然科学版), 2015, 37(2):285

O

Okoye F, Agbo M, Nworu C, et al. New neolignan glycoside and an unusual benzoyl malic acid derivative from *Maytenus senegalensis* leaves [J]. Natural Product Research, 2015, 29(2):109

Olennikov DN, Chirikova NK. Dracopalmaside, a new flavonoid from *Dracocephalum palmatum*[J]. Chemistry of Natural Compounds, 2015, 51(6):1067

Olennikov DN, Kashchenko NI, Schwabl H, et al. New mucic acid gallates from *Phyllanthus emblica* [J]. Chemistry of Natural Compounds, 2015, 51(4):666

Olennikov DN, Kashchenko NI. 1-dehydro-[14]-gingerdione, a new constituent from *Zingiber officinale* [J]. Chemistry of Natural Compounds, 2015, 51(5):877

Olivon F, Palenzuela H, Girard-Valenciennes E, et al. Antiviral activity of flexibilane and tigliane diterpenoids from *Stillingia lineata* [J]. Journal of Natural Products, 2015, 78(5):1119

Orabi MAA, Yoshimura M, Amakura Y, et al. Ellagitannins, gallotannins, and gallo-ellagitannins from the galls of *Tamarix aphylla* [J]. Fitoterapia, 2015,

104:55

Ouyang J, Zhou WN, Li G, et al. Three new alkaloids from *Hippophae rhamnoides Linn*. subsp. *sinensis Rousi* [J]. Helvetica Chimica Acta, 2015, 98(9):1287

Oya A, Tanaka N, Kusama T, et al. Prenylated benzophenones from *Triadenum japonicum*[J]. Journal of Natural Products, 2015, 78(2):258

欧小群,王瑾,李鹏,等.广陈皮及其近缘品种挥发油成分的比较[J].中成药, 2015, 37(2):364

P

Pace R, Martinelli E, Sardone N, et al. Metabolomic evaluation of ginsenosides distribution in panax genus(*Panax ginseng* and *Panax quinquefolius*)using multivariate statistical analysis[J]. Fitoterapia, 2015, 101:80

Pan JT, Yu BW, Yin YQ, et al. Four new pentasaccharide resin glycosides from *Ipomoea cairica* with strong α-glucosidase inhibitory activity [J]. Molecules, 2015, 20(4):6601

Pan L, Muñoz AU, Chai H, et al. New bioactive lupane triterpene coumaroyl esters isolated from *Buxus cochinchinensis*[J]. Planta Medica, 2015, 81(12—13):791

Pan ZH, Ning S, Huang SS, et al. A new picrotoxane sesquiterpene from the berries of *Baccaurea ramiflora* with antifungal activity against *Colletotrichum gloeosporioides* [J]. Natural Product Research, 2015, 29(14):1323

Parveen M, Malla AM, Ali A, et al. Isolation, characterization, bioassay and X-ray crystallographic study of phytoconstituents from *Bixa orellana* leaves[J]. Chemistry of Natural Compounds, 2014, 50(1):62

Perveen S, Al-Taweel AM, Al-Musayeib N, et al. New flavonol glycosides from the leaves of *Caragana brachyantha*[J]. Natural Product Research, 2014, 29(7):615

Porter EA, Kite GC, Veitch NC, et al.Phenylethanoid glycosides in tepals of *Magnolia salicifolia* and their occurrence in flowers of *Magnoliaceae* [J]. Phytochemistry, 2015, 117:185

逄世峰,李亚丽,许世泉,等.人参不同部位人参皂苷类成分研究[J].人参研究, 2015, 27(1):5

Q

Qian L, Zhang X, Cao J, et al. Depside derivatives with anti-hepatic fibrosis and anti-diabetic activities from *Impatiens balsamina* L. flowers [J]. Fitoterapia, 2015, 105:234

Qian W, Hua L, So Yoon L, et al. New cytotoxic sesquiterpenoids from *Siegesbeckia glabrescens*[J]. Molecules, 2015, 20(2):2850

Qin FM, Liu BL, Zhang Y, et al. A new triterpenoid from the fruits of *Gardenia jasminoides* var. *radicans* Makino[J]. Natural Product Research, 2014, 29(7):633

Qin J, Fan M, He J, et al. New cytotoxic and anti-inflammatory compounds isolated from *Morus alba* L[J]. Natural Product Research, 2015, 29(18):1711

Qin XD, Zhao Y, Gao Y, et al. Curcumaromins A, B, and C, three novel curcuminoids from *Curcuma aromatica* [J]. Helvetica Chimica Acta, 2015, 98(9):1325

Qin XX, Xing YF, Zhou ZQ, et al. Dihydrochalcone compounds isolated from crabapple leaves showed anticancer effects on human cancer cell lines[J]. Molecules, 2015, 20(12):21193

Qin Y, Yang YC, Meng YL, et al. Chalcones from *Desmodium podocarpum* and their cytotoxicity[J]. Chemistry of Natural Compounds, 2015, 51(6):1062

Qiu S, Yang W, Shi X, et al. A green protocol for efficient discovery of novel natural compounds: Characterization of new ginsenosides from the stems and leaves of Panax ginseng as a case study[J]. Analytica Chimica Acta, 2015, 893:65

曲桂武,夏学超,潘丽丽,等.8种人参皂苷在人参全草中的分布情况[J].中国实验方剂学杂志, 2015, 21(17):52

R

Radwan MM, ElSohly MA, El-Alfy AT, et al. Isolation and pharmacological evaluation of minor cannabinoids from high-potency *Cannabis sativa* [J]. Journal of Natural Products, 2015, 78(6):1271

Rakotondraibe LH, Graupner PR, Xiong Q, et al. Neolignans and other metabolites from *Ocotea cymosa* from the Madagascar rain forest and their biological activities[J]. Journal of Natural Products, 2015, 78(3):431

Rammohan A, Munikishore R, Gunasekar D, et al. A new di-C-prenylated coumarin from *Sophora interrupta* [J]. Natural Product Research, 2015, 29(1):82

Ratnaweera PB, Williams DE, Patrick BO, et al. Solanioic acid, an antibacterial degraded steroid produced in culture by the fungus *Rhizoctonia solani* isolated from tubers of the medicinal plant *Cyperus rotundus*[J]. Organic Letters, 2015, 17(9):2074

Rauf A, Uddin G, Siddiqui BS. Isolation and structure eluciddation of a new dimeric naphthoquinone from *Diospyros lotus* [J]. Chemistry of Natural Compounds, 2015, 51(6):1049

Ravu RR, Jacob MR, Jeffries C, et al. LC-MS-and ^{1}H NMR spectroscopy-guided identification of antifungal diterpenoids from *Sagittaria latifolia* [J]. Journal of Natural Products, 2015, 78(9):2255

Ray SD, Dewanjee S. Isolation of a new triterpene derivative and in vitro and in vivo anticanceractivity of ethanolic extract from root bark of *Zizyphus nummularia* Aubrev[J]. Natural Product Research, 2015, 29(16):1529

Razavi SM, Janani M. A new ester coumarin from *Ferula persica* wild, indigenous to Iran [J]. Natural Product Research, 2015, 29(8):717

Rees KA, Bermudez C, Edwards DJ, et al. Flemingin-type prenylated chalcones from the sarawak rainforest plant *Desmodium congestum* [J]. Journal of Natural Products, 2015, 78(8):2141

Ren J, Wang YG, Wang AG, et al. Cembranoids from the gum resin of *Boswellia carterii* as potential antiulcerative colitis agents [J]. Journal of Natural Products, 2015, 78(10):2322

Ren Y, VanSchoiack A, Chai HB, et al. Cytotoxic barrigenol-like triterpenoids from an extract of *Cyrilla racemiflora* Housed in a repository[J]. Journal of Natural Products, 2015, 78(10):2440

Robles AJ, Jiangnan P, Hartley RM, et al. Melampodium leucanthum, a source of cytotoxic sesquiterpenes with antimitotic activities [J]. Journal of Natural Products, 2015, 78(3):388

Rouger C, Derbre'S, Charreau B, et al. Lepidotol A from *Mesua lepidota* inhibits inflammatory and immune mediators in human endothelial cells[J]. Journal of Natural Products, 2015, 78(9):2187

Ru W, Wang D, Xu Y, et al. Chemical constituents and bioactivities of *Panax ginseng* (C. A. Mey.)[J]. Drug Discoveries & Therapeutics, 2015, 9(1):23

Rui X, Yu Y, Yang Z, et al. New pregnane glycosides from *Gymnema sylvestre*[J]. Molecules, 2015, 20(2):3050

Ruiz-Vásquez L, Reina M, López-Rodríguez M, et al. Sesquiterpenes, flavonoids, shikimic acid derivatives and pyrrolizidine alkaloids from *Senecio kingii* Hook[J]. Phytochemistry, 2015, 117:245

任刚,相恒云,李文艳,等.二色波罗蜜叶挥发油化学成分的气相色谱-质谱联用分析[J].时珍国医国药,2015,26(1):35

S

Samy MN, Khalil HE, Sugimoto S, et al. Amphipaniculosides A-D, triterpenoid glycosides, and amphipaniculoside E, an aliphatic alcohol glycoside from the leaves of *Amphilophium paniculatum* [J]. Phytochemistry, 2015, 115:261

Sarma IS, Ghosh PS, Banik R, et al. A new flavnone glucoside from *Oroxylum indicum* [J]. Chemistry of Natural Compounds, 2015, 51(5):847

Satiraphan M, Thai QD, Sotanaphun U, et al. A new 3, 4-seco-cycloartane from the leaves of *Hopea odorata* Roxb[J]. Natural Product Research, 2015, 29(19):1820

Shadi S, Saeidi H, Ghanadian M, et al. New macrocyclic diterpenes from *Euphorbia connata* Boiss. with cytotoxic activities on human breast cancer cell lines [J]. Natural product research, 2015, 29(7):607

Shan Y, Li H, Guan F, et al. Triterpenoids from the herbs of *Salicornia bigelovii* [J]. Molecules, 2015, 20(11):20334

Shao S, Zhang H, Yuan CM, et al. Cytotoxic indole alkaloids from the fruits of *Melodinus cochinchinensis*[J]. Phytochemistry, 2015, 116:367

Shen CP, Luo JG, Yang MH, et al. Cafestol-type diterpenoids from thetwigs of *Tricalysia fruticosa* with potential anti-inflammatory activity[J]. Journal of Natural Products, 2015, 78(6):1322

Shen DY, Nguyen TN, Wu SJ, et al. γ-and δ-lactams from the leaves of *Clausena lansium*[J]. Journal of Natural Products, 2015, 78(11):2521

Shu J, Liang F, Liang J, et al. Phenylpropanoids and neolignans from *Smilax trinervula*[J]. Fitoterapia, 2015, 104:64

Shu JC, Peng CY, Liu JQ, et al. New benzophenone and diphenylmehane glycosides from *Psidium littorale*[J]. Chemistry of Natural Compounds, 2015, 51(6):865

Si CL, Ren XD, Du ZG, et al. Purification and spectroscopic elucidation of a new coumarin glucoside in *Fraxinus velutina* heartwood[J]. Chemistry of Natural Compounds, 2015, 51(6):1059

Sielinou VT, Vardamides JC, Ali MS, et al. A new bis-labdane and other secondary metabolites from *Turraeanthus mannii*[J]. Chemistry of Natural Compounds, 2015, 51(6):1114

Simard F, Gauthier C, Chiasson E, et al. Antibacterial balsacones J-M, hydroxycinnamoylated dihydrochalcones from *Populus balsamifera* Buds[J]. Journal of Natural Products, 2015, 78(5):1147

Siriwardane AM, Kumar NS, Jayasinghe L, et al. Chemical investigation of metabolites produced by an endophytic *Aspergillus* sp. isolated from *Limonia acidissima* [J]. Natural Product Research, 2015, 29(14):1384

Song JT, Han Y, Wang XL, et al. Diterpenoids from the twigs and leaves of *Croton caudatus* var. tomentosus [J]. Fitoterapia, 2015, 107:54

Song WX, Guo QL, Yang YC, et al. Two homosecoiridoids from the flower buds of *Lonicera japonica*[J]. Chinese Chemical Letters, 2015, 26(5):517

Song X, Zhang D, He H, et al. Steroidal glycosides from *Reineckia carnea*[J]. Fitoterapia, 2015, 105:240

Song Y, Zhang N, Shi S, et al. Homolog-focused profiling of ginsenosides based on the integration of step-wise formate anion-to-deprotonated ion transition screening and scheduled multiple reaction monitoring[J]. Journal of Chromatography A, 2015, 1406:136

Spring O, Pfannstiel J, Klaiber I, et al. The nonvolatile metabolome of sunflower linear glandular trichomes[J]. Phytochemistry, 2015, 119:83

Sriyatep T, Siridechakorn I, Maneerat W, et al. Bioactive prenylated xanthones from the young fruits and flowers of *Garcinia cowa*[J]. Journal of Natural Products, 2015, 78(2):265

St-Gelais A, Legault J, Mshvildadze V, et al. Dirchromones: cytotoxic organic sulfur compounds isolated from *Dirca palustris*[J]. Journal of Natural Products, 2015, 78(8):1904

Su Q, Krai P, Goetz M, et al. Antiplasmodial isoflavanes and pterocarpans from *Apoplanesia paniculatap*[J]. Planta Medica, 2015, 81(12-13):1128

Su Y, Jiao Z, Sun H, et al. A new tricyclic alkaloid from *Portulaca oleracea* L[J]. Helvetica Chimica Acta, 2015, 98(7):961

Suh WS, Kim KH, Kim HK, et al. Three new lignan derivatives from *Lindera glauca* (Siebold et Zucc.) Blume [J]. Helvetica Chimica Acta, 2015, 98(8):1087

Sun XG, Ma GX, Zhang DW, et al. New lignans and iridoid glycosides from *Dipsacus asper* Wall[J]. Molecules, 2015, 20(2):2165

Sun ZH, Liang FL, Wu W, et al. Guignardones P-S, new meroterpenoids from theendophytic fungus *Guignardia mangiferae* A348 derived from the medicinal plant *Smilax glabra*[J]. Molecules, 2015, 20(12):22900

Sutlupinar N, Kilincli T, Mericli AH. Colchicinoids from the seeds of *Colchicum umbrosum*[J]. Chemistry of Natural Compounds, 2015, 51(3):512

盛文兵,彭彩云,孟瑛,等.丁香茄挥发油成分 GC-MS 分析[J].湖南中医药大学学报,2015, 35(2):25

孙崇鲁,汤小蕾,陈磊.桦树叶挥发油化学成分的 GC-MS 分析[J].中国实验方剂学杂志,2015, 21(19):53

T

Tan D, Yan Q, Ma X. Chemical constituents of *Rhus chinensis*[J]. Chemistry of Natural Compounds, 2015,

51(3):542

Tang ZY, Xia ZX, Qiao SP, et al. Four new cytotoxic xanthones from *Garcinia nujiangensis*[J]. Fitoterapia, 2015, 102:109

Tarbeeva DV, Fedoreev SA, Veselova MV, et al. Polyphenolic metabolites from *Iris pseudacorus* roots[J]. Chemistry of Natural Compounds, 2014, 50(2):363

Teles YCF, Horta CCR, Agra MDF, et al. New sulphated flavonoids from *Wissadula periplocifolia* (L.) C. Presl(Malvaceae)[J]. Molecules, 2015, 20(11):20161

Temine S, Oktay K, Elif C. A new biflavonoid from *Solanum dulcamara* L. and investigation of anti-hyperglycaemic activity of its fruit extract[J]. Natural Product Research, 2014, 29(4):308

Tian T, Liu Y, Yu HY, et al. Dibenzocyclooctadiene lignans from the fruits of *Schisandra viridis*[J]. Chemistry of Natural Compounds, 2015, 51(6):1046

Tong L, Zhu Z, Pi HF, et al. A new cyclic peptide from bulbs of *Fritillaria hupehensis*[J]. Chemistry of Natural Compounds, 2015, 51(5):923

Torres A, MolinilloJ MG, Varela RM, et al. Helikaurolides A-D with a diterpene-sesquiterpene skeleton from supercritical fluid extracts of *Helianthus annuus* L. var. *Arianna*[J]. Organic Letters, 2015, 17(19):4730

Trinh PTN, Mai DT, An NH, et al. Phenolic compounds from the rhizomes of *Drynaria bonii*[J]. Chemistry of Natural Compounds, 2015, 51(3):476

Tsai YC, Yu ML, EIShazly M, et al. Alkaloids from *Pandanus amaryllifolius*: isolation and their plausible biosynthetic formation[J]. Journal of Natural Products, 2015, 78(10):2346

Tsvetelina D, Amgalan S, Nadezhda K, et al. Leptopyrine, new alkaloid from *Leptopyrum fumarioides* L.(Ranunculaceae)[J]. Natural Product Research, 2015, 29(9):853

Tuominen A, Sinkkonen J, Karonen M, et al. Sylvatiins, acetylglucosylated hydrolysable tannins from the petals of *Geranium sylvaticum* show co-pigment effect[J]. Phytochemistry, 2015, 115:5360

Turak A, Liu Y, Aisa HA. Elemanolide dimers from seeds of *Vernonia anthelmintica*[J]. Fitoterapia, 2015, 104:23

屠寒,江汉美,卢金清,等.HS-SPME-GC-MS联用分析川楝子挥发性成分[J].中药材,2015,38(9):1897

U

Umar F, Khurshid A, Muhammad Ali H, et al. A new rosane-type diterpenoid from *Stachys parviflora* and its density functional theory studies[J]. Natural Product Research, 2015, 29(9):813

W

Wan CX, Luo JG, Ren XP, et al. Interconverting flavonostilbenes with antibacterial activity from *Sophora alopecuroides*[J]. Phytochemistry, 2015, 116:290

Wang C, Ding X, Feng SX, et al. Seven new tetrahydroanthraquinones from the root of *Prismatomeris connata* and their cytotoxicity against lung tumor cell growth[J]. Molecules, 2015, 20(12):22565

Wang CM, Hsu YM, Jhan YL, et al. Structure elucidation of procyanidins isolated from *Rhododendron formosanum* and their anti-oxidative and anti-bacterial activities[J]. Journal of Agricultural and Food Chemistry, 2015, 20(7):6895

Wang CQ, Li MM, Zhang W, et al. Four new triterpenes and triterpene glycosides from the leaves of *Ilex latifolia* and their inhibitory activity on triglyceride accumulation[J]. Fitoterapia, 2015, 106:141

Wang D, Bao YR, Yang XX, et al. A new alkaloid from *Penicillium Dipodomyicola*[J]. Chemistry of Natural Compounds, 2015, 51(4):733

Wang DL, Sowemimo A, Gu YC, et al. Enterolacaciamine as a potential O-GlcNAcase activator from the leaves of *Enterolobium cyclocarpum*[J]. Fitoterapia, 2015, 105:89

Wang GW, Lv C, Fang X, et al. Eight pairs of epimeric triterpenoids involving a characteristic spiro-E/F ring from *Abies faxoniana*[J]. Journal of Natural Products, 2015, 78(1):50

Wang GW, Lv C, Yuan X, et al. Lanostane-type triterpenoids from *Abies faxoniana* and their DNA topoisomerase inhibitory activities[J]. Phytochemistry, 2015, 116:221

Wang H, Geng CA, Xu HB, et al. Lignans from the fruits of *Melia toosendan* and their agonistic activities on melatonin receptor MT_1[J]. Planta Medica, 2015, 81(10):847

Wang HY, Liu K, Wang RX, et al. Two new triterpenoids from *Nauclea officinalis*[J]. Natural Product Research, 2014, 29(7):644

Wang JZ, Liao J, Xu WL, et al. Bisbenzylisoquinoline alkaloids from the roots of *Cyclea tonkinensis*[J]. Planta Medica, 2015, 81(7):600

Wang K, Bao L, Qi QY, et al. Erinacerins C-L, isoindolin-1-ones with α-glucosidase inhibitory activity from cultures of the medicinal mushroom *Hericium erinaceus*[J]. Journal of Natural Products, 2015, 78(1):146

Wang K, Bao L, Xiong W, et al. Lanostane triterpenes from the Tibetan medicinal mushroom *Ganoderma leucocontextum* and their inhibitory effects on HMG-CoA reductase and α-glucosidase[J]. Journal of Natural Products, 2015, 78(8):1977

Wang K, Yu H, Wu H, et al. A new casbane diterpene from *Euphorbia pekinensis*[J]. Natural Product Research, 2015, 29(15):1456

Wang L, Yang J, Chi YQ, et al. A new myrsinol-type diterpene polyester from *Euphorbia dracunculoides* Lam[J]. Natural Product Research, 2015, 29(15):1406

Wang L, Zang Z, Wang YF, et al. Two new myrinsol diterpenoids from *Euphorbia dracunculoides* Lam[J]. Chinese Chemical Letters, 2015, 26(1):121

Wang MZ, Sun MW, Hao HL, et al. Avertoxins A-D, prenyl asteltoxin derivatives from *Aspergillus versicolor* Y10, an endophytic fungus of *Huperzia serrata*[J]. Journal of Natural Products, 2015, 78(12):3067

Wang QH, Han N, Wu XL, et al. A biflavonoid glycoside from *Lomatogonium carinthiacum* (Wulf) Rechb[J]. Natural Product Research, 2015, 29(1):77

Wang SL, Hwang TL, Chung MI, et al. New flavones, a 2-(2-phenylethyl)-4*H*-chromen-4-one derivative, and anti-inflammatory constituents from the stem barks of *Aquilaria sinensis*[J]. Molecules, 2015, 20(11):20912

Wang SR, Zhang L, Chen HP, et al. Four new spiroaxane sesquiterpenes and one new rosenonolactone derivative from cultures of *Basidiomycete Trametes* versicolor[J]. Fitoterapia, 2015, 105:127

Wei C, Wu X, Li X, et al. Two new coumarins from the roots of *Ligusticum daucoides*[J]. Chemistry of Natural Compounds, 2015, 51(5):822

Wei M, Feng L, Ding YY, et al. Four new phenanthrenoid dimers from *Juncus effusus* L. with cytotoxic and anti-inflammatory activities[J]. Fitoterapia, 2015, 105:83

Wei XL, Chen Y, Chen XY, et al. A new lignan from the roots of *Ginkgo biloba*[J]. Chemistry of Natural Compounds, 2015, 51(5):819

Wen G, Chao C, Jing Z, et al. Two new triterpene saponins from the seed residue of *Hippophae rhamnoides* L[J]. Helvetica Chimica Acta, 2015, 98(1):60

Win NN, Ito T, Aimaiti S, et al. Kaempulchraols A-H, diterpenoids from the Rhizomes of *Kaempferia pulchra* collected in myanmar[J]. Journal of Natural Products, 2015, 78(5):1113

Win NN, Ito T, Kodama T, et al. Picrajavanicins A-G, quassinoids from *Picrasma javanica* collected in Myanmar[J]. Journal of Natural Products, 2015, 78(12):3024

Won TH, Song IH, Kim KH, et al. Bioactive metabolites from the fruits of *Psoralea corylifolia*[J]. Journal of Natural Products, 2015, 78(4):666

Wu BL, Zou HL, Qin FM, et al. New ent-kaurane-type diterpene glycosides and benzophenone from *Ranunculus muricatus* Linn[J]. Molecules, 2015, 20(12):22445

Wu HK, Wang SS, Xu ZY, et al. Isoleojaponin, a new halimane diterpene isolated from *Leonurus japonicus*[J]. Molecules, 2015, 20(1):839

Wu HR, He XF, Jin XJ, et al. New nor-ursane type triterpenoids from *Gelsemium elegans*[J]. Fitoterapia, 2015, 106:175

Wu J, Tokunaga T, Kondo M, et al. Erinaceolactones A to C, from the culture broth of *Hericium erinaceus*[J]. Journal of Natural Products, 2014, 78(1):155

Wu JC, Wang HQ, Ma YF, et al. Isolation of a new lycodine alkaloid from *Lycopodium japonicum*[J]. Natural Product Research, 2015, 29(8):735

Wu JN, Zhang CY, Zhang T, et al. A new lignan with hypoglycemic activity from *Tadehagi triquetrum*[J]. Natural Product Research, 2015, 29(18):1723

Wu T, Wang Q, Jiang C, et al. Neo-clerodane diterpenoids from *Scutellaria barbata* with activity against epstein-barr virus lytic replication[J]. Journal of Natural Products, 2015, 78(3):500

Wu W, Sun L, Zhang Z, et al. Profiling and multivariate statistical analysis of Panax ginseng based on ultra-high-performance liquid chromatography coupled with quadrupole-time-of-flight mass spectrometry[J]. Journal of Pharmaceutical and Biomedical Analysis, 2015, 107:141

Wu Y, Zhang J, Chen M, et al. C-glucosyl flavones from *Ziziphus jujuba var. spinosa*[J]. Chemistry of Natural Compounds, 2015, 51(2):247

Wu YB, Liu D, Liu PY, et al. New limonoids from the seeds of *Xylocarpus granatum*[J]. Helvetica Chimica Acta, 2015, 98(5):691

王彬,裴科,汪小莉,等.气相色谱-质谱联用测定石菖蒲中26种挥发性成分的研究[J].时珍国医国药,2015,26(11):2627

王军,蔡彩虹,陈亮亮,等.海南山油柑挥发性成分及其生物活性[J].中国实验方剂学杂志,2015,21(12):26

王卿,秦昆明,王彬,等.高良姜挥发性成分的气相色谱/质谱分析[J].世界中西医结合杂志,2015,10(10):1371

王雯萱,葛发欢,张湘东.韭菜子挥发油的GC-MS分析[J].中药材,2015,38(6):1223

王颖,高玉琼,王巧荣,等.3个产地一口盅挥发性成分GC-MS分析[J].中国实验方剂学杂志,2015,21(9):67

王勇,孔杜林,董琳,等.GC-MS分析海南白沙产裸花紫珠叶挥发油的化学成分[J].中国实验方剂学杂志,2015,21(2):94

王友川,徐凌川.泰山白首乌种子挥发油成分气相色谱-质谱联用分析[J].时珍国医国药,2015,26(1):72

王兆玉,郑家欢,施胜英,等.超临界CO_2萃取与SD提取疏柔毛变种罗勒挥发油成分的比较研究[J].中药材,2015,38(11):2327

翁金月,张春椿,陈茜茜,等.GC-MS分析比较不同产地温郁金挥发油的化学组分[J].中华中医药学刊,2015,33(4):981

吴建国,陈体强,吴岩斌,等.小花黄堇挥发油成分的GC-MS分析[J].中国药房,2015,26(12):1686

吴杨,周坚,闵春艳,等.甘松挥发性成分的气相色谱—质谱分析[J].环球中医药,2015,8(5):550

武雪,宋平顺,赵建邦.两个不同产区藏药刺柏叶中挥发油成分的GC-MS分析[J].中国药师,2015,18(5):778

X

Xia YG, Yang BY, Liang J, et al. Caffeoyl phenylethanoid glycosides from unripe fruits of *Forsythia suspensa*[J]. Chemistry of Natural Compounds, 2015, 51(6):1162

Xiao BK, Yang JY, Liu YR, et al. A new phthalide from *Pittosporum illicioides*[J]. Chemistry of Natural Compounds, 2015, 51(4):634

Xiao BK, Yang JY, Liu YR, et al. Chemical constituents of *Pittosporum illicioides*[J]. Chemistry of Natural Compounds, 2015, 51(6):1126

Xiao YH, Yin HL, Chen L, et al. Three spirostanol saponins and a flavane-O-glucoside from the fresh rhizomes of *Tupistra chinensis*[J]. Fitoterapia, 2015, 102:102

Xiao ZX, Zhang H, Xu DQ, et al. Xanthones from the leaves of *Garcinia cowa* induce cell cycle arrest, apoptosis, and autophagy in cancer cells[J]. Molecules, 2015, 20(6):11387

Xie C, Sun L, Liao K, et al. Bioactive ent-pimarane and ent-abietane diterpenoids from the whole plants of *Chloranthus henryi*[J]. Journal of Natural Products, 2015, 78(11):2800

Xie G, Lin B, Qin X, et al. New flavonoids with cytotoxicity from the roots of *Flemingia latifolia*[J]. Fitoterapia, 2015, 104:97

Xie Y, Wang J, Gen YM, et al. Pheonolic compounds from the fruits of *Viburnum sargentii Koehne*[J]. Molecules, 2015, 20(8):14377

Xiong L, Zhou QM, Zou Y, et al. Leonuketal, a spiroketal diterpenoid from *Leonurus japonicus*[J]. Organic Letters, 2015, 17(24):6238

Xu J, Ji F, Sun X, et al. Characterization and biological evaluation of diterpenoids from *Casearia graveolens*[J]. Journal of Natural Products, 2015, 78(11):2648

Xu JF, Zhao HJ, Wang XB, et al. (±)-melicolones A and B, rearranged prenylated acetophenone stereoisomers with an unusual 9-oxatricyclo[3.2.1.1(3, 8)]nonane core from the leaves of *Melicope ptelefolia*[J]. Organic Letters, 2015, 17(1):146

Xu WH, Shen YH, Liang Q, et al. New coumarin derivative from *Euphorbia wallichii*[J]. Natural Product Research, 2015, 29(19):1860

Xu YK, Yang L, Liao SG, et al. Koumine, humantenine, and yohimbane alkaloids from *Gelsemium elegans*[J]. Journal of Natural Products, 2015, 78(7):1511

Xue Y, Li X, Du X, et al. Isolation and anti-hepatitis B virus activity of dibenzocyclooctadiene lignans from the fruits of *Schisandra chinensis*[J]. Phytochemistry, 2015, 116:253

Xue YM, Wang WJ, Liu YJ, et al. Two new flavonol glycosides from *Dimocarpus longan* leaves [J]. Natural Product Research, 2014, 29(2):162

肖炳坤,杨建云,黄荣清,等.山栀茶挥发油成分的GC-MS分析[J].中药材,2015,38(7):1436

许海燕,郑伶俐,多本加.微波与超声-微波在秦岭龙胆挥发油分析中的对比研究[J].现代中药研究与实践,2015,29(1):10

许海燕,郑伶俐.微波辅助提取秦岭龙胆挥发油的工艺优化及GC-MS分析[J].中医药导报,2015,21(20):31

Y

Yan Y, Yuan CM, Di YT, et al.Limonoids from *Munronia henryi* and their anti-tobacco mosaicvirus activity[J]. Fitoterapia, 2015, 107:29

Yan Y, Zhang JX, Huang T, et al. Bioactive limonoid constituents of *Munronia henryi*[J]. Journal of Natural Products, 2015, 78(4):811

Yan YM, Wang XL, Luo Q, et al. Metabolites from the mushroom *Ganoderma lingzhi* as stimulators of neural stem cell proliferation[J]. Phytochemistry, 2015, 114:155

Yang AM, Yu HT, Liu JL, et al. Biflavonoids from *Euphorbia altotibetica*[J]. Chemistry of Natural Compounds, 2015, 51(6):1162

Yang B, Zhang JF, Song HZ, et al. Two new iridoid esters from the root and rhizome of *Valeriana jatamansi* Jones[J]. Helvetica Chimica Acta, 2015, 98(9):1225

Yang QY, Song L, Zhang JF, et al.Cyanogenetic glycosides and simple glycosides from thelinseed meal[J]. Fitoterapia, 2015, 106:78

Yang WQ, SongYL, Zhu ZX, et al.Anti-inflammatory dimeric furanocoumarins from the roots of *Angelica dahurica*[J]. Fitoterapia, 2015, 105:187

Yang X, Zhang YB, Wu ZN, et al. Six new prenylated acetophenone derivatives from the leaves of *Acronychia oligophlebia*[J]. Fitoterapia, 2015, 105:156

Yang XX, Bao YR, Wang S, et al. Steroidal glycosides from roots of *Cynanchum otophyllum* [J]. Chemistry of Natural Compounds, 2015, 51(4):703

Yang YQ, Zhao DP, Yuan KL, et al.Two new dimeric naphthoquinones with neuraminidase inhibitory activity from *Lithospermum erythrorhizon* [J]. Natural Product Research, 2015, 29(10):908

Yang Z, Ma X, Tan W, et al. Two new chalcones from *Shuteria sinensis* [J]. Natural Product Research, 2015, 29(20):1909

Yao H, Wu L, Chou G, et al. ChemInform abstract: two rare α-pyrone (＝2H-pyran-2-one) derivatives from *Gentiana rhodantha Franchet*[J]. Helvetica Chimica Acta, 2015, 98(5):657

Ye QM, Bai LL, Hu SZ, et al. Isolation, chemotaxonomic significance and cytotoxic effects of quassinoids from *Brucea javanica*[J]. Fitoterapia, 2015, 105:66

Yi XX, Deng JG, Gao CH, et al. Four new cyclohexylideneacetonitrile derivatives from the hypocotyl of *Mangrove*(*Bruguiera gymnorrhiza*)[J]. Molecules, 2015, 20(8):14565

Yi Z, Jin L, Qiu C, et al. Hypoglycemic activity evaluation and chemical study on *hollyhock flowers*[J]. Fitoterapia, 2015, 102:7

Yin C, Zhou J, Wu Y, et al. Pterocarpans and triterpenoids from *Gueldenstaedtia verna*[J]. Fitoterapia, 2015,

三、中药

106:46

Yu HB, Yang F, Li YY, et al. Cytotoxic bryostatin derivatives from the south China sea *Bryozoan Bugula neritina*[J]. Journal of Natural Products, 2015, 78(5): 1169

Yu JH, Wang GC, Han YS, et al. Limonoids with anti-HIV activity from *Cipadessa cinerascens*[J]. Journal of Natural Products, 2015, 78(6):1243

Yu L, Lin L, Long B, et al. Menverins H-L, new highly oxygenated guaiane lactones from the gorgonian coral *Menella kanisa*[J]. Helvetica Chimica Acta, 2015, 98(5):710

Yu SF, Huang XJ, Fu SN, et al. ChemInform abstract: new monoterpenoids from fruits of *Gardenia jasminoides* var. *radicans*[J]. Chemin form, 2015, 47(3): 1267

Yu SR, Ye XW, Huang HC, et al. Bioactive sulfated saponins from sea cucumber *Holothuria moebii*[J]. Planta Medica, 2015, 81(2):152

Yuan JQ, Qiu L, Zou LH, et al. Two new phenylethanoid glycosides from *Callicarpa longissima*[J]. Helvetica Chimica Acta, 2015, 98(4):482

阎博,吴芳,刘海静,等.陕西野生薄荷挥发油化学成分的气相色谱-质谱分析[J].中国药业,2015,24(8):12

羊青,王建荣,王清隆,等.茵芋鲜叶挥发油成分及抑菌活性研究[J].中华中医药学刊,2015,33(11):2631

杨艳,易进海,黄志芳,等.川芎、当归和藁本中挥发油成分比较研究[J].中药材,2015,38(6):1212

姚惠平,贺云彪.气相色谱/质谱和多维分辨法分析仙鹤草挥发性成分[J].中南药学,2015,13(10):1096

易博,张力军,冯世秀,等.国产沉香挥发性化学成分的研究[J].解放军药学学报,2015,31(2):100

元文君,任刚,李文艳,等.三脉紫菀挥发油化学成分的GC-MS分析[J].中国实验方剂学杂志,2015,21(21):47

Z

Zeng LJ, Chen D, Huang QD, et al. Isolation of a new flavanone from Daidai fruit and hypolipidemic activity of total flavonoids extracts[J]. Natural Product Research, 2015, 29(16):1521

Zhang CB, Ni ZY, Wang J, et al. Two new eudesmanolides from the flowers of *Achillea millefolium*[J]. Helvetica Chimica Acta, 2015, 98(7):973

Zhang DB, Yu DG, Sun M, et al. Ervatamines A-I, anti-inflammatory monoterpenoid indole alkaloids with diverse skeletons from *Ervatamia hainanensis*[J]. Journal of Natural Products, 2015, 78(6):1253

Zhang F, Yang YN, Song XY, et al. Forsythoneosides A-D, neuroprotective phenethanoid and flavone glycoside heterodimers from the fruits of *Forsythia suspensa*[J]. Journal of Natural Products, 2015, 78(10):2390

Zhang H, Shyaula SL, Li JY, et al. Hydroxylated daphniphyllum alkaloids from *Daphniphyllum himalense*[J]. Journal of Natural Products, 2015, 78(11):2761

Zhang H, Zhu KK, Han YS, et al. Flueggether A and virosinine A, anti-HIV alkaloids from *Fluegge virosa*[J]. Organic Letters, 2015, 17(24):6274

Zhang L, Lin HQ, Li GS, et al. New sesquiterpenoid derivatives from *Solanum septemlobum* with cytotoxicities[J]. Natural Product Research, 2015, 29(20):1889

Zhang L, Yang DH, Zhao X, et al. Metabolism of Chuanxiong rhizoma decoction:identification of the metabolites in WZS-miniature pig urine[J]. Fitoterapia, 2015, 105:177

Zhang LJ, Huang HT, Huang SY, et al. Antioxidant and anti-inflammatory phenolic glycosides from *Clematis tashiroi*[J]. Journal of Natural Products, 2015, 78(7): 1586

Zhang M, Liu P, Zhao T, et al. A new bidihydroflavone isolated from *Chromolaena odorata*[J]. Chemistry of Natural Compounds, 2015, 51(4):637

Zhang M, Xie Y, Zhan G, et al. Grayanane and leucothane diterpenoids from the leaves of *Rhododendron micranthum*[J]. Phytochemistry, 2015, 117:107

Zhang SS, Wang YG, Ma QY, et al. Three new lanostanoids from the mushroom *Ganoderma tropicum*[J]. Molecules, 2015, 20(2):3281

Zhang YB, Wu P, Zhang XL, et al. Phenolic compounds from the flowers of *Bombax malabaricum* and their antioxidant and antiviral activities[J]. Molecules, 2015,

20(11):19947

Zhang YM, Wang G, Lv HW, et al. Two new β-carboline alkaloids from the roots of *Gypsophila oldhamiana* [J]. Natural Product Research, 2015, 29(13):1207

Zhang ZJ, Ding ML, Tao LJ, et al. Immunosuppressive C21 steroidal glycosides from the root of *Cynanchum atratum* [J]. Fitoterapia, 2015, 105:194

Zhao B, Usmanova SK, Yili A, et al. New C_{19}-norditerpenoid alkaloid from *Delphinium shawurense* [J]. Chemistry of Natural Compounds, 2015, 51(3):519

Zhao H, Xu J, Ghebrezadik H, et al. Metabolomic quality control of commercial Asian ginseng, and cultivated and wild American ginseng using ^{1}H NMR and multi-step PCA [J]. Journal of Pharmaceutical and Biomedical Analysis, 2015, 114:113

Zhao J, Xu F, Ji TF, et al. A new flavonone glucoside from twigs and leaves of *Juniperus sabina* [J]. Chemistry of Natural Compounds, 2015, 51(5):847

Zhao QQ, Song QY, Jiang K, et al. Spirochensilides A and B, two new rearranged triterpenoids from *Abies chensiensis* [J]. Organic letters, 2015, 46(43):2760

Zhao XR, Huo XK, Dong PP, et al. Inhibitory effects of highly oxygenated lanostane derivatives from the fungus ganoderma lucidum on *p*-glycoprotein and α-glucosidase [J]. Journal of Natural Products, 2015, 78(8):1868

Zheng XM, Ming FW, Geng F, et al. Plantadeprate A, a tricyclic monoterpene zwitterionic guanidium, and related derivatives from the seeds of *Plantago depressa* [J]. Journal of Natural Products, 2015, 78(11):2822

Zheng YF, Wei JH, Fang SQ, et al. Hepatoprotective triterpene saponins from the roots of *Glycyrrhiza inflata* [J]. Molecules, 2015, 20(4):6273

Zhong R, Guo Q, Zhou G, et al. Three new labdane-type diterpene glycosides from fruits of *Rubus chingii* and their cytotoxic activities against five humor cell lines [J]. Fitoterapia, 2015, 102:23

Zhou B, Li Y, Wu X, et al. Two new flavones from *Hypericum chinense* and their anti-tobacco mosaic virus activity [J]. Chemistry of Natural Compounds, 2015, 51(5): 840

Zhou GP, Yu Y, Yuan MM, et al. Four new triterpenoids from *Callicarpa kwangtungensis* [J]. Molecules, 2015, 20(5):9071

Zhou JT, Li CY, Wang CH, et al. Phenolic compounds from the roots of *Rhodiola crenulata* and their antioxidant and inducing IFN-γ production activities [J]. Molecules, 2015, 20(8):13725

Zhou K, Zhao XL, Han LP, et al. Paecilomycines A and B, novel diterpenoids, isolated from insect-pathogenic fungi *Paecilomyces* sp. ACCC 37762[J]. Helvetica Chimica Acta, 2015, 98(5):642

Zhou M, Zhou K, Gao XM, et al. Fistulains A and B, new bischromones from the bark of *Cassia fistula*, and their activities[J]. Organic Letters, 2015, 17(11):2638

Zhou Q, Yang X. Four new ginsenosides from red ginseng with inhibitory activity on melanogenesis in melanoma cells[J]. Bioorganic & Medicinal Chemistry Letters, 2015, 25(16):3112

Zhou XJ, He L, Wu XX, et al. Two new xanthones from the pericarp of *Garcinia mangostana* [J]. Natural Product Research, 2015, 29(1):61

Zhou Y, Yang B, Liu Z, et al. Cytotoxicity of triterpenes from green walnut husks of *Juglans mandshurica* Maxim in HepG-2 cancer cells [J]. Molecules, 2015, 20(10):19252

Zhou Z, Zhang T, Xiao H, et al. A new*C*-glycosylflavone from the rhizomes of *Cyperus rotundus*[J]. Chemistry of Natural Compounds, 2015, 51(4):640

Zhou ZH, Liu MZ, Wang MH, et al. A new ellagic acid derivative from *Polygonum runcinatum* [J]. Natural Product Research, 2015, 29(9):795

Zhu H, Chen C, Liu J, et al. Hyperascyrones A-H, polyprenylated spirocyclic acylphloroglucinol derivatives from *Hypericum ascyron* Linn[J]. Phytochemistry, 2015, 115:222

Zhu Z, Chen T, Pi HF, et al. A new triterpenoid saponin and other saponins from the roots of *Holboellia coriacea*[J]. Chemistry of Natural Compounds, 2015, 51(5): 890

Zong J, Wang R, Bao G, et al. Novel triterpenoid saponins from residual seed cake of *Camellia oleifera Abel.* show anti-proliferative activity against tumor cells[J]. Fitoterapia, 2015, 104:7

Zuzana H, Jan H, Petr B, et al. C-geranylated flavanones from *Paulownia tomentosa* fruits as potential anti-inflammatory compounds acting via inhibition of TNF-α production[J]. Journal of Natural Products, 2015, 78(4):850

曾红,邓先清,黄玉珊.井冈山产凹叶厚朴挥发油中化学成分分析[J].中草药,2015,46(24):3649

张建业,唐思丽,张亚洲,等.广东3个地区的木棉花挥发油 GC-MS 分析[J].中药材,2015,38(1):108

张文婷,赵银霞,孟爱国,等.GC-MS 分析三叶莩蕨中的挥发性成分[J].中药材,2015,38(5):992

张跃飞,李鑫,孟宪生,等.香附挥发油的生物活性及其 GC-MS 分析[J].中国实验方剂学杂志,2015,21(14):32

张志军,张桂芝,李锋.干姜挥发油的红外光谱鉴定与气相色谱-质谱分析[J].亚太传统医药,2015,11(4):35

赵宏冰,王志辉,何芳,等.姜不同炮制品的挥发油成分 GC-MS 分析[J].中药材,2015,38(4):723

赵朕雄,冯茹,符洁,等.GC-MS 联用法分析不同产地白芍和赤芍挥发油成分[J].药物分析杂志,2015,35(4):627

郑晓媚,汤庆发,马钦海,等.GC-MS 法分析超微粉碎对白术挥发油成分的影响[J].中药新药与临床药理,2015,26(6):822

郑莹,王帅,孟宪生,等.中药枳壳挥发油成分气相色谱-质谱联用分析和促进胃肠动力药效研究[J].时珍国医国药,2015,26(3):516

祖丽菲亚·吾斯曼,努尔江·肉孜,买吾拉尼江·依孜布拉,等.维药神香草挥发油与超临界 CO_2 流体萃取物化学成分的比较研究[J].新疆医科大学学报,2015,38(7):823

（四）中 药 药 剂

【概　述】

2015 年，中医药事业发展，促进并推动了中药药剂学领域科学研究的进步，有 2 500 余篇文献报道了该领域的研究成果，内容涉及中药制药技术的研究、制药新技术的应用、中药新制剂、新剂型的开发等方面，集中反映了中药制药研究的重点与热点，呈现了中药药剂学发展的现状与未来的趋势。

1. 中药制药技术的研究

中药制药技术的研究，主要集中关注中药的超微粉碎、提取、分离纯化、干燥、固体分散体、包合物技术等方面。

（1）超微粉碎技术　唐正平等以超微粉得率、粉末流动性（休止角）、平均粒径 D_{50} 及浸出物为考察指标，采用正交试验法，优选富含油脂的柏子仁的超微粉碎工艺为，糊精加入比例 0.5∶1（糊精∶柏子仁），粉碎温度 75 ℃，粉碎时间 75 min。低温振动粉碎并加入粉碎助剂糊精能得到性状较好的超微粉末。祖元刚等研究表明，石榴皮超微粉工艺的最佳条件为，粉碎 25 min，粉碎温度 −17 ℃，进料量 198 g，在该条件下石榴皮超微粉粒径可达到 7.68 nm。石榴皮超微粉组可以显著提高大鼠的血清中超氧化物歧化酶、过氧化氢酶和谷胱甘肽过氧化物酶的活力，并有效减少血清中丙二醛的含量，表现出较强的体内抗氧化活性。徐忠坤等比较了细粉充填、超微粉充填和超微粉湿法制粒后充填 3 种散结镇痛胶囊中白藜芦醇的体外溶出度，结果分别为 26.11%、63.27%、67.49%；3 种胶囊中龙血素 B 的体外溶出度分别为 7.16%、20.29%、23.05%。表明微粉碎粒径 D_{90} 为 13.22 μm，可以显著提高散结镇痛胶囊活性成分白藜芦醇和龙血素 B 的溶出度。梁兆昌等采用超微粉碎机制备杜仲不同粒径的超微粉体，研究其理化特性和体外溶出行为的差异，为杜仲超微粉体的粒径控制与应用提供实验依据。

（2）提取技术　①酶法提取：陈秋连等采用正交试验优化复合酶法辅助提取刺五加叶中金丝桃苷的工艺为，2%果胶酶，2%木聚糖酶，0.5%中性蛋白酶，0.5%纤维素酶，30 ℃提取 10 min，pH 4.5。金丝桃苷提取率为 1.84%，与传统工艺相比，金丝桃苷产率提高了 107%。陈文良等采用响应面法研究酶法提取土茯苓多糖的最佳工艺为，复合酶（纤维素酶∶果胶酶 =1∶2），pH 4.5，酶解温度 55 ℃，酶解 90 min，料液比 1∶40。土茯苓多糖提取率为 58.2%，多糖提取率为 11.7%。李姝等采用正交试验优选纤维素酶法提取匙羹藤茎总皂苷的最佳工艺为，酶解温度 50 ℃，酶解 3 h，酶用量 8 mg 纤维素/样品（g），pH 5.5，固液比 1∶10。王继龙等采用二次通用旋转组合设计优化红芪酶解提取工艺。结果芒柄花素的最佳提取工艺为，复合酶用量 340 mg，酶解 110 min，加水量 22 倍，提取 150 min；总皂苷的最佳提取工艺为，复合酶用量 280 mg，酶解 90 min，加水量 22 倍，提取 190 min。两者的提取量分别为 69.99 $\mu g/g$ 和 1.68 mg/g。吴卫等采用正交试验优选酶解法辅助提取钩藤中钩藤碱的最佳工艺为，纤维素酶用量 1%，pH 4.5，酶解温度 50 ℃，酶解 2 h。钩藤碱提取率 0.54%，较加热回流法提高了 54.29%。②闪式提取法：李宝红等采用正交试验法优选葛根中葛根素的闪式提取工艺为，加 15 倍量 50%乙醇，于 90 V 提取 2 min。葛根素提取率 37.42 mg/g,转移率88.89%。柴桂芳等采用 Box-Behnken 设计优化车前子多糖的闪式提取工艺为,提取 92 s,提取电机电压 157 V,水料比17:1。车前子多糖的提取率达 5.64%,高于传统煎煮法的5.33%。黄越燕等采用正交试验优选龙葵总多糖的闪式提取工艺为,加 30 倍量水,于 80 V 提取 2 次,2 min/次。结果,热水回流法、超声法及闪式提取法的总多糖提取量分别为 3.760、3.232、4.585 mg/g。李桂兰等采用正交试验优选闪式提取大蝎子草总黄酮的工艺为,蒸馏水温度 60 ℃,料液比 1:75,提取 4 min,闪式提取转速 4 000 r/min,提取率(9.093 mg/g)优于乙醇为溶剂的回流提取法。阚俊明等建立了最佳的甘草抗氧化活性成分闪式提取工艺。冯素香等对比研究回流提取法与闪式提取法提取姜黄中姜黄素、三七中三七总皂苷提取率的工艺。③逆流提取法:袁铭等采用正交试验优选辛芷通鼻颗粒的双罐逆流提取工艺为,药材混合粉碎为最粗粉,每罐每次加 8 倍量水,70 ℃每罐提取 40 min/次。优选的双罐逆流提取工艺适用于辛芷通鼻颗粒制剂产业化生产。袁氏等采用同样的方法优选贝棘开郁胶囊双罐逆流提取工艺。饶双超等采用单因素及正交试验优选双泽清脂颗粒罐组逆流提取的产业化生产工艺为,混合药材粉碎成中粉粒度,3 罐逆流提取,每罐每次加入 12 倍量水,溶剂保持在 70 ℃提取,40 min/次。饶氏等采用同样方法,优选丹归通络颗粒的动态逆流提取工艺为,药材粉碎成细粉,2 级逆流提取料液比 1:12,60 ℃提取 20 min,有效成分转移率达到 89.81%。④微波提取法:王正宽等在单因素试验基础上,通过 Box-Behnken 法研究中试规模下优化微波提取延胡索中延胡索乙素的最佳工艺为,以水为溶媒,微波功率 7 kW,液固比 10:1,提取 21 min。王氏等又采用正交试验研究中试规模下桂枝茯苓胶囊的最佳微波提取工艺为,按液固比 6:1 加入饮用水,设定微波功率 6 kW,提取 3 次,20 min/次。来丽丽等通过正交试验确定微波提取大蒜黄酮的最佳工艺为,乙醇浓度 80%,微波功率中火,微波150 s,料液比 1:40。邱婧然等采用均匀设计优选微波提取白芷中香豆素类成分的最佳工艺。结果,总香豆素平均得率为0.245%,平均纯度为12.19%。兰艳素等利用 Box-Behnken 法优化微波辅助提取广豆根总黄酮的最佳工艺,总黄酮得率为 9.454 mg/g。⑤超声提取法:李泽华等通过单因素试验优选超声提取南蛇藤根中扁蒴藤素的最佳工艺为,超声功率 70 W,液料比 20:1,30 ℃提取 50 min。扁蒴藤素提取率为 3.82%。刘小攀等利用 Box-Behnken 响应面法优化超声辅助提取忽地笑多糖的最佳工艺为,84 ℃提取 6.9 h,液料比 22:1(ml/g)。忽地笑多糖得率为 40.95%。熊利芝利用响应面法优化超声提取栝楼皮多糖的最佳工艺为,超声功率 204.39 W,料液比 1:20(g/ml),72.45 ℃提取 60.26 min。平均提取率为 6.06%。张海容等采用响应面法优化超声提取中药茜草多糖的最佳工艺为,超声波功率 240 W,超声温度 56 ℃,液料比 40:1 ml/g,超声 6 min,提取 2 次。茜草多糖的实际产率为 8.75%。宁红霞等采用响应面法优化雪松松针总多酚的最佳超声提取工艺为,55%乙醇,料液比 1:20(g/ml),超声提取 65 min,提取 2 次。总多酚提取率为5.460%。⑥超临界 CO_2 萃取法:卫强等比较超临界 CO_2 萃取与水蒸气蒸馏法提取的垂丝海棠叶挥发油成分及其抗氧化活性的差别。结果,两种不同提取工艺下垂丝海棠叶挥发油成分的差别较大,超临界 CO_2 萃取中挥发油成分抗氧化活性较强。王勇等采用正交试验优化超临界 CO_2 流体萃取飞机草挥发油的最佳提取工艺为,萃取压力 20 MPa,35 ℃萃取 2 h,飞机草挥发油的平均萃取得率为 1.58%。罗爱勤等采用单因素试验和正交试验,优化超临界 CO_2 流体萃取蒜头果油的工艺条件。结果,蒜头果油收率32.3%,神经酸含量为 5.4%。唐杨琴等采用正交试验,优化超临界 CO_2 流体萃取云南红豆杉枝叶中 10-DAB 的工艺条件。结果,萃取物经工业色谱分离纯化后即得 10-DAB。⑦其他方法:马黄璜等采用正交试验优化垂盆草总黄酮的加速溶剂萃取法提取工艺,并采用 MTT 法测定细胞增殖考察垂盆草总黄酮的抗肝癌作用。结果,最佳加速溶剂萃取法工艺为,用无水乙醇为溶媒,压力 90 KPa,温度 100 ℃,提取 3 次,总黄酮得率可达 8.24%。垂盆草总黄酮对肝癌 HepG2 细胞增殖的有明显的抑制作用。彭宪等采用正交试验优选野菊花的最佳高速分散均质提取工艺为,用 45 倍量的 60% 乙醇,常温下均质 3 次,3 min/次,均质间隙 3 min。刘五州等采用均匀设计优选当归补血汤的半仿生提取工艺。结果,在提取温度(37 ℃)、提取溶剂(人工胃肠液)相同的情况下,当归补血汤半仿生提取最优工艺为,第 1 次提取人工胃液用量 8 倍,提取 3 h;第 2 次提取人工肠液用量 7 倍,提取 4 h。

(3)分离纯化技术 ①澄清剂纯化:陈文良等采用正交试验考察Ⅱ型 ZTC1+1 天然澄清剂在土茯苓总多糖中的纯化效果。结果,Ⅱ型 ZTC1+1 天然澄清剂纯化土茯苓总多糖的最佳工艺为,天然澄清剂 b 组分加入量为 2%,a 组分为 1%,料液比为 1:15,纯化 120 min,温度 80 ℃,多糖保留率 94.07%,蛋白清除率 55.59%。金杨巧等考察甲壳素和 ZTC1+1-Ⅱ型澄清剂法对复方安神片水提液的精制效果。结果,甲壳素澄清剂处理后的溶液固形物去除率 54.57%,总皂苷保留率为 81.21%,ZTC1+1-Ⅱ型澄清剂处理后的溶液固形物去除率 42.75%,总皂苷保留率为 83.73%,两组总皂苷保留率无明显差异,但前者固形物去除率明显高于后者。张建伟等采用天然高分子絮凝剂壳聚糖对甘草水提液进行絮凝除杂处理,研究 ζ 电位对于甘草水提液絮凝效果的影响。结果表明 ζ 电位与药液絮凝率之间存在相关性。田洋等通过正交试验优选壳聚糖澄清天麻提取液的最佳工艺为,壳聚糖添加量 0.15%,药液浓缩比 1:13(g/ml),絮凝温度 25 ℃,静置 10 h,天麻素质量浓度 65.93 g/L,固形物含量 3.157%。冯传平等应用正交设计筛选 KBT-ZTC 澄清剂用于补肾温肺合剂提取液的最佳

纯化澄清工艺条件。②大孔树脂吸附:李岩等分别考察东莨菪碱、莨菪碱在 5 种类型的大孔树脂(LSA5B、LSA21、LSD001、HPD600、D101)上的吸附和解吸附行为,研究大孔树脂分离天仙子中总生物碱的最佳工艺。结果,LSA5B 型大孔吸附树脂对天仙子总生物碱分离纯化效果最好,富集能力强;最佳富集工艺为,以 1.5 BV/h 的体积流量上样,4 BV 蒸馏水洗去水溶性杂质,最佳洗脱溶剂体积分数 50% 乙醇,最佳洗脱体积流量 1.5 BV/h,洗脱用量 10 BV,东莨菪碱和莨菪碱的洗脱率可达 74% 和 86%。经 LSA5B 型大孔吸附树脂纯化的天仙子总生物碱中东莨菪碱、莨菪碱分别可达 1.85%、4.03%。罗娅君等研究大孔吸附树脂吸附马比木中喜树碱的纯化工艺条件及吸附参数,通过静态饱和吸附与解吸试验对 3 种型号树脂进行筛选。结果,AB-8 型大孔吸附树脂对马比木中喜树碱的吸附与解析性能较好(静态吸附率为 93.97%,解析率为 75.00%)。最佳吸附条件为,喜树碱检测波长 253 nm,样品液中喜树碱的质量浓度 0.087 mg/ml,含有量 7.25 mg/g,样品液体积流量 0.5 ml/min,样品液 pH 8,洗脱剂 80% 乙醇,马比木喜树碱解析率为 86.34%。张君菡等通过静态和动态吸附/解吸附实验优化工艺,建立了大孔吸附树脂分离纯化锁阳总黄酮工艺。结果,确定了 GS-6 为最佳大孔吸附树脂;最佳工艺为,上样浓度 0.038 g/ml(相当于原生药),以 6 BV/h 流速吸附,上样量 45 BV(树脂床体积),4 BV 水冲洗树脂柱,8 BV 的 70% 乙醇以 4 BV/h 的流速解吸附。结果,锁阳总黄酮得率 82.85%,纯度 83.44%。高彦华等对 8 种大孔树脂采用静态吸附方法,优选大孔吸附树脂分离纯化鹰嘴豆芽总异黄酮的工艺。结果,HPD-300 型树脂对鹰嘴豆芽总异黄酮有较好的吸附和解吸效果,总异黄酮质量分数达到 41.1%。李姝影等通过静态吸附-洗脱试验考察 5 种不同类型大孔吸附树脂对吴茱萸碱的纯化效果,优选大孔树脂分离纯化吴茱萸醇提液中吴茱萸

碱的工艺。结果，D-101型大孔树脂对吴茱萸碱具有良好的吸附分离性能，最佳富集工艺为上样液质量浓度 3 g/L，上样量 4 BV，上样流速 1 BV/h，加水 5 BV 去除水溶性杂质，加 80% 乙醇 5 BV 以 2 BV/h 洗脱，吴茱萸碱洗脱率达 92.81%，吴茱萸碱的纯度由提取物的 1.29% 提高至 26.77%。③膜分离法：武婧等测定 0.8、0.2 和 0.05 μm 孔径膜和不同参数下山茱萸水提液高分子截留率、指标成分转移率、膜污染程度及特征指纹图谱的变化，考察无机陶瓷膜微滤精制山茱萸水提液过程中，不同孔径的膜对该体系的适用性，并优化膜微滤过程。结果，孔径为 0.05 μm 的无机陶瓷膜有较好的分离效果，最佳的操作压差为 0.1 MPa，过膜温度为 60℃。翟小玲等将健儿消食口服液原工艺和膜分离工艺进行比较，考察膜分离技术用于健儿消食口服液分离纯化的可行性。结果，选择孔径为 200 nm 的无机陶瓷膜联合截留分子量为 100 000 的管式超滤膜，能够有效地减少健儿消食口服液中的杂质，改善口服液出现沉淀的缺陷。

（4）干燥技术　①带式干燥：武景路等采用正交试验优化金银花提取物真空带式干燥的最佳工艺为，干燥温度 60℃，履带速度 175 mm/min，进料量 18 L/h。该工艺适用于金银花提取物大规模的真空干燥。黄道省等采用 Box-Behnken 响应面法优选热毒宁注射液中栀子浸膏的带式干燥工艺为，98.5℃ 干燥 89 min，进料速度 99.8 r/min。李雪峰等采用 Box-Behnken 设计结合效应面法优选芪白平肺颗粒中人参黄芪浸膏真空带式干燥工艺为，干燥 112 min，加热系统温度 87℃，浸膏相对密度 1.30 g/ml。人参黄芪浸膏干燥产物中人参皂苷（Rg_1＋Re）、人参皂苷 Rb_1 与黄芪甲苷转移率分别为 88.01%、87.31%、84.34%，真空带式干燥工艺适用于人参黄芪浸膏的干燥。刘长龙等采用响应面法优选十味盆安颗粒真空带式干燥工艺为，进料速度 1.6 kg/h，加热温度 105℃，干燥 104 min。结果，干膏平均含水率为 2.80%，虎杖苷平均转移率

为 92.55%，芍药苷平均转移率为 94.77%。王月辉等采用正交试验优选黄芩提取物的带式干燥工艺为，加热温度 115℃，进料流量 20 L/h，履带转速 160 mm/min，适用于大规模工业化生产。②喷雾干燥：张艳军等利用 Box-Benhken 中心组合试验和响应面分析法优选鼻鼽颗粒醇提浸膏的喷雾干燥工艺为，进风温度 175℃，进料速度 32 ml/min，药液比重 1.10，该工艺条件适用于工业化生产。谢彩侠等通过正交试验优选玉米须水提液的喷雾干燥工艺为，进风温度 180℃，进料量 20%，空气流量 800 L/h，总黄酮、总多糖质量分数及水分、出粉率平均值分别为 0.14%、2.71%、5.81%、91.33%。③微波真空干燥：何福根等采用 Box-Behnken 设计法优选丹参总酚酸的微波真空干燥工艺为，将浸膏浓缩至密度为 1.29 g/ml 的稠膏，微波功率 585 W，干燥 22 min。王勇通过正交试验优选消渴胶囊内容物的真空微波法干燥工艺为，浓缩比例 1∶1.2，65℃ 干燥 40 min。优化后的干燥工艺只需要 40 min，并且干燥后的物料总黄酮含量提高了 58.84%，水分为 4.09%。④冷冻干燥：曾恋情等采用正交设计法，以新鲜天麻为原料，进行真空冷冻干燥工艺研究。优选的最佳冷冻干燥工艺为，物料切片厚度 1 mm，预冻温度 −20℃，一次干燥 3 h，干燥温度 40℃，干燥物中天麻素的保留率可达 0.67%。袁海建等以药液中银杏内酯 B 制剂溶解性为评价指标，正交试验优选银杏内酯 B 冻干粉针剂的最优处方工艺为，预冻 −45℃，保持 4 h，升华干燥以 0.1℃/min 的速率升温至 −15℃，保持 12 h，解吸附干燥升温至 30℃，保持 6 h。

（5）包合物制备技术　唐慧慧等用溶液搅拌法制备吴茱萸次碱-β-环糊精包合物，以提高吴茱萸次碱的水溶性和生物利用度。结果，吴茱萸次碱-β-环糊精-包合物的溶解度为 10.67 μg/ml，达到了增加药物溶解度的目的。朱丽萍等采用正交试验比较 N-LOK 与 β-环糊精对香芍颗粒中挥发油的包合能力。结果，N-LOK 变性淀粉最优条件下

的包合率为 65.22%，β-环糊精最优条件下的包合率为 86.63%，包合前后挥发油的性质未发生改变。谢媛等采用超声细胞破碎法包合小茴香挥发油，通过正交试验优选小茴香挥发油纯胶包合物的制备工艺为，超声工作 15 s，间隙 20 s，超声包合总时间 12 min，小茴香挥发油：纯胶（1：6）。小茴香挥发油纯胶包合物在强光、高温、高湿影响下，包合物中挥发油质量分数分别下降 14.5%、19.5%～38.6%、15.5%～30.0%。裴贵珍等采用饱和水溶液法，优选孜然挥发油-环糊精包合物的包合工艺，并考察其稳定性和测定包合常数。徐冰婉等考察多目标遗传算法用于香薷挥发油 β-环糊精包合工艺优选的可行性，并评价其包合效果。肖胜利等采用正交试验优选肉桂油的 β-环糊精包合物的制备工艺为，主客比 10：1（g/ml），包合温度 60 ℃，振荡包合 1 h，合物收得率约为 81.45%，包合物中桂皮醛的含量为 7.82%，包合率为 79.17%。

2. 中药新制剂、新剂型的研究

中药新制剂与新剂型的开发与研究，是中药药剂学发展与进步的重要支撑。内容主要涉及中药传统剂型的改进、提高与中药新剂型的创制，在巴布剂、片剂、凝胶剂、注射剂、纳米粒、脂质体、微乳、微球、微囊、漂浮制剂等的药剂制备方面有较多的研究成果。

（1）巴布剂　张广唱等制备吴茱萸提取物水包油微乳，将微乳添加至巴布剂基质制成水包油微乳巴布剂。研究表明，吴茱萸水包油微乳巴布剂中的吴茱萸碱、吴茱萸次碱 24 h 单位面积累积渗透量分别为常规巴布剂的 1.86、1.40 倍。采用微乳工艺制备的巴布剂中吴茱萸脂溶性成分的释放性能明显优于传统方法制备的巴布剂。董晓莹等以水溶性高分子材料为辅料制备四物汤巴布剂，优选巴布剂基质的最佳处方为，卡波姆：聚丙烯酸钠：三乙醇胺：高岭土：甘油：聚乙二醇：三氯化铝：药物浸膏＝0.9：0.9：0.9：0.6：4：2：0.1：3；采用

3% 的氮酮作为透皮促进剂对阿魏酸和芍药苷均有良好的透皮促进效果；阿魏酸和芍药苷的释药规律符合 Higuchi 方程。余晓玲等通过正交试验优选复方龙血竭巴布剂的最佳配方，NP-700：PVP-K90：甘油：水 ＝ 5：5：30：30。杨晶等采用正交试验优化基质中 4 个组分的配比，研究前列痛安巴布贴的制备工艺。结果，基质的最佳比例为，明胶：聚丙烯酸钠：高岭土：羧甲基纤维素钠 ＝ 1：2：5：0.5。王长菊等优选以水溶性高分子材料组成的基质配比，制备乳痛宁巴布剂，并考察其药物体外释放和透皮行为。结果，乳痛宁巴布剂中柴胡皂苷 d 的累积透皮率为 20%，体外释放率为 49%，药物透皮行为符合零级动力学过程，体外释放符合 Higuchi 方程。梁劲康等采用星点设计-效应面法优化三子巴布剂的基质处方，以芥子碱硫氰酸盐和迷迭香酸为指标成分，考察制剂的体外释药特性。结果，三子巴布剂中芥子碱硫氰酸盐和迷迭香酸的体外释放符合零级动力学特征，释放速率分别为 37.91、14.30 $\mu g \cdot cm^{-2} \cdot h^{-1}$。

（2）片剂　曹蕾等优选吴茱萸碱（EVO）分散片辅料和成型工艺。结果，EVO 固体分散体 50 g，加入微晶纤维素 41 g，乳糖 41 g，低取代羟丙基甲基纤维素 5.5 g，交联聚维酮 5.5 g，硬脂酸镁 2.5 g，微粉硅胶 2.5 g，阿斯巴坦 2 g，混匀，压制成 1 000 片。林丽微等采用星点设计-效应面法优选龙须藤总黄酮分散片的最优处方为，龙须藤总黄酮 6.6%，乳糖 18.4%，微晶纤维素 64.0%，羧甲基淀粉钠 10.0%，滑石粉 1%。张爱丽等筛选辅料，湿法制粒压片制备橘红痰咳口腔崩解片。结果，最佳配方为，浸膏粉 84.0 g，甘露醇 97.0 g，微晶纤维素 90.0 g，低取代羟丙基纤维素 22.5 g，阿斯巴甜 3.0 g，柠檬酸 0.5 g，哈密瓜香精 1.5 g 及硬脂酸镁 1.5 g，制备 1 000 片，口腔崩解片崩解时间为（40.25±1.20）s。胡颖菲等采用正交试验优选五味子泡腾片最佳配方为，五味子浸膏粉用量为 17%，崩解剂 $NaHCO_3$ 与柠檬酸质量比 1：0.7，用量为 50%，填充剂乳糖

用量为 28% 及润滑剂聚乙二醇 6 000(PEG 6 000)用量为 5%。吴先闯等采用单因素考察确定最优处方,制备槲皮素环糊精包合物单层渗透泵片。结果,制成的槲皮素渗透泵片在 12 h 内呈现良好的零级释放,药物累积释放>90%。吴氏等还通过单因素及正交试验优化处方,制备白藜芦醇包合物单层渗透泵片。结果,白藜芦醇单层渗透泵片在 12 h 内呈良好的零级释放,药物累积释放>90%。陈岩等以总黄酮醇苷的累积释放率为评价指标,通过单因素试验筛选含药层、助推层和包衣液处方;采用星点设计-效应面法优选银杏叶双层渗透泵控释片的处方。结果,最优处方为助推层中聚氧乙烯 120 mg,包衣液 PEG 6 000 用量 1.5 g,包衣增重 11%;16 h 内累积释放率>90%。制备的渗透泵控释制剂释放曲线符合要求。段晓颖等研究肠溃宁生物黏附结肠定位微片成型工艺。以苦参碱和氧化苦参碱的释放度为指标,采用正交试验优选片芯的成型处方。结果,制成的肠溃宁生物黏附结肠定位微片显示出良好的结肠定位和释放作用。徐芳芳等研究穿心莲总内酯骨架片的处方工艺及其体外释药行为。结果,制成的穿心莲总内酯亲水凝胶骨架片中总内酯释放的行为符合 Higuchi 模型,释放机制为骨架溶蚀机制。徐本亮等对丹皮酚片进行包衣,制备 pH-时滞结合型丹皮酚结肠靶向片剂,并考察体外积累释放度。结果,制得的 pH-时滞结合型丹皮酚结肠靶向片能够控制药物在模拟胃液 pH 环境中不释药或少释药,而在模拟小肠 pH 环境(3 h 后)和模拟结肠 pH 环境中大量释放,体外释放结果表明其能够达到结肠定位释药目的。

(3)凝胶剂 魏玉辉等选用泊洛沙姆 407 为温敏材料,采用单因素试验优化处方,制备苦豆子总碱温敏凝胶。结果,所制备的凝胶剂在室温下以自由流动的液体状态存在,在 33.1 ℃ 时形成凝胶;体外释放实验表明,在 2 h 时,凝胶组和水溶液组的释放百分数分别为 48.29% 和 85.50%;与水溶液组相比,24 h 时凝胶组的稳态透皮速率和累积渗透

量分别增加了 18.13 倍和 17.98 倍。李美燕等用不同质量浓度和配比的壳聚糖、β-甘油磷酸钠制备不同 pH 的氢溴酸东莨菪碱的温敏型鼻用原位凝胶。结果,质量浓度为 2% 的壳聚糖和 56% 的 β-甘油磷酸钠体积比为 6:1,pH 7.1 时原位凝胶黏度达到 5 Pa·s,初始凝胶温度为 34 ℃,随着温度的升高,壳聚糖质量浓度的增加,β-甘油磷酸钠含量的增加使 pH 升高(由 6.5 升至 7.2),凝胶化时间减少;以氢溴酸东莨菪碱为模型药物,载药凝胶中药物 10 h 累积释放度为 71%,释放曲线符合一级动力学方程。壳聚糖、β-甘油磷酸钠制备的氢溴酸东莨菪碱温敏型原位凝胶对药物具有缓释作用,适合制成鼻用制剂。刘志辉等选择 3 种常用的透皮促渗剂氮酮(AZ)、薄荷醇(MT)、丙二醇(PG),研究不同透皮促渗剂对黄芩总黄酮凝胶膏剂中总黄酮及其中 6 种黄酮类成分(黄芩苷、黄芩素、汉黄芩苷、汉黄芩素、千层纸素 A 苷及木蝴蝶素)体外经皮渗透的影响。结果,采用单一促渗剂时,AZ 对苷类成分的促渗效果较好,MT 对苷元类成分的促渗效果较好,而 PG 的促渗效果相对较差,总体以 3%AZ 对于总黄酮及其单体的促渗能力最强;采用二元复合促渗剂时,促渗效果整体优于单一促渗剂,总体以 3%AZ+5%PG 渗透效果最佳。胡春晖制备猫爪草提取物离子敏感型原位凝胶,并对其灭菌工艺、溶蚀率、粘度、最佳 Ca^{2+} 浓度、体外释药行为进行考察。结果,采用海藻酸钠作为猫爪草提取物离子敏感型原位凝胶的载体,其凝胶性质良好,体外释药缓慢。王国华等采用中心组合设计-效应面法制备并优化温敏型麝丹眼用即型凝胶。结果,制成的温敏型麝丹眼用即型凝胶在眼角膜的滞留时间 180 min;其溶出实验表现为零级释放动力学特征,麝香酮和丹酚酸 B 的释放与药物溶蚀线性相关;眼部刺激性实验显示其无刺激性。范少敏等采用单因素结合正交试验,以胶凝温度为评价指标,优化丹参总酚酸提取物鼻用原位凝胶的制备工艺。张传辉等制备三七接骨凝胶膏剂并对其体外透皮特

性进行研究。结果,三七接骨凝胶膏剂具有较好的释药性和透皮性,透皮行为符合零级动力学过程。

(4)注射剂 康小东等优化痛安注射液青风藤中间体的纯化工艺。结果,萃取前青风藤药液pH值10~11时,青藤碱在萃取过程中转移率最高,并且制备得到的痛安注射液成品指纹图谱稳定性好;酸溶过程中盐酸酸水溶液pH值范围为2.0~2.5时,青藤碱转移率最高,为92.94%;高速管式分离方式对青风藤酸水溶解液分离效果最好,青藤碱转移率为93.34%。杨绪芳等考察冷藏、热处理、碳吸附等工艺对药液中杂质及有关物质的去除情况,优化痛安注射液配液过程中除杂工艺参数并确定除杂方法。结果表明,冷藏36 h,热处理15 min,活性炭用量0.3%,100 ℃吸附10 min,能够有效去除痛安注射液中鞣质等杂质,保证成品的质量和安全性。周恩丽等采用正交试验优化银杏二萜内酯葡胺注射液的最佳活性炭吸附工艺为,活性炭加入量0.2%,吸附温度25 ℃,搅拌速度40 r/min,吸附30 min。朱明岩等比较3种膜组件对热毒宁注射液脱炭液的膜过滤效果。结果,3种膜组件对同一药液体系适用性存在差异,3种膜组件均适合热毒宁注射液脱炭液的超滤,其中以板式膜为最佳。王爱民等考察强光高温高湿条件下注射用复方莶草冻干粉针的稳定性。结果,注射用复方莶草冻干粉针稳定性良好。李存玉等比较3种不同截留分子量的纳滤膜钾离子含有量,优选消癌平注射液中钾离子去除工艺。结果,300~500 Da纳滤膜可有效降低消癌平注射液中钾离子和保留大部分的绿原酸,其工艺可行性好。耿魁魁等采用正交试验优选注射用丹参多酚酸盐的最佳调配工艺为,用0.9%氯化钠注射液3 ml作为溶解溶媒注入药品西林瓶中,震荡4 min,震荡强度1 000 r/min,溶解液再稀释于0.9%氯化钠注射液溶媒中,溶解效果最好。

(5)纳米粒 陈丹飞等采用自乳化溶剂扩散法制备包载大黄酸的聚乳酸纳米粒(RH-PLA-NPs),考察理化性质,评价其体外特性。结果,最佳工艺制备的RH-PLA-NPs外观呈圆整球形,平均粒径(134.37 ± 3.61)nm,多分散系数(0.099 ± 0.023),Zeta电位(−18.42 ± 0.07)mV,包封率(60.38 ± 1.51)%和载药量(1.33 ± 0.08)%;体外释药呈缓释特性,在PBS缓冲液和含20%乙醇PBS缓冲液中24 h累积释放百分率分别为87.08%和93.05%,释放行为均符合Weibull方程,对Caco-2细胞无明显的细胞毒性。张亚会等采用离子交联法研究制备甘草次酸-壳聚糖纳米粒(GA-CS-NPs),通过正交试验优化制备工艺及处方,并进行质量评价。结果,最佳处方组合为甘草次酸(GA)质量浓度0.2 mg/ml,壳聚糖(CS)质量浓度2 mg/ml,CS溶液与三聚磷酸钠溶液(1.0 mg/ml)的体积比20∶3,所制备GA-CS-NPs平均粒径(310.27 ± 10.02)nm,包封率(51.42 ± 0.43)%,载药量(6.87 ± 0.47)%,外观圆整、均匀,在低温条件下,具有一定的稳定性。马君义等采用乳化-溶剂挥发法制备载高乌甲素的聚乳酸纳米粒,通过正交试验优化其制备工艺。结果,优化工艺制备的高乌甲素聚乳酸纳米粒外观呈圆形或类圆形,平均粒径为(429 ± 9.19)nm,高乌甲素的包封率和载药量分别为(86.34 ± 2.15)%、(45.85 ± 1.34)%。纳米粒能够连续释药15 d,具有明显的缓释特征。于桐等采用乳化蒸发-低温固化法,通过正交试验优化制备黄芩素固体脂质纳米粒处方。结果,黄芩素固体脂质纳米粒外观呈球状体,分布均匀,平均粒径为(82.64 ± 6.78)nm,多分散系数为0.242 ± 0.013,Zeta电位为(−25.7 ± 0.5)mV,包封率为(81.3 ± 1.2)%,载药量为(7.16 ± 0.14)%(n=3)。以5%甘露醇作冻干保护剂效果较好,药物以无定形状态分散在脂质载体中,体外溶出实验表明黄芩素固体脂质纳米粒与原料药相比具有明显的缓释作用。杨春荣等应用Box-Behnken效应面优化处方,采用薄膜-超声法制备姜黄素长循环纳米结构脂质载体(mPEG 2 000-Cur-NLC)。结果,按最优处方制备的

mPEG 2 000-Cur-NLC 粒径为（135.33±2.52）nm，包封率为（96.70±0.146）%，载药量为（2.41±0.587）%，体外释放 72 h 药物累积释放量为 58.37%，呈缓释释放。张文文等研究姜黄素纳米粒大鼠尾静脉注射后的药动学特性。结果，姜黄素纳米粒在大鼠体内消除慢，能显著提高姜黄素的生物利用度。黄汉等制备淫羊藿素固体脂质纳米粒（ICT-SLN），以包封率为评价指标，采用正交试优选处方。结果，制得的 ICT-SLN 的平均粒径为 47.5 nm，包封率达到 76.58%。宁杰等制备补骨脂素固体脂质纳米粒并对其理化性质进行考察。朴林梅等采用微乳法制备月见草油固体脂质纳米粒并对其进行质量评价。陈美等以聚氰基丙烯酸正丁酯纳米粒为载体，采用醇中聚合法制备包载中药单体蟾毒灵的纳米粒制剂，并测定纳米粒的粒径分布、形态、包封率、载药量及溶血性等理化性质。

（6）脂质体　张丹等采用逆向蒸发法制备芍药总苷脂质体，应用 Box-Behnken 响应面法优选的最佳制备工艺为，胆固醇与磷脂质量比 1∶2.7，芍药总苷与脂类质量比为 1∶29，水化介质用量 5.1 ml，药物的平均包封率为 73.0%，体外 12 h 累积释放率为 42.18%。朱佳等采用薄膜分散-硫酸铵梯度法制备姜黄素-奎纳克林脂质体，优选其处方为，磷脂-胆固醇摩尔比（2∶1），姜黄素-膜材（1∶40），奎纳克林-膜材（1∶48），硫酸铵浓度 250 mmol/L，脂质体中姜黄素和奎纳克林平均包封率分别为（95.33±0.85）% 和（94.13±0.49）%，粒径（117.73±0.15）nm，Zeta 电位（-8.56±0.22）mV，多分散系数 0.12±0.01。姜黄素-奎纳克林脂质体的粒径均一，包封率高，稳定性良好，具有一定缓释作用。周惠恩等以卵磷脂和胆固醇为包封材料，采用薄膜超声分散法，采用星点设计-效应面法优选齐墩果酸脂质体的最佳处方和工艺为，卵磷脂与胆固醇的质量比为 7，卵磷脂与齐墩果酸的质量比为 5.5，超声 35 min，制备的脂质体平均粒径 312 nm，平均包封率 90.66%。孙艺丹等采用正交设计联用星点设计-效应面法优化蒿甲醚长循环纳米结构脂质载体处方。结果，优化处方制备的蒿甲醚长循环纳米结构脂质载体的包封率为 99.3%，平均粒径 29.2 nm，zeta 电位为 -37.2 mV。

（7）漂浮制剂　许锋等通过星点设计-效应面法优化左金胃漂浮-生物黏附小丸处方。结果，最佳处方小丸的圆整度 15.04°，12 h 持续漂浮百分率 81.07%，2、6、12 h 的累积释放度 27.01%、70.00%、84.61%。王群星等制备延胡索乙素（THP）胃漂浮微球。结果，THP 胃漂浮微球在不同介质中均能立即起漂，持漂 12 h，漂浮率为 100%；在模拟胃酸环境下，THP 胃漂浮微球 12 h 内释药速度平稳而缓慢，无突释现象，且释药完全。李远辉等优选康复新胃漂浮片的处方，采用全粉末直接压片法制备康复新胃漂浮片。结果，最佳处方为 25% 康复新冻干粉，28.38% 羟丙基甲基纤维素（HPMC）K4M，13.38% NaHCO$_3$，18.24% 交联聚维酮，14% 微晶纤维素（MCC），1% 硬脂酸镁。康复新胃漂浮片的起漂时间（2±0.2）min，持漂时间 >12 h，体外释放符合零级动力学模型，制备的康复新胃漂浮片具有良好的体外漂浮性能和释药性能。王宝才等以溃平宁提取物为模型药物，采用均匀设计试验优选溃平宁胃漂浮片处方为，溃平宁提取物∶A（混合辅料，由 HPMC K4M 和 HPMC K100M 组成，各占 50%）∶PEG6 000∶MCC∶十八醇 =100∶17∶10.12∶5∶22，该制剂具有良好的漂浮性能和缓释效果。冉茂莲等用混料设计优选最佳漂浮层处方，制备用于节律性高血压治疗的罗布麻提取物漂浮型脉冲释药片。结果，体外释放试验表明，罗布麻双层漂浮型脉冲片在经 6 h 滞期后药物脉冲释放。

（8）微乳、微球、微囊　艾凤伟等以明胶为囊材，单凝聚法制备青蒿素微囊，通过星点设计-效应面法优化制备工艺。结果，青蒿素微囊包封率 89.31%，平均粒径 69.91 m，载药量为 22.25%，体外溶出度测定 0.5 h 为 25.8%，12 h 累积释放达到

95％以上。蒋红艳等采用液中干燥法制备小檗碱胃黏附微球。结果,3批小檗碱胃黏附微球的平均粒径为(85±29)μm,平均载药量为19.0％(RSD＝3.4％),平均包封率为83.1％(RSD＝8.2％);体外释药行为符合 Higuchi 方程。表明以卡波姆为材料制备的小檗碱胃黏附微球具有良好的缓释特性和体内外黏附性能。刘喜纲等优选大黄总蒽醌结肠定位壳聚糖微球的制备工艺,以包封率和粒径为考察指标,壳聚糖为载体材料,采用乳化-交联法制备大黄总蒽醌结肠定位壳聚糖微球。张华等优化鞣花酸微球的制备工艺并考察其体外释药机制。结果,鞣花酸微球体外释放具有缓释性能,为该制剂的体内药物动力学研究提供了参考。王浩等优选穿琥宁自微乳制剂的最优处方为,三酰甘油:聚山梨酯20:甘油(1:4:5),该处方乳化时间31.27 s,平均粒径为(37.1±0.06) nm,Zata 电位为－17.4 mV,乳液稳定性良好。刘丹霞等采用星点设计-效应面法研究优化穿心莲内酯自微乳化释药系统(AP-SMEDDS)的处方工艺。结果,AP-SMEDDS 的平均粒径为 19.96 nm,自微乳化时间＜20 s,Zeta 电位－9.76 mV,1 h 累积溶出度为 94.6％。卢秀霞等研究灯盏花素自微乳的处方与制备工艺。结果,制得的灯盏花素自微乳载药量 7.0 mg/g,平均粒径 38.57 nm,粒度分布均匀,Zeta 电位－8.80 mV;在 0.1 mol/L 盐酸中,90 min 药物累积溶出度可达90.30％,是原料药的 5.9 倍。钟婉华等绞股蓝总皂苷自微乳化给药系统的制备及评价。

(撰稿:陶建生　孙晓燕　审阅:翁桂新)

【中药配方颗粒的研究】

单味中药配方颗粒是用符合炮制规范的传统中药饮片作为原料,经现代制药技术提取、浓缩、分离、干燥、制粒、包装制备而成的纯中药产品系列,具有加减灵活、免于煎煮、服用方便等优点,同时还可灵活地单味颗粒冲服,卫生有效。

1. 制备工艺的研究

李宗伟等通过正交试验优选葛根及白芍药配方颗粒的最佳提取条件。结果,葛根素提取条件为10 倍量水,微沸回流 1.5 h,提取 3 次;芍药苷提取条件为 8 倍量水,微沸回流 2 h,提取 3 次;其中葛根素测定平均提取率约为 83.96％,平均出膏率约为 36.21％,芍药苷测定平均提取率约为 89.11％,平均出膏率约为 25.75％。王杰等采用 HPLC 测定不同工艺制备的牡丹皮配方颗粒中丹皮酚的含量及肉桂配方颗粒中桂皮醛的含量,对其工艺进行比较研究。结果,两者的最佳工艺为先提取挥发性成分,剩余药渣进行煎煮,然后对挥发性成分进行包合,制粒时再将其加入。周滢等采用 HPLC 测定柚皮苷含量考察烫骨碎补配方颗粒的提取工艺。结果最佳提取工艺为,浸泡 0.5 h,加 10 和 8 倍量水提取 2 次,0.5 h/次;柚皮苷质量分数 0.77％,出膏率 12.6％。闫炳雄等采用正交试验,用 HPLC 监测提取过程中绿原酸的含量变化,结果确定的旋覆花配方颗粒水煎煮最佳工艺条件为,10 倍药水煎煮,提取 2 次,1 h/次。谢彩侠等通过标准煎剂试验、正交试验和验证试验,确定的玉米须配方颗粒的最佳煎煮工艺为,液料比为 25:1,浸泡60 min,煎煮 3 次,30 min/次。杜远东采用 $L_9(3^4)$正交设计,以葛根素含量与出膏率为指标,优化确定葛根配方颗粒的提取工艺为,12 倍量的 60％乙醇浸泡 1 h,提取 2 次,1.5 h/次。王瑞等筛选中药南沙参配方颗粒的成型辅料及工艺条件。结果,糊精为辅料抗湿性能良好,浸膏粉与辅料按 9:1 的比例混匀,以 95％乙醇为润湿剂,过 2 号筛制粒;制得颗粒流动性好,临界相对湿度为 63.0％,堆密度为 0.62 g/ml。

2. 质量控制的研究

胥爱丽等采用 UPLC/Q-TOF MS 技术,结合数据库匹配和二级质谱数据,实现了对何首乌配方颗粒主要成分的快速鉴定,共鉴定出 5 个主要化学成分。该方法快速、灵敏、准确度高,为何首乌配方颗粒的质量控制提供参考。张云天等建立了白茅根配方颗粒的 HPLC 特征图谱。结果,该特征图谱由 5 个共有峰构成,12 批样品的相似度≥0.926。白茅根配方颗粒中的特征峰与白茅根饮片水煎液中的色谱峰能够一一对应。王蓓等建立白鲜皮配方颗粒的 HPLC 特征图谱,由 6 个共有峰构成白鲜皮配方颗粒的特征图谱,10 批样品的相似度在 0.9 以上,该结果为白鲜皮配方颗粒的品种鉴别和质量控制提供参考依据。晏小云采用 TLC 对郁李仁配方颗粒中的苦杏仁苷进行定性分析,采用 HPLC 测定苦杏仁苷的含量,建立了郁李仁配方颗粒的质量标准。曾恕芬等采用 TLC 对熟三七配方颗粒中人参皂苷 Rh$_1$、Rg$_3$ 进行鉴别,采用 HPLC 对其三七皂苷 R$_1$、人参皂苷 Rg$_1$、Re、Rb$_1$、Rd 进行含量检测,建立了熟三七配方颗粒的质量标准。甄兰敏等采用 TLC 对牛蒡子配方颗粒进行定性鉴别,采用 HPLC 对牛蒡子配方颗粒中的牛蒡苷进行含量测定,建立了牛蒡子配方颗粒的质量标准。魏梅等建立了半枝莲配方颗粒的 HPLC 特征图谱,共确定 5 个特征峰,并对不同厂家的 12 批半枝莲配方颗粒进行了相似度比较,相似度大于 0.89,表明其生产工艺较稳定。林淑贞等采用 HPLC 测定不同厂家厚朴配方颗粒中厚朴酚及和厚朴酚的含量。结果表明,不同厂家生产的厚朴配方颗粒中厚朴酚与和厚朴酚含量存在较大差异。段春改等用水蒸气蒸馏法从草豆蔻配方颗粒中提取挥发油,经 GC-MS 分析,NIST08 库定性分析石竹素和反式石竹烯,外标法定量测定。结果表明,6 批草豆蔻配方颗粒中石竹素含量 0.034%,RSD 为 6.3%;反式石竹烯含量 0.022%,RSD 为 6.1%。高晗等用积分球漫反射光谱采样系统测定样品的近红外光谱,经一阶导数预处理,采用偏最小二乘法建立定量模型,快速测定槲皮苷含量。结果表明,定量模型的最佳主因子数 7,内部交叉验证均方差

0.096,决定系数 r 为 0.998,外部验证预测均方差 0.068,系统精密度 RSD 为 0.10%,方法精密度 RSD 为 0.60%。黄群莲等采用 HPLC 法,以小檗碱为内标物,计算与黄柏碱、药根碱、巴马汀和黄柏酮的相对校正因子,通过相对校正因子计算黄柏配方颗粒 4 种成分的含量并在黄柏饮片中进行验证。结果,在一定线性范围内,黄柏碱、药根碱、巴马汀和黄柏酮与内标物小檗碱的相对校正因子分别为 0.235 0、0.890 7、0.739 8、0.769 8,且在不同试验条件下重复性良好(RSD = 0.18%～0.63%);黄柏配方颗粒与黄柏饮片"一测多评"法含量和外标实测法含量值所得结果无显著性差异。

3. 与传统饮片的比较

魏梅等报道,醋延胡索配方颗粒 HPLC 特征图谱的 10 个特征峰全部可在水煎剂中得到追踪,有 9 个可在饮片中得到追踪,并指认出原阿片碱、盐酸巴马汀、盐酸小檗碱、延胡索乙素 4 个成分。表明醋延胡索饮片、水煎液和配方颗粒的主要化学成分组成基本相同,其共有成分含量比例相近。王杰等采用 HPLC 测定六味地黄配方颗粒与传统汤剂中 6 个有效成分的含量。结果表明,传统汤剂与对应配方颗粒中毛蕊花糖苷和尿囊素的含量基本一致;马钱苷、茯苓酸和 23-乙酰泽泻醇 B 的含量,配方颗粒明显高于传统饮片;丹皮酚的含量配方颗粒明显低于传统饮片。故配方颗粒与传统汤剂中化学成分含量的高低与其组分的化学性质有关。魏梅等采用 HPLC 测定并比较生脉散传统饮片汤剂及配方颗粒汤剂中 5-羟甲基糠醛(5-HMF)含量。结果表明,生脉散配方颗粒汤剂与传统饮片汤剂的色谱图基本一致,但同批药材制成的配方颗粒汤剂中 5-HMF 含量高于传统饮片汤剂。随着加热时间的推移,配方颗粒汤剂中 5-HMF 的含量会逐渐增多,说明加热有可能使配方颗粒汤剂中其他物质转化为 5-HMF。胡麟等建立微波消解-ICP-MS 法测定丹参、金银花、黄芪饮片及配方颗粒中镉、铜、砷、

铅、汞的含量及其转移率。结果表明,3种饮片中5种重金属的含量均符合《中国药典》(2010年版)规定,在配方颗粒中的转移率在0%～27%之间,其中铅的转移率为0%。一些中药饮片和配方颗粒在制备过程中降低了重金属的含量,可保证用药的安全性。赵自明等报道,丹参配方颗粒具有生物利用度高、效应峰值大、消除慢、效应持续时间长等优点,其药物代谢动力学优于丹参标准煎剂。王杰等报道,白芍姜枣汤传统饮片汤剂芍药苷转移率为89.39%,对应配方颗粒汤剂为75.67%;白芍药＋生姜传统饮片汤剂为82.54%,对应配方颗粒汤剂为75.04%;白芍药＋大枣传统饮片汤剂为82.88%,对应配方颗粒汤剂为75.38%;而生姜＋大枣未检测到芍药苷。表明生姜、大枣能提高白芍药中芍药苷的含量。

传统饮片汤剂充分体现了中医理论的整体概念,配方颗粒不足之处是价格高于传统饮片,并缺少合煎过程中可能发生的反应。

(撰稿:孙晓燕　审阅:陶建生)

【中药固体分散体的研究】

固体分散体是指将微溶、难溶性药物以无定形态、微晶态、胶态或分子的状态高度分散在载体材料中的一种分散体系,可改善难溶性中药的溶解及溶出,延缓和控制药物的释放。根据载体材料类型不同固体分散体可分为速释型、肠溶型和缓控释型。常规的制备方法有熔融法、溶剂法、溶剂-熔融法和研磨法,新型的制备方法有喷雾干燥法、静电纺丝法和热熔挤出法。

张泸等以共聚维酮S630和聚维酮K30为载体,采用溶剂蒸发法制备丹皮酚固体分散体。结果,当丹皮酚与载体比例为1:3和1:5时形成了固体分散体,药物以无定形或分子状态存在;两种载体制备的固体分散体均能提高丹皮酚在模拟胃液和模拟肠液中的溶解度,以聚维酮K30为载体

的固体分散体的稳定性更佳。马颖等采用溶剂法选取聚丙烯酸树脂EPO,聚维酮K30分别与银杏内酯以不同配比制备固体分散体。结果,银杏内酯用两种载体制备的固体分散体中均以无定形状态均匀分散,表明以银杏内酯与EPO配比为1:2制备的固体分散体载药量高、银杏内酯B的溶出效果佳。李杰等分别使用热熔挤出法、溶剂蒸发法、熔融冷却法,以聚维酮S630、羟丙基纤维素(HPC)两种载体制备厚朴总酚固体分散体。结果,3种工艺制备的固体分散体中药物均能以无定形态存在;加速稳定性-溶出试验表明,HPC所制备的固体分散体稳定性明显优于聚维酮S630;同种辅料间热熔挤出技术制备的固体分散体稳定性优于其他两种工艺。吴玲等以泊洛沙姆188为载体,采用熔融法制备淫羊藿素固体分散体,其溶出度在一定程度上随载体比例增加而增加,当淫羊藿素与载体之比为1:17～1:27时,淫羊藿素120 min时的溶出度均在90%以上;熔融温度、冷却温度经综合分析后分别确定为60 ℃和0 ℃;30 min时,固体分散体的溶出度是物理混合物的1.5倍。任红暖等采用溶剂法制备白藜芦醇-泊洛沙姆188固体分散体的最优工艺条件为,药物与载体质量比1:10,熔融温度70 ℃,筛孔目数80目;最优工艺制备的样品平均溶解度0.51 mg/ml,平均收率91%,15 min的平均累积溶出度达83%。田力等采用溶剂法,以聚丙烯酸树脂S100为载体,制备白头翁总皂苷结肠定位固体分散体。体外释放度结果显示,载药量在20%时指标成分在pH 1.0溶液中2 h基本不释放,在pH 6.8溶液中4 h累积释放度小于16%,而在pH 7.8溶液中2 h累积释放达到85%以上。表明所制备的固体分散体可达到结肠定位的效果。

Wang W等以聚乙烯吡咯烷酮VA64:聚氧乙烯氢化蓖麻油40(85:15)喷雾干燥的粉末,采用热熔挤出法制备银杏提取物固体分散体。结果,银杏提取物在基质中分散良好,总黄酮和总萜类内酯的溶出比在120 min内有所提高,银杏内酯、白

果内酯等的 C_{max} 和 AUC 也显著提高。Liao JB 等选用泊洛沙姆 188 和泊洛沙姆 407 作为广藿香醇 (PA) 固体分散体的载体,在低温下熔化,通过滴入 $10\sim15\ ℃$ 的液体石蜡中迅速固化制备。PA/泊洛沙姆 188 和 PA/泊洛沙姆 407 二元固体分散体都能明显提高 PA 的溶出速率,相比纯的 PA 在 180 min 内大约提高了 16 倍;泊洛沙姆 188 可以提高溶出度,而泊洛沙姆 407 可以提高溶解性。Shi CY 等研究一种小檗碱和氢化卵磷脂(BHPC)的无定形固体分散体。结果,无定形 BHPC 固体分散体的渗透性和肠吸收相比于纯晶型小檗碱有明显增加,生物利用度也明显提高。然而,溶出研究表明无定形小檗碱的累积溶出比较纯晶型小檗碱保持不变,甚至低于原有平均值。饶小勇等采用溶剂法制备白头翁皂苷 D 固体分散体(PSD-SD)。结果,以聚乙二醇 6 000(PEG 6 000)为载体可使 PSD 在水中溶解度增大 3 倍;PSD-SD(PSD:PEG 6 000 = 1:6) 60 min 药物累积释放率达到了 90%;大鼠给药 PSD-SD 后,其 $AUC_{0\sim\infty}$ 是原料药的 2.24 倍。李健莹等以醋酸羟丙基甲基纤维素琥珀酸酯为载体制备人参皂苷 Rg_3 固体分散体。结果,人参皂苷 Rg_3 固体分散体可以增加药物的溶解度;在模拟人十二指肠和空肠 pH 的条件下人参皂苷 Rg_3 固体分散体的溶解性能显著优于原料药。汪晶等以纳米级碳酸钙为载体,采用溶剂法制备齐墩果酸固体分散体。结果,齐墩果酸在固体分散体中以无定形态存在;体外溶出实验表明,齐墩果酸-纳米碳酸钙 (1:2)60 min 的累积溶出度达到 83.30%,显著高于齐墩果酸原料药。

此外,还有许多中药固体分散体制备研究的相关报道。张庆明等以泊洛沙姆 188 为载体,采用溶剂法制备冬凌草甲素固体分散体;严红梅等采用溶剂法制备齐墩果酸-轻质碳酸钙固体分散体;俞迪佳等以聚维酮 K30 为载体,采用溶剂法制备白藜芦醇固体分散体;韩雷等以聚维酮 K30 为载体材料,采用溶剂法制备根皮素固体分散体;陈娇婷等以 PEG 1 000 维生素 E 琥珀酸酯为载体,采用溶剂-熔融法制备蛇床子素固体分散体;邓向涛等采用正交试验,以羟丙甲纤维素为骨架材料,乳糖、微晶纤维素为填充剂,硬脂酸镁为润滑剂,优选槲皮素固体分散体凝胶骨架片的处方;都暖等采用正交试验优选姜黄提取物-泊洛沙姆 188 固体分散体的制备工艺;谈增等以聚维酮 K30 为辅料,采用溶剂法制备血竭固体分散体胶囊;唐婷等以聚维酮 K30 为载体材料,溶剂法制备莲心碱固体分散体;徐文杰等以聚乙二醇、泊洛沙姆、聚乙烯吡咯烷酮为载体材料,分别用熔融法和溶剂法制备布渣叶总黄酮提取物固体分散体;杨红梅等以泊洛沙姆 188 为载体,熔融法制备吴茱萸碱固体分散体;严红梅等以多孔淀粉作为载体,采用溶剂挥发法制备淫羊藿总黄酮-多孔淀粉固体分散体;王立等以 PEG 6 000 作为载体,采用熔融法制备水飞蓟素固体分散体,并结合泡腾技术制备水飞蓟素控释制剂。

(撰稿:杨思彤 钱 帅 审阅:陶建生)

【中药微丸制剂的研究】

微丸是指直径小于 2.5 mm 的各类球形或类球形的制剂。

1. 处方优选及制备工艺的研究

武小赟等采用泛制法及包衣锅包衣技术分别制备胃溶微丸和结肠定位缓释微丸,通过单因素试验优选辅料和包衣工艺。结果,丸芯由药粉-羧甲基纤维素钠(8:1)和 95% 乙醇为润湿剂泛制成丸。以 3% 铁红为包衣液,包衣增重 4% 制备胃溶微丸;以 6% 丙烯酸树脂 L100-丙烯酸树脂 S100 (1:2)混合物为包衣材料,包衣增重 6% 制备结肠缓释微丸。胃溶微丸在人工胃液中 45 min 内释放完全;结肠定位微丸在人工胃液中 2 h 不释放药物,而在人工肠液中 3 h 释放度小于 20%,5 h 内释放完全。闵红燕等采用薄膜分散法制备混合胶束，利用流化床包衣技术固化胶束溶液，并通过正交试验优选甘草酸胆盐/磷脂混合胶束微丸处方。结果，优选的处方为聚乙烯吡咯烷酮（PVP）K30 4%、包衣增重 25%、药物浓度 15.2 mg/ml。该处方在人工胃液中 2 h 的释放量为（5.29±1.62）%，人工肠液中 45 min 的释放量为（84.76±3.14）%。石洋等为解决天麻胶囊制剂吸湿性强、稳定性差等问题，采用挤出滚圆法制备天麻微丸，筛选防潮效果最优的包衣材料进行薄膜包衣。结果，以微晶纤维素和乳糖为辅料，载药量为 50%，挤出频率为 30 Hz，滚圆频率 25 Hz，滚圆 10 min，并用 Opadry200 包衣液包衣；该微丸 24 h 内的吸湿率最低，防潮性能优越，提高了制剂的稳定性。罗云等采用挤出滚圆制备三七总皂苷微丸。结果表明，微丸的性质与其粉体性质无直接相关性；软材的液固比、液点、塑点等性质与粉体的孔隙率呈正相关，与粉体的密度、临界相对湿度扩散速率呈负相关；微丸密度与软材含水量呈正相关；微丸的溶出速率与粉体的孔隙率呈正相关，与吸附速率常数呈负相关。于凤波等采用正交试验优化氧化苦参碱肠溶微丸的制备工艺。结果，包衣锅转速 40 r/min、包衣温度 50 ℃、喷液速度 2～3 g/min、喷雾压力 2.0 MPa 时可将氧化苦参碱与 PVP、滑石粉制成的乙醇溶液包裹于空白丸芯，然后包裹羟丙甲基纤维素（HPMC）隔离衣及丙烯酸树脂肠溶衣制成氧化苦参碱肠溶微丸，该微丸在人工胃液 2 h 内释放量低于 15%，在人工肠液 45 min 内释药量高于 75%。王振等通过将冰片进行 β-CD 包合制备复方丹参肠黏附微丸。结果，在人工肠液中，复方丹参肠黏附微丸中龙脑体外溶出 12 h 内累积达 70%，而市售复方丹参片 40 min 累积溶出量达 90%。复方丹参肠黏附微丸中的龙脑有明显的缓释作用。余泉毅等以乙基纤维素水分散体为缓释材料，空白丸芯为载体，采用低喷流化床包衣技术制备芦丁缓释微丸。结果，最优包衣工艺为隔离层增重 10%，控释

层增重 18%，15% 的乳糖为致孔剂，所得缓释微丸的体外释放度接近一级释药模型。赵雯等采用挤出滚圆法制备姜黄素微丸丸芯，单因素考察和正交试验优化处方，并对最优处方进行包衣。结果，传统的挤出滚圆法所制得的微丸外观圆整，优化处方姜黄素：卡波姆：乙基纤维素：硬脂酸：微晶纤维素＝5：6：5：3：50；包衣处方 100 g 水分散体滑石粉用量为 1 g，增塑剂 PEG 6 000 为 2 g，包衣增重为 10%，包衣温度 60 ℃，包衣 24 h。所制得的姜黄素微丸在 12 h 内释药量达 90.5%，释药曲线符合 Weibull 方程。井丽丽等以挤出滚圆法制备氧化苦参碱缓释微丸含药丸芯，采用流化床包衣法，分别以 HPMC E5 及丙烯酸树脂 RS30D 作为隔离层及控释层的包衣材料。结果，最优处方 2% 的 HPMC E5 作为隔离层包衣液，并加入 0.2% 的 PEG 400 增塑剂，隔离层包衣增重 10%；控释层包衣处方为丙烯酸树脂 RS30D 6%，滑石粉 2%，增塑剂邻苯二甲酸二丁酯 2%，水 90%，包衣增重 10%。所制备的氧化苦参碱缓释微丸与普通微丸相比，表现出明显的缓释行为。何海冰等通过加液研磨法将原料药进行前处理，制备平均粒径为 1 μm 的药物混悬液，采用流化床液相层积法制备载药微丸。以体外释放度为指标，采用丙烯酸树脂 NE30D 和丙烯酸树脂 L30D-55 为包衣材料制备盐酸小檗碱缓释微丸。结果，制备的盐酸小檗碱缓释微丸外观圆整、表面较光滑，粒度 0.25～0.43 mm，在体外具有明显的缓释特征，释药动力学符合 Higuchi 方程。李丹等采用挤出滚圆法制备复方竹茹速释微丸，采用单因素试验和正交试验优选其制备工艺。结果，20% 药物投药量，微晶纤维素与乳糖（4：1）作为骨架材料，加 12 ml 水制软材后，用挤出滚圆制粒机以 40 Hz 的挤出速度，50 Hz 的滚圆速度滚圆 5 min 制得微丸。以茶多酚为溶出指标成分，所制得的速释微丸在 20 min 内与 0.1 mol/L 盐酸中累积溶出量达 80% 以上。

2. 质量研究及体内评价

阚丽莉等采用 HPLC 进行释放介质指纹图谱分析,选择陈白清肝微丸中柚皮苷为参照峰,计算相对释放度,并对每一种成分进行释药模型的拟合,建立了以指纹图谱相关峰为指标的体外释放质量评价方法。马传江等建立了 HPLC 测定护肠清毒微丸中大黄素含量的方法;该微丸在人工胃液中 2 h 内几乎无释放,而在人工肠液中 40 min 释药量达到 80%。陈将等通过大鼠灌胃给予肠炎宁结肠靶向微丸。研究表明,结肠靶向微丸中槲皮素在给药后的血药浓度-时间曲线呈现开放式二室模型;与普通微丸相比,槲皮素在 2 h 才检测到浓度,达峰时间 10 h,6～16 h 内血药浓度保持在 4.9～11.2 g/ml 之间,血药浓度平稳,具有良好的结肠靶向缓释药特性。管咏梅等报道,将白头翁用羟丙基-β-环糊精包合并形成微丸后其生物利用度较白头翁本身提高了 3.1 倍。Yan HX 等制备丹参酮ⅡA缓释微丸,研究其体外释药行为及在新西兰兔体内的药动学特征及药效学行为。结果,该缓释微丸的体外释药曲线与设计的释药曲线相似(相似因子 $f_2 = 64.90$),进一步的体内药动学研究表明血药浓度曲线与预设的曲线相似。

3. 其他

此外,还有许多微丸制剂研究的相关报道。如李静等制备了葛根素胃黏附微丸并研究其体外黏附性及体外释药行为;蒋杉杉等采用挤出滚圆法制备蟾酥缓释微丸,并对其形态及体外释药机制进行了研究;李雅雅等采用 TLC 鉴别蟾酥缓释微丸中各成分,并采用 HPLC、UV 测定有效成分制定该微丸的质量标准;刘庆波探究了中药三七微丸的制备工艺及有效成分检测方法;孙萍等建立护肠清毒微丸灌胃后大鼠血浆和结肠组织中大黄素浓度的 HPLC 测定方法,并探讨了护肠清毒微丸中大黄素在大鼠体内药物动力学性质及结肠组织分布情况。

(撰稿:贺雅婷 钱 帅 审阅:陶建生)

[附] 参 考 文 献

A

艾凤伟,庄海涛,凌勇,等.星点设计-效应面法优化青蒿素微囊的制备工艺[J].中成药,2015,37(7):1457

C

曹蕾,盛蓉,宋英,等.吴茱萸碱分散片的成型工艺研究[J].时珍国医国药,2015,26(8):1916

柴桂芳,赵宏,管勇舟,等.Box-Behnken 设计优化车前子多糖的闪式提取工艺研究[J].时珍国医国药,2015,26(5):1059

陈丹飞,王国伟,徐骏军,等.大黄酸聚乳酸纳米粒的制备及体外评价[J].江西中医药大学学报,2015,27(4):59

陈将,张哲安,叶亚丽,等.肠炎宁结肠靶向微丸中槲皮素在大鼠体内的药动学研究[J].中国中医药科技,2015,22(1):49

陈娇婷,李林福.蛇床子素-TPGS 固体分散体制备研究[J].亚太传统医药,2015,11(17):21

陈美,余江南,徐希明,等.载蟾毒灵聚氰基丙烯酸正丁酯纳米粒的制备及其评价[J].中草药,2015,46(9):1296

陈秋连,郑曼玲,蔡恩博,等.复合酶法辅助提取刺五加叶中金丝桃苷工艺研究[J].世界科学技术(中医药现代化),2015,17(9):1866

陈文良,陈文龙,王敏,等.Ⅱ型 ZTC1+1 天然澄清剂纯化土茯苓多糖的工艺研究[J].中成药,2015,37(7):1605

陈文良,王冬梅,卢传礼,等.酶法提取土茯苓多糖的工艺研究[J].中药新药与临床药理,2015,26(3):392

陈岩,郭迎新,杨星钢.星点设计-效应面法优选银杏叶

双层渗透泵控释片处方工艺[J].中国实验方剂学杂志,2015,21(5):20

D

邓向涛,郝海军,贾幼智,等.槲皮素固体分散体亲水性骨架缓释片的研制及体外释放[J].中药材,2015,38(11):2408

董晓莹,许莹,柯磊,等.四物汤巴布剂的制备及其体外透皮性能研究[J].时珍国医国药,2015,26(10):2418

都暖,张师愚.姜黄固体分散体制备工艺研究及含量测定方法的建立[J].辽宁中医药大学学报,2015,17(8):49

杜远东.正交试验法优选葛根配方颗粒的提取工艺[J].中国民族民间医药,2015,24(8):15

段春改,陈钟,姜国志.气相色谱-质谱联用仪分析草豆蔻配方颗粒中石竹素和反式石竹烯含量[J].中医学报,2015,30(3):407

段晓颖,范苏玉,平佳宜,等.肠溃宁生物黏附结肠定位微片成型工艺的研究[J].中成药,2015,37(10):2158

F

范少敏,史亚军,周玉凯,等.丹参总酚酸鼻用原位凝胶的制备工艺研究[J].陕西中医,2015,36(6):730

冯传平,杨惠,李辉,等.KBT-ZTC澄清剂用于补肾温肺合剂水提液的澄清工艺研究[J].中成药,2015,37(5):1127

冯素香,李晓玉,白燕,等.回流提取法与闪式提取法提取姜黄中姜黄素的工艺对比研究[J].时珍国医国药,2015,26(2):348

冯素香,史晶晶,吴兆宇,等.三七中总皂苷闪式提取工艺[J].中成药,2015,37(10):2177

G

高晗,李军山,郝鹏彬,等.近红外光谱法快速测定侧柏叶配方颗粒槲皮苷含量[J].中国现代中药,2015,17(7):722

高彦华,罗玉琴,马庆苓,等.大孔吸附树脂富集纯化鹰嘴豆芽总异黄酮的工艺研究[J].中成药,2015,37(1):216

耿魁魁,刘圣,吴妍.正交实验法优选注射用丹参多酚酸盐调配技术[J].中成药,2015,37(1):220

管咏梅,刘红宁,杨明,等.白头翁总皂苷-羟丙基-β-环糊精包合物微丸生物利用度研究[J].世界中医药,2015,10(3):337

H

韩雷,马诗经,江森,等.根皮素固体分散体的制备和表征[J].中国实验方剂学杂志,2015,21(24):10

何福根,章红燕,姜建伟,等.应用Box-Behnken设计优化丹参总酚酸微波真空干燥工艺[J].中国中医药科技,2015,22(2):168

何海冰,樊冬娇,唐星.盐酸小檗碱缓释微丸的制备及质量评价[J].沈阳药科大学学报,2015,32(12):911

胡春晖.猫爪草提取物离子敏感型原位凝胶的制备及体外释药研究[J].时珍国医国药,2015,26(10):2412

胡麟,胡昌江,吴文辉,等.微波消解-ICP-MS法测定3种中药饮片及配方颗粒中的重金属及其转移率[J].中成药,2015,37(10):2238

胡颖菲,吴琳,金小燕.五味子泡腾片制备工艺研究[J].亚太传统医药,2015,11(20):32

黄道省,石伟,韩蕾,等.Box-Behnken法优化热毒宁注射液栀子浸膏带式干燥工艺[J].中国中药杂志,2015,40(12):2330

黄汉,刘学功,陈苏丹,等.淫羊藿素固体脂质纳米粒的工艺研究及其表征[J].中药材,2015,38(6):1312

黄群连,罗颖,李芹,等."一测多评"含量测定法对黄柏配方颗粒与黄柏饮片适用性研究[J].中国医院药学杂志,2015,35(16):1470

黄越燕,谭荣德,吴世平.龙葵总多糖的闪式提取工艺优选[J].中国实验方剂学杂志,2015,21(3):24

J

蒋红艳,江尚飞,张继芬,等.小檗碱胃黏附微球的体外释药及黏附性能评价[J].中药新药与临床药理,2015,26(3):397

蒋杉杉,李永盛,涂颖秋,等.蟾酥缓释微丸制备及体外释放机制研究[J].中国现代应用药学,2015,32(9):1103

金杨巧,颜晓玲,戴娟,等.不同澄清剂对复方安神片水提液精制效果的影响[J].江西中医药大学学报,2015,27(5):60

井丽丽,孙少平,梁娜.氧化苦参碱缓释微丸的制备及包衣处方因素的考察[J].中国医院药学杂志,2015,35(20):1822

K

阚俊明,雷岱虹,宗颖,等.多指标综合评分法优选甘草抗氧化活性成分闪式提取工艺[J].长春中医药大学学报,2015,31(3):475

阚丽莉,宋惠珠,严国俊.指纹图谱整体释放动力学评价陈白清肝微丸缓释特性[J].中华中医药学刊,2015,33(8):1817

康小东,杨绪芳,李峰,等.痛安注射液青风藤中间体纯化工艺研究[J].世界科学技术(中医药现代化),2015,17(5):1090

L

Liao JB, Liang YZ, Chen YL, et al. Novel patchouli alcohol ternary solid dispersion pellets prepared by poloxamers[J]. Iranian Journal of Pharmaceutical Research, 2015, 14(1):15

来丽丽,蒋世竹.微波辅助提取大蒜黄酮的工艺研究[J].山西中医学院学报,2015,16(2):36

兰艳素,李长江,亓昭鹏,等.响应面法优化微波辅助提取广豆根中总黄酮工艺[J].中成药,2015,37(6):1360

李宝红,吴君,程怡,等.正交试验优化葛根中葛根素的闪式提取工艺[J].中国实验方剂学杂志,2015,21(2):27

李存玉,钱祥,杨泽秋,等.基于纳滤技术的消癌平注射液中的钾离子去除工艺优化[J].中成药,2015,37(2):294

李丹,初阳,杨倩.挤出滚圆法制备复方竹茶速释微丸[J].沈阳药科大学学报,2015,32(3):182

李桂兰,贺智勇,薛雨晨,等.闪式提取法用于大蝎子草总黄酮的工艺条件研究[J].中成药,2015,37(7):1603

李健莹,栾晓娇,王凯乾,等.人参皂苷 Rg₃固体分散体的制备及表征[J].中国药学杂志,2015,50(10):872

李杰,狄留庆,李俊松,等.厚朴总酚固体分散体不同制备方法的比较研究[J].中国中药杂志,2015,40(22):4400

李静,卞俊.葛根素胃黏附微丸的制备及其体外黏附性研究[J].中国药房,2015,26(13):1836

李美燕,林於,欧阳雪,等.氢溴酸东莨菪碱温敏型鼻用原位凝胶的制备[J].中成药,2015,37(3):517

李姝,潘柳谷,吴妮妮,等.生物酶解法提取匙羹藤总皂苷工艺的研究[J].时珍国医国药,2015,26(7):1616

李姝影,李晓菲,陈飞,等.吴茱萸碱的大孔树脂分离纯化工艺优选[J].中国实验方剂学杂志,2015,21(4):27

李雪峰,徐振秋,闫明,等.效应面法优化芪白平肺颗粒中人参黄芪浸膏真空带式干燥工艺[J].中国中药杂志,2015,40(20):3987

李雅雅,刘伯宇,黄绳武.蟾酥缓释微丸的质量标准[J].中国现代应用药学,2015,32(11):1324

李岩,赵欣,李晓静,等.大孔树脂分离纯化天仙子总生物碱的研究[J].中成药,2015,37(1):89

李远辉,冯建安,武亚晓,等.混料设计优化康复新胃漂浮片处方[J].中国实验方剂学杂志,2015,21(6):25

李泽华,刘林生,徐祖疆,等.超声提取南蛇藤根中扁蒴藤素的工艺研究[J].中药材,2015,38(5):1076

李宗伟,秦斯民.葛根、白芍中药配方颗粒制备工艺及质量标准研究[J].亚太传统医药,2015,11(4):30

梁劲康,黎婉婉,胡巧红,等.三子巴布剂基质配方优化与体外释放特性考察[J].中国实验方剂学杂志,2015,21(17):18

梁兆昌,褚洪标,肖琳,等.杜仲超微粉体理化特性及体外溶出性能研究[J].中草药,2015,46(11):1609

林丽微,周毅生,周臻,等.星点设计-效应面法优化龙须藤总黄酮分散片的处方[J].中成药,2015,37(6):1225

林淑贞,曾茂贵,张宽,等.HPLC 测定不同厂家厚朴配方颗粒中厚朴酚与和厚朴酚的含量[J].中国药师,2015,18(10):1803

刘长龙,李云霄,钱俊,等.响应面法优化十味盆安颗粒真空带式干燥工艺研究[J].中草药,2015,46(13):1914

刘丹霞,张焕滨,廖华卫,等.穿心莲内酯自微乳化释药系统的处方优化与评价[J].广东药学院学报,2015,31(5):561

刘庆波.中药三七微丸的临床药学探讨[J].中国继续医学教育,2015,7(33):210

刘五州,妥海燕,吴国泰,等.当归补血汤半仿生提取工艺研究[J].中药药理与临床,2015,31(5):19

刘喜纲,刘沛,陈大为,等.优选大黄总蒽醌结肠定位壳聚糖微球的制备工艺[J].中草药,2015,46(1):38

刘小攀,田春莲,覃基信,等.Box-Behnken 响应面法优化超声辅助提取忽地笑多糖工艺研究[J].中药材,2015,38(7):1520

刘志辉,李俊生,郑啸,等.透皮促渗剂对黄芩总黄酮凝胶膏剂成分体外经皮渗透的影响[J].中草药,2015,

46(18):2703

卢秀霞,陈文荣,李南,等.灯盏花素自微乳的制备及其溶出度评价[J].中药材,2015,38(4):821

罗爱勤,陈亮,王小妹,等.超临界CO_2流体萃取蒜头果油工艺研究[J].中药材,2015,38(6):1295

罗娅君,边清泉,罗英,等.大孔树脂吸附马比木中喜树碱的工艺[J].中成药,2015,37(8):1859

罗云,熊志伟,张婧,等.三七总皂苷微丸的成型性与原料物性的相关性研究[J].中草药,2015,46(17):2540

M

马传江,孙萍,刘乐洋.大黄素在结肠靶向护肠清毒微丸中的体外释放研究[J].药学研究,2015,34(12):696

马黄璜,江川,郭晓芳,等.加速溶剂萃取技术提取垂盆草总黄酮及其抗肝癌研究[J].海峡药学,2015,27(9):40

马君义,陈香玲,亢俊瑞,等.高乌甲素聚乳酸纳米粒的制备及体外释药特性的研究[J].中国药学杂志,2015,50(7):613

马颖,吕志阳,狄留庆,等.银杏内酯固体分散体的辅料优选[J].南京中医药大学学报,2015,31(2):174

闵红燕,万露,沈成英,等.甘草酸胆盐/磷脂混合胶束微丸的制备及其体外评价[J].解放军药学学报,2015,31(4):281

N

宁红霞,沈薇,石晓峰,等.响应面法优化雪松松针中总多酚的超声提取工艺[J].中药材,2015,38(4):847

宁杰,张荣华,杨丽,等.补骨脂素固体脂质纳米粒的制备及其理化性质考察[J].中成药,2015,37(4):887

P

裴贵珍,陈文,马世俊,等.孜然挥发油β-环糊精包合物的制备与评价[J].中成药,2015,37(2):416

彭宪,龙晓英,宋力飞,等.正交试验法优选野菊花的高速分散均质提取工艺[J].广东药学院学报,2015,31(2):176

朴林梅,金勇,崔艳琳,等.月见草油固体脂质纳米粒的制备及质量评价[J].中药材,2015,38(6):1290

Q

邱婧然,王志祥,周黎明,等.均匀设计优选白芷香豆素微波提取工艺[J].中医学报,2015,30(1):86

R

冉茂莲,李小芳,余琳,等.罗布麻双层漂浮型脉冲释药片的制备[J].中成药,2015,37(4):752

饶双超,冯玲华,姜胜琴.丹归通络颗粒动态逆流提取工艺优选[J].中药材,2015,38(3):624

饶双超,冯玲华,毛小红.罐组逆流提取技术在双泽清脂颗粒技术改造升级中的应用研究[J].湖北中医药大学学报,2015,17(3):40

饶小勇,尹姗,何明珍,等.白头翁皂苷 D 固体分散体制备及体内外评价[J].中草药,2015,46(21):3179

任红暖,王晓丽,陈肖如,等.白藜芦醇-泊洛沙姆 188 固体分散体的制备及其性能研究[J].中国药房,2015,26(25):3554

S

Shi CY, Tong Q, Fang JG, et al. Preparation, characterization and in vivo studies of amorphous solid dispersion of berberine with hydrogenated phosphatidylcholine [J]. European Journal of Pharmaceutical Sciences, 2015, 74:11

石洋,潘博文,王慧娟,等.天麻微丸的制备及薄膜包衣防潮的考察[J].时珍国医国药,2015,26(8):1919

孙萍,马传江,刘乐洋.结肠靶向护肠清毒微丸中大黄素在大鼠体内肠吸收及药物动力学研究[J].中国中医药信息杂志,2015,22(9):79

孙艺丹,赵青,王锐利,等.正交设计联用星点设计-效应面法优化蒿甲醚长循环纳米结构脂质载体处方[J].沈阳药科大学学报,2015,32(1):7

T

谈增,吴秋平,冯海.血竭固体分散体胶囊的制备研究[J].海峡药学,2015,27(7):20

唐慧慧,蔡清宇,谢学渊.吴茱萸次碱β-环糊精包合物的制备表征及其增溶作用[J].解放军药学学报,2015,31(4):297

唐婷,严航,周江,等.莲心碱固体分散体的表征及体外溶出度的测定[J].中成药,2015,37(8):1853

唐杨琴,李海池,黄文洁,等.超临界CO_2流体萃取云南红豆杉枝叶中 10-DAB 的工艺研究[J].中药材,2015,

38(4):827

唐正平,胡蓉婉,丁志平,等.柏子仁的超微粉碎工艺研究[J].湖南中医杂志,2015,31(9):161

田力,刘红宁,管咏梅,等.白头翁总皂苷结肠定位固体分散体制备[J].中成药,2015,37(12):2619

田洋,史崇颖,候艳,等.壳聚糖絮凝法澄清天麻提取液的工艺优选[J].中国实验方剂学杂志,2015,21(5):25

W

Wang W, Qian K, Na L, et al. Enhanced dissolution rate and oral bioavailability of Ginkgo biloba extract by preparing solid dispersion via hot-melt extrusion[J]. Fitoterapia, 2015, 102:189

汪晶,严红梅,董宇.齐墩果酸-纳米碳酸钙固体分散体的制备及评价研究[J].南京中医药大学学报,2015,31(5):445

王爱民,朱迪,陈思颖,等.注射用复方莶草冻干粉针稳定性影响因素考察[J].中国实验方剂学杂志,2015,21(8):5

王宝才,刘效栓,李喜香.溃平宁胃内漂浮片的制备工艺研究[J].西部中医药,2015,28(5):40

王蓓,张云天,李松,等.白鲜皮配方颗粒高效液相色谱特征图谱研究[J].海峡药学,2015,27(2):47

王长菊,付正英.乳痛宁巴布剂的制备及体外透皮释放研究[J].西部中医药,2015,28(3):40

王国华,聂其霞,臧琛,等.基于眼部特点的麝丹即型凝胶的制备与评价[J].中国中药杂志,2015,40(15):2982

王浩,崔名全,尹蓉莉,等.穿琥宁自乳化给药系统处方筛选及评价[J].世界科学技术(中医药现代化),2015,17(3):712

王继龙,陈方圆,魏舒畅,等.二次通用旋转组合设计优化红芪中芒柄花素和总皂苷的酶解提取工艺[J].中成药,2015,37(9):1926

王杰,刘冰,刘雪莹,等.白芍姜枣汤配方颗粒替代传统饮片合理性的研究[J].天津药学,2015,27(6):18

王杰,刘冰,周军,等.六味地黄配方颗粒与传统汤剂中6种有效成分的比较研究[J].中草药,2015,46(19):2887

王杰,史德胜,刘冰,等.含挥发性成分中药牡丹皮和肉桂配方颗粒不同制备工艺的比较研究[J].中草药,2015,46(24):3687

王立,杨硕,马维阳,等.水飞蓟宾控释制剂的制备及释放机制研究[J].中草药,2015,46(8):1145

王群星,熊雪丰,何三民,等.延胡索乙素胃漂浮微球的体外漂浮及释药特征评价[J].中国现代应用药学,2015,32(9):1093

王瑞,曹慧,李学红,等.中药南沙参配方颗粒成型工艺研究[J].潍坊学院学报,2015,15(2):20

王勇,杨丽丽,张华,等.飞机草挥发油的超临界 CO_2 萃取工艺[J].中国现代中药,2015,17(1):51

王勇.消渴胶囊真空微波法干燥工艺研究[J].湖北中医杂志,2015,37(5):66

王月辉,武景路,祝帆,等.正交试验法优化黄芩提取物带式干燥工艺研究[J].亚太传统医药,2015,11(16):34

王振,杜守颖,陆洋,等.复方丹参肠黏附微丸中龙脑含量测定方法的建立及不同剂型龙脑溶出度的研究[J].中国中药杂志,2015,40(16):3194

王正宽,刘圆,周茆,等.中试规模下 Box-Behnken 法优化延胡索微波提取工艺[J].中草药,2015,46(16):2394

王正宽,周茆,刘圆,等.微波技术在桂枝茯苓胶囊提取过程中的应用[J].中国中药杂志,2015,40(11):2123

卫强,李前荣,尹浩,等.超临界 CO_2 萃取法与水蒸气蒸馏法提取垂丝海棠叶挥发油成分及其抗氧化活性的比较[J].中成药,2015,37(11):2550

魏梅,邓淙友,梁志毅,等.生脉散传统饮片汤剂与配方颗粒汤剂 5-羟甲基糠醛(5-HMF)含量比较[J].世界中医药,2015,10(1):101

魏梅,杜兰哲,李慧,等.醋延胡索饮片、水煎液、配方颗粒高效液相色谱特征图谱相关性研究[J].中药材,2015,38(5):1066

魏梅,李慧,陈向东,等.半枝莲配方颗粒特征图谱研究[J].中药材,2015,38(4):835

魏玉辉,张建萍,段好刚,等.苦豆子总碱温敏凝胶的制备及体外评价[J].中成药,2015,37(10):2318

吴玲.淫羊藿素-泊洛沙姆 188 固体分散体的制备及溶出度研究[J].中国药房,2015,26(19):2702

吴卫,唐振祥,李素珍.酶解法辅助提取钩藤中钩藤碱的工艺优选[J].中国实验方剂学杂志,2015,21(10):23

吴先闯,郝海军,宋晓勇,等.白藜芦醇单层渗透泵片制备工艺研究及评价[J].中药材,2015,38(8):1732

吴先闯,郝海军,宋晓勇,等.槲皮素包合物微孔渗透泵片制备工艺[J].中成药,2015,37(6):1205

武景路,张丽丽,孟金硕,等.正交试验优化金银花提取物的真空带式干燥工艺的研究[J].现代药物与临床,2015,30(2):141

武婧,唐志书,古川,等.无机陶瓷膜微滤精制山茱萸水提液的工艺研究[J].中南药学,2015,13(9):943

武小赟,王俊涛,孙榜娇,等.解毒止泻微丸制备工艺考察[J].中国实验方剂学杂志,2015,21(7):17

X

肖胜利,王家龙,张秋燕,等.肉桂挥发油包合工艺研究及其包合物的特征鉴别[J].辽宁中医杂志,2015,42(7):1297

谢彩侠,刘蕊,白雁,等.玉米须配方颗粒的水煎工艺优化[J].天然产物研究与开发,2015,27(3):540

谢彩侠,刘蕊,白雁,等.玉米须水提液喷雾干燥工艺优选[J].中国实验方剂学杂志,2015,21(4):19

谢媛,王洛临,施之琪,等.小茴香挥发油纯胶包合物的制备工艺[J].中国实验方剂学杂志,2015,21(6):20

熊利芝,王金理,吴玉先,等.响应面法优化超声提取栝楼皮多糖的工艺研究[J].中药材,2015,38(7):1524

胥爱丽,董玉娟,陈昭,等.UPLC/Q-TOF MS法对何首乌配方颗粒化学成分的快速分析[J].中药材,2015,38(6):1287

徐本亮,蔡芸芸,张琦,等.pH-时滞结合型丹皮酚结肠靶向片的包衣处方考察[J].中成药,2015,37(7):1447

徐冰婉,黄家卫.多目标遗传算法优化香薷挥发油β-环糊精包合工艺[J].中国实验方剂学杂志,2015,21(4):15

徐芳芳,石伟,张晖,等.穿心莲总内酯亲水凝胶骨架片的制备及体外释药机制研究[J].中国中药杂志,2015,40(1):79

徐文杰,朱颖,孙冬梅.布渣叶总黄酮固体分散体的制备及体外溶出度测定[J].中国医院药学杂志,2015,35(2):119

徐忠坤,高金,秦建平,等.采用超微粉碎提升散结镇痛胶囊活性成分溶出度的研究[J].中国中药杂志,2015,40(10):1945

许锋,王洛临,施之琪,等.星点设计-效应面法优化左金胃漂浮-生物粘附小丸处方[J].中药材,2015,38(9):1969

Y

Yan HX, Li J, Li ZH, et al. Tanshinone ⅡA-loaded pellets developed for angina chronotherapy: Deconvolution-based formulation design and optimization, pharmacokinetic and pharmacodynamics evaluation[J]. European Journal of Pharmaceutical Sciences, 2015, 76:156

闫炳雄,徐东婷,邱智东,等.旋覆花配方颗粒提取工艺研究[J].长春中医药大学学报,2015,31(6):1119

严红梅,贾晓斌,张振海,等.多孔淀粉作为淫羊藿总黄酮固体分散体载体的研究[J].中国中药杂志,2015,40(9):1723

严红梅,张振海,贾晓斌,等.基于轻质碳酸钙的齐墩果酸固体分散体的研究[J].中国中药杂志,2015,40(10):1935

晏小云.郁李仁配方颗粒的质量标准研究[J].海峡药学,2015,26(3):386

杨春荣,王莹,慎爱民,等.姜黄素长循环纳米结构脂质载体的处方优化及理化性质研究[J].沈阳药科大学学报,2015,32(2):100

杨红梅,盛蓉,宋英,等.吴茱萸碱超微粉-F68固体分散体溶出研究[J].天然产物研究与开发,2015,27(9):1626

杨晶,朱文雄,袁博,等.前列痛安巴布贴的制备研究[J].湖南中医杂志,2015,31(1):140

杨绪芳,王秀海,柏伟荣,等.痛安注射液配液过程中除杂工艺优化研究[J].中国中药杂志,2015,40(16):3200

于凤波,吴雯,王强.氧化苦参碱肠溶制剂的研究[J].中国药物经济学,2015,(3):20

于桐,吴超,季鹏,等.黄芩素固体脂质纳米粒冻干粉的制备及体外释药性质的研究[J].中草药,2015,46(18):2720

余泉毅,崔名全,鲍锐,等.基于流化床技术制备芦丁缓释微丸及质量控制的研究[J].世界科学技术(中医药现代化),2015,17(1):267

余晓玲,袁小淋,李雷,等.复方龙血竭巴布剂制备工艺研究[J].云南中医中药杂志,2015,36(7):63

俞迪佳,朱缨,陆丹玉.白藜芦醇固体分散体的制备及溶出特性研究[J].食品与药品,2015,17(3):166

袁海建,安益强,王卉,等.银杏内酯B冻干粉针处方和冻干工艺的研究[J].中成药,2015,37(7):1600

袁铭,姜卫中,饶双超,等.正交试验优选辛芷通鼻颗粒

的双罐逆流提取工艺[J].中药材,2015,38(5):1073

袁铭,占晓丽,潘磊,等.贝棟开郁胶囊的双罐逆流提取工艺优选[J].湖北中医杂志,2015,37(9):67

Z

曾恋情,魏惠珍,刘圆,等.天麻真空冷冻干燥粉工艺研究[J].时珍国医国药,2015,26(9):2135

曾恕芬,陈金东,任杨帆,等.熟三七配方颗粒的质量分析研究[J].中国现代中药,2015,17(7):718

翟小玲,蒋莉娟,黎志坚,等.微滤-超滤技术用于健儿消食口服液分离纯化的研究[J].中药材,2015,38(10):2190

张爱丽,邵杰,张庆芬.橘红痰咳口腔崩解片的制备[J].中成药,2015,37(7):1462

张传辉,贾成友,李微,等.三七接骨凝胶膏剂的制备及体外透皮特性研究[J].中草药,2015,46(5):654

张丹,廖芳,周洁,等.Box-BehnkenDesign-响应面优化法优化芍药总苷脂质体的制备工艺及体外释放研究[J].中草药,2015,46(3):359

张广唱,郭殷锐,武哲丽,等.吴茱萸水包油微乳巴布剂的体外透皮吸收特性[J].中国实验方剂学杂志,2015,21(17):1

张海容,刘娟,魏增云,等.响应面法优化超声提取中药茜草中多糖工艺[J].中成药,2015,37(10):2321

张华,靳诗英,周海梅,等.鞣花酸微球的制备及体外释放度考察[J].中国实验方剂学杂志,2015,21(7):11

张建伟,全浩宇,冯颖,等.基于ζ电位的甘草水提液絮凝澄清效果研究[J].中草药,2015,46(10):1464

张君菡,刘永峰,裴栋,等.大孔吸附树脂分离纯化锁阳总黄酮工艺研究[J].时珍国医国药,2015,26(10):2349

张泸,刘新湘,余红,等.丹皮酚固体分散体的制备和表征[J].中国医药工业杂志,2015,46(3):261

张庆明,徐云燕,张平,等.冬凌草甲素固体分散体的制备及溶出度测定[J].医学研究生学报,2015,28(12):1303

张文文,张国喜,孙考祥.姜黄素纳米粒的制备及药动学研究[J].南京中医药大学学报,2015,31(4):388

张亚会,李喜香,包强,等.甘草次酸-壳聚糖纳米粒的制备及其质量评价[J].中草药,2015,46(15):2232

张艳军,刘莉莉,胡军华,等.Box-Behnken响应面法优化鼻鼽颗粒醇提浸膏喷雾干燥工艺研究[J].中国中药杂志,2015,40(18):3585

张云天,高颖,段华琴,等.白茅根配方颗粒的HPLC特征图谱研究[J].中国药房,2015,26(6):813

赵雯,刘睿,张艳军.姜黄素缓释微丸的制备工艺及处方优化[J].时珍国医国药,2015,26(9):2140

赵自明,黄雪君,杜铁良,等.丹参配方颗粒与标准煎剂抗血小板聚集的时效关系比较[J].中医学报,2015,30(12):1777

甄兰敏,李军山,姜海,等.牛蒡子配方颗粒的质量标准研究[J].中国药房,2015,26(18):2532

钟婉华,刘丹霞,崔升淼.绞股蓝总皂苷自微乳化给药系统的制备[J].药学研究,2015,34(11):654

周恩丽,王仁杰,李淼,等.银杏二萜内酯葡胺注射液活性炭吸附工艺的优选[J].中国中药杂志,2015,40(20):3993

周惠恩,王婴,王岩,等.星点设计-效应面法优化齐墩果酸长循环脂质体的制备工艺[J].中药新药与临床药理,2015,26(5):702

周滢,曾志华.烫骨碎补配方颗粒的提取工艺优选及其含量测定[J].中国实验方剂学杂志,2015,21(5):54

朱佳,轩亚茹,张春春,等.姜黄素复方脂质体的制备及质量评价[J].中国实验方剂学杂志,2015,21(19):19

朱丽萍,李元波,张林,等.香芍颗粒中挥发油的N-LOK变性淀粉及β-环糊精包合工艺的比较研究[J].时珍国医国药,2015,26(3):616

朱明岩,凌娅,范庆龙,等.不同超滤膜组件处理热毒宁注射液脱炭液的效果比较[J].中国实验方剂学杂志,2015,21(11):20

祖元刚,钟晨,赵修华,等.石榴皮超微粉制备工艺优化及体内抗氧化研究[J].中草药,2015,46(10):1454

（五）中药炮制

【概　述】

2015 年，中药炮制研究方面发表论文约 400 篇，除炮制历史沿革、饮片鉴别、贮存和临床应用等方面论文外，实验研究论文约 300 篇。进展主要是结合药效指标优化炮制工艺的研究，炮制过程多指标的动态变化规律研究，基于 NMR 代谢组学技术的成分比较，结合复方临床的药效作用比较，分子鉴定、生物效价、物理参数测定等饮片质量控制方法的研究。

1. 炮制工艺的研究

（1）多指标优化　①正交试验和多指标综合评分法：刘玲等采用正交试验优选酒黄精炮制工艺为，蒸制 3 h，闷制 3 h，反复 4 次。于欢等以柴胡皂苷 a、c、d 及醇溶性浸出物含量的综合评分为指标，表明炒制时间对鳖血柴胡炮制工艺具有显著性影响；正交试验优选的工艺为，加鳖血量 0.05 ml/g，150 ℃炮制 10 min。②响应面法：王静等以总生物碱、浸出物含量的归一值为因变量，通过 Box-Behnken 实验优选胆黄连的最佳炮制工艺为，94 ℃炒制 19 min，胆汁水溶液闷润 1 h。朱琼花等采用 Box-Behnken 响应面法优化牡丹皮炭的砂烫炮制工艺为，180.0 ℃炮制 9.0 min，投料比 25.5。

（2）结合药效指标优化　罗怀浩等采用小鼠氨水引咳试验与小鼠气管酚红排泄试验，优选竹沥的最佳炮制工艺为，400 ℃干馏 30 min。马致洁等以正常人肝细胞为模型，细胞毒价为指标，评价何首乌不同炮制品（高压清蒸、高压黑豆汁蒸、常压清蒸）的毒性，优选炮制工艺。结果表明，何首乌经炮制后可减毒，高压清蒸 3 h 减毒效果较佳，二苯乙烯苷含量与其毒价变化趋势基本一致。徐晓雪等用 HPLC 法测定手参制品中的天麻素、4-羟基苯甲醇、militarine、loroglossin 的含量，通过水迷宫实验考察手参奶制品对衰老小鼠学习记忆能力的影响；采用酶联免疫吸附实验检测小鼠脑组织中 MDA 水平和 SOD 活力。结果，手参奶制的最佳炮制工艺为，加入 30％的鲜牛奶闷润 12 h，于 120 ℃烘制 6 min。

（3）新饮片新工艺　温锦青等以性状外观、醇溶性浸出物及总游离氨基酸含量的综合评分为指标，通过正交试验优选鹿茸岭南特色饮片（极薄片）新型常温干燥工艺为，35 ℃干燥 4 h，物料密度 9 g。与传统干燥工艺相比更简便、能耗更低、干燥速率更高。谢凡等以绿原酸为指标，在单味饮片和茵陈蒿汤的煎煮中，发现压制饮片绿原酸煎出总量比普通饮片略高。王聪颖等以 2，3，5，4′-四羟基二苯乙烯-2-O-β-D 葡萄糖苷和干膏率为评价指标，采用 f_2 相似因子法对何首乌压制饮片和传统饮片的溶出曲线进行对比，在单味饮片和复方的煎煮中，压制饮片干膏和成分煎出总量均比普通饮片略高。朱林燕等建立了常规奶制南寒水石的特征指纹图谱，并通过 X-射线衍射分析和人工胃液钙溶出率的比较，探索微波奶制南寒水石新工艺的可行性。结果表明，微波奶制品与常规奶制品相似度良好，其中微波处理 15 min 效果最好，微波奶制法可以代替传统方法。

（4）其他方法　吴良发等采用 $L_9(3^4)$ 正交试验，以美拉德反应产物对 1，1-二苯基-2-三硝基苯肼的清除率为指标，确定黄精炮制中美拉德反应中缬氨酸与葡萄糖的最佳反应条件为，加热 24 h，温度110 ℃,pH 为 7,氨基与羰基摩尔比为 1∶3;缬氨酸与果糖的最佳反应条件为,加热 8 h,温度120 ℃,pH 为 9,氨基与羰基摩尔比为 1∶2。

2. 炮制前后物质基础的变化研究

（1）成分含量比较 秦语欣等检测川乌生品及炮制品中 6 种生物碱。结果表明,川乌生品双酯型生物碱含量较低时,制品单酯型生物碱含量均低于《中国药典》(2010 年版)规定下限;煮法炮制导致生物碱成分大量流失,使得煮制品单酯型生物碱成分含量达不到要求,蒸法炮制则可减少生物碱成分流失。秦氏等研究亦表明,相比《中国药典》(2010 年版)法制川乌,醋蒸和醋煮制川乌在一定程度上促进双酯型生物碱的一级水解,抑制单酯型生物碱的二级水解,从而提高其单酯型生物碱含量,且 10% 醋蒸制川乌最为适宜。国伟等研究表明,与盐附子比较,淡附片、甘草制对照饮片和黑豆制对照饮片中所含 3 种双酯型生物碱总量均降低97% 以上;淡附片中 3 种单酯型生物碱总量增加1.26 倍,两种对照饮片均增加 60% 左右。史辑等采用 HPLC 法比较巴戟天不同炮制品中 1,2-二甲氧基-3-羟基蒽醌、1-甲氧基-2-羟基蒽醌、1,3-二羟基-2-甲氧基蒽醌、甲基异茜草素-1-甲醚、甲基异茜草素的含量。结果,与生品相比,巴戟肉(蒸去心)、盐蒸巴戟、甘草水煮巴戟天中 5 种蒽醌的含量有不同程度的增加。孟艳等采用 HPLC 法同时测定远志不同炮制品(远志根皮、蜜炙远志、甘草汁煮远志)及远志木心中 5 种寡糖酯类成分含量。结果,远志根皮中 5 种寡糖酯类成分含量均明显高于木心;蜜远志中西伯利亚远志糖 A_6、球腺糖 A 含量高于生品,而其他 3 种成分的含量则较生品降低;甘草汁煮远志中西伯利亚远志糖 A_5、西伯利亚远志糖 A_6、3, 6′-二芥子酰基蔗糖和 tenuifoliside B 含量较生品显著降低,而球腺糖 A 含量则较生品升高。李瑞海等研究表明,蒺藜经清炒、烘制后,其总皂苷含量下降,皂苷元含量增加。马莉等研究表

明,在电泳图谱上僵蚕麸炒品的蛋白丰度大于生品,且生品中的黄曲霉毒素在麸炒僵蚕中未检出。董晓蕾等研究表明,生龙胆炮制后硼、锂、镁、钠、镍和锶均有不同程度升高,铬和锌含量有降低趋势;相关性分析表明,当药苷、龙胆苦苷、獐牙菜苦苷和马钱苷酸 4 种有机成分含量与无机元素,特别是含量升高的元素具有显著相关关系。

（2）成分动态变化 李倩等应用 HPLC 研究巴戟天的 3 种炮制品(巴戟肉、盐巴戟天、制巴戟天)在炮制过程中蒽醌类化学成分的变化。结果,总蒽醌类化学成分在不同炮制过程中随着加热时间的增加和辅料盐、甘草的加入,其变化均为先上升后下降。朱海针等采用 Biolog 微生物自动鉴定系统对从不同发酵时间点淡豆豉样品中分离出的优势细菌、酵母菌和霉菌进行鉴定。结果表明,淡豆豉发酵炮制过程中出现了微生物菌群此消彼长的动态变化,枯草芽孢杆菌作为优势菌种始终参与。赵根华等研究表明,自然铜在煅制过程中主要物相变化规律是,FeS_2 先分解为 Fe_7S_8,至 600 ℃分解为以 Fe_7S_8 为主的混合物相,在 600 ℃下煅制4 h 醋淬 3 次,自然铜将被氧化成以 Fe_2O_3 为主要物相,煅制温度为 800 ℃时自然铜从 Fe_7S_8 氧化为Fe_2O_3。

（3）成分定性比较 钟薇等采用超高效液相色谱-四极杆-静电场轨道阱质谱法对蒸制红参、醋制红参和烘干红参中的人参皂苷类成分进行研究。鉴定出不同人参炮制品中的 32 种人参皂苷,其中人参皂苷 mRb_1、Rh_1、F_1、20(R)-Rh_1、Rg_5 和 Rs_5仅在醋制红参中检出,notoR_1 仅在蒸制红参中检出。王静哲等采用 UPLC-Q-TOF/MS 技术对烘干玄参和传统加工玄参的化学成分进行分析。传统加工玄参共有 26 种成分的含量变化,其中传统加工玄参中含量高于烘干玄参的成分有 7 种,低于烘干玄参的成分有 19 种。国伟等建立了淡附片HPLC 特征图谱,确定了 15 个共有峰;与盐附子相比,消失了 1 个峰,增加了 8 个峰;其中峰 9、10、

13、15 等 4 个成分来自甘草,峰 6、7、11 等 3 个成分来自黑豆,峰 12 来自附子,且辅料炮制可显著影响其峰面积。戴雨霖等利用 RRLC-Q-TOF/MS 联用技术,比较酒制人参和醋制人参中人参皂苷含量差异,并检测到稀有人参皂苷,如人参皂苷 Rh_2、F_2、Rg_4、Rg_5、Rg_6 和 Rk_3 等。吴鹏等采用 HPLC-ESI/MS^n 技术分析荷叶炒炭散发烟雾的甲醇液成分,检出莲心碱、杏黄罂粟碱、2-羟基-1-甲氧基阿朴啡、原荷叶碱、荷叶碱等 5 种生物碱。孟艳等采用 HPLC-TOF/MS 联用技术从生远志中鉴定了 21 个化合物,其中 13 种寡糖酯类成分,8 种皂苷类成分;从制远志中鉴定了 20 种化合物,其中 11 种寡糖酯类成分,9 种皂苷类成分,产生新成分细叶远志皂苷。于欢等采用 GC-MS 技术从江枳壳炮制品中共鉴定出 181 个化合物;与生品相比,麸炒枳壳产生新化合物 38 种、蜜糠枳壳 48 种、蜜麸炒枳壳 77 种。马晓静等采用 GC-MS 技术从益智仁生品和盐炙品的挥发油中分别鉴定出 53、48 种化合物;其中盐炙前后共有 42 种,盐炙后未检出 11 种,新检出 6 种。李艺等采用基于 ^{1}H-NMR 的代谢组学技术结合多元统计方法从细辛 ^{1}H-NMR 图谱中发现 30 余种代谢产物;细辛生品与米醋炙细辛、老陈醋炙细辛可以明显分开,米醋炮制品和老陈醋炮制品的代谢物也有明显区别。

(4)成分变化与药效相关性　黎姗等研究表明,蒸制时间对制佛手主要成分及抗氧化均有显著影响,且总黄酮和橙皮苷的量与其抗氧化活性之间具有相关性。2.5 h 蒸制时间会使佛手总黄酮和橙皮苷的含量均出现峰值,蒸制后 5,7-二甲氧基香豆素含量呈减少趋势,蒸制 2.5 h 下降最少,且佛手抗氧化能力最强。许安安等研究表明,苍术中 5-羟甲基糠醛(5-HMF)的含量在麸炒后明显增加,邻苯二甲酸二异丁酯含量麸炒后明显降低;药理实验表明,麸炒苍术氯仿部位组胃泌素水平高于生品,小肠推进率显著增加。江国杰研究表明,生栀子中栀子苷的含量最高,其次为炒栀子、焦栀子、栀子

炭;生栀子组小鼠的耳郭开始消肿时间和肿胀完全消失时间明显早于其他三组($P < 0.05$),栀子炭组小鼠的耳壳开始消肿时间和肿胀完全消失时间最晚。陈湘宏等研究发现,藏药"君西"按传统方法炮制后,除传统"灰"制的微量元素含量较高,其他组含量高低不同;传统"灰"制、传统热制、传统烈制的胃酚红排空率和小肠推进率较其他炮制组高。陈彦琳等对压榨法、稀释法、加热稀释法、提油返油法 4 种方法制备的巴豆霜进行薄层色谱鉴别、含量测定及溶血实验。结果,4 种方法制备的巴豆霜中巴豆苷的含量为,提油返油法＞压榨法＞加热稀释法＞稀释法,其中提油返油法和稀释法制备的巴豆霜有明显溶血现象。

3. 炮制品质量控制的研究

(1)特征指纹图谱　王小平等建立炆制熟地黄、炖制熟地黄及蒸制熟地黄样品的 HPLC 指纹图谱。结果,熟地黄 HPLC 图谱共有峰特征明显,标定 11 个共有指纹峰;不同熟地黄炮制品的色谱非共有峰信息有差异,尤其是采用炆制法制备的熟地黄与炖制法、蒸制法差异明显;样品聚类将炖制与蒸制地黄分为一类,而建昌帮炆制熟地黄为另一类。李林等建立了包括 11 个共有峰的醋芫花指纹图谱共有模式,并且指认了其中 5 个成分是芫花素、羟基芫花素、木犀草素、芹菜素、芫花酯甲。薛丹丹等建立干姜、姜皮、姜炭的 HPLC 指纹图谱,指认出了其中的 6-姜酚、8-姜酚、6-姜烯酚、10-姜酚 4 个色谱峰;与干姜相比,姜炭中的 6-姜酚含量明显降低,而 6-姜烯酚的含量明显增高。鄢海燕等采用 HPLC 法建立瓜蒌及其炮制品乙酸乙酯部位和正丁醇部位的化学指纹图谱,以均值法和中位数法建立共有模式。结果,瓜蒌与其炮制品的乙酸乙酯部位间有 24 个共有峰,瓜蒌与其炮制品的主要色谱峰间有较好的相关性。常晓文等建立了生苍术和麸炒苍术的 HPLC 指纹图谱,各标定 18 个共有峰,相似度均大于 0.90。麸炒后苍术中包括苍术素

醇、(4E, 6E, 12E)-十四癸三烯-8, 10-二炔-1, 3-二乙酸酯和苍术素在内的多个色谱峰的峰面积值下降。刘阳熙等以岩大戟内酯 B 为参照物,采用 UPLC 比较狼毒不同来源药材及醋炙前后的质量差异。结果表明,同来源药材的质量相对稳定,但不同来源的成分组成明显不同。

(2) 质量控制方法　金林等建立 UPLC 法进行白芍药中芍药苷、芍药内酯苷、苯甲酰芍药苷和丹皮酚含量测定,为白芍药的质量控制提供了更快速、全面的方法。谭晓亮等建立 HPLC 法同时测定侧柏叶、侧柏炭中杨梅苷、槲皮苷、杨梅素、槲皮素、山奈酚、穗花杉双黄酮、扁柏双黄酮的含量。于欢等建立了一种同时测定鳖血柴胡中 17 种氨基酸含量的方法,且 17 种氨基酸在 32 min 内可良好分离。郝婷等建立了雪莲果中蔗果三糖、蔗果四糖、蔗果五糖等低聚果糖的 HPLC-ELSD 测定方法。甘彦雄等建立了一种采用 GC-MS、以正十三烷为内标物同时测定蓬莪术及其醋制品挥发油中 β-榄香烯、莪术醇、吉马酮、新莪术二酮 4 种主要有效成分的分析方法。方新华等采用 HPLC-DAD 法建立了同时测定白芍药和白术配伍 9 种活性成分的方法,可以用于白芍药和白术配伍内在质量的控制。李普玲等采用红外光谱法和二维相关光谱技术,以京尼平苷为参照,对栀子不同炒制饮片的红外光谱进行比较分析,建立了鉴别栀子不同炒制饮片的方法。陈影等以黄芩苷为对照,对生黄芩、酒黄芩、黄芩炭的多级红外特征图谱进行比较分析,建立黄芩不同饮片无损、快速的鉴别方法。通过二阶导数光谱可快速将黄芩炭与生黄芩、酒黄芩进行区分。李娜等运用基于线粒体 DNA 细胞色素氧化酶 b 基因的分子标记技术,对蟅虫(地鳖、冀地鳖)及其混伪品炮制药材建立了分子鉴定的方法。周霞等采用电子舌技术鉴别生黄连、酒黄连、姜黄连及萸黄连。SIMCA 建模分析、PCA 分析、DFA 分析、LDA 分析均可区分识别黄连及其不同炮制品;人工神经网络模型对测试集未知样品的判别率

为 91.7%。杨冰月等基于小鼠浓氨水引咳模型,采用量反应平行线(2.2)法建立半夏及其炮制品止咳效价的测定方法,测定其效价值,并结合总有机酸定量测定结果,分析总有机酸的量与生物效价二者的相关性。翟秉涛等通过对大黄生品及不同炮制炭品的电导率、黏度、吸附力等物理参数进行测定,研究不同炮制条件下炭品与生品之间的化学成分及物理参数的变化,建立了一套新的大黄生品及炭品的物理参数测定方法。张定堃等以有毒中药附子为例,从规格设计、炮制工艺、饮片煎煮、质量的保证、毒效成分转移规律等角度对精标饮片进行系统评价,实现了饮片规格与质量的均一化。

(3) 质量标准　葛秀允等建立了醋京大戟饮片的质量标准,采用薄层层析法和 HPLC 法对醋京大戟饮片进行了定性和定量研究。对醋京大戟饮片进行杂质检查,对灰分、水分和浸出物含量进行了测定,暂定醋京大戟饮片杂质不得过 3.0%,水分不得过 8.0%,灰分不得过 7.0%,酸不溶性灰分不得过 1.5%,浸出物量不得低于 20.0%,含大戟二烯醇的质量分数不得少于 0.60%。建立了较为完善的醋京大戟饮片质量标准。

4. 炮制前后药效毒性比较研究

(1) 毒性刺激性比较　沈玉巧等研究附子新型炮制品煎煮液的急性毒性。结果,与正常组比较,黑顺片、高温片、高压片、微波片组煎煮液灌胃对小鼠体重并没有明显影响;与正常组比较,高压片与微波片组小鼠心脏指数有明显的升高,高温片与微波片组小鼠肝脏指数、脾脏指数有明显的降低。病理观察显示,与正常组比较,给药组的心肌细胞边界模糊,胞浆肿胀,胞核模糊,心肌纤维排列紊乱;肝小叶界限模糊不清,胞浆肿胀,肝窦数量减少;肾脏切片可见肾小球肾炎,肾小管细胞也有些肿胀变形。刘帅等研究表明,生草乌毒性较大,生品经炮制或水煎煮后毒性均有不同程度降低。《中国药典》(2010 年版)法制草乌无论粉末还是水煎

液均无明显毒性。葛秀允等采用家兔眼结膜和豚鼠损伤皮肤刺激性实验动物模型,比较京大戟生品和醋炙品大鼠的血清生化指标和器官(胃、小肠、肝、肾)病理切片。结果表明,京大戟具有明显的刺激性毒性作用,经醋炙后刺激性毒性作用降低。盛昌翠等研究苍耳子炒制前后贝壳杉烯苷类成分对小鼠肝脏指数、血清氨基转移酶及肝脏组织中丙二醛含量的影响,发现苍耳子炒品较苍耳子生品对肝脏的损伤轻。地力努尔·吐尔逊江等研究生马钱子、砂烫品、维医牛奶冷渍品和维医牛奶热渍品对镇痛作用及其毒性的影响。结果,维医牛奶冷渍品和维医牛奶热渍品能够增强马钱子对小鼠的镇痛作用,提高其对小鼠的半数致死量。

(2)结合方剂的药效比较 龚普阳等将蒸熟地黄-地黄合剂组、酒熟地黄-地黄合剂组、砂仁制熟地黄-地黄合剂组与模型组比较,小鼠血糖均显著降低;各熟地黄炮制品所制备地黄合剂均能极显著降低糖尿病小鼠摄食量、饮水量和血清三酰甘油、总胆固醇及低密度脂蛋白,其中砂仁制熟地黄-地黄合剂组在降低血糖、血脂方面最优。李卫先等研究表明,由蜜党参、蜜甘草、土炒白术、土炒山药、麸炒薏苡仁组方的参苓白术散有明显的止泻作用,能抑制小鼠的碳末推进率和胃排空率;由蜜党参、蜜甘草、麸炒白术、麸炒山药、麸炒薏苡仁组方的参苓白术散能显著提高脾虚小鼠血清淀粉酶和D-木糖的含量;由蜜党参、蜜甘草、生白术、生山药、生薏苡仁组方的参苓白术散组可明显提高腹腔巨噬细胞吞噬作用。陈志敏等采用腺嘌呤灌胃、饮食失节、服冰番泻叶水浸剂方法复制脾肾阳虚泄泻大鼠模型,酶标仪法检测大鼠肝组织 Na^+-K^+-ATP酶、Ca^{2+}-Mg^{2+}-ATP酶以及乳酸脱氢酶活性变化;比色法检测肝组织中琥珀酸脱氢酶活性变化。结果表明,经盐炙补骨脂和麸煨肉豆蔻组方的二神丸改善脾肾阳虚泄泻模型大鼠能量代谢效果更加明显。于天蔚等将160例慢性功能性便秘患者随机分为四组进行治疗。结果,有效率为车前子生粉组

(97.5%)>酒炙车前子组(92.5%)>盐炙车前子组(90.0%)>清炒车前子组(85.0%);四组患者便秘伴随症状的缓解率由高到低依次为车前子生粉组、酒炙车前子组、盐炙车前子组、清炒车前子组;四组患者的便秘伴随症状的复发率中,车前子生粉组最低(7.5%),清炒车前子组和酒炙车前子组相当(12.5%),盐炙车前子组最高(15.0%)。

5. 炮制原理的研究

徐珊等通过比较黄柏及其炮制品对大鼠的17种指标来考察黄柏炮制前后寒热药性的变化情况。结果,生黄柏(高、低剂量)和盐黄柏(高、低剂量)能不同程度地改变大鼠体质量、肛温、三碘甲状腺原氨酸、四碘甲状腺原氨酸、促甲状腺激素、促甲状腺激素释放激素、环核苷酸水平及物质与能量代谢指标;盐黄柏较生黄柏作用更加显著,酒黄柏对这17种指标的改变作用大多不明显。表明黄柏盐炙后寒性增强,属于"寒者益寒",酒炙后寒性减弱,属于"寒者热之",临床中应根据需要对黄柏进行相应的炮制。李杰等研究发现大鼠在体单向肠灌流模型中,淫羊藿总黄酮中淫羊藿苷成分在4个肠段的吸收具有差异性,其中在空肠段最高。加入羊脂油自组装形成胶束后,在十二指肠和空肠段的渗透系数显著增加。Caco-2细胞单层模型中,淫羊藿总黄酮中淫羊藿苷成分吸收渗透系数较小,加入羊脂油自组装形成胶束后吸收渗透系数显著增加,外排比率从4.72下降到了2.31。故淫羊藿总黄酮肠吸收较差,加入羊脂油后可自组装形成胶束,其在肠道的吸收增加。刘帅等研究发现,诃子制草乌中乌头碱含量在人工胃液中减少,在人工肠液中明显回升,在人工肠液孵育6~8 h时含量稳定;诃子制草乌中苯甲酰乌头原碱在人工胃液中未测得,在人工肠液中测得;诃子制草乌中苯甲酸在人工胃肠液中含量变化呈先递增再递减的趋势,且在人工肠液中孵育6 h时达最大值,7~8 h时维持稳定。诃子制草乌炮制过程中鞣质与乌头碱可能结合生成难溶

性物质,胃肠液 pH 对游离乌头碱的释放和水解有一定影响,人工胃液酸性环境对其水解有抑制作用,而人工肠液碱性环境对其水解有促进作用。

(撰稿:谭鹏 李飞 审阅:蔡宝昌)

【19 种中药炮制工艺的研究】

1. 白花丹

刘鼎等以白花丹醌、香草酸含量的综合评分为指标,通过正交试验优选白花丹的酒炙工艺。结果对炮制工艺的影响因素顺序为,炒制时间＞乙醇体积分数＞白酒用量;最佳炮制工艺为,白酒用量 0.2 ml/g,炮制 45 min,乙醇体积分数 12%。白花丹醌、香草酸质量分数分别为 0.013 0%、0.019 3%。

2. 白芍药

胡雨等以外观性状及芍药苷、水溶性浸出物含量为综合评价指标,通过正交试验优选酒白芍药的炮制工艺。结果各因素对酒白芍药炮制工艺的影响顺序为,炮制时间＞黄酒用量＞炮制温度;最佳炮制工艺为,黄酒用量 10%,温度 90 ℃,酒炙 15 min。酒白芍药呈微黄色,微有酒香味,芍药苷及水溶性浸出物质量分数分别为 3.79%、37.51%。

3. 白术

王文凯等以白术内酯Ⅰ、白术内酯Ⅱ、白术内酯Ⅲ、苍术酮、醇浸出物质量分数为指标,采用 $L_9(3^4)$ 正交试验优选建昌帮蜜糠炒白术的炮制工艺。结果最佳工艺为,辅料蜜糠用量 50%(占药材质量的百分比),炒制温度 200 ℃,炒制 5 min。孟振豪等以白术内酯Ⅰ、Ⅲ及水浸出物含量的总评"归一值"(OD)为因变量,采用星点设计-效应面法优选蜜糠炒白术的炮制工艺。结果最佳炮制工艺为,蜜糠用量 55.8%,温度 261 ℃,炒制 3.4 min。水浸出物、白术内酯Ⅰ和Ⅲ的质量分数分别为 71.5%、0.028%、0.069%,OD 分别为 0.74、0.76、

0.72,OD 预测值与真实值的偏差 1.4%。朱慧萍等采用正交试验和多指标综合加权评分法,以白术内酯Ⅰ、白术内酯Ⅱ、白术内酯Ⅲ、苍术素和浸出物质量分数和浸出物得率为考察指标,对影响白术麸炒工艺的因素进行考察。结果蜜麸炒白术的最佳炮制工艺为,温度 270 ℃,炒制 21 min,蜜麸皮量 10%。

4. 半夏

张琳等以姜半夏中有效成分总有机酸、炮制辅料生姜中 6-姜醇的含量以及白矾残留量为考察指标,采用 $L_9(3^4)$ 正交试验,以多指标综合加权评分方法优选姜半夏炮制工艺,并与《中国药典》(2010 年版)方法(生姜 25 g,白矾 12.5 g)比较及进行验证试验。结果优选的姜半夏炮制工艺为,每 100 g 净半夏加生姜 25 g,白矾 8 g,炮制 4 h。梁君等以草酸钙针晶质量分数为指标筛选加姜方式和加热方法,以草酸钙针晶质量分数、水溶性浸出物得率及白矾残留量为指标,采用正交试验和综合评分法优选鲜半夏的产地加工炮制一体化炮制工艺。结果优选的炮制工艺为,每 100 g 鲜半夏加白矾 10 g、生姜(捣烂)20 g,加热至沸腾 30 min 后浸泡 3 d,再以 120 ℃加压蒸煮 40 min,清水洗净,晾半干,切片后干燥。黄文青等在单因素试验的基础上,以包含水溶性浸出物含量及性状外观指标的质量综合评分为指标,优选蒸制姜半夏最佳炮制工艺,白矾姜水浓度 6.8%,浸泡 68 h,蒸制 140 min。

5. 苍术

孙雄杰等采用 $L_9(3^4)$ 正交试验,以苍术中鞣质质量分数和小鼠腹泻指数为考察指标,通过多指标综合加权评分法,研究各因素对苍术炒焦工艺的影响。结果焦苍术的最佳工艺为,220～230 ℃,翻炒频率 50 次/min,炒制 6 min。彭静等应用均匀设计优选苍术麸炒工艺,以挥发油含量、苍术素含量

为评价指标,考察苍术麸炒工艺参数。结果优选的工艺为,辅料(麦麸)用量 15kg/100 kg,温度 195 ℃,炒制 5 min,翻动 65 次/min。李萍等以苍术素含量、水溶性浸出物得率、醇溶性浸出物得率和外观综合评分为指标,采用 Box-behnken 效应面法优选麸炒苍术炮制工艺。结果最优工艺为,加辅料量为药材量的 10%,温度 140 ℃,翻炒 3 min;验证试验综合评分平均值为 0.39(RSD＝2.88%,n＝3),与预测值 0.38 接近。

6. 川乌

李芸等采用 $L_9(3^4)$ 正交设计,以总生物碱和高乌甲素含量为考察指标,选择辅料种类(水、甘草汁、醋)、加热方式(煮、常压蒸、加压蒸)及加热时间 3 个因素,优选炮制工艺为,加入 10% 甘草汁,127 ℃、0.15 MPa 加压蒸 5 h。

7. 关黄柏

刘会民等以盐酸小檗碱、盐酸巴马汀为指标结合饮片炒炭后的外观性状,采用正交试验优选关黄柏炭的炮制工艺为,每 100 g 关黄柏,在 240 ℃ 炒 4 min。

8. 苦参

李月侠等以苦参碱、槐定碱、氧化苦参碱含量及饮片外观为指标,通过正交试验优选苦参的最佳切制工艺为,浸泡 30 min,闷润至透,切制厚度 3 mm,80 ℃ 干燥。

9. 金樱子

金晨等以总多糖、总黄酮和浸出物含量的综合评分为指标,采用 $U_7(7^6)$ 均匀设计优选金樱子蜜炙工艺。结果最佳蜜炙工艺为,加药材量 20% 炼蜜,用水稀释炼蜜(稀释用水/炼蜜量＝0.4),温度 180 ℃,炒制 6 min。江迎春等以蜜制金樱子总皂苷、总酚酸含量为评价指标,采用 Box-Behnken 响

应面设计优选蜜制金樱子炮制工艺为,加蜜量 25%,温度 160 ℃,烘制 9 min,闷润 3 h,预测值与理论值偏差 0.02%。

10. 木瓜

钱岩等以齐墩果酸和熊果酸总量为指标,结合外观性状,单因素考察结合响应面法优化木瓜一体化加工工艺。结果最佳工艺为,宣木瓜烫 5 min 后,再继续蒸 4 min,切薄片,60 ℃ 干燥 5 h。

11. 芒硝

郑立枫等以芒硝中镁离子质量分数为指标,采用正交试验考察芒硝炮制过程中萝卜用量、加水量、芒硝-萝卜共煮时间对炮制工艺的影响。结果最佳炮制工艺为,天然芒硝矿石粉末加 5 倍量水,于 40 ℃ 水浴下搅拌溶解,静置 30 min,上清液加 0.1 倍量萝卜煎煮 60 min,于 <4 ℃ 环境中结晶 12 h。镁离子、硫酸钠质量分数分别为 7.14 $\mu g/g$ 和 97.83%。

12. 蛇六谷

梅新路等以蛇六谷(华东魔芋)口尝刺激性、兔眼刺激性综合评分为指标,在单因素试验基础上设计正交试验优选蛇六谷减毒炮制工艺,并进行验证试验及炮制前后样品刺激性比较。结果表明,饱和氢氧化钙溶液用量、加热温度对炮制效果有显著影响;最优炮制工艺为,100 ℃ 下加入 30 倍药材量的饱和氢氧化钙溶液,加热 30 min;验证综合评分分别为 8.05、8.44、8.37(RSD＝2.5%,n＝3);炮制前、后综合评分平均值分别为 0.12、8.54(n＝10);与炮制前比较,药材经优选工艺炮制后刺激性降低。

13. 蛇床子

田茂军等以蛇床子素含量为指标,采用 $L_9(3^4)$ 正交试验优选酒制蛇床子的炮制工艺为,20 ml 黄

酒,闷润 4 h,蒸 2 h,取出自然晾干。

14. 升麻

于晓等采用正交试验,以外观性状、异阿魏酸含量为指标,优选升麻炭的炮制工艺。结果表明,加热温度对试验结果均有显著性影响,而炒制时间对异阿魏酸含量具有显著性影响;综合分析,升麻炭最佳炮制工艺为,加样量 3 kg,温度 400 ℃,炒制10 min。

15. 石榴皮

竹慧等采用正交试验,以外观性状、没食子酸和鞣花酸含量为评价指标,根据多指标综合评分优选石榴皮炒炭的炮制工艺为,取石榴皮饮片 200 g,置于炒药锅中 400 ℃炒制 20 min。

16. 天麻

梁秀英等比较了天麻饮片的鲜切法加工工艺和各种传统加工炮制方法,并采用蒽酮-硫酸法测定饮片中多糖含量。结果,不同炮制方法使天麻饮片中多糖含量高低不同,其中真空冷冻干燥饮片多糖含量最高;其他自高到低排序为,鲜切饮片、蒸制饮片、半润透饮片、润透饮片。表明鲜切法加工工艺中天麻饮片多糖含量优于传统加工炮制方法。

17. 威灵仙

郝宁等采用正交试验,以齐墩果酸、常春藤皂苷元以及总皂苷含量的总评归一值为指标筛选酒炒威灵仙的炮制工艺。结果,威灵仙切短段(15～20 mm),加入 14°的黄酒,每 100 g 药材使用黄酒25 ml,闷润 45 min,文火炒制,此炮制品的总评归一值为最高。

18. 延胡索

李春等以延胡索乙素含量作为评价指标,以加醋量、饮片粗细、闷润时间、蒸制时间为考察因素,采用正交试验优选延胡索蒸法的最佳工艺为,延胡索粗粉,加醋量 30％,闷润 2 h,蒸制 2 h,炮制品中延胡索乙素的含量最高。

19. 栀子

汤丽燕等探讨栀子传统产地杀青工艺的必要性,并以栀子苷含量为考察指标,采用正交试验对栀子产地加工工艺进行优化。结果表明,经过杀青加工烘干栀子的栀子苷含量比采收后直接烘干的高;优化的杀青炮制工艺为,栀子鲜果置 100 ℃沸水中杀青 2 min,取出稍晾干后于 90 ℃烘焙至干。

(撰稿:修彦凤　审阅:蔡宝昌)

【27 种中药炮制前后化学成分的比较】

1. 艾叶

王永丽等以没食子酸作为对照品,采用紫外可见分光光度法测定 10 批不同产地艾叶及其炮制品醋艾叶、艾炭、醋艾炭中总酚酸的含量。结果,不同产地艾叶中总酚酸含量 3.28％～4.81％,醋艾叶中总酚酸含量 3.29％～4.95％,艾炭中总酚酸含量2.01％～3.78％,醋艾炭中总酚酸含量 2.32％～3.92％。与生艾叶比较,醋艾叶总酚酸的含量变化不明显,但艾炭及醋艾炭总酚酸的含量明显降低。

2. 白果

李转梅等采用 HPLC 法测定白果不同部位(中种皮、内种皮、胚乳、胚)及不同炮制品(全白果、白果仁、去皮白果仁、炒白果仁、蒸白果仁、煮白果仁)中白果酸和总银杏酸的含量。结果,白果的被测部位均含有白果酸、白果新酸、十七烷二烯银杏酸、氢化白果酸和十七烷一烯银杏酸;白果酸和总银杏酸的含量顺序为,胚＞内种皮＞中种皮＞胚乳;白果不同炮制品中白果酸和总银杏酸含量顺序为,全白果＞白果仁＞去皮白果仁＞煮白果仁＞炒白果仁、蒸白果仁。去皮及加热炒、蒸、煮制可明显降低白果中白果酸和总银杏酸的含量。

3. 白芍药

李震宇等采用^{1}H NMR 代谢组学技术结合多元统计分析对白芍药及其两种醋炙品的化学成分进行比较。从白芍药的核磁指纹中指认出 30 余种化学成分，多元统计结果显示白芍药、陈醋炙白芍药和米醋炙白芍药能明显区分。白芍药醋炙后，异亮氨酸、乳酸、丙氨酸、精氨酸等初级代谢产物及芍药内酯苷、5-HMF 的含量增加，而蔗糖、芍药苷、芍药总苷（以苯甲酰基计）的含量下降；陈醋制白芍药和米醋制白芍药的化学组成也存在差异，陈醋炙白芍药中含有较多的亮氨酸、异亮氨酸、缬氨酸等初级代谢产物及芍药内酯苷，而米醋炙白芍药中蔗糖和芍药总苷（以苯甲酰基计）含量较高，且陈醋炙白芍药的化学变化较米醋炙白芍药更大。胡雨等测定了白芍药及其炮制品中芍药苷、芍药内酯苷及苯甲酰芍药苷含量。结果生白芍药、酒白芍药、麸炒白芍药中芍药苷含量依次降低，麸炒白芍药、酒白芍药、生白芍药中芍药内酯苷和苯甲酰芍药苷含量依次降低。故白芍药经炮制后芍药苷含量均有所下降，而芍药内酯苷及苯甲酰芍药苷含量均有所升高。

4. 白术

李雪莲等在麸炒白术饮片生产的过程中，分别于 0、3、6、9、12、15、18 min 取样，共炮制 3 批样品，采用 UPLC 同时测定各样品中白术内酯Ⅰ、Ⅱ、Ⅲ的含量。结果白术麸炒过程中，白术内酯Ⅰ含量随炮制时间延长呈明显下降趋势，炮制到 18 min 时，3 批样品平均下降率为 46.73%；白术内酯Ⅱ随炮制时间延长略下降，3 批样品平均下降率为 13.63%；白术内酯Ⅲ随炮制时间延长呈明显下降趋势，但第三批样品在 15、18 min 时较前一时间点含量略有回升。白术内酯Ⅰ、Ⅱ、Ⅲ的含量在白

术麸炒过程中是一个动态变化的过程，炮制辅料、温度和时间均对其有影响。

5. 半夏

梁君等采用 RP-HPLC 法测定半夏草酸钙针晶含量，比较不同炮制方法对草酸钙针晶含量的影响。结果，半夏炮制品草酸钙针晶含量不同，生半夏 2.77%＞法半夏 1.79%＞清半夏 0.77%＞姜半夏 0.44%。炮制能降低半夏中草酸钙针晶的含量。

6. 柴胡

祝婧等采用 RP-HPLC 法测定柴胡不同炮制品中柴胡皂苷 a、d 的含量。结果，柴胡经不同方法炮制后，柴胡皂苷 a、d 的含量有不同程度的变化。柴胡皂苷 A 的变化为，生柴胡＞酒麸柴胡＞炒柴胡＞酒柴胡≈鳖血柴胡＞醋柴胡；柴胡皂苷 d 的含量变化为，生柴胡＞酒麸柴胡＞鳖血柴胡＞酒柴胡＞炒柴胡＞醋柴胡。炮制品中柴胡皂苷 a、d 的含量相对于生品都有不同程度的下降，其中酒麸炙品中含量最高，醋炙品中含量最低。

7. 地黄

钟恋等采用 HPLC 法测定酒炖地黄中梓醇、毛蕊花糖苷、5-HMF 的含量。结果，随酒炖程度加重梓醇、毛蕊花糖苷在 13 h 前含量逐渐下降，而后趋于平稳；同时 5-HMF 含量逐渐上升，酒炖 11 h 后含量上升明显。地黄炮制过程电子舌的响应值第二主成分与梓醇、毛蕊花糖苷、5-HMF 含量变化相关性显著（$P<0.01$），相关系数分别为 0.952、0.846、-0.911。

8. 杜仲

邓翀等研究表明，杜仲生品相比盐炙品的总氨基酸的含量增加了 24.23%，总多糖增加了 78.17%，总黄酮降低了 16.13%，而京尼平苷、京尼平苷酸、绿原酸、松脂醇二葡萄糖苷这 4 种化学成

分的含量分别降低了 50.66％、21.93％、18.41％、32.92％。

9. 附子

汪云伟等采用 70 ℃常压干燥、50 ℃减压干燥、冷冻干燥以及直接切碎等 4 种不同方式对鲜附子进行处理，并结合 HPLC 对其指标成分进行测定。结果，70 ℃常压干燥和 50 ℃减压干燥两种不同处理方式对鲜附子的酯型生物碱影响较大，双酯型和单酯型生物碱分别有降低和升高趋势；鲜附子直接切碎和冷冻干燥两种处理方式所得双酯型生物碱较接近，单酯型生物碱差异较大。表明热处理方式对附子各指标成分影响较明显，低温处理能反应其真实情况。汪云伟等研究表明，随着黑顺片炮制过程的进行，双酯型生物碱含量降低，单酯型生物碱变化规律不明显，各炮制环节的 7 种附子"状态"特征图谱差异明显。

10. 干姜

于江泳等建立 HPLC 同时测定不同炮制程度姜炭中 5 个姜辣素成分（6-姜酚、8-姜酚、10-姜酚、6-姜酚烯和姜酮）的含量。结果，不同炮制程度品（轻炭、标炭、重炭）姜炭所含姜辣素成分在组分和含量上均存在一定差异；姜酮在标炭中含量最高，姜辣素类成分随着炮制程度的加深，含量依次降低。

11. 骨碎补

陶益等比较骨碎补烫品、酒品、盐品化学成分的差异。结果，骨碎补炮制品的水分、总灰分、醇溶性浸出物测定结果均符合《中国药典》（2010 年版）的要求；骨碎补经炮制后柚皮苷含量变化不大，但是其他主要化学成分含量发生了较大变化。与生品比较，烫品和盐品中的 1-咖啡酰葡萄糖苷和表没食子儿茶素均显著降低，这可能和这 2 种化合物在高温条件下不稳定，容易发生降解有关。3 种炮制

品中的新北美圣草苷含量显著降低，而圣草次苷含量显著升高，这可能与新北美圣草苷和圣草次苷存在互变异构有关。

12. 何首乌

杨文宇等采用传统的黑豆共蒸法（隔水蒸）进行九蒸九晒法炮制。结果，二苯乙烯苷含量从炮制前的 3.56％下降至炮制后的 1.42％，但多个炮制中间品的含量高于炮制前（最高达 4.08％）；游离蒽醌含量从炮制前的 0.067％上升至炮制后的 0.11％，但多个炮制中间品的含量低于炮制前（最低达 0.036％）；水分及醇溶性浸出物的含量大致稳定在一定范围内。故何首乌九蒸九晒过程中存在其他成分分别转化为二苯乙烯苷、大黄素和大黄素甲醚的情况，九蒸九晒最终使二苯乙烯苷含量显著下降、游离蒽醌含量显著上升；九蒸九晒对何首乌的水分及醇溶性浸出物的含量无显著影响。罗益远等研究表明，炮制前后何首乌无机元素差异明显，通过载荷图筛选出差异显著的 10 种无机元素，其中 Al、Fe、K、Mg、Mn、Zn 的含量在炮制后增加，而 As、Pb、Cd 的含量在炮制后显著下降。

13. 黄柏

刘蓬蓬等研究表明，黄柏直接烘制品、水润烘制品、酒润烘制品、盐水润烘制品在最佳炮制温度 160 ℃时，总生物碱的质量分数分别为 3.009 6％、2.993 1％、3.989 6％、4.537 9％，其中酒润烘制品和盐水润烘制品均较生品 3.528 2％高，提示黄柏经辅料炮制后有利于生物碱类成分的溶出，且增加溶出率的辅料是盐和酒，而非水。当炮制温度达到 160 ℃以上时，在相应炮制温度下的直接烘制品和水润烘制品中柠檬苦素类成分质量分数未见明显差异，酒润烘制品和盐水润烘制品随着温度的升高其质量分数相差较大。提示水对黄柏炮制过程中的柠檬苦素类成分基本没有影响，酒、盐炮制是有影响的。

14. 厚朴

钟凌云等采用 GC-MS 法研究表明,干姜中含有的挥发油总量高于生姜,干姜炙厚朴挥发油总量也略高于生姜炙厚朴。生姜中检测出 9 种化合物,干姜中检测出 38 种化合物,有 4 种化合物为两者共有;厚朴生品中发现 16 种成分,生姜炙厚朴 16 种成分,干姜炙厚朴 17 种成分,三者共同成分 5 种,生姜炙厚朴和干姜炙厚朴中两者共有成分 14 种,其中 4 种化合物生姜炙厚朴相对质量分数高于干姜炙厚朴,其余成分干姜炙厚朴相对质量分数均高于生姜炙厚朴。

15. 决明子

唐力英等研究表明,炮制后决明子中 3 种萘并吡喃酮苷类成分含量均有明显下降,其中红镰霉素龙胆二糖苷下降约 21%,决明子苷下降约 60%,决明子苷 C 下降约 87%;3 种蒽醌苷元变化情况为,橙黄决明素和甲基钝叶决明素的含量变化没有显著性差异,钝叶素的含量升高 48%。故炮制对决明子主要活性成分萘并吡喃酮苷和蒽醌苷元类的含量均会产生显著影响,其中炮制后萘并吡喃酮苷类成分整体下降,蒽醌苷元类成分有部分含量升高。

16. 牛蒡子

秦昆明等研究牛蒡子炮制过程中绿原酸、异绿原酸 A、牛蒡苷和牛蒡苷元 4 个成分的变化规律。在 160 ℃ 单独受热过程中含量基本保持稳定;在 180 ℃ 单独受热过程中绿原酸、异绿原酸 A 和牛蒡苷开始发生分解,含量降低,牛蒡苷元含量略有降低;4 个成分混合后在 160 ℃ 受热过程中,绿原酸、异绿原酸 A 和牛蒡苷含量显著降低,牛蒡苷元含量升高;180 ℃ 时加热 20 min,大部分绿原酸、异绿原酸 A 和牛蒡苷分解,牛蒡苷元含量显著升高。牛蒡子炮制过程中主要成分变化规律和 4 个成分混合受热的变化规律基本一致。

17. 女贞子

梁晓等研究女贞子不同炮制品 HPLC 指纹图谱。结果,女贞子生品检出 40 个色谱峰,归属 18 个色谱峰,包括 11 个环烯醚萜类成分、5 个苯乙醇类成分、1 个黄酮类成分和 1 个醛类成分。女贞子酒蒸品和清蒸品均检出 38 个色谱峰,归属 15 个色谱峰,包括 7 个环烯醚萜类成分、5 个苯乙醇类成分、1 个黄酮类成分、1 个醛类成分和 1 个有机酸类成分。女贞子生品与两种蒸制品指纹图谱整体图貌具有显著差异,而酒蒸品与清蒸品指纹图谱差别不大。肖薇等研究表明,女贞子生品及 3 种不同炮制品中特女贞苷含量依次为盐炙女贞子＞女贞子生品＞酒炙女贞子＞醋炙女贞子。女贞子生品及 3 种不同炮制品中齐墩果酸含量依次为酒炙女贞子＞盐炙女贞子＞醋炙女贞子＞女贞子生品。女贞子不同炮制方法对特女贞苷和齐墩果酸的含量有一定影响。

18. 桑螵蛸

贾坤静等采用考马斯亮蓝法测定桑螵蛸生制品蛋白质提取率,硫酸苯酚法和减重法分别测定桑螵蛸生制品中多糖和总脂的含量,抗坏血酸-钼蓝光度法测定磷脂的含量。结果,蛋白质提取率和多糖含量均为生品＞盐炒品＞蒸品,总脂含量为蒸品＞盐炒品＞生品,磷脂含量生品＞蒸品＞盐炒品。所以桑螵蛸经过盐炒和蒸制后,蛋白质提取率以及多糖和磷脂含量均下降,总脂含量升高。

19. 葶苈子

李红伟等采用 GC-MS 法比较研究南葶苈子炮制前后脂肪油成分的变化。结果,南葶苈子生品中检测出 42 个组分,鉴定出其中 39 个成分,占总检出化合物的 99.75%,不饱和脂肪油占 70.45%,含有炮制品中不存在的成分 12 个,占生品脂肪油成分 10.45％；南葶苈子清炒品中检测出 50 个组分，鉴定出其中 40 个成分，占总检出化合物的 99.30％，不饱和脂肪油占 79.85％，含有生品中不存在的成分 12 个，占炮制品脂肪油成分 4.00％。南葶苈子经过炮制，脂肪油的提取率是生品的 2 倍以上，炮制品中不饱和脂肪油成分比例升高，同时产生了一些新的成分或一些成分溶出率升高。

20. 细辛

严建业等以细辛生品及各个炮制品中毒性成分黄樟醚、马兜铃酸 A 的含量变化为指标，比较不同炮制方法对毒性物质的去除效果。结果，黄樟醚炮制品去除毒性效果为，盐制＞炒焦＞米泔水制＞碱制＞甘草制＞醋制＞姜制＞酒制＞碱醋制＞蜜制，其中盐制与炒焦对细辛中黄樟醚的去除率达到 55％以上；马兜铃酸 A 的炮制去除效果为，炒焦＞碱醋制＞盐制＞碱制＞醋制＞米泔水制＞甘草制＞酒制＞蜜制＞姜制，其中炒焦对细辛中马兜铃酸 A 的去除率达到 60％以上。所以细辛炮制后，黄樟醚和马兜铃酸 A 的含量都有不同程度的降低，其中以炒焦炮制最优。王元清等研究表明，除了姜制、蜜制和炒制外，细辛其他炮制品成分差异变化不大，但含量差异较大。甲基丁香酚的保留率大小顺序为，酒制＞醋制＞甘草制＞碱醋制＞炒焦＞米泔水制＞蜜制＞姜制＞盐制＞碱制，其中酒制能使甲基丁香酚增加 10％～20％，醋制时甲基丁香酚的保留率达 95％以上；细辛脂素的保留率大小顺序为，米泔水制＞甘草制＞碱醋制＞蜜制＞盐制＞酒制＞姜制＞醋制＞碱制＞炒焦，除碱制与炒焦外，其他炮制方法均能增加细辛脂素的含量，特别是米泔水制、甘草制与碱醋制均可使细辛脂素增加 35％以上。

21. 香附

季宁平等采用 HPLC 测定了香附生品及其不同醋制品中圆柚酮、香附烯酮及 α-香附酮含量。结

果，与生品相比，醋蒸品中圆柚酮、香附烯酮及 α-香附酮分别下降了 12.9％、14.2％、12.5％；醋煮品中各成分含量分别降低了 23.1％、12.8％、18.7％；醋炙品中香附烯酮虽然增加了 14.4％，但其他 2 种成分的含量大幅下降，圆柚酮约降低 62.5％，α-香附酮降低 44.9％。各醋制法均能使样品中圆柚酮和 α-香附酮的含量较生品降低。

22. 续断

罗君等研究表明，续断经炮制后无机元素的含量及分布发生了改变，酒炙后 Fe、Mn 和 Zn 含量增加，尤以 Mn 特别显著，这可能是酒炙品补肝肾的原因之一。罗君等采用盐炙（闷润）、盐炙（拌炒）、酒炙、酒麸炙和炒炙法等 5 种方法炮制续断。结果，炮制后川续断皂苷 Ⅵ 和浸出物的含量均较生品有所增加。

23. 薏苡仁

沈莎莎等按照《中国药典》（2010 年版）和炮制规范制备炮制品，HPLC-ELSD 法测定薏苡仁中甘油三油酸酯的含量。结果，不同方法炮制后薏苡仁中甘油三油酸酯的含量较生品均有提高，且土炒品＞清炒品＞麸炒品＞生品。薏苡仁炮制后甘油三油酸酯的含量升高可能是不同饮片规格功效变化的重要原因。

24. 延胡索

陈东东等采用 RP-HPLC 法分别测定中药延胡索生品与醋制品中四氢非洲防己碱、原阿片碱、延胡索乙素、黄连碱、巴马汀、小檗碱、去氢延胡索甲素 7 个生物碱的含量。结果表明，醋制品中四氢非洲防己碱比生品含量低，原阿片碱、延胡索乙素、巴马汀、小檗碱、去氢延胡索甲素含量均有不同程度的升高，黄连碱含量变化不定。

25. 栀子

邵坚等研究表明，栀子果皮中绿原酸和去乙酰

车叶草酸甲酯的含量较高,栀子果仁中京尼平龙胆二糖苷、栀子苷、西红花苷Ⅰ和西红花苷Ⅱ的含量较高。栀子经过炮制后除京尼平苷酸的量升高外,京尼平龙胆二糖苷的含量变化不大,去乙酰车叶草酸甲酯、栀子苷、绿原酸、西红花苷Ⅰ和西红花苷Ⅱ的含量有所下降。刘慧等研究表明,生栀子、炒栀子、焦栀子、栀子炭中的挥发油质量分数分别为1.2、1.0、0.9、0.7 ml/g。以GC-MS技术鉴定并比较了4类栀子饮片挥发性成分差异,共124种挥发油成分被鉴定,其中生栀子中鉴定53种,炒栀子54种,焦栀子32种,栀子炭43种;根据峰面积归一化法分析,其分别占各栀子饮片挥发油总量的93.85%、92.01%、91.59%、90.81%。

26. 浙贝母

杜伟锋等采用HPLC-ELSD测定4个不同产地的浙贝母鲜切样品中贝母素甲、贝母素乙、贝母辛的含量分别为0.082%~0.133%、0.052%~0.063%、0.043%,硫熏样品中贝母素甲、贝母素乙、贝母辛的含量分别为0.062%~0.123%、0.033%~0.043%、0.012%;经硫熏后,浙贝母饮片中3种成分的含量均明显降低,贝母素甲降低了7.95%~32.66%,贝母素乙降低了20.38%~37.37%,贝母辛降低了71.44%~72.57%。故硫熏会降低贝母饮片的贝母素甲、贝母素乙、贝母辛含量。

27. 朱砂

郭婧潭等采用硫离子选择性电极法和氢化物发生-原子吸收法分别测定朱砂中可溶性硫离子和汞的含量。结果,炮制前朱砂中可溶性硫离子含量为0.851 8 mg/g,汞含量为1.923 1 mg/g,3份不同朱砂炮制品中可溶性硫离子含量分别为1.382 7、1.399 4、1.430 7 mg/g,汞含量分别为1.473 5、1.482 7、1.532 0 mg/g。炮制前后朱砂中可溶性硫、汞含量均存在明显差异,初步揭示朱砂水飞后硫离子水平升高及汞水平的降低是朱砂炮制减毒

的原因。

(撰稿:修彦凤　审阅:蔡宝昌)

【14种中药炮制前后药理作用的比较】

1. 巴戟天

史辑等采用大鼠左后足跖皮内注射弗氏完全佐剂制备佐剂性关节炎模型,分别灌胃给予巴戟天、巴戟肉、盐巴戟天、制巴戟天4种炮制品和巴戟天乙酸乙酯萃取部位、正丁醇萃取部位、剩余水部位和总多糖部位,以雷公藤多苷片为对照。结果,与模型组比较,盐巴戟天及巴戟天乙酸乙酯部位、巴戟天正丁醇部位能明显减轻AA大鼠足肿胀度,降低异常升高的血清TNF-α、IL-1β、IL-6、INF-γ水平;而巴戟天、制巴戟天、巴戟天总多糖和巴戟天剩余水部位作用不明显。盐巴戟天、巴戟天正丁醇部位和巴戟天乙酸乙酯部位对AA大鼠各项指标改善作用显著,效果优于巴戟天、制巴戟天、巴戟天总多糖和巴戟天剩余水部位。

2. 苍术

许晨曦等以健康大鼠为实验对象,分别给予不同剂量的生苍术、麸炒苍术、阿托品以及蒸馏水,并用ELISA法测量不同组别大鼠给药后颌下腺水通道蛋白1（AQP₁）、水通道蛋白5（AQP₅）的含量,测定颌下腺指数、血液流变学指标、肠管含水量等生理指标。结果,灌服生苍术提取液的大鼠、灌服麸炒苍术提取液的大鼠、空白对照组大鼠的颌下腺指数和血液流变学等指标存在显著差异,生苍术组的肠管含水量显著低于其他组。通过比较苍术麸炒前后对健康大鼠的影响具有差异,表明生苍术燥性明显而麸炒后燥性缓和的传统炮制观点。

3. 何首乌

涂灿等以生何首乌、制何首乌75%乙醇提取物按可比生药量（50 g/kg）,连续灌胃大鼠6周。

结果显示,生何首乌组大鼠血清丙氨酸氨基转移酶(ALT)、天冬氨酸氨基转移酶(AST)、血清碱性磷酸酶(ALP)、直接胆红素(DBIL)、总胆红素(TBIL)显著性升高($P<0.05$,$P<0.01$);间接胆红素(IBIL)、总胆汁酸(TBA)显著性降低($P<0.05$,$P<0.01$);制何首乌组血清各项指标变化不明显。病理组织分析显示生何首乌组肝组织结构破坏明显,局部可见肝细胞坏死;制何首乌组可见肝脏组织基本正常,未见明显病变现象。故制何首乌对大鼠肝脏的损伤作用显著低于生何首乌,提示炮制能有效降低何首乌肝毒性;转氨酶等传统肝功能指标对生何首乌肝损伤作用不敏感,血清DBIL、TBIL含量可早期反映出何首乌引起的肝损伤,且可作为临床合理用药监测的敏感指标。李晓菲等采用无毒剂量的脂多糖制备内毒素特异质模型大鼠,模型大鼠和正常大鼠均灌胃给予生首乌和制首乌50%乙醇提取物。结果表明,在正常SD大鼠上,生首乌及制首乌单次给药8.64 g/kg以下,未见有明显肝损伤作用;在内毒素特异质模型上,生首乌1.08 g/kg剂量(相当于生首乌6 g/d临床剂量的2倍等效剂量)可造成实验大鼠肝功能损伤,制首乌8.64 g/kg剂量(相当于制首乌12 g/d临床剂量的8倍等效剂量)对实验大鼠肝功能造成损伤。所以在内毒素特异质模型上,生首乌在接近临床等效剂量的情况下即可表现出肝损伤作用,而制首乌表现出肝损伤的剂量扩大4倍,提示炮制可降低何首乌的特异质肝毒性。曾春晖等将何首乌生品、清蒸品、黑豆汁蒸品按20 g/kg剂量给小鼠灌胃,将其含药血清分成20%、10%、5%含药血清组,采用MTT法测定其对正常PC12细胞增殖的影响和对H_2O_2致PC12细胞损伤的保护作用。结果,何首乌不同炮制品含药血清对正常PC12细胞增殖均无明显影响,含何首乌生品、黑豆汁蒸品各浓度血清和10%、5%含清蒸品血清可显著增强受损细胞内SOD活性($P<0.05$或0.01);10%和5%含生品血清、含黑豆汁蒸品各浓度血清和10%含清蒸品血清能明显降低受损细胞乳酸盐脱氢酶释放量($P<0.05$,$P<0.01$);含清蒸品各浓度血清和20%、5%含黑豆汁蒸品血清能降低受损细胞的丙二醛释放量($P<0.05$),而含生品各浓度血清对细胞内丙二醛水平无显著降低作用。所以含何首乌黑豆汁蒸品和清蒸品血清对H_2O_2致PC12细胞损伤有保护作用。

4. 黄连

王静等采用口服附子、干姜、肉桂水煎液与皮下注射外源性致热因子(干酵母混悬液)复制热证模型大鼠。分别灌胃给予黄连、猪胆汁和胆黄连药液,测定大鼠血清中游离三碘甲状腺原氨酸(FT_3)、血清游离甲状腺素(FT_4)、逆-三碘甲腺原氨酸(rT_3)及大鼠体温,研究黄连经猪胆汁炮制前后对热证模型大鼠血清中甲状腺激素水平及体温变化的影响。结果,与空白对照组比较,模型组大鼠体温显著性增高($P<0.001$),血清FT_3、FT_4、rT_3含量均显著性降低($P<0.01$);与模型组大鼠比较,3 h的猪胆汁组和胆黄连组体温显著性降低($P<0.01$),黄连、胆黄连可显著升高FT_3含量($P<0.05$),猪胆汁可显著性降低FT_4含量($P<0.05$),rT_3无显著性变化。猪胆汁和胆黄连在3 h内可拮抗大鼠体温的升高,黄连和胆黄连可拮抗热证大鼠血清中FT_3含量的降低。

5. 京大戟

王奎龙等研究表明,与空白组相比,京大戟醇部位、石油醚部位、乙酸乙酯部位均可导致小鼠粪便含水量及十二指肠及结肠的含水量增高,石油醚部位作用最强。京大戟95%醇提物、石油醚部位对IEC-6细胞具有显著抑制增殖的作用,IC_{50}分别为95.03、33.75 mg/L;京大戟95%醇提物、石油醚部位、乙酸乙酯部位均能导致结肠中AQP_1的mRNA表达降低、AQP_3的mRNA表达增高。表明京大戟可导致小鼠腹泻及肠道水肿,其作用与导致水通道蛋白AQP_1、AQP_3的mRNA表达水平变化相关；并可抑制 IEC-6 细胞增殖；京大戟的主要毒性部位为石油醚部位，通过成分分离及炮制前后成分变化比较，发现毒性的降低可能与石油醚部位的二萜类成分含量下降相关。

6. 卷柏

杨瑞芳等测定卷柏炭灌胃后对小鼠出血时间和凝血时间的影响。结果，与生理盐水组对比，卷柏生品高剂量组出血时间、凝血时间延长（$P<0.05$）；卷柏炭低剂量组与生理盐水组、卷柏生品低剂量组对比，出血时间、凝血时间减少（$P<0.05$，$P<0.01$）。卷柏炭高剂量组与生理盐水组、卷柏生品高剂量组对比，出血时间、凝血时间减少（$P<0.01$）。卷柏炭高剂量组与卷柏炭低剂量组对比，出血时间、凝血时间有所减少，但差别无统计学意义（$P>0.05$）。表明卷柏生品具有抗凝血作用；卷柏炭具有促凝血作用，且随着浓度的增加，效果更显著。

7. 肉豆蔻

袁子民等采用番泻叶致小鼠腹泻模型、正常小鼠小肠推进实验模型及二甲苯致耳廓水肿模型，观察肉豆蔻及炮制品 90％乙醇提取物的止泻、抗炎作用。结果，止泻作用为，面煨肉豆蔻＞麸煨肉豆蔻＞肉豆蔻；抗炎作用为，麸煨肉豆蔻＞面煨肉豆蔻＞肉豆蔻。肉豆蔻经炮制后止泻、抗炎作用均增强，但麸煨肉豆蔻组与面煨肉豆蔻组组间无显著性差异。

8. 桑白皮

王爱洁等采用浓氨水引咳和气管酚红排泌试验检测咳嗽潜伏期、2 min 内咳嗽次数、酚红排泌量。结果，与模型组相比，蜜炙桑白皮各组、生品桑白皮 0.78、6.24 g/kg 剂量组均显著减少小鼠 2 min 内咳嗽次数，增加气管酚红排泌量；在 1.56～6.24 g/kg 范围内，呈现一定的量效关系。桑白皮蜜炙后作用较生品统计学差异显著，表明桑白皮蜜炙后止咳化痰作用加强。

9. 商陆

钦建伟等研究表明，单次 30 倍日用量（35.1 g/kg）灌胃生商陆后，小鼠消化系统脏器病变率为 66.7％，而醋商陆各剂量组未见明显病变。各剂量生商陆混悬液滴眼后，家兔均表现出充血、水肿、分泌物等眼结膜刺激性，有确切量效关系；等剂量生、醋商陆混悬液滴眼后，生商陆组眼结膜刺激性强于醋商陆组。大鼠灌胃生、醋商陆后，尿量均增加，高剂量醋商陆组尿量显著高于高剂量生商陆组。小鼠灌胃生、醋商陆后小肠墨汁推进率均明显高于生理盐水组，生商陆组明显高于醋商陆组。醋炙法能够降低商陆对黏膜的刺激性，增强利尿功效，缓和泻下作用。

10. 五味子

徐月等以脾淋巴细胞增殖率为指标，比较生五味子、酒五味子、醋五味子对小鼠脾淋巴细胞、刀豆蛋白 A（Con A）和脂多糖（LPS）诱导的 T、B 淋巴细胞增殖的影响。结果，与不同指标相应空白组比较，五味子给药组均能不同程度促进未活化脾淋巴细胞及 Con A 和 LPS 诱导的 T、B 淋巴细胞的增殖；同等剂量下，酒五味子增殖效果最佳，优于生五味子、醋五味子（$P<0.05$，$P<0.01$）。五味子酒制后对小鼠淋巴细胞增殖作用显著增强，符合"入补药熟用"传统理论。

11. 细辛

王雪等采用醋酸扭体实验、热板实验评价细辛的镇痛作用，采用二甲苯致小鼠耳廓肿胀实验评价细辛的抗炎作用，采用小鼠急性毒性实验观察细辛炮制前后对小鼠 LD_{50} 的作用。结果，与生理盐水组比较，给药组小鼠疼痛潜伏期均延长，扭体次数均减少，足肿胀度及耳廓肿胀度均降低（$P<0.05$，

0.01)；细辛生品水煎液高剂量组扭体次数多于细辛炮制品水煎液高剂量组（$P<0.05$）；细辛生品水煎液高剂量组给药后 1、2 h 足肿胀度高于细辛炮制品水煎液高剂量组（$P<0.05$）；细辛生品水煎液低剂量组耳廓肿胀度高于细辛炮制品水煎液低剂量组（$P<0.05$）；细辛生品水煎液对二甲苯诱导的小鼠耳廓炎症抑制率（17.30%）显著低于细辛炮制品水煎液低剂量组（22.80%）（$P<0.05$）；细辛生品水煎液的 LD_{50} 为 145.45 g/kg，细辛炮制品水煎液的 LD_{50} 为 846.16 g/kg，细辛生品水提物的毒性是炮制品的 5.82 倍。表明细辛炮制后急性毒性显著降低，并且炮制后抗炎镇痛作用强于生品。

12. 淫羊藿

赵岩等考察淫羊藿炮制前后的不同提取物对血管紧张素转化酶（ACE）、α-葡萄糖苷酶抑制活性及亚硝酸根清除活性的变化。结果表明，对 ACE 的抑制活性，只有石油醚提取物表现出了活性，并且未经炮制的淫羊藿明显强于炮制品；对 α-糖苷酶的抑制活性，未经炮制的淫羊藿二氯甲烷、乙酸乙酯、甲醇、水提取物及其水煎液均有活性，炮制后淫羊藿的二氯甲烷提取物则无活性，且其他 3 个提取物和水煎液的活性降低，但不明显；对亚硝酸根的清除活性，炮制后的淫羊藿石油醚、二氯甲烷、乙酸乙酯提取物和水煎液均表现一定的活性，未经炮制的淫羊藿的活性主要体现在二氯甲烷、乙酸乙酯、甲醇提取物和水煎液，其中水煎液比任何一个提取物的活性都好。淫羊藿经炮制后，其有效成分淫羊藿苷含量有所降低，且其对 ACE、α-葡萄糖苷酶及亚硝酸根的抑制活性均有所降低。

13. 自然铜

赵根华等建立了家兔骨折模型，探讨自然铜炮制促进骨折愈合作用及机制。结果，在给药后 21 d，煅品高、低剂量组 ALP 活性，血磷（P）、血清钙磷乘积均显著高于模型组（$P<0.05$，$P<0.01$）

和生品组（$P<0.05$，$P<0.01$）；与模型组比较，两组煅品骨密度有显著性升高（$P<0.05$）；与模型组比较，煅品高剂量组骨痂中 Fe 和 Cu 均显著升高（$P<0.05$）。X 线结果显示，与模型组比较，煅品高、低剂量组能明显促进骨痂生长。自然铜煅品促进骨折愈合疗效显著优于生品，且主要作用于骨折中期，其作用机制可能是通过促进成骨细胞合成、分泌 ALP，增加血磷含量，促进钙盐沉积，增加微量元素的吸收、增强骨密度，从而促进骨折的愈合。

14. 知母

雷霞等比较知母盐炙前后水煎液通便作用及化学成分。结果，盐知母水煎液低、中、高剂量组使大鼠粪便粒数显著增加，与同等剂量生知母相比有显著差异（$P<0.05$）；HPLC-MS 总离子流图比较无明显差异，但总糖含量明显高于生知母。知母盐炙品在同等剂量时通便作用明显强于生品，与其盐炙后甘味的作用增强有关，是其滋阴降火作用增强的具体体现；糖类化合物可能是其滋阴降火作用的物质基础，也是知母甘味的物质基础。

（撰稿：修彦凤　审阅：蔡宝昌）

【5 种中药炮制品体内药动学的研究】

1. 二神丸

陈志敏等以脾肾阳虚泄泻模型大鼠为研究对象，运用 GC-MS 采集大鼠尿液代谢图谱，利用主成分分析和偏最小二乘判别式分析"二神丸"对脾肾阳虚泄泻大鼠尿液内源性代谢物的影响。结果表明，"二神丸"能使 SOD 活性升高，MDA 含量降低；对模型大鼠的丙氨酸、甘氨酸、琥珀酸、缬氨酸、脯氨酸、蛋氨酸、马尿酸、苯丙氨酸、棕榈酸、肉豆蔻酸和酪氨酸 11 种相关标志物具有不同程度的干预作用，尤以"二神丸"Ⅳ组（盐炙补骨脂＋麸煨肉豆蔻）干预效果最佳。故"二神丸"中补骨脂、肉豆蔻炮制增效作用可能与改善能量代谢、抑制过氧化、调节肠道菌群等多层面协同作用相关,具有多靶点性。

2. 黄柏

刘蓬蓬等采用 Cocktail 探针药物法,以茶碱、氨苯砜、氯唑沙宗、甲苯磺丁脲为指标,考察黄柏不同炮制品(酒炙和盐炙)对 CYP3A4、CYP1A2、CYP2C9、CYP2E1 酶活性的影响。结果显示,与空白对照组比较,生品组和盐品组茶碱的 $t_{1/2}$ 均显著增加,生品组和酒品组的 CL/F 均显著降低,AUC_{0-t}、$AUC_{0-\infty}$ 均显著增加;生品组、酒品组和盐品组氨苯砜的 $t_{1/2}$、AUC_{0-t}、$AUC_{0-\infty}$ 均显著降低,CL/F 显著增加;生品组和盐品组氯唑沙宗的 AUC_{0-t} 显著增加,酒品组氯唑沙宗的 $t_{1/2}$、$AUC_{0-\infty}$、AUC_{0-t} 均显著降低,CL/F 显著增加;生品组、酒品组和盐品组甲苯磺丁脲的 AUC_{0-t} 均显著降低。表明生黄柏对 CYP1A2 具有抑制作用,对 CYP3A4 具有诱导作用,对 CYP2C9、CYP2E1 活性的影响有待进一步的研究;经炮制成为酒黄柏和盐黄柏后可改变药物代谢酶的活性。酒黄柏可降低对 CYP1A2 的抑制作用和增强对 CYP3A4 的诱导作用,该研究可为酒炙黄柏能缓和药性提供参考依据。

3. 姜炭

莫毛燕等利用核磁共振氢谱技术建立大鼠尿液的代谢指纹谱,应用主成分分析和偏最小二乘判别法研究空白组与模型组、姜炭组、干姜组相互间的代谢物谱差异,通过变量重要性投影在尿液中发现潜在的生物标志物,通过矫正率筛选姜炭温经止血的药效生物标志物。结果,姜炭可使虚寒性出血证大鼠发生紊乱的内源性生物标志物回归正常水平,而干姜作用较弱。筛选出与虚寒性出血症相关的 7 种生物标志物,其中乙酰乙酸、丙酮酸、氮氧三甲胺、牛磺酸、色氨酸为姜炭温经止血的药效生物标志物。

4. 南五味子

邓翀等给大鼠分别灌服醋蒸和未醋蒸南五味子乙醇提取物,HPLC 法测定不同时间点大鼠肝脏组织中的五味子酯甲和五味子甲素。结果,与未醋蒸南五味子生品组比较,醋蒸南五味子的五味子酯甲和五味子甲素达峰时间较晚,半衰期延长,在肝脏的平均滞留时间明显延长;五味子酯甲和五味子甲素的相对摄取率和峰浓度比均大于 1。醋蒸过程延长南五味子中木脂素类成分在肝脏的滞留时间与南五味子"醋制入肝"的中药炮制理论相一致。

5. 淫羊藿

李杰等采用药理效应法,建立小鼠肾阳虚模型,以 SOD 为效应指标,比较淫羊藿总黄酮及其在炮制辅料羊脂油的作用下形成自组装胶束后的小鼠体内药动学参数。结果,淫羊藿总黄酮在羊脂油的作用下形成自组装胶束后,小鼠体内的药动学参数 $t_{1/2}$、C_{max}、AUC_{0-t}、$AUC_{0-\infty}$、$MRT_{0-\infty}$ 与淫羊藿总黄酮相比均显著增加。所以炮制辅料羊脂油提高了淫羊藿总黄酮的生物利用度,促进了其体内吸收。

(撰稿:修彦凤　审阅:蔡宝昌)

[附] 参 考 文 献

C

常晓文,刘玉强,才谦.麸炒前后苍术 HPLC 指纹图谱[J].中国实验方剂学杂志,2015,21(4):40

陈东东,毛坤军,李祥,等.HPLC 法比较延胡索炮制前后 7 个生物碱成分的含量[J].药物分析杂志,2015,35(9):1591

陈湘宏,童丽,康文娟,等.传统藏药"君西"炮制后微量

元素的变化对正常小鼠肠推进和胃排空的影响[J].天然产物研究与开发,2015,27(10):1811

陈彦琳,金峰,杜杰,等.不同制霜方法制备巴豆霜饮片质量比较[J].中国现代中药,2015,17(11):1201

陈影,刘慧,李普玲,等.黄芩不同炮制饮片的红外光谱特征分析[J].中国实验方剂学杂志,2015,21(22):77

陈志敏,崔园园,张美,等.基于尿液代谢组学的二神丸中补骨脂、肉豆蔻炮制增效作用的机理研究[J].中药新药与临床药理,2015,26(6):731

陈志敏,胡昌江,潘新,等.补骨脂和肉豆蔻炮制对脾肾阳虚泄泻大鼠能量代谢的影响[J].中成药,2015,37(6):1298

陈志敏,胡昌江,熊瑞,等."二神丸"中补骨脂、肉豆蔻炮制前后对脾肾阳虚泄泻大鼠血清代谢组学的影响[J].中国中药杂志,2015,40(7):1400

D

戴雨霖,越皓,孙长江,等.高分离度快速液相色谱-四极杆-飞行时间质谱法分析酒制和醋制人参的皂苷类成分[J].分析化学,2015,43(8):1181

邓翀,韩磊,张亚强,等.杜仲盐制前后化学成分的变化[J].中成药,2015,37(11):2464

邓翀,郑洁,姜祎,等.醋蒸对南五味子木脂素类成分在大鼠肝脏分布的影响[J].中成药,2015,37(1):145

地力努尔·吐尔逊江,史玉柱,杨巧丽,等.维医传统牛奶浸渍炮制工艺对马钱子镇痛作用及毒性的影响[J].中药材,2015,38(2):267

董晓蕾,张霁,赵艳丽,等.龙胆炮制前后化学成分变化的比较研究[J].药物分析杂志,2015,35(4):620

杜伟锋,贾永强,张焱新,等.HPLC-ELSD法同时测定浙贝母饮片硫熏前后3种有效成分的含量[J].药物分析杂志,2015,35(40):675

F

方新华,吴鑫,曹岗,等.白芍和白术配伍麸炒前后主要化学成分变化HPLC分析[J].中国药学(英文版),2015,24(4):231

G

甘彦雄,罗妮妮,蒋燕萍,等.基于GC-MS同时测定蓬

莪术及其醋制品挥发油中β-榄香烯、莪术醇、吉马酮、新莪术二酮的含量[J].中国中药杂志,2015,40(7):1311

葛秀允,孙立立,张乐林,等.醋制对京大戟刺激性毒性作用的影响[J].中国医院药学杂志,2015,35(5):380

葛秀允,张乐林,孙立立.醋京大戟饮片质量标准研究[J].时珍国医国药,2015,26(3):628

龚普阳,谭睿,李佳川,等.地黄合剂中不同地黄炮制品对小鼠糖脂代谢的影响[J].中药材,2014,37(12):2182

郭婧潭,张颖花,霍韬光,等.水飞法炮制对朱砂中可溶性硫和汞的影响[J].中华中医药学刊,2015,33(5):1113

国伟,谭鹏,秦语欣,等.淡附片HPLC特征图谱的研究及炮制前后比较[J].中华中医药杂志,2015,30(8):2968

国伟,谭鹏,吴月娇,等.双辅料炮制对盐附子传统性状和酯型生物碱的影响[J].中成药,2015,37(6):1289

H

郝宁,朴钟云,臧健,等.总评归一值优选酒炒威灵仙炮制工艺[J].中药材,2015,38(1):65

郝婷,尹志峰,王小青,等.HPLC-ELSD法测定不同炮制方法雪莲果中低聚果糖的含量[J].天然产物研究与开发,2015,27(5):842

胡雨,金传山,张伟,等.不同炮制方法对白芍质量的影响[J].安徽中医药大学学报,2015,34(2):91

胡雨,金传山,张伟,等.正交试验优选酒白芍的炮制工艺[J].中国实验方剂学杂志,2015,21(1):45

黄文青,高明,刘松,等.响应面法优化蒸制姜半夏的炮制工艺[J].中药材,2015,38(7):1403

J

季宁平,卢君蓉,李文兵,等.不同醋制方法对香附中指标成分含量的影响[J].中国实验方剂学杂志,2015,21(7):5

贾坤静,艾雪,贾天柱,等.桑螵蛸炮制前后蛋白质和多糖及脂类成分比较[J].亚太传统医药,2015,11(23):15

江国杰.中药栀子不同炮制方法的含量变化与抗炎效果的影响[J].北方药学,2015,12(12):106

江迎春,邓翀,李景丽.Box-Behnken响应面法优选蜜制金樱子炮制工艺[J].中南药学,2015,13(9):938

金晨,翟兴英,黄媛媛,等.金樱子蜜炙工艺优选及其质量控制[J].中国实验方剂学杂志,2015,21(4):11

金林,赵万顺,郭巧生,等.白芍饮片的化学成分测定及

质量评价[J].中国中药杂志,2015,40(3):484

L

雷霞,张婕,李媛,等.基于炮制学理论初探知母润肠通便作用的有效成分[J].中国中药杂志,2015,40(7):1283

黎珊,高明,陈康,等.蒸制时间对佛手主要成分与抗氧化活性的影响[J].中成药,2015,37(4):821

李春,蒋晓煌,蒋孟良,等.正交试验优选延胡索醋蒸法炮制工艺[J].中医药导报,2015,21(6):53

李红伟,司金光,石延榜,等.采用 GC-MS 法分析炮制对南葶苈子脂肪油成分的影响[J].中国新药杂志,2015,24(24):2868

李杰,孙娥,崔莉,等.药理效应法研究羊脂油对淫羊藿总黄酮小鼠体内药动学的影响[J].中华中医药杂志,2015,30(12):4260

李杰,孙娥,谭晓斌,等.羊脂油促进淫羊藿总黄酮吸收转运的研究[J].中草药,2015,46(16):2439

李林,殷放宙,陆兔林,等.基于改良距离系数法的醋芫花指纹图谱研究[J].中药材,2015,38(6):1168

李娜,岳蓓蓓,张家贺,等.基于 Cytb 基因对药用昆虫地鳖虫炮制品的分子鉴别研究[J].中国药房,2015,26(31):4354

李萍,刘舸.Box-behnken 效应面法优选麸炒苍术的炮制工艺[J].中国药房,2015,26(34):4844

李普玲,陈建红,刘慧,等.栀子不同炒制饮片的红外光谱分析[J].中国实验方剂学杂志,2015,21(22):82

李倩,朱水娣,刘硕,等.炮制对巴戟天中蒽醌类成分的影响[J].中成药,2015,37(6):1284

李瑞海,冯琳,马欣悦,等.炮制对蒺藜皂苷类成分的影响[J].中成药,2015,37(7):1526

李卫先,李福元,李达,等.药物炮制对参苓白术散健脾止泻作用的影响[J].中医学报,2015,30(5):696

李晓菲,李娜,涂灿,等.基于内毒素特异质模型的生首乌与制首乌肝毒性比较研究[J].中草药,2015,46(10):1481

李雪莲,杨丽,陈林,等.白术麸炒过程中白术内酯Ⅰ,Ⅱ,Ⅲ含量变化规律[J].中国实验方剂学杂志,2015,21(7):35

李艺,范玛莉,邢婕,等.龟龄集中细辛特殊炮制工艺的代谢组学研究[J].中草药,2015,46(16):2385

李月侠,吴飞,金传山.正交法优选苦参切制工艺研究

[J].亚太传统医药,2015,11(2):34

李芸,胡昌江,侯桃霞,等.正交实验优选高乌头解毒的炮制工艺研究[J].中成药,2015,37(4):905

李震宇,范玛莉,秦雪梅.基于 NMR 代谢组学技术的白芍及其醋制品的化学比较[J].药学学报,2015,50(2):211

李转梅,张学兰,李慧芬,等.白果不同部位及不同炮制品中白果酸和总银杏酸定量比较[J].中成药,2015,37(1):164

梁君,刘小鸣,张振凌,等.姜半夏产地加工炮制一体化方法及工艺研究[J].中草药,2015,46(9):1302

梁君,刘小鸣,张振凌.半夏不同炮制品中草酸钙针晶含量的反相高效液相色谱法比较[J].时珍国医国药,2015,26(5):1121

梁晓,吴鹏,张学兰,等.女贞子不同炮制品 HPLC 指纹图谱色谱峰的归属与比较[J].中药材,2015,38(11):2288

梁秀英.基于蒽酮-硫酸法则测定多糖含量的天麻饮片最佳炮制方法探讨[J].中国中医药现代远程教育,2015,13(23):3

刘鼎,钟鸣,余胜民,等.白花丹炮制工艺考察[J].中国实验方剂学杂志,2015,21(16):19

刘会民,刘蓬蓬.正交试验优选关黄柏炭最佳炮制工艺研究[J].亚太传统医药,2015,11(3):19

刘慧,姚蓝,陈建红,等.栀子不同炮制品中挥发油类成分的 GC-MS 分析[J].中国中药杂志,2015,40(9):1732

刘玲,鲍家科,刘建军,等.酒黄精的不同炮制方法比较[J].中国实验方剂学杂志,2015,21(10):26

刘蓬蓬,贾天柱,徐珊,等.Cocktail 探针药物法评价生、制黄柏对 CYP450 酶亚型的影响[J].中药材,2015,38(10):2065

刘蓬蓬,徐珊,张凡,等.黄柏炮制前后生物碱和柠檬苦素类成分的变化研究[J].现代药物与临床,2015,30(1):18

刘帅,刘晓艳,李妍,等.草乌及其炮制品的急性毒性实验研究[J].中国药物警戒,2015,12(9):513

刘帅,刘晓艳,林森,等.诃子制草乌模拟炮制品在人工胃液与肠液中的水解行为研究[J].中国药房,2015,26(13):1752

刘阳熙,卢燕,陈道峰.中药狼毒及其醋炙饮片的 UPLC 指纹图谱[J].中药材,2015,38(10):2060

罗怀浩,蒋孟良,金晓飞,等.不同干馏时间所制竹沥对小鼠止咳化痰作用的影响[J].中医药导报,2015,21(19):

33

罗君,卿娟,张丽艳,等.不同炮制方法对续断浸出物及主成分含量的影响[J].时珍国医国药,2015,26(4):880

罗君,卿娟,赵琳珺,等.续断酒炙前后无机元素含量及其灰关联度对比分析[J].中国实验方剂学杂志,2015,21(5):79

罗益远,刘娟秀,刘训红,等.ICP-MS分析何首乌炮制前后无机元素差异[J].中国新药杂志,2015,24(8):942

M

马莉,王玄,马琳,等.动物药僵蚕高温麸炒的科学合理性[J].中国中药杂志,2015,40(23):4629

马晓静,许凤清,金传山.海南产益智仁盐炙前后挥发性成分的GC-MS分析[J].中国实验方剂学杂志,2015,21(16):28

马致洁,李晓菲,吕旸,等.基于肝细胞毒价检测的何首乌炮制工艺比较研究[J].中国中药杂志,2015,40(12):2325

梅新路,徐斌,徐菲拉,等.正交试验优选蛇六谷减毒炮制工艺[J].中国药房,2015,26(22):3137

孟艳,吴鹏,张学兰,等.高效液相色谱-飞行时间质谱法快速鉴定远志生、制饮片的化学成分[J].中国实验方剂学杂志,2015,21(20):17

孟艳,张学兰,唐玉秋,等.远志炮制前后5种寡糖酯类成分的变化规律[J].中国实验方剂学杂志,2015,21(9):10

孟振豪,韩永红,钟凌云,等.星点设计-效应面法优选蜜糠炒白术的炮制工艺[J].中国实验方剂学杂志,2015,21(15):19

莫毛燕,朱琼花,薛兴阳,等.姜炭炮制前后对虚寒性出血症大鼠尿液代谢组学分析[J].中国实验方剂学杂志,2015,21(16):1

P

彭静,易延逵,陈志良,等.均匀设计法优选苍术麸炒工艺的研究[J].时珍国医国药,2015,26(3):630

Q

钱岩,于生,单鸣秋,等.Box-Behnken响应面法优化宣木瓜药材、饮片一体化加工工艺[J].中国现代中药,2015,17(10):1065

钦建伟,陈琳.醋炙法对商陆毒性和药效影响的实验研究[J].江苏中医药,2015,47(1):77

秦昆明,束雅春,杨光明,等.牛蒡子炮制过程中主要成分变化规律研究[J].中华中医药杂志,2015,30(5):1503

秦语欣,谭鹏,国伟,等.米醋对制川乌生物碱的影响[J].中成药,2015,37(4):828

秦语欣,谭鹏,国伟,等.药典法制川乌的成品质量与炮制过程控制的关系[J].中华中医药杂志,2015,30(7):2548

S

邵坚,罗光明,朱继孝,等.栀子炮制前后7种成分的比较研究[J].中草药,2015,46(11):1629

沈莎莎,张振凌,吴若男,等.不同炮制方法对薏苡仁抗肿瘤成分甘油三油酸酯含量的影响[J].时珍国医国药,2015,26(9):2138

沈玉巧,林华,邓广海,等.不同炮制工艺附子煎煮液的急性毒性探讨[J].中国实验方剂学杂志,2015,21(12):121

盛昌翠,宋世伟,聂磊,等.苍耳子炒制前后贝壳杉烯类成分毒性比较研究[J].时珍国医国药,2015,26(2):359

史辑,崔妮,贾天柱.巴戟天不同炮制品及提取部位抗大鼠佐剂性关节炎的比较研究[J].中药材,2015,38(8):1626

史辑,崔妮,景海漪,等.炮制对巴戟天中茜草素型蒽醌类成分的影响[J].中成药,2015,37(6):1294

孙雄杰,蒋濛,涂济源,等.焦苍术炮制工艺研究[J].中草药,2015,46(4):526

T

谭晓亮,李瑞海.HPLC法同时测定侧柏叶、侧柏炭的7种成分[J].中成药,2015,37(12):2715

汤丽燕,黄志豪,冼健民.HPLC法探讨及优化栀子传统产地加工工艺[J].世界最新医学信息文摘,2015,15(94):163

唐力英,徐义龙,周喜丹,等.炮制对决明子中萘并吡喃酮苷及蒽醌苷元类成分含量的影响[J].中国实验方剂学杂志,2015,21(18):69

陶益,蒋妍慧,李伟东,等.骨碎补不同炮制品化学成分的差异研究[J].现代医药卫生,2015,31(23):3549

田茂军,彭敬东,张晶.酒制蛇床子炮制工艺的正交试验法优选[J].时珍国医国药,2015,26(8):1898

涂灿,蒋冰倩,赵艳玲,等.何首乌炮制前后对大鼠肝脏的损伤比较及敏感指标筛选[J].中国中药杂志,2015,40(4):654

W

汪云伟,钟恋,李欣逸,等.黑顺片炮制过程中6种酯型生物碱的变化规律研究[J].中国中药杂志,2015,40(8):1473

汪云伟,钟恋,杨诗龙,等.不同处理方式对鲜附子6种指标成分的影响[J].时珍国医国药,2015,26(5):11150

王爱洁,隋在云,李群.蜜炙对桑白皮止咳祛痰作用的影响[J].时珍国医国药,2015,26(5):1131

王聪颖,贺宝莹,唐安玲,等.首乌藤压制饮片的煎煮质量评价[J].时珍国医国药,2015,26(1):98

王静,陈悦,袁子民,等.响应面法优化胆黄连的炮制工艺[J].中华中医药学刊,2015,33(6):1298

王静,陈悦,袁子民.黄连胆汁炙前后对热证模型大鼠血清甲状腺激素水平和体温的影响[J].中国现代应用药学,2015,32(12):1417

王静哲,刘震,马立满,等.基于UPLC-Q-TOFMS分析加工炮制对玄参化学成分的影响[J].质谱学报,2016,37(1):1

王奎龙,郁红礼,吴皓,等.京大戟毒性部位及其醋制前后成分变化研究[J].中国中药杂志,2015,40(23):4603

王文凯,翁萍,张晓婷,等.建昌帮蜜糠炒白术炮制工艺优化[J].中草药,2015,46(6):857

王小平,胡志方,王进,等.不同炮制法对熟地黄中化学成分影响的比较研究[J].时珍国医国药,2015,26(1):91

王雪,李连坤,张彦飞,等.细辛炮制前后的药效学及毒理学研究[J].中国医药导报,2015,12(22):36

王永丽,尉小慧,刘伟,等.不同产地艾叶炮制前后总酚酸的含量比较研究[J].时珍国医国药,2015,26(1):88

王元清,江星明,王智,等.细辛炮制品HPLC指纹图谱定性与有效成分定量分析研究[J].中药材,2015,38(7):1388

温锦青,黄玉梅,麦敏芯,等.鹿茸极薄片新型常温干燥工艺分析[J].中国实验方剂学杂志,2015,21(11):36

吴良发,宁火华,岳翅熠,等.正交设计研究黄精炮制中美拉德反应产物的抗氧化活性[J].中国药师,2015,18(6):916

吴鹏,李慧芬,张学兰,等.炒炭对荷叶主要化学成分转化机制的研究[J].中成药,2015,37(8):1767

X

肖薇,黄健,陈志峰,等.不同炮制方法对女贞子化学成分的影响[J].中国中医药信息杂志,2015,22(7):82

谢凡,宋英,袁燕,等.茵陈压制饮片溶出行为的变化[J].中成药,2015,37(2):379

徐珊,张凡,刘蓬蓬,等.基于大鼠物质、能量代谢研究炮制对黄柏药性的影响[J].中药材,2015,38(9):1835

徐晓雪,李晓鹏,钟旭,等.手参奶制工艺[J].中成药,2015,37(4):831

徐月,葛会奇,高慧,等.五味子不同炮制品对小鼠脾淋巴细胞增殖的影响[J].中国实验方剂学杂志,2015,21(14):116

许安安,李水清,涂济源,等.苍术麸炒前后氯仿部位化学成分研究[J].中药材,2015,38(1):62

许晨曦,刘玉强,张丝雨,等.生、麸炒苍术对大鼠AQP_1、AQP_5及血液流变学的影响[J].中药材,2015,38(10):2056

薛丹丹,张科卫,钱珊.干姜、姜皮和姜炭的HPLC指纹图谱比较[J].中国实验方剂学杂志,2015,21(5):57

Y

鄢海燕,邹纯才,汪小燕,等.瓜蒌及其炮制品的高效液相色谱指纹特征研究[J].中药材,2015,38(1):58

严建业,王元清,王炜,等.细辛中马兜铃酸A与黄樟醚的炮制减毒方法研究[J].中草药,2015,46(2):216

杨冰月,李敏,吴发明,等.基于止咳效价评价半夏及其炮制品品质的方法研究[J].中草药,2015,46(17):2586

杨瑞芳,吴宿慧,魏术会,等.卷柏炒炭前后对小鼠出血时间和凝血时间的影响[J].中医研究,2015,28(12):70

杨文宇,陈祥贵,石泓,等.何首乌九蒸九晒炮制过程中质量指标的变化[J].时珍国医国药,2015,26(10):2414

于欢,李小宁,钟凌云,等.多指标正交试验优选鳖血柴胡的炮制工艺[J].中国实验方剂学杂志,2015,21(15):8

于欢,宁希鲜,陈泣.江枳壳炮制品挥发油的GC-MS分析[J].中成药,2015,37(3):592

于欢,钟凌云,阳强,等.PITC柱前衍生HPLC测定柴胡炮制前后17种氨基酸含量[J].中国实验方剂学杂志,2015,21(14):25

于江泳,陈求芳,卢国勇.运用 HPLC 结合 PCA 技术对不同炮制程度的姜炭中 5 个姜辣素成分的含量比较研究[J].中国中药杂志,2015,40(21):4200

于天蔚.车前子不同炮制方法治疗慢性功能性便秘临床研究[J].河南中医,2015,35(5):1064

于晓,戴衍朋,周倩,等.正交试验设计优选升麻炭最佳炮制工艺[J].中国现代中药,2015,17(8):844

袁子民,刘欢,王静.肉豆蔻及炮制品醇提取物的止泻及抗炎作用研究[J].时珍国医国药,2015,26(12):2910

Z

曾春晖,蔡妮娜,谭娥玉,等.何首乌不同炮制品含药血清对 H_2O_2 致 PC12 细胞损伤的保护作用[J].中药药理与临床,2015,31(4):135

翟秉涛,孙旭辉,吴景涛,等.大黄生品及其炭品物理参数的测定[J].现代中医药,2015,35(6):89

张定堃,韩雪,周永峰,等.附子精标饮片的研制(Ⅰ):规格大小与质量均一性研究[J].中国中药杂志,2015,40(17):3488

张琳,陈晓群.综合加权评分法优选姜半夏炮制工艺[J].中国药房,2015,26(1):115

赵根华,翁泽斌,高倩倩,等.自然铜煅制过程物相动态变化规律[J].中国实验方剂学杂志,2015,21(18):1

赵根华,翁泽斌,高倩倩,等.自然铜炮制前后促进骨折愈合作用及机制研究[J].中药新药与临床药理,2015,26(4):481

赵岩,侯莹莹,唐国胜,等.炮制前后淫羊藿不同提取物对 ACE、α-葡萄糖苷酶的抑制活性及对亚硝酸根的清除活性研究[J].药物分析杂志,2015,35(8):1329

郑立枫,孙飞,孟江,等.正交试验优选芒硝的炮制工艺[J].中国实验方剂学杂志,2015,21(1):35

钟恋,汪云伟,杨诗龙,等.地黄酒炖过程化学成分及"味"的关系[J].中成药,2015,37(5):1041

钟凌云,张淑洁,龚千锋,等.生姜、干姜炮制对厚朴挥发性成分影响比较[J].中国实验方剂学杂志,2015,21(20):49

钟薇,戴雨霖,李晓宇,等.超高效液相色谱-四极杆-静电场轨道阱质谱法分析不同炮制红参的化学成分差异[J].质谱学报,2015,36(6):529

周霞,杨诗龙,胥敏,等.电子舌技术鉴别黄连及其炮制品[J].中成药,2015,37(9):1993

朱海针,龙凯,梁永红,等.Biolog 技术监测淡豆豉发酵炮制过程中微生物种类动态变化[J].中国实验方剂学杂志,2015,21(17):14

朱慧萍,曹岗.多指标综合评价蜜麸炒白术的炮制工艺[J].中华中医药杂志,2015,30(6):2160

朱林燕,谢建锋,孔子铭,等.藏药奶制南寒水石 X-射线衍射指纹图谱及其在微波炮制中的应用[J].中国中药杂志,2015,40(10):1948

朱琼花,莫毛燕,孟江,等.Box-Behnken 响应面法优化牡丹皮炭炮制工艺[J].中国实验方剂学杂志,2015,21(14):12

竹慧,周倩,张慧芳.多指标综合评分正交试验法优选石榴皮炭最优炮制工艺[J].中国药房,2015,26(13):1812

祝婧,钟凌云,龚千锋,等.HPLC 法测定柴胡不同炮制品中柴胡皂苷 a,d 的含量[J].江西中医药大学学报,2015,27(6):46

（六）中 药 药 理

【概　述】

2015 年,在国内医药学刊物上发表的有关中药药理研究的文献 5 000 余篇,主要集中在中药对心血管系统、中枢神经系统以及抗肿瘤作用方面,与往年比较中药防治糖尿病的报道明显增多。

1. 对呼吸系统作用

李丽君等报道,黄芪与当归(5∶1)在降低肺组织羟脯氨酸含量及改善肺泡结构方面效果显著,其机制可能与抑制血管内皮生长因子(VEGF) mRNA 的表达水平、促进 c-kit 及碱性成纤维细胞生长因子 mRNA 的表达水平有关。赵俊等报道,黄连素可抑制慢性阻塞性肺疾病模型大鼠的气道炎症,可能与下调炎症因子白细胞介素-8(IL-8)、IL-17 水平,增强抗炎因子 IL-10 水平有关。李杨等报道,单叶细辛可以改善寒饮射肺模型大鼠的肿瘤坏死因子-α(TNF-α)、IL-8 的表达,抑制气道炎症,显著改善模型大鼠层粘连蛋白及透明质酸的含量。赵文娟等报道,三七总皂苷可减轻哮喘小鼠肺组织气道上皮黏液分泌,改善气道炎症,其机制可能是上调哮喘小鼠干扰素-γ(IFN-γ)的分泌,抑制 IL-4 的分泌,恢复 Th1/Th2 平衡状态。范临夏等报道,苦参碱可以抑制支气管哮喘大鼠炎性反应、纠正 Th1/Th2 的失衡,该过程中存在细胞因子传导抑制因子 3 的表达变化。黄桂红等报道,黄皮叶提取物能调节 Th1/Th2 细胞因子的平衡,从而减轻炎症细胞浸润。陈伟等报道,甘草次酸可以减少炎性细胞(淋巴细胞及嗜酸性粒细胞)和下调细胞因子免疫球蛋白 E、IL-4 及 TNF-α 水平,减轻哮喘大鼠气道炎症。金光日等报道,红参水提物可以抑制 NF-κB p65 等核转录因子,调节 Th2 反应,抑制气道炎症反应。颜春鲁等报道,黄芪能降低矽肺模型大鼠支气管肺泡灌洗液基质金属蛋白酶-2(MMP-2)、MMP-9 的表达,抑制矽肺纤维化形成。苏韫等报道,红芪黄酮在各个时点调整 MMP-2 和基质金属蛋白酶抑制剂-1(TIMP-1)的蛋白表达,使 MMPs/TIMPs 趋于平衡,可能是其抑制肺纤维化进程的一种有效机制。

2. 对心血管系统作用

李叶丽等报道,蛇床子素具有改善野百合碱所致大鼠右心室重构的作用,可能部分与其上调过氧化物酶增殖体,激活受体 α(PPARα)和 PPARγ 的表达有关。付海燕等报道,白藜芦醇衍生物(反式-3,5,4′-三甲氧基二苯乙烯)可以抑制脂多糖诱导血管内皮细胞的 NO、细胞间黏附分子-1 和 NF-κB p65 表达。文波等报道,艳山姜挥发油改善氧化低密度脂蛋白诱导的人主动脉内皮细胞损伤,其机制与抑制 JNK1/2/3 蛋白磷酸化相关。王华强等报道,丹皮酚具有保护人脐静脉内皮细胞完整性的作用,可能与降低肌动蛋白 G/F 含量比值相关,减少膜联蛋白 V 与肌动蛋白的结合,促进肌动蛋白的重装。柴艺汇等报道,大黄素能抑制兔主动脉平滑肌细胞的增殖,可能与上调组织蛋白酶 K,组织蛋白酶 D mRNA 表达有关。罗安福等报道,柿叶黄酮可以降低肾性高血压大鼠血浆中血管紧张素Ⅱ、内皮素-1(ET-1)的含量,增加血清中 NO 的含量,降低血清及肾脏中 apelin-12 的含量,使血管舒张,血压降低。王秋宁等报道,黄芪甲苷可抑制异丙肾上腺素诱导的心肌细胞肥大,可能与抑制钙调素蛋白依赖激酶Ⅱ信号通路有关。王亚光等报道，藏红花酸能够减轻大鼠心肌缺血再灌注损伤，可能与激活丝氨酸/苏氨酸蛋白激酶/糖原合成酶激酶-3β/内皮型一氧化氮合酶通路并影响其磷酸化水平有关。时召平等报道，丹皮酚可降低心肌梗死大鼠心肌的病变程度，改善心室重构及心功能，其机制可能是上调转化生长因子β1（TGF-β1）抑制性信号蛋白Smad7的mRNA表达及下调TGF-β受体调控信号蛋白Smad2、Smad3的mRNA表达。李鑫等报道，白藜芦醇可通过降低胞内［Ca^{2+}］i瞬变和钙调蛋白磷酸酶表达，抑制异丙肾上腺素诱导的乳鼠心肌细胞肥大。王辉等报道，人参皂苷Rg1能够调控过氧化物酶体增殖活化受体γ共激活因子-1α（PGC-1α），提高异丙肾上腺素诱导的心肌细胞肥大能量代谢水平。刘咏梅等报道，三七总皂苷可能是通过上调miRNA-466b表达，下调Bcl2L13、Caspase-3和Caspase-9蛋白表达发挥拮抗急性心梗大鼠心肌细胞凋亡，保护细胞的作用。刘小红等报道，氧化苦参碱对醛固酮诱导的心肌细胞损伤具有保护作用，可能与抑制细胞外信号调节激酶1/2蛋白磷酸化有关。张磊等报道，黄芩苷可能通过抑制内向整流钾电流来缩短动作电位时程，发挥抗心律失常作用。张金花等报道，丹皮酚能明显降低心肌细胞miRNA-1的mRNA表达，改善缺血性心律失常。郭雄等报道，附子含药血清能增加心室肌细胞钙通道电流，可能是抗缓慢型心律失常的作用机制。

3. 对消化系统作用

韩仕庆等报道，丹参含药血清可以调控由瘦素诱导活化的肝星状细胞（HSCs）中丝氨酸/苏氨酸蛋白激酶抑制剂和双特异性酪氨酸磷酸化调节激酶2的表达，从而抑制HSCs的活化。韦玲等报道，满天星染料木黄酮可以抑制NF-κB信号通路、减轻炎症反应，从而保护模型小鼠急性肝损伤。姜超等报道，白藜芦醇具有退黄保肝、改善胆汁淤积

的作用，其机制与调节肝细胞上胆汁酸排泄相关代谢酶和转运体有关。汪鋆植等报道，忍冬木层孔菌具有防治肝纤维化的作用，可能与抑制由氧化应激引发的肝星状细胞激活，并降低TGF-β1等激活肝星状细胞的细胞因子，上调促进胶原降解的MMP-1表达有关。刘燕秀等报道，荔枝核总黄酮可能通过抑制NF-κB、α-平滑肌肌动蛋白的表达来发挥抗肝纤维化作用。罗鼎天等报道，怀山药多糖具有良好的胃黏膜保护作用，其机制可能与上调胃溃疡大鼠胃组织碱性成纤维细胞生长因子含量和胃黏膜碱性成纤维细胞生长因子受体表达水平有关。刘德新等报道，海藻多糖对胃溃疡大鼠胃黏膜修复有一定治疗作用，其机制可能是通过增加胃黏膜前列腺素E_2（PGE_2）和表皮细胞生长因子含量而达到治疗效果。覃慧林等报道，木瓜乙酸乙酯萃取部位可以增强内源性抗氧化系统功能及抑制H^+-K^+-ATPase的表达和活性，从而保护急性胃溃疡实验小鼠的胃黏膜损伤。胡国洪等报道，五味子能够改善冰乙酸性胃溃疡寒、热证大鼠模型胃溃疡黏膜面积，可能是通过下调IL-8的表达，同时促进VEGF的表达有关。莫伟彬等报道，罗汉果甜苷能够提高大鼠胃组织热休克蛋白70（HSP_{70}）mRNA表达和HSP_{70}蛋白表达水平，对减少胃组织的溃疡、促进损伤后的恢复等发挥重要的作用。朱灵等报道，雷公藤多苷对葡聚糖硫酸钠诱导小鼠结肠炎有良好的保护作用，可能通过抑制Toll样受体4/NF-κB信号通路激活及其下游促炎细胞因子表达、分泌而抑制结肠炎症反应。徐志立等报道，五味子甲素可显著抑制小鼠在体和大鼠离体小肠运动，可能与其抑制小肠收缩运动相关的肠平滑肌球蛋白轻链激酶表达相关。李茹柳等报道，白术提取物有促进小肠上皮细胞迁移的作用，与其影响多胺介导钾通道激活信号通路有关。

4. 对泌尿生殖系统作用

高秀霞等报道，五味子乙素可以改善苯并芘导

致的小鼠精液质量降低,可能是通过提高抗氧化酶活力及调节凋亡相关因子而实现。梁婧等报道,五味子提取物可以抑制苯并芘造成的生殖损伤,可能是通过调节凋亡相关因子实现的。万慧杰等报道,长期应用大黄可不同程度下调卵巢中 Bcl-2 表达,上调 Bax 表达,其影响程度与给药剂量及时间呈正相关,推测长期应用大黄可能会通过 Bcl-2/Bax 途径诱导卵巢颗粒细胞凋亡,进而影响卵巢功能。李坤等报道,商陆皂苷甲通过下调大鼠肾脏水通道蛋白$_2$(AQP$_2$)、AQP$_4$ 及 mRNA 表达,使水分重吸收功能降低,可能是其利尿作用的机制之一。姜汉杰等报道,丹参粉针剂对单侧输尿管结扎模型所致的大鼠肾纤维化具有保护作用,其机制主要为直接抑制纤维化通路 TGF-β$_1$ 的激活。李之令等报道,姜黄素对大鼠重症急性胰腺炎相关性肾损伤有较好的治疗作用,其机制可能是抑制促炎性因子 IL-1β、IL-6 的表达,促进抗炎性因子 IL-10 的表达,下调诱导型 NOS mRNA 的表达,以减少氧自由基的生成和 NO 对细胞的损害,减少肾脏的细胞凋亡及坏死。张安娜等报道,特女贞苷对高糖刺激的肾小球系膜细胞凋亡具有明显的保护作用,可能与其上调 Bcl-2/Bax 和抑制 caspase 3 激活有关。

5. 对血液系统作用

孙明月等报道,川芎嗪能够下调血脂升高引起的铁调素水平和炎性因子的表达。耿雅娜等报道,天麻素可明显抑制油酸诱导的 HL-7702 细胞脂肪蓄积,降低三酰甘油含量,与细胞中 AMPK 通路的激活有关。罗泽飞等报道,黄芪多糖可以降低血清 ET-1 水平、增加 NO 含量,改善化疗后大鼠的血液高凝状态。刘若轩等报道,熟地黄水提物通过降低红细胞压积和红细胞沉积、缩短血小板聚集时间、延长凝血酶时间和降低纤维蛋白原含量,改善急性血瘀证大鼠的血液流变性和凝血功能。文静等报道,桑叶可以激活 PPARα 受体,调节脂肪酸氧化过程,改善 L-谷氨酸钠诱导肥胖大鼠的脂代谢紊乱。

欧莉等报道,茜草具有良好的止血作用,并可促使去卵巢大鼠子宫内膜修复和血管增生,治疗功能性子宫出血。董俐坤等报道,番茄红素能够有效增强缺铁性贫血大鼠铁利用能力和机体抗氧化能力,且优于硫酸亚铁。

6. 对中枢神经系统作用

毕连涌等报道,丹酚酸 B 能够抑制脂多糖诱导的大鼠许旺细胞 NF-κB 基因和蛋白的表达,促进 β-catenin 基因和蛋白的表达,这可能是其保护许旺细胞作用机制之一。刘洁等报道,淫羊藿苷和姜黄素对脑缺血再灌注具有保护作用,淫羊藿苷的保护机制可能是上调远志皂苷与酪氨酸激酶受体 B 的表达;姜黄素的保护机制可能是上调载脂蛋白 E 及、肝 X 受体、类视黄醇 X 受体的表达。张文静等报道,20(S)-原人参二醇具有明显抗焦虑作用,可能与调节脑组织神经递质含量以及调控 PKA-CREB-BDNF 信号通路有关。王俊苹等报道,β-细辛醚可能通过影响抑郁大鼠生物钟基因 clock 在脑中的表达改变大鼠的抑郁状态。于彩媛等报道,青阳参总苷高剂量具有良好的抗抑郁活性,其机制可能是提高模型大鼠脑内额叶皮层去甲肾上腺素及 5-羟色胺水平。刘远贵等报道,蛇床子素抑制 NF-κB 的激活,下调 IL-1β、TNF-α 蛋白表达,可能是其轻减 Aβ$_{25-35}$ 所致大鼠神经元损伤的机制之一。费洪新等报道,蝙蝠葛酚性碱通过抑制 β-淀粉样蛋白和 IL-6 蛋白在阿尔茨海默病治疗中发挥重要作用。于慧灵等报道,梓醇改善血管性痴呆大鼠的学习记忆能力,可能与改善胆碱能系统及降低 NO 含量、抑制 NOS 活性有关。张晓双等报道,骆驼蓬总碱能够改善血管性痴呆大鼠的学习记忆能力,可能与上调海马 syn、微管相关蛋白 2 表达,提高突触可塑性,降低 NO 含量,抑制 NOS 活性有关。杜娟等报道,氧化苦参碱对神经病理性疼痛具有镇痛作用,可能与钙/钙调素依赖性蛋白激酶Ⅱ有关。卢启振等报道,紫金莲醇提物两种萃取部位对大鼠甲醛致痛模型均有镇痛作用,其机制可能是抑制体内谷氨酸的升高,抑制细胞内 Ca^{2+} 浓度升高及降低 c-fos、P 物质在中枢神经系统内的表达。周茹报道,枸杞多糖通过抑制多聚腺苷二磷酸核糖聚合酶-1/凋亡诱导因子通路对氧糖剥夺再灌注损伤的新生大鼠海马神经元发挥保护作用。

7. 防治糖尿病作用

贺克等报道,白背三七总黄酮能够改善 2 型糖尿病大鼠胰岛素抵抗,其机制可能与上调胰岛素受体 mRNA 的表达有关。张建博等报道,低浓度鞣云实素能够促进胰高血糖素样肽-1 生成、刺激胰岛素分泌及抑制胰岛淀粉样多肽的形成。张鹏等报道,山楂叶总黄酮能够有效改善胰腺组织病变,抑制胰岛细胞凋亡,提高胰岛素分泌,降低血糖,改善胰腺组织抗氧化酶活性,降低氧化应激损伤。刘坚等报道,黄芪多糖可以促进胰岛素抵抗 H9c2 心肌细胞的葡萄糖摄取,该作用与 AMPK 的活化有关。何羡霞等报道,桑叶生物碱、黄酮及多糖均可增加人肝癌 Hep G2 细胞的葡萄糖消耗量,其改善胰岛素抵抗作用可能与调节 JNK 信号通路有关。郭胜男等报道,番石榴叶总黄酮能明显降低 STZ 糖尿病小鼠血糖水平,可能与其增强肝脏葡萄糖激酶、葡萄糖转运蛋白-2、胰岛素生长因子-1、胰岛素受体底物-1 表达,降低肝葡萄糖激酶调节蛋白表达及促进胰岛再生有关。常化静等报道,胰岛素抵抗与 NF-κB 炎症通路间存在一定的关系;而桑叶黄酮可影响 NF-κB 通路从而改善 Hep G2 细胞胰岛素抵抗状态。陈勇等报道,丹参酮 II$_A$ 磺酸钠能有效纠正糖尿病大鼠糖代谢、脂质代谢紊乱;改善肾功能,延缓肾小球硬化的进展,具有一定的肾保护作用。赵宏丽等报道,黄精多糖可降低糖尿病大鼠血糖、血脂,减轻肝细胞脂肪变性,其机制可能与降低胆固醇调节元件结合蛋白和硬脂酰辅酶 A 去饱和酶-1 的蛋白表达有关。张晓英等报道,绿萝花提取物石油醚相可以通过抑制 α-葡萄糖苷酶活性降低餐后血糖,且可以降低糖尿病大鼠的血脂、血肌酐、血尿素氮等,其机制可能与抑制炎症因子 IL-6 以及 TGF-β 的表达有关。于胜男等报道,黄芪多糖可能通过影响 PGC-1α 的表达来减轻糖尿病大鼠心肌细胞的凋亡。

8. 抗炎和对免疫系统作用

曾金祥等报道,藏药短管兔耳草醇提物具有抗痛风活性,其机制主要为抑制肝脏黄嘌呤氧化酶活性,上调 mOAT$_1$、下调肾脏转运蛋白 mURAT1 及 mGLUT9 mRNA 的表达。高祥祥等报道,秦艽乙醇提取物可以减轻尿酸钠痛风模型大鼠关节损伤,其机制与下调血清 TNF-α、IL-1β、IL-6、PGE$_2$ 和 MMP-3 的表达有关。赵宏等报道,糖槭叶多糖和糖槭果多糖可以通过抑制细胞因子 NO、TNF-1α、PGE$_2$、IL-1β 的分泌发挥抗炎作用。母传贤等报道,昆明山海棠对胶原性关节炎大鼠炎症的抑制机制可能为降低促炎因子 IL-12、IL-23 和增高抑炎因子 IL-37 含量,抑制炎性细胞浸润及血管增生,降低 MMP-13 活性。罗伦才等报道,彝药刺三甲醇提物对佐剂性关节炎(AA)大鼠有明显的抗炎作用,其机制可能与降低炎症因子 IL-1β、IL-6、TNF-α、NO、PGE$_2$ 的含量,升高抗炎因子 IL-10 的含量有关。韦贤等报道,五色梅总黄酮有效改善类风湿性关节炎大鼠关节炎症状,其机制可能与降低炎性组织液和血清中 IL-1β、TNF-α 水平有关。

王永萍等报道,虎杖大黄素可通过影响炎症和新生血管形成两个靶点干预类风湿性关节炎。汪永忠等报道,威灵仙总皂苷对 AA 大鼠具有较好的治疗作用,其机制可能是调控 JAK2/STAT3 通路。赵春颖等报道,抑制 TNF-α、IL-1β、IL-6 水平及表达是赤雹根总皂苷治疗佐剂型关节炎的机制之一。蔺娜等报道,人参皂苷 Rg$_1$ 通过抑制由 TNF-α 诱导人脐静脉内皮细胞(HUVECs)的 MMP-9 和 VEGF 的表达,从而在类风湿性关节炎治疗过程中发挥作用。帅学宏等报道,青蒿多糖可以通过增强免疫器官的功能缓解环磷酰胺对小鼠免疫系统的抑制作用。赵志强等报道，芍药苷可通过激活 NF-κB 表达，促进细胞因子 IL-2、IFN-γ 和 TNF-α 的分泌和表达，促进细胞增殖，提高机体免疫功能。何冠兰等报道，骨碎补乙醇提取物对环磷酰胺导致的免疫抑制小鼠的免疫功能有调节作用，可能是通过保护吞噬细胞和体液因子的非特异性免疫功能而发挥的。封桂英等报道，薯蓣皂苷可以调节 Th17、Treg 细胞特异转录因子 RORγt、Foxp3 的平衡。

9. 抗肿瘤作用

刘丽等报道，异甘草素对人胰腺癌 SW1990 细胞增殖有明显的抑制作用，可能与下调 survivin 基因 mRNA 及蛋白的表达有关。易长胜等报道，丹参素具有抗人乳腺癌 MCF-7 细胞增殖的作用，可能与抑制 STAT3 活性有关。张军辉等报道，熊果酸通过降低 MMP-9 和 MMP-2 活性及 NF-κB 蛋白表达来抑制人喉癌 Hep-2 细胞的增殖和侵袭。谢明等报道，破壁灵芝孢子粉具有抑制肿瘤细胞增殖、诱导细胞凋亡的作用，上调 MCF-7 细胞裸鼠移植瘤组织中 TMSG-1 mRNA 的表达发挥潜在的抗肿瘤细胞转移的作用。余建军等报道，血竭素可以抑制胶质瘤细胞 U251 和神经母细胞瘤细胞 SH-SY5Y 的增殖，阻滞细胞于 G_0/G_1 期。血竭素高氯酸盐可以诱导细胞发生内源性凋亡，并且通过活化 Caspase-3 以及 Caspase-9 诱导细胞凋亡，通过活化 MAPK 通路中的 JNK 和 p38 发挥促进凋亡的作用。朱福良等报道，莪术油具有抑制 saos-2 细胞生长和诱导凋亡的作用，其机制是抑制胰岛素样生长因子-1 受体、Akt 及 Bcl-2 的表达。石梦莹等报道，牡蛎具有良好的抗肠道肿瘤作用，其机制在于增强维生素 D 受体信号通路的活性。周青等报道，佛甲草可能通过激活 NF-κB 信号通路，上调 TNF-α 的表达发挥抑瘤作用；还可以通过提高 IL-10 水平发挥抗肿瘤作用。张正群等报道，葛根素对结肠癌

SW-620 细胞的杀伤活性，可能与上调细胞因子诱导的杀伤细胞表面穿孔素、颗粒酶 B、CD107a 的表达有关。魏伦收等报道，蓝莓花青素对人胃腺癌 BGC-823 细胞具有生长抑制和诱导凋亡作用，可能通过线粒体凋亡途径起作用。盛晓波等报道，阻断 Akt 信号对于苍耳亭抗非小细胞肺癌效果的发挥具有促进意义。薄惠等报道，黄芩素能够通过抑制 MMP-2 的活性和增强 TIMP-2 的表达，诱导了 MMP-2 和 TGF-β₁ 表达的降低，对口腔鳞状细胞癌 Tca-8113 的转移和凋亡起到重要作用。王鸿等报道，高良姜素可通过下调 MMP-9 和 TGF-β₁ 的水平、增强 TIMP-1 表达，抑制口腔癌 CAL27 细胞的生长和转移。赵若琳等报道，桔梗皂苷-D 抑制非小细胞肺癌细胞黏附、侵袭和迁移，并且此作用与下调 MMP-2 和 MMP-9 mRNA 和蛋白的表达，抑制其上游 ERK 信号通路和 p-Akt 表达有关。陈美娟等报道，麦冬皂苷 B 有效抑制 A549 细胞黏附、侵袭和迁移，其作用与下调 MMP-2/9 mRNA 和蛋白水平的表达及抑制其上游 Akt 的磷酸化有关。杨玉等报道，赤芍药总苷能够抑制肝癌 SMMC-7721 细胞的生长、迁移，可能是通过下调环氧合酶-2、VEGF 的表达来实现。吕红等报道，三白草提取物具有明显的抗乳腺癌转移作用，抑制细胞内 Runx2 磷酸化可能是其发挥抗转移作用的机制之一。钦建伟等报道，姜黄素能抑制 VEGF 诱导的 HUVECs 增殖、迁移及血管生成，抑制黑色素瘤生长，其机制为抑制 VEGFR-2、MMP-2 蛋白表达。陈斌等报道，裸花紫珠乙酸乙酯提取物抑制细胞内 p-Snail 的活化，可能是抗乳腺癌转移转移作用的机制之一。马晓懿等报道，甘草查尔酮 A 能抑制小鼠黑色素瘤 B16F10 细胞体外转移侵袭作用，可能与抑制 MMP-2 和 MMP-9 表达有关。唐晓勇等报道，浙贝母碱可逆转肺癌 A549/顺铂耐药细胞株的多药耐药，可能与抑制切除修复互补基因 1mRNA 表达及肺耐药蛋白的表达有关。

10. 抗病原微生物作用

刘凤等报道,石榴皮提取物鞣质对高耐药的鲍氏不动杆菌有较好的抑菌作用,且不受产金属β-内酰胺酶影响。李琛琛等报道,体内和体外联合应用青蒿琥酯和头孢曲松钠均可对铜绿假单胞菌产生协同抗菌效应。王晓丹等报道,蒲公英乙酸乙酯萃取物和石油醚萃取物在体外有明显的抗甲型 H_1N_1 流感病毒的作用。夏晓玲等报道,臭灵丹(翼齿六棱菊)乙酸乙酯萃取物和石油醚萃取物在体外对甲型 H_1N_1 流感病毒有明显的中和作用及直接的抑制增殖作用。黄小理等报道,地桃花水提物对金黄色葡萄球菌具有一定的体内抗菌作用。何巧等报道,穿心莲内酯可能具有干扰铜绿假单胞菌 PAO1 生物被膜形成的作用。王平等报道,黄柏可能含有对密度感应系统产生抑制作用的活性成分,在不影响细菌增殖的条件下便可抑制多种细菌的生物学特性,有助于降低细菌耐药性。

11. 中药药代动力学研究

冯素香等报道,大黄 5 种蒽醌类成分在用苯巴比妥钠、地塞米松诱导的肝微粒体中代谢较快,CYP3A4、CYP2A6 为介导大黄蒽醌类成分代谢的主要代谢酶。鲁悦娟等报道,格列本脲在大鼠体内可能促进葛根素的吸收或抑制其代谢,而对其消除过程无明显影响。张海等研究苦参中 3 种生物碱成分苦参碱、氧化苦参碱、槐果碱易通过 Caco-2 细胞吸收模型,主动转运为其主要的吸收方式,在大鼠肝微粒体中不易发生代谢。阳海鹰等报道,补骨脂素和异补骨脂素的 CYP 酶促动力学特征及代谢稳定性具有一定的种属和结构差异。对于大鼠,两者基于 CYP 酶的代谢清除过程可能相似;对于人体,异补骨脂素的 CYP 代谢清除可能慢于补骨脂素,导致药代动力学特征的差异。蒋美玲等报道,苍术水提液中其他成分会影响苍术素在大鼠体内的药代动力学。

12. 中药毒理学研究

李晓宇等报道,吴茱萸挥发油产生镇痛效果的同时还会伴随着对肝脏产生一定的毒性,毒性机制主要为氧化损伤,呈现与肝毒性损伤相并行的"量-时-毒"关系。董菊等报道,甘草对 As_2O_3 所致的小鼠遗传毒性有抑制作用,减少 As_2O_3 在体内组织的吸收与分布可能是机制之一。杨雨婷等报道,广藿香油、广藿香醇和广藿香酮对斑马鱼均有胚胎发育毒性,毒性以广藿香酮>广藿香醇>广藿香油。梁培等报道,小鼠连续灌胃苦参及苦参碱可引起肝脏毒性和神经行为学的改变。杨加培等报道,大黄酸能够诱导人肾小管上皮细胞系 HK-2 细胞凋亡,其机制可能是影响 MAPK 信号转导通路。任历等报道,大黄总蒽醌对 HK-2 细胞具有一定的毒性作用,其毒性作用可能与影响细胞周期和凋亡相关。戴冰等报道,新疆软紫草石油醚提取物对小鼠的毒性作用主要表现在肝毒性和胃肠道毒性,表明肝脏和胃肠道可能是其毒性作用的主要靶器官。杨召聪等报道,马兜铃酸 I 可能通过激活 PI3K/Akt/NF-κB 通路,诱发炎症,从而加重肾脏组织病理学改变。

(撰稿:荀丽英　王树荣　审阅:陈仁寿)

【中药对急性肺损伤的保护作用】

急性肺损伤(ALI)是非心源性的多种内外致病因素导致的急性、进行性、缺氧性呼吸功能不全或衰退,严重者为急性呼吸窘迫综合征。单味中药、中药复方及天然产物对 ALI 的保护作用的研究是研制防治 ALI 新药的有效途径。

1. 抑制炎性反应

直接肺损伤可诱导机体产生大量促炎因子,主要有白介素-1(IL-1)、IL-6、IL-8、IL-12 和 TNF-α,而调控机体失控的炎症反应是中药防治 ALI 的关键机制之一。洪辉华等、曹羽等研究表明,芪冬活血饮可通过降低促炎细胞因子 TNF-α、IL-1β 水平,升高抗炎细胞因子 IL-10 水平,发挥对 ALI 的保护作用。Liu XX 等研究表明,橙皮苷能通过抑制 ALI 模型小鼠的 TNF-α 和 IL-6 的产生以及高迁移率族蛋白-1 的表达和释放,从而减轻炎症反应,保护 ALI。Zhang XL 等研究表明,原儿茶酸能降低 ALI 小鼠的 TNF-α 和 IL-1β 水平,改善其炎症反应。徐永芳等研究表明,穿心莲内酯通过 p38 MAPK 和 NF-κB 信号通路,降低 ALI 大鼠血浆炎症因子 TNF-α、IL-1 和 IL-6 水平,减轻肺组织的病理损害。褚纯隽等研究表明,野马追(尖佩兰)提取物对小鼠 ALI 具有保护作用,其机制与抑制炎症因子 TNF-α、IL-6 和 IL-1β 水平有关。叶永山等研究表明,生地黄能降低急性肺损伤/急性呼吸窘迫综合征模型大鼠的 TNF-α、IL-6 水平和炎症细胞总数,减轻肺部病理损伤。姚金福等研究表明,葛根芩连汤能够降低 ALI 小鼠肺泡灌洗液中炎症细胞的数目,并降低肺组织中 Toll 样受体 2(TLR2)、TLR4 和 NF-κB p65 蛋白水平,从而保护 ALI。戴丽等研究表明,木犀草素能够剂量依赖性地减轻 ALI 小鼠肺部病变,抑制 NF-κB p65 和 pIκB-α 活化,抑制肺泡灌洗液中 IL-1β、IL-6、TNF-α 的含量,改善 ALI。Bao SH 等研究表明,人参皂苷 Rg1 可以抑制促炎细胞因子的产生,缓减炎症反应,保护脂多糖(LPS)诱导的 ALI。

2. 抗氧化作用

ALI 的发生发展与氧自由基所致损伤有关,重建机体氧化与抗氧化平衡,能减轻 ALI。张慧等研究表明,毛蕊花糖苷能够增加肺泡灌洗液中 SOD 的含量,降低肺组织中环氧酶-2 和 5-脂氧合酶蛋白水平,从而保护 ALI。高阳等研究表明,黑木耳多糖能够降低 ALI 大鼠肺组织中髓过氧化物酶和一氧化氮合酶活性,升高总抗氧化能力和 T-SOD 含量,从而保护 ALI。杨秋荻等、周易等研究表明,灯

盏花素注射液和黄芪均能升高肺组织中 SOD 含量,提高机体抗氧化能力,发挥对肺组织的保护作用。

3. 改善肺上皮/内皮功能蛋白水平

ALI 的首要特征是肺泡-毛细血管屏障破坏导致的肺水肿。血管内皮细胞在血管和间隙形成一个半通透性屏障,内屏障损伤导致液体和大分子进入间隙,引起肺水肿,因此保持肺内皮屏障的完整性十分重要。Tao WW 等研究表明,桔梗皂苷 D 能显著抑制 ALI 小鼠肺组织中 caspase-3 及 Bax 的表达;同时体外研究表明其可以上调 LPS 诱导的肺上皮细胞 MLE-12 细胞中 Bcl-2 的表达,抑制细胞凋亡。崔雯雯等研究表明,连花清瘟胶囊通过改善肺泡上皮细胞和肺血管内皮细胞连接蛋白的表达,改善肺组织血气屏障和细胞通透性,缓减 LPS 导致的 ALI。

4. 调节水通道蛋白

水通道蛋白(AQPs)是一种水选择性膜通道蛋白,在上皮细胞及内皮细胞中均有大量表达。在 ALI 的病理过程中,AQPs 可能参与肺水肿的发病机制,上调 AQPs 含量对 ALI 有一定防治作用。汪玉冠等研究表明,虎杖可以促进肺组织 AQP1 和 AQP5 的表达,从而起到对 ALI 大鼠的治疗作用。渠景连等研究表明,贝母合剂能上调肺损伤大鼠肺组织 AQP1 的表达,从而起到防治 ALI 的作用。周建龙等、熊秋迎等研究表明,半夏提取物和二冬膏能改善肺部病理炎症,上调 AQP5 表达,减轻肺水肿,从而有效防治 ALI。

5. 抑制 TGF-β/Smad 信号传导通路的激活

TGF-β 是放射性肺损伤发展过程中最重要的"开关"性分子及治疗的靶分子。在 TGF-β 信号转导通路中 Smads 蛋白是关键的传导分子。汪玉冠等研究表明,虎仗能够降低 TGF-β1 蛋白的表达,抑

制受体激活性蛋白 Smad3 的表达,下调通用性蛋白 Smad4 的表达,促进抑制性蛋白 Smad7 的表达,从而抑制放射性肺损伤大鼠肺脏中 TGF-β/Smad 信号传导通路的激活。林胜友等研究表明,加味麻杏石甘汤能改善急性放射性肺损伤,主要是通过对 TGF-β/Smad 信号通路的调控作用。朱杨阳等研究表明,姜黄素对大鼠 ALI 的早期干预和治疗,可能是通过下调 Smad2/3 蛋白和上调 Smad7 蛋白,进而影响 TGF-β₁/Smads 信号通路。

（撰稿：夏远利　李　芳　寇俊萍　审阅：王树荣）

【中药改善慢性心力衰竭的药理作用】

慢性心力衰竭（CHF）是缺血性心脏病中发病率最高的单项疾病,可以由任何能导致左室充盈和射血能力下降的心脏结构或功能损害所引起。中药具有改善 CHF 的作用。

1. 改善心肌氧化应激和炎症损伤

黄磊等研究表明,白藜芦醇可以减少阿霉素诱导的 CHF 模型大鼠心脏超氧化物歧化酶和丙二醛含量,表现出改善氧化应激的作用,这可能是通过上调沉默调节因子 1 实现的。柴连海等研究表明,腹腔注射异丙肾上腺素所建心衰模型小鼠连续给予黄芪和黄芪多糖 28 d 后,各给药组同型半胱氨酸、NF-κB 和 D-二聚体水平明显降低,表明黄芪和黄芪多糖可以减少心衰模型小鼠的氧化应激与炎症损伤。王永等研究表明,健心颗粒可以显著降低 CHF 大鼠心肌细胞内 Toll 样受体 4、TNF-α 表达,具有明显抗炎作用,改善 CHF。

2. 调节神经内分泌系统

王楚盈等研究表明,附子、人参水煎液可以改善阿霉素诱导 CHF 大鼠血浆血管紧张素Ⅱ（AngⅡ）和 AngⅡ受体 1(At₁)mRNA 的异常升高,显著升高心肌中 At₁ mRNA 的表达,调节肾素-血管紧张素-醛固酮系统（RAAS）的过度激活,从而改善 CHF。王懿等研究表明,参草通脉颗粒可以下调 AT₁ mRNA 表达,从而抑制血浆肾素、AngⅡ 的表达,抑制肾素-血管紧张素系统的异常激活,预防 CHF。刘聪等研究发现,真武汤能够明显降低心衰大鼠血清 AngⅡ 及醛固酮（ALD）水平,表明其通过拮抗 RAAS 系统来逆转心室重构,从而治疗 CHF。高子任等研究表明,人参缩心饮可以通过干预心肌细胞内 β₂ 肾上腺素受体的表达,增强心肌细胞的收缩率,进而改善心衰。

3. 改善血流动力学

梁涛等研究表明,附子干姜配伍可以升高心肌组织环磷酸腺苷、蛋白激酶 A 的含量,改善盐酸普罗帕酮静脉注射所建心衰模型 CHF 大鼠血流动力学。徐基杰等研究表明,鹿红颗粒能显著改善心肌梗死后心力衰竭模型大鼠心脏血流动力学参数,降低模型大鼠血浆 AngⅡ 和 ALD 水平,从而改善心功能,延缓 CHF 病程进展。李晓等研究表明,中、高剂量强心胶囊可以改善阿霉素所建心衰模型大鼠血流动力学指标,可能与其下调 MAPK 通路 ERK、p38、JNK 蛋白的表达有关。

4. 改善心肌重构

吴志雄等研究表明,麝香保心丸可以改善压力超负荷所致心衰模型大鼠的心肌重构,改善缝隙连接蛋白 Cx43 表达的下调。陈成等研究表明,丹参多酚酸盐能够减少阿霉素诱导心衰模型大鼠心肌间质胶原的沉积,减少心肌基质金属蛋白酶-3（MMP-3）基因的转录及其蛋白的表达,同时增加基质金属蛋白酶抑制剂-1（TIMP-1）基因的转录和蛋白的表达,使 MMP-3/TIMP-1 比值下降,减少胶原的降解,起到抗心肌纤维重构的作用。冯俊等研究表明,丹参酮ⅡA 可能通过抑制 caspase-9、结缔组织生长因子、RhoA 的表达,以抑制 CHF 大鼠心肌重构。薛一涛等研究表明,复心汤可使阿霉素诱导心衰模型大鼠心肌细胞中 PI3K-AKT-GSK3β 通路活性降低,以此延缓心肌重构,从而达到治疗 CHF 的目的。王懿等研究表明,益气活血方可以促进心肌组织中高能磷酸盐的产生,改善心肌能量代谢障碍,加强 PGC-1α 的蛋白和基因表达,从而增强心肌收缩力,抑制或逆转心室重构的过程,延缓 CHF 的进展。

5. 抑制心肌纤维化

韩曼等研究表明,参附芎泽方对心衰大鼠心功能具有显著改善作用,其机制之一可能是减少心肌 TGF-β1 的表达,抑制心肌纤维化。Zhou J 等研究表明,芪苈强心胶囊可以抑制 AngⅡ诱导的成纤维细胞分化,降低心衰后心肌纤维化风险。Wang J 等研究表明,芪参益气滴丸可以通过下调 RAAS 通路、抑制花生四烯酸通路中的蛋白表达,以减少心衰模型大鼠心肌纤维化的程度,延缓心衰进程。

6. 减少心肌细胞凋亡

佟彤等研究表明,心衰合剂可以下调大鼠体外肥大模型心肌细胞中的伴侣蛋白 Grp78 和凋亡蛋白 Caspase-12 的表达,减轻内质网应激,从而抑制细胞凋亡。Wang J 等研究表明,芪参益气可以抑制环氧化酶诱导的 p53/FasL 途径,从而有效防止急性心肌梗死诱导的心衰大鼠的心肌细胞凋亡。

7. 其他

那木海等研究表明,坎离颗粒可显著提升 CHF 大鼠膈肌抗疲劳和张力恢复能力,这种作用可能与其提高膈肌细胞肌浆网(SR)的 Ca^{2+}-ATP 酶活性,增加 SR 钙摄取速率相关。冯玄超等研究表明,益心解毒方促进了冠状动脉结扎诱导的心衰模型大鼠的心肌梗死周围区域的血管新生,其机制可能与血管内皮生长因子家族相关。Zhao W 等研究表明,鹿角方被发现能够调节组蛋白乙酰化信号通路,从而改善心力衰竭。郭志华等研究表明,益

心泰颗粒抑制 CHF 时 Ca^{2+}-CaN-NFAT3 信号通路激活,可能是其治疗 CHF 的主要机制之一。宋杰等研究表明,黄芪多糖通过激活 CHF 大鼠 AMPK 相关通路,促进心肌摄取利用游离脂肪酸,从而改善 CHF。

(撰稿:庞力智　李　芳　寇俊萍　余伯阳　
审阅:王树荣)

【中药对脑微血管内皮细胞损伤的保护作用】

缺血性脑血管疾病伴随血脑屏障(BBB)通透性的改变,其中脑微血管内皮细胞(BMECs)作为 BBB 主要结构对维持血脑屏障的完整性发挥着重要作用。中药及其有效成分可以改善 BMECs 的病变。

1. 清除自由基和调节细胞凋亡的作用

陈俊莉等研究发现,阿魏酸能显著提高糖氧剥夺诱导的 BMECs 的存活率,抑制活性氧(ROS)的生成,降低细胞内 MDA 的水平,并提高 SOD 活性。表明阿魏酸可能是通过减轻细胞氧化应激反应发挥对 BMECs 的保护作用。姜松国等研究发现,石杉碱甲能够抑制乳酸脱氢酶(LDH)的释放,降低 caspase-3 活性,提高 SOD 活性及细胞活力,表明其对 BMECs 的保护作用与抗自由基和抗凋亡作用有关。杨珍等研究表明,黄芪、川芎的有效成分配伍能增强原 SD 乳鼠 BMECs 胞内 SOD 活性,抑制细胞早期凋亡,降低细胞中 caspase-3 和 caspase-8 基因表达。易志红等研究表明,丹酚酸 A 预处理后能降低过氧化氢处理大鼠 BMECs 的 LDH 水平、血栓素 B_2 含量和 MDA 含量,并提高受损细胞 6-酮基前列腺素 1α 的表达和 SOD 活性。Li YJ 等研究表明,槲皮素能显著增加纤维状 $A\beta_{1-40}$ 诱导的人 BMECs 活力,降低 LDH、MDA 活性,并减少 ROS 产生。

2. 调节紧密连接及其相关蛋白表达的作用

玛娜璐璐等研究表明,清开灵注射液能有效提高缺氧损伤后的 BMECs 活力,降低肌球蛋白轻链激酶的基因表达,以改善缺氧损伤 BMECs 间的紧密连接作用,降低 BBB 的通透性。何筑等研究表明,脑通汤能上调缺氧/复氧(H/R)诱导大鼠原代 BMECs 内皮屏障抗原蛋白及 Claudin-5、ZO-1 的基因表达,提示其可能通过调节紧密连接及其相关蛋白表达发挥对 H/R 诱导 BMECs 损伤的保护作用。Mao XW 等研究表明,延胡索乙素能显著抑制模型小鼠紧密连接蛋白的降解、Src 激酶的磷酸化、金属基质蛋白酶(MMP-2/9)和 caveolin-1 的活化,从而保护受损的 BMECs,减轻 BBB 损伤。何吉洪等研究表明,丹酚酸 B 能维持内皮细胞紧密连接的完整性和上调 occludin 的表达,发挥保护 BBB 的作用。

3. 调节血管内皮生长因子的作用

彭涛等研究表明,益气通脉胶囊能显著提高大鼠 BMECs γ-谷氨酰转移酶的活性,增加血清血管内皮细胞生长因子(VEGF)的含量,从而达到保护内皮细胞,促进缺氧损伤后的内皮细胞功能恢复的作用。惠娟等研究表明,人参皂苷 Rd 增加脑梗死区脑微血管的新生,可能与上调脑缺血皮层缺氧诱导因子-1α、VEGF 蛋白表达有关。梁昊等研究表明,丹龙醒脑方促进中动脉阻塞大鼠模型脑缺血损伤区 VEGF 及其受体 Flk-1 的表达,促进脑缺血再灌注损伤区域的血管新生。仲米存等研究发现,川芎嗪能有效促进大鼠 BMECs 的增殖、迁移及管腔形成,并显著提高细胞因子及细胞基质衍生因子-1 及 VEGF 在 BMECs 中的分泌,这可能是其促进血管新生的分子机制之一。

4. 调节相关信号通路的作用

陶红等研究表明,白藜芦醇对小鼠 BMECs 氧化应激损伤具有保护作用,其作用机制可能与活化 PI3K/Akt 信号通路、稳定细胞骨架蛋白有关。Zhou WJ 等研究表明,丹参酮 IIA 能显著增强细胞活力、减少 ROS 的产生、减少细胞凋亡,同时降低 p38、JNK、ERK 蛋白的磷酸化水平,提示其可能通过抑制 MAPK 通路激活改善 BMECs 损伤。Du XH 等研究表明,黄芩素可有效增加细胞活力,上调内皮环磷酸鸟苷依赖的蛋白激酶(PKG)、血管扩张刺激磷蛋白(VASP)及其 mRNA 的表达和 p-VASP 蛋白的表达,且发现 PKG 抑制剂(Rp-8-Br-cGMPS)能逆转黄芩素对脑缺血大鼠的保护作用,从而证实黄芩素可能是通过激活内皮 PKG 途径发挥对 BMECs 功能障碍的保护作用。Fan X 等研究表明,冰片可以下调 BMECs P-gp 蛋白和多药耐药基因 1a(mdr1a) mRNA 的表达,而 NF-κB 的抑制剂 MG132 和 SN50 能抑制冰片介导的 P-gp 蛋白的下调,提示其机制可能与 NF-κB 信号通路有关。

5. 其他

鄢泽然等研究表明,柴贝止痫汤可通过抑制大鼠 BMECs 膜上 P-gp 及 Mdr1a 表达发挥保护作用。朱根福等研究表明,益气活血片能显著降低肾血管性高血压模型大鼠的脑血管内皮细胞间黏附因子、血管黏附因子和 P-选择素表达水平,有效改善脑血管内皮细胞的调控功能。

(撰稿:胡 洋 曹国胜 寇俊萍 审阅:王树荣)

【中药对神经细胞线粒体功能的保护作用】

线粒体是介导细胞凋亡、细胞自噬等生理病理过程中的重要细胞器,在神经细胞中尤为重要。线粒体功能障碍与阿尔兹海默病(AD)、帕金森病(PD)等中枢神经系统退行性疾病密切相关。

1. 中药调节神经细胞氧化应激

氧化应激是引起线粒体功能障碍的主要原因。

李海龙等报道,红景天苷作用于百草枯诱导损伤的PC12细胞后使PC12细胞、谷胱甘肽还原酶(GSH-PX)、SOD活性提高,乳酸脱氢酶(LDH)释放降低,线粒体细胞色素C释放减少,提高了细胞抗氧化能力,减少氧化应激损伤,维持了细胞线粒体正常功能。黄炎等报道,远志皂苷能够提高海马神经细胞中线粒体SOD、GSH-PX活性,降低MDA的水平,保护神经元。蒋玉凤等报道,丹酚酸B能够提高海马神经元抗氧化活性,抑制氧化物和自由基产生,从而发挥神经保护作用。蔡志标等报道,杨梅苷可以通过抑制活性氧(ROS)生成、减轻线粒体障碍对MPP^+诱导的神经毒性起到抑制作用。Wang YH等研究表明,松果菊苷可以通过减少ROS的产生,缓减线粒体功能紊乱,从而保护神经元损伤。

2. 中药稳定神经细胞线粒体膜电位

李晓蓉等报道,番茄红素能够减少线粒体呼吸链质子漏和自由基的产生,维持线粒体膜电位,明显改善线粒体呼吸功能,增强烟酰胺腺嘌呤二核苷酸途径的细胞氧化磷酸化,增加细胞内ATP生成,从而减少神经细胞的坏死与凋亡。陈泰华等报道,何首乌苷能恢复凋亡相关基因bax与bcl-2的平衡,维持细胞的线粒体膜电位,并使胶质细胞免于奥沙利铂诱导的凋亡作用。张奕等报道,茵陈提取物能有效抑制NF-κB激活和抑制线粒体膜电位变化,呈现多靶点抑制胆红素诱导的细胞凋亡。Zeng KW等报道,去氧苏木酮B可以升高基质金属蛋白酶,保护线粒体功能,发挥抗炎作用,从而抑制神经细胞损伤。

3. 中药调节线粒体生物合成

线粒体生物合成是指形成新的线粒体及其生成ATP的能力。过氧化物酶体增殖物激活受体辅助活化因子1γ(PGC-1γ)、PGC-1α是线粒体生物合成的主要调节因子。邓丽丽等报道,竹节参总皂苷预给药后能上调沉默调节因子1(Sirt1)、PGC-1α和Foxo3a的表达,促进线粒体生物合成从而增强细胞的抗氧化能力。Liu P等报道,槲皮素可通过调节Sirt1、PGC-1α以及与线粒体生物发生相关的蛋白质表达,改善海马线粒体和突触病变,从而显著降低缺氧诱发的记忆衰退。

4. 中药维持线粒体融合/分裂平衡

线粒体融合分裂异常使线粒体在神经细胞中的运输受阻,线粒体分布紊乱,引起细胞信号通路紊乱,最后引起细胞凋亡。杨军岭等报道,丹酚酸B能抑制MPP^+所致的PC12细胞Opa-1、Mfn-1表达降低,并抑制Drp-1和fis-1表达增加。提示丹酚酸B可通过调控线粒体融合和分裂平衡维持线粒体功能,从而保护细胞损伤。马凌等报道,低浓度牵正散合大补阴丸处理可以改善MPP^+刺激后的SH-SY5Y细胞线粒体形态及细胞形态,使线粒体长度和分支有所增加,呈网络分布,且胞内没有明显空泡,细胞核清晰。提示低浓度牵正散合大补阴丸中药复方可能对过度分裂起到一定抑制作用,而对线粒体融合具有促进作用,从而达到保护细胞的作用。蔡志标等研究亦表明,杨梅苷能显著抑制MPP^+引起的多巴胺能SN4741细胞引起的线粒体分裂增加,减少线粒体碎片,调节线粒体功能,从而减轻线粒体功能障碍。

5. 中药抑制线粒体途径的细胞凋亡

Guo MJ等报道,银杏内酯和银杏黄酮可以上调线粒体凋亡途径相关蛋白bcl-2,下调细胞色素C、bax,抑制caspase9活化及海马神经细胞凋亡。应夏丽等研究表明,哈巴苷各剂量能不同程度改善脑中动脉阻断小鼠大脑缺血区皮层及海马齿状回病理结构及线粒体超微结构变化,减少线粒体水肿。其作用机制可能与保护线粒体损伤、抑制细胞线粒体凋亡途径有关。刘鑫等报道,扎冲十三味丸可以抑制缺血性脑损伤后海马组织神经细胞凋亡,并上调 bcl-2 蛋白表达，下调 bax 蛋白表达，促进 bcl-2 同源二聚体形成，通过抑制线粒体凋亡途径从而发挥抗凋亡作用。

6. 其他

武子朝等报道，丹酚酸 B 能够显著增加射线照射后 U251 细胞 ROS 的产生，并增加线粒体的肿胀程度，促进细胞凋亡，增加对胶质瘤细胞的放疗增敏作用。

（撰稿：徐颖琼　李　芳　寇俊萍　审阅：王树荣）

【中药抗肿瘤血管生成的药理作用】

恶性肿瘤对人体造成危害的主要原因是其重要的生物学特性——侵袭与转移。肿瘤血管生成是肿瘤发生转移的最重要条件之一，肿瘤只有具备了血管生成表型后才能恶性生长和发生成功转移。

1. 抑制内皮细胞的迁移和增殖

Yu QL 等研究表明，海洋大型藻类围氏马尾藻叶的乙醇提取部分，能显著抑制血管内皮生长因子（VEGF）诱导的人脐静脉内皮细胞（HUVECs）的增殖及小管形成。Chen HW 等研究表明，片仔癀通过抑制 HIF-1α/VEGF-A 信号通路，抑制缺氧诱导的 HUVECs 的迁移与小管形成。秦笑等、叶玉荷等研究表明，杨梅素和淫羊藿苷体外可分别抑制 EA.hy926 细胞和 HUVECs 细胞的增殖，降低其侵袭能力，并抑制其小管样结构的形成。Wang Y 等研究表明，丹参酮 I 通过抑制 Stat3 的 Tyr705 位点的磷酸化，抑制 HUVECs 和 HMEC-1 细胞的增殖迁移和小管形成。Wang PP 等研究表明，三七花中提取的一种阿拉伯半乳聚糖可以通过调节 BMP2/Smad/Id1 信号通路，降低 BxPC-3 胰腺癌裸鼠移植瘤的微血管内皮细胞迁移，抑制微血管形成。Jiang FS 等研究表明，豆蔻明能通过抑制 HUVECs 细胞 miR-21 的表达，抑制 VEGF 诱导的 HUVECs 细胞的增殖、迁移和小管形成。

2. 抑制肿瘤血管生成因子的转导

刘浩等研究表明，扶正解毒方能够调控 VEGF/VEGFR-2 信号传导，从而选择性抑制肿瘤血管生成。易鑫等研究表明，清解益肺汤及胶囊剂能降低 VEGF 的表达和肿瘤组织微血管密度，抑制肿瘤血管生成。李萍等研究表明，大黄䗪虫丸能够抑制 VEGF 和环氧化酶-2 的表达，降低肿瘤微血管生成。Zhou LJ 等研究表明，肺金宁煎剂能通过抑制 VEGF 相关信号通路抑制肿瘤组织中微血管的形成。陈杰等研究表明，参芪抑瘤方可以下调肝癌 H22 荷瘤小鼠肿瘤组织中 TGF-β、VEGF 的转录和表达，进而抑制肿瘤血管生成，发挥抑瘤效应。杨彦研究表明，含复方肠复康的大鼠血清能体外抑制 HUVEC 细胞的成管指数，该作用与其抑制 Hedgehog-Gli1 信号通路的激活，下调 VEGF 表达相关。侯超等研究表明，抗癌防移片能通过下调 VEGF 表达，抑制 4T1 乳腺癌荷瘤小鼠肿瘤微血管的形成。欧明春等研究表明，裂果薯醇提物可以通过下调 VEGF 的表达，抑制 SMMC-7721 肝癌细胞裸鼠移植瘤中肿瘤微血管的形成。赵嵌嵌等研究表明，蝎毒多肽提取物联合雷帕霉素能显著抑制 H22 肝癌荷瘤小鼠肿瘤血管的生成，其机制与其抑制肿瘤组织中 VEGF-A、低氧诱导因子-1α（HIF-1α）、mTOR 的蛋白表达有关。Huang WH 等研究表明，鸡骨香的超临界萃取物可以调节 VEGF、Angpt 等多种血管生成因子，表现出较好的抗血管生成活性。Yang J 等研究表明，半枝莲多糖能通过抑制 HER2 通路，浓度依赖性降低肿瘤微血管的形成。张长洪等研究表明，川芎嗪联合顺铂能明显抑制 Lewis 肺癌荷瘤小鼠 HIF-1α、碱性成纤维细胞生长因子（b-FGF）的表达，抑制血管生成。董海鹰等研究表明，青蒿琥酯能抑制 MCF-7 乳腺癌裸鼠移植瘤组织中 VEGF、HIF-1α 的表达，抑制肿瘤血管生成。Liang F 等研究表明，从小檗科植物八角莲中识别出具有抗血管生成作用的单体——山柰酚,能通过抑制 VEGF 和 FGF 信号通路,抑制血管内皮细胞的增殖和迁移。

3. 抑制血管基底膜的降解

中药可以通过抑制基质金属蛋白酶(MMP)的活性,抑制血管基底膜的破坏。曾普华等研究表明,益气化瘀解毒方及其单味药均能通过下调肿瘤组织中 MMP-2/9 的表达,抑制 HepG2 肝癌裸鼠移植瘤的血管生成拟态。邱志东等研究表明,二氢杨梅素可能通过调控 MMP-9 的表达抑制肝癌细胞的黏附、迁移和侵袭。

(撰稿:赵亚铮 张媛媛 寇俊萍 审阅:王树荣)

【中药有效成分调节 p38 MAPK 信号通路的研究】

p38 MAPK 信号通路为丝裂原活化蛋白激酶(MAPK)家族的重要成员,不仅在炎症、纤维化中具有重要作用,还参与细胞的分化、凋亡和自噬等过程,被公认是细胞众多信号传导通路的中转站,在肿瘤发生、侵袭及迁移等研究中的作用也受到众多研究者的关注。

1. 抑制炎症

Zhang C 等研究表明,藏红花醛能抑制 p38 MAPK 的表达,降低炎症因子产生,减轻神经毒性,发挥显著的抗神经炎症作用,促进脊椎损伤大鼠神经元功能的恢复。Kong LW 等研究表明,淫羊藿苷能下调 p38 磷酸化水平,显著抑制促炎因子及趋化因子产生,改善皮肤炎症。Jin X 等研究表明,丹皮酚经体内吸收代谢后,其代谢产物发挥其抗炎抗氧化作用,抑制 p38 磷酸化,从而起到改善结肠炎的作用。Hu S 等研究表明,黄芩素能够下调 p38 磷酸化水平,抑制白介素-6(IL-6)和肿瘤坏死因子-α(TNF-α)表达,起到减轻癌症诱导的骨痛

及抗神经炎症的作用。刘丹丹等研究表明,三叶青总黄酮能够显著抑制肺组织 p38 磷酸化,逆转脂多糖诱导的炎性损伤变化,从而发挥对老年小鼠急性肺损伤的保护作用。

2. 诱导肿瘤细胞凋亡

Tian X 等研究表明,蟾毒灵通过促进 p38 磷酸化,使线粒体大量释放活性氧,损伤 DNA,从而诱导人胰腺癌细胞 CAPAN-2 及口腔癌细胞 CAL-27 凋亡。于四海等研究表明,牛蒡苷可通过 p38 磷酸化促进人舌鳞状癌细胞 Tca 8113 中半胱氨酸蛋白酶-3 的活化,从而抑制 Tca 8113 细胞的增殖。刘晶等研究表明,氧化苦参碱能促进 p38 磷酸化,下调增殖细胞核抗原和细胞周期蛋白 D1 的表达,诱导人宫颈癌细胞 Hela 细胞凋亡。姜恩平等、周曙等、杨加培等研究表明,五味子乙素、黄芩苷和大黄酸可上调 p38 磷酸化水平,分别促进人结肠癌细胞(SW480)、人肝癌细胞(HepG2)和人肾小管上皮细胞(HK-2)凋亡作用。

3. 抑制肿瘤转移

Tian LL 等研究表明,人参皂苷 Rg3 通过下调岩藻糖转移酶Ⅳ,抑制表皮生长因子的活化及 p38 磷酸化,从而抑制上皮间质转化,从而有可能对肺癌的治疗有效。Wu SH 等研究表明,蟾毒灵对在较低浓度下抑制人肺癌细胞系(NCI-H460)p38 磷酸化,下调基质金属蛋白酶-9(MMP-9)水平,具有显著的抗肿瘤转移作用。Wang XF 等研究表明,甘草次酸抑制 p38 磷酸化,降低 MMP-2/9 水平,抑制多种乳腺癌细胞系的侵袭与转移,且不会引起体重下降及肝肾毒性等不良反应。

4. 改善心脑血管疾病

钟星明等研究表明,穿心莲内酯可以促进 p38 磷酸化,抑制心肌细胞增殖,起到延缓大鼠心肌肥厚的作用。万强等研究表明,小檗碱可减轻内脏脂

肪素诱导人脐静脉内皮细胞（HUVEC）凋亡，其机制与抑制 p38 磷酸化有关。李蒙蒙等研究表明，山楂叶总黄酮对慢性脑缺血大鼠的神经功能具有保护作用，其机制可能与抑制 p38 蛋白表达，减轻脑神经元凋亡有关。任冬青等研究表明，黄芪多糖能够明显改善肝叶部分切除小鼠术后认知功能障碍，其机制可能与其抑制 p38 蛋白异常磷酸化，保护神经元有关。Zeng KW 等研究表明，苏木酮 B 能抑制 p38 磷酸化来减轻神经毒性，降低小胶质细胞（BV-2）促炎因子的产生，保护神经元的完整性。

5. 抑制纤维化

Liu M 等研究表明，雷公藤甲素能显著下调 p38 MAPK 信号通路，降低心肌纤维化，改善异丙肾上腺素诱导的心肌重构，缓解慢性心衰。付凌云等、肖海等研究表明，氧化苦参碱能显著抑制心肌成纤维细胞 p38 磷酸化，影响心肌成纤维细胞增殖，改善心肌纤维化。

6. 其他

Zhou C 等研究表明，柴胡皂苷 a 能抑制 p38 磷酸化，从而抑制破骨细胞的生成，预防骨质疏松的发生。王竹等研究表明，积雪草苷有效抑制阿霉素诱导的足细胞 p38 通路的活化，减少了足细胞骨架的损伤。Qin SY 等研究表明，淫羊藿苷提高 p38 磷酸化水平，促进大鼠骨髓间充质干细胞的分化。Zhao RL 等研究表明，桔梗皂苷 D 通过激活 p38 磷酸化，诱导人非小细胞肺癌细胞系（NCI-H460 及 A549）自噬的发生。张震坤等研究表明，银杏苦内酯可能通过下调 p38 蛋白表达而纠正 Th1/Th2 免疫偏移，减轻哮喘小鼠肺组织病变程度。张良等研究表明，马兜铃酸 I 可能通过促进 p38 的表达及磷酸化导致肾脏组织细胞凋亡而产生肾毒性效应。

（撰稿：刘　晗　李　芳　寇俊萍　审阅：王树荣）

［附］参考文献

B

Bao SH, Zou Y, Wang B, et al. Ginsenoside Rg₁ improves lipopolysaccharide-induced acute lung injury by inhibiting inflammatory responses and modulating infiltration of M2 macrophages [J]. International Immunopharmacology, 2015, 28(1):429

毕连涌.丹酚酸 B 对脂多糖诱导许旺细胞损伤的保护作用机制[J].中国组织工程研究,2015,19(42):6813

薄惠,张强,黄琰.竞争型 MMP-2 抑制剂黄芩素对口腔鳞状癌细胞生长和转移作用的影响[J].中药药理与临床,2015,31(5):58

C

Chen HW, Feng JY, Zhang YC, et al. Pien Tze Huang Inhibits Hypoxia-Induced Angiogenesis via HIF-1α/VEGF-A Pathway in Colorectal Cancer [J]. Evidence-Based Complementary Alternative Medicine, 2015, doi: 10.1155/454279

蔡志标,陶凯,王宝,等.杨梅苷通过抑制线粒体功能障碍减轻 MPP⁺ 诱导的 SN4741 细胞凋亡[J].神经解剖学杂志,2015,31(5):579

曹羽,洪辉华,杨珺超,等.芪冬活血饮对急性肺损伤大鼠炎性因子及 Toll 样受体 4 基因表达的影响[J].中国中西医结合杂志,2015,35(4):438

柴连海,王丽丽,陈文生.黄芪及其活性成分黄芪多糖对心衰模型小鼠同型半胱氨酸、核因子-κB 和 D-二聚体水平的影响[J].中国实验方剂学杂志,2015,21(17):142

柴艺汇,杨长福,陈云志,等.大黄素对兔主动脉平滑肌细胞 Cat K, Cat D mRNA 表达的影响[J].中国实验方剂学杂志,2015,21(16):93

常化静,何羡霞,贺胜,等.桑叶有效部位对高胰岛素诱导人肝癌 HepG2 细胞胰岛素抵抗的影响[J].中国实验方剂学杂志,2015,21(5):163

陈斌,罗跃华,王珊,等.裸花紫珠提取物的抗乳腺癌转移作用及其机制[J].中国实验方剂学杂志,2015,21(18):94

陈成,邹襄谷,陈国通,等.丹参多酚酸盐对心衰大鼠基质金属蛋白酶-3及其抑制因子-1表达的影响[J].中成药,2015,37(5):1099

陈杰,吴红彦,李海龙,等.参芪抑瘤方对H_{22}荷瘤小鼠瘤组织VEGF及TGF基因表达的影响[J].时珍国医国药,2015,26(12):2899

陈俊莉,蔡浩斌,罗思,等.阿魏酸对不同时间点糖氧剥夺诱导脑微血管内皮细胞氧化损伤的保护作用[J].中药新药与临床药理,2015,26(5):622

陈美娟,赵若琳,郭园园,等.麦冬皂苷B对A549细胞株体外黏附、侵袭及迁移的抑制作用及机制研究[J].中国药理学通报,2015,31(5):660

陈泰华,黄雪涛,王俊山,等.何首乌苷对奥沙利铂诱导大鼠星形胶质细胞凋亡的影响[J].中华临床医师杂志(电子版),2015,9(12):2349

陈伟,马磊,杨立山.甘草次酸对支气管哮喘大鼠IgE、IL-4及TNF-α的影响[J].中药药理与临床,2015,31(3):52

陈勇,李彩蓉,蔡飞.丹参酮ⅡA磺酸钠对糖尿病大鼠肾脏SIRT1和Fox01蛋白的影响[J].中药药理与临床,2015,31(1):47

褚纯隽,任慧玲,李显伦,等.野马追提取物对脂多糖诱导小鼠急性肺损伤的保护作用[J].华西药学杂志,2015,30(6):653

崔雯雯,金鑫,张彦芬,等.连花清瘟胶囊对脂多糖致急性肺损伤小鼠炎症因子和连接蛋白表达的影响[J].中国药理学与毒理学杂志,2015,29(2):213

D

Du XH, Chen C, Zhang M, et al. Scutellarin Reduces Endothelium Dysfunction through the PKG-I Pathway[J]. Evidence-based Complementary and Alternative Medicine, 2015, doi:10.1155/430271

戴冰,曹璐婷,肖子曾,等.新疆软紫草石油醚提取物对小鼠及其靶器官的毒性影响[J].中药药理与临床,2015,31(1):147

戴丽,端莉梅,姚志清.木犀草素对脂多糖诱导下小鼠急性肺损伤的保护作用及其机制研究[J].河北医药,2015,37(3):339

邓丽丽,万静枝,袁丁,等.竹节参总皂苷通过线粒体途径保护H_{2}O_{2}诱导的SH-SY5Y神经细胞损伤[J].中药材,2015,38(8):1690

董海鹰,王知非.青蒿琥酯对人乳腺癌MCF-7血管生成和肿瘤浸润作用研究[J].中国临床药理学与治疗学,2015,50(5):537

董菊,王子妤,詹瑧,等.甘草对As_{2}O_{3}诱发的小鼠遗传毒性抑制作用研究[J].中药药理与临床,2015,31(5):83

董俐坤,顾全凯,袁志香.番茄红素对缺铁性贫血大鼠铁利用和抗氧化作用研究[J].中药药理与临床,2015,31(2):27

杜娟,张逢源,许红霞,等.氧化苦参碱对坐骨神经结扎小鼠的镇痛作用及其对CaMKⅡ受体表达的影响[J].中国药理学通报,2015,31(12):1719

F

Fan X, Chai LJ, Zhang H, et al. Borneol Depresses P-Glycoprotein Function by a NF-κB Signaling Mediated Mechanism in a Blood Brain Barrier in Vitro Model[J]. International Journal of Molecular Sciences, 2015, 16(11): 27576

范临夏,潘辉,刘华,等.苦参碱通过下调SOCS3表达抑制支气管哮喘大鼠炎性反应并调节Th1/Th2平衡[J].基础医学与临床,2015,35(2):191

费洪新,高音,孙丽慧,等.蝙蝠葛酚性碱对阿尔茨海默病模型小鼠学习记忆和海马的影响[J].中国实验方剂学杂志,2015,21(7):91

封桂英,郭亚春,邢恩鸿,等.薯蓣皂苷对胶原诱导型关节炎小鼠RORγt、Foxp3的影响[J].免疫学杂志,2015,31(12):1077

冯俊,陈华文,李树生.丹参酮ⅡA对慢性心力衰竭心肌重构的影响及其机制研究[J].中国中医急症,2015,24(12):2069

冯素香,王蒙蒙,吴兆宇,等.大黄5种蒽醌类成分在大鼠肝微粒体中的代谢及酶促反应动力学[J].暨南大学学报(自然科学与医学版),2015,36(5):383

冯玄超,郭淑贞,武志黔,等.益心解毒方对气虚血瘀证心衰大鼠心肌组织中血小板——内皮细胞黏附分子和血管内皮生长因子表达的影响研究[J].环球中医药,2015,8(4):419

付海燕,胡占升,杜红阳.白藜芦醇衍生物 TMS 对脂多糖诱导血管内皮细胞表达 NO、ICAM-1 和 NF-κB 的影响[J].山东大学学报(医学版),2015,53(11):10

付凌云,黄海烽,徐旖旎,等.氧化苦参碱抑制 p38 MAPK 磷酸化改善醛固酮诱导心肌成纤维细胞增殖[J].中国实验方剂学杂志,2015,21(22):103

G

Guo MJ, Suo YR, Gao Q, et al. The protective mechanism of Ginkgolides and Ginkgo flavonoids on the TNF-α induced apoptosis of rat hippocampal neurons and its mechanisms *in vitro* [J]. Heliyon, 2015, doi: 10. 1016/j. heliyon/e00020

高祥祥,王海峰,张红.秦艽对尿酸钠痛风模型大鼠的保护作用[J].中药药理与临床,2015,31(4):141

高秀霞,陈娟,刘传丽,等.五味子乙素对苯并芘致不育模型小鼠精液质量的影响[J].新乡医学院学报,2015,32(12):1073

高阳,刘斌,哈尼再尔·热合曼,等.黑木耳多糖对内毒素诱导急性肺损伤大鼠肺组织的保护作用[J].中国病理生理杂志,2015,31(9):1704

高子任,隋殿军.人参缩心饮通过 β2 肾上腺素受体对心衰大鼠心肌细胞收缩功能的影响[J].中华中医药杂志,2015,30(5):1499

耿雅娜,于滨,孔维佳.天麻素通过激活 AMPK 通路减少油酸诱导的 HL-7702 细胞脂肪蓄积[J].中国药理学通报,2015,31(1):39

郭胜男,刘洪斌,李东华,等.番石榴叶总黄酮对糖尿病小鼠肝脏葡萄糖代谢及胰岛素信号通路的影响[J].中国实验方剂学杂志,2015,21(4):166

郭雄,李妙龄,刘兴隆,等.附子含药血清对大鼠心室肌细胞 L 型钙通道的影响[J].中国实验方剂学杂志,2015,21(11):111

郭志华,吴刚强,李雅,等.益心泰颗粒对慢性心力衰竭兔 Ca^{2+}-CaN-NFAT3 信号通路的影响[J].湖南中医药大学学报,2015,35(3):9

H

Hu S, Chen Y, Wang ZF, et al. The analgesic and antineuroinflammatory effect of Baicalein in cancer-induced bone pain[J]. Evidence-Based Complementary and Alternative Medicine, 2015, doi:10.1155/2015/973524

Huang WH, Wang JJ, Liang YY, et al. Potent antiangiogenic component in Croton crassifolius and its mechanism of action[J]. Journal of Ethnopharmacology, 2015, 175:185

韩曼,马莉,王菲,等.参附芎泽方对心衰大鼠血流动力学及心肌纤维化的作用[J].陕西中医,2015,36(11):1561

韩仕庆,王海兰,冯藜枥,等.丹参含药血清对肝星状细胞 Hh 通路中 SuFu 和 DYRK2 表达的影响[J].中国中药杂志,2015,40(22):4469

何冠兰,卢春远,吕淑娟,等.骨碎补醇提物对免疫抑制小鼠免疫功能的影响[J].时珍国医国药,2015,26(10):2358

何吉洪,杨海洋,龙江.丹酚酸 B 对缺糖缺氧/复糖复氧的体外血脑屏障模型的影响[J].重庆医学,2015,44(33):4611

何巧,陈思敏,李轩豪,等.穿心莲内酯对铜绿假单胞菌 PAO1 生物被膜形成的影响[J].中药药理与临床,2015,31(1):32

何羡霞,常化静,海洋,等.桑叶生物碱、黄酮及多糖对 HepG2 细胞胰岛素抵抗的改善作用[J].中国实验方剂学杂志,2015,21(2):192

何筑,况时祥,张树森,等.脑通汤对脑微血管内皮细胞缺氧/复氧损伤内皮屏障抗原及紧密连接相关蛋白 Claudin-5, ZO-1 表达的影响[J].实用医学杂志,2015,31(21):3483

贺克,刘姣,刘丽华,等.白背三七总黄酮对 2 型糖尿病大鼠胰岛素抵抗的影响[J].中成药,2015,37(11):2501

洪辉华,蔡宛如.芪冬活血饮对急性肺损伤模型大鼠 caveolin-1 和细胞因子的影响[J].浙江中西医结合杂志,2015,25(5):431

洪辉华,杨珝超,高润娣,等.芪冬活血饮对急性肺损伤大鼠 TLR4/NF-κB 炎症信号通路的影响[J].温州医科大学学报,2015,45(5):332

侯超,胡志希.抗癌防移片抑制 4T1 乳腺癌血管生成的机制研究[J].广州中医药大学学报,2015,32(5):861

胡国洪,舒晴,聂红海,等.五味子对冰乙酸性胃溃疡寒、热证大鼠模型 IL-8、VEGF 水平的影响[J].世界中医药,2015,10(7):1051

黄桂红,韦江红,陈薇,等.黄皮叶提取物对哮喘大鼠血

清及肺组织 Th1/Th2 平衡的调节作用[J].中国实验方剂学杂志,2015,21(19):97

黄磊,许立,张雯,等.白藜芦醇改善阿霉素性心衰的机制研究[J].中药药理与临床,2015,31(3):24

黄小理,邹小琴,杨玉芳,等.广西地桃花对金黄色葡萄球菌肺炎小鼠的体内抗菌作用[J].中国实验方剂学杂志,2015,21(11):116

黄炎,陈逸青,陈勤,等.远志皂苷对 Aβ$_{1-40}$ 诱导痴呆大鼠海马神经细胞线粒体的保护作用[J].中药药理与临床,2015,31(1):25

惠娟,曾联婷,赵永,等.人参皂甙 Rd 对成年大鼠脑梗死后新生血管生长的影响[J].神经解剖学杂志,2015,31(1):13

J

Jiang FS, Tian SS, Lu JJ, et al.Cardamonin Regulates miR-21 Expression and Suppresses Angiogenesis Induced by Vascular Endothelial Growth Factor [J]. BioMed Research International, 2015, doi:10.1155/501581

Jin X, Wang J, Xia ZM, et al. Anti-inflammatory and anti-oxidative activities of Paeonol and its metabolites through blocking MAPK/ERK/p38 signaling pathway[J]. Inflammation, 2015, 39(1):434

姜超,刘家云,翟兢,等.白藜芦醇退黄保肝作用及其与胆汁酸排泄的相关性研究[J].南京医科大学学报(自然科学版),2015,35(10):1372

姜恩平,李贺,于春艳,等.五味子乙素通过 p38 MAPK 信号通路对结肠癌 SW480 细胞凋亡和侵袭的影响[J].吉林大学学报(医学版),2015,41(4):675

姜汉杰,李婉,王辰,等.丹参粉针剂对单侧输尿管结扎大鼠肾纤维化的保护作用[J].中国新药杂志,2015,24(22):2606

姜松国,徐磊,柴冬梅,等.石杉碱甲保护人脑微血管内皮细胞损伤的体外实验研究[J].中国现代应用药学,2015,32(3):277

蒋美玲,张天柱,樊湘泽.苍术水提液与苍术素大鼠体内药代动力学比较[J].中药药理与临床,2015,31(2):25

蒋玉凤,刘智勤,崔巍,等.Antioxidant effect of salvianolic acid B on hippocampal CA1 neurons in mice with cerebral ischemia and reperfusion injury[J].中国结合医学杂志(英文版),2015,21(7):516

金光日,洪海,郑明昱,等.红参对支气管哮喘模型小鼠气道炎症的影响[J].中药药理与临床,2015,31(4):129

K

Kong LW, Liu JQ, Wang J, et al. Icariin inhibits TNF-α/IFN-γ induced inflammatory response via inhibition of the substance P and p38-MAPK signaling pathway in human keratinocytes[J]. International Immunopharmacology, 2015, 29(2):401

L

Li YJ, Zhou SB, Li JZ, et al. Quercetin protects human brain microvascular endothelial cells from fibrillar β-amyloid 1-40-induced toxicity [J]. Acta Pharmaceutica Sinica B, 2015, 5(1):47

Liang F, Han YX, Gao H, et al. Kaempferol identified by zebrafish assay and fine fractionations Strategy from Dysosma versipellis inhibits angiogenesis through VEGF and FGF pathways[J]. Scientific Reports, 2015, doi:10.1038/srep14468

Liu M, Chen J, Huang YQ, et al. Triptolide alleviates isoprenaline-induced cardiac remodeling in rats via TGF-beta1/Smad3 and p38 MAPK signaling pathway[J]. Pharmazie, 2015, 70(4):244

Liu P, Zou D, Yi L, et al. Quercetin ameliorates hypobaric hypoxia-induced memory impairment through mitochondrial and neuron function adaptation via the PGC-1α pathway [J]. Restorative Neurology and Neuroscience, 2015, 33(2):143

Liu XX, Yu DD, Chen MJ, et al. Hesperidin ameliorates lipopolysaccharide-induced acute lung injury in mice by inhibiting HMGB1 release[J]. International Immunopharmacology, 2015, 25(2):370

李琛琛,尹昆,李敏,等.青蒿琥酯联合头孢曲松钠对铜绿假单胞菌抗菌作用研究[J].中国病原生物学杂志,2015,10(10):883

李海龙,吴守振,李洺,等.红景天苷对百草枯诱发 PC12 细胞损伤的保护作用[J].陕西中医,2015,36(7):925

李坤,崔楠楠,孟祥龙,等.商陆皂苷甲对水负荷大鼠肾

脏 AQP_2 及 AQP_4 表达的影响[J].中药材,2015,38(8):1685

李丽君,范益然,葛东宇,等.黄芪当归对药对特发性肺纤维化小鼠生存状况及组织修复相关基因表达水平的影响[J].环球中医药,2015,8(12):1441

李丽君,李丽娜,李根茂,等.不同配比与剂量黄芪当归对药对肺纤维化小鼠肺形态学及羟脯氨酸含量影响[J].辽宁中医药大学学报,2015,17(3):30

李蒙蒙,赵星龙,尹美娟,等.山楂叶总黄酮对大鼠缺血脑组织 p38 蛋白表达的影响[J].药学研究,2015,34(11):628

李萍,舒琦瑾.大黄䗪虫丸对 Lewis 肺癌小鼠血管生成的影响及机制[J].中华中医药学刊,2015,33(1):17

李茹柳,宋厚盼,伍婷婷,等.白术提取物对 IEC-6 细胞迁移过程 Rho GTPaes 及肌球蛋白 II 表达的影响[J].中药新药与临床药理,2015,26(6):739

李晓,童晓云,倪凯,等.强心胶囊对心衰大鼠血流动力学及 MAPK 信号通路的影响[J].云南中医中药杂志,2015,36(1):62

李晓蓉,徐平湘,熊杰.番茄红素对原代培养大鼠皮层神经细胞低糖无氧损伤的保护与线粒体作用分析[J].中国新药杂志,2015,24(9):1035

李晓宇,孙蓉.基于胃寒证模型的吴茱萸挥发油功效及伴随毒副作用研究[J].中国中药杂志,2015,40(19):3838

李鑫,鲁美丽.钙调蛋白磷酸酶通路在白藜芦醇抑制异丙肾上腺素诱导心肌肥大作用机制研究[J].中药药理与临床,2015,31(3):47

李杨,明海霞,耿广琴.单叶细辛对寒饮射肺证模型大鼠 LN、HA 影响的实验研究[J].中医药学报,2015,43(2):52

李杨,明海霞,耿广琴.单叶细辛对寒饮射肺证模型大鼠 TNF-α 及 IL-8 表达的影响[J].中医研究,2015,28(3):65

李叶丽,王颖婉,李意奇,等.蛇床子素可能通过上调 PPARα 和 PPARγ 的表达减轻野百合碱所致大鼠右心室重构[J].中国药理学通报,2015,31(9):1270

李之令,张东,刘江伟,等.姜黄素对大鼠重症急性胰腺炎肾脏 iNOS 表达的影响及其保护机理研究[J].中国普外基础与临床杂志,2015,22(4):412

梁昊,唐金强,徐瑾瑜,等.丹龙醒脑方对脑缺血再灌注损伤大鼠海马区 VEGF 及其受体 Flk-1 的影响[J].中药药理与临床,2015,31(4):183

梁婧,王华,侯海燕,等.五味子提取物对苯并[a]芘诱导的早孕期大鼠胚胎损伤的保护作用及凋亡机制研究[J].中国药理学通报,2015,31(3):381

梁培,袁堂娟,谷丽丽,等.苦参及苦参碱对小鼠肝脏和神经行为学的影响[J].中国现代应用药学,2015,32(12):1444

梁涛,耿姗,周玲玲,等.附子及附子干姜配伍对心衰大鼠血流动力学和 cAMP-PKA 信号转导通路的影响[J].中国老年学杂志,2015,35(19):5392

林胜友,谢磊,钟亚珍.加味麻杏石甘汤对急性放射性肺损伤 TGF-β/Smad 信号通路的影响[J].中华中医药杂志,2015,30(11):4117

蔺娜,孙晓萱,王磊,等.人参皂苷 Rg_1 下调内皮细胞 MMP-9 及 VEGF 的表达[J].辽宁中医杂志,2015,42(11):2163

刘聪,李文杰,谢静.真武汤对心力衰竭大鼠血清 Ang II 及 ALD 的影响[J].中华中医药学刊,2015,33(6):1374

刘丹丹,曹纲,张琦,等.三叶青黄酮经 p38 MAPK 和 NF-κB 途径抑制老年小鼠急性肺损伤[J].中国药理学通报,2015,31(12):1725

刘德新,刘婉露,赵欣欣,等.海藻多糖对胃溃疡大鼠胃黏膜修复及相关因子的影响[J].国外医药(抗生素分册),2015,36(1):14

刘凤,杨燕,田应彪,等.石榴皮提取物鞣质对耐药鲍氏不动杆菌超微结构变化的电镜观察[J].中华医院感染学杂志,2015,25(22):5056

刘浩,方素萍,赵志正,等.扶正解毒方选择性抑制肿瘤血管生成及调控 VEGF/VEGFR-2 信号通路的实验研究[J].中国中医药科技,2015,22(6):626

刘坚,鲍芳,柯玉叶,等.黄芪多糖对胰岛素抵抗 H9c2 心肌细胞葡萄糖摄取的影响[J].湖北医药学院学报,2015,34(5):447

刘洁,董志,廖杨梅,等.淫羊藿苷对中动脉阻塞大鼠脑源性神经营养因子及酪氨酸激酶受体 B 表达的影响[J].中药药理与临床,2015,31(4):34

刘洁,董志.姜黄素对大鼠局灶性脑缺血再灌注载脂蛋白 E 及类视黄醇 X 受体、肝 X 受体表达的影响[J].中药药理与临床,2014,30(5):29

刘晶,李菁菁,李义飞,等.氧化苦参碱通过 p38 MAPK 通路抑制人宫颈癌 HeLa 细胞增殖[J].中国现代医学杂志,

2015，25(10)：10

刘丽，张旭，陈劼，等.异甘草素抑制胰腺癌 SW1990 细胞增殖及对 survivin 表达的影响[J].南京医科大学学报(自然科学版)，2015，35(10)：1383

刘若轩，李常青，邓志军，等.熟地黄对急性血瘀证大鼠血液流变性和凝血功能的改善作用[J].广东药学院学报，2015，31(5)：621

刘小红，杨李强，徐旖旎，等.氧化苦参碱保护醛固酮诱导的心肌细胞损伤作用机制分析[J].中国实验方剂学杂志，2015，21(22)：108

刘鑫，陶春，林琳.蒙药扎冲十三味丸对大鼠缺血性脑损伤后海马组织细胞凋亡影响的初步研究[J].中国医学创新，2015，12(21)：24

刘燕秀，赵永忠，李彩，等.荔枝核总黄酮对 TGF-β1 诱导的大鼠肝星状细胞内 NF-κB、α-SMA 表达的影响[J].天津医药，2015，43(11)：1258

刘咏梅，孙秀玲，刘瑞华，等.三七总皂苷调控 miRNA-466b 抑制急性心梗大鼠心肌细胞凋亡的研究[J].中国实验方剂学杂志，2015，21(22)：6

刘远贵，李小慧，邓媛媛，等.蛇床子素抑制核转录因子-κB 的激活减轻 β 淀粉样蛋白 25—35 片段诱导的大鼠神经元结构损伤[J].遵义医学院学报，2015，38(5)：470

卢启振，黄聪，邓炜.紫金莲醇提物 2 种萃取部位镇痛作用机制探讨[J].中国实验方剂学杂志，2015，21(8)：141

鲁悦娟，李宁，王丽娟，等.格列本脲对葛根素在大鼠体内药动学行为的影响[J].中国新药杂志，2015，24(22)：2627

吕红，邹乐兰，麻俊超，等.三白草提取物抗乳腺癌转移作用及其机制研究[J].中国实验方剂学杂志，2015，21(7)：123

罗安福，程新燕.柿叶黄酮对肾性高血压大鼠 apelin-12、血管紧张素Ⅱ、内皮素-1、一氧化氮的影响[J].中药药理与临床，2015，31(2)：38

罗鼎天，陆其明，杨志宏，等.怀山药多糖对大鼠胃溃疡的疗效及胃组织碱性成纤维因子及其受体水平的影响[J].中华中医药学刊，2015，33(3)：712

罗伦才，童妍，季小平，等.刺三甲醇提物对 AA 大鼠血清中炎性因子含量的影响[J].中国药房，2015，26(34)：4779

罗泽飞，苏旭春，孔嘉欣，等.黄芪多糖对化疗后大鼠血液高凝状态的影响[J].广东医学，2015，36(19)：2958

M

Mao XW, Pan CS, Huang P, et al. Levo-tetrahydropalmatine attenuates mouse blood-brain barrier injury induced by focal cerebral ischemia and reperfusion: Involvement of Src kinase[J]. Scientific Reports, 2015, doi: 10.1038/srep11155

马凌，孙红梅，龚小钢，等.牵正散合大补阴丸对 MPP^+ 诱导的 SH-SY5Y 细胞帕金森病模型线粒体的保护作用[J].世界中西医结合杂志，2015，10(4)：487

马晓懿，杨新惠，郑秋生.甘草查尔酮 A 对小鼠黑色素瘤 B16F10 细胞体外迁移能力的影响[J].中国实验方剂学杂志，2015，21(18)：111

玛娜璐璐，朱海燕，高永红，等.清开灵对小鼠脑微血管内皮细胞缺氧损伤 MLCK 基因转录的影响[J].中华中医药学刊，2015，33(2)：327

莫伟彬，卜凯，黄丽丽，等.罗汉果甜苷对力竭运动大鼠胃组织 HSP_{70} mRNA 及蛋白表达的影响[J].中国实验方剂学杂志，2015，21(7)：103

母传贤，刘国玲.昆明山海棠对 CIA 大鼠足爪组织 MMP-13 蛋白表达及血清和足爪组织中 IL-12、IL-23 和 IL-37 水平的影响[J].中国病理生理杂志，2015，31(11)：2090

N

那木海，姚成增，蒋梅先，等.坎离颗粒对心衰大鼠膈肌张力及细胞肌浆网钙转运的影响[J].上海中医药大学学报，2015，29(4)：68

O

欧莉，韩猛，张艺耀，等.茜草治疗功能性子宫出血的止血机制研究[J].中国实验方剂学杂志，2015，21(21)：152

欧明春，孙悦文，刘布鸣，等.裂果薯醇提物对人肝癌裸鼠移植瘤生长与血管生成的影响[J].中国实验方剂学杂志，2015，21(8)：106

P

彭涛，王永辉，冯振宇，等.益气通脉胶囊对脑缺血大鼠脑血管内皮的影响[J].世界中西医结合杂志，2015，10(4)：560

Q

Qin SY, Zhou W, Liu SY, et al. Icariin stimulates the proliferation of rat bone mesenchymal stem cells via ERK and p38 MAPK signaling [J]. International Journal of Clinical and Experimental Medicine, 2015, 8(5):7125

钦建伟,陈琳.姜黄素抗血管生成和黑色素瘤生长的分子机制探讨[J].中国实验方剂学杂志,2015,21(9):118

秦笑,陈美娟.杨梅素影响 EA.hy926 人血管内皮细胞增殖,侵袭迁移及微管形成的实验研究[J].中国现代中药,2015,17(5):440

邱志东,罗芳兰,舒洋,等.二氢杨梅素对肝癌细胞黏附、侵袭及迁移的抑制作用及机制[J].中国普通外科杂志,2015,24(9):1263

渠景连,郭海,龚婕宁.贝母合剂对肺损伤大鼠血管内皮功能的干预作用[J].辽宁中医杂志,2015,42(2):423

R

任冬青,丁培炎,岳海源,等.黄芪多糖对肝叶部分切除小鼠术后认知功能及 p38 MAPK 磷酸化的影响[J].临床麻醉学杂志,2015,31(4):379

任历,曾滨阳,张诗缇,等.大黄总蒽醌对人肾小管上皮细胞毒性作用及相关机制研究[J].中药药理与临床,2015,31(1):79

S

盛晓波,陶丽,刘玉萍,等.Akt 活性抑制对苍耳亭抗非小细胞肺癌活性的促进作用[J].中药药理与临床,2015,31(5):50

石梦莹,徐海波,卢小路,等.牡蛎调控肠道肿瘤细胞维生素 D 受体信号通路的研究[J].中药药理与临床,2015,31(1):142

时召平,周晓慧,徐倩,等.丹皮酚对急性心肌梗死大鼠 Smad2,Smad3,Smad7 mRNA 含量表达的影响[J].中国实验方剂学杂志,2015,21(2):146

帅学宏,施君,陈吉轩,等.青蒿多糖对免疫抑制小鼠免疫器官的影响[J].动物医学进展,2015,36(11):59

宋杰,胡阳黔,刘坚,等.黄芪多糖对慢性心衰大鼠心肌 AMPK 活性和 FFA 代谢的影响[J].中国病理生理杂志,2015,31(1):28

苏韫,张毅,李娟,等.红芪黄酮对肺纤维化模型大鼠基质金属蛋白酶-2 及其抑制剂-1 蛋白表达的影响[J].中国中医药信息杂志,2015,22(1):47

孙明月,郭春雨,王景尚,等.高脂血症大鼠 hepcidin 的表达异常及川芎嗪的干预研究[J].医学研究杂志,2015,44(8):17

T

Tao WW, Su Q, Wang HQ, et al. Platycodin D attenuatesacute lung injury by suppressing apoptosis and inflammation in vivo and *in vitro*[J]. International Immunopharmacology, 2015, 27(1):138

Tian LL, Shen DC, Li XD, et al. Ginsenoside Rg$_3$ inhibits epithelial-mesenchymal transition (EMT) and invasion of lung cancer by down-regulating FUT4[J]. Oncotarget, 2015, 7(2):1619

Tian X, Dai SD, Sun J, et al. Bufalin induces mitochondria-dependent apoptosis in pancreatic and oral cancer cells by downregulating hTERT expression via activation of the JNK/p38 pathway[J]. Evidence-Based Complementary and Alternative Medicine, 2015, doi:10.1155/546210

覃慧林,王爱玲,邓为,等.木瓜乙酸乙酯部位对小鼠急性胃溃疡的保护作用[J].中药药理与临床,2015,31(2):45

唐晓勇,唐迎雪,许鹏,等.浙贝母碱对 A549/顺铂耐药肺癌细胞株核苷酸 ERCC1 基因及 LRP 表达的影响[J].中国中西医结合杂志,2015,35(12):1490

陶红,李明昌,王跃飞,等.白藜芦醇对小鼠脑微血管内皮细胞氧化应激损伤的保护作用[J].中华实验外科杂志,2015,32(9):2099

佟彤,尚菊菊,刘红旭,等.心衰合剂对大鼠心肌细胞肥大模型内质网应激因子 Capase-12 表达的影响[J].北京中医药,2015,34(3):173

W

Wang J, Li C, Cao Y, et al .Mechanism of QSYQ on anti-apoptosis mediated by different subtypes of cyclooxygenase in AMI induced heart failure rats[J]. BMC Complementary and Alternative Medicine, 2015, 15(1):352

Wang J, Lu LH, Wang Y, et al. Qishenyiqi Dropping Pill attenuates myocardial fibrosis in rats by inhibiting

RAAS-mediated arachidonic acid inflammation[J]. Journal of Ethnopharmacology, 2015，176：375

Wang PP, Zhang L, Yao J, et al. An arabinogalactan from flowers of Panax notoginseng inhibits angiogenesis by BMP2/Smad/Id1 signaling [J]. Carbohydrate Polymers, 2015，121：328

Wang XF, Zhou QM, Lu YY, et al. Glycyrrhetinic acid potently suppresses breast cancer invasion and metastasis by impairing the p38 MAPK-AP1 signaling axis[J]. Expert Opinion on Therapeutic Targets, 2015，19(5)：577

Wang Y, Li JX, Wang YQ, et al. Tanshinone I inhibits tumor angiogenesis by reducing Stat3 phosphorylation at Tyr705 and hypoxia-induced HIF-1α accumulation in both endothelial and tumor cells[J]. Oncotarget, 2015，6(18)：16031

Wang YH, Xuan ZH, Tian S, et al. Echinacoside protects against 6-Hydroxydopamine-induced mitochondrial dysfunction and inflammatory responses in PC12 Cells via reducing ROS production[J]. Evidence-Based Complementary and Alternative Medicine, 2015，doi：10.1155/189239

Wu SH, Hsiao YT, Kuo CL, et al. Bufalin inhibits NCI-H460 human lung cancer cell metastasis in vitro by inhibiting MAPKs, MMPs, and NF-κB pathways [J]. American Journal of Chinese Medicine, 2015，43(6)：1247

万慧杰,宋素英,佟继铭,等.大黄水提物对成年雌性大鼠卵巢 Bcl-2 和 Bax 蛋白表达的影响[J].中药药理与临床,2015，31(3)：107

万强,周凤华,贾钰华,等.小檗碱抑制 p38 MAPK 通路降低 visfatin 诱导 HUVEC 损伤的研究[J].中药新药与临床药理,2015，26(5)：586

汪永忠,邓龙飞,韩燕全,等.威灵仙总皂苷对佐剂性关节炎（AA）大鼠 IL-6、IL-10 及滑膜中 p-JAK2、p-STAT3 表达的影响[J].中药药理与临床,2015，31(1)：86

汪玉冠,曹羽,徐小小,等.虎杖对急性肺损伤大鼠肺组织 AQP-1 和 AQP-5 mRNA 表达及免疫组化积分的影响[J].中华中医药学刊,2015，33(10)：2396

汪鋆植,武玲,罗友成,等.忍冬木层孔菌醇提物对肝纤维化大鼠肝星状细胞的影响[J].中药材,2015，38(8)：1680

王楚盈,李玉梅,刘畅,等.附子人参有效组分配伍对阿霉素致慢性心衰大鼠血流动力学的影响及其机制研究[J].中药新药与临床药理,2015，26(1)：39

王鸿,廖天安,符良斌,等.高良姜素对口腔癌 CAL27 细胞生长抑制作用机制研究[J].解放军医药杂志,2015，27(11)：68

王华强,陈利国,孙喜稳,等.丹皮酚对高血压病血瘀证患者血清干预的人脐静脉内皮细胞膜联蛋白 V 与肌动蛋白结合的影响[J].中华中医药杂志,2015，30(12)：4458

王辉,高航.人参皂苷 Rg₁ 通过调控 PGC-1α 抑制异丙肾上腺素诱导大鼠心肌细胞肥大[J].中药药理与临床,2015，31(3)：55

王俊苹,董海影,赵春明,等.β-细辛醚对抑郁模型大鼠行为及生物钟基因表达的影响[J].中国实验方剂学杂志,2015，21(2)：170

王平,夏飞,李晓超,等.黄柏对铜绿假单胞菌毒力因子的影响及机制研究[J].中药药理与临床,2015，31(1)：118

王秋宁,王洪新,鲁美丽.黄芪甲苷通过 CaMKⅡ信号通路对异丙肾上腺素诱导的心肌细胞肥大的保护作用[J].中药药理与临床,2015，31(5)：65

王晓丹,夏晓玲,赵玉娇,等.蒲公英有机萃取物的抗甲型 H₁N₁ 流感病毒作用[J].中国现代应用药学,2015，32(12)：1423

王亚光,王鹏,陶贵周,等.Akt/GSK-3β/eNOS 通路在藏红花酸保护离体大鼠心肌缺血再灌注损伤中的作用[J].天津医药,2015，43(11)：1300

王懿,张艳,礼海.益气活血方干预 PGC-1α 调控心衰心肌细胞能量代谢重构的作用机制[J].中国实验方剂学杂志,2015，21(6)：169

王懿,张艳.参草通脉颗粒对慢性心衰的药效学及作用机制研究[J].辽宁中医杂志,2015，42(4)：879

王永,曾凯,赵红佳,等.健心颗粒对慢性心衰大鼠心室肌 toll 样受体 4、肿瘤坏死因子-α 蛋白表达的影响[J].环球中医药,2015，8(4)：411

王永萍,杨长福,谭芸,等.虎杖大黄素对 RA 大鼠炎症和新生血管形成的影响[J].中国实验方剂学杂志,2015，21(17)：111

王竹,孙万森,刘俊田.积雪草苷对足细胞骨架及 p38 通路的影响[J].世界中西医结合杂志,2015，10(10)：1456

韦玲,黄权芳,林兴.满天星染料木黄酮对小鼠急性肝损伤的保护作用及机制[J].中国实验方剂学杂志,2015，21(4)：102

韦贤,李振中,黄祖良.五色梅总黄酮对佐剂诱导大鼠关节炎的作用[J].中国实验方剂学杂志,2015,21(9):145

魏伦收,张娟娟,康玉华,等.蓝莓花青素经线粒体凋亡通路诱导人胃腺癌 BGC-823 细胞凋亡[J].中药药理与临床,2015,31(4):56

文波,令狐克刚,徐旖旎,等.艳山姜挥发油抑制JNK1/2/3磷酸化对 ox-LDL 诱导的 HAECs 损伤的影响[J].中国实验方剂学杂志,2015,21(22):112

文静,张德芹,黄春丽,等.桑叶提取物对 MSG 肥胖大鼠脂代谢的影响及其机制[J].中国实验方剂学杂志,2015,21(14):111

吴志雄,江振涛,罗健,等.麝香保心丸对心力衰竭大鼠心肌重构及缝隙连接蛋白 Cx43 和 Cx45 的影响[J].中成药,2015,37(6):1329

武子朝,韩瑞旸,朱建彪,等.丹酚酸 B 通过抑制线粒体功能增加胶质瘤细胞的放疗敏感性[J].现代生物医学进展,2015,15(9):1636

X

夏晓玲,孙强明,王晓丹,等.云南特色中药臭灵丹体外抗甲型 H_1N_1 流感病毒的实验研究[J].中国中药杂志,2015,40(18):3687

肖海,徐旖旎,罗红,等.氧化苦参碱下调 p38 MAPK 磷酸化及改善胶原沉积抑制 TGF-β_1 诱导的 CFBs 增殖[J].中国中药杂志,2015,40(11):2168

谢明,谭玉林,张伟,等.破壁灵芝孢子粉对裸鼠移植性人乳腺癌的抑制作用[J].中国老年学杂志,2015,35(20):5728

熊秋迎,陈乔,谢斌,等.二冬膏对急性肺损伤模型鼠 TNF-α、IL-6 含量及 AQP-5 蛋白表达的影响[J].中国实验方剂学杂志,2015,21(20):167

徐基杰,瞿惠燕,戎靖枫,等.鹿红颗粒对心力衰竭大鼠血流动力学及血浆血管紧张素 II 和醛固酮的影响[J].上海中医药大学学报,2015,29(5):53

徐永芳,陈刚,徐长青,等.穿心莲内酯对内毒素诱导急性肺损伤大鼠炎症介质的影响[J].中华中医药学刊,2015,33(1):159

徐志立,陶小军,张莹,等.五味子甲素对大鼠及小鼠肠平滑肌功能的抑制作用[J].中国实验方剂学杂志,2015,21(21):256

薛一涛,陈炜,刘鹏,等.复心汤对心力衰竭大鼠 PI3K-Akt-GSK3β 通路的影响[J].上海中医药杂志,2015,49(8):74

Y

Yang J, Yang G, Hou G, et al. Scutellaria barbata D. Don polysaccharides inhibit the growth of Calu3 xenograft tumors via suppression of the HER2 pathway and angiogenesis[J]. Oncology Letters, 2015, 9(6):2721

Yu QL, Tang ZC, Li JG, et al. Anticancer and anti-angiogenesis effect of the leaf extract of Sargassum wightii against osteosarcoma cancer cells[J]. Bangladesh Journal of Pharmacology, 2015, 10(2):351

鄢泽然,王潇慧,张青,等.柴贝止痫汤对大鼠脑微血管内皮细胞 P-gp/Mdr1 表达的影响[J].中华中医药杂志,2015,30(4):1228

颜春鲁,陈丽,胡继宏,等.黄芪及其提取物对矽肺模型大鼠支气管肺泡灌洗液 MMP-2、MMP-9 表达的影响[J].西部中医药,2015,28(10):22

阳海鹰,钟玉环,陈琳,等.补骨脂素和异补骨脂素在大鼠和人肝微粒体的酶促动力学[J].中国药理学与毒理学杂志,2015,29(6):924

杨加培,孙浩,王丹丹,等.大黄酸通过 MAPK 信号转导通路诱导 HK-2 细胞凋亡[J].中国实验方剂学杂志,2015,21(15):147

杨军岭,杨侠.丹酚酸 B 对 MPP^+ 所致线粒体损伤 PC12 细胞的保护作用[J].第二军医大学学报,2015,36(6):685

杨秋荻,李建辉.灯盏花素注射液对脂多糖致大鼠急性肺损伤保护作用机制的研究[J].海南医学,2015,26(2):163

杨彦.中药复方血清对 HUVEC 血管形成及 Gli1 VEGF 表达的影响[J].四川中医,2015,33(5):43

杨雨婷,何育霖,张雪,等.广藿香油及其主要成分对斑马鱼胚胎发育毒性的比较研究[J].中国民族民间医药,2015,24(21):14

杨玉,王帅,孟宪生,等.赤芍总苷对人肝癌 SMMC-7721 细胞迁移的影响及作用机制探讨[J].中国实验方剂学杂志,2015,21(6):108

杨召聪,陆茵,顾亚琴,等.马兜铃酸 I 对大鼠体内 PI3K/Akt/NF-κB 通路的影响 κ[J].南京中医药大学学报,

2015，31（3）：250

杨珍，周惠芬，周鹏，等.川芎、黄芪有效成分配伍对缺氧脑微血管内皮细胞的影响［J］.中草药，2015，46（9）：1326

姚金福，樊湘泽，杨子尧，等.葛根芩连汤对内毒素诱导的急性肺损伤小鼠的保护机制［J］.中国老年学杂志，2015，35（7）：1899

叶永山，汤明杰，曹春琪，等.生地黄对内毒素诱导的急性肺损伤的保护作用［J］.现代生物医学进展，2015，15（14）：2610

叶玉荷，胡芳华，邹佳萍，等.淫羊藿苷在体内外对血管生成的抑制作用［J］.中国医学科学院学报，2015，37（3）：264

易长胜，廖坤，余良忠，等.丹参素对乳腺癌 MCF-7 细胞株增殖影响及其分子机制［J］.福建医药杂志，2015，37（5）：56

易鑫，刘炜，葛正行，等.清解益肺汤及胶囊剂抗小鼠Lewis 肺癌转移及肿瘤血管生成机制的研究［J］.时珍国医国药，2015，26（10）：2366

易志红，白洋，陈立荪，等.丹酚酸 A 对 H_2O_2 所致大鼠脑微血管内皮细胞氧化损伤保护的实验研究［J］.浙江医学，2015，37（11）：951

应夏丽，钟晓明，徐慕蝶，等.哈巴苷对急性脑缺血小鼠神经保护作用及线粒体保护机制的研究［J］.中国药学杂志，2015，50（12）：1026

于彩媛，李宁，张建军.青阳参总苷对慢性不可预知轻度应激大鼠的抗抑郁作用［J］.中国实验方剂学杂志，2015，21（13）：87

于慧灵，张晓双，孙建宁，等.梓醇对血管性痴呆大鼠学习记忆的影响及机制研究［J］.中药药理与临床，2015，31（4）：37

于胜男，曹琼丹，鲁美丽，等.黄芪多糖对糖尿病大鼠心肌细胞凋亡的影响［J］.中药药理与临床，2015，31（4）：102

于四海，严晓峰.牛蒡苷通过激活 p38 MAPK 抑制舌癌Tca8113 细胞增殖的实验研究［J］.西部医学，2015，27（5）：645

余建军，车晓航，陶金，等.血竭素通过影响 MAPK 通路抑制神经胶质瘤细胞增殖并诱导凋亡［J］.中国现代医生，2015，53（31）：11

Z

Zeng KW, Yu Q, Song FJ, et al. Deoxysappanone B, a homoisoflavone from the Chinese medicinal plant Caesalpinia sappan L., protects neurons from microglia-mediated inflammatory injuries via inhibition of IκB kinase（IKK）-NF-κB and p38/ERK MAPK pathways［J］. European Journal of Pharmacology, 2015, 748:18

Zhang C, Ma J, FanLH, et al. Neuroprotective effects of safranal in a rat model of traumatic injury to the spinal cord by anti-apoptotic, anti-inflammatory and edema-attenuating［J］. Tissue and Cell, 2015, 47（3）:291

Zhang XL, Li CL, Li J, et al. Protective effects of protocatechuic acid on acute lung injury induced by lipopolysaccharide in micevia p38MAPK and NF-κB signal pathways［J］. International Immunopharmacology, 2015, 26（1）:229

Zhao RL, Chen MJ, Jiang ZQ, et al. Platycodin-D induced autophagy in non-small cell lung cancer cells via PI3K/Akt/mTOR and MAPK signaling pathways［J］. Journal of Cancer, 2015, 6（7）:623

Zhao W, Hu WY, Wang XL, et al. A traditional Chinese medicine, Lujiao prescription, as a potential therapy for hypertrophic cardiomyocytes by acting on histone acetylation［J］. Journal of the Chinese Medical Association, 2015, 78（8）:486

Zhou C, Liu WG, He W, et al. Saikosaponin a inhibits RANKL-induced osteoclastogenesis by suppressing NF-κB and MAPK pathways［J］. International Immunopharmacology, 2015, 25（1）:49

Zhou J, Jiang K, Ding X, et al. Qiliqiangxin inhibits angiotensin II-induced transdifferentiation of rat cardiac fibroblasts through suppressing interleukin-6［J］. Journal of Cellular and Molecular Medicine, 2015, 19（5）:1114

Zhou LJ, Pan YZ, Xing YQ, et al. Effects of Feijining Decoction on vascular endothelial growth factor protein expression and changes of T cell subsets in Lewis lung carcinomabearing mice［J］. Biomedical Reports, 2015, 3（3）:403

Zhou WJ, Gui QF, Wu Y, et al. Tanshinone II$_A$ protects against methylglyoxal-induced injury in human brain microvascular endothelial cells［J］. International Journal of Clinical and Experimental Medicine, 2015,

8(2):1985

曾金祥,许兵兵,李敏,等.藏药短管兔耳草醇提物降低急性高尿酸血症小鼠血尿酸水平及机制研究[J].中国新药杂志,2015,24(21):2489

曾普华,邸文辉,潘敏求,等.益气化瘀解毒方及其单味药对人肝癌HepG2裸鼠移植瘤血管拟态相关因子的影响[J].中国中医药信息杂志,2015,22(2):55

张安娜,李澎,洪晓华,等.特女贞苷对高糖刺激的肾小球系膜细胞凋亡的保护作用[J].中国实验方剂学杂志,2015,21(8):116

张长洪,张志林,张志华,等.川芎嗪联合顺铂对Lewis肺腺癌小鼠抑制生长的作用[J].中国临床药理学杂志,2015,31(11):942

张海,张雯,孙峰峰,等.苦参中3种生物碱成分在Caco-2细胞中的吸收特性及在大鼠肝微粒体中的代谢速率[J].第二军医大学学报,2015,36(11):1167

张慧,于澎,张楠,等.毛蕊花糖苷对内毒素诱导的急性肺损伤的保护作用[J].中药药理与临床,2015,31(3):41

张建博,陈平,谢雨,等.鞣云实素对果糖溶液喂养大鼠血清中IAPP、GLP-1及INS的影响[J].药学研究,2015,34(12):699

张金花,熊永爱.丹皮酚对大鼠缺血性心律失常及其心肌细胞miRNA-1表达的影响[J].中国实验方剂学杂志,2015,21(5):129

张军辉,严家芹,赵玉林.熊果酸对喉癌Hep-2细胞侵袭的影响及机制研究[J].重庆医学,2015,44(33):4621

张磊,徐浩,何勇,等.黄芩苷对大鼠心室肌细胞动作电位的影响[J].新乡医学院学报,2015,32(1):28

张良,杨召聪,顾亚琴,等.马兜铃酸Ⅰ激活大鼠肾脏p38 MAPK通路并导致肾细胞凋亡的研究[J].中药新药与临床药理,2015,26(5):576

张鹏,张培新.山楂叶总黄酮对2型糖尿病大鼠胰腺组织保护作用的研究[J].中药药理与临床,2015,31(5):72

张文静,韩琪园,许长江.20(S)-原人参二醇对焦虑模型小鼠行为学及脑组织神经递质含量和若干基因表达丰度的影响[J].中国临床药学杂志,2015,24(4):220

张晓双,孙建宁,郭洁,等.骆驼蓬总碱对血管性痴呆大鼠学习记忆的研究[J].中药药理与临床,2015,31(4):75

张晓英,张致英,贺学,等.西藏绿萝花石油醚提取物对STZ糖尿病大鼠糖脂代谢及糖尿病肾病的影响[J].中药药理与临床,2015,31(1):129

张奕,梁勇,李鹏,等.茵陈水提物对胆红素诱导神经母细胞瘤细胞凋亡实验研究[J].中华耳科学杂志,2015,13(1):151

张震坤,邓暖繁,李倩雯,等.基于MAPK信号转导通路的银杏苦内酯调控哮喘小鼠Th1/Th2免疫偏移的机制研究[J].海峡药学,2015,27(6):36

张正群,刘军权,陈复兴,等.葛根素对细胞因子诱导的杀伤细胞杀伤结肠癌SW-620细胞的影响[J].中药药理与临床,2015,31(3):59

赵春颖,刘永平,马帅,等.赤雹根总皂苷对佐剂关节炎大鼠血清及足TNF-α、IL-1β、IL-6水平的影响[J].中药药理与临床,2015,31(2):34

赵宏,韩晓强,孙延平,等.糖槭多糖对RAW264.7炎症因子分泌的影响[J].辽宁中医杂志,2015,42(11):2161

赵宏丽,许燕,赵红岩,等.黄精多糖对2型糖尿病大鼠SREBP-1c和SCD-1蛋白表达的影响[J].中药药理与临床,2015,31(1):106

赵俊,张溪林,何力敏,等.黄连素对慢性阻塞性肺疾病大鼠气道炎症的影响[J].中国医药导报,2015,12(31):40

赵嵌嵌,张维东,武利存,等.蝎毒多肽提取物联合雷帕霉素抑制H₂₂肝癌肿瘤血管生成的作用机制研究[J].中草药,2015,46(9):1343

赵若琳,周坤福,张旭,等.桔梗皂苷-D抑制非小细胞肺癌H460和A549细胞黏附、侵袭和迁移的作用机制研究[J].中国药理学通报,2015,31(2):241

赵文娟,陈静,邢海晶,等.三七总皂苷对哮喘小鼠气道炎性反应及Th17细胞因子的影响[J].中华中医药杂志,2015,30(4):1310

赵文娟,陈静,邢海晶,等.三七总皂苷调节哮喘小鼠气道炎症的免疫分子机制研究[J].现代中西医结合杂志,2015,24(4):347

赵志强,鲍承贤,朱丽华,等.芍药苷对小鼠脾细胞增殖及分泌细胞因子的影响及机制[J].中国实验方剂学杂志,2015,21(22):176

钟星明,曾雪亮,罗新辉,等.穿心莲内酯对异丙肾上腺素诱导心肌肥厚大鼠MAPK通路的影响[J].中药药理与临床,2015,31(2):132

仲米存,苏晓慧,孔祥英,等.川芎嗪对大鼠脑微血管内皮细胞迁移及管腔形成的影响[J].中国实验方剂学杂志,2015,21(6):103

周建龙,邓青南,梁静.半夏提取物对小鼠肺水通道蛋白5表达的影响[J].长春中医药大学学报,2015,31(2):229

周青,连磊凡,吴丽珍,等.佛甲草对 S180 小鼠肿瘤组织 IL-10、TNF-α、NF-κB 表达的影响[J].中药药理与临床,2015,31(2):52

周茹,郝银菊,姚婉霞,等.枸杞多糖对离体缺血性脑损伤后 PARP-1 和 AIF 的影响[J].中药药理与临床,2015,31(4):120

周曙,蔡涛,覃兴贵,等.黄芩苷诱导人肝癌 HepG2 细胞凋亡的 p38 MAPK 途径研究[J].临床军医杂志,2015,43(4):384

周易,李火平,夏光明,等.黄芪对急性肺损伤模型肺组织中细胞间粘附分子-1 和血管细胞间粘附分子-1 表达的调节作用[J].中国药物警戒,2015,12(4):197

朱福良,刘金洋,黄凤香.莪术油对骨肉瘤 saos-2 细胞 IGF-1R,Akt 及 Bcl-2 表达的影响[J].中国实验方剂学杂志,2015,21(17):126

朱根福,陈根成,谭玉群,等.益气活血片对脑卒中前状态内皮细胞黏附分子表达的影响[J].新中医,2015,47(5):280

朱灵,周军,曹海军,等.雷公藤多苷通过抑制 TLR4/NF-κB 信号通路抑制小鼠结肠炎症[J].胃肠病学,2015,20(10):606

朱杨阳,李银生,雷素英,等.姜黄素对急性肺损伤大鼠肺组织转化生长因子-β$_1$/Smads 信号通路的影响[J].新乡医学院学报,2015,32(7):603

（七）方 剂 研 究

【概　述】

2015 年,在中医药期刊公开发表有关方剂的临床应用、实验研究和理论研究的论文约1 000篇。

1. 临床应用

（1）经方应用　尹述平报道了柴胡桂枝干姜汤治疗慢性肝炎的临床观察。结果,观察组（常规西医治疗基础上加柴胡桂枝干姜汤加减）和对照组（常规西医治疗）的治愈率和总有效率分别为 42.86%（15/35）、22.86%（8/35）和 91.43%（32/35）、71.43%（25/35）,组间比较 $P<0.01$。王淑英报道了用麻黄附子细辛汤加味治疗过敏性鼻炎的临床观察。结果,观察组（氯雷他定＋麻黄附子细辛汤加味）和对照组（氯雷他定）的治愈率和总有效率分别为 56.6%（30/53）、39.6%（21/53）和96.2%（51/53）、88.7%（47/53）,组间比较 $P<0.05$。陆芳芳等报道了四逆散治疗肝胃不和型慢性胃炎的临床研究。结果,观察组（四逆散）和对照组（多潘立酮）的治愈率和总有效率分别为 52.8%（19/36）、36.8%（14/38）和 94.4%（34/36）、76.3%（29/38）,组间比较 $P<0.05$。

（2）时方应用　冯群虎等报道了加味连朴饮治愈湿热阻胃型胃溃疡的临床研究。结果,观察组（口服加味连朴饮煎剂＋常规西药三联疗法）和对照组（常规西药三联疗法）的临床治愈率和总有效率分别为 79.7%（47/59）、62.5%（30/48）和96.6%（57/59）、83.3%（40/48）,组间比较 $P<0.05$。李飞鹏等报道了用艾附暖宫丸内服外敷治疗虚寒血瘀型良性前列腺增生症的疗效观察。结果,治疗组

（艾附暖宫丸内服＋药渣热敷中极穴）和对照组（非那雄胺片）的显效率和总有效率分别为 59.1%（26/44）、56.8%（25/44）和 100%、90.91%（40/44）,组间比较 $P<0.05$。此方内服外敷能提高患者最大尿流率,改善其临床症状。王琳青等报道了完带汤联合抗生素治疗炎性盆腔痛 35 例临床疗效观察。结果,观察组（奥硝唑氯化钠＋完带汤加减）与对照组（奥硝唑氯化钠）的临床治愈率和总有效率分别为 37.1%（13/35）、25.7%（9/35）和 94.3%（33/35）、77.1%（27/35）,组间比较 $P<0.05$。

（3）自拟方应用　彭翠宁报道了地黄灵仙汤（熟地黄、山药、山茱萸肉、川牛膝、白芍药、桑寄生、补骨脂、䗪虫、延胡索、独活、姜黄、威灵仙、乌梢蛇、川芎）治疗膝关节骨性关节炎的临床观察。结果,治疗组（盐酸氨基葡萄糖胶囊＋地黄灵仙汤）和对照组（盐酸氨基葡萄糖胶囊）的临床显效率与总有效率分别为 47.1%（32/68）、21.9%（7/32）和89.7%（61/68）、68.8%（22/32）,组间比较 $P<0.01$。周文雅等报道了自拟方补肾活血化痰方（熟地黄、杜仲、枸杞、菟丝子、覆盆子、山药、五味子、车前子、苍术、附片、龟板、川芎、半夏、茯苓、生姜、炙甘草）治疗肥胖型多囊卵巢综合征的临床观察。结果,治疗组（自拟补肾活血化痰方）和对照组（克罗米芬胶囊）的显效率和总效率分别为 57.1%（16/28）、42.9%（12/28）和89.3%（25/28）、78.6%（22/28）。自拟补肾活血化痰方治疗多囊卵巢综合征疗效较好。徐艳玲等报道了以疏风解毒胶囊（虎杖、连翘、板蓝根、柴胡、败酱草、马鞭草、芦根、甘草）治疗急性上呼吸道感染风热证随机对照双盲实验。结果,治疗组（疏风解毒胶囊）的疾病总积分、中医证候疗效和体温疗效总有效率分别为 91.7%（110/

120)、93.3%(112/120)和 86.7%(104/120),对照组(疏风解毒胶囊模拟剂,含 1/10 疏风解毒胶囊剂量)分别为 36.4%(43/118)、35.6%(42/118)和 43.2%(51/118),组间比较 $P<0.05$。本方治疗急性上呼吸道感染风热证可快速降低体温、改善临床症状、安全性好。

2. 实验研究

何泽云等报道,六味地黄汤能降低 IgA 肾病大鼠尿蛋白定量及肾脏组织中白细胞介素-6(IL-6)和肿瘤坏死因子-α 的表达,可能是其治疗 IgA 肾病的作用机制之一。马伯艳等报道了温胆汤对高脂饮食诱导的糖耐量受损大鼠血糖和脂代谢的影响。结果表明,与模型组比较,温胆汤组大鼠的餐后 2 h 血糖、肾周及附睾脂肪重量、脂肪与体重比重、Lee's 指数、血清总胆固醇和三酰甘油水平均明显降低($P<0.05$,$P<0.01$)。本方能改善模型大鼠疾病状态,可能与其降低模型大鼠餐后 2 h 血糖浓度、减少大鼠脂肪堆积、调节血脂浓度有关。崔丹丹等报道,归肾丸具有增强卵巢功能,改善性激素分泌的功能,对卵巢储备功能低下有较好的治疗作用。其作用可能是通过调整对卵巢储备功能低下模型小鼠 Egr-1、Oct-4、MVH 的表达,影响雌孕激素及抗苗勒氏管激素的分泌,进而提高卵巢的功能。巨少华等比较寒热主证不同的乌头汤、白虎加桂枝汤和桂枝芍药知母汤对佐剂性关节炎大鼠疾病模型的药效及机制。结果表明,乌头汤、白虎加桂枝汤和桂枝芍药知母汤均能显著对抗佐剂性关节炎模型炎症反应和血清 IL-6、类风湿性因子、抗环瓜氨酸肽抗体的异常,三方中以白虎加桂枝汤作用最强、桂枝芍药知母汤次之、乌头汤最弱。钟相根等报道,宣白承气汤"承顺胃气"以"宣肺"的生物学机制与调节肺组织氧化/抗氧化失衡、黏液高分泌、黏膜免疫、气道重构、炎症反应、神经肽分泌等密切相关。神经肽通路的研究为揭示宣白承气汤"承顺胃气"以"宣肺"的机制及本方临床治疗肺系疾病提供了实验依据。

3. 理论研究

许伏龙等报道,当归拈痛汤(白术、苍术、当归、防风、葛根、黄芩、苦参、升麻、人参、羌活、茵陈、炙甘草、猪苓、泽泻、知母)及其拆方 1 蠲痹组(羌活、茵陈、猪苓、泽泻、防风、知母、苍术、葛根、苦参、升麻、黄芩)、拆方 2 扶正组(白术、人参、当归、炙甘草)均可显著抑制 SD 大鼠过高的炎性细胞因子 IL-6 的分泌,其中全方组明显强于拆方组,拆方 1 蠲痹组强于拆方 2 扶正组。李晓等研究了桂枝汤中桂枝、芍药不同比例(桂枝:芍药=1:1、1:2和2:1)配伍对糖尿病心脏自主神经病变的预防作用。结果表明,桂枝汤可抑制糖尿病心脏交感神经亢进,保护心脏迷走神经功能;桂枝汤的原方比例(桂枝:芍药=1:1)对调整心脏自主神经平衡的效果最好。彭伟等报道,甘草配伍干姜后甘草的药效成分含量明显降低,甘草可缓干姜之烈性;甘草配伍附子后甘草的药效成分含量大幅度降低,甘草可解附子之毒;甘草与附子、干姜共同配伍后甘草的药效成分含量进一步降低。表明四逆汤方中 3 味药相互依存、相互牵制以共奏药效,体现了四逆汤药味之间相畏/相杀、相须/相使配伍的科学内涵。蒋馨等报道,参苓白术散取"甘平"之法,以补阴为主,同时注重气阴兼顾,补益的同时不忘调畅气机,虚实并治,补而不滞,发挥补脾阴、运脾气、化脾湿之功,为治疗脾阴虚夹湿证的代表方剂。李园白等以 2 022 个方剂为研究对象,围绕其中中药剂量及君臣信息,计算中药的相对剂量,进行"中药相对剂量排名"与"君臣佐使情况"之间的相关关系假设检验。结果表明,中药相对剂量排名与君、臣地位存在相关关系,且为负相关;中药相对剂量排名与佐、使地位不存在相关关系。卢振方等从剂量的影响因素着手,结合理论和临床研究,认为方剂的剂量是一个整体概念,具有绝对和相对的两面性,两种不同状态各自彰显其本质特征。传统的方证研究以经方为主要对象,主要运用"以方测证"等方法探究经方所治疗的证候和解释经方方义,而陈光等报道,重视方证的内涵、方证要义和症、证、方一体化是应用方证的关键。通过以经类证、以法统方和类方详辨的方法构建症、证、方一体化,可突破临床运用经方的难题。孙世光等筛选出符合标准的中国知网数据库检索的郁病防治方剂 252 个,涉及中药 239 味;郁病防治方剂中出现频次≥25 药物 30 个,支持度≥25 和 50 的药物组合 142 和 17 条,关联规则(支持度≥25,置信度≥0.9)10 条,核心组合 26 个,新方剂 5 个。郁病防治以柴胡类方剂疏肝解郁理气为主,辅以活血化瘀、化痰开窍等药物。吴嘉瑞等收集整理中医治疗糖尿病的处方,采用关联规则算法和熵聚类方法。研究表明,高频次药物包括黄芪、茯苓、地黄、山药、丹参等;高频次药物组合包括丹参-黄芪、黄芪-地黄、茯苓-黄芪等;置信度大于 0.85 的关联规则包括山茱萸-牡丹皮-茯苓→山药、牡丹皮-泽泻-茯苓→山药、山药-牡丹皮-泽泻→茯苓等。中医治疗糖尿病多用益气养阴、补脾益肾、清热生津、活血化瘀之品,配伍精巧合法。范骁辉等以小青龙汤、麻黄杏仁石膏甘草汤、麻黄附子汤、厚朴麻黄汤和大青龙汤等 5 个小青龙汤类方为例,采用网络方剂学,通过知识关联网络构建及分析,探讨其化学组成与主治异同之间的关联,初步揭示了小青龙汤类方在宣肺平喘、助阳解表方面的功效物质组。

(撰稿:王道瑞 审阅:王树荣)

【方药的数据挖掘研究】

1. 内科病方药挖掘

数据挖掘在内科病的方药分析涉及痹证、头痛、胃癌、消化性溃疡、抑郁症、高脂血症、注意缺陷多动障碍等病症。杨丽平等筛选古籍中治疗风痹、寒痹和湿痹方剂 338 首,运用频次分析、假设检验与关联规则进行研究。结果表明,3 类方剂用药均以微温为主,其次是温、平;三种痹证中,均以补虚药使用频次最高,其次是风痹发散风寒药、寒痹温里药、湿痹渗湿化湿药;寒痹中肉桂、附子、当归、牛膝、羌活、芍药、黄芪和湿痹中茯苓、白术使用比例明显高于其他两类药物。朱靓贤等通过频数统计、关联规则等方法,将方、药、主治病证资料按国家标准处理,分析《太平惠民和剂局方》中治疗头痛的方药配伍特点。结果,药性寒温并用,药味以辛甘、甘苦、辛苦为主,归经以脾、肺、胃等经居多,另外得到各证型适用药对及常用药若干,对临床治疗有所启示。赵艳青等基于中医传承辅助平台软件,分析CNKI、万方、维普网、CBM 中医药治疗抑郁症组方 358 首的用药规律,确定了处方中药物出现的频次、常用药对及组合,演化得到新处方 22 首。结果表明,现代治疗抑郁症的方剂以疏肝解郁、健脾化痰、活血补血、疏肝理气、健脾益气、清热泻火、开窍醒神、安神定志、滋阴补肾等功效为主,药性多偏温、平,药味苦、甘、辛,体现了抑郁症"理气开郁、调畅气机、移情易性"的治疗原则。李强等利用CNKI 数据库检索治疗消化性溃疡方剂 99 首,运用中医传承辅助系统对方药开展关联规则分析。结果,支持度≥20 的药对 40 个,置信度≥0.9 的规则 8 条。健脾益气、疏肝理气、利湿化痰、清热泻火为临床治疗消化性溃疡最常用的药物;芍药甘草汤、乌及散、四逆散等传统方剂组合为治疗消化性溃疡常用配伍。吴嘉瑞等收集治疗高脂血症的中医处方 98 首,采用 apriori 算法、复杂系统熵聚类等方法分析高脂血症的中医处方用药规律。结果,高频次药物包括泽泻、山楂、丹参、决明子、茯苓等;高频次药物组合包括山楂-泽泻、山楂-丹参、丹参-泽泻等;置信度较高的关联规则包括何首乌→山楂、丹参-何首乌→山楂、何首乌-泽泻→山楂等。处方用药多具健脾利湿化痰、活血化瘀清热之功效,体现了中医痰瘀同治、标本兼顾的诊疗原则。尹湘君等运用中医传承辅助系统分析申请专利的调脂中药复方 243 项的药物配伍规律。结果,最常见的单味药为山楂,最常见的药对为山楂-丹参;基于关联规则发现高置信度的药物组合有夏枯草→丹参、大黄-泽泻→何首乌、丹参-决明子-泽泻→何首乌;基于复杂网络发现核心药物为山楂、丹参。

2. 儿科病方药挖掘

倪新强等选取已发表的治疗注意缺陷多动障碍的中医处方 88 首,挖掘用药规律。结果石菖蒲、远志、熟地黄、龙骨、甘草、茯苓、牡蛎、龟甲、白芍药、五味子、山茱萸、山药为常用药物,常用药类依次为补虚药、安神药、平肝息风药、清热药、收涩药、开窍药、利水渗湿药,药性以温、寒、平为主,药味以甘、苦、辛为主,归经以肝、心、肾为主。关联规则得出常用的药对如远志→石菖蒲、牡蛎→龙骨、远志→熟地黄等;高频药物聚类得到 8 个聚类方,组方规律以补虚、安神为基本配伍,兼顾平肝、清热、理气、活血、化痰、息风等。

3. 皮肤病方药挖掘

数据挖掘在皮肤病的方药分析涉及皮肤瘙痒症和银屑病。伍冠一等分析了自秦汉至明清 1 562 条与痒有关的条文中治疗瘙痒的方剂 307 首和治疗痒症的中药 234 味。结果表明,高频次的方药主要从祛风、治虚、散湿热三方面论治;高频次药物的主要功能也是祛风止痒、清热止痒。杨艳平基于中医传承辅助系统软件,分析主治中明确含有银屑病、牛皮癣、白疕、松皮癣的历代医家治疗银屑病方剂 133 首的用药经验,挖掘得到 20 个核心药物组合和 10 首新处方,为银屑病的中医临床治疗提供指导。

4. 骨伤病方药挖掘

数据挖掘在骨伤病的方药研究涉及膝骨关节炎。潘建科等基于中医传承辅助平台软件,采用关联规则算法、复杂系统熵聚类等数据挖掘方法,分析近 5 年治疗膝骨关节炎中药处方 263 首的用药

规律。结果,挖掘出 16 个核心药对和 4 首新处方;膝骨关节炎常用的药物为活血化瘀药、补血药、补气药、补阳药、祛风湿散寒药等,具有补肾活血功效的药物是主要组成部分;药物归经主要为肝、肾两经;治法主要是补益肝肾、活血化瘀。

5. 同功效方剂的数据挖掘

数据挖掘涉及安神、清热、健脾、止咳、补肾类方剂。吴嘉瑞等采用 apriori 算法、复杂系统熵聚类等方法,分析《新编国家中成药》中常用安神类中成药的用药规律。结果,高频次药物为茯苓、甘草、当归、麦冬、朱砂;高频药对包括当归-茯苓、茯苓-炒酸枣仁、甘草-茯苓等;置信度较高的关联规则包括牛黄→朱砂、酸枣仁→茯苓等。吴氏等用相同方法分析了清热类中成药处方,挖掘得高频次药物包括甘草、黄芩、冰片、金银花、大黄、连翘等,高频次药物组合包括甘草-黄芩、甘草-桔梗、连翘-金银花等,置信度较高的关联规则包括牛黄→冰片、桔梗→甘草、朱砂→冰片、栀子→黄芩;处方用药中除常见的清热类中药外,尚包括具有清热作用的部分开窍药、安神药、泻下药及其他类药物。金燕萍等亦采用上述方法,挖掘《新编国家中成药》中健脾类中成药的用药规律。结果,高频次药物包括茯苓、白术、甘草、党参、陈皮等,高频次药物组合包括白术-茯苓、甘草-茯苓、甘草-白术等,置信度较高的关联规则包括陈皮→白扁豆、陈皮→半夏等;处方用药中除常见的健脾类中药外,尚包括具有健脾作用的部分理气药、消食药及其他类药物。金氏等还分析了止咳类中成药的用药规律。刘树春等利用 BICOMB 提取中医方剂数据库中具有补肾功效的方剂 251 首,涉及中药 358 味。结果表明,熟地黄、茯苓、当归、山茱萸、山药等是补肾方剂的常用中药,在补肾治疗中多作为君、臣药使用;在补肾治疗中所涉及的中药,多以甘味、温平性为主;归肾经、肝经、脾经类并无毒性中药是补肾方剂的构成主力;在补肾方剂中的中药配伍,通过协同和拮抗作

用,使功效得到最大化发挥。

6. 类方的数据挖掘

主要是对小柴胡汤、栀子豉汤、桂枝茯苓丸的类方挖掘。胡雅凌等从《中医大辞典·方剂分册》收集有关小柴胡汤类方 509 首,共涉及加味药 171味,其中 25 味为主要加味药,频数之和为 1 506,占所有加味药的 62.53%,以白芍药为首,以清热药为最,性味归经以寒、苦、归脾经为主。朱靓贤等运用SQL Server 软件中的关联规则分析古代治疗疫病栀子豉汤类方 62 首的药物间关联和药-证关联的规律。结果表明,上调支持度有助于发现常用配伍,根据置信度更易挖掘特异性药对,在类方研究中综合支持度、置信度可分别便于归纳"多与多配伍"及"特异性配伍"。徐亮等通过对血府逐瘀汤中药物的四气五味属性进行量化,并对汤方中的用药剂量和四气五味指数进行加权处理。结果,血府逐瘀汤偏于热性,且较平和;五味以苦、甘、辛为主,苦以清热坚阴,防其过于辛温;辛以行气活血,为本方主要功效;甘以滋养阴血,防其过于辛散耗血。

(撰稿:朱靓贤 都广礼 审阅:王道瑞)

【桂枝茯苓丸(胶囊)的研究】

1. 临床研究

(1) 子宫肌瘤 王静等随机将子宫肌瘤患者92 例分为两组,实验组给予桂枝茯苓胶囊联合米非司酮,对照组仅给予单纯米非司酮。经治 90 d,实验组患者子宫体积和子宫肌瘤体积均明显小于对照组;实验组患者卵泡刺激素(FSH)、黄体生成素(LH)、雌二醇(E_2)和孕激素(P)水平均明显低于对照组;实验组和对照组临床总有效率分别为93.5%(43/46)、76.1(35/46),组间比较 $P < 0.05$;中医证候总有效率实验组和对照组分别为 91.3%(42/46)、73.9%(34/46),组间比较 $P < 0.05$。王新华等将子宫肌瘤患者 140 例随机分为两组,观察

组行益气活血化瘀法与桂枝茯苓胶囊联合米非司酮,对照组给予米非司酮。经治 180 d,两组患者子宫肌瘤体积以及子宫体积均较治疗前缩小($P < 0.05$),且观察组与对照组比较 $P < 0.05$;两组FSH、LH、E_2、P 均较治疗前改善($P < 0.05$),观察组较对照组 $P < 0.05$;总有效率观察组和对照组分别为 97.1%(68/70)、94.3%(66/70),组间比较$P < 0.05$。

(2) 子宫内膜异位症 杨长群等将子宫内膜异位症患者 110 例随机分为两组,对照组口服米非司酮片,而治疗组在对照组基础上加服桂枝茯苓胶囊。经治 90 d,治疗组症状体征积分明显低于对照组($P < 0.05$);治疗组与对照组的 E_2、P 水平均有不同程度的下降($P < 0.05$),且治疗组明显优于对照组($P < 0.05$);治疗组总有效率为 94.5%(52/55),明显高于对照组的 80.0%(44/55)($P < 0.05$)。韩晶等将子宫内膜异位症患者 60 例随机分为两组,对照组予常规醋酸戈舍瑞林缓释植入剂皮下注射,实验组予桂枝茯苓丸口服治疗。经治 60 d,临床总有效率实验组和对照组分别为 96.7%(29/30)、80.0%(24/30),组间比较 $P < 0.05$。桂枝茯苓丸可能通过抑制丝裂原活化蛋白激酶及细胞外信号调节激酶蛋白活性,阻断细胞间信号传导通路,从而抑制子宫内膜异常增殖及细胞分裂周期的进行,进而有效抑制肿瘤的生长与分化。

(3) 多囊卵巢综合征(PCOS) 孙文丽选取PCOS 患者 96 例分为两组,对照组用达英-35 治疗,实验组在对照组基础上给予桂枝茯苓胶囊。结果,实验组总有效率为 95.8%(46/48),明显优于对照组的 79.2%(38/48)($P < 0.05$);实验组患者性激素水平明显优于对照组($P < 0.05$)。张翠云将气滞血瘀型 PCOS 患者 100 例随机分为两组,对照组口服氯米芬,观察组给予加味桂枝茯苓汤。结果患者周期排卵率、妊娠率、性激素改善率、临床总有效率为,观察组 92.0%(46/50)、78.0%(39/50)、94.0%(47/50)、92.0%(46/50)和对照组 68.0%(34/50)、

32.0%(16/50)、70.0%(35/50)、72.0%(36/50)，组间比较 $P<0.05$。加味桂枝茯苓汤治疗气滞血瘀型 PCOS 可有效提高患者排卵率及妊娠率，纠正紊乱的内分泌系统。

(4) 盆腔炎　吴伟燕等将慢性盆腔炎患者 118 例随机分为两组，对照组给予常规西医抗生素，观察组在对照组基础上给予桂枝茯苓胶囊。经治 21 d，两组患者下腹部坠胀、疼痛、腰骶部酸痛等临床症状均得到缓解，以观察组缓解程度更为明显；观察组的临床总有效率 91.5%(54/59)，明显高于对照组的 76.3%(45/59)($P<0.05$)；两组患者痛感有所缓解，VAS 疼痛评分较治疗前有所降低，以观察组的降低幅度尤为突出($P<0.05$)；两组患者炎性细胞指标 C 反应蛋白、白细胞介素-2、肿瘤坏死因子-α 均有所改善，以观察组的变化程度尤为明显($P<0.05$)；随访半年后，对照组患者的复发率 23.7%(14/59)，明显高于观察组患者的 8.5%(5/59)($P<0.05$)。桂枝茯苓胶囊联合抗生素能有效缓解慢性盆腔炎患者的痛感，降低患者的炎性细胞水平，有良好的抗炎作用，疗效确切。

(5) 不孕不育　杨铭将输卵管阻塞性不孕症患者 72 例随机分为两组，均给予西医常规治疗，观察组每于经期同时给予桂枝茯苓丸。经治 90 d，观察组和对照组总有效率分别为 94.4%(34/36)、61.1%(22/36)，组间比较 $P<0.05$；观察组患者输卵管通畅情况优于对照组($P<0.05$)；观察组持续妊娠率高于对照组($P<0.05$)；流产率两组相当($P>0.05$)；异位妊娠率观察组低于对照组($P<0.05$)。桂枝茯苓丸加减治疗输卵管阻塞性不孕症临床疗效显著，输卵管通畅率高，持续妊娠率高，流产率、异位妊娠率低。

2. 实验研究

(1) 体外研究　张珍珍等通过脂多糖(LPS)刺激的 RAW264.7 细胞模型研究表明，桂枝茯苓胶囊及活性成分组合物能有效抑制 LPS 诱导的炎症因子释放，其机制可能与降低白细胞介素-1β和膜结合型前列腺素 E_2 合酶-1 的表达有关。江益平等通过 MTT 法检测脾脏淋巴细胞体外增殖活化能力和流式细胞术检测脾脏淋巴细胞中 CD_{80}^+/CD_{86}^+、CD_3^+/CD_{25}^+、CD_3^+/CD_{69}^+ 的比例变化。结果表明，桂枝茯苓胶囊及其活性成分组合物均具有一定的免疫调节活性，其机制可能与活化淋巴细胞密切相关。孙兰等研究桂枝茯苓胶囊及其主要成分组合物抗子宫肌瘤细胞的体外实验。结果表明，桂枝茯苓胶囊及组合物可诱导子宫肌瘤细胞凋亡、引起人子宫肌瘤细胞线粒体膜电位下降、子宫肌瘤细胞中 Caspase-3 活性明显升高，诱导人子宫肌瘤细胞中 Bcl-2 下调、Bax 上调、Bcl-2/Bax 比例下降，具有明显的抑制子宫肌瘤细胞作用，其机制与诱导人子宫肌瘤细胞凋亡有关，该凋亡诱导作用与线粒体信号通路有关。

(2) 体内研究　孙兰等报道，桂枝茯苓胶囊对肾上腺素诱导的大鼠实验性肠系膜微动脉和微静脉血管径均有不同程度的扩张作用，且能显著缩短微循环障碍模型大鼠肠系膜微血管血液瘀滞时间，恢复肾上腺素导致的微循环血流障碍，表明桂枝茯苓胶囊确有活血化瘀、改善微循环的功能。孙氏等亦报道，桂枝茯苓胶囊对以苯甲酸雌二醇和黄体酮复制的大鼠子宫肌瘤模型具有治疗作用，能显著降低大鼠子宫系数、减轻子宫壁平滑肌增生，其机制可能与降低血清 E_2、子宫组织表皮生长因子水平有关。衡晴晴等报道，桂枝茯苓胶囊及其活性成分组合物对以雌激素负荷法建立的大鼠子宫肌瘤模型均具有显著的治疗作用，且具有量效关系，其机制主要是通过改善肌瘤子宫的病理学组织、降低血清 E_2 和孕酮的含量。

3. 数据挖掘

瞿东晖等以历代医学著作和现代文献为依据，对桂枝茯苓丸临床主治病证进行挖掘研究，古今各涉及组方 62 和 280 首。结果表明，古方中芍药所用品种差别相对较大,有芍药、赤芍药和白芍药,现代加减药物涉及 18 类近 170 种之多;本方的应用全面拓展,已涉及非妇科疾病。王运来等收集 PubMed 和 Gene Card 数据库中复方、证型、原发性痛经的靶点信息,构建并分析病-证、病-证-方复合网络,采用计算机分子对接方法对桂枝茯苓丸所含成分雌激素样作用加以验证。结果表明,桂枝茯苓丸是通过影响外周环氧化酶所致的一系列炎症以及凝血相关靶点信息达到治疗作用。柯志鹏等通过网络药理学方法构建了药物-靶点网络和靶点-通路网络。药物-靶点网络分析发现桂枝茯苓方中含有较多的甾醇类和五环三萜类化合物,这些化合物具有抗炎、解热镇痛、抗肿瘤以及免疫调节等作用,同时这些化合物可以和多个与炎症反应、凝血系统、血管形成、平滑肌收缩以及细胞增殖相关的用于治疗痛经、盆腔炎和子宫肌瘤的靶点蛋白相互作用;靶点-通路网络分析发现这些靶点蛋白所在的生物通路多涉及子宫平滑肌的增殖、子宫内新生血管形成以及血液循环、性激素的分泌、子宫平滑肌收缩、抑制花生四烯酸代谢以及炎症反应等环节,而这可能是桂枝茯苓方治疗痛经、盆腔炎以及子宫肌瘤的主要分子机制。

（撰稿:沈凯凯　都广礼　审阅:王道瑞）

【逍遥散的药理研究与临床应用】

1. 药理研究

(1) 抗抑郁作用　田俊生等对慢性温和不可预知应激诱导的抑郁模型大鼠以逍遥散进行干预,采用 GC-MS 代谢组学方法,分析大鼠盲肠组织代谢物组的变化规律。结果,代谢组分中丙氨酸、丝氨酸、谷氨酸等减少,可能是该方抗抑郁作用机制之一。陈建丽等采用 RT-PCR 检测炎症应答相关基因蛋白激活酶受体 2(Par2)、Par4 和 Toll 样受体 2(TLR2)转录水平,表明逍遥散可通过降低慢性应激抑郁模型大鼠盲肠 Par2、Par4 和 TLR2

mRNA 表达而发挥抗抑郁作用。刘欢等、沈小丽等报道,慢性温和不可预知应激能够引起大鼠肠道菌群发生明显改变,其中盲肠菌群结构的变化最为显著,而逍遥散具有扶持抑郁大鼠肠道正常菌群生长和调整菌群失调,改善胃肠功能的作用。谭朝辉等报道,逍遥散可增加模型大鼠肝窦内皮窗孔数量与大小,改善肝窦内皮血管化倾向,并降低色氨酸 2,3-双加氧酶和吲哚胺 2,3-双加氧酶(IDO)的表达。表明逍遥散改善大鼠抑郁样行为可能与其降低抑制 IDO 通路、改善肝窦内皮功能作用有关。韩海洋等报道,逍遥散可增加抑郁模型大鼠海马中神经递质 5-羟色胺、去甲肾上腺素、多巴胺的含量,增强海马脑源性神经营养因子和受体型酪氨酸蛋白激酶 B 的表达。李娜等报道,逍遥散可改善糖尿病兼抑郁症模型大鼠体重,改善抑郁症状、降低血糖。高耀等采用网络药理学研究显示,逍遥散中活性成分涉及 25 个靶点及信号转导-内分泌-能量代谢等相关生物过程和代谢通路,表明逍遥散抗抑郁具有多成分、多靶点、多途径的作用特点。

(2) 对肝郁脾虚证模型大鼠的作用　姜幼明等报道,逍遥散可在一定程度上改善慢性束缚应激肝郁脾虚模型大鼠体重下降并改善大鼠对奖赏的反应。金钟晔等报道,慢性束缚应激肝郁脾虚证大鼠饥饿素含量下降,而逍遥散可增加模型大鼠饥饿素水平。

(3) 对卵母细胞的影响　杨丽芸等报道,逍遥丸可使雌性小鼠卵母细胞 BMP-6、ALK-2、ALK-6、Smad1、Smad5、Smad8、Smad4 蛋白和 mRNA 表达增加,提示其可能通过调节小鼠卵母细胞 BMP-6 的表达,激活 II 型受体 BMPR II 形成受体复合物,然后募集 I 型受体 ALK-2 和 ALK-6 使其活化,进而磷酸化细胞内信号 Smad1/5/8,与 Smad4 结合,启动信号传导干预卵泡发育和卵母细胞的质量。

(4) 对阿尔茨海默病(AD)的作用　李高申等报道,逍遥散能够上调 AD 模型大鼠海马蛋白磷酸酶-2A 基因表达和下调细胞依赖性蛋白激酶-5、糖原合成酶激酶-3β 基因表达,对凝聚态 A$\beta_{1\sim42}$ 肽诱导的海马 Tau 蛋白过度磷酸化有一定抑制作用,从而改善 AD 模型大鼠的记忆能力。

(5) 对神经元的保护作用 马晓平等报道,慢性应激微环境导致海马神经元代细胞内 N-甲基-D-天门冬氨酸受体(NR)的各亚基 mRNA 表达有不同程度的改变,逍遥散含药血清能改变 NR 的各亚基 mRNA 表达,从而保护神经元,对抗慢性应激损伤。

(6) 对造血功能的影响 姜涛等采用^{60}Co-γ 射线一次性全身照射小鼠制作骨髓抑制模型,观察逍遥散对小鼠造血功能的影响。结果表明,逍遥散可提高小鼠外周血象,有效调控血清血小板生成素、促红细胞生成素、粒细胞巨噬细胞刺激因子水平,提高骨髓 CD$_{34}^+$。提示逍遥散能促进辐照后骨髓抑制小鼠造血功能的恢复。

2. 临床应用

(1) 抑郁症 周云等将老年性痴呆伴抑郁症患者 80 例随机分为两组,在口服盐酸多奈哌齐的基础上,治疗组加服逍遥散,对照组予以艾司西酞普兰。经治 90 d,两组汉密尔顿抑郁量表(HAMD)评分较均有减低,且治疗组明显低于对照组;两组简易智力状态检查表(MMSE)评分均有升高,且治疗组明显高于对照组。表明逍遥散能够显著改善患者的抑郁情绪,对其认知功能也有一定的改善作用。张丽红等将乳腺癌术后抑郁症患者 60 例随机分成两组,对照组给予盐酸氟西汀胶囊,治疗组在对照组基础上给予逍遥散加酸枣仁、栀子、丹参、青皮。经治 21 d,HAMD 抑郁量表评分治疗组明显低于对照组;治疗组和对照组的有效率分别为 86.7%(26/30)、63.3%(19/30),组间比较 $P<0.05$。闫昱江等将乳腺癌术后伴抑郁症患者 68 例分为两组,在常规化疗基础上,治疗组给予逍遥散加黄芪、党参等,对照组给予帕罗西汀。经治 28 d,两组 HAMD 评分均有不同程度降低,治疗组在同一时间 HAMD 评分的降低程度明显优于对照组,骨髓抑制缓解程度亦明显优于对照组。逍遥散加味方能明显改善患者抑郁情绪,并快速缓解化疗后的骨髓抑制。黄智芬等将化疗抑郁症患者 65 例随机分为两组,两组均采用心理暗示、行为干预及化疗常规治疗,治疗组加用逍遥散。经治 28 d,两组中医证候有效率为治疗组 85.7%(30/35)和对照组 66.7%(20/30),组间比较 $P<0.05$;两组生活质量量表调查问卷评分比较,治疗组均优于对照组($P<0.05$)。李淑珠等将使用干扰素治疗慢性乙型或丙型病毒性肝炎而引起的抑郁症患者 85 例分为两组,对照组予以情志疏导,治疗组在对照组基础上加用逍遥散。经治 42 d,治疗组和对照组总有效率分别为 83.6%(46/55)、16.7%(5/30),组间比较 $P<0.05$;HAMD 评分治疗组在用药 14、42 d 时较治疗前显著降低,优于对照组。宗永华等报道,将冠心病伴抑郁症患者 120 例随机分为两组,对照组给予氟西汀,治疗组在对照组的基础上用逍遥散加川芎、酸枣仁、合欢皮。经治 56 d,HAMD 抑郁量表评分治疗组显著低于对照组;心绞痛症状改善总有效率治疗组为 90.0%(54/60)、对照组为 76.7%(46/60),组间比较 $P<0.05$;不良反应发生率治疗组为 6.7%(4/60)、对照组为 16.6%(10/60),组间比较 $P<0.05$。

(2) 功能性消化不良 郭宝家将功能性消化不良患者 158 例,根据就诊顺序分为两组。研究组给予逍遥散加枳壳、鸡内金、半夏等,对照组给予多潘立酮片。经治 28 d,总有效率研究组和对照组分别为 93.7%(74/79)、79.8%(63/79),组间比较 $P<0.05$;药物不良反应研究组和对照组分别为 3.4%(3/79)、12.7%(10/79)。表明逍遥散治疗功能性消化不良疗效显著,而且药物安全性好。赵静将功能性消化不良患者 152 例随机分为两组,对照组给予西沙比利,治疗组给予逍遥散随证加减。经治 28 d,治疗组和对照组有效率分别为 90.8%(69/76)、82.9%(63/76),组间比较 $P<0.05$。

（3）慢性乙型肝炎　季明昉将慢性乙型肝炎患者68例随机分为两组，对照组给予干扰素，治疗组在对照组基础上加用逍遥散。经治30 d，治疗组HBV-DNA转阴率、乙型肝炎e抗原转阴率明显高于对照组；有效率治疗组和对照组分别为85.3%（29/34）、61.8%（21/34），组间比较 $P<0.05$。

（4）糖尿病便秘　许海燕等将糖尿病便秘患者62例随机分为两组，对照组采用常规治疗，治疗组在常规治疗基础上给予逍遥散加生地黄、桃仁、枳壳等随证加减，联合腹部按摩。经治28 d，总有效率治疗组和对照组分别为90.6%（29/32）和66.6%（20/30），组间比较 $P<0.05$。在改善临床症状方面，治疗组优于对照组。

（5）肝郁脾虚证　邹本良等将肝郁脾虚证患者42例随机分为两组，比较逍遥散与同方汤剂治疗肝郁脾虚证的临床疗效。散剂组给予逍遥散，汤剂组给予逍遥散同方汤剂。经治28 d，两组中医症状积分均较治疗前明显降低，且散剂组优于汤剂组；便溏不爽症状总有效率为散剂组优于汤剂组；胃脘或胁肋胀痛、腹胀和食少纳呆的总有效率两组无统计学差异。

（6）斑秃　肖经芮等将斑秃患者88例随机分为两组，治疗组以逍遥散随证加减结合局部梅花针敲击，对照组采用局部外涂米诺地尔溶液与口服泼尼松。经治21 d，治疗组和对照组有效率分别为91.1%（41/45）、53.3%（24/43），组间比较 $P<0.05$。

（7）精神分裂症　刘芙蓉等将利培酮所致女性精神分裂症患者高泌乳素（PRL）血症72例随机分为两组，研究组给予逍遥丸，对照组服用面粉制成的类药丸。治疗60 d和180 d，研究组血清PRL降低，且和对照组比较 $P<0.05$；阳性和阴性症状量表和临床总体印象量表评分 $P>0.05$。表明逍遥丸对利培酮所致女性精神分裂症患者高泌乳素血症有效。

（8）晚期乳腺癌　杨薇等将晚期乳腺癌患者42例分为两组，对照组给予替吉奥胶囊，42 d（连续服用28 d、停药14 d）为1个周期，观察组在上述治疗的第1 d同时给予逍遥散。经治2个周期，近期疗效比较两组无显著差异；治疗前后T淋巴细胞亚群变化比较，观察组治疗后免疫功能较治疗前提高，且明显高于对照组治疗后免疫功能；毒性反应比较，观察组恶心呕吐、腹泻发生率明显低于对照组。逍遥散联合替吉奥胶囊治疗晚期乳腺癌可明显提高患者生存质量，改善患者临床症状，增强机体的免疫功能，减轻化疗不良反应。

（撰稿：李姗姗　瞿　融　审阅：王道瑞）

【补阳还五汤的实验研究】

1. 抗脊髓损伤

赵鹏等报道，补阳还五汤能抑制骨形态蛋白2/4的活性和表达及II星形胶质细胞的形成，促进脊髓损伤大鼠少突胶质细胞的形成，从而促进脊髓损伤后残存轴突再髓鞘化和抑制胶质瘢痕形成的作用。李俊杰等报道，补阳还五汤能明显降低脊髓损伤模型大鼠血清中髓鞘碱性蛋白的含量，升高血脑屏障评分，减轻髓鞘组织的退变而促进神经功能的恢复。郭占鹏等通过体外实验观察到补阳还五汤含药血清能使大鼠乳鼠肌源性干细胞呈现多边形改变类似神经样突起，升高药物血清细胞神经元特异性烯醇化酶和胶质纤维酸性化蛋白的表达，促进肌源性干细胞向神经元样细胞分化。

2. 抗动脉粥样硬化（AS）

张红珍等报道，补阳还五汤具有抗AS作用，减少AS模型大鼠血管坏死物和钙盐沉积，降低总胆固醇、三酰甘油、低密度脂蛋白胆固醇和氧化型低密度脂蛋白水平，升高高密度脂蛋白胆固醇水平，降低Rho激酶及NF-κB p65 mRNA表达水平；降低纤溶酶原激活物抑制物-1 mRNA表达水平，上调内皮性一氧化氮合酶 mRNA 表达水平；降低白细胞介素-6（IL-6）、IL-8 及超敏 C 反应蛋白水平。庞晓丽等报道，补阳还五汤能稳定 AS 模型家兔的易损斑块，减少斑块破裂数，其机制可能与增加斑块内的碱性成纤生长因子和血小板源性生长因子表达，促进斑块内新生血管成熟有关。刘志勇等报道，补阳还五汤含药血清能明显下调同型半胱氨酸（Hcy）诱导的脐静脉内皮细胞损伤模型细胞 Rho 激酶、靶分子肌球蛋白轻链激酶蛋白及其 mRNA 水平，显著抑制骨架蛋白 F-actin 应力纤维形成。其机制可能是通过调节内皮细胞 Rho/Rho 激酶信号通路、阻止细胞骨架的改变、减轻内皮细胞损伤而发挥抗 AS 作用。游宇等报道，补阳还五汤含药血清能显著抑制 Hcy 诱导的内皮细胞凋亡，降低内皮细胞中 Caspase-3、Caspase-9、丝裂原活化蛋白激酶（MAPK）、细胞外信号调节激酶（ERK）蛋白的表达，其机制可能是调控内皮细胞中的 MAPK/ERK 信号通路的表达。

3. 抗脑缺血再灌注损伤

蔡俊等报道，补阳还五汤对急性脑缺血灌注损伤模型大鼠的脑组织有保护作用，其机制可能与上调 PI3K/AKT 信号通路中蛋白激酶 B（AKT）、p-AKT 的表达，促进 AKT 的磷酸化有关。余鹏等报道，补阳还五汤含药血清能显著上调体外培养缺糖缺氧 SD 乳鼠大脑星形胶质细胞谷氨酸转运体-1（GLT-1）、谷氨酰胺合成酶（GS）蛋白表达的下降，显著降低细胞培养液中谷氨酸的浓度。表明补阳还五汤可通过上调星形胶质细胞 GLT-1、GS 表达促进缺氧缺糖后谷氨酸转运，进而降低谷氨酸的毒性作用。张继平等报道，补阳还五汤含药血清能显著降低缺氧缺糖损伤 PC12 细胞的凋亡率；进一步拆方正交试验表明，补阳还五汤中对缺氧缺糖损伤 PC12 细胞凋亡有显著性影响的药物是桃仁、红花和赤芍药，含赤芍药的拆方组细胞凋亡率低于不含赤芍药的拆方组，故抗缺氧缺糖损伤 PC12 细胞凋亡发挥主要作用的是赤芍药。祝赫等报道，补阳还五汤能不同程度改善脑缺血再灌注大鼠的神经功能缺失症状，降低海马区神经细胞的损伤程度，缩小脑梗死面积，促进 p-Akt 表达。刘芳等报道，补阳还五汤及其精简方（脑健片）均能一定程度降低大鼠海马组织周期蛋白 CDK4/Cyclin D1 在局灶性脑缺血模型大鼠的高水平表达。李峰等报道，补阳还五汤对脑缺血模型大鼠脑组织的内源性神经肽受体 APJ、磷酸化磷脂酰肌醇 3 激酶有上调和促进作用，可能通过 Apelin/APJ 系统激活脑组织中内源性 APJ 受体实现对脑缺血的保护和修复。关莉等报道，补阳还五汤可以调低缺血再灌皮层神经元 NR2B 表达量的增加，从而发挥神经保护作用。涂建锋等报道，补阳还五汤在脑缺血再灌注早中期可以上调海马 CA4 区 Hes-1 和 Hes-5 的表达，晚期下调其表达，从而促进局灶性缺血再灌注损伤中神经组织的修复。田兆华等报道，补阳还五汤超微制剂通过影响侧脑室移植神经干细胞存活和分化，促进内源性神经再生及神经功能恢复。余颜等报道，补阳还五汤及其精简方（黄芪、川芎、地龙）能不同程度升高局灶性脑缺血模型大鼠脑组织还原型谷胱甘肽含量及谷胱甘肽过氧化物酶的活性，上调 γ-谷氨酰半胱氨酸合成酶 mRNA 及蛋白表达升高，发挥抗氧化作用。李琳等报道，补阳还五汤促进脑缺血后血管生成有助于侧脑室下区神经母细胞向缺血周边区迁移，其机制可能与上调基质细胞衍生因子 1 和脑源性神经营养因子表达有关。

4. 对外周血常规的影响

张旭升等报道，补阳还五汤加右归丸 10：1（m/m）灌胃能增加大鼠外周血血小板数量和比容、红细胞数量和比容、红细胞体积分布宽度、血红蛋白含量、红细胞平均血红蛋白含量和浓度，增加白细胞和淋巴细胞数量。提示其可降低出血风险，增加携氧量，提高免疫力。牛雯颖等报道，补阳还五汤可以通过降低血浆中纤维原蛋白含量及血浆胆固醇含量,增加红细胞膜表面唾液酸和超氧化物歧化酶含量,从而减轻自由基对红细胞的攻击程度,提高抗氧化能力。

5. 抗氧化作用

张继业等报道,补阳还五汤及补阳还五汤含药血清均能降低正常小鼠肝内丙二醛水平,增强超氧化物歧化酶活性。提示补阳还五汤具有显著的抗氧化效应,且药效强度较高,作用时间长。贾莹等探讨不同黄芪剂量补阳还五汤对糖尿病周围神经病变大鼠周围神经功能及氧化应激的作用。结果表明,补阳还五汤能有效减低糖尿病周围神经病变大鼠的氧化应激反应,发挥其保护作用,以 120 g黄芪的补阳还五汤抗氧化作用最佳。

6. 其他

吴依芬等报道,补阳还五汤能抑制曲妥珠单抗所致的心肌细胞凋亡,改善曲妥珠单抗对心肌细胞的抑制作用,抑制心肌细胞中 SHP-1 磷酸酶活性,抑制 SHP-1 的促细胞凋亡作用。费洪新等报道,补阳还五汤能明显降低小鼠脑组织含水量、Evans Blue 含量和 IL-6 含量,有效降低阿尔茨海默病模型小鼠血脑屏障的破坏程度。郑璐等报道,补阳还五汤中 3 个黄酮类有效成分在 Caco-2 细胞模型的转运方式均为被动转运,毛蕊异黄酮与芒柄花素明显受到 P-糖蛋白的外排作用。补阳还五汤黄酮类有效成分可明显降低 CYP2E1、CYP1A2 酶探针底物的代谢能量。

(撰稿:郭 蕾 都广礼 审阅:王道瑞)

[附] 参 考 文 献

B

贾莹,张凤华,梁文杰,等.不同黄芪剂量补阳还五汤对糖尿病大鼠周围神经功能及氧化应激的作用[J].中成药,2015,37(1):199

C

蔡俊,张继平,姚晖,等.补阳还五汤对急性脑缺血再灌注大鼠脑组织 AKT 和 p-AKT 蛋白表达的影响[J].中国实验方剂学杂志,2015,21(6):122

陈光,王阶.方证内涵及应用法则[J].中医杂志,2015,56(14):1171

陈建丽,孙海峰,秦雪梅,等.逍遥散对慢性温和不可预知应激诱导抑郁模型大鼠盲肠炎症应答相关基因表达的影响[J].中国药理学与毒理学杂志,2015,29(4):552

崔丹丹,马雯雯,文露,等.归肾丸对卵巢储备功能低下小鼠卵巢 Oct-4、MVH 及 Egr-I 表达的影响[J].中国中西医结合杂志,2015,35(1):76

F

范晓辉,肖舜,艾妮,等.基于网络方剂学的小青龙汤类方功效物质组研究[J].中国中药杂志,2015,40(13):2634

费洪新,周忠光,韩玉生,等.补阳还五汤对阿尔茨海默病小鼠血脑屏障通透性的影响[J].时珍国医国药,2015,26(5):1028

冯群虎,赵文博,冯桂成.加味连朴饮治疗湿热型胃溃疡的临床研究[J].陕西中医,2015,36(12):1594

G

高耀,高丽,高晓霞,等.基于网络药理学的逍遥散抗抑郁活性成分作用靶点研究[J].药学学报,2015,50(12):1589

关莉,刘微,闫福曼,等.补阳还五汤对全脑缺血再灌注后大鼠皮层神经元 NR2B mRNA 表达的影响[J].时珍国医国药,2015,26(6):1339

郭宝家.逍遥散治疗功能性消化不良的随机平行对照研究[J].中国现代药物应用,2015,9(22):236

郭占鹏,刘堃,黄米娜,等.补阳还五汤对大鼠肌源性干细胞体外生长分化的影响[J].中成药,2015,37(9):2049

H

韩海洋,彭淑芹,徐向东.逍遥散对抑郁模型大鼠海马中枢神经递质含量及 BDNF 和 TrkB 表达的影响[J].长春中医药大学学报,2015,31(5):893

韩晶,吴文英.桂枝茯苓丸对子宫内膜异位症患者血清MAPK、ERK 和 VEGF 水平影响研究[J].中国生化药物杂志,2015,35(12):125

何泽云,廖青来,何雅琴,等.六味地黄汤对 IgA 肾病大鼠 IL-6 及 TNF-α 表达的影响[J].上海中医药大学学报,2015,29(3):61

衡晴晴,曹亮,李娜,等.桂枝茯苓胶囊及其活性成分组合物抗大鼠子宫肌瘤作用研究[J].中国中药杂志,2015,40(11):2206

胡雅凌,游强华,陶姗.基于数据挖掘对小柴胡汤类方性味归经功效属性关系的发现研究[J].中国实验方剂学杂志,2015,21(19):204

黄智芬,桂海涛,陈强松,等.逍遥散结合心理暗示、行为干预对化疗抑郁症患者生活质量的影响[J].中医学报,2015,30(9):1244

J

季明昉,逍遥散治疗慢性乙型肝炎 68 例[J].河南中医,2015,37(7):1551

江益平,吴秀,李娜,等.桂枝茯苓胶囊及其活性成分组合物免疫调节活性及其机制研究[J].中国中药杂志,2015,40(15):3068

姜涛,王巧利,刘健.柴胡生血方和逍遥散对辐照后骨髓抑制小鼠造血的影响[J].中药药理与临床,2015,31(2):150

姜幼明,蒙缤之,陈家旭,等.逍遥散对慢性应激肝郁脾虚证模型大鼠行为学的影响[J].时珍国医国药,2015,26(6):1281

蒋馨,沈涛,王宇珺.从"脾阴虚"理论浅析参苓白术散方义[J].亚太传统医药,2015,11(22):40

金燕萍,吴嘉瑞,张冰,等.基于关联规则与熵聚类的健脾类中成药组方规律研究[J].世界中医药,2015,10(10):1604

金燕萍,吴嘉瑞,张冰,等.基于关联规则与熵聚类的止咳类中成药组方规律研究[J].国际中医中药杂志,2015,37(6):535

金钟晔,王少贤,白明华,等.逍遥散对慢性束缚应激所致肝郁脾虚证大鼠饥饿素的影响[J].吉林中医药,2015,35(9):934

巨少华,陈欢,魏江平,等.基于"以方测证"思路的治痹经方抗类风湿性关节炎大鼠的比较药理学研究[J].中药药理与临床,2015,31(6):4

K

柯志鹏,张新庄,丁玥,等.桂枝茯苓方治疗痛经、盆腔炎以及子宫肌瘤的活性成分和分子作用机制研究[J].中国中药杂志,2015,40(6):999

L

李飞鹏,刘晓刚.艾附暖宫丸内服外敷治疗虚寒血瘀型良性前列腺增生 44 例疗效观察[J].新中医,2015,47(6):113

李峰,佘颜,易健,等.补阳还五汤对局灶性脑缺血大鼠APJ、Apelin、p-PI3K/AKT 表达的影响[J].中药材,2015,38(6):1258

李高申,郭梅珍,赵唯贤.逍遥散对阿尔茨海默病模型大鼠海马 mRNA 表达的影响[J].中国老年学杂志,2015,35(15):4199

李俊杰,梁舒涵,赵鹏,等.补阳还五汤对大鼠急性脊髓损伤后血清中 MBP 蛋白含量的影响[J].中国中医药现代远程教育,2015,13(17):142

李琳,刘志婷,储利胜,等.补阳还五汤诱导脑缺血后血管生成促进侧脑室下区神经母细胞迁移[J].中国中药杂志,2015,40(2):298

李娜,刘群,李晓娟,等.逍遥散对 2 型糖尿病兼抑郁症模型大鼠的作用效果[J].中华中医药杂志,2015,30(6):1948

李强,于文涛,方朝义.基于关联规则对消化性溃疡方药组成规律的文献研究[J].中国实验方剂学杂志,2015,21(19):201

李淑珠,郑海鹏,兰宁.逍遥散治疗 55 例干扰素所致抑郁症临床观察[J].光明中医,2015,30(8):1646

李晓,杨金龙,马度芳,等.桂枝汤桂芍不同比例配伍对

糖尿病模型大鼠心脏自主神经病变的影响[J].中国中西医结合杂志,2015,35(6):741

李园白,崔蒙,杨阳,等.方剂剂量与君臣佐使关系初探[J].中草药,2015,46(13):2011

刘芳,王宇红,蔡光先,等.补阳还五汤及其精简方(脑健片)对脑缺血大鼠海马组织CDK4/Cyclin D1表达的影响[J].中国中药杂志,2015,40(20):4058

刘芙蓉,周平,李祎鲨,等.逍遥丸治疗利培酮所致女性精神分裂症患者高泌乳素血症的临床研究[J].四川精神卫生,2015,28(2):138

刘欢,陈磊,孙海峰,等.ERIC-PCR指纹图谱分析逍遥散对抑郁模型大鼠肠道菌群的影响[J].山西医科大学学报,2015,46(2):160

刘树春,刘洋,张晓玮,等.基于方剂数据的补肾常用中药及其配伍规律的挖掘分析[J].中国实验方剂学杂志,2015,21(20):208

刘志勇,游宇,易文凤,等.补阳还五汤通过调节HUVEC细胞Rho/Rho激酶信号通路作用于动脉粥样硬化的研究[J].中药新药与临床药理,2015,26(5):595

卢振方,叶品良,沈涛.试论中医方剂中的相对剂量与绝对剂量[J].西部中医药,2015,28(11):10

陆芳芳,李莉.四逆散治疗肝胃不和型慢性胃炎的临床研究[J].辽宁中医杂志,2015,42(1):91

M

马伯艳,宋颖星,郑慧娟,等.温胆汤对高脂诱导的糖耐量大鼠脂代谢的影响[J].中医杂志,2015,56(10):874

马晓平,孙琪,焦妃,等.逍遥散对抗慢性应激状态下大鼠海马神经细胞N-甲基-D-天门冬氨酸受体(NR)各亚基mRNA表达的影响[J].新中医,2015,47(6):265

N

倪新强,韩新民,尹东奇,等.基于数据挖掘的注意缺陷多动障碍中医用药规律研究[J].中国中药杂志,2015,40(6):1185

牛雯颖,冯月男,卞敬琦,等.补阳还五汤对寒凝血瘀模型大鼠血液相关指标的影响[J].中华中医药杂志,2015,30(10):3690

P

潘建科,洪坤豪,刘军,等.基于关联规则和复杂系统熵聚类的膝骨关节炎用药规律研究[J].中国实验方剂学杂志,2015,21(12):201

庞晓丽,杨琳,曾文赟,等.补阳还五汤对家兔易损斑块内新生血管的影响研究[J].天津中医药,2015,32(11):672

彭翠宁,地黄灵仙汤治疗膝关节骨性关节炎的临床观察[J].陕西中医,2015,36(6):682

彭伟,蒋燕萍,傅超美,等.四逆汤中甘草与其他药味配伍药效成分变化规律研究[J].中国中药杂志,2015,40(1):84

Q

瞿东晖,颜娟.基于数据挖掘技术的桂枝茯苓丸组方应用研究[J].西部中医药,2015,28(8):67

S

佘颜,易健,邵乐,等.补阳还五汤精简方对局灶性脑缺血大鼠脑谷胱甘肽抗氧化系统的影响[J].中国中医药信息杂志,2015,22(1):58

沈小丽,彭国荘,孙海峰,等.16S rRNA基因的PCR-DGGE技术分析逍遥散干预抑郁模型大鼠盲肠菌群的变化[J].山西医科大学学报,2015,46(3):240

孙兰,李家春,周军,等.桂枝茯苓胶囊对肾上腺素诱导大鼠实验性肠系膜微循环障碍的改善研究[J].现代药物与临床,2015,30(1):8

孙兰,周军,吕耀中,等.桂枝茯苓胶囊及其主要成分组合物抗子宫肌瘤细胞作用及其机制研究[J].中药药理与临床,2015,31(4):6

孙兰,宗绍波,吕耀中,等.桂枝茯苓胶囊治疗大鼠子宫肌瘤及其机制研究[J].现代药物与临床,2015,30(4):362

孙世光,陈丽静,殷丽华,等.基于中医传承辅助系统的郁病防治方剂组方配伍规律研究[J].中国实验方剂学杂志,2015,21(2):226

孙文丽.桂枝茯苓胶囊联合达英-35治疗多囊卵巢综合征48例临床观察[J].中国民族民间医药,2015,24(10):100

T

谭朝辉,沈淑鑫,靖林林,等.逍遥散调控肝窦内皮窗孔改善大鼠抑郁样行为的机制研究[J].广州中医药大学学报,2015,32(4):705

田俊生,左亚妹,孙海峰,等.GC-MS代谢组学分析逍

遥散干预抑郁模型大鼠盲肠代谢物组的变化规律[J].中草药,2015,46(13):1931

田兆华,唐从耀.超微补阳还五汤对侧脑室移植神经干细胞存活和分化的影响[J].新中医,2015,47(10):204

涂建锋,魏良浩,周晟昂,等.补阳还五汤对局灶性脑缺血再灌注大鼠海马CA4区Hes-1和Hes-5表达的影响[J].中华中医药杂志,2015,30(11):4141

W

王静,许飞雪,杨永秀.桂枝茯苓胶囊联合米非司酮治疗子宫肌瘤的临床疗效分析[J].中药药理与临床,2015,31(5):115

王琳青,金丽华.完带汤联合抗生素治疗炎性盆腔痛35例临床疗效[J].辽宁中医杂志,2015,42(1):124

王淑英.麻黄附子细辛汤加味治疗过敏性鼻炎临床观察[J].陕西中医,2015,36(2):188

王新华,孙静,孙黔.益气活血化瘀法与桂枝茯苓胶囊联合米非司酮治疗子宫肌瘤临床观察[J].新中医,2015,47(6):158

王运来,胡腿尧,方庆,等.基于生物网络的当归芍药散、桂枝茯苓丸治疗原发性痛经作用机制研究[J].中药材,2015,38(11):2348

吴嘉瑞,金燕萍,张晓朦,等.基于关联规则与熵聚类的安神类中成药组方规律研究[J].世界中医药,2015,10(2):265

吴嘉瑞,金燕萍,张晓朦,等.基于关联规则与熵聚类的清热类中成药组方规律研究[J].世界中医药,2015,10(3):434

吴嘉瑞,蔺梦娟,张晓朦,等.基于数据挖掘的高脂血症中医处方用药规律研究[J].世界中医药,2015,10(6):917

吴嘉瑞,王凯欢,纪凯,等.基于数据挖掘的中医治疗糖尿病处方用药规律分析[J].中国实验方剂学杂志,2015,21(22):214

吴伟燕,汪惠芳,吕蓓.桂枝茯苓胶囊联合抗生素对慢性盆腔炎患者超敏C反应蛋白、白细胞介素-2及复发率的影响[J].成都中医药大学学报,2015,38(1):65

吴依芬,贾筠,周迎春,等.补阳还五汤对曲妥珠单抗干预后的心肌细胞H9C2的调控作用[J].广州中医药大学学报,2015,32(3):475

伍冠一,王高祥,姜振君,等.基于频数分析的古代中医止痒方药规律研究[J].江苏中医药,2015,47(1):62

X

肖经芮,陈伟炳,王丽君.逍遥散加减结合梅花针治疗斑秃的疗效观察[J].中药药理与临床,2015,31(1):349

徐亮,陈守强,毕文霞,等.基于多维宏观量化方法的血府逐瘀汤组方规律探讨[J].辽宁中医杂志,2015,42(7):1302

徐艳玲,薛云丽,张会红,等.疏风解毒胶囊治疗急性呼吸道感染风热证随机对照双盲试验[J].中医杂志,2015,56(8):676

许伏龙,袁立霞.当归拈痛汤及拆方对类风湿性关节炎大鼠血清IL-6的影响[J].辽宁中医杂志,2015,42(4):871

许海燕,刘明明,许惠玲.逍遥散加减联合按摩治疗糖尿病便秘临床观察[J].陕西中医,2015,36(1):54

Y

闫昱江,傅薇,周进才,等.逍遥散加味治疗乳腺癌术后伴发抑郁症[J].长春中医药大学学报,2015,31(4):781

杨长群,汪向红,蒋依伶.桂枝茯苓胶囊联合米非司酮治疗子宫内膜异位症疗效分析[J].河北医药,2015,37(2):194

杨丽平,孔繁飞,杨阳,等.基于数据挖掘的风寒湿痹方剂用药规律研究[J].中国中医药信息杂志,2015,22(3):44

杨丽芸,白静,杜惠兰,等.逍遥丸对小鼠卵母细胞分泌因子生长分化因子-9受体及Smads通路的影响[J].中华中医药杂志,2015,30(4):1076

杨丽芸,杜惠兰,白静,等.逍遥丸对小鼠卵母细胞BMP-6/Smads通路表达的影响[J].中国中医基础医学杂志,2015,21(3):294

杨铭.桂枝茯苓丸加减治疗输卵管阻塞性不孕症36例[J].西部中医院,2015,28(8):87

杨薇,刘芬娣.逍遥散联合替吉奥胶囊治疗晚期乳腺癌21例疗效观察[J].贵州医药,2015,39(10):936

杨艳平.基于数据挖掘的治疗银屑病处方用药规律研究[J].世界中医药,2015,10(10):1611

尹述平.柴胡桂枝干姜汤加减治疗慢性肝炎临床观察[J].四川中医,2015,33(9):47

尹湘君,何庆勇.基于关联规则与熵方法的血脂异常中药复方专利配伍规律研究[J].中国中药杂志,2015,40(3):550

游宇,佟阳,涂秀英,等.补阳还五汤抗 Hcy 诱导 Eahy926 内皮细胞凋亡的机制研究[J].时珍国医国药,2015,26(1):229

余鹏,关莉,刘微,等.补阳还五汤含药血清对星形胶质细胞谷氨酸转运体1和谷氨酰胺合成酶的影响[J].广州中医药大学学报,2015,32(2):267

Z

张翠云.加味桂枝茯苓汤治疗多囊卵巢综合征(PCOS)临床研究[J].亚太传统医药,2015,11(8):102

张红珍,李丽,焦瑞,等.补阳还五汤对动脉粥样硬化模型大鼠主动脉 Rho 激酶及 NF-κB p65 mRNA 表达的影响[J].中国中西医结合杂志,2015,35(12):1495

张红珍,李丽,焦瑞,等.补阳还五汤对动脉粥样硬化模型炎症因子调控的作用[J].中药药理与临床,2015,31(2):152

张红珍,李丽,焦瑞,等.补阳还五汤对动脉粥样硬化模型主动脉 Rho 激酶,PAl-1 及 eNOS mRNA 表达的影响[J].中国实验方剂学杂志,2015,21(16):110

张继平,刘俊娥,姚晖,等.补阳还五汤含药血清对缺氧缺糖损伤 PC12 细胞凋亡影响的正交试验研究[J].广州中医药大学学报,2015,32(3):469

张继业,李亚楠,常春,等.补阳还五汤小鼠体内抗氧化作用的药效动力学研究[J].中草药,2015,46(1):96

张丽红,庄志江,王继成.逍遥散加减联合盐酸氟西汀胶囊治疗乳腺癌术后抑郁症临床研究[J].中医学报,2015,30(6):785

张旭升,李晓娟,黄勇,等.补阳还五汤加减方对成年大鼠外周血的影响[J].中药与临床,2015,6(3):31

张珍珍,张新庄,李娜,等.桂枝茯苓胶囊及其活性成分组合物抗炎作用与机制研究[J].中国中药杂志,2015,40(6):993

赵静.逍遥散加减治疗功能性消化不良 76 例[J].河南中医,2015,35(2):365

赵鹏,饶耀剑,崔泽升,等.补阳还五汤对 BMP2/4 介导轴突再髓鞘化的影响[J].中国中医药现代远程教育,2015,13(3):144

赵艳青,滕晶,杨洪军.基于数据挖掘的现代中医药治疗抑郁症用药规律分析[J].中国中药杂志,2015,40(10):2042

郑璐,万浩芳,周惠芬,等.补阳还五汤黄酮类有效成分在 Caco-2 细胞单层模型的转运特征及对 CYP450 酶活性的影响[J].安徽中医药大学学报,2015,34(2):68

钟相根,李宇航.宣白承气汤"承顺胃气"以"宣肺"的生物学机制[J].世界中医药,2015,10(1):34

周文雅,杨宗霞,于正.自拟补肾活血化痰方治疗肥胖型多囊卵巢综合征临床观察[J].四川中医,2015,33(9):73

周云,魏丹.逍遥散治疗老年性痴呆伴抑郁患者的临床观察[J].中西医结合研究,2015,7(1):25

朱靓贤,苏前敏,陈德兴,等.关联规则在栀子豉汤类方数据挖掘中的应用[J].中国中医药信息杂志,2015,22(1):43

朱靓贤,苏前敏,陈德兴,等.基于数据挖掘探讨《太平惠民和剂局方》治头痛方药配伍特点[J].中成药,2015,37(7):1435

祝赫,黄海艳,张继平,等.补阳还五汤预处理对脑缺血再灌注大鼠脑组织海马区 Akt 磷酸化水平的影响[J].中药新药与临床药理,2015,26(4):451

宗永华,徐亚洲,王瑞阳.逍遥散联合氟西汀治疗冠心病伴抑郁症 60 例[J].中国中医药现代远程教育,2015,13(6):61

邹本良,张广德,顾士萍,等.逍遥散汤剂和散剂治疗肝郁脾虚证临床疗效观察[J].中医杂志,2015,56(3):216

四、养生与保健

【概　述】

2015 年，公开发表的中医养生与保健方面论文约 600 篇。随着人民生活水平的提高和国家对中医药政策的支持，全民关注养生，关注健康，健康产业应运而生，中医药养生保健的发展呈现全面的繁荣景象，中医药文化、治未病理论，健康管理从领导到基层不断得以强化并形成共识，而且在生活实践、临床应用中不断得到强化和提升，中医药事业的发展引领着中国传统文化的复兴。

养生思想是中国传统文化的重要组成部分，从中国古代思想家的著作中研究养生理论，对于当前无论是养生，还是复兴传统优秀文化，都有着重要的意义。"治未病"和"整体观"是中医健康管理的优势，秉承和体现了中医学"不治已病治未病"的健康观、阴阳协调的平衡健康观、形神统一的身心健康观、脏腑经络调和的生理健康观、天人合一的整体健康观、谨和五味的饮食健康观、少欲质朴的健康道德观、因人制宜的个体健康观、不同生命周期的健康观、以尽天年的期望健康观，中医养生已经成为一个涉及衣食住行、生活起居、心神调护的全方位多角度的具有中国特色的健康管理系统，且具有全科医疗的本质和深厚的群众基础，将成为适合中国国情的重要医改工程项目。

近年来很多学者从不同角度对传统文化中养生思想进行研究，为中医养生不断提供营养，同时又促进了中国传统文化的传承与复兴。

徐春根对庄子的养生智慧进行研究。认为庄子的养生智慧有一定的理想化色彩，但它依然能够给予现代的人们诸多有益的启迪：①人生有涯而欲望无尽，过分放纵自己的欲求，必然招致祸患，这或许也是庄子"吾生也有涯，而知也无涯；以有涯随无涯，殆已"中内蕴着的又一层深意所在。②人类不能改变死亡的结局，但完全可以改变对于死亡的看法。参透生死，不惧死亡，乃至向死而生，这反而可以让人更加珍惜生命，更加懂得人身难得，继而不断提升生命的品质。诚然，人类不能无限度地延展生命的长度，但完全可以增加生命的厚度和深度，让生命变得更加有意义有价值和丰富多彩。③以审美而空灵的心境养生，毫无挂碍地逍遥于天地之间，真正体验、享受人之为人的幸福与乐趣，这应该成为当代乃至未来每一个文明人的努力方向，因为这样的生活或养生方式，一方面可以大大减少人际间无谓的纷争，所耗费的物质资源又极其微小，另一方面又可以让生活变得高雅，极大提升生活品质，让人真正感受到生活的快乐，人们又何乐而不为呢！

马翠莲探赜荀子的养生思想。荀子在《天论》篇中明确提出了"制天命而用之"的思想，把以往"天人合一"观念下人低于天、要服从于天的认识，向前推进到"天人之分"的基础上，人天平等或者人高于天的程度。这就极大地肯定了人生命的存在价值，并提高了人的主体性地位。只有认清了天人之间的客观关系，才提升了人的主体性地位，从而使人相信自身具有"制天命而用之"的力量，因此才能积极发挥人的主动性，利用自然界中的一切完备养生之具。而养生之具的充足便能在物质上给予身体以满足和舒适，从而有助于保持人的身体健康，达到"万物各得其和以生各得其养以成"（《天论》）的理想状态。

在肯定并重视人的生命价值的基础上，荀子主张肯定人正常合理的生理欲望。对于欲望，重要的是节欲、导欲。适当的满足人合理的欲望，在生理上能保证身体的正常运行，在精神上能给予人适度的满足感以保持心念的愉悦，这可以说是养生的起点和基础。过分强调"去欲"，是对人自身规律的否定，不顺应规律，于养生无益。荀子的养生思想内容涉及了意识、形神、道德、气度、欲求、运动、音乐等诸多方面。其朴素的唯物主义思想、注重礼治的思想几乎贯穿于所有的养生主张当中，其中的合理、精华部分恰恰能给我们当今的养生实践提供有益的启发和指导。

宋辉等论述了《淮南子》养生思想：养生的根本在合乎天道，清静无为；形神气统一，重在养神；要避免情绪大起大落；养生要调和性情；反对过度养生；形体不过劳，精神不过耗；养生要养德；社会环境很重要。揭示了《淮南子》养生思想的意义及其对当代的启示。

尚建飞认为，《管子》四篇所谓的养生有其特定的内涵，即是以"心"调节生理需求作为自身的基本立场，既强调合乎"道"的生活必须要以养生或满足生理需求作为前提，同时又将其实质解释为以"心"调节生理需求，从而区别于享乐生活或利己主义的价值理论。养生直接同人的情欲、饮食、情感体验和利益分配等诸多领域密切相关，所以合乎"道"的生活就体现在实践活动当中。并且，遵循养生来理解合乎"道"的生活会将关注的焦点集中在"心"，也就是把良好地运用"心"所固有的功能当作目的本身，而这种诉诸"心"所建构出的生活方式可以被称为是"做得好"的幸福。

姜青松等论三才思想在《黄帝内经》养生学说中的体现，并非把身体的健康看作单纯生理方面的问题，而是将健康视为一种关系，是与自然环境和社会环境都能和谐相处，是个人修养状态的一种必然体现，因此提出了"德全不危"的观点。《黄帝内经》中所谈有关养生内容，总是从仁、智两个方面，告诉我们一定要认识天地人的规律，从天地人的规律入手，正确理解和处理人与周围环境及社会关系，这是有关养生最为根本的看法。从三才相互关系理解养生，这是中国古代儒家、道家和医家的共同认识。而若忽略这个关系谈养生，只从服药、导引等方面去做，虽有一定积极作用，但最终不过是水中月，镜中花，舍本逐末，虚妄一场，了不可得。

秦子来提出生态运动养生，运用符合自然规律的传统体育运动方式，通过活动筋骨关节、调节气息、静心宁神以疏通经络、行气活血、调和脏腑，从而达到养生保健、延年益寿目的的运动法则。从生态运动养生的特点入手，辨证分析传统运动养生和当代运动养生的特点，有利于各类人群更好地了解和参与生态运动养生。

杨康以马斯洛人本主义探讨了西方人本主义中的中华传统养生思想，中国传统养生思想和人本主义心理学均突出共性"以人为本"，尊重人的"生存之道"迎合"人性"的需求并且能创造符合人性特点的环境，是建立在满足人类需求、尊重人类发展规律的基础上，让人类实现自我需求的养生思想。中国传统养生"节欲"思想与现代人本思想相契合。"节欲"的本质就是要求善于自我控制、自我调节并且能保持个体身心健康的现代人本思想。"节欲"是保持和提升人的价值主体性的必要法宝。中国传统"以合养生"的思想与"高峰体验"的人本思想相契合，中国传统的"以合养生"和"高峰体验"的获得均是在追求人生道路的自我践行，都是以激发自身通过不断的努力和锻炼来达到"最佳状态"的"养生、养德、养人"以及"统一、完整、浑然一体"。

罗广来等从中国人民卫生保健起源，中医药养生保健历史、发生发展渊源及理论体系构建的全过程着笔，具体阐述当代国人的养生方式及中医药养生保健体系在全世界养生保健领域内的未来走向、影响和作用，并提出行业养生规则的制定不足及学术突破方向。中医养生保健学在以中医学基本原理指导下，集儒道阴阳先秦各家思想精华，并与现代科技相结合,具有深厚的文化底蕴,养生方式多样,必将成为健康事业的主流。

(撰稿:李奕祺 审阅:张如青)

【古代养生的文献研究】

古代养生的文献研究近年来呈现出繁荣发展的态势,无论是研究方法还是研究内容,均有所创新和发展。在研究方法上,大体包括古籍整理、专题研究、数字化研究三个方面。古籍整理主要是通过影印、点校、辑佚等形式,将历史上影响较大的养生古籍重新出版。专题研究呈现比较活跃的局面,有以专著为对象的,也有以一类文献为研究对象的,还有以某种养生方法为专题的,将有可能成为今后养生文献研究的重要方法。数字化集成研究,主要是借助数据库构建技术,将古代文献通过数字化处理,构建养生文献的资源库或知识库。这也是古籍整理的一种新形式。在研究内容上,研究的重点仍然是学术思想与方法经验的总结,但也有学者关注养生文献分布特点的研究。在研究成果的表现形式上,目前主要有著作、论文和数据库 3 种。2015 年出版的养生古籍主要有《中医古籍珍本集成·气功养生卷》《朱权医学全书》《中医古籍养生全书》等,共载录养生古籍 50 多种。养生保健类的论文 1 500 多篇,其中有关古代养生的文献研究有100 多篇。

1. 古籍整理研究

蒋力生、左铮云主编的《中医古籍珍本集成·气功养生卷》,收入《抱朴子内篇》《修龄要旨》《遵生八笺》《卫生编》《寿亲养老新书》《养生月览》《类修要诀》《养生四要》《饮膳正要》《食色绅言》《玉房秘诀》《泰定养生主论》《养性延命录》《逍遥子导引诀》《卫生汇录》《香奁润色》《寿世青编》《山居四要》《三元延寿参赞书》《老老恒言》《赤凤髓》《调疾饮食辩》《勿药元诠》等气功养生专著 23 种。该书采用原书

影印加校注、点评、导读的形式,是古籍编纂体例的一种创新。这种体例的最大特点是既保持了原版本的全貌,又融合了现代古籍整理研究的成果,古今合一,相得益彰。

叶明花、蒋力生辑著的《朱权医学全书》,是全国古籍整理规划项目。该书辑录收集朱权存世医药著作 6 种,部分辑佚著作 3 种。其中,养生著作有《活人心法》《神隐》《运化玄枢》《救命索》等 4 种。该书是国内第一次系统整理朱权医药养生著作的学术成果,填补了朱权医药养生文献研究的空白。

何清湖、杨维华主编的《中医古籍养生全书》将《养性延命录》《新刻奉亲养老书》《养生月览》《三元延寿参赞书》《饮膳正要》《万氏家传养生四要》《养生类要》《养生导引法》《妙一斋医学正印种子编》《寿世青编》《寿世传真》《随息居饮食谱》《内功图说》等 13 部养生古籍结集出版。

2. 专题文献研究

以某一类著作为专题的。如对《道藏》医药养生文献的研究。张青颖等研究了《道藏》中医药文献的分布特点,认为其中的医药文献各具特色且分布广泛,对现代的本草药学及方剂学有重大的指导意义。刘珊等分析整理了北京白云观藏明《道藏》的源流、现代研究及中医药文献,对丹药、金石药、药方价值进行了深入研究。刘珊通过研究北京白云观藏明《道藏》,认为道家养生方法颇多,有辟谷法、饵药法、服丹及内丹修炼法等。萧霄虹等认为,刘渊然的《真道归一偈》概括了内丹大要,提倡三种修道法则,兼融净明、全真二派教义,倡言三教合一,主张福慧双修。周锦锋搜集《唱道真言》《指道真诠》《三车秘旨》等道书中的武术资料,对武当武术的动作要领、特点与道教内丹养生术及三丰丹法、功法进行分析,认为武当武术是道教内丹养生术筑基阶段。

以某种著作为专题的。如董广民编著的《本草

纲目养生智慧大全》，全面阐述了《本草纲目》中的养生精髓，还辑录了大量食疗方和中药养生、食疗、增寿妙方，内容丰富，是一本实用的家庭养生全书。董广民编著《黄帝内经十二时辰养生法》，详细解读《黄帝内经》里的十二时辰养生法。焦振廉等认为，《卫生要术》为导引养生专书，综合《臞仙活人心方》《寿世传真》《易筋经》《颐身集》等各家，将其融合为一个新系统并得以广泛流传，该书所选皆属经验之法和精要之文。沈晓东等总结了《诸病源候论》中养生导引法的常用呼吸形式，并探究其操作要点、注意事项及临床意义。孙林峰等通过对龚廷贤《寿世保元》、冷谦《修龄要旨》、汪昂《医方集解》、孙思邈《千金方》等著作的调查分析，较系统地阐述了六字诀调治腰痛的原理。马伯艳等通过对《道德经》《后汉书》《抱朴子内篇》《胎息精微论》等文献的系统梳理，明确"胎息"的释名内涵，澄清"胎息"与"闭气"之别，并结合自身习练体会，就胎息要诀及其养生保健作用予以阐析。

对文史哲著作中养生内容的研究。如郑亚森对《吕氏春秋》中"顺应自然""动以养生"的体育养生思想进行了明确的阐述。翟奎凤认为，在《孟子》《荀子》《淮南子》等先秦文献中均重视养神。宋辉等论述了《淮南子》的主要养生思想，养生之根本在于合乎天道，清静无为。龙江洪对陶弘景《养性延命录》养神理论进行归纳、分析，以期指导养生实践。

以养生方法为专题的。如张崇富依据《抱朴子内篇》《千金方》《玄机口诀》《证类本草》等文献，认为道教叩齿术是传统医学治病和养生的重要方法之一，其理论基础是传统医学的肾齿关系理论、心肾相交理论和经络理论。李璇等以历史发展顺序为脉络，对灸法养生保健文献进行梳理，认为灸法具有方法简便、疗效明显、较少发生不良反应等优点，在治疗疾病与养生保健方面发挥着重要的作用。韩丽等查阅了近年关于应用艾灸延缓衰老的文献，认为艾灸对延缓衰老具有重要的作用。

3. 古籍数字化研究

漆胜兰等综合运用文献研究、史志考证法、比较研究等方法，以现代中医专科目录、古籍书目数据库、养生著作、论文数据库、网上资源等为线索，收集整合养生古医籍的相关资料，进行书目著录，并采用北大方正的德赛数据加工系统，构建了国内第一个中医养生古籍书目型专题数据库，收集养生古籍信息805部，方便了文献检索和资源利用。

于琦等探索中医养生知识库的构建方法，通过研究符合中医养生特色的知识分类方法，在中医养生分类体系的指导下构建面向中医养生的专题文献库。在中医药文献资源基础上，设计开发中医养生知识服务平台，为中医养生知识的静态展示和动态查询提供支持。

4. 其他

赵海涛等采用文献资料法，搜集《抱朴子》《云笈七签》《洗髓经》《五禽戏》《悟真篇》《遵生八笺》等古籍中与动物行为仿生学有关的内容，如动物觅食行为、动物运动行为等，并对导引养生的历史、文化背景进行深入分析。认为人类模仿动物行为是为寻求长生，其思想源泉来源于传统文化；其现代价值表现为提高健康长寿的时代价值、拓展仿生学研究领域的科学价值及促进社会和谐发展的社会价值。

（撰稿：叶明花　审阅：张如青）

【治未病的理论与应用】

"治未病"是中医学的特色理论，是预防医学与临床医学相结合的产物。其理论内涵主要包括未病先防、既病防变、瘥后防复。"治未病"思想在现代医疗实践中发挥着十分重要的作用，已广泛应用于呼吸系统、心血管系统、消化系统、泌尿系统、内分泌系统、生殖系统及各种传染性疾病的防治，其创新应用对全民健康和中医学的发展具有重要意义。

黎胜等介绍了广东省名中医池晓玲在30余年的临床实践中业已形成治未病的学术思想,首创并推广实施中医多维立体系列疗法治疗肝病,以"天人合一、辨证论治"为核心,强调从整体调节入手,将人置于天地之间进行辨病与辨证。结合中医"治未病"理论,强调将患者患病时的运气时相和五行人体质作为临床辨证的要点,判断患者病势走向以及指导进一步用药,以达到"未病先防""已病防变"的目的。在慢性乙型病毒性肝炎的防治中,提出分阶段、分层次论治:未病先防、理脾实脾,已病早治、运脾化湿,已病防变、补脾醒脾。充分体现了中医"治未病"思想。

随着我国迈入老龄化社会,老年病的防治显得尤为重要。刘婧等认为老年病的辨证主要侧重"虚"和"瘀"两方面。针灸"治未病"的防治原则宜注重"扶正"和"疏通"。扶正为补,顾护脾胃,益肾温阳;疏通为攻,祛邪导滞,涤痰通瘀。针灸作为我国传统医学流传下来的瑰宝,其独特的临床特色及应用价值,在老年病的预防保健、治疗养生等方面发挥着重要作用。针灸"治未病"具有调节气血功能,对提高老年病治疗效果、改善老年人生活质量、延年益寿都很有帮助。鉴于老年人特殊的生理病理特点,冯秀芝等提出从肾治未病理论防治常见的老年病。由于肾虚和衰老时机体产生的微观改变主要都集中在神经内分泌系统、免疫系统和自由基等方面,并且其改变具有高度的一致性,因此肾虚是常见老年病的基本病理基础。补肾是扶助正气的主要方法,从肾防治常见老年病有着坚实的理论基础和实践依据,对提高老年人的生活质量、降低医疗费用、发挥中医药特色优势有着重大意义。

孟文曼等将中医"治未病"思想应用于临床胎停育的防治中,通过孕前、孕后未病先防,胎停育后既病防变,预防性的治疗胎停育,防止其再次发生。结合胎停育不同时期的不同表现,分别给予相应的治疗:孕前当补肾健脾,养血活血,祛瘀消癥;孕后当补肾调肝,清热养阴安胎;胎停育后则当补肾益精生血。

高血压前期是指从正常血压到高血压病的过渡阶段,此时疾病尚处于萌芽状态,临床症状不够明显及典型,属于中医"治未病"理论的"欲病"范畴。李姣等认为高血压前期体内内环境稳态已经失衡,可提早运用针灸进行预防和治疗,这样就有利于整体调节、平衡阴阳,使经络气血运行顺畅。中医药对高血压前期的防治是多途径、多环节、多靶点共同实现的,要有针对性的对患者做到因人制宜、因地制宜、因时制宜。只有对高血压前期人群做到早发现、早预防、早治疗,才能有效延缓或避免高血压病的发生。

临床上,慢性泄泻具有病程迁延、易反复发作的特点,容易导致营养不良、免疫功能低下等情况,从而影响患者健康。中医体质学说作为"治未病"思想的具体应用方式,为"治未病"思想在慢性泄泻的防治上开辟了新的思维方式。张慧静等认为可通过纠正慢性泄泻的偏颇体质,切断慢性泄泻病程发展的途径,以缩短病程,预防疾病的发展。对于慢性泄泻初愈后的患者,虽无证可辨,仍可通过纠正偏颇体质,适当运动配合休息,注意保暖避寒等措施以预防疾病复发。

黄剑等结合中医"治未病"理论,根据"缓则治其本""冬病夏治"的方法,自制冬病夏治咳喘贴进行穴位敷贴治疗反复呼吸道感染,疗效显著。药用祛痰利气、散寒逐饮之大辛、大温阳性药物,以背部阳经之背腧穴为主,参考自然界三伏天阳气和人体内阳气同气相求的治疗机制,收复咳喘病患者机体耗散之正气,培补肺脾肾三脏,驱散咳喘病"宿根"之痰饮内伏,从而使正气渐复,机体免疫力增强。

膏方作为中医特色疗法,在养生保健中起着重要的作用,尤以冬令膏方备受推崇。中医"治未病"思想无形地贯穿于膏方辨证施膏,平调气血阴阳,调和脏腑的理论基础之中。章页认为健康态多以平和质为主,膏方当予平调平补之剂,重点在于调护,维持和扶助正气。亚健康态,属于"欲病未病"的状态,此阶段仍以"未病先防"为主要原则,施膏当辨体而调,合理选药。另外,施膏时还应当仔细审察患者气血阴阳的虚实盛衰,通过阴阳兼顾、气血并补的方式,遵循因人制宜的原则,随证加减,综合调治。王平等强调膏方在应用中要注重辨体与辩证相结合,膏方药力缓和,稳定持久,在慢病防复阶段,可以达到扶正固本、增强抗病能力的目的。膏方对慢性虚弱性病证的复发风险均可调治,它是一种临床个性化防治疾病的手段,体现了中医"治未病"思想。

灸疗可以温补阳气、扶正祛邪,具有预防保健、延年益寿之功。现代学者通过对一些保健穴位进行灸疗发现艾灸可以不同程度的调整内分泌、神经及免疫功能,提高机体免疫力,增强人体正气,从而发挥未病先防的作用。王晓明认为艾灸"治未病"是以正气为本,固护先天与后天是其基础和关键。所谓"治未病"就是通过"治"来达到"防""养"的目的,其意义可以概括为预防疾病、疗疾防变和调节机能。

中医"治未病"理论在儿童保健方面效果显著。陈海燕等发现,儿童佩戴中药香囊可以有效地提高自身血清免疫球蛋白 IgA 水平,从而降低呼吸道感染几率,对儿童预防感冒效果显著。佩戴中药香囊可以减少小儿上呼吸道感染的发病次数,且佩戴方便,无创伤性,小儿依从性高,亦能减轻小儿用药痛苦,具有驱邪辟秽、预防感冒的作用,是中医"治未病"思想的具体体现。蒋旭艳发现,通过耳穴、敷贴、药膳等方法,结合常规健康讲座、儿童膳食指导等,可降低小儿呼吸系统及消化系统疾病的发病率,并促进小儿生长发育。

(撰稿:李奕祺　审阅:张如青)

【中医药健康管理】

在人口老龄化不断加剧、慢性疾病发生率日益升高、医疗费用逐年增长的背景下,我国对健康管理服务的需求日趋迫切。

李艳伟认为现代健康管理的核心理念是"防",现代健康管理理论与中医"治未病"理论存在一定的相似性,都需在早期采取针对性干预手段予以相关疾病防治。如在糖尿病人群健康管理的常规干预中,除了公认的生活方式干预之外,还需在健康管理理念指导下综合干预,包括收集健康信息、评估健康风险、制定计划和实施干预。早期进行健康管理综合干预可避免疾病的发生、发展,所以在中医"治未病"理论的基础上,对糖尿病前期人群进行规范化健康管理,可有效防治糖尿病及其并发症。李丽结合临床实践,以"治未病"理论为指导,针对性制定了中医健康管理方案。如消化科疾病种类多,病程普遍较长,易反复发作,所以对合理膳食、起居调养、情志调护及适当运动等,对改善患者症状、提高生活质量等意义重大。杨立东在中医"治未病"理论的基础上,指出"治未病"健康管理在消化科的应用主要包括:未病先防,扶正御邪;见微知著,及早诊治;既病防变,防邪深入;病后调理,以防复发。

顾怡勤等以社区卫生服务中心的常住居民老年体检者为研究对象,随机将 303 例体检者分为两组。对照组予健康指导和管理,干预组采取分级健康管理方案,包括未病组予一级监测,每半年干预 1 次;欲病组予二级监测,每 3 个月干预 1 次;已病组予三级监测,按程度每 1、2 周或 1 个月干预 1 次。通过统计学分析,发现通过 1 年的干预,干预组老年人的体质指数(BMI)达标率和积极参与体育锻炼的生活方式与对照组相比有明显差异。表明治未病健康分级管理方案具有一定的积极作用,且接受度高,同时也指出健康管理是一个不断循环的过程,不仅包括健康体检、健康教育,还应该侧重于健康评估和健康干预。贾景香等将 120 例非酒精性脂肪肝患者分为两组。普通组不采取任何干预措施,健康管理组则予发放宣传资料,包括介绍非酒精性脂肪肝的病因、症状、预防、综合治疗及健康的生活方式,指导其加强运动、管理饮食及调摄精神情志。并结合症状、体征、实验室检查指标综合评价两组治疗非酒精性脂肪肝的疗效,结果发现健康管理组总有效率高于普通组。纪国义将96例宫颈癌危险因子HPV感染患者随机分成两组,均予中药保妇康栓治疗,实验组联合健康管理进行治疗,包括日常生活指导、饮食指导、开展健康知识讲座等。结果发现实验组HPV-DNA转阴率明显高于对照组。

健康管理运用较广,效果明显,但是仍存在诸多不足。唐煌等通过调查"治未病"服务在健康管理中的实际应用情况发现,"治未病"服务在接受服务的人群中总体满意度比较高,同时服务项目的评价均较好。从居民需求调查结果可以看出,饮食指导、家庭卫生与保健、康复指导、老年护理和健康咨询等方面中医"治未病"服务均能充分发挥其独特作用,满足人们的需求。但"治未病"健康管理服务尚且处于起步阶段,只有在政府引导、市场主导、多方参与的运作机制下才能有效推动"治未病"服务纳入健康管理的进程。应探索多渠道的投入机制,积极整合资源,鼓励地方、企业、医院、民间资金等多渠道对"治未病"服务的投入,完善经费保障机制。针对目前的健康管理服务开展现状,张静指出我国健康管理相比于其他国家仍处于起步阶段,普及力度不够,使得人们缺乏对健康管理的理解和认知。且目前开展的健康管理实践多针对于高端客户,又主要局限于健康情况的评估和疾病风险因素的分析,使得一体化的健康管理流程难以形成。葛明等认为目前各医院"治未病"科发展困难的原因主要在于医院对"治未病"健康理念认知不足,科室建设内涵不明确,且"治未病"科多在医院体检中心的基础上整合针灸、推拿、保健、康复等科室形成,各科室收入独立,效益各不相干,沟通不足,难以协调。提出了"治未病"综合管理体系架构,形成"治未病"综合服务区,建立"治未病"综合管理信息体系,以及探索"治未病"健康管理激励机制。

为了完善我国现代健康管理存在的不足,诸多健康管理新模式由此应运而生。安辉等认为目前健康管理存在的问题有很多,包括基础标准不一、健康档案标准不一、实施模式局限狭隘以及信息共享困难等。综合性医院实施健康管理存在一定的必要性。因为①健康管理是医疗模式转变的必然要求。②临床治疗是一种特殊的健康干预,是健康管理的特殊阶段。③健康管理需要综合医院的人才技术经验。④医院服务、客户关系管理和健康管理具有统一性。⑤健康管理对医院及国民经济的发展具有重要意义。提出了综合医院实施健康管理的模式与路径,包括升级健康体检中心为健康管理中心、实施慢性病的临床治疗和健康管理一体化服务、吸收优质服务和客户关系管理部门成立统一的健康管理中心。林欣潮等指出中医健康管理处于起步阶段,行业标准和管理体系尚未统一,由此制约了中医健康管理事业的发展。提出了"四时七养"的中医养治平台,包括心理调摄、生活起居、衣食住行等多方面,从生物、心理、社会3个方面实现了全方位、多角度、个体化的健康管理。"四时七养"中医养治平台以治未病和中医慢病管理为主要目标,以中医体质辨识、经络检测、舌脉检测等中医健康状态监测评估为基础,依据春夏秋冬"四时",施行"心养、气养、动养、居养、术养、食养、药养",从而进行个体化、全方位、多角度的动态中医养生调护。程羽等提出了"多环节切入＋状态调整＋线性干预"的中医健康管理新模式。对于疾病的防治应该综合考虑机体结构、心理状态、应激反应、生活方式、社会适应等多个环节对人的影响,并以此为切入点,将以整体恒动观为基础、辨证论治为指导的中医"状态调整"方式与作用靶点明确的"线性干预"方式有机结合。通过健康档案、健康风险的评估、健康信息共享平台的建立,推动中医健康管理新模式的运作。

(撰稿:李奕祺 审阅:张如青)

学术进展

【少数民族的养生研究】

少数民族的饮食养生保健方法,是各族人民在特殊的地理环境和气候条件下,经过长期的生产、生活实践逐渐摸索总结出来的,其丰富的内容和鲜明的民族特色,渗透在各族人民的物质文明和精神文明生活方面,为中华民族文化和民族医药的发展作出了特殊的贡献。

程金生等对客家文化及客家养生药膳进行分析,简要概括了客家养生药膳理论及衍变历史,并重点就客家民间数例常见疾病预防调理药膳方,从药膳药食性味、功能、客家特点与各角度分别进行了阐述。

壮医养生思想是壮族人民在壮医理论指导下、在长期医疗活动中形成的独特养生经验的总结。唐振宇等通过对以"三气同步"的整体观、"三道"为养的健康观、"两路"畅通的形神观、"防毒补虚"的预防观、"节欲葆精"的房事观为主要内容的壮医养生思想进行了总结,使人们对壮医养生思想有了比较全面的认识,对丰富传统医学养生理论和提高人们的养生保健水平具有十分重要的意义。

朱国明结合回族的宗教信仰对其养生保健进行了研究。他们的养生保健目的不在于延长生命,而在于健康生活,践行善功。首先,回族穆斯林每日虔诚的宗教功修,具有一定的养生保健功能。其次,回族穆斯林长期坚持良好的卫生习惯,是保证身体健康、延年益寿的重要原因。第三,回族穆斯林在饮食方面所坚持的择食与节食的习俗,对养生保健也颇有益处。由于重视今世的生活,回族穆斯林的养生保健观强调的是一种健康的生活方式和心态,虽然在本质上是宗教思想,但所提倡的合理饮食、心理健康、讲究卫生、禁酒戒烟等理念和方法,以及在宗教功修过程中所体现的动静结合的运动健身效果等,是与现代社会所提倡的健康生活理念和方式相一致的,对当前人们的身心健康也具有重要的启示和借鉴作用。

畲族是东南沿海历史悠久的少数民族。黄智锋等报道,畲族医药源于实践,以食平疴是畲族群众用药专长。畲族药膳食疗具有预防为主,强调未病先防,尤重季节性预防疾病;补益同重,注重以脏补脏、以脏治脏,其认为禽畜的内脏或肌肉与人体相应的内脏或组织有特殊的补益关系。善用鲜品:"随手采来顺手医"是畲民常用的医病方法。鲜草药膳更是备受推崇,鲜草药具有使用方便,可保持鲜药原有特性,基本上不破坏有效成分及原有的药效活性的优势,其使用为历代医家所重视的特点,不仅用于增强体质、延年益寿,还用于治疗各种急慢性疾病,效果显著。

(撰稿:李奕祺　审阅:张如青)

［附］参　考　文　献

A

安辉,李幼林,曹晓华.综合医院实施健康管理的实践探讨[J].医院管理论坛,2015,32(11):57

C

陈海燕,程勇,王岩.中药香囊干预儿童反复呼吸道感染30例[J].福建中医药,2015,46(6):66

程金生,魏爱民,陈信炎,等.客家疾病调理养生药膳实例[J].嘉应学院学报(自然科学),2015,33(2):74

程羽,孙增坤,袁萌,等.基于治未病思想探索中医健康管理新模式[J].中华中医药杂志,2015,30(11):3993

D

董广民.本草纲目养生智慧大全[M].中医古籍出版社,2015

董广民.黄帝内经十二时辰养生法[M].中医古籍出版社,2015

F

冯秀芝,吴继雷,任艳玲.基于从肾治未病理论探析常见老年病的防治[J].中华中医药杂志,2015,30(7):2445

G

葛明,张铁峰,陈守强.基于健康管理的中医(中西医结合)医院"治未病"综合管理体系构建[J].中医药管理杂志,2015,23(9):11

顾怡勤,周慧芳,顾竞春.治未病健康分级管理模式的应用效果[J].上海医药,2015,36(20):42

H

韩丽,刘铜华,赵百孝,等.艾灸用于养生延缓衰老的研究进展[J].世界中医药,2014,9(12):1693

黄剑,许可可.冬病夏治咳喘贴干预反复呼吸道感染临床疗效观察[J].中国民间疗法,2015,23(12):21

黄智锋,华碧春.福建畲族药膳食疗养生刍议[J].光明中医,2015,30(11):2273

J

纪国义.中医治未病联合健康管理在宫颈癌危险因子HPV感染患者中的临床应用[J].临床医药文献杂志(电子版),2015,2(32):6576

贾景香,张晓刚,张晓君.中医"治未病"理论在基层人群健康管理中的应用[J].中国民间疗法,2015,23(10):86

姜青松,王庆其.略论三才思想在《黄帝内经》养生学说中的体现[J].中华中医药杂志,2015,30(9):3067

蒋旭艳.治未病理论在社区儿童保健中的应用[J].中国医药指南,2015,13(10):231

焦振廉,禹思宏.导引养生专书《卫生要术》考略[J].山西中医学院学报,2015,16(4):3

L

黎胜,魏泽辉,谢玉宝,等.池晓玲教授治未病思想在慢性乙型肝炎中的运用[J].环球中医药,2015,8(5):588

李姣,张立德,曲怡.针灸治未病与高血压前期相关理论[J].实用中医内科杂志,2015,29(1):4

李丽.基于"治未病"理论的膝关节骨性关节炎中医健康管理方案研究[J].临床医药文献杂志(电子版),2015,2(21):4515

李璇,张国贤.古代灸法养生保健文献整理略述[J].黑龙江中医药,2015,44(4):52

李艳伟."治未病"在糖尿病前期人群健康管理中的应用分析[J].中国卫生产业,2015,12(6):143

林基伟,王凯,孙晓生.《遵生八笺》的养生思想及其现实意义[J].新中医,2015,47(9):220

林欣潮,苏惠萍,练毅刚,等.基于中医养生理论的健康管理思路[J].现代中医临床,2015,22(2):46

刘婧,胡幼平.针灸"治未病"思想与老年病防治[J].陕西中医学院学报,2015,38(1):14

刘珊,张其成,沈艺,等.《道藏》中医药文献研究考略[J].中医文献杂志,2015,33(1):13

刘珊.北京白云观藏明《道藏》洞神部医药文献整理研究[D].北京中医药大学,2015

龙江洪.对《养性延命录》中"养神"思想的探讨[J].长春教育学院学报,2015,31(16):50

罗广来,胡兴柳.中医养生理论体系的构建及当代养生方式研究[J].光明中医,2015,30(6):1149

M

马伯艳,肖红艳,刘长喜.浅析胎息及习练要诀[J].中医杂志,2015,56(5):446

马翠莲.荀子的养生思想探赜[J].衡水学院学报,2015,17(5):48

孟文曼,曹保利.从中医治未病论治胎停育[J].包头医学,2015,39(2):77

Q

漆胜兰.中医养生古籍书目数据库的建设与研究[D].安徽中医药大学,2015

秦子来.生态运动养生特点研究[J].搏击(体育论坛),2015,7(2):1

S

尚建飞.《管子》四篇中的养生理论与幸福观[J].船山学刊,2015,(3):90

沈晓东,许峰,李小青.《诸病源候论》养生导引法中常

用的呼吸导引形式[J].中医药文化,2015,10(3):53

宋辉,付英楠.《淮南子》的养生思想[J].西安石油大学学报(社会科学版),2015,24(6):50

孙林峰,王晓东,黄常乐.养生功六字诀调治腰痛病原理浅析[J].贵阳中医学院学报,2015,37(3):69

T

唐煌,徐州.治未病服务在健康管理中的应用现状调查与推广前景分析[J].海南医学,2015,26(22):3397

唐振宇,庞宇舟.壮医养生思想探究[J].广西中医药,2015,38(3):56

W

王平,谢立群,周林福.中医膏方在"治未病"中的应用[J].辽宁中医药大学学报,2015,17(10):110

王晓明.灸疗与养生[J].中国中医药现代远程教育,2015,13(7):131

X

萧霁虹,晏祥磊.刘渊然的养生著述 兼论藏外道教养生文献的抢救与整理[J].中国道教,2015,(5):46

徐春根.论庄子的养生智慧[J].嘉应学院学报(哲学社会科学),2015,33(3):25

Y

杨康.以马斯洛人本主义管窥中国传统养生思想[J].体育科技文献通报,2015,(7):106

杨立东."治未病"健康管理在消化内科治疗中的应用体会[J].中国卫生产业,2015,12(11):75

于琦,于彤,高宏杰,等.中医养生知识库构建方法研究[J].世界科学技术(中医药现代化),2015,17(8):1612

Z

翟奎凤."存神过化"与儒道"存神"工夫考论[J].中国哲学史,2015,(1):28

张崇富.论道教叩齿养生的理论基础[J].宗教学研究,2015,(1):31

张慧静,张翼宙.运用"治未病"思想探讨中医体质在慢性泄泻中的应用[J].辽宁中医药大学学报,2015,17(3):134

张静.基于"治未病"理念的健康管理服务开展现状及建议[J].中国卫生产业,2015,12(6):5

张青颖,沈艺,段晓华,等.《道藏·洞玄部》中医药文献特点初探[J].中医文献杂志,2015,33(4):9

章页.浅谈中医"治未病"与中医膏方[J].中华中医药杂志,2015,30(6):2005

赵海涛,王柏利.导引养生中的动物行为仿生:缘起、分类及其现代价值[J].吉林体育学院学报,2015,(2):98

郑亚森.论《吕氏春秋》的体育养生观[J].运动,2015,(18):142

周锦锋.武当武术中道教内丹养生功法分析[J].体育文化导刊,2015,(3):73

朱国明.论回族的宗教信仰与养生保健[J].医学与哲学(A),2015,36(5):56

五、医史文献

（一）古籍文献

【概　述】

2015 年，中医古籍文献研究主要是对训诂考据、版本研究、《内经》文献及古籍临床应用等领域进行了深入研究。对国家中医药管理局"中医古籍保护与利用能力建设项目"的成果进行了总结。

1. 训诂考据

张如青认为古籍序跋作为一种文体，多为叙述著书的目的、原委、写作过程，或介绍作者的生平事迹，或论说该书的学术渊源、版本源流等。序跋是古医籍的一个重要组成部分，序跋的校点、注释是中医古籍整理研究的重要一环。然而，读懂古医籍序跋却不易，而对序跋作准确恰当的校点、注释尤难。其在审阅中医古籍校注书稿的基础上，归纳古医籍序跋的文体特点为典故多、句式多、生僻字词多、古代文化知识多，而造成古医籍序跋阅读困难为草体字多。

"司岁备物"语出《素问·至真要大论》，杨威等认为岁物享天地专精之气，故根据不同年份主司气运的变化特点而采收、储备相应药物，可提高用药疗效。唐·王冰强调采药以备用，明·马莳、清·张隐庵、黄元御等则重视治病以备药。此外对司气、主岁的理解也有各家之说，并由采药依六气之化，发展至炮制修合以助天地之气，促使"司岁备物"内涵不断充实。"司岁备物"对当今中药种植、采收、炮炙、储备、选用均具有借鉴意义。

郭静等提出马莳为全文注释《灵枢》的第一家，也是继王冰之后注释《素问》的第二家。他所注释的《内经》版本，承前启后，对后世有着重要影响。马莳医籍训诂的成就与特色，主要有首创篇名注解、敢于提出前人错误注解、理论联系实际、见解独特等方面。研究马莳医籍训诂的特点，可以促进当前医籍训诂理论的进步和完善。

苏联军等从痰、悬、溢、支字义角度，以《说文解字》为基础，对《金匮要略》中四饮之名加以解释。其认为停于肠中如水摇之状为痰饮；留于胁下如悬空中为悬饮；浸溢于肢体如器满水溢为溢饮；滞于心下支撑心肺为支饮。从训诂学角度进一步丰富了中医病名的研究，并强调《说文解字》是学习《金匮要略》《伤寒论》的必备工具书。

2000 年《延寿神方》从日本复制回归，是明崇祯元年重刻的一部国内失传已久的道家医书。由于学者们初涉研究的缘故，其中有些疑难字词认识尚不到位。刘敬林以《延寿神方》（人民卫生出版社 2010 年校点本）为据进行讨论，对其中部分疑难字词加以考辨。

2. 版本研究

边晓静等选取《素问》众多版本中的 3 个重要版本，即明顾从德本、元读书堂本、元古林书堂本进行了比较研究，对其中产生的异文进行综合分析，根据研究材料将异文分为 3 大类举例论述，以助读者更好地理解文意，并为《素问》异文的进一步研究提供更丰富的材料。

弓明燕等研究清末藏书家陆心源的私家藏书目录《皕宋楼藏书志·医家类》，发现其可为正史、艺文志及医学专科目录补充珍贵资料。

满雪等通过梳理山东省图书馆海源阁医籍的入藏经过，结合实地考察，发现山东省图书馆藏海源阁医籍十九种。其中子部医家类著录十八种，包括明刻本四种、清刻本十三种、清抄本一种；另有清刻本医籍一种著录于子部谱录类之下。若以单书细目计，则有医书二十六部四百四十二卷。海源阁所收医籍类别丰富且效用实际，递藏名家珍本，为古医籍版本研究提供了重要的参考价值。

赖张凤等对海外回归中医古籍《针灸大成》的版本鉴定考证、西传及回归历程、外文注释的翻译以及价值（包括科普教育价值、文献价值、档案学价值、中医传播学研究价值、文化学意义）等各方面进行了系统研究，基本理清了针灸在西方社会传播发展的脉络，补充了中医西传的多方位研究。

吕凌等通过对清代医学家刘仕廉《医学集成》（又名《医学指南》）的版本研究发现，是书在同治、光绪、民国三个历史时期出现了三次再版高潮，形成了醉吟山房刻本系统、大生德号刻本、博文堂校刻本和益新书局石印本四个主要的版本系统，其中醉吟山房刻本系统为本书流传的主要系统。大生德号刻本的发现补充了《中国中医古籍总目》的内容，充实了《医学集成》的版本系统。

姚海燕研究认为，《香草续校书·内经素问》是晚清著名儒家学者于鬯校注医经的重要著作，于氏对《素问》103条原文进行了精深细致的校勘和训释，在前人研究的基础上，取得不少颇有价值的研究成果，向来为研治《内经》者所重。文章还对该书存世各版本的详细情况及其源流关系作了考证梳理，可供研究者参考利用。

鲍晓东对《女科万金方》一书进行了系统整理和研究，该书乃南宋著名妇科医家薛辛所撰，是我国古代中医妇科珍贵的临床专著，凝聚了作者一生的临床经验。书中详尽论述了妇女在经、胎、产过程中可能遇到的各种常见病和疑难杂症，医理简捷精辟，经验丰富老到，处方简明有效。书成之后，承继者视为珍秘，私相授受，辗转传抄，未能付梓，几阅千年。

柴可群等认为《扁鹊心书》为综合性医书，托名扁鹊所传，实为宋·窦材撰，约成书于南宋绍兴十六年，目前所见为清代胡念庵参论、王琦刊刻的版本。现代目录学中均有记载，《中国医籍通考》和《中国中医古籍总目》均提到《扁鹊心书》有十多个版本。并经实地调研，对所到图书馆的藏本进行了较为详细的比较分析和考证。

林明和对《仁寿镜》作者孟莳的生平及成书年代进行了研究，考证了《仁寿镜》不同版本的优劣，发现该书对月经病（和月、崩漏、带下）、种子求嗣、妊娠病、产后病及婴儿护理进行了系统论述，强调各病的宜忌，并有诸病脉证方药的论述和记载以及孟氏的个人见解。认为《仁寿镜》以延嗣为主旨，对临床妇产科学和儿科学有较大的指导意义。

杨东方认为，在《医籍考》的传入上，从晚清到民国的很多学者、医家都付出了心血。杨守敬、陈垣、叶恭绰、陈存仁、范行准等是其中的代表，他们从不同方面、在不同程度上对该书的访求、抄录、出版做出了自己的贡献，可以说《医籍考》在中国得以出版，是几代学者半个世纪的努力。而在中西医药研究社本《医籍考》影印出版的过程中，还产生了叶恭绰与中西医药研究社的借书纠葛。

程新认为，《仁斋直指方论》是南宋福建名医杨士瀛的代表作，经明·朱崇正增补后名为《仁斋直指附遗方论》，是我国现存较早的方论紧密结合的医著之一。该书在流传过程中形成了两大系统，即杨氏原著本系统（无附遗）和朱氏附遗本系统（更名为《新刊仁斋直指附遗方论》）。属于前者的有宋元刻本、十三卷旧抄本、日本各抄本、朝鲜国两种活字本、中华再造善本等，其中朝鲜国活字本又可作为一个子系统。属于后者的有明代各刊本、四库全书各本、现代排印各本等，其中《四库全书》本又可作为一个子系统。属于待定本的有清抄本、朝鲜国肃宗活字本。

3.《黄帝内经》文献研究

石勇等认为《黄帝内经》是一部庞大的隐喻体系,利用自然物象的运行状况及变幻规律来描述、解释人体的生理病机体象是其最基本的思维逻辑。这一思维逻辑对应了《黄帝内经》中首提的"天人相应"思想,并与阴阳五行隐喻系统相对接,共同构建了《黄帝内经》多元隐喻系统。以此为基础石氏等提出"中医隐喻思维观",并对《黄帝内经》中阴阳五行语境下人体脏腑功能与功能失用、病机转归的语义表达进行了解读。

赵博等通过史志考证法、丛书类书考证法、相关医学文献考证法和国外典藏文献考证法,对宋元明时期《内经》传本书目进行收集整理。共收集到宋元明时期《内经》相关传本 121 部,并全部传本编写著录。宋元明时期注释本中,《素问》11 部、《灵枢》3 部、别传本 7 部。通过整理研究厘清了宋元明时期传本沿革的基本概况,发现宋元明时期医家由保存《内经》原貌的真实性和完整性转向对《内经》的理论阐发,他们重视训诂校勘,出现了通行本和善本,凸显了分类研究的方法,开创《内经》理论专题研究先河。

王志翔等认为《黄帝内经》和《希波克拉底文集》均唯物地、辩证地认识疾病和生命现象,是中西医学的奠基性著作,因此两种医学理论体系在建立之初都表现出顺从自然以恢复人体自组织平衡的相同点。然而,两种医学体系在研究方法上最终以西方医学逻辑体系的建立和实验方法的确立分道扬镳,从而导致中西医学发展成为两种截然不同的医学体系,形成各具特色的"贯通-传承"模式和"证否-更替"模式。

4. 古籍临床应用

林慧等对葛洪《肘后备急方》所记载的芳香药物外治疗法进行分析,指出《肘后备急方》在外治疗法中大量运用芳香药物,足以弥补内服药物的不足,极大地丰富了中医学的外治疗法。且芳香药物外治疗法至今仍被临床广泛应用。

杨文潮等对《太平惠民和剂局方》有关便秘证治原文进行研读,从论治气滞便秘,取法三焦同调;论治积热便秘,强调中病即止;论治虚人便秘,注意制剂服法等三方面展开讨论,浅析该书在便秘辨治方面的特色,以便临床参考应用。

李引刚等认为,《圣济总录纂要》卷十二腰痛强直不得俯仰中六首方剂体现了前人论治腰痛强直不得俯仰的经验:以扶正为要,重在补益肝肾、益气养阴,同时善用健脾利湿,此法可为临床参考。

周红黎等认为,《四部医典》和《嘎牙山哈雅》(人体解说)分别为藏医学、傣医学的代表性经典著作,二者对于胚胎的认识大体相似,但前者对胚胎生长发育过程的认识更为精准,这是主要源于二者丧葬习俗的不同。但总体上二者对于胚胎的认识都较为精确并具有民族特色,为其民族文化的宝贵遗产,有待进一步去挖掘、研究。

5. 中医翻译

杨勇萍等认为《内经》语言具有简洁凝练、语言固化、医哲交融与文学表达等主要特征。在音韵学方面,形成了"散中带韵"的文体风格;表达风格上,简洁凝练,体现于省略、指代、单音节词的大量使用上;词义分析上,用词表现为灵活独特和善比同异;语法特征与语言演变方面具有固化的特点,即词法上为词类活用的普遍性,句法上为语序倒置的大量使用;修辞学方面,善用文学手法表达医学内容;阐释学上,"医哲交融",即医学内容的哲学用语表达。这些特征对中医翻译具有潜在的规约性。因此如何在翻译中降低目标语言的信息密度,使中医术语融入现代科学术语体系,成为中医翻译不可回避的重要现实问题;强调现代中医译者必须精通中国传统医学所特有的医古文体系,才能更为精确传神地用目标语言来表达中医学固有的内涵与思想;译者在中医翻译中应坚持以意译方法为主要手段,以传达中医医理为主要目标;应结合各修辞格的特征,依据具体语境灵活选择译法。

另外,和中浚等研究了出土涉医文献。(详见专条)。

（撰稿:范　磊　审阅:王　键）

【出土涉医文献研究】

和中浚等、赵怀舟等探讨了老官山汉墓医简《六十病方》的体例和排序,并与马王堆《五十二病方》和武威汉代医简比较。认为《六十病方》抄写年代早于武威汉代医简,略晚于《五十二病方》。《六十病方》主体结构包括目录和正文,目录是 15 枚有病方编号的题名简,正文是大约 200 支与题名简编号相对应的病方简。具体内容包括主治病证、药物组成、制法用法以及禁忌事项。《六十病方》中的病名、内容结构、主要药物的名称等多与后世文献记载相同或相近,以温热药为主的药物配伍已有规律。

周波对马王堆帛书与传世古籍进行对读,认为《养生方》125 行中的"免泽"应即传世古籍所见之"曼泽"或"娩泽";马王堆帛书《去(却)谷食气》中"去谷"之"去"如字读即可,训为"避、除",不必读为"却";《养生方》202 行中的"濯"根据图版当改释为"燿";《养生方》202 行中的"五曰"后两字根据图版和反印文应即"赤剽(勡)",即目录的"赤朱(珠)",即阴蒂。周氏还提出《养生方》帛片几处缀合问题。钟如雄等对《五十二病方》中的"孰""洒""爓""求""空""幂""捂""隋"等八个字进行重新释读,从字形演变规律的角度梳理其源流关系,辨明其正讹是非。方勇等将里耶秦简 8-1057 中的"痏"字改释为"痛",指出此方和马王堆汉墓帛书《五十二病方》及武威医简的相关内容关系密切;又将北大秦简医方简中的"瘨"字改释为"痍"即指金疮伤。

李向彬等认为武威医简中牍 82 的泄泻方,原则上注重辨证论治、攻补兼施、寒热并用;方法上注重祛除邪气、涩肠止泻、疏通气机。王世彪等通过释读武威医简中 17 枚记载"痛"的简牍,归纳出六种痛证治法:散寒止痛法、活血止痛法、逐瘀止痛法、缓急止痛法、清热止痛法、异病同治法。庞境怡等以出土涉医简帛结合历史背景探析了战国秦汉时期中医外科学概况。孙其斌等以《敦煌汉简》医药简和《武威汉代医简》为参考底本,结合文字考释及医简解读,从伤寒、杂病、药物、针灸等方面了解两汉时期西北地区的医药发展。袁仁智研究武威和敦煌出土汉简中有关消化类疾病的文献,发现两汉时期该地区在消化道疾病诊疗方面已有较成熟的方法,尤其武威医简组方严谨,味少效宏,方证相应。周德生探讨了《五十二病方》中的慢性病防治思想。田永衍对敦煌文献《平脉略例》和《玄感脉经》记载的"诊法常以平旦"、持脉轻重、"平人一日一夜一万三千五百息"等三个医学问题进行考论。史正刚等认为敦煌文献中的膏摩方内容丰富,组方用药重视辛散温通药物的选择,溶媒以醋、清酒为主,其手法操作主要有药摩五心、向火灸摩和摩病位上等方法,具有鲜明的民族民间特色。史正刚等认为敦煌文献中的梵文香药以单独组方、香药中药交融配伍及广泛应用"三勒"为特色。王亚丽对敦煌文献中的一些冷僻的药名如青龙实中仁、玄中津、栳梨、柳脉、法豆等进行考释。僧海霞指出"行药",汉时谓之"行解",是中医辅助疗法,发展至唐宋虽谓之"行散",但早已超出当初的概念范围,具体方法不再局限于"宽衣、步行、移居凉处",显然还有"食粥""啜白截浆""饮暖水""服酒""索""灸"等;也大大超出了当时的适用范围,不再局限于纠正"石发"。

王兴伊等介绍了吐鲁番出土的可能是我国现存最早的残疾鉴定文书和木制假肢。于业礼等发现,吐鲁番出土的牛疫方与敦煌 P.3144 第三方及《新编集成牛医方》《牛经大全》所载两首以熏法治疗牛疫的方剂系有共同来源,并在传承的过程中药物组成日趋完备。

方成慧介绍并评价了医药词语研究的重要成果——《简帛医药文献校释》。

(撰稿:丁 媛 审阅:王振国)

【《神农本草经》研究】

孙鑫等探讨了基于《神农本草经》(简称《本经》)的中药理论体系框架构建问题。认为其所构建的中药理论框架全面而富有层次,不仅为中药学科体系的建立奠定了坚实基础,同时也是中医药理论体系框架形成的重要标志。《本经》首次对药物进行分类记载的方法,开创了中药分类系统的先河,对中药学科体系的建立影响深远。三品分类法的主要依据一是药物的功效,二是毒性强弱,并根据功效的不同,确立了每类药物相对应的"天、地、人"概念,组方配伍中"君、臣、佐、使"的地位以及"养命、养性、治病"的临床应用目的。根据毒性强弱,界定了每类药物"多服久服""斟酌其宜""不可久服"的不同服用方法和剂量。在序录中首次明确提出了"药性"一词以及"四气""五味""毒性"等概念,标志着药性理论体系的初步建立。《本经》还对其所载的每味药的各项药性都逐一说明,开创了本草学的体例模式。纲领式地提出了君臣佐使、七情等配伍理论,成为后世中药配伍理论的总纲。归纳了中药产地、采集、炮制等质量控制因素,并将其确立为衡量药材质量优劣的标准。包含来源于前人医学经验提炼的临证用药原则和诊疗思想的基础理论,初步奠定了中医临床组方用药的基本理论,为后代的历代本草构建了一种理论体系范式,也开创了本草学专著的编写体例。

罗琼等探讨了《本经》在我国药物规范历史中的地位和作用,认为以《本经》的产生为标志,药物开始有了分类并具备了规范的内容与形式。《本经》当是熟识药性的"本草待诏"汇集了各家医学文献,在官方支持下统一整理编撰的产物。并对《本草经集注》《新修本草》《证类本草》《本草纲目》《本草品汇精要》等后世主流本草发展沿革进行分析,认为后世主流本草均以《本经》为核心进行增补,《本经》发挥了实际意义上的药典功能,是古代药物规范的肇始。其内容层层修订具有显著的延续性,体例的设置具有严谨的规范性,药目分项解说具有清晰的结构性,药物分类方法逐步详细,药物理论的发展与医学理论具有明显的互动性,质量控制涉及生长环境、采收、炮制等基本因素。《本经》可视为药物的规范性典籍。

彭星星等总结《本经》药物命名有以下特点:基原特征命名为重点、生态分布命名有特点、功效命名知其能、特性命名易区分。

(撰稿:张丰聪 审阅:王 键)

【医案用药研究】

1. 用药特色

文钟雪等就《名医类案》辨治胁痛医案进行分析,认为其用药规律为痰饮流注者化痰散结,饮酒痰壅者涌吐建功,伏热瘀血者泄热破瘀,肝郁脾虚者补气疏肝,肝肾阴虚者滋水柔木。

刘金凤就《续名医类案》中惊悸相关案例进行分析,认为其病变部位主要在心,证候特点是虚实相兼,以虚为主,故补虚是治疗的基本原则,临证当视脏腑亏虚辨证治之。

2. 现代研究

卞雅莉收集辑选明清时期具有代表性的医案著作 41 部,包括《王肯堂医案》《薛立斋医案》《汪石山医案》《喻嘉言医案》《洄溪医案》《陈修园医案》等,其中肺系疾病医案 321 例,发现其高频药物和药对,咳嗽为杏仁、甘草、茯苓、桑叶、杏仁-甘草、杏仁-桑叶;肺痈为冬瓜仁、薏苡仁、杏仁、茯苓、冬瓜仁-薏苡仁、冬瓜仁-杏仁;肺痿为薏苡仁、甘草、枇

学术进展

杷叶、冬瓜仁、冬瓜仁-薏苡仁、枇杷叶-薏苡仁;哮病为茯苓、杏仁、半夏、甘草、杏仁-茯苓、杏仁-橘红;喘证为茯苓、甘草、杏仁、五味子、熟地-茯苓、山茱萸-茯苓;肺痹为杏仁、薏苡仁、通草、桔梗、杏仁-桔梗、杏仁-通草;咳嗽、肺痿、哮病、喘证与补益药关系最为密切,肺痈与清热药关系最为密切,肺痹与祛湿药关系最为密切。

林路平等对《中华医典》中明清时期黄疸病医案的中药组成、功效归类、性味归经等参照相关标准进行数据规范化处理,并采用频数分析、聚类分析等进行统计分析,发现其用药具有祛湿为先、重视脾胃、寒温并用、攻补兼施等鲜明的特点,重治法而不重成方、用药均衡平和。

邓木兰等采用聚类分析及关联规则的方法对力钧所著《崇陵病案》用药规律进行分析,发现力钧在诊治中重视气血及脾胃功能的状态,擅长"柴胡-大黄""人参-附子"等经典药对的运用。

钟名天等对陈修园的《南雅堂医案》整理和分析,总结其中风医案的用药规律。认为陈氏中风病因以六淫为主,病机主要为津液代谢失常、邪正盛衰和阴阳失调,提倡补法治之,以补益气血为主。并从大量临床实践中总结出闭证与脱证的基本治则为补法治之,重视脾胃,以补益气血为主。用药多为四物汤、四君子汤、二陈汤以及玉屏风散的加减方,说明陈修园精择方药,不弃时方,善用《局方》。

(撰稿:范　磊　审阅:王　键)

［附］参　考　文　献

B

鲍晓东.《女科万金方》版本源流及作者医学思想窥奥[J].中医文献杂志,2015,33(1):9

边晓静,王育林.《素问》3种版本异文比较研究[J].北京中医药大学学报,2015,38(10):665

卞雅莉.明清医案中肺系疾病方药的配伍规律研究[J].江西中医药,2015,46(3):5

C

柴可群,江凌圳,陈嘉斌.《扁鹊心书》版本考证[J].浙江中医杂志,2015,50(6):394

程新.《仁斋直指方论》版本初探[J].图书馆学刊,2015,37(5):114

D

邓木兰,陈妍,纪立金,等.基于数据挖掘的《崇陵病案》用药规律研究[J].湖南中医药大学学报,2015,35(6):61

F

方成慧.医药词语研究的重要成果——《简帛医药文献

校释》词语训释成绩评价[J].湖北文理学院学报,2015,36(10):87

方勇,胡润怡.读秦医方简札记二则[J].长春师范大学学报,2015,34(7):69

G

弓明燕,邓婷,孙中堂.《皕宋楼藏书志·医家类》初探[J].中国中医药图书情报杂志,2015,39(1):55

郭静,王明强.马莳医籍训诂的成就与特色[J].环球中医药,2015,8(11):1406

H

和中浚,李继明,赵怀舟,等.老官山汉墓《六十病方》与马王堆《五十二病方》比较研究[J].中医药文化,2015,10(4):22

和中浚,赵怀舟,任玉兰,等.老官山汉墓医简《六十病方》排序研究[J].中医文献杂志,2015,33(4):1

和中浚,赵怀舟,任玉兰,等.老官山汉墓医简《六十病方》排序研究(续完)[J].中医文献杂志,2015,33(5):1

和中浚,赵怀舟,任玉兰,等.老官山汉墓医简《六十病方》体例初考[J].中医文献杂志,2015,33(3):1

L

赖张凤,戴翥,谭勇,等.海外回归中医古籍《针灸大成》流传及版本研究[J].世界中西医结合杂志,2015,10(11):1611

李向彬,孙守华.《武威汉代医简》泄泻方探析[J].中医研究,2015,28(2):53

李引刚,周晓燕,胡耀昌,等.《圣济总录纂要》腰痛强直不得俯仰用药分析[J].陕西中医学院学报,2015,38(1):75

林慧,梅全喜.《肘后备急方》对芳香药物外治疗法的贡献[J].中药材,2015,38(6):1315

林路平,佘世锋,陈秋铭,等.基于医案多元统计分析的明清时期黄疸病用药规律研究[J].中华中医药学刊,2015,33(1):25

林明和.孟蔚《仁寿镜》的版本考证和学术思想[J].陕西中医,2015,36(6):739

刘金凤.《续名医类案》中惊悸案例分析[J].西部中医药,2015,28(2):44

刘敬林.海外回归医籍《延寿神方》疑难字词考校[J].南京中医药大学学报(社会科学版),2015,16(4):222

罗琼,柳长华,成莉,等.《神农本草经》在我国药物规范历史中的地位探讨[J].北京中医药,2015,34(1):29

吕凌,王雅丽,曹瑛.《医学集成》版本研究[J].中医文献杂志,2015,33(1):1

M

满雪,刘更生.山东省图书馆藏海源阁医籍考述[J].中医文献杂志,2015,33(1):65

P

庞境怡,张如青.从出土简帛看战国秦汉时期中医外科学[J].中华中医药学刊,2015,33(11):2604

彭星星,王德群.《神农本草经》中药名称的形成规律[J].中国现代中药,2015,17(9):977

S

僧海霞.唐宋时期敦煌行药法再探[J].南京中医药大学学报(社会科学版),2015,16(1):15

石勇,刘毅,黎河.《黄帝内经》多元隐喻系统的语义表达研究[J].贵阳中医学院学报,2015,37(3):1

史正刚,刘喜平,辛宝,等.敦煌遗书中梵文香药的应用探析[J].中国民族民间医药,2015,24(20):34

史正刚,刘喜平,张炜,等.敦煌遗书膏摩古医方探析[J].中国民族民间医药,2015,24(15):4

苏联军,李杏瑶,肖碧跃.从《说文解字》释"四饮"之名[J].北京中医药,2015,34(8):643

孙其斌,吕有强.从《敦煌汉简》与《武威汉代医简》看两汉时期西北医学[J].西部中医药,2015,28(9):33

孙鑫,钱会南.《神农本草经》中药理论体系框架研究(上)[J].中华中医药杂志,2015,30(6):1871

孙鑫,钱会南.《神农本草经》中药理论体系框架研究(下)[J].中华中医药杂志,2015,30(7):2291

T

田永衍.敦煌文献《平脉略例》《玄感脉经》考论三则[J].敦煌学辑刊,2015,(3):58

W

王世彪,张延昌.《武威汉简》止痛六法[N].中国中医药报,2015-4-27(4)

王兴伊,侯世新.吐鲁番出土我国现存最早的残疾鉴定文书考议[J].中医药文化,2015,10(5):24

王兴伊.吐鲁番出土的我国现存最早的木制假肢[J].中医药文化,2015,10(4):63

王亚丽.文献鲜见敦煌写本医籍中的几则药名[J].西部中医药,2015,28(8):26

王志翔,王振华,谷莉莉,等.浅析《黄帝内经》与《希波克拉底文集》对中西医学发展模式的影响[J].中医学报,2015,30(8):1148

文钟雪,秦玉龙.《名医类案》辨治胁痛验案探析[J].中医药通报,2015,14(3):42

Y

杨东方.《医籍考》传入中国考[J].中国科技史杂志,2015,36(3):348

杨威,李江,于峥."司岁备物"考[J].中国中医基础医学杂志,2015,21(4):449

杨文潮,冷伟,陈明霞.《太平惠民和剂局方》便秘证治特色探微[J].陕西中医学院学报,2015,38(4):87

杨勇萍,毛和荣,章程鹏.《内经》的语言特征及其对翻

译的规约[J].浙江工商职业技术学院学报,2015,14(1):8

杨勇萍,毛和荣,章程鹏.中医语言的特征及其对中医翻译的规约[J].浙江树人大学学报,2015,(5):80

姚海燕.《香草续校书·内经素问》版本考述[J].中医文献杂志,2015,33(1):6

于业礼,王兴伊.吐鲁番出土牛疫方考[J].中医药文化,2015,10(5):50

袁仁智.敦煌及武威医简中有关消化类疾病的文献探讨[J].西部中医药,2015,28(9):30

Z

张如青.古医籍序跋的文体特点及错标误注分析[J].中医文献杂志,2015,33(1):29

赵博,高程熙,刘森林,等.宋元明时期《黄帝内经》古籍传本整理研究[J].贵阳中医学院学报,2015,37(6):1

赵怀舟,和中浚,李继明,等.成都老官山汉墓《六十病方》和《武威汉代医简》的比较研究[J].中医药文化,2015,10(5):4

赵小强,田永衍,胡蓉.敦煌《灸经图》足太阳经理论源流探析[J].中国中医药信息杂志,2015,22(5):7

钟名天,杨朝阳.基于多元相关分析的《南雅堂医案》中风医案的用药规律研究[J].云南中医学院学报,2015,38(5):49

钟如雄,胡娟.《五十二病方》释文字词勘误[J].西南民族大学学报(人文社会科学版),2015,36(11):195

周波.《马王堆汉墓帛书(肆)》整理札记(二)[J].出土文献与古文字研究,2015,第六辑:583

周波.马王堆帛书与传世古籍对读札记二则[J].中国语文,2015,(5):465

周德生.探讨《五十二病方》的慢性病防治思想[J].湖南中医药大学学报,2015,35(8):1

周红黎,戴翥,何婧琳,等.《四部医典》与《嘎牙山哈雅》对人体胚胎的认识比较[J].中国民族民间医药,2015,24(1):5

学术进展

（二）医 家 学 派

【概　述】

2015年，在医家学派研究领域发表学术论文720余篇。按文献分布频数递减次序排列为，张仲景学术思想及其著作研究、明清医家及学术思想的研究、温病学说、临床各科、近代医家研究、金元医家研究等。

刘瑞霞等缕析了当代中医内科脾胃学派的概念及创新特点，其定义为：中华人民共和国成立后，在中医内科领域中自觉、灵活运用经典脾胃学说理论，即由古代医家围绕脾胃学说的各个方面不断构建起来的、相对稳定的、为当代大部分医家所公认的脾胃学说理论体系，并结合新时期特点总结临床实践经验，提出创新性观点，不断完善和丰富经典脾胃学说范式的开放性医家群体，统称为当代中医内科脾胃学派。其创新特质体现在理论创新、治法创新、用药创新、传承创新等方面。

黄智斌等从中医认识发展角度探讨了"补土派"中补泻的含义，通过研究《内经》《医学启源》《脾胃论》中关于"补泻"的共性，探讨"补土派"提出的"补泻之时者，与气开阖相合也"的含义，认为"补泻"的重点是调气，调气之前必须满足血脉平和，而运用补泻是有时空条件的，顺四时之气的开阖为"补"，逆四时之气的开阖为"泻"，以达到气血平和的目的。

梁子钰等认为，易水学派的主要学术内容是研究脏腑病机理论。创始人张元素以"脏腑病机学说"为学术主旨，创建脏腑寒热虚实辨证体系。易水学派传人逐步转向对某特定脏腑的专题研究，并各有创见。李杲创立脾胃内伤学说，在脏腑病机辨证中独重脾胃；王好古提出阴证学说，对阴证的病因、病机、鉴别诊断、辨证施治等作了详尽的阐述；罗天益阐释脾胃与其他四脏及营卫津液关系，剖析饮伤、食伤及劳倦所伤虚中有寒、虚中有热等证，论治脾胃重在甘辛温补，健脾消滞并施，慎用苦寒，反对滥用下法；明代医家薛己、赵献可、张介宾、李中梓等私淑东垣之学，循易水学派探究脏腑病机的学术宗旨，强调脾胃和肾命阳气对生命的主宰作用。

陈烨文等探讨了叶天士及《温病条辨》对乌梅丸方的发挥，叶天士《临证指南医案》所记载运用乌梅丸于临床各种疾病有中风、虚劳、吐血、脾胃（木乘土、痞、噎膈反胃、呕吐、不食、呃）、吐蛔、痰饮、暑、疟、泄泻、痢、便血、脱肛、痉厥、痛证、疮疡、癥瘕以及胎前产后等，这是基于叶天士把握乌梅丸功效的特点，即酸苦泄热不伤阴，巧用酸味，形成"泄肝安胃"法的特色，并配合诸法，使乌梅丸方所主治的疾病范围扩大。吴鞠通私淑叶天士，采撷其暑、疟、痢案的处方，构建辨治温病的体系，丰富了《温病条辨》对暑湿、疟、痢的辨治。叶、吴运用经方并非一成不变，更非原方采用，而是以其主旨为指归，如乌梅丸方体现了"泄肝安胃""肝胃同治""补阳明泄厥阴"的功效特点。综上所述，研究"寒温统一"的切入点是经方的临床应用。

焦秋粉等研究《温病条辨》，认为手太阴温病为温邪袭表犯肺，致手太阴肺经功能失调所形成的一类病证，是构成上焦温病的主要内容之一，可见咳嗽、头痛、发热、汗出、咽痛及周身肌肉骨骼酸痛、食欲不振、疲倦乏力等症状，其临床表现与时行感冒（流行性感冒）相类。根据其临床表现、发病特点等又分为手太阴温病本证、兼证、变证及类证，分别涉及条文数目为8条、4条、10条和12条，共计条文

34条。手太阴温病本证治法以辛凉为正,手太阴温病之兼证治法以分消走泄为主,手太阴温病变证则随证治之,手太阴温病之类证需鉴证斟因。

岳冬辉认为,张锡纯主张伤寒可统治温病,《伤寒论》中已有治温病之法;提出温病大纲当分三端,即春温、风温、湿温;论瘟疫遵戾气学说并制专方,治瘟疫制青盂汤方,瘟疫自肺传心而发生无故自笑、精神恍惚、言语错乱者,又立护心至宝丹,症见表里俱热,或喉疼声哑,或喘逆咳嗽,或烦躁引饮的小儿发疹证,立清疹汤以发表兼清解;论伏气遵《内经》之旨而订新方,若因外感激发者,即先有伏气,又受外感之温病,宜以辛凉发汗,更以清热药佐之,若因春阳萌动而引发之温病,宜寒凉之品与清轻宣散之品相并;辨析白虎汤证别出新意,对吴鞠通《温病条辨》中所说的"白虎四禁"提出了异议,认为脉沉、汗不出、不渴等不应在禁忌之列。

韩晶等从四个方面发掘阐述了黄元御《四圣心源》论治瘀血的学术特色。一是尊崇经典妙用桂枝茯苓丸。化裁桂枝茯苓丸创立了"破瘀汤",易赤芍为丹参,加健脾祛湿之甘草、干姜,养血补肾之首乌。二是祛寒利湿燮理中气升降。强调脾胃中气为人体阴阳、脏腑、气血、精神之化源,是赖以升降之轴心,认为中气升降窒塞,脾土下陷而胃土上逆,则阳化匮源,阴生乏本;胃土上逆则火炎金逆,气为之滞而神为之飞,脾土下陷则水沉木陷,血为之瘀而精为之遗;中气虚衰,肝木郁滞导致血瘀,而中气虚衰的病机是胃阳衰而脾阴旺。三是寒热并用注重条达肝木。治疗血瘀尤重升肝清热,认为瘀血的形成与肝木虚陷有关,治当升肝实肝。四是活血化瘀不忘养血荣脉。活血而不忘养血,化瘀而不忘荣脉,活血化瘀方药中喜加首乌以养血舒脉。庄嘉欣等分析梳理黄元御的止血思路。黄氏认为血统于中气,中气虚败,中下湿寒,则四维莫运,血证旁出,可谓执简驭繁。治疗围绕中气立法,以培土泻湿为要,意在恢复中气升降之权,统摄诸血,推动四维周旋运转使升降有序,血行有常。其多以黄芽汤运转中气枢轴,其中人参、干姜崇阳补火,甘草、茯苓培土泻水,则中气得以健运。培土敛降肺胃以止吐衄,燥土升木达郁以清便溺,慎用清润之药。吴犀翎等基于黄元御"中气升降"理论探讨了阴阳虚损证治,认为黄元御对于阴阳虚损的理解,源于中气升降理论,并结合易学加以阐释。中气是阴阳升降的枢轴,阴阳的划分以及阴阳的转化等变化关系都与中气的升降变化密切相关,"中气升降"对阴阳和五脏的功能正常运行起着重要的作用。其认为阴阳的虚损与中焦脾胃气机升降失调导致其他脏腑功能受损有关,尤其重视阳气在人体生命活动过程中的重要性,治法突出扶阳抑阴,形成鲜明特色。

蔡晓彤等通过对《妇人规》中妊娠病及张景岳安胎之法的归纳浅析,阐述其论治妊娠病的学术思想特色。如安胎之法不可执,需详查寒热虚实,不可拘泥古人所谓"安胎圣药"之说;预防调理治未病,从调补母体、滋养父气、妊娠寡欲三方面入手,以培补胎元,体现了张景岳辨证论治、未病先防的治疗特点。房明东等认为,川派儿科学派逐渐形成了各自较为鲜明的学术思想和诊疗特色,如徐氏儿科善治胎疾,寇氏儿科善调疳积,王氏儿科善用外治,肖氏儿科善疗咳喘,吴氏儿科善医肾病。选取12支较为公认的川派儿科学派,分别介绍学派创始人生平、主要学术观点。赵艳探讨了民国时期中医儿科学发展,中医儿科理论虽无长足的发展,但一些医家仍结合各自的临床实践在小儿生理病理特点、胎毒论、变蒸说等方面续有发挥。如奚晓岚认为小儿在生理上具有"体禀纯阳"之特点,提出儿科疾病的关键在于能存得一分津液,便有一分生机,强调清凉养阴生津之法应贯穿治疗始终,并创立了近代中医儿科"寒凉"学派。徐小圃认为小儿阳为稚阳、阴为稚阴,属于稚阳稚阴之体,特别强调阳气对于小儿的重要性,始终应以顾护小儿阳气为本,并创立了中医儿科"温阳"学派。创新变蒸学说,秦伯未指出《千金方》变蒸之说多为幼科所称道,反对王肯堂提出的心包、三焦不变不蒸学说,认为心包、三焦亦有变蒸之状态；钱今阳认为古代医家所谓变蒸与小儿出牙时所见发热、烦躁、不眠等症相近，若无他病则无需治疗；施光致认为变蒸是婴儿的变态生长，天然不可避免，不属病证，无需诊治，又指出人的牙齿数与变蒸日数相合。对胎毒说、变蒸说及优生学的认识出现的学术争鸣，在一定程度上促进了儿科相关理论的发展。此外，对儿科常见病的诊治，虽仍侧重于古代儿科四大证的研究，但亦能融会西说，有一定的创新性，是为此期的一个重要特点。

（撰稿：范　磊　审阅：王　键）

【《诸病源候论》养生导引研究】

何兰娟等认为《诸病源候论》所载肝病候可用呵治疗，心病候可用呼吹治疗，脾病候可用嘻治疗，肺病候可用嘘治疗，肾病候可用稻治疗。六字气诀可以治疗五脏病候的根本原因在于其可以宣畅五脏气机，疏通脏腑经络。

陈珑方等在对《诸病源候论》导引法进行系统整理基础上，针对失眠的病因病机，精心挑选适合的导引条目，编创了一套治疗失眠的导引功法。

姜建男等认为《诸病源候论》对哮喘的记载病位主要在肺，与肾关系密切，又可累及到心胃等脏腑。病因主要有外邪侵袭、体虚劳倦、情志失常、将息失度。正虚邪乘、邪正相搏是主要病机。治法主张以调息为主的导引法。

沈晓东等总结《诸病源候论》养生导引法中的常用呼吸导引形式，包括闭气不息、咽气纳气、五息止、六字气诀等，探究其操作要点、注意事项及临床意义，为当今开展气功临床与辨证施治提供借鉴与参考。

刘峰等归纳《诸病源候论》调理脾胃导引法中的六个操作特点，即三调合一、腰背适度紧张、腹部放松、躯干往复运动、重视呼气、一证一方。

（撰稿：张志峰　审阅：王振国）

【"虚劳"的文献研究】

库喜龙等认为，《金匮要略》对虚劳病的辨证体现了外感与虚劳的密切关系，论治则应处理好补益扶正与发散攻邪、缓中补虚之间的关系。

贾建营讨论了桂枝汤化裁在《金匮要略·血痹虚劳病篇》中的组方规律及意义，进一步总结出"扶阳养阴、阴阳平调"是仲景治疗虚劳病的基本治则。康小宝等通过分析后世对《金匮要略》中虚劳方证的困惑，提出基于一元盈亏、一气周流的综合辨证思路。

赵纪峰等分析并阐述了《黄帝内经》《难经》中"阴虚生内热"及其继发症"虚劳"的发病原因及其防治方法。

于莹等分析归纳出《千金方》中记载治疗肾脏虚劳处方的组方规律：一是所选取的补益药物多为血肉有情之品，如鹿茸、动物的肾脏类，即传统所言的"以脏补脏"的治疗特色；二是所采用的补益之品动物类药物明显多于植物类，即秉承了"精不足者，补之以味"的治疗方式；三是治疗肾虚之证多选平性、温补类药物，如人参、肉桂、熟地黄、肉苁蓉等为常用首选药物；四是治疗肾脏虚劳最为突出的特色为注重顾护机体后天之本即脾气，多选用茯苓、白术等为基础用药，因为先天之肾受损亏虚后，用药不能速见功效，而多从温补脾土之气着手，后天脾气输布运化充足则五脏皆可收益；五是注重养阴，虚劳病证本就亏耗机体阴阳之气，故侧重滋阴保精可见成效。

夏洁楠等认为，孙一奎在继承前贤经验的基础上，创立了新颖的肾命、三焦等理论，成为其学术思想的重点，而对虚劳、痨瘵的论述，尤其是"虚劳三愆"的提出，为后世医家对虚劳的研究开启了更为全面的认知诊疗理念。

王国为等发现明代医家虞抟善于结合临证体悟，阐发经典医籍论治虚劳之要旨，并能融合朱丹溪、刘完素、李东垣等先贤的学术经验,从疾病轻重程度、病证特点及传染性等方面将虚劳分为虚损和劳极论治,对虚劳的病因病机、治法方药及传变规律皆有独到阐发。

韦薇等使用频数表分析洪缉庵《虚损启微》的用药规律,发现其用药频次以补虚、清热、安神、利水渗湿、收涩药为多,有毒药物使用频次较少,归经以脾胃经、肾膀胱经为多。蔡林等探讨绮石论治阴虚虚劳的学术思想,认为其为阴虚火旺、伏火刑金。为避免滥用苦寒补益肾水的弊端,提出"阴虚统于肺"主张,但并非置肾于不顾,常肺肾同治,施以清金保肺和甘(咸)寒补肾。

汪伟等从虚劳学术源流、辨证论治、组方遣药、临床学术价值等方面探讨新安医家吴澄所著《不居集》中虚劳病证相关理论的学术思想。吴氏首创"外感亦可致虚"之论;针对虚劳之治,提出"解托法""补托法""理脾阴法"三大治则,辨证施治;不仅发展病因发病学说、丰富治疗思想,更是充实了养生预防学说。时值今日,其论治思想对临床虚劳性疾病治疗仍有重要指导意义。

朱千赜等研读《吴医汇讲》中所载汪缵功虚劳学说,归纳其虚劳理论与慢性再障间的联系并对此进行阐发。汪氏提出虚劳之病因多为内伤,病机多为阴虚内热、真阴易亏。治疗以补肾水、培脾土、慎调摄三法为主,创制虚劳专方保阴煎,并举时医治疗虚劳的七种错误认识。汪氏的论点对于慢性再障肾阴虚型的治疗具有参考价值。

(撰稿:张志峰　审阅:王振国)

【岭南医学研究】

岭南医学是我国传统地方性医学流派的代表。徐志伟等对岭南医学流派的形成和特色进行了总结,认为其形成和发展主要受地理、气候、体质、文化等因素影响,成就主要体现在地域性疾病研究、药物的开发利用、传染病防治、名医辈出、医籍丰富以及养生理念普及等方面;又从外部特征和内部特征详细分析了岭南医学的特色,外部特征即地域、气候、人群、文化等因素形成了岭南医家重视气候、地域和人群"多湿热"的特点,各科临证治法常合以清热、祛湿、利湿、化湿和渗湿等法,内部特征介绍了岭南医学的基本特性和各科学术概要。

岭南医学各科及学术流派的发展亦别具特色。杨宇等通过分析岭南地区外感热病的发病特点,阐释了历代名医的治疗经验,包括详查病机、辨证求本、寒温并用,驱外邪兼顾扶虚损、五脏分治,尤重醒脾祛湿、巧治兼证、善用土药,早用生津、轻煎频服,活用经方、不泥古今等。黄子天等从不同历史阶段对岭南温病学术源流进行了梳理,指出对经典温病学术的传承及对岭南温病学术内涵的发掘是岭南温病最重要的两条学术主线。陈群等对历代岭南医学的舌诊进行了较为系统的分析,总结其特点包括:受温病学派影响较大,对温热性疾病舌象研究深入;重视舌诊对内伤病、儿科病的意义;重视舌的脏腑分部;强调实践、实用等等。贾新燕对岭南针灸发展史进行了概述,认为岭南针灸的起源至少追溯至西周时期,晋代岭南针灸已广泛应用于临床,并在临床各科尤其是急症的急救中作用明显,晋代至宋元时期,岭南针灸处于理论奠基及经验积累期,此期针灸著作虽不多,但为此后针灸的发展奠定了理论基础、积累了大量临床经验,明清时期岭南针灸在针灸治病理论及治疗方法均有创新,已基本上形成了擅于运用灸法、擅治岭南多发病、特发病等特色,民国期间岭南教育行业的兴起,针灸学教育亦得到发展。胡泽涛等通过阐述岭南西关正骨流派产生的背景,梳理了该学术流派的传承脉络、代表医家,并探讨其特点及学术成就。罗颂平总结了当代岭南妇科名医罗元恺的临证望诊经验,主要包括察神色以辨病之轻重,望舌以辨脏腑虚实寒热,从形态和经带看妇科病证等。张志敏分析当代名医劳绍贤研究岭南脾胃病湿热证的思想源流以及病因病机,确立其"证为本、病为枢、症为标"的现代中医学临证思维,总结其治疗脾胃湿热证过程中"强调湿热分解,重在治湿,并以调理脾胃为主,通达气机为要"的学术思想。

养生学亦是岭南医学的重要组成部分。陈虹等分析了晋代岭南名医葛洪在《抱朴子·内篇》中的养生思想,包括生命之道养正气,恬愉淡泊除嗜欲,药物养身治未病,术数行气延寿命,养生之本在不伤,房事养生得节宣,饮食有节五味和等。刘焕兰等分析岭南养生的源流与发展,结合岭南地理气候和居民体质特点,着重了论述岭南养生中独具特色的代表——凉茶和药膳,指出岭南养生是随着岭南医学的发展而形成的具有地域特色的养生文化,充分体现了中医"天人合一"以及"治未病"的思想理念。

郑洪从历史角度分析了岭南医药对地区经济文化发展的保障作用,指出岭南医药在医药物质遗存、医药民俗文化、药业商业文化等多个层面丰富和充实着岭南文化。金丽等在中医地域医学视野下分析了岭南医学与闽南医学的异同和发展之路,认为二者皆以中原医学文化为主导,同具阳燠气泄、中虚湿盛、水火失济的区域生态医学特征,但在凉茶及食疗医药文化、月子餐习俗等民俗医学上具有差异,因此邓铁涛的"伤寒与温病统一辨证论治""五脏相关及'瘀为痰之渐'"等创见,既符合中原医学"阴阳水火气化"的生命认识,又对华南地域医学的发展具有指导意义。

(撰稿:张苇航 审阅:王振国)

【旴江喉科研究】

近几年来江西旴江医学流派研究异军突起,从最初的整体特点概括到针对旴江流域各县代表医家、医籍、医术的具体研究以至地方文化背景的探寻,学者的视角日益深入。2015年有关旴江喉科的研究引人注目。

谢强等发现,旴江喉科源于晋代,兴于宋元,盛于明清,衰于民国,复兴于现代;旴江喉科以南城、清江为发源地,临川为兴盛地,金溪为学术传播中心,南昌为人才传衍中心。谢氏等还发掘和传承旴江医学喉科流派诊治艺人声病(艺术声病)的经验,倡导旴江喉科的艺术声病分类辨识和分证辨治,对声怯、声弱、声暗、声疲、声涩、声亢等16种艺术声病进行系统发掘和整理,形成一套独特而行之有效的声病分类辨识和分证辨治方法及经验。

谢强等还对旴江代表医家医籍中的喉科内容进行总结。提出南宋陈自明,善治喉暗、咽痛、喉咳、咽喉口舌生疮、梅核气等喉科疾病,是旴江喉科流派的主要创始人。其有关声病暗哑的未病先防思想和经验甚为可贵,在我国医学史上首先提出备孕预防小儿聋哑观,至今仍有重要指导作用。南宋黎民寿《黎居士简易方论》论治耳鼻咽喉口齿病证辨证严谨,分类呈现耳鼻喉科常用验药、良方,擅以塞耳、搐鼻、点喉、灌喉、拭口、揩牙等众多外治法为先导,结合汤剂内服以通利清窍。元代沙图穆苏《瑞竹堂经验方》,对耳鼻咽喉疾患辨治有独到之处,不仅内服效方众多,且外治验方及方法亦繁多,尤重咽喉局部用药,采用蘸、捻、吹、含等法直达病灶,简便效捷。明代龚信擅治麻疹所致声哑之并发症,撰《古今医鉴·卷九·咽喉》《古今医鉴·卷十四·麻疹》专篇详述咽喉之功能,论痰火之病机,列喉病之八症,察病脉之顺逆,急则患部刺血和吹药以祛痰消肿,缓则推内经从治以制火利喉,所论系统而详明。龚廷贤传父龚信之学,所撰的《万病回春》对耳鼻喉科的论述颇为丰富。针对耳鼻喉科疾病倡辨证内治的同时尤重外治,记载了塞药、吹药、嚼化等多种治法及方药。尤为可贵的是,龚氏认为声哑源于肾虚,有别于历代医家认为声哑以肺脾虚损为多的观点,体现了其治病必求于本的观点。明代李梴所著《医学入门》内含丰富的耳鼻咽喉科经验,分类呈现耳鼻咽喉科临床常用效穴、效药、良方,辨证全面,施治求本,擅用塞耳、涂鼻、吹喉等众多局部外治法,尤其是规范耳鼻咽喉局部腧穴取穴法、明列耳鼻咽喉疾病常用穴针灸操作宜忌,突出耳鼻咽喉疾病用穴主治特点,有"喉风十八症"论述及首创"上补下泻"适宜耳鼻咽喉疾病的针法,发展了《内经》喉痹"上病下治"之旨,形成辨证求本、内外兼治、针药并重的独特学术思想和临证风格。明代王文谟《济世碎金方》是我国最早反映民间走方医的方书,内涉诸多治疗喉风、喉痹、喉瘤、乳蛾、鲠喉的验方奇术,简便实用。其辨治喉病,内外并用、标本兼治,以吊痰宽喉治喉风、消肿开痹治喉证、消肿开关治乳蛾、利窍开音治喉瘤、解毒消散治鲠喉,急则针刀刺营放血和吹药治其标,缓则汤药内服治其本,既注意祛邪,又兼顾护正,方中多配有顾护胃气之品。明代涂绅《百代医宗》由太医院颁行,是书悉涉各科,有论有方,方论兼重,极富实用,在明代即誉为"医学之指南,百代之宗主"。书中设有《百代医宗·卷七·咽喉论》专篇,详论喉病,辨治风格独特。其辨识喉病详列十八症,辨识声病有"失声哑声不同论",提倡针药并治及内外合治,急则患部放血和吹药以祛痰消肿,缓则推《内经》从治以制火利喉,所论系统而详明。清代梅启照所撰《梅氏验方新编》辨识喉证,以咽喉表里归属着手,诊察辨证求本,重视脉诊;专论白喉,提出治疗白喉须注重辨证求本,勿拘于表象,切忌妄用表散之剂;辨治喉证,以虚实阴阳为纲,施治内外兼备,尤重视咽喉局部用药。清代黄宫绣所撰《脉理求真》和《本草求真》中论述喉证的学术思想及临证见解深刻。辨识喉证注重以经络认喉证,诊察要求先明脉理,提出"寸前一分以候咽喉"的喉证脉位,发千古未发之秘;辨治喉证,从火立论,重视咽喉局部用药,施治内外兼备,树风格独特的临证特色。当代李元馨通晓诸科,擅治耳鼻喉科病症,处方用药灵动,既精于经方应用又善于创立新方,临证多用家传验方及涂敷、吹药、搽抹等外治法。

李丛认为,江西盱江流域地方戏曲文化的兴盛使戏曲从业人员剧增,也使喉科疾病预防与治疗的需求激增,医生喉科临床实践日益积累,理论总结日益提高,从而促使盱江流域中医喉科的发展与领先,出现最早的喉科专书,最早的喉科医生,形成病证分类详备、治疗方法圆通、学术影响深远的盱江喉科,并对其他地方喉科流派产生积极影响。

(撰稿:李　丛　审阅:王　键)

［附］参考文献

C

蔡林,雷长国.绮石论治阴虚虚劳学术思想探讨[J].四川中医,2015,33(5):19

蔡晓彤,郭瑞华.探析《妇人规》妊娠病论治特色[J].中国中医基础医学杂志,2015,21(3):270

陈珑方,刘峰.基于《诸病源候论》的论述对失眠导引法的研究[J].中医药导报,2015,21(4):5

陈烨文,连建伟,龚一萍.论叶天士及《温病条辨》对乌梅丸方的发挥[J].中华中医药杂志,2015,30(5):1607

F

方晓颖,谢强,曾敏华.盱江名医陈自明喉科学术思想探讨[J].江西中医药,2015,46(7):3

房明东,常克,陈炜,等.川派中医儿科代表人物及学术特点概述[J].中医杂志,2015,56(19):1630

H

韩晶,吉中强,安佰海,等.黄元御《四圣心源》治疗瘀血学术特色[J].中医药信息,2015,32(2):73

何兰娟,田永衍.《诸病源候论》"六字气诀"治疗五脏病候探析[J].辽宁中医杂志,2015,42(5):966

黄纪彬,谢强.南宋盱江名医黎民寿耳鼻喉科辨治特色[J].江西中医药,2015,46(10):3

黄纪彬,谢强.盱江名医李元馨耳鼻喉科临证特色探析

［J］.江西中医药大学学报,2015,27(3):1

黄智斌,陈延,刘奇,等.从中医认识发展角度探讨"补土派"中补泻的含义［J］.中国中医基础医学杂志,2015,21(2):132

J

贾建营.浅析桂枝汤化裁在《金匮·血痹虚劳病篇》中的应用启示［J］.中医临床研究,2015,7(28):18

焦秋粉,张琼,苗青.《温病条辨》手太阴温病论治时行感冒(流感)探析［J］.中国中医基础医学杂志,2015,21(2):141

K

康小宝,丁辉,孙权科.从虚劳的方证分析来思考综合辨证［J］.甘肃中医学院学报,2015,32(2):21

亢婷婷,杨淑荣,谢强.旴江名医龚廷贤《万病回春》对耳鼻喉科的贡献［J］.江西中医药,2015,46(4):3

库喜龙,张林林,张保伟.从"伤风不醒便成劳"谈《金匮要略》虚劳病与外感病的关系［J］.国医论坛,2015,30(5):6

L

李丛.旴江喉科学术特点及成因分析［J］.中医文献杂志,2015,33(6):34

李丛.旴江流域戏曲文化及对喉科发展的影响［J］.江西中医药大学学报,2015,27(5):7

李思宏,谢强.旴江名医黄宫绣喉症辨治思想探讨［J］.江西中医药大学学报,2015,27(1):5

李思宏,谢强.旴江名医涂绅《百代医宗》喉病辨治思想初探［J］.江西中医药,2015,46(6):3

梁子钰,李俊德,龙子弋.浅析易水学派学术源流及治疗脾胃病的学术思想特点［J］.世界中西医结合杂志,2015,10(8):1054

刘峰,刘天君.《诸病源候论》调理脾胃导引法操作特点研究［J］.上海中医药杂志,2015,49(10):25

刘瑞霞,王振国.当代中医内科脾胃学派的概念及创新特点［J］.中医杂志,2015,56(18):1535

R

任伊梅,谢强.旴江名医沙图穆苏《瑞竹堂经验方》耳鼻咽喉科特色初探［J］.江西中医药,2015,46(9):5

S

沈晓东,许峰,李小青.《诸病源候论》养生导引法中常用的呼吸导引形式［J］.中医药文化,2015,10(3):53

盛威,谢强,刘文杰.旴江名医梅启照论治喉证经验探析［J］.江西中医药大学学报,2015,27(4):4

W

汪伟,刘佳.浅谈《不居集》虚劳之学术思想及价值［J］.浙江中医药大学学报,2015,39(10):771

王国为,夏洁楠,徐雯法,等.虞抟论治虚劳特色探析［J］.中华中医药杂志,2015,30(10):3508

韦薇,郑玉琴.清代《虚损启微》对"虚劳"治疗的用药规律分析［J］.世界中西医结合杂志,2015,10(2):275

吴犀翎,黄小波,陈文强.基于黄元御"中气升降"理论探讨阴阳虚损证治［J］.中华中医药杂志,2015,30(9):3237

X

夏洁楠,徐雯洁.孙一奎学术思想源流及虚劳诊治特点探析［J］.中华中医药杂志,2015,30(5):1387

谢强,黄纪彬,李克巡.旴江名医李梴《医学入门》耳鼻咽喉科学术特色［J］.江西中医药大学学报,2015,27(6):1

谢强,李思宏.旴江名医龚信喉病论治特色［J］.江西中医药大学学报,2015,27(5):1

谢强,李思宏.旴江名医王文谟《济世碎金方》辨治喉病特色探析［J］.江西中医药,2015,46(9):3

谢强,卢嫏环.旴江喉科流派对艺术声病的分类辨识及分证辨治［J］.江西中医药,2015,46(8):3

谢强,卢嫏环.旴江喉科流派对艺术声病的分类辨识及分证辨治(续一)［J］.江西中医药,2015,46(10):6

谢强,卢嫏环.旴江喉科流派对艺术声病的分类辨识及分证辨治(续二)［J］.江西中医药,2015,46(11):6

谢强.旴江喉科流派医家时空分布规律探析［J］.中华中医药杂志,2015,30(11):3915

Y

尹建男,赵泉霖.浅谈《诸病源候论》之瘿病［J］.现代中医药,2015,35(1):41

于莹,黄海量,韩涛.《千金方》治疗肾脏虚劳的组方用药规律分析［J］.现代中医药,2015,35(5):103

岳冬辉.《医学衷中参西录》论治温病特色探析[J].上海中医药杂志,2015,49(9):28

Z

赵纪峰,王昌华.论《黄帝内经》及《难经》中"阴虚生内热"及其继发症"虚劳"的发病原因及防治方法[J].光明中医,2015,30(12):2505

赵艳.民国时期中医儿科学发展探讨[J].中国中医基础医学杂志,2015,21(7):789

朱千赜,于志峰.汪缵功虚劳学说对慢性再障治疗的启迪[J].辽宁中医杂志,2015,42(10):1855

庄嘉欣,陈靓,张保春.黄元御止血思路分析[J].云南中医学院学报,2015,38(4):89

（三）医 史 文 化

【概 述】

2015 年，与医史文化相关的研究主要涉及疾病史、诊疗史、医学教育、医事制度、医学社会文化史等方面。

1. 疾病史、诊疗史

李晓军等对殷商甲骨文中的口腔医学史料进行了梳理，认为甲骨文对口、舌、齿已有专门的名词，对口腔疾患也有了分类，并对部分特殊疾病有了专有病名。同时，甲骨文中还可见到巫医对口腔疾患病因的探寻，对齿病不同阶段的观察，以及对口腔疾患的治疗。这些资料反映了殷商时期口腔医学在中国的萌芽。刘思媛对天花病名流变进行了考证，认为现知最早记载天花的中医古籍《肘后备急方》中称天花为"虏疮"，后来又出现了"圣疮""天疮""豌豆疮""麸豆疮""痘疹"等多种称谓。历史上天花病名的繁杂更替，是中医关于天花的理论认识逐渐演变的显著标志。天花病名与中医诊断治疗、民间相关习俗均有关。民国时期，"天花"最终替代"痘疹"成为这种病毒性传染病的专有名称，是牛痘接种术传入之后，中医在天花防治中的重要地位被预防接种所取代的结果。黄颖梳理了自东晋至清末历代医家对天花病因的认识演变，最初葛洪、巢元方等从外感毒气的角度解释天花病因；宋代钱乙首次阐述胎毒是天花的病因，自此天花胎毒病因观为后世医家所继承，并得以不断充实与完善；清代张璐突破了此病因观的桎梏，认为疫疠之气是天花的病因。

刘鹏对中药理论形成过程中的医疗实践、传统文化思维与哲学思维等因素进行了分析，认为中药理论的形成离不开医疗实践经验的积累，其外貌在很大程度上得益于传统文化的模塑，但传统文化在认知事物时经常无法准确地呈现本质与界定因果，因而又制约着对中药的探索。古人阐释中药性效的多种理论在很大程度上依然停留在假说的阶段，每种假说都有其适用范围与局限性，但古人对其却鲜有明确的界定，而且古人已有的假说也不足以解释中药得以发挥效用的全部。对传统中药理论的评判，有赖于多种形式的实践与检验。

丁红昌等统计了《神农本草经》中与痹病相关的药物达 75 种，其中"湿痹""寒湿痹""风寒湿痹""风痹""风湿痹""寒痹"涉及药物 51 种；"喉痹""周痹""血痹"涉及药物 16 种；"肉痹""胃痹""疝瘕痹""消渴内痹""痿痹""偏痹"涉及药物 8 种。

丁曼旎等研究了中国古代烟熏避疫方的用药规律，认为烟熏避疫法以祛风、杀虫、解毒、芳香避秽类药为主，苍术、川芎、芫荑、鬼箭羽、白芷、石菖蒲等为中国古代烟熏避疫的主要药物。

纪征瀚等对明代痧病外治法进行了梳理，认为明代是痧病外治法发展的关键时期。传统的"刮、焠、放"治痧三法与灸法均得到了改进，角筒、点眼、针刺穴位、导引乃至当时新兴的推拿疗法也首次被引入治疗痧病。这些外治法充分发挥了开腠理、行气血、散邪毒的作用。徐凤、虞抟、万全、龚廷贤、杨继洲、王肯堂、张景岳等明代著名医家开始关注痧病的治疗。他们不仅发展和充实了痧病的民间疗法，而且引入和借鉴了正统理论医学中的针灸、导引、推拿等法，使得痧病外治法基本定型。诸法在明以后虽然也有少许改进，但并未发生大的变化；而当代通行的背部刮痧法更是脱胎于斯时。

张瑾对鬼神病因观与巫术疗法的沿革进行了研究,认为虽然对"巫"的抵制历代不绝,然而在古代医疗活动中,巫术疗法仍长期占有一席之地。传统的鬼神信仰是这一现象的思想根源,人们相信疾病可由鬼神作祟而致,由此导致了社会对巫术治疗的需求。医学领域中亦形成了相应的鬼神病因观,一些巫术疗法在一定范围内得到医家以及律法的认可。虽然当巫术治疗成为借鬼神诈财惑众的工具时,"巫"会受到严厉的打击,而"医"作为有效的打击手段得到一定的宣扬。但这些打击所针对的并非鬼神信仰本身,由此不可能实现真正意义上的"禁巫"。

叶阳䶮等对《大正藏》阿含部佛教医学体系进行了梳理,认为早期佛教医学尚未完成医药学理论的整合,整体处于较低的水平。主要表现为对疾病表现的观察较粗浅,辨别疾病尚处于取象阶段,未区别认识主要症状和次要症状;在病因的归纳分析中吸收了印度传统医学的风痰涎病因说,在此基础上结合佛教教义提出十恶缘起致病和贪嗔痴致病;疾病的诊断方法,阿含部佛典中相关论述主要还是视触叩听的四诊观察;疾病治疗方面,早期佛教医学能充分运用各种本土草药,采用内服、外敷等疗法。对于心理疾病和精神痛苦,可通过禅修达到缓解。

肖雄认为,《医心方》佛教医学中以风、热、痰饮为主要病因;疾病诊断上重视病人形体改变与梦境的预示;在药物使用上,以三果、三辛为特色药物,三果指诃梨勒、毗梨勒、菴摩勒,三辛指荜茇、胡椒、干姜,又擅长使用糖、酥、蜜、乳等治病;在治疗上多用佛医中的单方和诵咒禁食办法。

2. 医学教育、医事制度

李磊等梳理了清末民初吉林官医院的创建,并对其医疗、卫生防疫、人才培养、医疗纠纷调解等多项职能进行了分析。

曹丽娟等对医事制度进行了研究。(详见专条。)

3. 医学社会文化史

郑洪通过对近年出土文献以及其他相关文献资料的梳理研究,认为南汉皇室通晓医药,好用方士炼丹;宫刑方面的外科技术高明,并有指定的处所;皇室还聚敛大量当地生产或海外输入的名贵药材。

傅延龄等认为宋政府推广普及煮散剂的原因有国家推行仁政,广泛提供免费医药;学医、业医者数量增加;军费庞大,用药极费;人口数量剧增等导致药材需求大幅增加,药材资源相对不足。另还有政治、经济、社会等诸多方面的因素,如中央及地方财力不足,煮散剂本身具有方便临床应用、有利于有效成分提出、有利于药品运输与保存、有利于保证药材质量等优势。而煮散剂的推广应用使得方药临床用量大幅度下降。

崔为认为,中医传入东北(包括吉林省)的时间不会晚于清皇太极崇德(1636—1643)年间。境内的中医最初主要以走方医的形式流动行医,被称为驼医。医生群体广布于市、县、乡等地区,呈现出聚集于城市、传道授业渠道多样、药铺成为学医的重要场所等特点。

孙海媛等认为,自唐朝中后期之来,医家的地位相对要高于以往,其主要原因如下:安定统一,尚文重医的社会形势与风气;三教并存,和谐发展的政策与现象;养生思想的普遍盛行;文士的智力支持;保全生命的实际需求。虽然唐朝中后期真正的儒医学派并未形成,但"文士知医"的现象为宋代儒医的盛行打下了基础。

张君等认为,儒医是中国传统文化的产物,但它不止出现在中国,有着很深中国文化烙印的日本同样产生了儒医。日本儒医不论是主动选择还是被动改变,既适应了相当一部分落魄知识分子谋生需要,也满足了他们的精神需求。"良医良相"的中国儒医,追求的是修身、齐家的精神层面,而"儒志医业"的日本儒医,追求的是治国、平天下的精神层面。

杨金萍认为,古代画像及壁画中的兔是早期的图腾,反映了秦汉时人们对长寿升仙的渴望;月宫中的兔子,与兔子多子的生殖特点有一定的关联;兔子的某些药用方式,也被蒙上了一层神秘的文化色彩。

郑艳等研究认为,牡丹药文化发展经历五个阶段:从先秦至南北朝为初兴期;隋唐、宋、金、元为繁荣期;明清为积淀期;近代牡丹药文化发展遭受冲击,发展曲折缓滞;新中国成立后逐步复苏、重建,当下各项惠民政策更使牡丹药文化振兴迎来重大的历史发展机遇,牡丹药文化在生态文明建设以及切实增加药农收益等方面的现实意义得以挖掘和实现。

夏循礼等认为,中国古代广大劳动民众通过本草卫生防疫和保健养生治病的生产、生活实践的经验积累,进而形成卫生防疫和保健养生治病的本草民俗;而本草民俗药物、食物因其确切的卫生防疫和保健养生治病功效而进入本草著作,成为中国医药学的重要组成部分。本草民俗引发、形成、扩布、传承和规范从而进入本草著作的过程,可以作为中国医药学"多元化起源说"——"动物本能说""劳动创造说""圣人创造说""巫源说"等的民俗学视角例证。侯如艳认为,《老乞大》《朴通事》记录了元代生活在大都及周边地区百姓的日常生活医药卫生风俗,涉及中医养生、卫生习俗、临床治疗、法医、兽医、中药等方面,是朝鲜李朝时期最有权威的教科书。

刘希洋分析了劝善思想与清代方书的编撰、刊刻和传播,认为宋代以来,旨在劝善戒恶的善书在社会上广泛流传,医学领域的诸多事项也被纳入劝善范畴,劝善思想随之逐渐渗透到医学的发展之中。就医药知识的传播而言,方书因其治病救人的实用性而成为劝善者青睐的对象,众多方书的编撰、刊刻和传播都渗透着劝善戒恶、行善积德的思想。劝善思想不仅使得大量医生投入方书的刊印与传播事业之中,而且吸引了儒生、官员、士绅等群体和善会、善堂、书坊、书局等机构的加入,更增加了方书的传播主体,扩大了方书的传播范围,促进了医药知识在基层社会与偏远地区的普及和利用,有利于解决医疗资源不足和分布不平衡的社会问题。

翟昕等从《点石斋画报》中的17幅与中医医务人员概况密切相关的新闻图分析了晚清中医医务人员的状况,有职业型和非职业型医务人员两类。涉及职业型医务人员的10幅新闻画中有8幅以"庸医"为主题,一定程度上反映了当时部分中医医务人员的医术不佳、素质低下的医疗状况;涉及非职业型医务人员的7幅新闻画的题材比较复杂,内容有产妇、稳婆、巫医及江湖术士,反映出当时非职业型医务人员来源复杂,也表明职业型医务人员难以满足民众需求。

张稚鲲认为,金元时期,多种医学力量参与社会医疗,应对疾患,有着明显的宗教医学文化特色。其中儒学与医学相互渗透,儒医成为社会医疗的中坚力量。道医是社会医疗的重要组成部分。佛医借医弘佛,普救众生,是不容忽视的医疗力量。儒、医、道、佛又常相互渗透,不可截然分离。回回医药参与社会医疗,极具异域文化特色,丰富了中医学的内容。

(撰稿:刘　鹏　审阅:王　键)

【医事制度研究】

李磊等认为,吉林官医院是清末民初东北地区医药卫生事业发展的一个重要标志。它承担了医疗、卫生防疫、人才培养、医疗纠纷调解等多项职能,并且当时医疗人员和医疗诊治活动的主体是中医。

高洁等研究近代中国教会医院的发展,分别对南部沿海、长三角、江淮、西南等地区有代表性医院做考察,得出教会医院因其先进的制度体系、技术水平以及教会医师所体现的人文关怀,赢得国人认同。由此西方近代医院制度被移植到中国,近代公共卫生事业也随之启动。

钟啮以古代医学考核方式为研究对象,分析历代中医考试制度的涉及层面(学生、教师、官员),考试内容重经典、重临床,以及一定的奖惩措施。

李宝龙等分析古代社会的医疗保障措施,经历了从无到有,从简单到复杂的过程。同时,每个朝代都具有一定的继承性和时代性。受益的百姓也有从少到多。但也存在保障实施的形式较为简单、医药结合不紧密等缺点。

刘岸冰考察近代上海公共卫生管理制度的发展过程,认为租界为保障洋人的健康尤其是防治传染病,开始着手建立与城市互动发展的公共卫生管理制度。由于中西城市卫生理念差异、租界当局殖民统治带有明显的民族歧视等原因,在移植过程中屡屡发生中西文化碰撞。

曹丽娟等指出,民国政府颁布的《管理医士暂行规则》《中医条例》《医师法》在前后几十年间基本内容一致并连续,上述法规的宗旨是强制养成合格的中医,最大特点是开业没有地点限制。

许二平等通过研究吕坤《振举医学》,发现明中叶以后地方医学的弊端主要有地方医官地位较低、医药经费管理混乱、医生治病不专业、医学场所荒废不修等。吕坤提出对策,包括提高医官地位、严格管理药材银两、鼓励医生熟读医书、将医疗事故纳入司法程序、借助民间社会力量进行医疗救助等。

赵仁龙等分析隋前正史中医学史料,认为医与政紧密联系,医政体现了政府有无政治作为和是否实施人文关怀;在医学教育方面官学、私学并见;中医药作为媒介加强民族间交流和融合。

韩晓雯等从官医提举司分析了元代医政管理模式,认为官医提举司的具体工作内容包括选拔地方医学人才、调拨派遣狱医、管理考核民间医人、校正刊行医书、辨验乡贡药材5个方面。在医学教育、医书刊行等一般认为属于医学提举司工作范围的领域,官医提举司也发挥了重要作用。在管理模式上,注重对地方医药人才和资源的调配管理,医政管理与医学教育分立并彼此监督制衡,是元代医政管理的两大特色。

(撰稿:胡　蓉　审阅:王振国)

【道教与中医文化研究】

道教与中医学有着很深的渊源。道教在创教初期就提出了"身国同治"的主张,对能够解除大众疾苦的医术十分重视,加上道教自身修炼的需要,医术就成为了道教救世、救人、救己的一种必备的技能。正所谓"凡学仙者,皆当知医";"才不近仙者,不能为医"。

在历史上,道医的代表人物有葛洪、陶弘景、孙思邈等祖师。他们不仅是著名道士,而且都是名医。在当代,道医亦不乏传人。道教协会副会长黄信阳在北京白云观第二十三代方丈谢宗信大师诞辰100周年之际撰文回顾其道医人生。谢宗信方丈于1927年在湖北武汉附近的木兰山祈嗣顶出家,拜李理清道长为师。入道后,其白天值殿扫院,夜晚便挑灯读书。读书范围非常广泛,无论是奇门遁甲、五行推算、地理堪舆、星占命理、神相测字、岐黄之术,还是道教经书、儒家经典、用兵之道等,无不涉猎。在师伯李理新道长的指导下,掌握中医外科的针灸、推拿和手术,中医内科以及辨别药物的方法。年轻时长年在武汉行医,并以医道而显道教的济世利人之功,晚年多以自己的渊博学识向大家讲授医道,并受邀到加拿大传播道教文化,增进了东西方道教信仰者之间的友谊。朱江详细介绍了湖北省非物质文化遗产武当山道教医药项目代表性传承人,被誉为"道医国手"的武当山道医王泰科的武当养生奥秘。自古武当山"十道九医",修道之人都知医理。王泰科出生在河南省南阳南召县鹿鸣山的一个中医世家,14 岁开始随父学医,1986 年云游至武当,从此与仙山结缘潜心修炼。其长期致力于武当道教医学、养生功、命理、堪舆、周易、术数的研究,曾著书出版有《大药性赋》《养身功十二段锦》《大众养生之道》等。认为人要回到自然的状态才是养生的根本。古耆介绍了无极丹派掌门人姜运和道长,运和道人,祖籍连云港,出生于长白山,自幼体弱多病,为摆脱顽疾与"武""医""道"结下不解之缘。成年后从商兼道,通过真修实证推广道教文化。

王泰科等认为道医与现代中医之区别一是两者定义不同。中医学的定义是研究人体生理、病理、以及疾病的诊断和防治的一门科学,其有独特的理论体系和临床经验;道医的定义有多种认识,其精妙之处,得益于丹鼎派和符箓派教旨教义的不断完善、修行方式的日趋成熟,他们一内一外,并存共荣,互为依托,相得益彰,更具神秘化和宗教色彩。二是两者目的不同,自修度人与促使健康。中医学在其长期的形成和发展过程中,逐渐确立了自己的宗旨,即发现疾病,促使健康;而道医学的目的为自身修炼长生成仙和借医行道传播教义。三是两者理论不同,道内鬼神与道外阴阳。中医的基础理论基本上就保留了阴阳五行学说,而且有很大发展;道医最为基础的理论应当追溯到万经之王的《易经》,甚至最早的文明符号——河图洛书。

鲍丹琼通过史料的梳理认为,道教在产生之初即与医学有着千丝万缕的关系,在之后的发展中,禁咒祈祷等疗法渐退,医药知识日渐成为道教医学的主要内核。唐代既是道教的大发展时期,同时也为道教医学的发展提供了新契机。唐代高道辈出,他们的医疗活动包括行医治病、编撰医方与卖药施药等。同时道教在药材、医药知识、医方、宗教疗法、养生法、场地等医疗资源的掌握上,具有独特之处。在道教医德观方面,道教医家与世俗医家相比,有着重义轻利、人命至重、疗法简便易行等特

点。邵明众从医道同源的角度出发,研究孙思邈如何承袭、融合前代思想、将传统医学的药物学和道教神仙服食养生融为一体。其次,研究道教内练术与孙思邈医学思想中的"带有强烈自力倾向内容"的关系,以及孙思邈道医思想中"具有强烈他力倾向,与民间信仰、民间疗法有关的部分",即孙思邈如何继承和发展中国古代的巫医祝由之术,并和道教符箓等进行融合。

（撰稿：李　丛　审阅：王振国）

【民国医学史研究】

民国医药文献承载着近代中国的医药状况和医学成就,是医药发展的珍贵文献资料,从侧面反映近代中国社会、历史、文化等诸多内容,具有较高学术价值。其中,民国时期医药团体与医药期刊成为近年医学史研究的热点。

范铁权等论述诞生于 1915 年的中华民国医药学会,由侯希民、汤尔和、周颂声等留日学生发起,以归国留日医药学毕业生为主,吸纳国内医药专家,通过发行期刊、出版书籍、召开年会、审定医学名词、开展卫生调查等途径,致力于医学知识的传播和医疗卫生体制的完善。并以《中华民国医药学会会报》《新医药》等期刊为平台,阐发有关医疗卫生的思想主张,内容涉及医师职业素养、医疗卫生体制、医学教育等方面。对于医师职业素养即医德问题,刘正强探讨了 20 世纪 30 年代的医师道德改良思潮,认为医师人格、医师与患者关系、医师与同道关系等成为医师道德改良之关键所在。夏媛媛的论文则提出,民国时期的医德规范,形式上从个人修养到职业规范,角度上从医德规范到生命伦理,理念上从无私奉献到平等尊重,内容上从临床诊疗到公共卫生,继承了传统医德的大部分内容,又呈现出全新特点。

而中国卫生教育社的成立与中华民国医药学会相比,恰晚 20 年,由陈果夫、周佛海、胡定安等中

国教育界和医学界人士组织,以倡导卫生教育为宗旨。对此,黄丽认为,中国卫生教育社组织机构比较完善,其通过举办年会、出版《战时医政》等期刊以及开展民族健康运动等活动方式进行卫生宣教,普及卫生知识与推动卫生事业的发展,也配合政府的新生活运动。其弥补了国民政府开展卫生教育力量的不足,也推动了中国卫生的近代化。

与上述西医、卫生学术团体相比,20世纪30年代也涌现出大量中医药学术团体,创建规范的中医教育机构成为抗争"废止中医案"的重要手段。徐建云对南京国医传习所的创建及其主要业绩进行研究。南京国医传习所1934年成立,历经抗战校舍被毁,1947年恢复办学并更名为南京市中医专科学校。其贯彻中西并举的教学方针,广纳名医为教师,理论与实践并重,培养出大批中医临床优秀人才。而该校桃李成荫的关键之一在于注重教材建设,曾自主创编中医系列教材15种之多。

对于民国时期中医药教材的研究,渐趋深入。李楠以中药教材为视角,探讨民国中药教育的发展。中药教材经历延续传统的"药性歌括式"、较为成熟的"综合本草式"等不同模式,后期编写《中国制药学大纲》《中药新说》等专科教材,体现民国学者在中药教学内容与方法上的不断探索,对当前中药教育仍具影响。黄鑫则从方剂学教材切入,从正反两方面进行剖析。民国时期中医方剂学教材,明确了方剂学科的基本要素及概念,有助于方剂学科的建立;通过汲取西医新知识拓展传统方剂的使用范围,发展并创新了传统的组方思想;实现了从无到有、零的突破,为现代方剂学教材奠定基础。但不可避免存在着编写体例多样化、编辑态度欠严谨等缺陷。中医药教材的地域化研究角度,刘芳等对近代广东地区现存中医药教材145种进行整理。民国时期广东中医药教育逐步兴起,中医教材质量、数量均位居全国前列,为现代医学教育的教材建设提供了宝贵资料。

同样作为近代医学史研究热点之一的民国时期医药期刊。张云以2000～2013年中国知网、维普、万方中收录的相关研究论文为数据基础,对民国医药期刊研究的发展趋势、作者及作者机构等现状分析,发现目前这一领域尚处起步阶段,以段逸山领衔、上海中医药大学的研究成果最多;而区域性民国期刊文献整理与研究和中西医汇通、中西医论争是当前的研究热点,但仍待清晰研究脉络的形成。民国时期医药期刊的个案讨论,如陈婷等研究了创办于1935年1月的《北平医药月刊》,社长杨浩如,发刊3期,载文122篇,以普及医药常识、汇粹治验医案、阐释精微医理、厘正实用药物、连载名家医著、宣传医界要闻为特色。再如朱建华等对《医学杂志》的研究,致力探讨山西祁县乔尚谦的中医之路。乔氏少年多病、留心医药,中年步入官场、商界,晚年出任中医改进研究会理事、名誉理事。在《医学杂志》刊文23篇,涉及辨证施治、方药、论说等方面,其学术见解有一定临床价值,对中医改进研究会功不可没。可见,利用医药期刊对民国人物开展研究,成为近年医学史研究的重要方法。王敬等对章太炎医学思想的略论,杨东方等对章太炎医界弟子的考论,都充分运用了民国医药期刊史料。在此基础上,更有不少学者对民国医药文献研究现状进行整体概括。张云发现目前研究主要是针对民国医药期刊、著作和地方文献,期刊主要从办刊背景和特色、专科专病、特定主题展开;著作主要从名医及其临床经验和学术思想、版本及史料和出版整理、著作评析等三方面展开。万芳等则归纳民国时期中医文献的特点,一是其载体形式进步体现于印刷技术改进推动医书印数倍增,期刊报纸出现促进医学信息交流,编纂体例创新带来医学知识普及;二是内容新异体现于阐释经典源古出新,吸纳新知古今兼容,中西对撞直面交锋。其从形式到内容俱与之前迥然不同,可为当今医药发展提供借鉴。

(撰稿:杨奕望　审阅:王振国)

【中医药文化保护与传播研究】

张洪雷认为，医学文化基因包括思维基因和价值基因。中西医的文化基因差异主要表现在中医观物取象，西医实体求原；中医重视生命的时间特征，西医重视身体的空间特征；中医注重意象思维，西医注重抽象思维；中医追求至善，西医提倡求真等4个方面。文化基因有效传承是中西医文化基因优化重组的前提，文化平等交流是中西医文化基因优化重组的条件。实现观物取象和实体求原的优化组合、时空并重的优化组合、意象思维和抽象思维的优化组合、至善和求真的优化组合是现阶段中西医文化基因优化重组的目标。

王凤兰等认为，传统医药非物质文化遗产保护的核心是文化内涵和中医的生命观、疾病观、养生观、治疗观、用药观、制药观等。文化内涵以及生命、疾病观等属于"道"的层面；而针对项目的具体构成要素，则属于"术"的层面；非物质文化遗产保护的本质并非只针对技术，而首先是保护理念和思想，体现了非物质文化遗产保护的宗旨和原则。

司建平认为，中医药文化传播策略的主要着眼点在于微观层面凝炼中医药文化精髓，加强中医药文化建设；中观层面拓宽中医药文化宣传渠道，注重中医药文化传播；宏观层面提升中医药文化竞争优势，加快中医药文化品牌构建。

张书河等认为，当前中医药博物馆跨文化传播策略是加强主体意识，增强文化自信；加强对外宣传的主动性；抓住主干，突出重点；增加互动体验项目；充分利用现代媒介开展宣传工作；合众聚力，突破语言障碍等。同时还需要借助其他资源进行合力传播。

徐永红认为，中医药文化对外传播，应把握文化民族性和世界性的未来发展取向，通过沟通互识，形成求同存异、共生互补的和谐状态，促进文化适应。一方面，在坚持"自我"文化独特性的前提下，与"他者"医学文化进行沟通、借鉴，生成意义。在不断优化的过程中，形成中医药文化继承、发展和创新的循环过程；另一方面，以宏观的视野、贯通的思路，来看待、思考和促进文化传播，通过中、西医文化间的相互接触、交流、选择、拼合和融合，扩大"他者"与"自我"相互宽容和共同发展的空间，通过文化间的公共文化领域，突破中、西医学之间技术的壁垒，促进异质文化的"求同存异"，逐步发展形成融中、西医学思想于一体的21世纪新医学体系（既高于现在的中医，也高于现在的西医），服务人类健康。

王旭东认为习近平主席所说的中医药知识体系的"钥匙"价值主要体现如下，哲学层面，是一种以唯物主义为基础的主观唯心主义思想体系；认知方式，是一种平行于现代"还原论"的"唯象论"的整体认知方式；诊疗思维，是一种平行于西医"病因学治疗"的"发病学治疗"；伦理思想，是一种超出于人际关系研究的天人关系理论体系。习主席讲话有助改变当前对中医文化价值体系的"低估误判"。

刘彦臣以学习习近平主席有关中医药文化及其在全国宣传思想工作会议上的重要讲话为基础，结合当前的国际局势，认为中医药文化国际传播事关向国际社会讲清楚中国特色社会主义植根于中华文化沃土的大局；"一带一路"战略所营造的大势必将推动未来相当长一段时间内中医药文化国际传播快步前行；这一进程中，由"对外宣传"向"国际传播"转型，是摆在中医药文化与新闻传播业界面前的重大课题。

王晓敏认为，5W模式的5个主要构成要素（谁、说什么、通过什么渠道、对谁说、取得什么效果）可针对性地解决现阶段中医传播中的传播语体与传播载体这两大问题。其中，"谁"即控制分析在传播过程中居于主导地位，其可根据传播者身份、传播目的传播内容进行选择，可根据传播内容的性质选择合适的传播渠道，可根据受众特点、接受能力和对文本的反应选择合适的翻译策略。控制分析从微观到宏观对受众施以影响,达到最佳传播效果,从而克服强烈民族归约性对中医文化对外传播所造成的巨大困扰,让中医学不仅可从一个时代传承到另一个时代,也可由一个地域传播到另一个地域,造福于全人类。

（撰稿:刘　鹏　审阅:王　键）

［附］参考文献

B

鲍丹琼.唐代的道医与道教医学[D].陕西师范大学,2015

C

曹丽娟,袁冰.民国三部中医法规研究[J].亚太传统医药,2015,11(11):11

陈虹,魏永明.略论晋代岭南名医葛洪养生之道[J].时珍国医国药,2015,26(3):673

陈群,孙玮.岭南舌诊特点探析[J].中华中医药杂志,2015,30(6):1910

陈婷,胡成湘.民国时期《北平医药月刊》研究[J].中国中医药图书情报杂志,2015,39(4):58

崔为.晚清民国时期吉林省中医的特点[J].长春中医药大学学报,2015,31(6):1298

D

丁红昌,王振瑞.《神农本草经》对痹病的认识和治疗经验[J].中华医史杂志,2015,45(1):3

丁曼旎,方晓阳,朱建平.中国古代烟熏避疫方的用药规律研究[J].中华中医药杂志,2015,30(9):3095

F

范铁权,叶丹丹.中华民国医药学会述论[J].医学与哲学(A),2015,36(8):94

傅延龄,宋佳,张林.宋政府推广普及煮散剂的原因[J].中国中医基础医学杂志,2015,21(1):88

傅延龄,王倩,方静.宋代临床方药用量下降原因分析[J].中医杂志,2015,56(15):1261

G

高洁,陈丽云.近代中国教会医院发展概述[J].中医文

献杂志,2015,33(1):60

古眷.凡尘有大隐　武医演道韵——无极丹派掌门人姜运和道长印象记[J].武当,2015,(7):70

H

韩晓雯,于红,张其成.从官医提举司看元代医政管理模式[J].中华医史杂志,2015,45(4):202

侯如艳.《老乞大》《朴通事》中的元代医药卫生风俗[J].中医文献杂志,2015,33(4):16

胡泽涛,陈思韵,邱郦苹,等.西关正骨流派源流及特色探讨[J].中国民族民间医药,2015,24(15):41

黄丽.中国卫生教育社述论(1935—1948年)[J].医学与哲学(A),2015,36(4):84

黄鑫.论民国时期中医方剂学教材的成绩及问题[J].中国中医药图书情报杂志,2015,39(3):49

黄信阳.医道兼修　德馨人间——谢宗信方丈的道医人生对我的启迪[J].中国道教,2015,(6):8

黄颖.古代天花病因观的演变[J].山东中医药大学学报,2015,39(4):314

黄子天,刘小斌.岭南温病学术源流[J].中华中医药杂志,2015,30(5):1585

J

纪征瀚,严季澜,王淑斌,等.明代瘰病外治法的发展[J].中华中医药杂志,2015,30(2):362

贾新燕.略述岭南针灸发展史[J].上海针灸杂志,2015,34(1):88

金丽,郑洪.中医地域医学视野下的岭南与闽南医学[J].广州中医药大学学报,2015,32(3):562

L

李宝龙,张煜.中国古代社会医疗保障浅析[J].江西中

医药,2015,46(10):11

李磊,张琼帅,宋宇航,等.清末民初吉林官医院的创建及其影响[J].中医药文化,2015,10(3):31

李楠,孟凡红,李莎莎,等.从民国时期中药教材探讨中药教育的发展[J].北京中医药,2015,34(6):461

李晓军,朱郎.殷商甲骨文中的口腔医学史料[J].中华医史杂志,2015,45(4):195

刘岸冰.近代公共卫生管理制度在上海的移植[J].南京中医药大学学报(社会科学版),2015,16(1):18

刘芳,刘瑜.近代广东地区中医药教材初步整理[J].中医文献杂志,2015,33(2):12

刘焕兰,石伟超,曲卫玲.岭南养生文化的源流与发展探讨[J].中华中医药杂志,2015,30(9):3372

刘思媛.天花病名流变考[J].中华医史杂志,2015,45(2):67

刘希洋.劝善思想与清代方书的编撰、刊刻和传播[J].中华医史杂志,2015,45(5):267

刘彦臣.中医药文化国际传播的大局与大势——学习习近平主席关于中医的讲话[J].中医药文化,2015,10(3):4

刘正强.民国时期医师道德改良思潮探析——以20世纪30年代为中心[J].南京中医药大学学报(社会科学版),2015,16(2):110

罗颂平.罗元恺教授临证望诊之经验述要[J].环球中医药,2015,8(7):772

S

邵明众.孙思邈道医养生思想研究[D].西北大学,2015

司建平.三级架构视角下中医药文化传播策略分析[J].中医学报,2015,30(3):389

孙海媛,贾成祥.唐代"文士知医"的社会根源[J].中医学报,2015,30(2):227

W

万芳,侯酉娟,钟赣生.民国时期中医文献特点探究[J].中华中医药杂志,2015,30(6):1882

王凤兰,何振中.传统医药非物质文化遗产保护的核心理念[J].南京中医药大学学报(社会科学版),2015,16(1):1

王敬,亓曙冬.章太炎医学思想论略[J].中医药文化,2015,10(5):35

王泰科,陈禾塬.道医与现代中医之区别(上)[J].武当,2015,(7):50

王泰科,陈禾塬.道医与现代中医之区别(下)[J].武当,2015,(8):52

王晓敏.国际传播学5W模式对中医文化传播的指导意义[J].黔南民族师范学院学报,2015,35(5):113

王旭东.习主席讲话有助改变当前对中医文化价值体系的"低估误判"[J].中医药文化,2015,10(2):7

X

夏循礼,姚文艳.中国医药学多元化起源说的民俗学视角例证[J].医学与哲学(A),2015,36(4):81

夏媛媛.民国时期医德建设初探[J].南京医科大学学报(社会科学版),2015,16(6):470

肖雄.《医心方》佛教医学初探[J].环球中医药,2015,8(8):961

徐建云.南京国医传习所的创建及其主要业绩研究[J].江苏中医药,2015,47(7):72

徐永红.对外传播语境下中医药文化的发展[J].南京中医药大学学报(社会科学版),2015,16(1):11

徐志伟,吴皓萌,刘小斌,等.岭南医学流派的形成与特色[J].中华中医药杂志,2015,30(7):2272

徐志伟,吴皓萌,刘小斌.岭南医学特色述要[J].中国中医基础医学杂志,2015,21(9):1083

许二平,李永菊.明代地方医学存在的问题及其对策——以吕坤《振举医学》为中心[J].中医学报,2015,30(5):767

Y

杨东方,周明鉴.章太炎医界弟子考论[J].浙江中医药大学学报,2015,39(7):527

杨金萍.古代画像及壁画中兔的医药文化涵蕴[J].南京中医药大学学报(社会科学版),2015,16(2):100

杨宇,杨海韵,李磊.岭南地区外感热病发病特点及历代名医治疗经验[J].中华中医药杂志,2015,30(1):94

叶阳舸,李兆健.《大正藏》阿含部佛教医学简述[J].上海中医药大学学报,2015,29(1):19

Z

翟昕,罗宝珍.从《点石斋画报》看晚清中医医务人员的状况[J].中华医史杂志,2015,45(4):206

学术进展

张洪雷,张宗明.论中西医文化基因的差异及优化重组[J].中医杂志,2015,56(8):631

张瑾.鬼神病因观与巫术疗法的沿革[J].医学与哲学(A),2015,36(1):90

张君,吕奕炜,韩赫宇.从日本文献看日本儒医现象[J].南京中医药大学学报(社会科学版),2015,16(3):164

张书河,蓝韶清,郭爱银.中医药博物馆跨文化传播研究[J].中医药导报,2015,21(1):3

张云.民国医药期刊研究现状与研究热点分析[J].医学与哲学(A),2015,36(11):89

张云.民国医药文献研究现状[J].中国中医基础医学杂志,2015,21(7):903

张志敏.劳绍贤教授岭南脾胃病湿热证学术思想探析[J].中国中医药现代远程教育,2015,13(2):20

张稚鲲.金元社会医疗的贡献力量及宗教文化特色[J].西北民族大学学报(哲学社会科学版),2015,(6):95

赵仁龙,任杰.隋前正史医事伦理探骊[J].中国医学伦理学,2015,28(4):507

郑洪.岭南医药与岭南文化[J].中医药文化,2015,10(5):39

郑洪.五代南汉的宫廷医药文化[J].中医药文化,2015,10(2):42

郑艳,崔远东.牡丹药文化源流探讨及当代社会意义[J].中医药文化,2015,10(1):51

钟啸.古代医学考核制度对当今中医教育的启发[J].光明中医,2015,30(7):1580

朱建华,李华荣.由民国山西《医学杂志》研究乔尚谦中医之路[J].世界中西医结合杂志,2015,10(4):569

朱江."道医国手"王泰科解密武当养生奥妙[J].武当,2015,(4):49

六、民族医药

【概　述】

2015年,有关民族医药研究的报道约1 000篇。内容有文献整理、理论探讨、临床报道和药学研究等诸多方面。

1. 文献研究

文献研究包括对传统理论知识的整理与发掘,以及对古今民族医药文献信息进行数据化处理,以方便进一步研究。

(1) 整理发掘　刘英华通过对梵语文献《时轮续》四阶幻方的研究,发现迄今所见最早将时轮幻方用于医疗的医书是藏文医籍《仲泽白册》,该书列举其用法和功效,其中包括治疗难产。尕藏多吉等报道《四部医典》中曼唐挂图的历史渊源及其蕴含的医学基础理论、生理活动、病理表现、具体治疗等医学知识,认为曼唐是历代著名医学家通过尸体解剖、事物考察,以科学态度整理绘制而成的教学挂图。其中一幅胚胎学的唐卡形象地描述了人体受孕、妊娠反应和胎儿发育过程中的"鱼期、龟期、猪期"三个阶段,与现代医学胚胎发育几近一致,它真实地揭示出人体的发育也就是动物进化的重复过程,此图可谓是世界上最早的科学人体胚胎发育图。萨其拉等通过对蒙医疗术铜人的上臂部穴位进行研究,确定其上臂部有33穴,新验证了27穴,丰富了蒙医穴位的内涵,为蒙医疗术的深入研究提供了理论依据。图门乌力吉等报道《蒙医金匮》对传染病的认识,指出"微虫""粘虫"等可以引起传染病,"粘疫"正是由"粘虫"引起的传染性疾病。本书还记述了对传染源及传播途径的控制、易感人群如

何预防、传染病的免疫、传染病的诊治多方面知识。高如宏等报道《回回药方》对白癜风的治疗研究,认为冷热干湿病邪是白癜风发病的重要原因,患者禀性衰败,白痰、黑血根源是白癜风发生、发展与变化的病理关键。治疗上采取"疏风、去奄物""散痰、净浊润"等法,运用气味芳香辛散、性温偏燥之方药制成舐剂,结合内服、外敷、熏洗、放血、艾灸等治疗方法,使"从病体深处拔出"治疗白癜风。

(2) 数据挖掘　热甫哈提·赛买提等从疾病(病证)、本草性药、方剂(处方)、古籍基本信息、名老中医和知识(术语)等6个方面对维吾尔族医学进行数据挖掘和整理,建立了维吾尔医药古籍资源网络检索平台,为从事维吾尔医药机构和科研教学单位提供了数据资源。张强等提出用整体思维对云南民族医药的古籍数字化建设提供质量控制,建立可操作性的评价指标体系,并对云南民族医药古籍数字化的案例进行了思考和总结,从而整理出综合评价的标准。卓玛草等提出了建设藏医药古籍文献数据库的建议,论述了建设数据库存在的文献数字化的标准问题、文献数字化分工协作问题、文献数字化系统的安全性问题。

2. 理论研究

索南措报道藏医认为小儿"隆""赤巴""培根"三者紊乱,气候突变,机体功能失调,风邪侵入大小肠内则致小儿腹泻等,四味止泻木汤散、九味五灵脂散、十三味石榴散诸药具有祛除脾胃之火、助消化、治寒性腹胀、祛大肠寒等功效。诸药相伍,温中有补,使脾气得升,胃气得降,腹泻治愈。结合西药治疗小儿迁延性腹泻效果优于单纯使用西药治疗。彭毛东主等报道依据藏医三因平衡理论阐述尿闭

和尿频的病因病机,认为中隆等三因平衡被扰乱,是小便闭塞不通和尿频的主要原因。由于过食热性酸味食品,久居潮湿之地,房劳过度,饮食起居发生不及、过甚、相反等异常则三因功能紊乱,造成膀胱脉道功能障碍,遂发尿闭。并将本病分为赤巴尿涩证、培根尿涩证、聚合尿涩证等证型。尿频,由于培根和脂肪过盛,不能生化成血、肌肉、骨、髓等精华而直接流入膀胱,导致尿量减少,尿液变得浑浊,淋漓不断。或者过食咸味、甜味及性重、寒的食物,长期居住于潮湿之地,致使培根和赤巴偏盛,不能生化成精华被吸收而流入膀胱,引起尿频。崔鹿从部位、形态、功能和脉诊部位等方面将中医"命门"与藏医"三木赛"进行比较,在形态方面中医家对"命门"形态历有争议,而藏医认为"三木赛"是卵巢、精囊;在功能方面"命门"与"三木赛"相似,中医认为"命门"主生殖,藏医认为"三木赛"主生殖孕育胎儿,并且都对女子月经的来潮,卵子的形成,及男子精子的形成和男女受孕都有着很明确的共同之处。在脉诊上存在不同,藏医左尺脉候三木赛,而中医是右尺脉候命门。杨海峰报道2型糖尿病属藏医"京尼萨库"的范畴,并分为"培根"型、"赤巴"型和"隆"型。引起"京尼萨库"的内因是"三毒"(愚昧、嗔怒和贪欲)所导致的"培根""赤巴""隆"三者的不平衡而出现三种不同类型的"京尼萨库"。引起"京尼萨库"的发病的外因是日常饮食和起居的不合理。不合理的饮食起居致的体内"培根"与脂肪的不平衡,这些营养物质不能升华为精华就直接流入膀胱,从而出现"京尼萨库"。正如著名藏医学者措如·才朗依照"京尼萨库"病患的特征认为,病患之所以发生这种情况,其根本原因在于病患自身的"不消化"所导致的。林扎西卓玛报道藏医对尿诊的认识,论述了尿液的热、温、凉三个阶段观察尿液的颜色、蒸气、气味、泡沫、沉渣、表层的浮膜、尿液变化的时间、变化的情形、尿液搅动后回旋9项内容,进而鉴别疾病属于"隆"型、"赤巴"型和"培根"型。刘宝清等报道藏医放血疗法的源流及发展、放血刀具的沿革与改良,并用现代医学对放血疗法进行解释,同时对放血疗法教学训练模式和放血疗法操作提出了改良建议。

白福贵等报道了蒙医消化三根与七素、三秽的关系,三根是人体赖以进行生命活动的三种能量和基本物质—赫依、希拉、巴达干,七素是构成人体的基础物质—饮食精华、血、肉、脂肪、骨、骨髓及精液,三秽指消化食物的排泄物粪、尿、汗。在三根、七素的作用下,人体脏腑之间、脏腑与体表之间的生命活动彼此协调,相互制约,维持人体内外环境的相对平衡。在正常情况下,通过人体内部三根的调节,使与自然环境的变化相适应,保持正常的生理功能。三根之任何一方出现偏盛、偏衰或三根与七素之间的平衡失调,相互为害,或由于某种外缘,人体内外环境的相对平衡状态受破坏,均会导致疾病。人体在正常生理状态下,通过三根、七素来调节人体消化系统的运行,由消化三能(腐熟巴达干、消化希拉和调火赫依)磨碎、消化、分解食物,完成消化系统的代谢过程。姚振中等报道风湿性疾病属于蒙医"希日乌苏"范畴,其发病可"溢于皮表,窜于脉管,散于肌肤,沉于脏,陷于腑,侵袭骨骼"。治疗时"燥"希日乌苏,调胃火、助消化,提高"精华"与"糟粕"的正常分解,以确保"三根""七素"和"三秽"的平衡。照那木拉等从整复、整固、整愈等方面对蒙医整骨手法进行文化溯源,介绍了蒙医喷酒推抚术与手法复位术为一体的整复手法,自我固定术与小夹板外固定术为一体的整固手法,运动锻炼术与渐进功能锻炼术为整体的整骨手法。

滕红丽等报道壮医认为"毒""虚"是皮肤病的两大因素,同时将皮外科的病证分为热毒病、血毒病、毒结病、风毒病以及皮外科杂病等五类,治疗时以"调气、解毒、补虚、养神、通调三道两路"为治疗原则。同时介绍了壮医药线点灸疗法、壮医穴位刺血疗法、壮医药罐疗法、壮医刮瘰排毒疗法、壮医火针疗法、壮医针挑疗法、壮医佩药疗法、壮医熨浴疗法、壮医药物熏洗疗法等外治法。

李全欢等报道朝医毒邪理论,即将能够导致人体脏腑功能失调或机体损害的各种因素称之为毒邪,具体可分为外感毒邪和内外毒邪,外感毒邪即四淫、四毒、疠气、四伤,内伤毒邪为四情、四心、四邪恶。四淫为风、寒、暑、湿,四毒为酒、色、毒、虫,四伤为饮食伤、劳役伤、打扑伤、虫兽伤。四情即喜、怒、哀、乐。四心即指怯心、惧心、不安定之心、急迫之心,四邪恶即骄奢、贪欲、倦怠、偏急。

宋宁报道瑶医的天人自然观,对疾病病因病机的认识以及临床治疗用药等学术理论,认为瑶医学术内涵丰富、理论独特,应进一步发掘整理。唐汉庆等报道瑶医学的望月痕诊法,并将其与中医的望爪甲法进行比较,认为两者各有特色又互有联系。但瑶医学月痕诊法的现代研究薄弱。李海强等报道肝癌属瑶医"肝石病"范畴,治疗首重安心、宁心、护心,施以度界之术,让病患远离恐惧,使君主不乱,正气自然安宁。其次"祛因为要",注重祛除毒邪,同时结合外治法以通脉导滞、祛邪外出。保持肝胆疏泄有序、胃肠常清是预防的关键。

黄惠勇等整理了土家医药常用20余种外治疗法,并将其分为药物外治法、熨敷外治法、推抹外治法、器具外治法四类。

时沛等报道回医从"三子""四元"理论阐述糖尿病并发动脉粥样硬化的原因,主要为"禀性衰败而湿"及后天的"四元"、与其对应的"四性"不能充养"三子",导致"三子"失衡,进而体质易偏热、偏湿,故易本病。永格等报道高血压属藏医"查隆病"范畴,并将其分为"隆"和"查"两种类型。

3. 临床研究

(1) 药物治疗 那仁满都拉等报道将90例活动期类风湿关节炎患者随机分为治疗组和对照组,每组45例。对照组应用甲氨蝶呤片,治疗组在对照组基础上加用蒙药忠伦阿汤,观察患者治疗前后临床症状、体征、实验室指标及健康状况问卷(HAQ)积分的变化。结果表明,忠伦阿汤对活动

期类风湿关节炎有较好的临床疗效,与抗风湿药(甲氨蝶呤片)联合有较好的协同作用。张亮等报道将120例脑梗死后遗症患者随机均分为3组,分别给予常规药物加活血化瘀中成药、常规药物加珍宝丸、常规药物加扎冲十三味丸治疗。经治2个月,珍宝丸组及扎冲十三味丸组患者美国国立卫生院卒中量表(NIHSS)评分明显低于对照组($P<0.01$);总有效率珍宝丸组81.1%(24/39)、扎冲十三味丸组74.4%(29/39)均高于对照组61.5%(24/39)($P<0.05$);珍宝丸组及扎冲十三味丸组患者的SF-36评分、Fugl-Meges评定(FMA)评分及日常生活活动能力评分(ADI)明显高于对照组($P<0.01$)。朱宗杰等报道将124例肝硬化合并消化道出血患者,随机分为两组。观察组给予独一味胶囊,对照组给予云南白药胶囊,经治7 d,观察组与对照组总有效率分别为79.0%(49/62)、75.8%(47/62),无显著性差异($P>0.05$)。彭毛东主等报道藏药治疗轻中度子宫瘀瘤100例,经治2个月,总有效率为98.0%(98/100)。左艳丽等报道治疗中风后失眠患者,治疗组用《回回药方》失苦剌知丸,对照组用阿普唑仑片。经治28 d,治疗组和对照组临床总有效率分别为90.0%(36/40)、70.0%(28/40),有显著性差异($P<0.05$)。朱熙报道用加味调经散治疗少阴人绝经前后诸症患者80例。经治14 d,对照给药前后《国内改良kupperman量表》评分观察,总有效率为95.0%(76/80)。

(2) 特色疗法 毕力根达来报道将124例腰椎间盘突出症患者随机分为两组,对照组用常规针刺治疗,观察组用蒙医温针疗法治疗。结果,观察组和对照组总有效率分别为96.8%(60/62)、88.7%(55/62),差异具有统计学意义($P<0.05$)。姚哈斯等报道用蒙医温针疗法治疗1 500例膝关节骨性关节炎患者,将其治疗前后的综合临床症状通过视觉模拟评分方法(VAS)对疼痛进行评价,并通过尼莫地平法分为临控、显效、有效、无效进行疗效评价,同时对红肿、瘙痒、疼痛、疤痕、感染、水疱、

出血、晕针、心悸等方面进行安全性观测，10 次为 1 疗程。结果，治疗后总有效率 98.6%（1 479/1 500），与治疗前比较有统计学意义（$P<0.05$），表明蒙医温针法治疗膝关节骨性关节炎有很好的近期疗效。廖晓等报道 200 例颈型颈椎病患者随机分为回医理筋疗法组和传统中医推拿治疗组，并对治疗前、后多项指标进行评定。经治 4 周，两组治疗后与自身治疗前比较，症状体征评分、VAS 疼痛计分、生活质量评分均显著降低（$P<0.01$）；治疗后回医理筋疗法组的症状体征评分、VAS 疼痛计分和生活质量评分均低于传统推拿疗法组（$P<0.05$）。治疗后两组总有效率分别为 100%、99.0%（99/100）（$P>0.05$）。关却措报道用藏医放血疗法治疗痛风性关节炎 54 例，结果总有效率 92.6%（50/54）。谢国明等报道用藏医金针疗法治疗头隆病 25 例。

4. 药学研究

（1）品种考证　其日格尔等利用蒙医药、藏医药古籍本草文献对蒙医和藏医传统药材"森登"进行了基源考证。认为文献记载的檀香样（檀红）森登为无患子科植物文冠木 *Xarthoceras sorbifplia* Bunge 的茎枝；苏木森登为粗榧科植物中国粗榧 *Cephalotaxus sinensis*（Rehd. et Wils.）；小檗样（檗黄）森登为鼠李科植物西藏猫乳 *Rhamnella gilgitca* Mansf et Melch 和小叶鼠李 *R. parvifolia* Bunge 的茎枝。《新修晶珠本草》等近代文献所记载的部分地区所认用的森登原植物猫乳属 *Rhamnella* spp. 植物。郝庆秀等通过考证认为，彝药满山香是木兰科五味子属植物合蕊五味子的根和藤茎，其分布较广但蕴藏量相对较小。《云南省药品标准》中满山香的药用部位为根及茎，根茎的长期采挖可能导致其资源的破坏，甚至引起地区性灭绝，因此建议开展满山香野生植物的人工驯化，进行引种栽培，以保证满山香药材资源的持续利用。

（2）药材鉴别　丁锤等通过制备药材粉末显微图谱，以灯盏甲素和绿原酸为指标性成分，采用薄层色谱鉴别方法，发现来源于缘毛紫菀、萎软紫菀和块根紫菀的 3 种藏紫菀在药材性状和粉末显微特征方面均具有一定的区别，二者结合可以较好的区分 3 种不同的来源；薄层色谱鉴别结果显示，来源于缘毛紫菀和萎软紫菀的药材薄层色谱图较为一致，块根紫菀具有一定差别。张园园等报道蒙药用植物瓣蕊唐松草总生物碱含量会呈现出季节性变化，在 5 月末～7 月中旬逐月增加，7 月末～8 月初达到最高点，8 月中旬～9 月末无显著变化，所以瓣蕊唐松草药材以 8 月份采摘为宜。

（3）质量标准　宗留留等通过对 15 批乌奴龙胆样品进行测定，结合《中国药典》（2015 年版）标准的限量指标制订原则，建议规定乌奴龙胆药材的水分检查不得过 12.0%，总灰分不得过 15.0%，酸不溶性灰分不得过 8.0%；照醇溶性浸出物测定法项下的热浸法测定，不得少于 26.0%；按干燥品计算，含乌奴龙胆苷 A 不得少于 0.80%。康新莉等用反相高效液相色谱法对 10 批藏药二十味肉豆蔻丸中羟基红花黄色素 A 进行含量测定，认为二十味肉豆蔻丸中每 1 g 含羟基红花黄色 A 应不得少于 0.45 mg。白央等通过对藏药茅膏菜原植物进行基源考证、性状、茎横切面显微鉴别、粉末显微鉴别、薄层色谱鉴别，认为槲皮素含量测定可用于茅膏菜药材的质量控制，茅膏菜中槲皮素含量限度为 0.35%。张雨欣等对藏药波棱瓜花质量标准进行研究，初步拟定水分不得过 12.0%，总灰分不得过 12.0%，酸不溶性灰分不得过 2.0%，醇溶性浸出物不得少于 34.0%。宗留留等根据 19 批白花龙胆样品进行指标测定，建议白花龙胆药材的水分不得过 13.0%，总灰分不得过 6.0%；照醇溶性浸出物测定法项下的热浸法测定，不得少于 21.0%；干燥品含乌奴龙胆苷 A 不得少于 15.0 mg/g（1.5%）。游佳莉等通过对 23 批沙棘膏样品进行测定，采用薄层色谱法对沙棘膏进行鉴别，用 UV 法测定沙棘膏中的总黄酮含量，认为总黄酮含量以芦丁计不得少于0.55%；用HPLC对其进行含量测定，干燥品含槲皮素不得低于0.010%，含山奈素不得低于0.003%，含异鼠李素不得低于0.021%。杨庆珍等对采自内蒙古中西部呼和浩特市、包头市、巴彦淖尔市共8份内蒙古黄芪样品进行研究，采用高效液相色谱法测定其不同药用部位中黄芪甲苷的含量。结果，黄芪药材各药用部位黄芪甲苷含量高低顺序为，须根＞全根＞主根＞根头；内蒙古地区蒙古黄芪甲苷含量《中国药典》(2010年版)规定标准的1.85～2.7倍。同时，杨庆珍等认为传统的加工方式中直接除去的须根，可作为提取黄芪甲苷的原材料。马燕萍等采用性状鉴别、显微鉴别、薄层色谱法、紫外可见分光光度法对新疆不同产地的10批欧绵马药材进行研究。结果，显微镜下：欧绵马根茎横切面呈多角形；粉末特征：欧绵马粉末黄棕色；水分、灰分、酸不溶灰分分别不得超过12.0%、15.0%和6.0%；醇溶性浸出物、总间苯三酚含量分别不少于20.0%、5.0%。

(4) 化学成分　王月德等报道从傣药铁刀木枝95%乙醇提取物中分离鉴定了1个新的蒽醌类化合物，命名为决明蒽醌A。王青虎等报道从蒙药铁杆篙中分离鉴定出13个化合物。其中化合物3、4、5、9、10、12均为首次从该植物中分离得到。邵彩云等报道从蒙药白益母草乙酸乙酯部位中分离鉴定出9个化合物，其中化合物1～4，6，7和9为首次从该植物中分离得到。刘杰等报道用可见分光光度法对维药苜蓿子中总多糖与总多酚含量进行测量，总多糖的含量为22.34～53.43 mg/g，总多酚的含量为3.03～4.88 mg/g。孙帮燕等报道从傣药狐尾葛藤茎乙醇提取物中分离纯化出5个黄酮类化合物，其中化合物1为新化合物，化合物2～5为首次从狐尾葛中分离得到。

(5) 药理作用　范磊等报道维药肉豆蔻乙酸乙酯提取物对人结肠癌HCT116细胞的生长具有显著抑制作用，且随提取物浓度的增加，细胞凋亡率逐渐升高；该药通过上调E-cadherin、下调MMP-2及MMP-9的表达起到抗侵袭转移作用。李焕婷等报道蒙药扎冲十三味能通过降低血清IL-1、IL-6、TNF-α、IL-8及MCP-1等炎症因子，降低脑缺血大鼠神经功能评分以及脑梗死指数，对局灶性脑缺血发挥保护作用。梁洁等报道壮药华佗豆醇提取物可明显减少醋酸引起的小鼠疼痛的扭体次数、提高小鼠的痛阈值、明显抑制二甲苯所致的小鼠耳廓肿胀和抑制棉球所致小鼠肉芽组织的增生。相对于华佗豆水提取物，华佗豆醇提物的镇痛抗炎作用呈比较明显的量效关系，且醇提物的镇痛抗炎作用优于水提物。李娟等报道通过比较缺血损伤不同时段大鼠血脑屏障P-糖蛋白表达及回药扎里奴思方对其表达的影响，发现假手术组与模型组大鼠脑皮质及海马缺血区均可见P-糖蛋白阳性染色。认为扎里奴思方发挥抗脑缺血损伤、神经元保护作用机制可能是通过调节血脑屏障上P-糖蛋白的双向表达而实现的。刘鑫等报道扎冲十三味丸可通过降低缺血性脑损伤后海马组织神经细胞的凋亡率，起到对脑缺血损伤的保护作用，调控凋亡相关蛋白Bax/Bcl-2的表达是其抗凋亡的机制之一。包同力嘎等报道蒙药光明盐四味汤散对酒精性肝损伤小鼠具有一定保护作用。黄思斯等报道畲药山里黄根水提液可显著降低血清ALT和AST活性($P<0.05$)，显著降低肝脏中MDA含量($P<0.05$)，并能显著升高肝脏中GSH-Px活性($P<0.05$)。同时，山里黄根水提液对CCl_4急性肝损伤小鼠肝脏组织的病理学改变具有改善作用。周丽萍等报道回药爱康方含药血清能使Lewis肺癌细胞(LLC)细胞阻滞于G_1期，随着药物浓度的增加，G_1期细胞增多、S期细胞减少，高剂量以及联合组尤为明显($P<0.05$)。贾诩等报道藏药独一味中的5种环烯醚萜苷单体，尤其是8-乙酰氧基山栀子苷甲酯和8-去羟基山栀子苷具有较好的体内镇痛、抗炎作用。肖开提·艾白都拉等报道阿纳其根对小鼠急性毒性大，毒性反应非常强烈，但毒性全部的成分和作用机制尚不清楚。善杜哈喜·巴哈提江等报道阿

尔泰瑞香醇含有黄酮、香豆素、糖、生物碱、酚等化学成分,同时阿尔泰瑞香乙醇提取物(DA-Et)中,总酚含量为 159.78 mg/g。DA-Et 处理的食管癌细胞凋亡率为(29.633±1.779)%。

(撰稿:陈仁寿　任丽顺　审阅:黄汉儒)

【藏医特殊疗法临床研究】

藏医"灼斗"疗法。尕藏措等选取 2011 年 9 月~2014 年 8 月经青海省藏医院诊治的盆腔炎合并盆腔积液 120 例,随机分为观察组和对照组。观察组口服藏药二十五味鬼臼丸(具有活血化瘀、调经、通经活络、增强胃火、调和气血的作用),同时采用藏医的"灼斗"疗法(用小叶杜鹃花 200 g,圆柏、细叶亚菊、麻黄、水柏枝各 100 g,晒干发酵,和石化 100 g,蕨叶藁本花 200 g,油渣子 100 g,混合用专热器煮热,贴于患者骶区和下腹部区域同时热敷,即可),2 次/d,10~15 min/次;对照组口服藏药二十五味鬼臼丸,同时用西药抗生素进行输液治疗。经治 3 周,治疗组和对照组总有效率分别为 88.3%(53/60)、53.3%(32/60),两组差异具有统计学意义(P<0.05)。

藏医放血疗法。藏医放血疗法是藏医五大外治疗法中最具特色和代表的治疗方法。贡去乎吉用藏医放血疗法治疗 100 例高脂血症患者,观察患者治疗前后三酰甘油、总胆固醇、低密度脂蛋白胆固醇、高密度脂蛋白胆固醇等血脂全项指标变化和临床疗效。结果,患者治疗后的血脂全项指标优于治疗前,治疗前后的比较差异具有统计学意义(P<0.05),临床总有效率为 92.0%(92/100)。关却措用藏医放血疗法(静脉放血)和口服藏药治疗 54 例痛风性关节炎患者,7~10 d 放血治疗 1 次,经治疗 2~3 次,总有效率达 92.6%(50/54)。

藏医药浴卡擦治疗法。仁桑用藏医药浴卡擦外治、内服藏药和理疗综合治疗 152 例类风湿性关节炎患者。取五味甘露药浴＋刺柏、天门冬、大籽蒿、酒曲等配制药物 250 g,放入青稞酒中 30 ml,加水 500 ml,混合煮,取药液,微温,浸泡患处,轻轻按摩,1 次/d,20~30 min/次。结果总有效率 89.5%(136/152)。

(撰稿:王兴伊　审阅:黄汉儒)

【蒙医整骨疗法临床研究】

照那木拉等分析蒙医整骨手法,认为喷酒捋抚术与手法复位术为一体的整复手法、自我固定术与小夹板外固定术为一体的整骨手法、及早运动锻炼术与渐进功能锻炼术为整体的整愈手法蕴含着骨折自我与自然、闭合与开放、本能与功能复位、固定、愈合特质。它往往获得无创伤、无遮挡、无后患复位、固定、愈合疗效的根本支撑点,更是当今整骨疗法的人性化、行为化、功能化发展方向。这表明,蒙医整骨手法源于自然、源于生活、源于实践。李忠贤等分析蒙医整骨术,认为其具备骨折"几何稳定"与"力学平衡"的固定数理特质,它能够做到骨折"结构连续"与"功能完整"固定的根本给力点,是蒙医整骨术基于骨折自我与自然固定的属性。

红兵将 60 例桡骨远端骨折患者分为治疗组和对照组,治疗组采用蒙医正骨手法复位,小夹板外固定配合蒙药内服和外敷并行药酒酒喷治疗,对照组用手法复位石膏外固定治疗。经治 8~12 周,治疗组总有效率为 100%,高于对照组 96.7%(29/30),差异无统计学意义(P>0.05);两组患者腕关节功能恢复情况比较,优良率治疗组为 100%,高于对照组的 86.7%(26/30),差异有统计学意义(P<0.05)。

孟克用蒙医传统整骨手法配合蒙药熏洗治疗 52 例桡骨远端骨折患者。参照 Dienst 腕关节功能临床评定标准,随访 6~18 个月,结果优良率为 90.4%(47/52)。

(撰稿:王兴伊　审阅:黄汉儒)

【维药异常黑胆质成熟剂(ASM)实验研究】

哈木拉提·吾甫尔等根据维吾尔医学理论,建立维吾尔医异常黑胆质型肝癌病证大鼠模型,运用核磁共振氢谱技术检测以不同剂量 ASM 灌胃大鼠的血清代谢物含量变化,分段积分后采用正交偏最小二乘判别对 1H-NMR 谱数据进行模式识别分析。结果,把异常黑胆质型肝癌组和 ASM 低、中、高剂量组之间大鼠血清代谢谱变化区分开,发现与异常黑胆质肝癌组相比,在 ASM 低剂量组大鼠的血清中 α-葡萄糖、β-葡萄糖和牛磺酸的含量上升;在 ASM 中剂量组大鼠的血清中这三者也有升高,且一些必需氨基酸,如亮氨酸、缬氨酸、丙氨酸、组氨酸含量升高,乳酸含量降低;在 ASM 高剂量组大鼠的血清中变化无此趋势,三组差异有统计学意义($P<0.05$)。这表明 ASM 通过提高支链氨基酸的含量,加速糖异生提高能量供应,降低乳酸堆积来调节异常黑胆质型肝癌模型的氨基酸代谢、糖代谢等能量代谢紊乱。

张敏芳等采用四甲基偶氮唑蓝(MMT)法检测不同浓度维药 ASM(10、20、25、50 mg/ml)和 10 μmol/L Y-27632 作用 24、48、72 h 后,对 HepG2 细胞增殖的影响。结果,ASM 对肝癌细胞增殖有明显抑制作用,且有明显的剂量效应关系;提示,ASM 对人肝癌细胞生长增殖和侵袭运动能力有抑制作用,其机制可能与 ROCK 酶表达降低有关。王延蛟等按照维吾尔医模型建立标准,采用干寒环境、干寒饲料和异常物理刺激等多重因素的复合作用,通过饮用灭菌食用水配制浓度为 0.1 mg/ml 二乙基亚硝胺(DEN)溶液建立异常黑胆质型肝癌病证载体大鼠模型。大、中、小不同剂量(6.0、3.0、1.5 g/kg)组 ASM 进行全程干预,分为病证模型组、小剂量组、中剂量组、大剂量组、正常对照组、肝癌对照组 6 组,每组 24 只。干预 20 周时,观察大鼠肝脏的病理变化和超微结构。结果,提示 ASM 对异常黑胆质型肝癌病证模型的肝脏组织形态改变有一定的保护和修复作用。

热孜亚·艾买提等采用醇提结合聚酰胺树脂吸附法制备维药 ASM 多酚类提取物(ASM-PE),以没食子酸为对照,用福林酚比色法测定 ASM 醇提物及其分离纯化物中总酚含量;利用 H_2O_2 刺激制备大鼠肾上腺髓质嗜铬瘤细胞(PC12)的氧化损伤细胞模型;以 10、40 和 80 μg/ml 不同剂量 ASM-PE 同步干预氧化损伤细胞模型,并通过细胞形态观察与 MMT 检测细胞活性。结果表明,ASM-PE 对 H_2O_2 诱导的神经细胞氧损伤有预防作用,为维药治疗神经退行性疾病提供了科学依据。

(撰稿:王兴伊　审阅:黄汉儒)

【回药扎里奴思方 对心脑血管性疾病作用的研究】

扎里奴思方是《回回药方》中的一首重要方药,由安息香、法里公、法忒刺撒里荣、木里叶、撒法郎、牡丹皮、芦荟、伯思八牙、干祖伐、肉桂、腽肭脐、阿夫忒蒙、石菖蒲组成,具有芳香开窍、补肾活血的作用。

回药扎里奴思方对心脑血管性疾病的作用机理。姜红等研究了扎里奴思方对动脉粥样硬化大鼠核因子(NF)-κB、单核细胞趋化蛋白(MCP)-1 表达的影响并探讨其作用机制。将 60 只 SD 雄性大鼠随机分为空白对照组、模型对照组、辛伐他汀组、扎里奴思方高剂量组和低剂量组,用药 8 周,观察血脂代谢总胆固醇(TC)、高密度脂蛋白(HDL)、低密度脂蛋白(LDL)及 NF-κB、MCP-1 等炎症因子在血管中的表达。结果,扎里奴思方能下调 EC 中 MCP-1 的表达,对 NF-κB 有抑制其表达的趋势。同时,姜氏还研究了扎里奴思方对大鼠动脉粥样硬化斑块内金属蛋白酶组织抑制剂-1(TIMP-1)及基质金属蛋白酶-9(MMP-9)表达的影响。将 60 只 SD 雄性大鼠经动脉粥样硬化模型后,随机分为对照组、扎里奴思方组,每组 30 只,在不停止高脂喂养基础上,对照组予生理盐水 1 ml/d 灌胃,扎里奴思方组予扎里奴思方 1.54 g/0.1 kg 灌胃。1 周后取标本进行免疫组化法检测 AS 斑块内 CD_{68} 巨噬细胞浸润、TIMP-1 及 MMP-9 表达。结果表明,扎里奴思方组 CD_{68} 巨噬细胞浸润较对照组减少显著,MMP-9 的表达较对照组显著减少,TIMP-1 表达升高显著。表明扎里奴思方可通过影响大鼠 AS 斑块巨噬细胞浸润、MMP-9 及 TIMP-1 的表达,从而发挥稳定 AS 斑块的作用。

任非非等观察了扎里奴思方联合骨髓间充质干细胞(BMSCs)移植对脑缺血再灌注(MCAO)大鼠神经元及 P-糖蛋白的影响。将 250 只 SD 雄性大鼠随机分为假手术组、模型组、扎里奴思方组、移植组和联合组(扎里奴思方＋移植组),观察海马 CA1 区神经元密度(ND)和脑组织病理损伤、免疫组化法测 P-gp 表达变化。研究认为,脑缺血后脑组织海马 CA1 区神经元密度及组织病理学均出现不同程度损伤,扎里奴思方和 BMSCs 移植均可不同程度改善脑缺血后脑组织神经元存活数量及状态,以二者联合作用显著,其机制可能与干预 P-gp 动态表达有关。

回药扎里奴思方对心脑血管性疾病的临床研究。李娟等观察了扎里奴思方对急性脑梗死患者血清 NSE 水平的影响。将 84 例急性脑梗死患者随机分为治疗组及对照组,两组均予甘露醇、拜阿司匹林、丹参酮等常规治疗。在此基础上,治疗组予扎里奴思方 1 次/d,对照组予尼莫地平片 30 mg/d。经治 28 d,治疗组和对照组总有效率分别为 88.1%(37/42)和 69.0%(29/42),两组比较 $P < 0.05$;治疗后两组血清 NSE 水平均降低,治疗组尤为显著。表明扎里奴思方可显著改善急性脑梗死患者预后,其作用机制可能与下调 NSE 的表达、促进神经元功能的修复有关。

(撰稿:李永亮　审阅:黄汉儒)

[附] 参 考 文 献

B

白福贵,吴哈达.略述蒙医消化三能与七素、三秽[J].世界最新医学信息文摘,2015,15(45):131

白央,王玮,格桑索朗.藏药材茅膏菜质量标准的研究[J].西藏科技,2015,(8):73

包同力嘎,包桂花,魏成喜,等.蒙药光明盐四味汤散对酒精性肝损伤小鼠肝组织的影响及解酒作用研究[J].辽宁中医杂志,2015,42(5):1120

毕力根达来.蒙医温针疗法治疗腰椎间盘突出症临床研究[J].亚太传统医药,2015,11(16):20

C

崔鹿.藏医"三木赛"与中医"命门"之认识比较研究[J].中国卫生产业,2015,12(20):99

D

丁锤,张炜,边樱,等.3 种来源藏紫菀药材的形态学与薄层色谱鉴别研究[J].中国中药杂志,2015,40(11):2244

F

范磊,邓皖利,张洪平,等.维药肉豆蔻提取物对人结肠癌 HCT-116 细胞的抑制作用[J].现代中西医结合杂志,2015,24(10):1031

G

孕藏措,更藏加.藏医"灼斗"疗法治疗盆腔积液的临床应用研究[J].中国民族医药杂志,2015,21(2):6

孕藏多吉,泽让娜科.略论藏医药八十幅曼唐挂图[J].中国藏学,2015,(1):175

高如宏,廉凤霞.《回回药方》舐剂治疗白癜风之特色[J].宁夏医科大学学报,2015,(9):993

贡去乎吉.藏医放血疗法治疗高血脂的临床观察[J].中医临床研究,2015,7(9):38

关却措.藏医放血疗法治疗痛风性关节炎的 54 例临床

疗效观察[J].世界最新医学信息文摘,2015,15(47):200

H

哈木拉提·吾甫尔,买合木提·米吉提,斯坎德尔·白克力,等.维药异常黑胆质成熟剂对异常黑胆质型肝癌模型作用机制的血清代谢组学研究[J].科技导报,2015,33(3):79

郝庆秀,刘超,金艳,等.彝药满山香的资源调查和鉴别研究[J].中国现代中药,2015,17(7):698

红兵.蒙医传统正骨疗法治疗桡骨远端骨折疗效观察[J].亚太传统医药,2015,11(21):18

黄惠勇,肖文明.浅述土家医的外治疗法及特色[J].中医药导报,2015,21(3):91

黄思斯,黄真,汪小玉.畲药山里黄根水提液对CCl_4所致小鼠急性肝损伤的保护作用[J].浙江中医杂志,2015,50(10):774

J

贾诩,李茂星,陶锐,等.藏药独一味中的主要化学成分环烯醚萜苷化合物在动物的镇痛抗炎作用研究[J].中国临床药理学杂志,2015,31(8):635

姜红,李彦明,徐胜东,等.《回回药方》中扎里奴思方对大鼠动脉粥样硬化斑块内 TIMP-1 及 MMP-9 表达的作用研究[J].时珍国医国药,2015,26(4):785

姜红,李彦明,徐胜东,等.《回回药方》中扎里奴思方对动脉粥样硬化大鼠核因子-κB、单核细胞趋化蛋白-1 表达的影响[J].中国老年学杂志,2015,35(11):2914

K

康新莉,顾健,谭睿.藏药二十味肉豆蔻丸中羟基红花黄色素 A 的含量测定[J].中国药业,2015,24(19):39

L

李海强,贝光明,韦刚,等.广西贺州市瑶医治疗肝癌的思路与方法挖掘整理[J].广西中医药,2015,38(2):48

李焕婷,何静波,杨玉梅,等.扎冲十三味中矿物药对脑缺血保护作用初探[J].中国现代医学杂志,2015,25(15):25

李娟,刘敬霞,吴鹏,等.扎里奴思方对急性脑梗死患者血清 NSE 水平的影响[J].时珍国医国药,2014,25(7):1750

李娟,吴鹏,刘敬霞,等.扎里奴思方对局灶性脑缺血再灌注损伤大鼠 P-糖蛋白的影响[J].中国老年学杂志,2015,35(5):1319

李全欢,崔荷英,金明玉.浅谈朝医学的毒邪理论[J].中国民族民间医药,2015,24(7):47

李忠贤,王梅,照那木拉.中国蒙医整骨术骨折固定特质及其临床意义[J].中国中医基础医学杂志,2015,21(7):827

梁洁,吕松林,林辰,等.壮药华陀豆醇提物和水提取镇痛抗炎作用的比较研究[J].中华中医药杂志,2015,30(8):2980

廖晓,马惠昇,穆静,等.回医理筋疗法治疗颈型颈椎病临床疗效研究[J].宁夏医科大学学报,2015,(8):861

林扎西卓玛.14 对藏医尿诊学的认识[J].中国民间疗法,2015,23(5):75

刘宝清,索朗平措,德吉,等.浅谈藏医放血疗法的延续发展[J].中国民族医药杂志,2015,21(6):28

刘杰,张凤雪,阿来·赛坎,等.维药苜蓿子中总多酚与总多糖的含量测定[J].新疆医科大学学报,2015,38(5):571

刘鑫,陶春,林琳.蒙药扎冲十三味丸对大鼠缺血性脑损伤后海马组织细胞凋亡影响的初步研究[J].中国医学创新,2015,12(21):24

刘英华.《时轮续》四阶幻方实例研究[J].西藏研究,2015,(2):91

M

马燕萍,孙芸,王东东,等.维药材欧绵马的质量标准研究[J].西北药学杂志,2015,30(2):121

孟克.蒙医传统整骨手法配合蒙药熏洗治疗桡骨远端骨折体会[J].中国民族医药杂志,2015,21(1):11

N

那仁满都拉,董秋梅.蒙药忠伦阿汤干预活动期类风湿关节炎患者临床疗效及生存质量的影响[J].辽宁中医药大学学报,2015,17(10):54

P

彭毛东主,胡燕芹.藏西医结合治疗尿频尿闭的临床观察[J].中国民族医药杂志,2015,21(1):19

彭毛东主,胡燕芹.藏药治疗轻中度子宫痞瘤 100 例[J].中国民族医药杂志,2015,21(5):12

Q

其日格尔,布和巴特尔,拉喜那木吉拉.蒙药森登的本草考证[J].中国民族医药杂志,2015,21(5):42

R

热甫哈提·赛买提,张舯领,玉苏甫买提努尔,等.维吾尔医药古籍资源网络检索平台的研发[J].生物技术世界,2015,(11):237

热孜亚·艾买提,麦合苏木·艾克木,毕晓娟,等.维药异常黑胆质成熟剂多酚类提取物对神经细胞氧化损伤的预防作用[J].新疆医科大学学报,2015,38(5):543

仁桑.藏医药浴卡擦治疗类风湿性关节炎的疗效观察[J].中国民族医药杂志,2015,21(4):13

任非非,刘敬霞,朱万平,等.回族药扎里奴思方联合骨髓间充质干细胞移植对脑缺血再灌注大鼠神经元及P-糖蛋白的影响[J].中国实验方剂学杂志,2015,21(8):125

S

萨其拉,阿古拉.蒙医疗术铜人上臂部穴位文献研究[J].中国民族医药杂志,2015,21(6):72

善杜哈喜·巴哈提江,木拉提·克扎衣别克,地达尔·巴合提坚,等.阿尔泰瑞香醇化学成分提物及其对癌细胞凋亡的诱导作用[J].天津医药,2015,43(2):125

邵彩云,王青虎,吴荣君,等.蒙药白益母草化学成分研究[J].中药材,2015,38(8):1668

时沛,李鑫,党毓起,等.回医"三子""四性"失衡与糖尿病并发动脉粥样硬化的关系[J].中国民族民间医药,2015,24(5):1

宋宁.瑶医学术特色探析[J].中国中医基础医学杂志,2015,21(5):542

孙帮燕,何文姬,张桢.傣药狐尾葛藤茎化学成分研究[J].中药材,2015,38(7):1433

索南措.藏西医结合治疗小儿迁延性腹泻临床观察[J].中国民族医药杂志,2015,21(4):31

T

唐汉庆,黄岑汉.瑶医学月痕诊法与中医学望爪甲诊法的比较浅析[J].中华中医药杂志,2015,30(1):296

滕红丽,邓娟娟,张仪美.壮医药防治皮肤病的理论与临床应用研究[J].辽宁中医杂志,2015,42(3):466

图门乌力吉,石淑惠,苏朝鲁门,等.论《蒙医金匮》对传染病的认识[J].中国民族医药杂志,2015,21(1):53

W

王青虎,吴荣君,齐格奇,等.蒙药铁杆蒿化学成分研究[J].中国药学杂志,2015,50(16):1380

王延蛟,热沙来提·阿不都瓦衣特,哈木拉提·吾甫尔,等.异常黑胆质成熟剂对异常黑胆质型肝癌病证大鼠模型肝脏形态学的影响[J].科技导报,2015,33(11):84

王月德,董伟,周堃,等.傣药铁刀木枝中1个新的蒽醌类化合物[J].中草药,2015,46(12):1727

X

肖开提·艾白都拉,买合素提·卡德尔,伊利亚尔·斯马伊.阿纳其根对小鼠急性毒性实验研究[J].生物技术世界,2015,(10):22

谢国明,于福山.藏医金针疗法治疗头隆病25例临床观察[J].中国民族民间医药,2015,24(5):2

Y

杨海峰.藏医对糖尿病的认识及治疗探究[J].糖尿病新世界,2015,35(13):183

杨庆珍,刘德旺,黄林芳,等.蒙古黄芪不同药用部位中黄芪甲苷的含量测定[J].中国生化药物杂志,2015,35(3):156

姚哈斯,洪玉光.蒙医温针疗法治疗膝骨性关节炎的临床观察[J].中国民族医药杂志,2015,21(4):7

姚振中,葛晓军.浅谈风湿性疾病的蒙医治疗[J].世界最新医学信息文摘,2015,(3):195

永格,次仁德吉.藏医治疗查隆病(高血压病)特点分析研究[J].西藏科技,2015,(2):49

游佳莉,杨洋,苏永文,等.藏药沙棘膏质量标准研究[J].中药材,2015,38(1):167

Z

张亮,潘卫东,吴晓华,等.蒙药珍宝丸与扎冲十三味丸治疗脑梗死后遗症的临床疗效[J].中西医结合心脑血管病杂志,2015,13(7):874

张敏芳,袁芳,汤建安,等.维药异常黑胆质成熟剂对人

肝癌 HepG2 细胞生物行为和 Rho/ROCK 信号通路的影响[J].科技导报,2015,33(4):85

张强,江南,吴永贵.云南民族医药古籍数字化整理探讨[J].中国民族民间医药,2015,24(2):4

张雨欣,李聪颖,刘川,等.藏药波棱瓜花质量标准的初步研究[J].西南民族大学学报(自然科学版),2015,42(4):432

张园园,敖恩宝力格,穆文静,等.蒙药用植物瓣蕊唐松草总生物碱含量的季节性变化研究[J].内蒙古科技与经济,2015,(1):62

照那木拉,胡达来,陶乐,等.中国蒙医整骨手法文化渊源及其自然特质[J].中国民族医药杂志,2015,21(9):34

照娜,图门乌力吉.蒙药治疗结核病现状分析[J].中国民族医药杂志,2015,21(4):62

周丽萍,保靖,马科,等.回药爱康方含药血清对 Lewis 肺癌细胞周期的影响[J].宁夏医科大学学报,2015,(4):357

朱熙.朝医加味调经散治疗少阴人绝经前后诸症 80 例临床疗效观察[J].中国民族医药杂志,2015,21(6):9

朱宗杰,岳小力,王淑娟,等.独一味胶囊治疗肝硬化合并上消化道出血的疗效观察[J].甘肃医药,2015,(1):41

卓玛草,扎巴.建设藏医药古籍文献数据库的研究与探讨[J].信息通信,2015,(4):159

宗留留,骆桂法,吴立宏,等.藏药白花龙胆质量标准研究[J].中国中药杂志,2015,40(10):1872

左艳丽,于凌志,贾孟辉,等.《回回药方》失苔剌知丸治疗中风后便秘临床疗效观察[J].亚太传统医药,2015,11(23):11

七、港澳台中医药

【香港中医药】

1. 中药实验研究

（1）中药化学及质量控制　杜洪志等建立 HPLC-UPLC 的一测多评方法，对菝葜中落新妇苷及黄杞苷的含量进行分析，为菝葜的质量鉴定提供了新的方法。何席呈等利用 UPLC-Q-TOF-MS 的方法，构建了土茯苓的标志物指纹图谱，从而为土茯苓的药材鉴定提供了新的方法。Lin CY 等从多种中药材中分离出 1 个具有促进肠蠕动及排便的化合物 spexin。Mu HX 等用 QUANTI-Blue assay 方法从柴胡中分离出 1 种新型香豆素（＋)-3′-angeloxyloxy-4′-keto-3′,4′-dihydroseselin。Fang JY 等利用 HPLC-DAD 方法构建了川芎的指纹图谱。Li WF 等从凤尾蕨中分离出了 1 种抗 HIV 的新成分 henrin A。Chan BCL 等研究了马齿苋的多种脂肪酸类成分，并验证了该类有效成分结合红霉素具有良好的抗菌作用。Zhu L 等利用 UPLC-Q-TOF-MS 方法发现了千里光中肝毒性成分吡咯烷类生物碱的不同的分布，构建了千里光的安全性评价标准。Lo YT 等利用多重聚合酶链反应及基因测序的方法，构建了人参的 DNA 指纹图谱，对人参的加工以及临床使用有指导意义。郑玉忠等发现了清水浸泡和添加酸性物质浸泡可有效脱除硫熏山药中的 SO_2。郑氏等亦发现了山药饮片制作过程中硫熏和浸润会使山药中的水溶性无机盐类大量流失，导致总灰分量降低，使山药纯度下降。Liu Y 等用 HPLC-DAD 方法构建了红花岩黄芪的指纹图谱，并指出红花岩黄芪与黄芪所含的化学成分有巨大差异。王琳等采用薄膜分散法制备普通的人

参皂苷 Rh_2 脂质体和甘草次酸修饰的人参皂苷 Rh_2 脂质体，并通过细胞实验发现该化合物对人肝癌细胞 SMMC-7721 的生长有显著抑制作用。任慧玲等采用 UPLC-Q-TOF-MS 法分析达原饮乙醇提取物中的化学成分，并研究达原饮对 LPS 诱导的大鼠发热模型的解热作用及其机制。结果显示，达原饮中的黄酮、皂苷、生物碱和有机酸类化合物是发挥解热作用的主要化学成分。

（2）中药药理研究　①抗炎及免疫调节：Tsang SF 等报道了中药有效成分白藜芦醇及其异构体可通过下调 NF-κB 及 phosphatidylinositol 3′-kinaseserine/threonine kinase 信号通路的表达，抗急性胰腺炎中胰腺的氧化损伤。②心血管系统作用：Deng YP 等发现丹酚酸 B 结合人参皂苷 Rg_1，可以降低细胞因子 TNF-α、IL-1β、RANTES 及 VCAM-1 的含量表达，防止缺血再灌注造成的损伤，保护心血管系统。③神经系统作用：刘丽娜等研究发现，槲皮素可抑制大鼠脊髓背根神经节神经元 NAV1.8 通道活性，进而降低痛觉信息的传递，改善慢性内脏痛，镇痛效果呈浓度依赖性和电压依赖性。Thomas F 等研究了黄连主要成分黄连素、黄连碱、药根碱、巴马汀的抗氧化应激反应作用。采用 ELISA 方法测定用药前后神经细胞氧化应激反应模型中，硫氧还原相互作用蛋白及细胞凋亡信号调节激酶的含量变化。结果显示，用药后两种氧化应激反应标志物均显著降低（$P<0.05$），提示黄连具有抗氧化应激反应、保护神经系统的作用。赵迎盼等研究表明，肠安 1 号方的作用靶点部位涉及"脑-肠"两部分，可降低大鼠直肠扩张疼痛域值，下调结肠黏膜 5-羟色胺，下调海马组织中神经营养因子的表达，从而发挥止痛作用。④抗肿瘤

作用：Tan GS 等报道了中药复方可以通过 MIR-1180 抑制 NF-κB 信号通路的活化，从而促进肝癌细胞的凋亡。Chan SY 等研究发现，扁豆能诱导鼻咽癌细胞凋亡，其抗癌作用可能与激活特异性促凋亡蛋白 3、8、9 有关。Chen GQ 等报道了常山酮通过抑制 AKT/mTORC1 信号通路的表达和糖代谢，抑制大肠癌的生长。⑤组学与药物代谢动力学：Luan L 等采用综合尿代谢组学分析方法，鉴定了中药治疗特发性帕金森病的关键靶点，发现 18 个潜在的中药疗效靶点，以及 1 个特异性靶点与帕金森病疾病进程密切相关。⑥其他作用：Wang SW 等采用网络药理学技术方法研究了二仙汤对绝经后女性的内分泌调节作用，发现共有 34 条信号通路，12 个靶点基因与二仙汤的疗效作用有关。Quan L 等通过研究发现，松茸菌丝可以调节小鼠模型体内的多条氧化反应通路，降低 5′-AMP 活化的蛋白激酶的表达，发挥抗疲劳作用。Zhou XL 等报道了丹参水提液通过减少 CYP2E1 活性和抑制氧化应激反应，降低乙酰氨基酚引起的大鼠肝细胞毒性，起到保护肝脏的作用。

2. 中医临床研究

孙桂萍等对耳穴磁疗治疗不同中医证型之高血压病进行了临床随机对照实验，实验组为不加压磁珠（30 人），比较组为磁珠加压（30 人）。结果显示，耳穴磁疗对高血压病有显著疗效（$P < 0.001$），并适合不同证型的高血压病患者。许明珠等将 65 例颈型颈椎病患者随机分为腹针加中频组（治疗组）33 例和单纯中频组（对照组）32 例，观察腹针结合中频脉冲电治疗颈型颈椎病的疗效及对斜方肌表面肌电图的影响，比较第 1 次即刻针刺后及针刺 1 个疗程后各指标的变化。结果表明，腹针疗法结合中频脉冲电治疗能更好地缓解颈型颈椎病患者颈肩部疼痛症状（$P < 0.05$），并可提高斜方肌抗疲劳能力，且效应即刻明显。牟静等将 60 例压疮患者随机分为体外冲击波联合微电流治疗试验组（30

例）和常规治疗对照组（30 例），观察体外冲击波联合微电流治疗压疮的临床效果。结果，常规治疗和体外冲击波联合微电流对压疮的治疗均有效；体外冲击波联合微电流对压疮患者的疼痛治疗明显优于常规治疗（$P < 0.05$）。何宇等将 60 例脑卒中患者随机分为眼针结合作业治疗试验组（30 例）和仅作业治疗对照组（30 例），观察眼针结合作业治疗对脑卒中患者日常生活活动能力和上肢运动功能的疗效。结果眼针结合作业治疗的疗效明显优于单纯作业治疗（$P < 0.01$）。李莉等将 80 例眨眼症患儿随机分为口服维生素 AD 滴剂对照组（40 例）、口服益视颗粒治疗组（40 例），观察了中成药益视颗粒对治疗儿童眨眼症的疗效。结果使用中成药益视颗粒的治疗组的总有效率显著高于使用西药的对照组（$P < 0.05$）。刘农虞等观察筋针治疗不同部位软组织损伤即刻止痛效果，对 140 例软组织损伤患者，按照"以痛为输"的取穴原则，根据损伤部位采用筋针治疗，应用视觉模拟评分 VAS 量表观察其治疗前后即刻止痛效果。结果，"筋针"对各部位的软组损伤均有显著的即刻镇痛效果（$P < 0.001$）。Chua KK 等进行了涤痰汤治疗帕金森病的临床双盲随机对照试验，将纳入研究的病人随机分为涤痰汤治疗组和安慰剂对照组。结果，涤痰汤对于帕金森病有明显的疗效（$P < 0.05$），且副作用较小。

（撰稿：徐　为　徐大基　审阅：黄　健）

【台湾中医药】

1. 基础理论研究

赵久惠等使用美国安德森癌症中心制定的简明疲惫量表（BFI）与北京中医药大学王琦等制定的中医体质量表（CCMQ）探讨癌症患者中医体质类型与癌因性疲惫的相关性。结果显示，41.2%的肿瘤病人属于中重度疲惫型，气虚体质与阳虚体质等偏颇体质跟癌因性疲惫呈统计上显著相关（$P <$

0.001，$P<0.001$），气虚体质的疲惫胜算比是非气虚体质的 1.99 倍。

2. 中医临床研究

（1）中医诊断 徐明义将 65 例多囊卵巢综合征（PCOS）患者及 41 例非 PCOS 患者分为肾气虚型、肾阴虚型、肾阳虚型、脾虚型、痰湿型、血瘀型、肝郁气滞型，分析其证型、实验室检验值与 PCOS 之间的关联性。结果，痰湿型是 PCOS 最常见的证型；肾虚是 PCOS 发病的基本因素；LH（黄体生成素）/FSH（促卵泡素）值是区分肾阴虚、肾阳虚的关键，LH/FSH 比值高者，一般以肾阳虚为主；肾阳虚组与痰湿组的 BMI 与胰岛素较其他组偏高，显示肥胖与胰岛素抵抗具有相关性。

徐氏还进一步分析了不同证型 PCOS 患者，结果，肾阳虚型年龄较大、身体质量指数较高（肥胖）、胰岛素及胰岛素抗性较高；脾气虚型雄激素、抗缪勒氏管激素（AMH）较低，脾阳虚型超敏 C 反应蛋白（hsCRP）较高，硫酸脱氢表雄酮（DHEAs）较低；痰湿型雄激素、身体质量指数、胰岛素及胰岛素抗性较高，性激素结合球蛋白（SHBG）较低，hsCRP 较高。进一步分析显示，畏寒肢冷者高密度脂蛋白（HDL）较高；手足心汗者较年轻；心悸者促甲状腺激素（TSH）较高，低密度脂蛋白（LDL）较高，高雄激素比例较低；乳胀者 SHBG 较高；口干多饮者在雄激素比率上发生率较低，LH/FSH 比值及 DHEAs 都较低；消谷善饥者寡月经比率偏高，FSH 及 HDL 较高；小便色黄者肥胖比率、空腹胰岛素、甲状腺球蛋白（TG）、总睾酮较高。

戴承杰收集肺癌、大肠直肠癌与乳癌患者在化疗前、化疗第 1、3、6 个月与化疗后 1 个月的经络能量、中医体质量表评估、癌症症状、生理检验值与生活品质资料进行分析。结果：①整体经络能量在治疗第 6 个月较治疗前为低（$P<0.05$），阳虚、阴虚、痰瘀型体质在化疗后均有更虚的倾向。②肺癌患者的阳虚与痰瘀体质较乳癌患者更虚（$P<0.$

05），症状干扰程度较乳癌患者为高（$P<0.05$）。③谷草转氨酶（AST）的值在化疗结束后 1 个月明显较治疗前为高（$P<0.05$）。④心智与身体成分的生活品质（PCSs）不受治疗时间因素影响，但肺癌患者的 PCSs 较乳癌的 PCSs 分数为差（$P<0.05$）。⑤两步集群分析将经络能量集群分为 3 组，分别命名为低、中、高经络能量组，肺癌、大肠直肠癌、肝癌患者在低经络能量组的百分比较乳癌为高（$X^2 = 25.04$，$P<0.01$）；在阳虚体质、症状严重度与困扰程度、血色素检验值、身体成分和健康状况等相关生活品质得分上，三组经络能量有显著差异。表明整体经络能量在治疗第 6 个月较治疗前为低，且与其他健康指标有显著相关，显示可以用中医经络能量的观点来描述癌症患者的健康状态。

蒋依吾使用舌诊仪以非侵入拍摄方式取得乳癌患者和正常人的舌头影像，经自动化舌诊系统分析后统计乳癌患者与正常人舌象的特征差异，并以乳癌患者舌象特征与其西医检验资料进行交叉比对，找出可评估患者病况的舌象特征。结果，乳癌 0 期、1 期患者与正常人舌象特征显著差异部分为：舌苔整体（$P=0.018$）、舌苔最小面积（$P=0.047$）、舌苔最大面积（$P=0.000$）、舌苔厚薄（薄苔）（$P=0.007$）、整体舌头长宽比（$P=0.008$）、裂纹数量（$P=0.006$）、齿痕肝胆左区数量（$P=0.000$）、齿痕肝胆右区数量（$P=0.014$）、朱点数量（$P=0.000$）、朱点最大面积（$P=0.024$）、朱点脾胃区个数（$P=0.000$）与朱点心肺区个数（$P=0.000$）达显著水平，上述舌象特征表现会因有否罹患乳癌而有数据上的差别，可借此鉴别乳癌初期患者。

（2）中医内科 王惠畅研究显示，当归补血汤对乳癌患者接受化疗后的白细胞、红细胞、血红蛋白、血小板指标有正面效益。

（3）中医外科 杨贤鸿将 70 名接受放射线治疗的头颈部肿瘤患者随机分为中药组 35 人、西药组 35 人。中药组于每日放射线治疗及睡前涂抹中药外用复方"白芷芦荟凝胶"，西药组涂抹类固醇药膏,以美国国立癌症研究所制订的通用不良反应术语标准 4.0 版本(CTCAE)评估皮肤损伤程度,以 M. D. Anderson 证候调查问卷评估生活品质。结果:①第 10 次放射线治疗时,中药组皮肤情况比西药组好,且有统计学显著差异($P=0.004$),第 20、30 次治疗时两组均无统计学的显著差异。中药组整体疗程的皮肤情况比西药组好,且有统计学显著差异($P=0.012$)。②比较治疗过程中患者对痛、痒、紧绷、舒适度、脱皮程度等主观症状的改善程度进行评分,仅紧绷感在第 20 次放射线治疗时西药组较中药组好且达到统计学的显著差异($P=0.03$),两组间的整体评估无显著差异。第 27 次放射线治疗后,中药组对于痒的减轻及舒适度的改善都优于西药组且有统计上的差异。表明白芷芦荟凝胶治疗放射线皮肤炎较类固醇效果佳,且对生活品质的改善有帮助。

3. 中药研究

(1)中药资源　陈世雄搜集了 4 种紫苏种原(紫苏 *Perilla frutescens*、皱叶紫苏 *Perilla frutescens* var. *crispa* f. *viridi-crispa*、青紫苏 *Perilla frutescens* var. *crispa* f. *viridis* 及皱叶青紫苏 *Perilla frutescens* var. *crispa* f. *viridi-crispa*)进行紫苏的有机 GAP 栽培模式研究。结果,以牛粪堆肥 4 000 kg/ha 与 8 000 kg/ha 处理的紫苏产量最高,以化学肥处理的产量最低。陈氏搜集 8 种姜黄种原(姜黄鲜黄种 *Curcuma aromatica*、姜黄橙黄种 *Curcuma longa* L.、莪术 *Curcuma zedoaria*(BERG.)Roscoe、广西莪术 *Curcuma wenyujin* Chen et Ling 及自日本引种的三种药用姜黄分别为春郁金 *Curcuma aromatica*、秋郁金 *Curcuma longa* L.、紫郁金 *Curcuma zedoaria* Roscoe(两种)进行姜黄的有机 GAP 栽培模式研究。结果,有机肥施用量 6 000～8 000 kg/ha 可以获得较高姜黄产量;橙黄种与鲜黄种姜黄连作栽培以 8 000 kg/ha 处理根茎产量最高,分别为 48 283 kg/ha 与 48 117 kg/ha。

吴金滨透过已驯化的枇杷细胞株,利用生物反应器培养以寻找促进植物细胞生长及合成二次代谢产物的方法。结果:①最适当高浓度培养条件为 MS 培养液 BA 2.5 ppm,NAA 1 ppm,碳源为 3% 蔗糖,25±1 ℃ 恒温,转速为 80 rpm。②碳源为蔗糖时,细胞干重、二次代谢产物产量及培养效率最优良;不同三萜酸类的生产方面,蔗糖培养系统利于委陵菜酸(TA)的生产,果糖培养系统利于科罗索酸(CA)的生产。③添加离子后,培养至第 20 d 能达到最高干重,第 26～30 d 时可达到最高的三萜酸类产量。④第 16 d 添加茉莉酸甲酯 100 mM 进行诱导可有效增加细胞干重 15%,总三萜酸含量增加 23%,TA 含量增加 55%。⑤添加 0.5 mM 的醋酸可全面提升三萜酸的产量。⑥传统型转子能得到较多的细胞重量,离心型转子可提高二次代谢产物的产量。⑦35 L 生物反应器平行放大条件建立,能生产出 11.48～12.7 g/L 之间的细胞干重,151.54～135.48 mg/g 之间的三萜酸。

(2)中药质量评价　李孟修应用等温圈环式核酸扩增法(LAMP),对中药材正品的目标基因如核糖体核基因或叶绿体基因组中的 6 个特异区域设计 4 种特异引子(Primer),并在恒温条件下(65 ℃)完成标的基因的核酸扩增反应,建立了辨别白花蛇舌草(*Hedyotis diffusa*)、蒲公英(*Taraxacum formosanum*)及粉防己(*Stephania tetrandra*)正品及其易误用、混用药材的方法。

黄琼华以黑枣、何首乌、佛手柑、玄参、红枣、独活等 25 种不易于室温贮存的中药为研究对象,评估中药材辐射灭菌前最适合的干燥处理方式。结果:①药材经干燥、真空包装后可降低 60Co 辐射灭菌的剂量,且可使药材保持较长时间的无菌状态。②对大部分的药材而言,6kGy 的 60Co 辐射剂量适合长时间的室温贮存,但是黑枣的辐射灭菌剂量须高于 9kGy。

林丽纯等收集台湾北、中、南部中医院、中医诊所及中药房的 69 件连翘饮片,利用性状特征、组织切片显微镜检、水抽提物、稀醇抽提物、薄层层析、指纹图谱分析及定量等方法,进行连翘的品质分析。结果:①由样品外观特点可知69个样品中有6件青翘和63件老翘。②由切片显微观察可知青翘和老翘有相似的组织结构,但青翘具有较肥厚的软组织,切片的时候散发出较浓烈的气味。③青翘与老翘有相似的 TLC 和 HPLC 指纹图谱;比较其水提取物、稀醇提取物和主要成分(连翘酯苷 A,连翘苷,松脂醇及牛蒡苷元)的含量,青翘含量远高于老翘。④比较台湾北、中、南部样品,发现中部样品具有较高含量的水提取物与稀醇提取物;来自中医诊所的水提取物及稀醇提取物样品的含量较低。

(3)中药药剂　余建志利用防潮包衣对六味地黄颗粒进行包裹。结果,经由一日饮片量换算确实可减少服用量,以达到六味地黄散质量精致化的目的;7 种批量生产的六味地黄防潮包衣颗粒的药剂性质具有一致性。

余氏还进行六味地黄高倍浓缩微锭的研制开发,采用六味地黄冷冻干燥粉末搭配打锭降低其表面积,同时提高表面致密度,探讨其最佳处方与制程。结果显示,六味地黄浓缩微锭:①有很好的防潮性,其崩散时间也较其他锭剂久,可延长药物释离的速度。②由其指标成分效价推论服用量可以降到原来服用量(1 d 饮片量)的 1/3。

许顺吉选用以挥发油为关键药理成分的桂枝与丹皮,探讨其挥发油萃取的关键要素。结果:①桂枝与丹皮以煎煮收集 2 h 最佳,影响萃取参数最显著的为萃取温度与水量比;萃取温度由 98 ℃升至 99 ℃时,其萃取率增加 50%～100%。②桂枝挥发油成分桂皮醛以 4 800 rpm、40 min 制程,配合 20% 赋形剂使用量最佳;丹皮挥发油成分丹皮酚以 4 800 rpm、10 min 制程,配合 30% 赋形剂使用量最佳。③制造成传统颗粒与圆粒后,发现安定性排序皆为,含包覆剂圆粒＞含包覆剂传统颗粒＞不含包覆剂传统颗粒。提示包覆剂的添加虽然有助于挥发油的保存,但是新一代剂型的选用能为挥发油提供更安定的环境。

温国庆以白蔹及蜜红葡萄的指标成分 myricetin、quercetin、resveratrol 为标点,进行其抑制基质金属蛋白酶(MMPs)活性的上游调控机制的探讨,并将上述标的物制备成固态脂质纳米微粒(SLN)、纳米结构脂质载体(NLC)和乳剂(Em)3 种剂型,探讨其药物载体物化性质及经皮吸收效果。结果:①包覆 0.5%(w/v)的药物载体的平均粒径与未含药的空白处方无差异,其趋势为 NLC＜Em＜SLN。以 NLC 系统粒径最小,介于 150～250 nm。②经穿透皮肤实验结果,myricetin、quercetin 的穿透速度以 NLC 系统最高,resveatrol 以 Em 系统最好。三化合物穿透皮肤的能力为 resveratrol＞quercetin＞myricetin。③皮内含量实验结果,myricetin 在 NLC 系统中最好,quercetin 在 Em 系统中最好,resveratrol 在 NLC 系统中最好。④探讨化合物从制剂中释放到皮肤表面的能力,发现 myricetin 释放速度是 NLC＞SLN,quercetin 和 resveratrol 的释放速度趋势为 Em＞NLC＞SLN。⑤从示差热扫描分析与穿透式电子扫描显微镜结果影像图,固态脂质虽然属于非稳定的 α 脂质晶型结构,但为边缘明显圆形的表面形态,且经三周内验证其粒子颗粒、分散指标以及表面电位稳定,因此为安定的药物载体。结果表明,NLC 系统的穿透速度、皮内含量和释放速度最高。

温晓薇发现葛根芩连胶囊的最适合制程为,以 6 倍水量萃取 2 h,将萃液浓缩至密度 1.111 g/ml 制成初浸膏,再以 60% 乙醇进行醇沉,于 4 ℃放置 24 h,以烘干方式去除酒精,制成终浸膏;终浸膏与玉米淀粉混合、干燥以制成葛根芩连粉,包装至胶囊中成为葛根芩连胶囊。由抗菌与抗炎反应的结果可知,初浸膏与终浸膏都可抑制沙门氏菌和金黄色葡萄球菌的生长,终浸膏抑制前列腺素 E_2(PGE$_2$)生成效果较佳。显示以水萃醇沉的方式制备葛根芩连粉可有效降低药材体积,使产品精致化而可填充于胶囊中。

王静琼进行四物汤水煎剂与浓缩制剂的生物等效性研究,在含等量阿魏酸的情况下,浓缩制剂(18 g)的体内生体可用率比水煎剂(135 ml)高;水煎剂的吸收较易受人的年龄影响,其最大血中浓度(C_{max})及曲线下面积(AUC)皆小于浓缩制剂。显示浓缩制剂有血中浓度高的优越性,水煎剂则具有快速吸收的好处。

(4)中药炮制 周志中以台湾产狗尾草为试验药材进行炮制研究,结果:①药材萃取方面,半酒水萃取物的抗氧化能力优于水煎液;对采收部位而言,茎部抗氧化能力最佳;对加工方式而言,烘干的抗氧化能力最佳。②其抗氧化活性与多酚类的含量有正相关的趋势,但与类黄酮的含量并无明显相关性。③储藏6个月的抗氧化活性高于储藏0个月,冷藏或室温储藏无明显差异。④低温(40 ℃)干燥为最佳的干燥加工方式,能使抗氧化活性保留最大程度。⑤60 ℃、60%酒精及萃取5 h为最佳的萃取方法,所获得的萃取物具有较佳的抗氧化活性。

(5)中药药理 郭代璜进行绿豆癀的毒性研究,结果:①正常剂量及中高剂量的绿豆癀可改善CCl_4诱导的肝损伤。②长期投予高剂量(1 g/kg)的绿豆癀可导致大鼠体重下降、情绪易怒、毛发稀疏失去光泽、活动力不佳,甚至死亡,组织切片观察发现其肾脏有中度至重度的损伤。③细胞毒性试验发现绿豆癀对5种细胞(HEP-G2、MCF-7、HT-29、PC-3及HELA)的毒性并不显著。④高浓度的绿豆癀酒精萃取物对小鼠脾脏细胞具有毒性,可促进脾脏细胞的增生。表明低剂量绿豆癀有某种程度的功效,但长期高剂量的投予应谨慎。

刘怡旻将生柴胡与其醋制品(3~15 g)、生首乌与其经黑豆汁拌蒸后所得的制首乌(10~30 g)以大白鼠相对于人体的代谢系数(6.25)进行换算后的剂量,利用胃管投予食源性肥胖大鼠,1次/d,连续12周。结果:①柴胡及其醋制品均可改善肥胖大鼠的血脂异常,抑制白色脂肪细胞体积增大,减缓脂质过氧化与肝脏脂肪异常蓄积;此作用可能与增加肝脏氧化体增殖活化受体(PPARα)及脂质氧化相关酵素(ACO)的表现有关。醋柴胡的这些效力均较生柴胡为佳,可能与醋制可增加柴胡皂苷D的释出有关。②制首乌调节血脂异常、不易形成体脂肪的功效与增强PPARα和ACO蛋白的表现量均不如生品,可能与黑豆汁拌蒸后会降低药材大黄素的释出相关。③柴胡及其醋制品、生首乌与制首乌于本实验使用剂量服用12周均不会造成大鼠肝肾功能的异常。

温晓薇以SD大鼠进行台湾蒲公英(*Taraxacum formosanum* Kitamura)的口服急毒性试验(蒲公英水萃物冻干粉剂量为5 g/kg bw)及28 d亚急毒性试验(蒲公英水萃物冻干粉剂量为2、1、0.5 g/kg)。结果,蒲公英水萃物冻干粉在急毒与亚急性毒性试验中皆未造成大鼠中毒与死亡,实验组大鼠体重、饲料利用率、血液学变化、尿液学变化、凝血时间、血清生化值、脏器重量变化百分比与控制组无显著差异;大鼠肉眼病变图、组织切片的结果在高剂量组皆无病变。采用安姆氏试验法(Ames test)测试台湾蒲公英水萃液对两种标准的沙门氏菌(*Salmonella typhimurium* TA98及TA100)菌株的致突变性,显示蒲公英水萃液在不同处理浓度(5、2.5、1.25、0.625、0.312 5 mg/plate)下对沙门氏菌的回复突变菌落数皆与阴性对照组无显著差异。将台湾蒲公英加入金银花、薄荷、甘草、罗汉果和红枣以及冰糖与蜂蜜(饮品A336)或是加入红枣、甘草与冰糖和柠檬浓缩汁(饮品B275),制成两种不同口味的饮品,进行饮品灭菌条件测试,发现100 ℃灭菌20 min为最适灭菌条件。

陈志豪利用鸡胚胎蛋为平台筛选具有抗流感病毒作用的中药及其药效。结果:①山楂、牡蛎、紫苏叶、菟丝子、韭菜子、海螵蛸等22种中药萃取物具有抗流感病毒的功效。②山楂、山茱萸、木香、荆芥及紫苏叶同时对A型及B型流感病毒有效。③细胞毒性(CC_{50})试验中,除了木香具有较高的细胞毒性外,其他21种中药萃取物对细胞毒性极低。

林文川以CCl₄诱发小鼠慢性肝炎、高脂饲料诱发小鼠肥胖及去卵巢诱发小鼠骨质疏松等实验模式,评估黄花石斛粗萃物的护肝、抗肥胖及改善骨质疏松的功效。结果:①黄花石斛粗萃物不具有保肝及抗肥胖的效果,但可减缓小鼠去卵巢诱发的钙质流失,黄花石斛不可消化多糖也具有此作用。②体外的粪便发酵实验证实不可消化多糖可促进比菲德氏菌的生长。③在去卵巢大鼠钙平衡试验中,黄花石斛粗萃物可促进肠道钙的吸收,粪便培养实验发现比菲德氏菌的增生。

徐丽芬进行台湾特有菊科植物阿里山蓟的抗炎与护肝功能的研究,结果:①阿里山蓟的地下部(根部)抽出物具有抗炎活性,与地上部抽出物比较后发现不具细胞毒性,且可保护对乙酰氨基酚诱导小鼠FL83B肝脏细胞损伤的效果。②分析阿里山蓟的地下部不同分层抽出物发现,乙酸乙酯层较其他分层含有较高的酚类化合物,并且从地下部乙酸乙酯层分离纯化得到两种化合物syringin与ethyl caffeate。

杨友仕进行薏苡仁及其中成药制剂对胚胎着床的安全性研究。结果:①薏苡仁煮汤后的汤剂及颗粒、薏苡仁浆及中成药薏苡仁锭会在特定剂量连续喂食的情况下对小鼠胚胎植入的怀孕模式造成影响。②薏苡仁对子宫内膜组织中与怀孕过程有关的重要细胞激素生长因子的基因表现有抑制的趋势,对子宫内膜组织的上皮细胞与间质细胞的固着相关分子也会产生影响。③利用薏苡仁指标成分的研究发现其会影响体外胚胎着床的指标成分,这些指标成分对子宫内膜细胞株RL-95-2的重要细胞固着相关分子表现会造成影响。④将薏苡仁指标成分以特定剂量连续喂食会对小鼠胚胎植入的怀孕模式造成影响,其机制与抑制子宫内膜组织中已知重要细胞激素与生长因子的基因表现有关。

陆德龄利用细胞培养肾小管模式评估马兜铃酸、含马兜铃酸的方剂辛夷散、麻黄附子细辛汤、当归四逆汤以及厚朴的成分honokiol、含honokiol的厚朴温中汤对肾脏的毒性。结果:①以马兜铃酸处理三度空间培养的肾小管,其抑制肾小管生成的浓度(约25～50 μM)相较于抑制平面细胞浓度(>100 μM)更接近于动物模式,因此这种三度空间培养模式可用于测定药物对肾小管的影响。②辛夷散、麻黄附子细辛汤、当归四逆汤和厚朴温中汤对肾小管生成数目影响不大,但使用显微镜细部观察发现肾小管周围均有小的细胞碎屑团块出现。③厚朴中极低剂量honokiol(约5～10 μM)对肾小管就有毒性。

周圣杰对台湾特有菊科蒿属植物的抗癌、抗病毒、镇痛、抗炎与免疫调节功效予以评估,结果:①细叶山艾萃取物中发现具显著抑制B型肝炎病毒DNA复制的天然成分,其对B型肝炎病毒X基因启动有显著促进作用。②分离细叶山艾得到的p-hydroxyacetophenone可能透过抑制病毒颗粒从细胞分泌的途径从而间接抑制肝炎病毒的产生。③细叶山艾乙醇抽提物具有镇痛及抗炎作用,其作用机制可能与提升肝脏中抗氧化酵素SOD活性、减少足跖组织中MDA的含量、IL-6及肿瘤坏死因子-α(TNF-α)的浓度进而达到抗炎的作用有关。④蒿属植物水萃物可促进TNF-α与IL-6的增加,并在合并后降低脂多糖(LPS)的释出。

李美贤等进行台湾钩藤(Uncaria hirsuta Haviland)的活性成分分析及神经保护作用的研究,结果:①利用薄层色谱分析、高效液相层析与高效液相层析仪-固相萃取仪-核磁共振仪进行成分的分析与比较,台湾钩藤叶部的水粗萃取物的化学成分与中药材钩藤有明显不同,含有其他多种吲哚生物碱的成分。②被动回避实验发现,半乳糖诱导可引发小鼠记忆衰退,而投药的各粗萃物组停留在明亮室的时间明显高于半乳糖诱发的实验对照组,显示台湾钩藤及药用钩藤的粗萃物在记忆能力的巩固上有其效果,但在水迷宫实验则没有明显效果。③经由半乳糖诱导后的小鼠在血液中或脑中的 MDA 含量皆较正常小鼠多,显示半乳糖会诱发脂质过氧化增加;投予台湾钩藤及药用钩藤粗萃物后,MDA 含量有下降的现象,显示其具有降低脂质过氧化的能力。④细胞实验发现台湾钩藤叶部水萃物及药用钩藤药部水萃物有较小的细胞毒性,对抗 6-羟基多巴胺诱发的细胞毒性,明显增加细胞存活率,显示其具神经保护能力。

徐雪莹评估甘草及茶多酚单独或并用处理的辐射保护功能,结果:①辐射照射前的甘草酸(GA)和表没食子儿茶素没食子酸酯(EGCG)处理,将减少辐射诱发的活性氧(ROS)生成及 DNA 损伤,并可显著降低细胞中的细胞激素含量。②连续处理 GA 和 EGCG 后,对 4Gy 辐射照射的小鼠脾脏指数降低现象具显著的回复功能($P<0.01$)。③经 GA 和 EGCG 药物处理的小鼠与未经处理者相较,各项血清肝肾生理指数均未呈现显著差异。④甘草及茶多酚对辐射所诱发的细胞及个体损伤具有保护功效。

黄俊发等以动物模式比较朱砂单方及含朱砂的复方中药对于肝脏和肾脏毒性损伤的安全性研究。结果:①给予鼷鼠连续喂食较高剂量朱砂单方(100 mg/kg)与氯化汞($HgCl$ 2～0.2 mg/kg)2 周后,引起肝肾功能损伤,汞金属大量蓄积于肝肾组织中,肝肾组织结构破坏,相关毒性损伤指标改变(脂质过氧化产生、谷胱甘肽减少(耗损)、与细胞组织毒性伤害有关的重要传讯核糖核酸改变(Kim-1,HO-1,Caspase-3,GPx)),且氯化汞组的反应程度比高剂量朱砂单方组要高出许多。②低剂量朱砂单方(10 mg/kg)连续喂食 2 周后,引起肾脏损伤(尿液中蛋白含量增加,脂质过氧化产生,Kim-1、Caspase-3、GPx 等与毒性伤害有关的传讯核糖核酸改变,组织构造异常,汞金属明显蓄积于组织中),而肝脏组织的伤害则是在连续喂食 4 周后才观察到。

翁芸芳建立人类细胞色素 p450 分析系统,进行中药对 p450 影响的研究。结果显示,枸杞、大枣、茴香、延胡索、薏苡仁、山药对 p450 有抑制作用。

吴钰琳研究蟾酥成分中的蟾蜍灵对细胞发炎反应的影响。结果,蟾蜍灵增强了蛋白质激酶C所引发的第二型环氧化酵素及白细胞介素-8 的传讯核糖核酸与蛋白质的表现;蟾蜍灵可能通过作用在有丝分裂活化蛋白质激酶及 NF-κB 讯息路径上来增强有丝分裂活化蛋白质激酶磷酸化及 NF-κB 往细胞核的转位,进而调控蛋白质激酶C所诱发的细胞发炎。

陈世铭等长期投予纯系小鼠低剂量马兜铃酸(AA)诱发与人类马兜铃酸肾病(AAN)相似的肾炎,评估绿茶(GT)、儿茶素(CAT)对 AAN 的改善效果。结果:①连续给予 56 d AA 会造成尿蛋白、N-乙酰-β-D-氨基葡萄糖苷酶(NAG)、尿素氮(BUN)及血糖值轻微上升;肾组织镜检发现肾小管萎缩、间质细胞浸润和纤维化;免疫荧光染色发现肾小管间质巨噬细胞浸润,转化生长因子-β(TGF-β)、肿瘤坏死因子-α(TNF-α)沉积明显增加,基质金属蛋白酶-9(MMP-9)有些许沉积。肾脏受损的情形在停止投予 AA 后不但没有恢复,反而恶化。②经口投予 GT 150 mg/kg 或 CAT 50 mg/kg,可降低小鼠 NAG、BUN、血糖值;组织学观察发现肾小管萎缩、间质细胞浸润和纤维化的情形皆有缓解。表明 GT、CAT 会有效改善 AAN 病人的肾脏功能。

陈旺全等从中草药化合物库中筛选出 8 个具有抑制酪胺酸酶功效的中草药活性分子,发现其分别来自于牛至、青藤、倒地铃、黄藤、茜草、山埔姜、赤芍药、金银花。利用酪胺酸酶的酶活性抑制实验,分为对照组{市售的曲酸($IC_{50}=40.69\ \mu M$)、熊果素($IC_{50}=368.93\ \mu M$)}和实验组(8 种中草药活性分子)进行实验。结果,来自于牛至、青藤、倒地铃、黄藤的成分和曲酸抑制酪胺酸酶的活性 IC_{50} 低于 100 μM;来自于茜草、山埔姜、赤芍药、金银花的成分抑制酪胺酸酶的活性介于曲酸和熊果素之间。

（6）方剂研究　蔡东湖研究补阳还五汤和阿司匹林在生物体内的交互作用和代谢情况,实验组大鼠给予补阳还五汤(100 mg/kg)连续口服 5 d,对照组给予空白剂 5 d,第 6 d 皆于股静脉注射阿司匹林(10、30 或 100 mg/kg)。结果,补阳还五汤不影响阿司匹林及其代谢物水杨酸的血中及脑中药物浓度及相关药物动力学参数;补阳还五汤不影响血液的凝血功能。

何善台进行纳布啡(nalbuphine)与龙胆泻肝汤的中西药交互作用研究。结果,服用多剂量龙胆泻肝汤并服 nalbuphine 者,nalbuphine 最高血中浓度及吸收量显著高于单独口服 nalbuphine 者,多剂量组的影响高于单剂量组。

叶静华进行小柴胡汤对糖尿病肾病的保健功效研究,利用链脲霉素(STZ)诱导糖尿病肾病的小鼠动物模型,体外细胞实验利用高糖暴露的肾丝球细胞产生高氧化压力模式,进行抗氧化与护肾疗效评估。连续 28 d 灌食北柴胡和高氏柴胡两种小柴胡汤给正常小鼠,进行安全性评估,利用肾脏上皮细胞(NRK52E cell)进行肾脏细胞毒性试验。结果:①北柴胡和高氏柴胡制备的小柴胡汤(300 mg/kg)均对STZ诱导的第一型糖尿病肾病小鼠的肾功能具有改善作用,且高氏柴胡制备的小柴胡汤效果更佳。②小柴胡汤对于肾脏保护作用的机理为,减少肾组织中转化生长因子-β(TGF-β)、纤维连接蛋白、IV 型胶原的 mRNA 表现与蛋白合成,增加肾脏保护骨形态发生蛋白-7(BMP-7)的 mRNA 表现与蛋白合成,降低肾脏间质细胞因为高糖所造成的氧化压力。③28 d 安全性评估与肾脏细胞安全性试验显示,北柴胡与高氏柴胡制备的小柴胡汤对肾脏细胞与小鼠全身没有毒性,最大安全剂量可达 3 g/kg。

刘嘉燿进行四物汤诱导癌症干细胞对化疗药物敏感性的研究。结果,四物汤水萃物与化疗药物的二阶段疗法对卵巢癌干细胞具有抑制生长的作用,可降低传统化疗药物剂量,减少因化疗所产生的副作用。

许准榕进行桃仁承气汤及三黄泻心汤合用阿司匹林治疗缺血后脑中风及降低神经行为缺陷的交互作用与副作用。结果:①单独喂食小鼠桃仁承气汤、三黄泻心汤或阿司匹林,或者并用中药方剂与阿司匹林,都会抑制血小板的凝集,但不会造成出血性的副作用。②三黄泻心汤可减少胃出血,但会造成体重减轻及精神不佳。表明三黄泻心汤可能具有止血的效果,以防止药物造成的出血性副作用;桃仁承气汤并用阿司匹林能够抑制中风后脑内微小血栓的凝集而治疗中风,且不会有出血性副作用。

陈明丰探讨香砂六君子汤合用雷贝拉唑(rabeprazole)对胃食管反流病(GERD)的疗效。结果,香砂六君子汤可轻度增加 rabeprazole 改善胃食管逆流的效果,显著减轻胃胀及胃闷。

吴龙源等探讨归脾汤(GPT)(1 g/kg)对链脲霉素(STZ)诱发高血糖鼠在水迷宫学习障碍的影响。结果:①GPT 预防组对于口服葡萄糖后血糖及血中胰岛素浓度变化与 STZ 诱发组比较,并无显著差异。②GPT 治疗组对于口服葡萄糖后血糖变化比 STZ 诱发组低($P<0.001$),血中胰岛素浓度并无差异。针对 GPT 对 STZ 诱发高血糖鼠学习记忆的研究。结果,GPT 治疗组显著改善 STZ 诱发高血糖鼠空间性学习操作障碍($P<0.05$);GPT 不论治疗组或预防组均可改善 STZ 诱发高血糖鼠参考记忆障碍的现象($P<0.05$,$P<0.01$);预防组可改善 STZ 诱发高血糖鼠工作记忆再学习障碍的现象($P<0.01$);治疗组可改善 STZ 诱发高血糖鼠工作记忆再现障碍的现象($P<0.01$)。表明GPT 对 STZ 诱发高血糖鼠的学习记忆障碍有改善作用,且可改善 STZ 诱发高血糖鼠在水迷宫学习操作、参考记忆及工作记忆的障碍,其作用机制可能与改善血液葡萄糖的调节能力有关。

林立伟等从结构生物学角度探讨疏经活血汤对抗凝血剂的中西药交互作用。结果,疏经活血汤的生物活性成分橙皮素和华法令分别在细胞色素P450 2C9(CYP2C9)的活性区和异位调节区产生了中药小分子和西药小分子的交互作用,其两个分子间主要的作用力来自于氢键,进而导致橙皮素在CYP2C9抑制华法令的代谢作用活性。

4. 医史文献研究

(1) 医药古籍 骆国忠等以王好古《汤液本草》为蓝本,统计分析《内外伤辨惑论》主方的"用药频次""药类法象""升降""方剂归经""主治病机",以分析李东垣的学术思想。结果:①《内外伤辨惑论》一书用药以"湿化成"的脾胃药为重。②方剂性质偏升浮。③方剂归经及功能以入胃经祛食积最多,其次为入脾经补气,两者占方剂归经的70%,故《内外伤辨惑论》明显与治疗脾胃最相关;另有部分方剂入肺,与温病的治疗有关。

林琬羚等归纳分析刘完素《黄帝素问宣明论方》《素问玄机原病式》《素问病机气宜保命集》三书中含有四物汤组成的加减药物频率、性味及归经,并探讨刘完素运用四物汤的加减法及其妇科学术思想。结果,刘氏运用四物汤加减方治疗妇科疾病不仅重视女子以脾为后天的学术思想,亦重视女子情志化火的特点,多选择补脾养血、疏肝解郁药物来治疗妇女诸疾病。此外,刘完素选择四物汤加减药时,不唯以寒凉药攻邪为论。

陈麒方进行《灵枢》版本源流的研究,《灵枢》先后有《针经》《九卷》《九墟》《九灵》《灵枢》等书名,自762年唐王冰确定《灵枢》书名后一直延用至今。《灵枢》最初为九卷本,其后有十卷本,也有十二卷本,但以九卷本为主。《灵枢》流传至北宋时残缺不全,1093年,北宋官方将高丽进献的《黄帝针经》刊行,而后该书散佚于靖康之难期间。1155年,南宋四川锦官人史崧进献出家藏《灵枢》九卷本,并勒为二十四卷;元代刻书家又将其并为十二卷,明、清时期《灵枢》刊本多以十二卷为主。现今流传《灵枢》多以十二卷本(元胡氏古林书堂本与明赵府居敬堂本)为主。

陈志升等借由《内经》《脉经》《伤寒论》等相关

典籍将《金匮要略·五脏风寒积聚病脉证并治第十一》中的五脏死脉原文重新厘定与补正缺漏,结果如下:"肝死脏,浮之弱,按之紧,如索,不来或曲如蛇行者,死。""心死脏,浮之实,按之短,如麻豆,击手益躁疾者,死。""脾死脏,浮之大坚,按之革,如覆杯,洁洁状如摇者,死。""肺死藏,浮之虚,按之弱,如葱叶,下无根者,死。""肾死藏,浮之坚,按之乱,如转丸,益下入尺中者,死。"

张永明等根据东汉张仲景所著《金匮要略》"脏腑经络先后病脉证第一"与"五藏风寒积聚病脉证并治第十一"两篇章原文所论述脏腑疾病与人体反应部位,重新厘定《金匮要略》篇章架构。上卷论述"阳病",以人体"背侧"为主,由上而下依序以"头、项、脊、腰、手臂、双脚"六区来重新归类篇章的联系关系。中卷论述"阴病",以人体"腹侧"为主,由上而下依序为"头咽部、胸腔部、腹腔部、少腹部"四区,并结合疾病"咽痛、咳、上气、喘、心痛、哕、肠鸣、胀满、拘急"九种形态来重新归类篇章的联系关系。下卷论述妇人与杂疗。

陈贞如等分析刘完素《宣明论方》内经六十二病证药物频率分析及用药思想,发现其用药以补虚固本为主。诸证门病证常用药物使用频率3次以上者,肺系病证以川芎使用频次最多,用药思想以祛风散寒、益气固本为主;肝胆系病证以人参、茯苓(包括赤茯苓、茯神)使用频次最多,用药思想以益气、清热利湿、温通为主;脾胃系病证以白术、厚朴、当归使用频次最多,用药思想以健脾理气、养血温中为主;气血津液病证以人参使用频次最多,用药思想以益气养阴、祛风健脾为主;经络肢体病证,以官桂使用频次最多,用药思想以温经散寒、养血祛风利湿为主。

陈氏等还分析《宣明论方》六气病的用药思想,发现其治疗六气病的用药思想是以辛散结,以苦燥湿,以寒除热。六气病中,风热怫郁病证以祛风泻火为主,火热怫郁病证以清热泻下为主,伤寒杂病属阳气怫郁、表里俱热病证以汗下表里双解为主,湿热怫郁病证以散结燥湿除热为主,燥热怫郁病证以润燥散结退热为主。

陈氏等又分析《宣明论方》中属大方复治法的方剂,组成(含)10味药以上,占所有处方百分比23%,其处方具有药味多、分量重、峻猛有毒等三大特点,能治重病、久病难医及疑难病证。方剂组成以辛苦寒药为主,含峻猛有毒药物,以巴豆、轻粉、朱砂、芫花、硇砂、甘遂、大戟、雄黄、粉霜、信砒10味药最常被使用。此类霸道方剂特别讲究:①药物的炮制以制其毒性。②方剂制作流程,或糊丸,或水丸,或蜜丸等。③方剂剂型,以散剂、丸剂、汤剂最为多见。④方剂服用方法,或薄荷汤下,或茶汤下,或盐汤下,或温酒下等,以期达到治病效果。

曹荣颖等分析《兰室秘藏》方剂药物使用频率,以炙甘草使用频率最高,之后依次为当归、柴胡、升麻、黄芪、羌活、防风等。此15味药物代表《兰室秘藏》处方模式的主要成分,与李东垣脾胃元气阴火学说的用药思想是密切相关的。脾胃元气虚损时,李氏使用甘温益气补血药(炙甘草、黄芪、人参、当归),病情若进一步发展成脾胃虚气陷,气机不畅,则加入解表升提风药(柴胡、升麻、羌活、防风),或健脾胃助运药(苍术、白术);对于气陷所引起的阴火亢盛,则加入苦寒或甘寒药(生地、黄柏、黄芩)。然而此模式并非一成不变,主要依病证的标本、轻重、缓急来决定施治的方法。

(2)医药史 林伯欣以武威医简审析考证汉末以前古典中医学文本里"大风"可能涵盖的病理意义,并延伸探讨公元三世纪前社会文化与医学文本对"风"的描述、理解、相关生理病理知识的进展,以及衍生出的各种病证与治疗观念。结果发现古典中医学视"风"为重要议题,从直观自然界的风气变化开始,逐渐将"风"的性质与现象加入建构成为群组概念,并与疾病相连结。因此中医学的"风邪"概念便不再只是异常的空气流动现象,而是包含实际可感受的气象变化及与风相似相属的隐喻对比观点。中医学的基本理论也就在这种原型概念与跨域整合交互浸润的过程中,逐渐堆叠出理论与应用的范畴。

(3)医药信息 曾宇风进行电脑虚拟中药筛选系统的开发及其应用研究。从文献中搜集80组对甲型葡萄糖水解酶有抑制力的自然有机化合物及经实验证实具抑制效果的9种樟科桢楠属植物叶部萃取物作为训练集合,以它们的四维结构指纹建立其定量构效关系模型,并使用该模型对天然产物检索资料库(DNP)、ZINC自然产物资料库以及TCMD传统中药资料库进行快速高通量模拟筛选,找出对于甲型葡萄糖水解酶有效的中草药先导化合物,并利用其蛋白质结构进行模拟嵌合运算,了解其可能的药物基团位置,并利用分子动态模拟的结果,建立受体相关的四维定量构效模型进行结构优化以开发出新药。

(撰稿:黄 颖 审阅:黄 健)

[附] 参 考 文 献

C

Chan BCL, Han XQ, Lui SL, et al. Combating against methicillin-resistant Staphylococcus aureus-two fatty acids from Purslane (*Portulaca oleracea* L.) exhibit synergistic effects with erythromycin[J]. Journal of Pharmacy and Pharmacology, 2015, 67(1):107

Chan YS, Yu HM, Xia LX, et al. Lectin from green speckled lentil seeds (*Lens culinaris*) triggered apoptosis in nasopharyngeal carcinoma cell lines[J]. Chinese Medicine, 2015, 10(1):25

Chen GQ, Tang CF, Shi XK, et al. Halofuginone inhibits colorectal cancer growth through suppression of Akt/mTORC1 signaling and glucose metabolism[J]. Oncotarget,

2015，6(27)：24148

Chua KK，Wong A，Kwan PWL，et al. The efficacy and safety of the Chinese herbal medicine Di-Tan decoction for treating Alzheimer's disease：protocol for a randomized controlled trial[J]. Trials，2015，16(1)：199

蔡东湖.中药补阳还五汤作用于阿斯匹灵在大白鼠体内药物动力学与药效学的交互作用[J].中医药年报，2014，(3)：1

曹荣颖，陈立德，陈荣洲，等.兰室秘藏方剂药物使用频率分析[J].中西整合医学杂志，2015，17(1)：19

陈明丰.香砂六君子汤改善逆流性食道炎症状及预防复发的效果[J].中医药年报，2014，(3)：1

陈麒方.灵枢版本源流简述[J].中医药研究论丛，2014，17(2)：139

陈世铭，许光阳.利用马兜铃酸肾钲肾炎模型评估绿茶(十)-catechin 的疗效[J].中医药年报，2014，(3)：1

陈世雄.台湾紫苏与姜黄之有机 GAP 栽培模式研究(2-1)[J].中医药年报，2014，(3)：1

陈旺全，蔡耿彰，林立伟，等.中草药活性分子抑制酪氨酸酶之美白成分探讨[J].台湾中医医学杂志，2015，13(1)：29

陈贞如，陈立德，陈荣洲，等.从刘完素宣明论方六气病的方剂药物分析探讨其用药思想[J].中西整合医学杂志，2015，17(2)：21

陈贞如，陈立德，陈荣洲，等.刘完素宣明论方内经六十二病证药物频率分析及用药思想[J].中西整合医学杂志，2014，16(4)：17

陈贞如，陈立德，陈荣洲，等.刘完素宣明论方书大方复治法的处方特点[J].中西整合医学杂志，2015，17(3)：1

陈志豪.建立中药抗流感病毒之筛选平台——药效及作用机制之评估(2-1)[J].中医药年报，2014，(3)：1

陈志升，蔡金川，许伟宸，等.《金匮要略》五脏死脉条文厘定与阐释[J].台湾中医医学杂志，2014，12(2)：73

D

Deng YP，Yang M，Guo DA，et al. Combined salvianolic acid B and ginsenoside Rg1 exerts cardioprotection against ischemia/reperfusion injury in rats[J]. Plos One，2015，10(8)：e0135435

戴承杰.接受化学治疗癌症病患之中医诊断：以经络能量诊察为基础(2-2)[J].中医药年报，2014，(3)：1

杜洪志，何席呈，农亨，等.一测多评法对黔产侗药"钻更"中落新妇苷及黄杞苷的 HPLC 和 UPLC 含量分析[J].中国中药杂志，2015，40(15)：3115

F

Fang JY，Zhu L，Chen HB，et al. Fingerprint analysis of processed Rhizoma Chuanxiong by high-performance liquid chromatography coupled with diode array detection[J]. Chinese Medicine，2015，doi：10.1186/s13020/015/0031/3

G

郭代璜.市售绿豆癀品质及毒性之追踪研究[J].中医药年报，2014，(3)：1

H

何善台.台湾外科手术病人服用中草药对外科麻醉相关药物交互作用之调查与临床实证医学探讨(2-2)[J].中医药年报，2014，(3)：1

何席呈，杜洪志，陈虎彪.基于 UPLC-Q-TOF-MS 内标物标准指纹图谱的土茯苓质量评价[J].药物分析杂志，2015，35(8)：1424

何宇，何川，孙年怡，等.作业治疗结合眼针对脑卒中患者日常生活活动能力和上肢运动功能的疗效观察[J].中国康复医学杂志，2015，30(9)：949

黄俊发，苏奕彰，陈雅雯，等.以动物模式评估比较朱砂单方及含朱砂之复方中药对于肝脏和肾脏毒性损伤与安全性研究(2-1)[J].中医药年报，2014，(3)：1

黄琼华.真空干燥包装增强中药材辐射灭菌安全性的研究与评估[J].中医药年报，2014，(3)：1

J

蒋依吾.乳癌预后之中医舌诊指标(2-2)[J].中医药年报，2014，(3)：1

L

Li WF，Wang J，Zhagn HJ，et al. Henrin A：a new anti-HIV ent-kaurane diterpene from *Pteris henryi*[J]. International Journal of Molecular Sciences，2015，16

(11):27978

Lin CY, Zhang M, Bian ZX, et al. Spexin enhances bowel movement through activating L-type voltage dependent calcium channel via galanin receptor 2 in mice[J]. Scientific Reports, 2015, doi:10.1038/srep12095

Liu Y, Wang W, Zhao YY, et al. Chemical analysis of the *Hedysarum multijugum* root by HPLC fingerprinting [J]. Journal of Chinese Pharmaceutical Sciences, 2015, 24(10):654

Lo YT, Li M, Shaw CP. Identification of constituent herbs in ginseng decoctions by DNA markers[J]. Chinese Medicine, 2015, doi:10.1186/s13020/015/0029/x

Luan L, Liu LF, Tang Z, et al. Comprehensive urinary metabolomic profiling and identification of potential noninvasive marker for idiopathic Parkinson's disease[J]. Scientific Reports, 2015, doi:10.1038/srep13888

李莉,郑煜,高文婷,等.益视颗粒与维生素 AD 滴剂治疗儿童眨眼症的疗效比较[J].中国医院用药评价与分析,2015,15(7):860

李美贤,侯文琪,林乾闵.台湾本土中草药之应用与开发——台湾钩藤[J].中医药年报,2014,(3):1

李孟修.新型核酸分子等温扩增技术于中药材基因体基源鉴定之研究——以常见误用及混用中药材之基源为例(2-1)[J].中医药年报,2014,(3):1

林伯欣."流动"的疾病观:从武威医简一则谈起[J].台湾中医医学杂志,2014,12(2):1

林立伟,翁芸芳,蔡耿彰,等.从结构生物学探讨疏经活血汤对抗凝血剂之中西药交互作用[J].台湾中医医学杂志,2015,13(1):1

林丽纯,郭昭麟,曾佩仪,等.台湾市场中药连翘之品质分析[J].中医药杂志,2015,26(2):1

林琬羚,薛敦品,蔡金川.刘完素治疗妇科疾病运用四物汤加减法探析[J].中医药杂志,2015,26(2):1

林文川.台湾产黄花石斛健康食品之开发(2-1)[J].中医药年报,2014,(3):1

刘嘉耀.四物汤诱导癌干细胞对化疗药物敏感性之研究[J].中医药年报,2014,(3):1

刘丽娜,于鹏,陈利,等.槲皮素对大鼠 DRG 神经元 NAV1.8 电流的作用及机制[J].中国药科大学学报,2015,46(1):94

刘农虞,任天培,向宇."筋针"对软组织损伤即刻镇痛效果临床观察[J].中国针灸,2015,35(9):927

刘怡旻.减肥中草药之药效与肝肾毒性的评估(2-1)[J].中医药年报,2014,(3):1

陆德龄.利用细胞培养肾小管模式评估中药安全性[J].中医药年报,2014,(3):1

骆国忠,谢庆良,唐娜樱.由《内外伤辨惑论》之方剂及药物探讨李东垣的学术思想[J].中医药杂志,2015,26(1):13

M

Mu HX, Lin CY, Bian ZX, et al. A novel coumarin, (+)-3'-angeloxyloxy-4'-keto-3', 4'-dihydroseselin, isolated from *Bupleurum malconense* (Chaihu) inhibited NF-KB activity [J]. Chinese Medicine, 2016, doi:10.1186/s13020/016/0077/x

牟静,孙年怡,陈莎莎,等.体外冲击波联合微电流治疗压疮的临床观察[J].成都中医药大学学报,2015,38(1):55

Q

Quan L, Wang YZ, Cai GS, et al. Antifatigue activity of liquid cultured tricholoma matsutake mycelium partially via regulation of antioxidant pathway in mouse[J]. BioMed Research International, 2015, doi:10.1155/2015/562345

R

任慧玲,严彪,梁之桃,等.达原饮解热作用研究及 UPLC-Q-TOF/MS 分析[J].中成药,2015,37(1):131

S

孙桂萍,叶昭幸.耳穴磁疗治疗不同中医证型之高血压病[J].辽宁中医杂志,2015,42(7):1325

T

Tan GS, Wu LF, Tai CS, et al. MiR-1180 promotes apoptotic resistance to human hepatocellular carcinoma via activation of NF-κB signaling pathway [J]. Scientific Reports, 2015, doi:10.1038/srep22328

Thomas F, Udo S, Yi T, et al. Neuroprotective activity of coptisine from *Coptis chinensis* (Franch)[J]. Evidence-Based Complementary and Alternative Medicine，2015，doi:10.1155/2015/827308

Tsang SF，Guan YF，Zhang HJ，et al. Inhibition of pancreatic oxidative damage by stilbene derivative dihydro-resveratrol：implication for treatment of acute pancreatitis [J]. Scientific Reports，2015，doi:10.1038/srep22859

W

Wang SW，Tong Y，Ng TB，et al. Network pharmacological identification of active compounds and potential actions of Erxian decoction in alleviating menopause-related symptoms[J]. Chinese Medicine，2015，10(1):19

王惠畅.中医治疗乳癌患者化疗副作用白血球减少之临床疗效评估计划(2-1)[J].中医药年报,2014,(3):1

王静琼.四物汤水煎剂与浓缩方剂之生物相等性研究[J].中医药年报,2014,(3):1

王琳,杨智钧,向敏,等.甘草次酸修饰的人参皂苷 Rh₂脂质体的制备及其体外评价[J].中国实验方剂学杂志,2015,21(5):29

温国庆.白蔹与蜜红葡萄及其成分之制剂制备暨其抗光老化及抗光致癌性机制之探讨[J].中医药年报,2014,(3):1

温晓薇.葛根芩连新剂型开发及其药效、安全性及安定性评估(2-1)[J].中医药年报,2014,(3):1

温晓薇.台湾特有种蒲公英保肝饮品之开发与其安全性及功能性评估[J].中医药年报,2014,(3):1

翁芸芳.常用中药对人类细胞色素 P450 影响之研究[J].中医药年报,2014,(3):1

吴金滨.促进植物细胞生物合成与指标成分的制备[J].中医药年报,2014,(3):1

吴龙源,吴启瑞,蔡汎修,等.归脾汤对 STZ 诱发糖尿病鼠学习记忆障碍之研究[J].中医药研究论丛,2015,18(1):1

吴钰琳.蟾蜍灵对细胞发炎反应的效益评估及其作用机制和标的分子探讨[J].中医药年报,2014,(3):1

X

徐丽芬.台湾特有菊科植物之抗发炎与护肝功能的研发(2-1)[J].中医药年报,2014,(3):1

徐明义.中医诊断多囊性卵巢征候群的临床与实验室检验表现(2-1)[J].中医药年报,2014,(3):1

徐明义.中医诊断多囊性卵巢征候群的临床与实验室检验表现(2-2)[J].中医药年报,2014,(3):1

徐雪莹.甘草与茶多酚并用之辐射保护功能评估[J].中医药年报,2014,(3):1

许明珠,崔韶阳,赖新生,等.腹针结合中频脉冲电治疗颈型颈椎病患者临床观察[J].中国中医急症,2015,24(4):702

许顺吉,高聿虹,林靖哲.现代传统制剂之开发(2-1)[J].中医药年报,2014,(3年度):1

许准榕.桃仁承气汤及三黄泻心汤并用 aspirin 治疗缺血后脑中风及降低神经行为缺陷之交互作用与引起胃出血、颅内出血和蜘蛛膜下腔出血之风险评估(2-2)[J].中医药年报,2014,(3):1

Y

杨贤鸿.肿瘤患者接受放射线治疗致放射性皮肤炎中药治疗疗效评估[J].中医药年报,2014,(3):1

杨友仕.常用中药薏苡仁及其中成药制剂对胚胎着床之安全性研究[J].中医药年报,2014,(3):1

叶静华.高氏柴胡制备小柴胡汤对糖尿病肾病变之保健功效评估[J].中医药年报,2014,(3):1

余建志.六味地黄高倍浓缩微锭开发[J].中医药年报,2014,(3):1

余建志.六味地黄散品质精致化可行性与药剂相等性评估(Ⅱ)[J].中医药年报,2014,(3):1

Z

Zhou XL，Cheung CM，Yang JM，et al. Danshen (*Salvia miltiorrhiza*) water extract inhibits paracetamol-induced toxicity in primary rat hepatocytes via reducing CYP2E1 activity and oxidative stress［J］. Journal of Pharmacy and Pharmacology，2015，67(7):980

Zhu L，Zhao ZZ，Lin G，et al. Chemical diversity investigation of hepatotoxic pyrrolizidine alkaloids in Qianliguang (*Senecio scandens*) and related species by UHPLC-QTOF-MS[J]. Modern Research on Chinese Materia Medica，2015，doi:10.15806/j.issn.2311/8571/2014/0010

曾宇凤.建立电脑虚拟中药筛选系统及其相关应用[J].中医药年报,2014,(3):1

张永明,陈志升,许伟宸,等.张仲景《金匮要略》篇章架

构重新厘定[J].台湾中医医学杂志,2015,13(1):13

赵久惠,叶明宪,叶家舟,等.癌症病人中医体质类型与癌因性疲惫之相关性研究[J].中医药研究论丛,2014,17(2):23

赵迎盼,苏敏,王凤云,等.肠安Ⅰ号方对肠易激综合征内脏高敏感大鼠5-HT信号系统及海马BDNF mRNA表达的影响[J].中国中西医结合杂志,2015,35(10):1228

郑玉忠,张振霞,谢丽玲,等.硫熏和浸润对山药总灰分的影响及其机制探析[J].中国药师,2015,18(1):69

郑玉忠,张振霞,张勇,等.硫熏山药对六味地黄丸中有效成分的影响[J].中国实验方剂学杂志,2015,21(18):48

周圣杰.台湾特有蒿属中草药之应用与开发[J].中医药年报,2014,(3):1

周志中.建立鲜药材现代炮制技术及炮制规范,提升台湾本土农业产业价值——以台湾本土自产之中药材狗尾草为研究范例[J].中医药年报,2014,(3):1

学术进展

八、国外中医药

【国外针刺治疗的研究】

近年来,用针刺治疗各种疾病在世界各国越来越普及了。

在埃及,Alsharnpubi J 等报道,用激光针刺催产对新生儿的影响进行了评估。研究选取 60 名妊娠 40 周或 40 周以上的初产妇,随机分为假激光治疗组和激光针刺治疗组。取双侧合谷、三阴交、上髎、次髎等穴。激光针刺组:1 次/d 用 200 毫瓦,830 nm 波长红外激光,0.02J,刺激 60 min;假激光组:用无能量输出的红色光代替红外激光,连续 3 d。治疗后,激光针刺 20 名受试产妇行正常阴道分娩(66.7%),10 名受试产妇行剖腹产分娩(33.3%);对照组仅有 8 名受试产妇行正常阴道分娩(26.7%),4 名受试产妇行剖腹产分娩(13.3%),另有 18 名产妇未正常分娩(60%)。结果表明,激光针刺疗法有助于超长期妊娠产妇分娩,且对新生儿没有不良影响。

在克罗地亚,Jurisic KA 等报道,对主要影响围绝经期和绝经后期妇女的口腔灼烧综合征进行了针刺疗法与氯硝西泮口服治疗的比较研究。42 名 66.7±12.0 岁的患者被随机分为两组。其中针刺治疗组 20 名,取合谷、颧髎、听宫、听会、耳门、头维、百会等穴。3 次/周,30 min/次。氯硝西泮治疗组 22 名,前 14 d 早晨口服氯硝西泮 0.5 mg,后 14 d 早晚各服氯硝西泮 0.5 mg。30 d 后,通过视觉模拟评分、贝克抑郁量表、神经性症状和体征的利兹评估疼痛量表、36 项目短期健康调查、蒙特利尔认知评估量表等进行评价。结果显示,针刺治疗与氯硝西泮均能够显著改善口腔灼烧综合征患者各

项评价指标,且两种方法之间并无显著差异。

在意大利,Cafaro A 等研究了激光针刺对 26 位干燥综合征造成的严重唾液分泌的影响。患者分为治疗组 14 名,安慰组 12 名。取穴二间、大迎、颊车、下关、听宫、肺腧,用波长 650 nm 的红色激光针刺,输出功率为 5 毫瓦,每个穴位照射 120 min,照射总能量为 0.6 J,治疗连续进行 5 周。治疗后检测及 3 个月随访表明,激光针刺治疗能够显著改善干燥综合征患者的唾液分泌,并能够在治疗后一段时间内保持稳定的改善效果。

在伊朗,Tabassi KT 等报道对肾切除术后针刺镇痛法进行了评估。研究 30 名年龄为 40.8±12.54 岁的肾切除术后患者,经性别和年龄配对后随机分为针刺组和对照组。针刺组取肾经和膀胱经相应穴位膀胱腧、肾腧、阴陵泉、曲骨;对照组取非肾经和膀胱经相关穴位。均针刺 30 min,经可视量表进行疼痛评价。结果表明,针刺相关穴位能够有效缓解肾切除手术后疼痛,减少镇痛及麻醉药的使用且减少发生并发症的危险。

在巴西,Pai HJ 等报道对 74 名轻、中度顽固性哮喘患者进行了针刺治疗的随机对照交叉实验。A 组患者取哮喘相关穴位进行 10 周针刺治疗,后经过 3 周中断期,再经过 10 周非哮喘相关穴位针刺治疗;B 组患者进行 10 周非哮喘相关穴位针刺治疗,后经过 3 周中断期,再经过 10 周哮喘相关穴位针刺治疗。结果显示,哮喘相关穴位与非相关穴位针刺治疗均能够有效改善患者的哮喘症状,减少哮喘患者的药物使用。

在韩国,Min S 等使用激光多普勒血流成像技术研究了针刺对局部微循环的改变并检测了不同针刺手法对相应部位的镇痛效应。实验选取 12 名

受试志愿者,在右手合谷穴进行针刺(分别采用单纯进针、单次提捻和反复提捻手法)。使用激光多普勒血流成像仪检测仪合谷为圆心的 $100\ mm^2$ 椭圆区域的表皮血流灌注。并检测同侧肢体天枢、阳溪、手三里、阴陵泉的压痛阈值。结果显示,与单纯进针和单次提捻相比,重复提捻手法能够有效加强皮肤微循环血流灌注;重复捻针能够有效降低天枢穴的压痛反应。

Bosch P 等荷兰、比利时、韩国、德国的医学工

作者共同报道了针刺对抑郁症患者和精神分裂症患者的情绪和工作记忆表现的影响。临床研究采用 50 名抑郁症患者、50 名精神分裂症患者、25 名健康志愿者。所有受试患者在治疗前和治疗后都进行情绪量表、简单工作记忆任务、复杂工作记忆任务的评估。健康对照组人员只在治疗前进行量表评估。结果显示,针刺有效改善了抑郁症患者的情绪量表测试评分,但是对工作记忆评分没有显著改善。

(撰稿:林　炜　审阅:黄　健)

[附]　参　考　文　献

A

Alsharnoubi J, Khattab A, Elnoury A. Laser acupuncture effect on fetal well-being during induction of labor [J]. Lasers in Medical Science, 2015, 30 (1):403

B

Bosch P, Noort M, Yeo S, et al. The effect of acupuncture on mood and working memory in patients with depression and schizophrenia [J]. Journal of Integrative Medicine, 2015, 13 (6):380

C

Cafaro A, Arduino PG, Gambino A, et al. Effect of laser acupuncture on salivary flow rate in patients with Sjögren's syndrome[J]. Lasers in Medical Science, 2015, 30(6):1805

J

Jurisic KA, Zavoreo I, Basic Kes V, et al. The effectiveness of acupuncture versus clonazepam in patients with burning mouth syndrome [J]. Acupuncture in Medicine, 2015, 33(4):289

M

MinS, Lee H, Kim S, et al. Local Changes in Microcirculation and the Analgesic Effects of Acupuncture: A Laser Doppler Perfusion Imaging Study [J]. Journal of Alternative and Complementary Medicine, 2015, 21(1):46

P

Pai HJ, Azevedo RS, Braga AL, et al. A randomized, controlled, crossover study in patients with mild and moderate asthma undergoing treatment with traditional Chinese acupuncture[J]. Clinics, 2015, 70(10):663

T

Tabassi KT, Amini P, Mohammadi S, et al. The effect of acupuncture on pain score after open kidney surgery[J]. Journal of Complementary and Integrative Medicine, 2015, 12(3):241

九、教学与科研

（一）教 学 研 究

【"慕课"在中医药教学中的应用研究】

"慕课"（MOOC）即大规模开放的在线课程。中医药教育领域对如何适应及利用这一模式，进行了不少思考和尝试。如杨淑萍回顾了 MOOC 的发展及我国开放教学资源的进程，分析了 MOOC 对中医药教学资源建设的启示，认为要善于用现代先进技术解决教育中的问题，更新教育理念、优化教学行为，将课程学习资源与学习支持服务充分融合，促进教学资源建设的可持续发展。聂娅分析了在慕课背景下，中医基础理论教学改革的思路和方法，认为应当充分结合学科特点，借鉴慕课的优势，改革传统教学方法，抓住"学什么"和"怎么学"的环节，设计以学生为中心的教学过程，并利用其平台和资源，使学生成为学习的主体。李鑫辉等在《温病学》教学中尝试采用学生在线学习、老师线上辅导及讨论互动等方式，辅以面授课程。最后通过学生学习成绩、平台和问卷调查评价等分析，显示达到了良好的教学效果。认为慕课可在中医药教学中进一步推广应用，并指出慕课课堂与传统课堂优势互补，建成线上线下相结合的混合式教学模式，将是未来的发展方向。操红缨等探讨了 MOOC 对传统中药药理学课堂的影响以及所面临的问题，指出基于 MOOC 建立的学生自主学习模式及教师翻转课堂模式，对于提高信息技术化水平、丰富完善课堂教学、探索中药药理学教学创新、建立科学有效的学生学习效果评价体系有着重要意义。同时要注意解决保证诚信、确证教学质量、保证课程受众及完成率、提高管理制度和技术水平等问题。马莉等针对当前中药炮制学本科教学中普遍存在的问题，在课堂教学过程中充分借鉴 MOOC 精细化教学设计的理念，结合线上、线下多重资源，通过公开课程教学资源、"微课"设置、翻转课堂、同伴互评等手段，尝试新的课堂设计和教学模式，取得良好的授课效果，提高了教育教学质量。蔡增亮等采用 SWOT 方法分析了传统保健体育慕课的优势、劣势、机遇和威胁，并对其发展策略进行了探讨，提出传统保健体育慕课发展的基本思路是发挥优势，克服或弱化劣势。

慕课和微课的结合在当前也得到了越来越多的应用。如尚坤等结合高等中医院校"推拿学""中药学"的课程特点，开发建设了基于微课与慕课理念的中医药网络课程平台。该平台具有五大板块，根据使用对象，分为教师、学生两类用户。在应用过程中很好地发挥了教学辅助功能，帮助教师解决了教学过程中存在的实际问题。张欣等以自身开展的基于微课与慕课理念的中医药网络课程平台建设工作经验和体会为出发点，结合微课与慕课的概念及特点，提出网络课程平台建设对于解决课堂教学中存在的难题、发挥积极的课堂教学辅助作用具有重要的意义，并认为这必将是高等中医院校课程改革与发展的一条创新之路。

（撰稿：张苇航　审阅：陈丽云）

【留学生中医药教育的研究】

作为我国的传统特色专业,中医药教育在我国高等教育国际化进程中具有重要的地位和作用。樊玉琦等分析了我国高等中医院校留学生教育的现状和存在的问题,指出应从国际社会对中医药的认同度、完善生源结构和重视高层次留学生培养、培育高素质师资和管理队伍、编写特色教材和丰富教学手段、塑造教育品牌、提供职业引导和继续教育服务几方面不断提升办学竞争力。蒋剑锋提出中医药来华留学教育人数增长趋缓是目前发展的瓶颈问题,并从就近入学、金融危机、留学费用等三个方面分析了原因,提出需要通过与海外中医院校合作办学、提升教学质量、树立来华教育品牌等一系列措施来积极应对,重点在于加强内涵建设。黄文杰从留学生管理工作的角度,探讨了通过加强人文关怀、倡导传统文化、注重制度建设、重视汉语教学等四个方面,提高中医药院校留学生管理工作水平。

留学生中医药教育主要包括本科生、研究生与短期进修生。聂静怡等对中医留学生本科教育进行了研究,认为准确定位教育目标、选择恰切的教育内容、实施科学的教育方案,实现微观、中观、宏观层面的教育评价管理,是影响留学生职业能力发展的首要因素,是保证教育产品质量与特色的关键内容,也是促进留学生教育长足发展的核心保障。杨洋等通过分析目前来华留学生中医硕士生培养的主要模式,提出中医高等院校教育与师承教育结合、实行弹性学制、改革课程设置、改革教学方法、采取远程教育等培养新思路。潘万旗等在中国传统文化视阈下对中医院校短期进修留学生的课程设置进行了思考,认为可通过建立具有交融中国传统文化的课程群、构建文化实践课程、不断创新形式搭建"第二课堂"素质拓展课程,加强对中国传统文化的探索,提升中医药留学生的教学质量与教育水平。

汉语教学是留学生中医药教育的基础。王忠一等认为中医药院校留学生汉语课堂教学应具有实践性、交流性、创造性、互动性、情境性等特点,反思了传统思维教学法的限制和不足。对提升留学生汉语课堂教学效果的有效途径进行了探讨,认为可从以学生为课堂教学的中心、加大中国文化学习的比重、启发学生的兴趣和思考、扩大考核范围和层面等几方面进行。杨松等认为应在现有中医汉语教学模式的基础上结合实际情况,构建"教师主讲+志愿者辅助教学"的新模式,为中医汉语理论研究和实践运用提供了参考。

针灸学是留学生中医药教育的重要课程之一。卢峻等针对留学生思维活跃、与教师有良好互动、爱好中医文化等特点,对留学生实验针灸学教学方法进行了探索和实践,认为采用 PBL 与传统教学法相结合、教学中融入针灸特色和充分发挥多媒体教学优势等方法,可有效提高实验针灸学的对外教学效果。许佳年指出,对具有西医基础的留学生短期针灸教学,应充分考虑学生不同的文化背景,以学生和市场、心理、职业、发展、文化等社会新需求为本,运用理论与临床兼顾的考评体系,引导学生建立直观思维与整体思维的架构,使之从客观实在的教学内容中领略到针灸的神奇和灵验。

同时,必要的西医课程亦是中医院校留学生教育的重要组成部分。王白燕等结合中医院校留学生病理学教学的实践,在处理好专业学习与汉语学习的关系、激发学生学习主动性、发挥教师积极性、积极进行课后交流与反馈、强调病理学课程学习重要性等方面提出改进措施,为提高中医院校留学生的教学质量提供了借鉴。徐芳等针对留学生预防医学教学中存在重视不够、畏难情绪、语言交流障碍、教学模式不同等问题,提出加强中医药留学生对预防医学的重视、加强留学生的汉语教学水平、改进教学方法、积极发挥青年教师优势等改进方法。此外,对西医院校留学生开展中医药教育也逐步得到重视。如苏玮莲等通过合理设置西医院校临床医学专业留学生的中医课程、分析留学生思维特点、有针对性地开展特色中医授课、灵活运用英文解释中医知识四个方面探讨了适合西医院校临床专业留学生中医教育的教学方法。

（撰稿：张苇航　审阅：陈丽云）

【中医院校人文教育探讨】

人文教育是一种促进人性境界提升、理想人格塑造以及个人与社会价值实现的教育，是强调人文精神的教育，与传统中医教育重视文化素质和德行的培养具有一致性。不少学者结合实际调查，分析了目前中医院校人文教育存在的问题，并提出相应对策。如刘立萍等针对中医药高等教育中存在的"重医轻文"现象，通过第一课堂和第二课堂的教学实践，采用多学科、多模式的方法，加强人文文化教育在高等中医药专业教育中的渗透。石云霞等指出当前医学人文素质教育存在学生认知度低、自主学习性差，学校人文素质教育不到位等问题，从而探讨其教育路径，包括明确教育目标、构建合理体系、改变传统单一教学方法、营造良好文化氛围、注重社会实践、重视技能培养、完善考核评价体系、发挥学生主体作用等。卜菲菲等指出中国传统文化的核心精神贯穿于中医药文化理念中，加强中医院校的人文教育，对于广大医学生道德取向和精诚济世行为准则的确立具有重要的现实意义。认为中医院校的人文教育应注重营造传统文化氛围，在课堂内外及临床实践中加强传统文化教育。李新民等结合中医药高校大学生的现状，指出应通过激发教师的教育激情、采用丰富多彩的教学手段、重视中医文化传播、激发学生学习中医的内在驱动力等途径，将中医思维和中医药文化传递给学生。金丽认为中医学教育不应脱离中国传统思想文化的源头活水，并论述了以文史哲为核心的中国传统思想文化对中医学教育的意义，包括培养具有健全人格

和创新思维的个性化人才需要通识教育，古代汉语等传统文化功底为中医学子成才之基础，历史与逻辑的研究方法可使中医学研究更具"景深"，中国古典哲学成就了中医学教育的智慧高度。

此外，张宏等从和谐社会视角下，分析了医学生人文素质教育的研究现状、意义及关键问题，提出了寻找医学教育与人文素质教育之间的融合点，构建新的医学教育模式，完善医学人文课程，提升教师人文精神，开展教学内容连续性、关联性、实用性的探索，营造浓郁的校园人文环境等思路方法。罗一民通过对医科大学生人文素质状况的调查分析，寻找医科院校人文素质教育存在的问题，并提出营造全社会关心医学生人文素质教育的氛围、将医学人文课程纳入医学教育课程体系、医学专业教育中渗透人文素质教育、建立人文素质培养的激励机制、在社会实践中实现专业教育和人文教育的结合等对策。

人文教育可以通过课堂教育、课外实践及环境营造等多种方式进行。如孙晓指出应发挥《大学语文》课程在继承和发扬中医药传统文化中的重要作用，借此在医药高等职业院校中加强中医传统文化教育，促进医药技能人才的道德养成。马小顺等通过开设"古迹名胜与中医药文化"课程，拓展医史课所学内容，提升学生文化修养，补充以地域划分的医学流派知识，弥补近、现代医学史知识，并探讨了漫谈形式、多媒体展示等教学方法的效果。郑明常等强调了在临床实习过程中通过培养医学生正确的人生观、价值观，培养医学生的职业道德和培养医疗技术实施过程中的人文精神等方面，加强医学生的人文教育。张婷婷通过探讨博物学与医学及中医药的关系，阐述了引导和培养中医学生博物情怀的重要意义和途径，最终达到博物致知、知人爱人的教育目的。何星海等认为丰富校史研究内涵，注重历史细节，整合医学名家资源，拓展校史教育深度，动态开展校史教育等可使中医药院校师生感受中华优秀传统文化，感悟人生，树立高尚的职业

道德。邢曼等提出加强学生生活园区中医文化建设具有发挥文化育人作用、提升学生人文素质、巩固专业思想、实践中医文化精髓等重要意义。

创新教育是当前人文素质教育实践的重要组成部分。吴厚庭等通过评价"创新性思维与创新技法"课程的教学效果，探讨了创新教育对医学生批判性思维能力的影响，认为开设创新教育课程可增强学生的创新创业意识和兴趣、有助于抵御考

试压力对批判性思维能力的影响。郭艺玮等探究了大学生创业课题对中医院校学生素质培养的影响作用，认为参与创业课题的学生从思想素质、专业素质、人文素质、心理素质和职业素质五方面体现了综合素质的提升，并对如何利用大学生创新创业项目提升中医药人才的综合素质提出了合理化建议。

（撰稿：张苇航　审阅：陈丽云）

［附］ 参 考 文 献

B

卜菲菲,王键,胡建鹏,等.中国传统文化与中医院校人文教育探讨[J].安徽中医药大学学报,2015,34(1):86

C

蔡增亮,龚博敏,吴志坤,等.基于SWOT视角对传统保健体育慕课的展望[J].上海中医药大学学报,2015,29(3):95

操红缨,赖焕玲,谈博,等.MOOC在《中药药理学》教学中的应用设计[J].中医药临床杂志,2015,27(5):746

F

樊玉琦,沈琴峰,赵海磊.高等中医院校留学生教育发展思考[J].上海中医药大学学报,2015,29(4):77

G

郭艺玮,张舒媛,赵建磊,等.大学生创业课题对中医药院校大学生素质提升的探究——以北京中医药大学为例[J].中医药管理杂志,2015,23(22):1

H

何星海,刘红菊.提升校史教育意义加强中医药文化内涵建设[J].中医教育,2015,34(4):18

黄文杰.中医药院校留学生管理工作探讨[J].亚太传统医药,2015,11(21):140

J

蒋剑锋.来华留学中医药教育的瓶颈问题与对策[J].浙江中医药大学学报,2015,39(3):229

金丽.中医学教育不可或缺文史哲底蕴之思考[J].光明中医,2015,30(4):903

L

李新民,董芳,李晓冰,等.给中医药教育注入激情和梦想[J].中医药管理杂志,2015,23(5):29

李鑫辉,喻嵘,何宜荣,等."慕课"在温病学教学中的实践与体会[J].中国中医药现代远程教育,2015,13(5):97

李鑫辉,喻嵘,何宜荣,等.基于MOOC的《温病学》教学改革实践及其启示——以湖南中医药大学为例[J].湖南中医药大学学报,2015,35(10):70

刘立萍,谷松,王彩霞,等.谈高等中医药专业教育中人文文化教育的渗透[J].中医教育,2015,34(5):29

卢峻,图娅.留学生实验针灸学教学方法的探索和实践[J].中国中医药现代远程教育,2015,13(9):101

罗一民.医科大学生人文素质状况调查与分析[J].中医药管理杂志,2015,23(17):18

M

马莉,王满元,仇峰,等.MOOC对中药炮制学课堂教学的启示与借鉴[J].中医教育,2015,34(5):40

马小顺,孙钢,周计春.古迹名胜与中医药文化课程建设研究[J].中国中医药现代远程教育,2015,13(9):84

N

聂静怡,徐立.中医学留学生本科教育研究[J].天津中医药大学学报,2015,34(2):112

聂娅."慕课"背景下中医基础理论课教学改革的思考[J].中国中医药现代远程教育,2015,13(2):94.

P

潘万旗,杨晓娜,常瑛,等.中国传统文化视阈下中医院校短期进修留学生课程设置的思考[J].中国中医药现代远程教育,2015,13(14):82

S

尚坤,刘明军,邹元君,等.基于微课与慕课理念的中医药网络课程平台的构建与应用[J].吉林省教育学院学报,2015,31(6):50

石云霞,傅琛.医学生人文素质教育的现状调查及对策研究——以江西中医药大学为例[J].江西中医药大学学报,2015,27(4):88

苏玮莲,袁卫玲,李国霞,等.西医院校临床医学专业留学生中医教育之探讨[J].世界中西医结合杂志,2015,10(2):250

孙晓.中医药传统文化继承与医药技能人才道德养成[J].中医药管理杂志,2015,23(22):7

W

王白燕,韩倩倩,冯黎,等.提高中医院校留学生病理学教学效果的探索[J].中国中医药现代远程教育,2015,13(9):86

王忠一,薄彤.中医药院校留学生汉语课堂中教学方法的探讨[J].天津中医药大学学报,2015,34(2):115

吴厚庭,严培晶,庞书勤,等.创新教育课程对高等中医院校大学生批判性思维能力的影响[J].成都中医药大学学报(教育科学版),2015,17(2):36

X

邢曼,陈跃来,李英,等.中医文化融入学生生活园区的实施路径研究——以上海中医药大学为例[J].中医药管理杂志,2015,23(17):20

徐芳,李戈,陆征丽,等.中医药留学生预防医学教学体会[J].中国中医药现代远程教育,2015,13(2):100

许佳年.留学生短期针灸教学的创新性思考[J].中国中医药现代远程教育,2015,13(13):74

Y

杨淑萍.MOOC对中医药教学资源建设的启示[J].中医药导报,2015,21(4):107

杨松,陈红梅.留学生中医汉语教学中志愿者辅助教学模式探讨——以天津中医药大学越南暑期班为例[J].中国中医药现代远程教育,2015,13(2):87

杨洋,杨幼新,聂静怡,等.来华留学生中医硕士研究生培养模式现状及思考[J].天津中医药大学学报,2015,34(1):48

Z

张宏,张博.和谐社会视角下的医学生人文素质教育研究[J].中国中医药现代远程教育,2015,13(1):155

张婷婷.中医学生博物情怀的引导和培养[J].中医教育,2015,34(5):53

张欣,尚坤,刘明军,等.基于微课与慕课理念的中医药网络课程平台建设对课堂教学辅助作用的研究[J].中国中医药现代远程教育,2015,13(5):101

郑明常,林永青,王祥麒.临床实习中的医学人文教育[J].中医药管理杂志,2015,23(19):113

（二）科 研 方 法

【中医药标准化的研究】

中医药标准化是体现中医药发展水平的重要标志，也是中医药走向世界的基础。在理论研究上，潘万旗等指出了中医药标准化过程中存在的问题，包括标准西化明显，标准体系不完善及实用性不强，从业人员标准意识淡薄，标准与教材衔接不够。提出走好标准化道路的对策与建议，即四诊信息客观化，辨证论治标准化，构建道地中医标准，加强标准制定方法研究，增强标准权威并加强推广，注重个性化与创新性等等。刘佳佳等通过对《中医药标准化发展规划（2006～2010 年）》的分析，强调标准化是规范中医药行业管理的必要手段，也是促进中医药国际传播的迫切需要，我们应主导制定中医药国际标准。吕爱平阐述了中医药标准化的重要意义，包括标准为科研成就出路，标准化推动中医药全球化，标准为患者就医提供了保障，亦指出标准不能盲从或泛滥。张玄等从标准是创新的根本、标准决定创新发展方向、标准实施有助于创新成果转化、创新水平对标准水平起决定作用、创新速度影响标准更新速度等五个方面论述了中医药事业中标准与创新的关系。

不少研究者亦指出，中医药标准化是解决当前中医药发展与传播中存在问题的重要方案之一。如曲宝慧等通过对临床中药处方的调查分析，发现大处方及不合理用药的现象非常普遍。认为其主要原因是缺乏中医药标准化的规范和约束，提出中医药标准化的必然性和紧迫性。司建平认为东西方文化差异、中医药标准化、中医药贸易壁垒和中医药知识产权等是中医药国际化所面临的瓶颈问

题。解决办法包括加快中医药立法、建立中医药标准、传播中医药文化、推进中医药现代化、扩大中医药服务贸易以及加强中医药知识产权保护等。王志宏等分析了我国中药国际化的现状及问题，总结出建立中药国际战略联盟的现实意义并提出具体策略，包括构建研发战略联盟、营销战略联盟及中医药标准化战略联盟等。

中医名词术语的统一和规范是中医药标准化建设的前提条件。赵霞从标准化角度探讨了中医英译的标准化问题，指出当前中医术语英译标准不统一的重要原因在于中医药中文原文标准不一致。认为制定中医药术语标准时应增加对外翻译维度，进一步界定其内涵和外延，保证传达信息的准确性。此外还应加强中医药标准与中医药国际标准相互映照的研究。

中医临床诊疗指南的制定是中医药标准化的重要工作之一。祁兴华等指出制定中医临床诊疗指南对促进中医药标准化、现代化和国际化具有深刻意义，探讨了信息技术在中医临床诊疗指南编制以及培训、发布、获取、推广中的应用。张颖等针对中医临床诊疗指南应用评价研究中存在的数据完整性、逻辑性和真实性不足等问题，提出通过制定调查员和质控员工作手册、严格培训与考核，实施"个人-科室-医院"三级质控制度，定期召开质控员工作会议，及时录入数据，完成信息反馈等质量管理过程的措施，可提高中医药标准化研究工作的效率，从数据中获得真实可靠的结论。李琳等以制定中医生殖医学标准和第一部中医男科标准《中医男科病证诊断与疗效评价标准》的出版为例，阐释了中医药标准化对提高诊治水平、有利学术发展、推进国际化和标准化、规范科研工作以及促进新药研

发等具有重要意义,是提高科学水平的一项基础性工作,也是科学发展的必然趋势与要求。

此外,中医药标准化的实施应通过各级各类临床诊疗来体现。如王卓雅等提出证候的诊断客观化、标准化是辨证论治规范化的前提和基础,而证素辨证体系是基于国家标准基础之上建立的标准、规范中医辨证论治的新体系,抓住中医药标准化的契机发展证素辨证学,可推动中医诊断技术和标准化的研究进程。孙静等对北京、天津、辽宁等部分地区三级中医医院中医"治未病"标准的280项进行关键词标引统计,根据数据分类完整性,将其分为亚健康、养生保健、药膳、康复和其他五个方面,并提出加强中医"治未病"理论和标准体系研究、"未病先防"是当前标准制修订的方向以及"治未病"标准要易于理解与推广使用等观点。

2015年,我国在中医药国际标准化进程中获得不小的成绩。任壮等报道了国际标准化组织中医药技术委员会(ISO/TC 249)于2015年初公布由深圳卫生和计生委主导、深圳市中医院等单位参与制定的《中药材的编码》和《中药配方颗粒的编码》获得ISO国际标准立项。栗征报道了国家标准化管理委员会和国家中医药管理局发布《中药方剂编码规则及编码》《中药编码规则及编码》《中药在供应链管理中的编码与表示》等三项中医药国家标准,并从2015年12月1日起实施。上海中医药杂志介绍了ISO/TC 249秘书处落户于上海中医药大学附属曙光医院以及中医药国际标准化工作与研究型医院建立发展战略和相互合作的情况。

(撰稿:张苇航　审阅:陈丽云)

【中医药知识产权保护的现状与对策】

中医药作为中华民族世代相传的原创性智力成果,其知识产权保护虽得到国家的重视,但面临的问题也不容忽视。许多学者对中医药知识产权保护的现状进行了详细的分析,并提出相应对策。

如陈香桦认为近年来在众多中医药专利被国外企业抢先申请及我国中医药市场销售额占国际销售总额比重低的情况下,保护中医药知识产权具有极大的紧迫性。可采取强化中医药知识产权保护意识、完善中医药知识产权人才培养体系、改进中医药知识产权保护机制、加强商标保护、健全法律法规等对策。邓明峰等从现有的专利法、商标法、著作权法及商业秘密制度皆无法为中医药传统知识提供充分保护的现状出发,提出在完善国内私法的基础上,建立公法保护体制,构建中医药传统知识保护技术体系,形成私法体系完善、兼顾公法模式的综合法律保护体系。黄炎娇从目前我国对中医药传统知识的认识不足、中医药传统知识的专利制度及商标制度现状、中医药传统知识遭遇"不当占有"和"不当使用"等情况,提出中医药传统知识的保护对策在于构建法律体系、规范行业标准、参考国外类似形式建立特殊保护模式等。李美英等对中国中医药知识产权保护的现行体制进行了分析,指出传统的以商标、商业秘密、地理标志为保护手段的模式已不适应当今新形势的变化,应从对中医药及少数民族药物的传统知识进行特殊保护、改进专利制度、提高中医药知识产权保护的针对性、完善中药品种保护制度等几方面,探索有效保护中医药知识产权、适合中医药文化特色的保护制度和激励机制。罗爱静等从专利权、著作权、商标权、地理标志、中药保护、非物质文化遗产等方面入手,构建了一个由6个一级指标、13个二级指标和18个三级指标构成的中药知识产权评价指标体系,并利用标准离差法确定各个评价指标的权重;然后收集我国2004～2013年的中药知识产权数据,采用加权求和的方法对近十年我国中药知识产权现状进行分析,显示我国中药知识产权基本呈现出稳步增长趋势;最后从政府、企业、研究人员三个层面提出对策和建议。钟双喜等指出我国中医药知识产权保护目前存在保护意识薄弱、法律法规不健全、保护形式单一、缺少专门性组织机构和人才等问题,并

学术进展

提出针对性建议。在具体内容保护方面,黄劲松等指出现实中传统中医药处方流失、遭遇剽窃等现象,源于传统观念的影响;以及现有知识产权制度不能适应中医药处方保护需要等问题。认为应当采取全面收集传统中医药处方并建立数据资源、引导并提高行业知识产权保护意识和能力、完善法律法规、健全组织机构等对策。

我国中医药知识产权保护必须与国际趋势紧密结合。苏芮等总结了世界卫生组织和世界知识产权组织关于促进传统医学知识保护的相关决议、战略及重大事件,认为我国应认真实施 WHO 相关战略,将中医药传统知识保护纳入中医药立法议程,并积极采用传统知识数字图书馆作为传统知识保护的重要工具,以知识产权管理促进中医药的创新研发。姚苗阐述了后 TRIPs(《与贸易有关的知识产权协议》)时代国际知识产权制度变革的缘起与动因以及发展中国家采取的应对策略,指出我国应抓住这次国际知识产权制度变革的机遇,促进中医药传统知识国际保护。建议从三个方面推进这项工作,包括研究相关国际法领域的理论和法律,及其与国际知识产权制度、传统知识保护的关系,研究各方的利益诉求和主张,积极参与相关国际法领域的立法。

(撰稿:张苇航　审阅:陈丽云)

[附] 参 考 文 献

C

陈香桦.我国中医药知识产权保护问题及其对策[J].中国经贸导刊,2015,(18):37

D

邓明峰,周亚东,郭跃.中医药传统知识综合法律保护体系构建研究[J].南京中医药大学学报(社会科学版),2015,16(2):121

H

黄劲松,魏喜春.中医药处方知识产权保护的难题与对策思考[J].中国民族民间医药,2015,24(19):145

黄炎娇.我国中医药知识产权保护现状与对策研究[J].法制博览,2015,(8):209

L

李琳,庞保珍,庞清洋,等.贯彻中医男科标准　促进中医男科发展[J].光明中医,2015,30(12):2704

李琳,庞保珍,庞清洋,等.弘扬中医标准体系　提高生殖医学疗效[J].光明中医,2015,30(6):1361

李美英,李先元.对中国中医药知识产权保护现行制度的思考[J].国际药学研究杂志,2015,42(4):467

栗征.国家标准委和国家中医药管理局联合发布三项中医药国家标准——全国将实行统一中药编码标准[N].中国中医药报,2015-10-30(1)

刘佳佳,李桂兰,郭义,等.标准化引领中医药事业发展[N].中国中医药报,2015-7-1(3)

吕爱平.标准化推动中医药发展[J].中国战略新兴产业,2015,(2):88

罗爱静,罗京亚,谢文照,等.基于加权求和法的我国中药知识产权现状分析[J].中草药,2015,46(9):1405

P

潘万旗,邓素玲,杨英豪,等.关于中医药标准化的思考[J].中医学报,2015,30(6):795

Q

祁兴华,虞舜.信息技术在中医临床诊疗指南研制中的作用与应用[J].中国中医药信息杂志,2015,22(7):7

曲宝慧,任继东,季学君,等.从中药大处方谈中医药标准化[J].中医药管理杂志,2015,23(12):11

R

任壮,吴培凯,徐美渠.深圳两中医药标准再获 ISO 立

项[N].中国中医药报,2015-2-4(1)

S

司建平.大健康背景下中医药国际化的策略选择[J].中医学报,2015,30(5):678

苏芮,孙鹏,范吉平.世界卫生组织及世界知识产权组织关于促进传统医学知识保护相关政策研究[J].中医杂志,2015,56(15):1349

孙静,常凯.中医"治未病"标准制修订建设项目调研分析[J].中医杂志,2015,56(20):1731

W

王志宏,王羽含.基于战略联盟的我国中药国际化发展对策研究[J].国外医学(卫生经济分册),2015,32(4):188

王卓雅,曾光,向茗,等.证素辨证与中医药标准化[J].中医药导报,2015,21(4):1

Y

姚笛.抓住国际知识产权制度变革的机遇,促进中医药传统知识的国际保护——后 TRIPs 时代国际知识产权制度变革与中医药传统知识保护[J].中医药管理杂志,2015,23(18):1

姚笛.抓住国际知识产权制度变革的机遇,促进中医药传统知识的国际保护——再论后 TRIPs 时代国际知识产权制度变革与中医药传统知识保护[J].中医药管理杂志,2015,23(19):1

佚名.中医药国际标准化的探索者与组织者——ISO/TC 249 工作介绍[J].上海中医药杂志,2015,49(6):封二

Z

张玄,郭义.中医药标准化与创新应相互促进[N].中国中医药报,2015-6-29(3)

张颖,季聪华,刘姗,等.中医临床诊疗指南应用评价研究的质量管理思考[J].中医药管理杂志,2015,23(2):24

赵霞.标准化视阈下中医术语英译标准[J].亚太传统医药,2015,11(20):141

钟双喜,余家扬.我国中医药知识产权保护的研究[J].科技视界,2015,(28):153

九、教学与科研

中国中医药年鉴

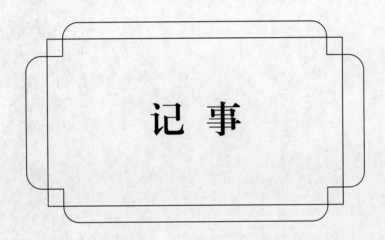

记　事

一、学术会议

▲第四届中国中药商品学术大会暨中药鉴定学科教学改革与教材建设研讨会在北京召开 会议于1月23～25日召开,来自全国中医药高等院校、出版社、杂志社和中药管理等40余个单位和部门的100余名代表参会。会议以"传承创新、合作发展"为主题,针对中药教育改革和教材建设,提出了中药专业及中药鉴定学科的教学改革面临的挑战和发展战略。大会收到论文100余篇,评选出优秀论文25篇。中国商品学会副会长张贵君作了"中药内涵特色与学科体系"的报告,与会专家学者围绕影响中药发展的"教育、管理和标准"进行了深入的讨论与交流。

会议期间,人民卫生出版社、科学出版社、中国中医药出版社的编审及编辑人员对中药鉴定学、中药商品学、中药质量学和执业药师考试辅导等教材建设提出了具体要求与建议,编写人员对教材建设进行了深入的讨论并落实了编写任务。

▲中药质量与炮制现状研讨会暨中药研究所成立60周年所庆学术会议在文山举办 会议于4月10～11日召开,由中国中医科学院中药研究所王孝涛传承工作室联合中国中药协会中药饮片专业委员会主办,北京康仁堂药业有限公司协办,全国30多家中医医院院长、药剂科主任等60余人参会。

研讨会以"中药饮片质量与炮制现状"为主题,就道地药材发展、炮制技术研究、中药饮片临床应用等议题进行了学术研讨。中国中药协会副会长张世臣、中国中医科学院中药研究所王孝涛传承工作室负责人程明、中国药品生物制品检定研究院张继、河南中医学院张振凌等进行专题讲座。与会专家还考察了文山道地药材三七种植基地,并就三七资源状况、产业发展情况进行互动交流。

▲第十四届中国中西医结合学会耳鼻喉科分会全国年会暨江苏省中西医结合学会耳鼻喉科年会在昆山召开 会议于4月10～12日召开,由中国中西医结合学会主办,复旦大学附属眼耳鼻喉科医院、江苏省中西医结合学会承办。旨在加强耳鼻喉科疾病西医与传统中医诊疗的沟通与合作,为齐聚一堂的国内外耳鼻咽喉科同仁提供相互学习、交流的平台,传播最新中西医结合理论和临床技术,介绍最新医学进展,推动耳鼻咽喉科中西医结合的步伐,全国各地约1 000名代表参会。

会议邀请了国内著名的耳鼻咽喉科专家学者进行专题报道和学术交流,充分反映了当今耳鼻咽喉科领域在中西医结合方面的最新学术动态以及本领域的最高水平;同时本次年会还成立了变态反应、基因诊断和头颈肿瘤3个专家委员会。

▲第五届全国中西医结合脑心同治学术交流会暨第一届国际脑心同治高峰论坛在南宁召开 会议于4月11日召开,由国家卫生和计生委脑卒中防治工程委员会与中华预防医学会主办、相关医学专业学(协)会协办。高润霖院士担任大会主席,全国人大常委、卫生和计生委脑卒中防治工程委员会副主任王陇德院士莅临致辞。张伯礼、陈凯先、陈香美、杨宝峰等院士和国际专家友人以及来自各地中西医结合学会脑心同治专家约1 500人参会。

张伯礼、陈香美、杨宝峰3位院士分别就中药现代研究进展、"脑-心-肾"一体化研究、中药基于最佳靶点假说的抗心律失常研究做了精彩报告，作为开端引爆本届大会丰富前沿的学术交流内容，学术氛围浓厚热烈。

大会继续秉承"规范、推广、指导"的原则，注重多学科交流与合作，从脑卒中筛查预防、内科诊治、介入与外科干预、康复与护理、综合管理及卒中后防治策略等方面展开讨论，为政府、医疗机构和专家同道间的交流与合作进一步搭建平台和桥梁，努力实现百姓、政府、医院、医生及相关企业等多方共赢，开创全国脑血管病防控工作的新局面！

▲**2015全国中西医结合皮肤性病学术年会在长沙开幕**　4月17日，中国中西医结合学会皮肤性病专业委员会常委许爱娥、南京皮肤病研究所刘维达主持会议开幕式，全国皮肤科中医、西医、中西医结合医师，以及众多医药企业参会。

会议邀请了复旦大学附属中山医院秦万章、中国医学科学院整形外科医院王宝玺、中国医学科学院皮肤研究所孙建方分别就"血热证理论在皮肤科的应用研究""反常性痤疮发病机制和治疗进展""组织细胞肿瘤的分类及临床病理特点"等作精彩的演讲，并进行了交流研讨。

▲**2015中华中医药学会血液病分会青年委员会学术论坛在开化举行**　会议于4月18日召开，由中华中医药学会、浙江省中医药学会主办，中华中医药学会血液病分会、国家中医临床研究基地——浙江省中医院、北京中医药大学东直门医院承办，全国各地约120余人参会。

会议特邀东直门医院陈信义、浙江省中医院周郁鸿、沈建平、沈一平、胡致平、叶宝东，山东中医药大学附属医院徐瑞荣，天津中医药大学第一附属医院杨文华，上海岳阳中西医结合医院周永明等专家分9个专题进行了授课，全面介绍了血液病发病机理及治疗相关实验、临床研究新方法

和新成果。

▲**世界中医药学会联合会脑病专业委员会成立暨首届学术年会在北京召开**　会议于4月24~25日召开，世界中医药学会联合会主席佘靖，伊朗驻中国大使馆Alahdad副大使、国医大师张学文，世界中医药学会联合会学术部邹建华，北京中医药大学乔延江、王耀献、张允岭、唐启盛，日本兵库医科大学药学院Nobuyoshi Nishiyama，辽源誉隆亚东药业赵玉龙等领导和嘉宾出席了开幕式。中国、美国、英国、加拿大、日本、新加坡、韩国、伊朗等世界各地的会员代表200余人参会。

佘靖代表世界中医药学会联合会向脑病专业委员会授予铜牌并致辞对成立大会的召开表示祝贺。王永炎院士当选为第一届理事会会长，唐启盛、张允岭、邹忆怀等18人当选为副会长。

▲**首届全国青年中西医结合肿瘤学术论坛在重庆召开**　会议于4月25日召开，由重庆市肿瘤医院、中国中医科学院广安门医院、重庆市中西医结合学会联合承办。论坛以"学习先贤经验、交流传承心得，切磋临证经验"为主题，汇聚了国内外300余名中医学、肿瘤学等多领域同行，通过对中医肿瘤基础理论研究、肿瘤中医药防治的成就与思考、多学科研究中医药防治肿瘤的思路、方法及成果的学术交流，增强和完善多学科合作，进一步规范诊治技术，不断提高中医药在肿瘤治疗的传承、发展、创新。

▲**第二届诺贝尔奖获得者医学峰会暨院士论坛在北京举行**　会议于5月8日召开，由中华中医药学会、诺贝尔奖得主国际科学交流协会、哈佛大学医学院MGH肿瘤中心共同主办。全国人大常委会副委员长陈竺发来贺信。

国家卫生和计生委副主任、国家中医药管理局局长王国强发表讲话，指出要坚持中西医学交融互

鉴的方向不动摇,共同应对全球健康挑战。中医药与现代科学理论、技术和方法渗透结合,将为生命科学和医疗卫生的突破做出更大贡献。中医药要在保持特色优势基础上,加快创新发展步伐。要牢牢把握中医药创新发展的方向,始终坚持中医药的原创思维。充分运用现代科学的新理论、新技术和多学科交叉渗透的思路和方法,从中寻找创新灵感和路径,努力实现突破。要求从提高临床疗效入手,整合中医西医两种医学在疾病诊疗过程中的优势。围绕重点病种,探索在临床实践中发挥各自优势的实现途径和有效措施,形成中、西医方法在疾病发展不同阶段最优化组合的治疗方案,充分发挥中医药"治未病"的优势和特色,加快构建中医药预防保健服务体系,大力发展中医药健康服务,促进中医药与旅游、养老文化等的结合。

中国中医科学院广安门医院肿瘤科主任林洪生、中国中医科学院中药研究所所长陈士林获得2015诺贝尔奖获得者医学峰会中医药学"诺奖之星"称号。

▲2015诺贝尔奖获得者医学峰会暨国际肿瘤研究高峰论坛在天津召开 会议于5月9～10日召开,由中华中医药学会、诺贝尔奖得主国际科学交流协会、哈佛大学医学院MGH肿瘤中心共同主办。峰会以"肿瘤研究的前沿与方向"为主题,邀请5位诺贝尔奖得主(2009年诺贝尔生理学或医学奖获得者杰克·绍斯塔克、1993年诺贝尔生理学或医学奖获得者理查·罗伯茨、2006年诺贝尔医学生理学或医学奖获得者克雷格·梅洛、2005年诺贝尔生理学或医学奖获得者巴里·马歇尔、2013年诺贝尔生理学或医学奖获得者托马斯·苏德霍夫)及中外院士等约1 500位代表参加论坛。共同探讨癌症解决方案,思考癌症诊断治疗和预防的技术和方法,分享交流肿瘤领域最前沿的科研成果,把脉肿瘤领域的基础研究与临床领域的发展方向。论坛分设肺癌与生物治疗分论坛、乳腺癌外科与早

诊专题、胃癌分会场、肿瘤治疗新技术分论坛等单元,50多场学术演讲让与会者在交流和碰撞中互通有无,促进了世界肿瘤研究的发展。

▲中国中西医结合学会脊柱医学专业委员会第八届学术年会在洛阳召开 会议于5月22～24日召开,由中国中西医结合学会脊柱医学专业委员会主办,河南省洛阳正骨医院、河南省骨科医院脊柱外科中心承办,河南省中西医结合学会脊柱脊髓专业委员会协办。北京大学第三医院刘晓光主持开幕式,中国中西医结合脊柱医学专业委员会主任委员谭明生、河南省洛阳正骨医院副院长李无阴、脊柱外科中心主任周英杰分别在开幕式上致辞。全国各地300余位代表参会,邀请了郝定均、尹庆水、郑召民、夏虹等34位脊柱医学专家为会议作报告。并围绕颈椎、微创、融合与非融合、基础与畸形等4个专题进行了学术研讨。

▲第十一届国际络病学大会在石家庄召开 会议于5月29～30日召开,钟南山、樊代明等20余位两院院士,国家卫生和计生委副主任王国强以及来自英国、加拿大、荷兰等国和国内2 000余名专家学者汇聚一堂,共同探讨络病理论创新性研究取得的一系列成就。会议同时在各省市设立近380个视频分会场,向全国近3.5万余名医生进行直播。通过广泛的学术交流,推动了中医络病研究向现代化和国际化迈进。

王国强发表讲话,石家庄以岭药业作为近些年来中医药创新发展的代表和典范,始终秉承以科技为先导,市场为龙头的科技创新战略,重视科技创新在产业发展中的核心地位,创立了理论、临床、科研、教学、产业五位一体的独特的运行模式。在吴以岭院士的带领下建立起以中医络病理论创新为指导的新药研发创新技术体系,同时推动了中医络病学新学科的建立和国内外学会组织的建立,研制了系列创新药物,产生了良好的经济效益和社会效应。

▲**2015 中国中西医结合脑血管病神经外科论坛暨第二届广西中西医结合学会神经外科专业委员会学术年会在南宁召开** 6月6～7日，会议由中国中西医结合学会神经外科专业委员会主办，广西中西医结合学会神经外科专业委员会、广西中医药大学第一附属医院承办。各地专家及医务人员380余人参会。广西中医药大学副校长罗伟生致开幕辞。

本次会议是展现近年来中国中西医结合神经外科疾病诊疗水平的一次盛会，特别在脑血管疾病中西医结合诊治方面进行展示。大会邀请了周定标、韦鹏翔、宋冬雷等33名国内著名的神经外科专家作精彩的专题讲座。期间，专家们还与全国各地神经外科同仁共同分享了《经颅多普勒在急性脑损伤患者围手术期的应用》《内镜在颅底疾病中的应用》诊疗方面的新技术与经验。

▲**第十三届国际针灸学术研讨会暨世界中医药学会联合会中医外治操作安全研究专业委员会成立大会暨第一届学术年会在扬州召开** 会议于6月12～15日召开，由天津中医药大学第一附属医院与天津市针灸学会共同主办。来自美国、巴西、澳大利亚、墨西哥、新加坡等10余个国家和地区的400余名专家学者参会。世界中医药学会联合会中医外治操作安全研究专业委员会第一届理事会会长石学敏院士、世界中医药学会联合会主席佘靖出席开幕式并致辞。

开幕式结束后，石学敏院士做了"通关利窍"针刺法治疗脑干梗死致吞咽障碍的临床研究学术报告，受到与会专家学者的高度关注。上海市针灸经络研究所所长吴焕淦、北京汉章针刀医学研究院院长王令习、天津中医药大学第一附属医院针灸部孟智宏、澳大利亚首都中医健康中心及澳大利亚首届中医局委员王海松、美国西北健康大学 Larissa Vados 女士等分别作了大会主题演讲。会议收到论文130篇，研讨会代表了世界针灸医学发展的新

水平，为弘扬针灸学术，弘扬中华民族优秀的文化，促进针灸事业的发展，推进世界医学的交流与合作发挥积极作用。

▲**2015 中国中西医结合麻醉学会（CSIA）年会暨江苏省中西医结合麻醉专业委员会成立大会在扬州举行** 会议于6月27～28日召开，由苏北人民医院承办，诚邀黄宇光、姚尚龙、曾因明以及英美港澳台等海内外1 000余名麻醉专家共同交流、探讨中西医结合麻醉临床经验、实践规范、发展战略。中国中西医结合学会秘书长吕文良，江苏省卫生和计生委副主任、省中医药管理局局长陈亦江，扬州市副市长董玉海等领导致开幕辞。

中国中西医结合学会麻醉专业委员会主任委员苏帆、上海交通大学医学院附属瑞金医院副院长于布为、中国中医科学院针灸研究所所长朱兵院士、苏北人民医院院长王静成分别作题为"中国特色麻醉体系的构建基础""现代医院重构与麻醉科的自我完善""针灸的真谛""新常态、新作为"的精彩专题演讲。

▲**第二次全国中西医结合检验医学学术会议在济南召开** 会议于7月2～4日召开，由中国中西医结合学会检验医学专业委员会主办，全国逾千位检验同仁出席了大会。会议期间，李连达、潘柏申、张奉春、冯根生、府伟灵、李金明、鲁辛辛、李浩、于锋、陈凯先等国内外10余名专家作了精彩的大会学术报告，40余位国内专家分别在肿瘤、血液病、肝病、中西医结合、免疫性疾病、感染、心血管病、内分泌及代谢疾病、新技术、质量控制等10个专题会议上围绕当前临床工作、科研热点、难点与前沿进行了学术讲座。

▲**2015 中国医师协会中西医结合泌尿外科专家委员会暨四川省中西医结合泌尿外科学术年会在成都召开** 会议于7月3～5日召开，由中国医

师协会中西医结合泌尿外科专家委员会、四川省中西医结合学会泌尿外科专业委员会主办,四川省医学科学院、四川省人民医院、成都中医药大学附属医院及成都市社会组织发展促进中心承办。四川省人大常委会原副主任王宇坤、四川省中医药管理局局长田兴军、四川省人民医院副院长杨正林、中国中西医结合学会泌尿外科专委会主任委员韩瑞发等以及全国各地的泌尿外科专家学者 200 余人莅临大会。

大会采取主题报告、专题交流、手术研讨、卫星会等形式,收到泌尿系肿瘤、泌尿系结石、泌尿系感染、微创泌尿外科及达芬奇机器人等相关学术论文 120 余篇,共同探讨了中西医结合泌尿外科领域的新思维、新技术、新成果及发展中出现的新问题。

▲2015 年《中国中医药年鉴》(学术卷)编委会暨审稿会议在合肥召开　会议于 7 月 4 日召开,国家中医药管理局副巡视员陈伟、上海市卫生和计生委副主任郑锦、安徽省中医药管理局发展处处长吴振宇、安徽中医药大学校长王键、上海中医药大学副校长季光等有关领导出席并致开幕辞。《中国中医药年鉴》(学术卷)编委、资深编委、特邀编委及学科编辑约 80 人参会。

会议听取了 2015 年《年鉴》编纂、出版工作报告,严世芸、孙国杰、陈珞珈等编委作了主题发言,与会人员围绕新形势下《年鉴》的发展与改革展开了深入研讨。

会议期间,编委就如何提高《年鉴》质量,建立稳定的撰稿人、学科编辑队伍等问题提出合理化建议,并一致认为,编纂《年鉴》是政府行为,是一项承上启下、继往开来、服务当代、有益后世的文化基础事业。《年鉴》的性质决定了其书写历史、传承文化的特殊地位,《年鉴》的政府主办性质、存史资鉴的史料价值和行业内的学术权威性是不可动摇的。

▲第三届岐黄论坛在北京召开　会议于 7 月 18 日召开,由中华中医药学会主办、北京康仁堂药业有限公司、神威药业集团有限公司、四川好医生药业集团有限公司协办。中国科协党组成员、书记处书记王春法,国家中医药管理局副局长、中华中医药学会副会长马建中,国家科学技术奖励工作办公室主任邹大挺,中华中医药学会副会长、中国中医科学院院长张伯礼院士,国医大师徐经世,中国中西医结合学会会长陈香美院士,国家科技部发展战略研究院副院长王宏广,中国中药协会会长、国家中医药管理局原副局长房书亭等领导以及来自中医药医疗、保健、教育、科研、管理、文化、产业相关专家学者约 1 200 人参加。中华中医药学会副会长王新陆主持开幕式。中华中医药学会副会长、北京市中医管理局局长屠志涛宣读了《关于设立中华中医药学会学术委员会的决定》,学术委员会主任委员由张伯礼担任,副主任委员由王辰、王琦、孙光荣、吴以岭、陈凯先、晁恩祥担任。

马建中在开幕式上对发展中医药健康服务业提出了三点意见:一是要加快构建中医药健康服务体系,加快发展社会办医,建立和完善中医药健康服务体系,提高服务可及性;二是要积极发展中医药健康服务新业态,联合相关部门出台推进医疗卫生与养老服务相结合的文件,做好中医药与养老服务结合试点;三是要加快中医药健康服务支撑体系发展,支持搭建中医药协同创新平台、技术创新平台、成果转化平台,逐步推进中医药重大科研基础设施、大型科研仪器和专利基础信息资源等向社会开放,加快中医药健康服务技术产品的研发和服务项目的设计,加快成果转移转化步伐。

陈香美、王宏广、徐经世、张伯礼、广州中医药大学第一附属医院院长冼绍祥、广安门医院肿瘤科主任林洪生等在主论坛上分别作题为"中西医结合的思考:问题与机遇""汲取科技新成就,再创中医新辉煌——中医外行的'中医梦'""矢志岐黄坚信念,熟读经典勤临证——谈中医内科临床思路与方法"、"中医药现代化研究进展""中医药治疗登革热及对防治重大传染病的启示""寻求中西医结合治疗肿瘤的最佳途径——中医肿瘤指南解读古老的传统辨证分型规范"的报告。

中医养生康复、妇科炎症中医药防治、肿瘤中医药防治、中医经典传承创新、心脑疾病中医药防治、中医药标准化工作、中药传承创新应用、眼科疾病中医药防治等8个分论坛同期召开。

▲**中华中医药学会第十八次中医药文化研讨会暨庆阳市岐黄文化学术年会在庆阳召开** 会议于7月25～26日召开,得到国家中医药管理局、甘肃省政府文史研究馆、甘肃省中医药管理局、中共庆阳市委、庆阳市政府支持,由中华中医药学会主办,中华中医药学会中医药文化分会和庆阳市岐黄文化研究会承办。中华中医药学会学术顾问温长路,中国中医药出版社社长、中华中医药学会中医药文化分会主任委员王国辰,庆阳市政府副市长王谦出席开幕式并致辞。上海中医药大学党委书记张智强,甘肃省文史研究馆副馆长李汝根,原庆阳地区人大工委主任、庆阳市岐黄文化研究会名誉会长薛亮云出席了开幕式。

全国20多个省市的中华中医药学会专家,庆阳市岐黄文化研究会成员及市内中医药产业研发等相关人员以"弘扬中医时代精神、传承岐黄文化价值"为主题,齐聚一堂,共同交流学习了中医药文化及岐黄文化研究成果。

国家中医药管理局、中华中医药学会命名庆阳市为"全国中医药文化教育培训基地"和"岐黄文化传承基地"。参会者观看了岐黄文化专题片《中华医祖岐伯》,参观了岐黄文化研发部分成果展,并赴庆城县观摩了庆阳市岐黄文化研发及传承教育基地建设成果,祭拜了医祖岐伯等。

▲**2015年全国中西医结合医学美容学术年会在西安召开** 会议于7月31日～8月2日召开,由中国中西医结合学会医学美容专业委员会主办,西安美好美容医院承办。全国各地1 000余名医学美容专家代表参会。

大会设立乳房整形、面部除皱和抗衰老、注射微整形、激光美容＋中西医结合眼整形、自体脂肪整形、私密整形、血管瘤与血管畸形、耳整形、鼻整形、颌面部整形、皮肤外科与瘢痕12个医疗技术专题,更围绕医美行业运营特别设立营销创新论坛和咨询师论坛。来自世界各地的专家进行各自的主题演讲,充分突出了中西医结合与医学美容的关系,演讲者精辟的观点和创新思维引起与会代表的广泛兴趣和关注。

▲**世界中医药学会联合会药膳食疗研究专业委员会第六届学术年会暨第十一届国际药膳食疗学术研讨会在徐州召开** 会议于8月1日召开,由世界中医药学会联合会药膳食疗研究专业委员会主办,湖南省药膳食疗研究会、江苏徐州绿之野生物食品有限公司协办,湖南东方食疗与保健杂志社有限公司承办。世界中医药学会联合会副秘书长黄建银、中国中药协会会长房书亭、湖南中医药大学党委书记黄惠勇,以及韩国、新加坡等国的世界药膳会成员等参会。

会议回顾总结了近年来药膳食疗产业发展的成果,对中医药膳食疗学科建设及标准化进行了研究,同时交流了国际药膳食疗新技术、新成果、新产品。

▲**中国中西医结合学会神经外科专业委员会第二届学术大会在锡林浩特召开** 会议于8月15日召开,由中国中西医结合学会神经外科专业委员会主办,内蒙古医科大学附属医院、锡盟医院承办。

内蒙古医科大学党委副书记李建、附属医院副院长赵海平,锡林郭勒盟行署副秘书长兴安、卫生和计生委副主任马永魁,中国中西医结合学会神经外科专业委员会主任委员、北京中医药大学东方医院神经外科主任韦鹏翔、锡盟医院院长那松巴亚尔、副院长张延夫等领导出席大会开幕式。会议邀请国内著名专家发表精彩专题讲座,展示出中国中西医结合神经外科最新研究成果。

▲第三十二次全国中医儿科学术研讨会在哈尔滨召开 会议于8月16~17日召开,由中华中医药学会主办,中华中医药学会儿科分会、黑龙江省中医药学会儿科专业委员会、黑龙江中医药大学联合承办。国医大师段富津、中华中医药学会秘书长曹正逵、中华中医药学会儿科分会名誉会长张奇文、中华中医药学会办公室主任库宇、黑龙江省卫生和计生委主任赵忠厚、黑龙江中医药大学党委书记袁纲、黑龙江省卫生和计生委副主任兼省中医药管理局局长王学军、中华中医药学会儿科分会秘书长李新民等领导,以及全国各地的儿科专家、学者500余人参会。

会议关注的主题是"儿童抽动多动症",段富津、张奇文、袁媛、尚云晓、王雪峰、王素梅、周凌、韩新民、杜亚松、郑健、熊磊、常克、胡思源等13名医家做了精彩的学术报告。同时,成立了"儿童抽动多动症中医临床研究联盟",旨在吸纳全国范围内的中医儿科领域优秀人才共同致力于"儿童抽动多动症"的临床治疗和研究工作,为该病症的医疗科研工作搭建起高水平的学术平台。

▲历史上主要科学体系的认知模式及影响学术研讨会在北京举行 会议于8月16~17日召开,由中华中医药学会、中国中医科学院中医基础理论研究所与英国剑桥李约瑟研究所联合主办,中国科学技术协会资助。邀请了国内外23位在科学史、科学哲学、科学社会学、中医学等领域学有专长且具有一定影响力的学者,在对中国科学、西方科学、印度科学以及阿拉伯科学的多视角比较中,就科学与人文、东方与西方、传统与现代等重大文化命题阐发各自观点,表现出对多元化价值取向的肯

定。中国中医科学院院长、中华中医药学会副会长张伯礼院士在开幕式上发表了重要讲话。通过交流,希望使我们更多地了解不同的医学认知模式,更准确地认识中医。"奇文共欣赏,疑义相与析",求同存异,协同发展。此外,更需要建立跨学科交流机制,保持长期友好的合作关系,在交流合作中繁荣学术,促进创新,推动中医药学术进步和事业发展,为用中国式办法解决世界医改难题做出贡献。

▲中华中医药学会第十五次全国内经学术研讨会在西安召开 会议于8月18~19日召开,由中华中医药学会主办,陕西中医药大学承办。来自世界各地的150余位《黄帝内经》相关领域的专家学者参加了会议。中华中医药学会内经学分会秘书长贺娟主持开幕式,陕西中医药大学校长周永学致欢迎词。

会议主题为"发展、弘扬《内经》学术思想;继承、创新《内经》医学理论;深研、拓展《内经》临床应用;促进、提高《内经》科学发展水平"。

与会代表达成共识,加强《黄帝内经》的教学研究,组建中华中医药学会内经学分会内经教学研究学会;启动《黄帝内经研究大成续编》的编写工作;举办全国《黄帝内经》知识大赛等。各位专家在肯定了《内经》学术地位的同时,强调《内经》的继承与发展,对教材的编写提出了更高的要求。并从理论拓展、教学心得、临床运用及思想研讨方面进行了深层次的交流与探讨,极大地促进了《内经》研究发展。

▲第二十四次全国中西医结合肝病学术会议在沈阳召开 会议于8月18~22日召开,由中国中西医结合学会第九届肝病专业委员会主办,沈阳市第六人民医院、上海中医药大学肝病研究所承办,并得到了上海现代中医药股份有限公司等多家企业的支持与协助。来自全国200余名代表出席,

共收到学术论文 141 篇,大会演讲交流 10 篇,内容涉及病毒性肝炎、肝纤维化肝硬化、肝癌、重型肝炎、肝衰竭、脂肪肝、自身免疫性肝病等多种肝脏疾病的基础与临床的原创性研究进展。大会邀请魏来、叶胜龙、刘成海、李德新、李瀚旻、周大桥、梁茂新、张大志、张明香、严福华和阮冰等肝病专家进行了 12 场专题报告。邀请段钟平、牛俊奇、鞠宝兆、窦晓光、陈永平、沈锡中、徐列明、胡义扬、潘晨、邵凤珍、李秀惠及朱英等 14 位肝病专家分别就基于中医经典的肝病防治策略、特殊人群的抗乙肝病毒治疗、肝纤维化、肝硬化中西医结合治疗进展及非酒精性脂肪性肝病与肠道微生态等 14 个主题予继续教育班授课。还进行了 2 场高质量的企业学术报告,对促进学术发展与成果转化具有重要影响。

▲第十次全国中西医结合男科学术大会在南宁召开　会议于 8 月 21～23 日召开,由中国中西医结合学会男科专业委员会主办,广西中西医结合学会男科分会、广西中医药学会男科分会、广西中医药大学第一附属医院、广西中医药大学附属瑞康医院联合承办。会议以"发挥中西医结合优势,促进中国特色男科发展"为主题,收到论文近 500 篇,到会代表 400 余人。中国中西医结合学会秘书长吕文良、广西中西医结合学会秘书长李方出席了会议。男科专业委员会副主任委员刘继红等 16 位讲者分别作了大会报告,12 位代表进行了大会论文宣读交流。为全国中西医结合男科学同道营造了一个相互交流、共同进步的学术平台。会议展示了多项男科单病种中西医结合诊疗指南编制的最新成果,颁发了第 2 版《男科单病种中西医结合诊疗指南》编写手册及编委聘书,通报了慢性前列腺炎、早泄、男性不育症、勃起功能障碍等指南的编制工作进展,提出了下一年度的工作计划和方向。

▲第三届中西医血管病学大会在石家庄召开　会议于 8 月 22 日召开,由中国中西医结合学会、中国工程院医药卫生学部主办。来自全国各地的中医、西医及中西医结合等不同领域的专家学者 1 000 余人齐聚一堂,就心脑血管疾病防治最新进展和研究成果开展了广泛的学术交流。中国中西医结合学会会长陈香美院士为大会致辞,相信在不久的将来,中西医结合学会血管脉络病专业委员会会发展得更好,真正走出学术与企业相结合,"产学研"联盟这一条更好的路,为其他的民族企业作出更好的楷模。用中西医结合的理念、适应的技术,更好地保证 13 亿中国人民的健康。国家中医药管理局副局长马建中为大会致辞,中西医血管研究涉及一系列威胁人类疾病的防治,对催生重大疾病防治水平,更好地满足人民群众的健康服务需求,具有十分重要的意义。近年来广大致力于中西医血管病学研究的专家学者,始终坚持中西医优势互补,努力推动学术创新,深入开展交流合作,推动了中西医血管病学的发展。吴以岭院士呼吁,心脑血管病变要超前干预,要把心脑血管病变预防与大健康产业发展相结合,实现医、药、健、养的有机结合,受到了与会专家一致认可。

▲2015 全国中西医结合教育研讨会在长沙举行　会议于 8 月 25～28 日召开,由中国中西医结合学会主办,中西医结合学会教育工作委员会和湖南中医药大学承办。全国各地 140 余名从事中西医结合教育事业专家参会。研讨会围绕中西医结合人才培养及创新教育、专业建设、课程和教材建设等 10 个专题进行了交流和探讨,分享了各校在中西医结合人才培养与教学实践中的体会与经验。会议总结了中国中西医结合学会第六届教育工作委员会的主要工作,同时选举产生了以何清湖为主任委员的中国中西医结合学会第七届教育工作委员会,并对下阶段的工作进行了规划。

▲第十三次中医体质学术年会暨中医体质理论与健康服务技能培训班在昆明举行　8 月 29

日，全国各地的中医药学界有关专家、学者、医生及企业界人士、学生代表共 400 余人参会。中医体质学创始人、国医大师王琦作"九体医学健康计划"年会的主题报告，对九体医学内涵、实践、影响力及其未来发展方向等作详细阐述，并推荐了九体医学实践的专有模式——"琦模式"在治未病及健康管理机构的应用。

大会进行中医体质学与健康医学、预防医学、转化医学及大数据信息化的学术交流，旨在提高中医体质学的研究水平，促进中医体质学的发展繁荣，增强中医体质学的健康服务能力。中医体质学研究已走过了近 40 年历程，从理论体系的构建到标准建立，从基础研究到推广应用，其研究成果已转化出多种实用技术。体质辨识法用于公共卫生服务和慢病防控，在国内外形成了广泛的影响。

▲中华中医药学会第十六次推拿学术研讨会在武汉召开　会议于 9 月 3～5 日召开，由中华中医药学会主办，中华中医药学会推拿分会、湖北省中医药学会推拿专业委员会、武汉市中医药学会推拿专业委员会、湖北省中医院承办。湖北省卫生和计生委副主任姚云，中华中医药学会推拿分会名誉主任委员严隽陶、主任委员房敏，湖北省中医药学会副会长兼秘书长胡永年，湖北省中医院院长涂远超，中华中医药杂志社主任闫志安等及全国 30 个省市的推拿同道 400 余人参会。同期还举行了中华中医药学会推拿分会第一届青年委员会成立大会。

大会共收到论文 168 篇，其中 146 篇被汇编入论文集。会议设置了专题报告、手法演示和论文交流三部分。内容涵盖了临床、科研、教学及文化、互联网、民营医院经营等方面。

▲世界中医药学会联合会肿瘤经方治疗研究专业委员会成立大会暨第一届学术年会在北京召开　会议于 9 月 5 日召开，由世界中医药学会联合会主办，中国中医科学院望京医院、中国中医科学院教育处、中医杂志社承办。国家中医药管理局人事教育司司长卢国慧、政策法规司副司长杨荣臣，北京市中医管理局局长屠志涛，世界中医药学会联合会常务副秘书长黄建银，中国中医科学院副院长范吉平，北京中医药大学副校长翟双庆等出席了开幕式。来自美国、澳大利亚、韩国、加拿大、泰国、中国香港、中国台湾等 15 个国家和地区的 400 余位专家学者，包括国医大师、国医名师、海内外知名的肿瘤经方治疗研究专家汇聚交流了肿瘤经方治疗研究的新进展、新理念、新方法。

中国中医科学院望京医院冯利当选为世界中医药学会联合会肿瘤经方治疗研究专业委员会首任会长。

▲2015 年中国中西医结合学会全国危重病急救医学学术会在大连召开　会议于 9 月 10～12 日召开，由中国中西医结合学会急救医学专业委员会主办，辽宁省急救医学中心、大连医科大学附属第一医院急救中心承办。中国中西医结合学会急救委员会主任委员曹书华、上届主任委员任新生等，以及各地中西医急救领域 500 余位专家学者参会。

大会设主会场及 2 个分会场，27 位专家学者围绕中西医结合急救医学、危重病医学及 ICU 领域做精彩报告，相互交流中西医结合急危重病的基础研究和临床救治经验，将推动我国中西医结合危重病医学的快速发展。

▲2015 中国长白山健康养生文化论坛在长白山召开　会议于 9 月 12 日召开，由中华中医药学会、吉林省中医药管理局主办，吉林省中医药学会、长白山管委会、吉林省鸿厚堂科技发展有限公司共同承办。来自全国各地的中医药工作者、养生堂馆负责人、健康养生企业负责人等 500 余人参会。

会议以"深耕、跨界、融合"为主题，旨在促进中医养生保健机构规范化发展和标准化建设,充分挖掘、整理、传承中医药健康养生技术和学术思想,展示长白山独具特色的中医药资源和地域优势,弘扬中华文明源远流长的健康养生文化。并推广健康养生行业的新理论、新方法、新技术、新产品、新成果,为关注健康养生的国内外代表、行业精英、专家学者、养生机构等搭建一个交流合作的平台。

▲**中华中医药学会周围血管病分会第七届学术大会在石家庄举行** 会议于 9 月 18～19 日召开,由中华中医药学会主办,中华中医药学会周围血管病分会承办。

会议探讨和分享了周围血管病的治疗现状与新的研究成果,充分肯定了中西医结合在治疗周围血管病方面的显著疗效,济南周围血管病医院侯玉芬、王恩江分别作"浅析周围血管病病趾、指坏死处治疗的要点与时机""湿邪与动脉硬化闭塞症的关系探讨"主题演讲,介绍了动脉硬化闭塞症等慢性疾病中医治疗的最新研究进展。来自全国各医院的几十位周围血管病专家相互交流经验,学习新技术,以规范周围血管病的中西医结合治疗方案,共同探讨周围血管疾病的治疗进展和发展方向。

▲**中国中药协会中药饮片质量保障专业委员会成立大会在北京召开** 会议于 9 月 19～20 日召开,国家中医药管理局科技司司长曹洪欣、政策法规司司长桑滨生、局机关党委书记张为佳,国家食品药品监督管理总局药化监管司副司长董润生,国家药典委员会中药处处长石上梅,中国中医科学院常务副院长黄璐琦等,以及 152 位委员(其中团体会员 24 人、常务委员 81 人、专家委员会委员 60 人)参会。

11 位中药炮制和饮片行业专家围绕中药饮片质量保障体系的建立等相关问题做了精彩的学术报告。与会专家一致表示,专委会应借国家中医药管理局正在组织实施的国家中药标准化项目之东风,抓住机遇,积极配合该项目的实施。充分发挥专业委员会的作用,以国家药典饮片标准为准则,在进一步完善企业标准的基础上,制定中药饮片生产过程及其产品的行业标准;同时,在评定优质饮片和诚信企业的基础上,提高饮片企业的社会影响力和产品竞争力,打造中药饮片标准化研究成果的转化平台。

▲**第十五次全国中医妇科学术年会暨中医妇科治疗疑难病临证经验研讨会在苏州举行** 会议于 10 月 9～11 日召开,由中华中医药学会主办,中华中医药学会妇科分会承办,苏州市中医学会、苏州市相成区中医医院协办。国医大师夏桂成、刘敏如,中华中医药学会妇科分会名誉主任委员肖承悰、主任委员罗颂平,江苏省中医药学会副会长黄亚博,苏州市卫生和计生委副主任卜秋等,以及包括港澳台在内全国各地的中医妇科代表约 500 余人参会。

会议同时举行青年论坛,由罗颂平宣布青年委员会成立并讲话,强调青年委员会的成立旨在促进中医妇科的传承与创新,培养和造就一批承上启下的中医妇科界的后备人才。国医大师刘敏如题词"热烈祝贺中医妇科青年委员会成立!希望寄托在青年人身上,相信你们能接好班,将中医妇科事业发扬更为光大"。

会议收到论文共 279 篇,除非本次征文范围或未署名外,实际收录论文 251 篇。经专家评审,评出"康缘杯"优秀论文 16 篇。同时举行了"中医妇科临床诊疗指南和治未病标准修订初稿论证会",对修订初稿达成了共识,为下一步临床的推广实施进行了准备。

▲**2015 全国第七次中医膏方交流大会在北京举办** 会议于 10 月 10 日召开,由中华中医药学会主办,中华中医药学会膏方分会(筹)、中华中医药

学会继续教育与科学普及部、中国中医科学院西苑医院、上海中医药大学附属龙华医院及东阿阿胶股份有限公司承办。全国86家三甲医院的中医临床专家及20余家连锁药店的膏方经营人员共同参会并进行专业培训,提高了膏方处方人员的业务水平和服务能力,共同探讨了中医膏方在诊断、治疗、四季养生、制备加工和不良反应控制上的规范性和科学性。

▲**第十三次全国中西医结合心血管病学术会议暨第四届安徽省中西医结合心血管病学术年会在合肥召开** 会议于10月16~18日召开,由中国中西医结合学会心血管病专业委员会主办,安徽中医药大学第一附属医院及安徽省中西医结合学会心血管病专业委员会承办。陈可冀、吴以岭院士,中国中西医结合学会秘书长吕文良、心血管病专业委员会主任委员吴宗贵,安徽省卫生和计生委副主任武琼宇等,以及各地心血管病领域的专家学者800余人参会。中国中西医结合学会理事长陈香美院士发来贺信。

大会主题是"传承、创新、转化、合作"。除设有院士论坛及主题报告外,还设13个分会场进行相关专题研讨交流。陈可冀、吴以岭分别作了"关于心血管疾病康复的若干问题"及"脉络学说构建及其指导血管病变防治研究"报告,范维琥、严激分别作了"高血压病中医新药临床试验规范探讨""心脏再同步化治疗的现状与未来"主题报告,获得了与会代表的高度评价。

会议期间进行了安徽省中西医结合学会心血管病专业委员会换届选举,戴小华当选为主任委员。

▲**第十五次全国肛肠疾病学术研讨会在郑州召开** 会议于10月17日召开,由中华中医药学会肛肠分会主办,河南省中医院承办,医博肛肠连锁医院集团协办。中华中医药学会肛肠分会会长田

振国、副会长田建利、姜春英等国内外肛肠领域专家、名老中医、知名学者等1500余人参会。

会议发布了全国肛肠病流行病学调查结果,讨论了在"互联网+"时代的诊疗新模式,并建立了"肛肠名医微信平台",计划通过"在线会诊、医患问答"等模式,应对"互联网+"时代的来临。收到论文500余篇,其中"经方验方的整理研究"占30%以上。医博肛肠连锁医院集团首次注资100万元,成立医博杯科技奖,旨在奖励在肛肠病诊疗领域有突出贡献、重大发明的团队或个人,以推动肛肠学科的新发展。

▲**中华中医药学会方剂学分会第十五次学术年会在咸阳召开** 10月17日,中华中医药学会方剂学分会主任委员、黑龙江中医药大学副校长李冀,方剂学分会名誉主任委员、浙江中医药大学副校长连建伟,陕西中医药大学校长周永学,江西中医药大学副校长左铮云等,以及来自全国各中医药院校的150余位方剂学分会成员参会。左铮云主持开幕式,周永学致开幕辞。

会议围绕方剂学课程建设、教学改革、科学研究等工作进行了广泛的交流研讨,旗帜鲜明地把学术年会研讨主题定位在教学改革上,充分体现了以人才培养为主线的指导思想。

▲**第十三次全国中医护理学术研讨会在西安召开** 会议于10月23~26日召开,由中华中医药学会主办,中华中医药学会护理分会、西安市中医医院承办。国家中医药管理局医疗管理处处长邴媛媛,中华中医药学会护理分会主任委员张素秋,中国中医科学院广安门医院副院长汪卫东,中华中医药学会护理分会秘书长刘香弟,陕西省中医药学会会长、陕西中医药大学校长周永学等领导,以及全国26个省市自治区450余名代表参会。

研讨会以专题讲座、论文交流、壁报交流多种形式,就中医护理重点专科建设、专科护理、心理护

理发展、信息化建设、大型医院巡查细则解读等内容进行了交流研讨。收到论文652篇,其中大会交流9篇,壁报交流37篇,收录光盘618篇。并分别参观了西安市中医医院、陕西省中医医院,让与会专家和全体学员在参观、学习、交流的同时,建立了交流合作的纽带。

▲**2015年中华中医药学会糖尿病学术年会在石家庄召开**　会议于10月24日召开,由中华中医药学会主办,中华中医药学会糖尿病分会、河北省中医药学会承办,河北以岭医院协办。来自全国各地的近千名中西医专家汇聚一堂,就中医治疗糖尿病的科研、临床最新成果进行学术交流。

会议设主会场及糖尿病肾病、糖尿病周围神经病变、糖尿病足、糖尿病中医教育与优秀论文点评分会场。河北省中西医结合医药研究院院长吴以岭院士、成都中医药大学段俊国、南京中医药大学附属江苏省中西医结合医院刘超、天津中医药大学第一附属医院吴深涛、中华中医药学会糖尿病分会主任委员杨叔禹、长春中医药大学附属医院朴春丽、浙江省名中医馆宋捷民等在主会场上就糖尿病的中西医治疗分别作学术交流。

▲**第十三届全国中西医结合学会风湿病学术会议在杭州召开**　会议于10月30日～11月1日召开,由中国中西医结合学会风湿病专业委员会主办,浙江省新华医院风湿科协办。全国各地的中医、西医和中西医结合的风湿病学同道260余人参会。中国工程院副院长樊代明院士、中国中医科学院院长张伯礼院士、浙江大学李兰娟院士、浙江省卫生和计生委副主任徐润龙、中国中西医结合学会秘书长吕文良、浙江中医药大学校长方剑乔等领导和嘉宾出席了开幕式。

中国中医科学院广安门医院风湿科姜泉、重庆医科大学附属第一医院中西医结合科荣晓凤、澳门科技大学中医药学院周华、天津中医药大学第一附属医院风湿科刘维、中国中医科学院中医临床基础医学研究所张弛等就治疗风湿类疾病的中成药研究进展分别作专题演讲报告。各地的风湿病学同道积极发言,共同分享在风湿病研究中取得的进展。大会选举范永升担任新一届专业委员会主任委员兼任青年委员会主任委员。

▲**第八届全国中西医结合心身医学学术交流会在武汉召开**　会议于10月31日召开,由中国中西医结合学会心身专业委员会主办,武汉市中西医结合医院承办。来自全国的100余名专家、代表及研究生出席了会议。

中国中西医结合学会副会长、湖北省中西医结合学会会长黄光英以屠呦呦获得诺贝尔奖为例子,鼓励在座的中西医结合科技工作者传承与发展中医药,坚持走中西医结合的发展创新道路,积极为中西医结合事业的发展贡献自己的力量。会议特别邀请了香港及各地的心身医学领域专家,分别作了内容新颖、图文并茂的学术报告,为中西医结合心身医学学科的发展起到积极的推动作用。

▲**中华中医药学会第十五次男科学术大会暨全国中医男科诊疗新技术学习班在长沙举行**　会议于10月31日召开,由中华中医药学会主办,中华中医药学会男科分会、湖南中医药大学第一附属医院、谭新华名老中医药专家传承工作室承办。

会议以"继承与创新,共创中医男科新天地"为主题,采取专题讲座、大会交流和讨论相结合等多种方式,邀请王琦、李曰庆、王昌恩等知名专家作精彩的专题报告,共同探讨中医男科临床与科研的最新进展,使广大参会者开阔了视野,对提高与会人员中医男科学术水平、临床能力以及学科建设、人才培养等起到积极的推动和促进作用。

▲**世界中医药学会联合会第七届国际中医风湿病学术大会暨中华中医药学会第十九届次风湿**

病学术会议在南昌举办 会议于 11 月 6~8 日召开,由中华中医药学会、世界中医药学会联合会风湿病专业委员会主办,中华中医药学会风湿病分会承办,江西中医药大学附属医院协办。开幕式上进行了表彰活动,世界中医药学会联合会会长佘靖、中华中医药学会秘书长曹正逵、世界中医药学会联合会骨伤科专业委员会会长孙树椿等为中华中医药学会风湿类疾病专业委员会第十八届主任委员王承德,副主任委员朱婉华、娄玉钤颁发"终身贡献奖"。王承德、姜泉分别当选世界中医药学会联合会风湿病专业委员会会长、中华中医药学会风湿病分会主任委员。

全国各地 400 余人参会,收录论文 140 余篇。朱婉华以《从"益肾蠲痹法治疗风湿病技术"谈中医药传承》为主题作大会交流,介绍了益肾蠲痹法的源流、治则治法及用药特点。并列举系统性红斑狼疮、强直性脊柱炎、幼年特发性关节炎、系统性硬化病、银屑病关节炎、痛风性关节炎等十余个病例展示益肾蠲痹法的显著疗效。

▲2015 中华中医药学会制剂分会第十六次学术年会、世界中医药学会联合会中药药剂专业委员会第十届学术年会、世界中医药学会联合会中药新型给药系统专业委员会第六届学术年会在咸阳召开 会议于 11 月 7 日召开,由中华中医药学会和世界中医药学会联合会主办,中华中医药学会制剂分会、世界中医药学会联合会中药药剂专业委员会、世界中医药学会联合会中药新型给药系统专业委员会、陕西中医药大学联合承办,陕西步长制药有限公司、陕西兴盛德药业有限责任公司协办。来自国内外的 20 余名专家、及全国的 400 余名中医药代表参会。

会议围绕"中药制剂关键技术发展"的主题,研讨了中药新型给药系统与技术、中药提取与分离新技术、中药制剂的评价体系研究等问题。共收集论文 210 余篇。江西中医药大学副校长杨明、美国休斯敦大学药学院胡明、加拿大阿尔伯塔大学 Raimar Loebenberg、江苏康缘药业股份有限公司董事长萧伟、北京中医药大学中药学院副院长倪健、北京市药品检验所主任张小茜等 6 位专家分别就中药药剂学发展趋势与策略、基于中药质量一致性目标的标准化、智能化制造探索与实践、《中国药典》2015 年版制剂通则变化研究、《中国药典》2015 年版质量控制方法变化比较等作精彩主题报告。中药新型给药系统、中药制剂产业化及博士论坛 3 个分会场同时进行了学术交流。有力地促进中药制剂领域科技交流、学术传承,形成中药制剂"政产学研用"协同创新合力,有效推动中药标准化、现代化、国际化进程。

▲中华中医药学会中药鉴定分会第十三次学术交流会在上饶召开 会议于 11 月 12~14 日召开,由中华中医药学会主办,江西省中医药研究院承办。中华中医药学会中药鉴定分会主任委员、中国中医科学院常务副院长黄璐琦到会并作主旨报告,中华中医药学会学术部主任刘平、江西省卫生和计生委副主任程关华等到会祝贺。

会议安排了"名贵中药资源分子系统学及其药材的分子鉴别研究""抗类风湿关节炎中药活性物质基础及作用机制研究""中药资源多样性与中药标准化修订"等学术报告。与会专家围绕中药鉴定新技术、新方法、新方向,民族药物鉴定与活性评价、中药资源鉴定与质量标准以及中药鉴定学科内涵探析等进行了交流。对搭建中药资源保护、开发、利用领域的交流平台,明确研究思路、拓展研究领域、稳定研究方向起到很好的推动作用。

▲2015 年世界针灸周暨杨继洲纪念活动在衢州举行 活动于 11 月 22 日举行,由中国针灸学会、浙江省针灸学会、衢江区人民政府、衢州市中医医院、衢江区中医院联合举办。石学敏院士、中国

针灸学会副会长王华、浙江省中医药管理局局长徐伟伟、中国针灸学会副秘书长文碧玲、衢州市委常委诸葛慧艳、衢州市副市长陈锦标等领导，以及当地针灸学者、社会群众近百人出席活动。浙江中医药大学校长方剑乔主持开幕及纪念仪式。石学敏、王华、陈锦标等为杨继洲塑像揭幕，王华代表中国针灸学会宣读祭文，浙江省针灸学会青年理事会成员身着明服向杨继洲塑像行祭拜礼，参加活动的领导、专家、各界代表依次敬献花篮。同期，石学敏院士针灸传承拜师仪式，"传承针灸文化、打造五养衢江"的主题讲座，探访杨继洲针灸名家故里，感受杨氏针灸魅力等活动在衢江区中医院成功举行。

▲**全国第十一次整脊学术交流大会在台州召开** 11月27日，会议由中华中医药学会主办，中华中医药学会整脊分会、台州市恩泽医院、台州市路桥医院和北京以宗整脊医学研究院联合承办。来自北京、四川等省、市，以及马来西亚、新加坡等多个国家和地区的近200位海内外专家学者就中医整脊方面的新理论、新方法、新进展进行学术交流。

▲**第四届传统医学与现代医学比较国际学术大会在景洪举行** 会议于11月27~29日召开，由复旦大学、复旦大学附属华山医院、中国中西医结合学会呼吸病专业委员会、《中国医学人文》杂志、云南省扶贫办（云南省沪滇对口帮扶合作领导小组办公室）、新疆医科大学、新疆维吾尔医学专科学校、内蒙古自治区蒙中医药管理局、甘肃省中医药管理局、世界中医药学会联合会维吾尔医药专业委员会、世界中医药学会联合会藏医药专业委员会、青海回医药研究会、东中西部区域发展和改革研究院、青海省果洛藏族自治州、果洛喜马拉雅藏医药学会、云南省西双版纳傣族自治州和云南滇西应用技术大学、中国医学科学院药用植物研究所云南分所等单位主办。云南省卫生和计生委副主任郑进，

西双版纳傣族自治州副州长操云甫，以及美国、奥地利、蒙古、巴基斯坦、泰国等国和中国香港、台湾、云南、青海、新疆、内蒙古、西藏等地的知名学者参加了会议。

操云甫介绍了具有2500年的悠久历史的傣医药，西双版纳州十分重视傣医药事业的发展，建有傣医院、民族医药研究所，现在又在筹建滇西应用科技大学傣医药学院。希望以这次会议为契机，进一步挖掘传承、发展创新、宣传推广傣医药。

会上举行了滇西应用技术大学客座教授聘请暨复旦大学中西医结合研究院滇西应用技术大学傣医药学院傣医药研究合作中心揭牌仪式，以及特色银牌授予仪式（分别向维吾尔族、蒙古族、藏族、傣族、回族专家代表赠予特色银牌一枚）。

会议旨在构建多种民族传统医学之间及与现代医学之间比较研究的学术交流平台，促进彼此之间的认识、交融与提高，吸取各民族传统医学的精华，促进中国传统医学体系的构建和人类医学文明的发展。另外，根基于传统医学理论的药物和天然药物研发成果的介绍也是本次会议的重要内容。大会共收录论文150余篇并编入大会论文集。在为期3天的会议中，国内外著名传统医学、现代医学、中西医结合领域研究专家欢聚一堂，分别以主题报告、特邀报告、专题讲座、傣医药分论坛等多种形式进行广泛的学术交流。

▲**2015全国名老中医辨证思维路径研讨会暨临床经验高峰论坛在深圳举行** 11月28日，国家中医药管理局科技司司长曹洪欣、中华中医药学会副会长兼秘书长曹正逵、中华中医药学会学术部主任刘平、深圳市卫生和计生委副主任许四虎、国医大师唐祖宣、上海市名中医王庆其、广州中医药大学副校长许能贵、山西省名中医门九章等出席会议。

在论坛上，曹洪欣、唐祖宣、王庆其分别以"中医药是具有原创优势的科技资源""温阳法的临床

应用""国医大师裘沛然先生治疗疑难病的经验"为题作了精彩的报告；许能贵、图娅、门九章分别以"针灸临床实践对经络研究的启示""中医核心理念在临床应诊中的应用""临床疑难病的中医诊治"为题作了经验分享。

▲**2015 全国畲族医药学术研讨会在宁德召开**　会议于 11 月 29 日～12 月 1 日召开，由中国民族医药学会、福建省中医药学会主办，中国民族医药学会畲族医药分会、宁德市中医药学会、宁德市医院承办。福建省卫生和计生委副主任阮诗玮、国家中医药管理局处长赵文华、中国民族医药学会学术部主任刘玉玮、中国民族医药学会畲族医药分会会长雷后兴、福建省卫生和计生委中医处处长钱新春、福建省中医药学会会长刘建忠、宁德市卫生和计生委主任李惠长等领导，以及来自全国各地的畲医药代表参加了研讨会。开幕式上雷后兴介绍了近年来畲医药的发展历程和取得的丰硕成果。阮诗玮简介了福建畲族人群的情况和畲族医药特色和优势，对畲族医药所取得的成果充分肯定。

研讨会上，雷后兴作题为"畲药资源调查及几种常用畲药研究概述"的专题讲座；丽水市畲族医药研究所鄢连和作题为"丽水畲医药研究概况"的学术报告。近年来，浙江（主要是丽水）、福建等地开展了大量的畲医药基础、理论、临床及产品开发等研究，畲族医药事业的发展在有识之士的努力下，开启了崭新的篇章。

▲**中华中医药学会翻译分会 2015"中医英语水平考试"筹备暨中医英语教学专题术研讨会在南宁举行**　会议于 12 月 3～5 日召开，由中华中医药学会翻译分会主办，广西中医药大学国际教育学院承办。广西中医药大学副校长戴铭、广西壮族自治区教育厅国际合作与交流处处长杨林、北京中医药大学国际交流与合作处处长张立平、中华中医药学会翻译分会秘书长、上海中医药大学外语中心主任

丁年青、广西中医药大学国际教育学院院长蒋基昌以及中华中医药学会翻译分会成员等 70 余名代表参会。

研讨会围绕"中医英语水平考试"的组织筹备、考试培训用书的定稿以及中医英语教学与培训的实施等进行全面深入的学术交流。旨在促成中医药专业外语水平考试及相应培训的开展和实施，引导和规范中医药专业外语的培训与考试，从而提高中医药行业的专业外语水平，培养和造就专业中医药外语人才，为中医药的国际传播和发展贡献力量。

▲**中华中医药学会第八次李时珍医药论坛在昆明举办**　12 月 5～6 日，中华中医药学会学术部主任刘平、云南省卫生和计生委副主任兼省中医药管理局局长郑进、湖北中医药大学副校长黄必胜、河北省中医院院长孙士江、云南省中医药学会秘书长葛元靖等领导，以及全国 25 个省市 120 余名专家学者参加了会议。

学术论坛围绕《兰茂医学与云南中医学》《肘后备急方》对《本草纲目》的影响及其对医药学贡献的探讨、浊毒学说的构建及其指导萎缩性胃炎的治疗、论李时珍的人文气质、合理使用粉末饮片提高疗效、保护资源、基于本草及古代医籍探析赤石脂的配伍应用、本草纲目药味及药味理论考等主题进行了专题探讨和交流。

▲**2015 年中西医结合外科学术年会暨北京中医药学会外科专业委员会阴疽论坛在北京举行**　会议于 12 月 6 日召开，由北京中医药学会外科专业委员会主办，中日友好医院、北京中医药大学第三附属医院、首都医科大学附属北京中医医院承办。大会以"传承经典，创新驱动"为主题，全国各地 400 余名专家学者共聚一堂，就阴疽的内涵及外延、甲状腺疾病、乳腺疾病、胃肠肝胆疾病、肿瘤疾病、外科自身免疫性疾病等领域的专业知识进行高层次探讨。

二、中外交流

▲**艾灸国际标准化高端论坛在北京召开** 会议于1月23~24日召开,由北京市中医管理局对外交流与技术合作中心与中国针灸学会腧穴分会挂靠单位北京中医药大学联合主办。世界中医药学会联合会副主席兼秘书长李振吉、中国针灸学会会长刘保延、北京中医药大学校长徐安龙、北京市中医管理局副局长罗增刚等领导,及来自中国、日本、韩国、澳大利亚、意大利、巴西、中国香港等国家和地区的40余名专家参会。

由我国主导制定的《艾灸器-通用要求》国际标准(ISO/CD 18666)于2013年3月正式立项并纳入ISO/TC249/WG4工作计划。经多次与韩国、日本、澳大利亚、美国等国专家讨论协商,已完成工作草案的撰写,并于2014年5月通过了为期2个月的委员会阶段投票,目前进入询问阶段(Draft International Standard,DIS)。本次会议讨论了本标准的部分内容,多国专家已达成共识,并对今后艾灸领域标准化的方向和前景进行了探讨。

▲**王国强回访上海合作组织秘书处** 2月10日,应上海合作组织秘书长梅津采夫邀请,国家卫生和计生委副主任、国家中医药管理局局长王国强回访上海合作组织秘书处,与梅津采夫进行了会谈。

梅津采夫对王国强回访上海合作组织表示欢迎。通报了自去年11月访问国家中医药管理局后会谈事宜的进展情况,特别强调其回国与俄罗斯联邦卫生部长韦罗妮卡·斯科沃尔佐娃会面时,就结合中西医力量参与俄罗斯卫生医疗保健机制的议题进行了讨论。希望通过与俄罗斯顶级医学家的交流,逐步推动中医药在俄更广泛地被认知和应用,同时希望通过共同完成中文版、俄文版针灸书籍的出版,促进中医针灸在上合组织成员国的发展。

王国强对上合组织近期在中医药领域所做的努力表示赞赏。王国强介绍,李克强总理在2014年上海合作组织成员国政府首脑理事会第十三次会议上提出:"丝绸之路经济带与上海合作组织有关国家的发展战略是相衔接的",并提出:"建议增加更多的民生议题,推动更多民生项目合作""应加强公共卫生合作"。健康是各国人民共同关注的议题,我们愿与上合组织各成员国共同努力,通过交流互访、联合办学、举办研讨会、开设中医中心等各种形式,加强沟通,增进互信,促进合作。

双方一致认为在中医药领域具有广阔的合作前景。愿意共同促进在中医药医疗、教育、学术交流等方面开展务实合作,推动中医药在上合组织成员国的规范发展。

▲**王国强会见阿根廷卫生部副部长** 3月25日,国家卫生和计生委副主任、国家中医药管理局局长王国强会见了来访的阿根廷卫生部副部长兼秘书长丹尼尔·阿勒涵得络·谢得林。王国强回顾了2012年9月双方共同签署《关于在传统医学领域的合作谅解备忘录》以来的合作情况,肯定了近年来两国在加强传统医药领域交流与合作所取得的积极成果。丹尼尔·阿勒涵得络·谢得林随后致辞指出,此次访问进一步加深了他对中医药及其文化背景的了解,将继续致力于推动两国在中医药各领域的务实合作。双方还就中医药立法、技术人员的交流与培训等议题交换了意见。

访问期间,代表团参观了中国中医科学院、北京中医药大学、广安门中医院,并赴上海走访了中医药教育和临床机构。

▲**首届贝加尔湖国际传统医学研讨会在俄罗斯伊尔库茨克召开** 研讨会于5月24—25日召开,由世界针灸学会联合会和中国中医科学院共同主办。世界针联主席、中国中医科学院常务副院长刘保延,国家中医药管理局国际合作司司长王笑频,中国驻俄伊尔库茨克州总领事郭志军,上海合作组织秘书处专家安德烈·普鲁茨基赫等出席大会并致辞。

会议以"针灸和传统医学在疾病预防、治疗及康复中的热点问题"为主题,就针灸机理研究、针灸教育标准、针灸临床应用研究及临床实践未来方向与策略、针灸标准与政策安全、针灸教育和培训等方面进行了交流。

▲**国际标准化组织中医药技术委员会第六次全体会议在北京召开** 6月1日,来自ISO总部以及中国、美国、日本、韩国等12个成员国和相关机构代表共269人参会,规模为历年之最。国家卫生和计生委副主任、国家中医药管理局局长王国强,国家标准化管理委员会副主任于欣丽,国家中医药管理局副局长于文明等到会祝贺。

王国强指出,中医药学是由中国创造但与世界各国共同分享的医学科学,也是中国与许多国家合作发展的卫生资源,目前已经传播到全球173个国家和地区。中医药在世界各地蓬勃发展的新局面,客观上要求尽快建立中医药国际标准,更好地造福于当地民众。ISO/TC249的成立,开启了相关标准化工作的新时代,是潮流所向、大势所趋。并表示,ISO/TC249的建立就是旨在通过标准化途径,推动以中医药为代表的传统医学在世界范围内的健康发展。打造互助合作、共同发展的格局,符合所有成员国的共同利益。标准化工作需要我们大家携起手来,共同构建包容互信、合作共赢的战略伙伴关系。

于欣丽在致辞中希望各国专家能够团结协作、增进共识、求同存异、共同发展,为推动中医药和各国传统医药的可持续发展做出更大的贡献。中国正以开放、包容的标准化大国之姿向世界宣示,做高质量的中医药标准,让全世界共同享用中医药资源。

▲**中医药代表团赴比利时、安哥拉、毛里求斯开展海外义诊活动** 6月4~18日,为落实《关于推进中医药海外惠侨计划的战略合作协议》,国家中医药管理局与国务院侨务办公室联合组团赴比利时、安哥拉、毛里求斯开展中医药海外义诊活动。

国家中医药管理局从中国中医科学院望京医院、西苑医院、针灸医院以及东直门医院选派了针灸、推拿、中医内科、心脑血管等领域的知名专家,在驻外使馆、使团的大力协助下,不仅面向当地华人华侨开展了健康讲座和义诊,还为欧洲议会议员、安哥拉高级官员、毛里求斯国家领导人提供了中医药健康咨询,并现场开展了推拿、针灸等体验活动。充分宣传了中医药理念,展示了中医药疗效,传播了中医药文化,为中医药在海外发展营造了良好的氛围与环境。

▲**毛里求斯副总理会见中医药海外义诊团** 6月16日,在中国驻毛里求斯大使李立的陪同下,毛里求斯副总理舒登(Sudhun)会见了中医药海外义诊团。对中医药代表团连日来在毛里求斯开展的义诊活动给予高度评价。并表示,毛里求斯对中医药有强烈的需求,政府大力支持中医药在毛里求斯的发展,希望中国政府能够选派优秀中医师,在毛里求斯开设中医药中心,为当地民众提供中医药服务。并现场体验了中医药推拿疗效。

▲**第四届世界中医药学会联合会中药化学专业委员会暨中药分析专业委员会学术年会在比利**

时蒙斯市召开　会议于 7 月 13～15 日召开,由世界中医药学会联合会中药分析专业委员会、中药化学专业委员会及中医药规范研究学会联合主办,比利时蒙斯大学承办。会议旨在推动、扩大中西方在中药、植物药研究方面的进一步交流,加深国外同行对中医药的兴趣、提高对中医药研究的关注,促进中医药在世界范围被认可并得到推广。来自中国、比利时、英国、法国、德国、希腊、日本、韩国等 20 个国家和地区的约 200 名学者参会。

会议的主题是"传统药物:科学与文化的碰撞"(Traditonal Medicines:Science meets Culture)。中药分析专业委员会会长、中科院上海药物所果德安担任大会主席并在开幕式上致欢迎辞。蒙斯大学副校长 Philippe Dubois、医药学部副主任 Laurence Ris、药学部副主任 Pierre Van Antwerpen 以及安捷伦公司副总裁 Zhao Ying 在开幕式上致辞。大会共进行 11 个主题演讲,专家们从传统中药的现代化与国际化、面临的机遇与挑战以及植物药的新发现等不同角度进行了报告。

中药化学专业委员会会长、黑龙江中医药大学校长匡海学表示,今后还要继续尝试在境外办会,以发扬世界中医药学会联合会的宗旨和精神,联合海内外致力于中药化学研究的专家、学者群策群力,深入研究,推动中药国际化的发展。

▲中加国际健康管理中心暨中西医院士工作站在日照正式启用　8 月 6 日,2015 医疗健康服务产业论坛在日照召开,加拿大驻华大使 Guy Saint-Jacques、中国科学院葛均波院士、国医大师张大宁以及山东省市领导等和来自海内外近 300 名代表出席了本次论坛,并共同见证了中加国际健康管理中心暨中西医院士工作站的正式启用。

国家卫生和计生委副主任、国家中医药管理局局长王国强到会祝贺并发表讲话。在当前宏观政策背景和行业发展趋势下,依托日照市中医院和加拿大七橡树医院成立的中加国际健康管理中心,就是中医药健康服务改革发展的积极尝试和生动实践。中心大力引入社会资本,主动借鉴全球知名健康管理经验,以慢性病管理为重点,以治未病理念为核心,探索融健康文化、健康管理、健康保险为一体的中医健康保障模式,在体制改革和机制创新上树立了典范。院士工作站的设立和健康服务产业论坛的召开,则在人力资源保障和良性氛围营造上提供了支撑。

会议前,王国强与 Guy Saint-Jacques 举行了会谈。双方一致同意要以中加卫生合作 20 周年为契机,以中加中医药合作谅解备忘录的签署为起点,继续深化双边卫生领域的交流与协作。

▲国际传统医学论坛在澳门召开　会议于 8 月 18 日召开,由澳门特别行政区政府主办、世界卫生组织和国家中医药管理局共同协办。世界卫生组织总干事陈冯富珍、澳门特别行政区代理行政长官黄少泽、国家卫生和计生委副主任兼国家中医药管理局局长王国强,以及来自 27 个国家和地区的卫生部门官员、传统医学官员、专家学者近 300 人出席了论坛。

王国强发表讲话,中国政府历来高度重视中医药事业,国务院陆续出台一系列重要政策和文件,有力地推动了中医药事业的全面发展。《中医药健康服务发展规划(2015—2020 年)》的正式发布,则对当前和今后一个时期我国中医药健康服务发展进行了总体部署。并强调,传统医学自古以来就是中国与"一带一路"沿线国家进行经贸合作、文化交流和人员往来的重点和亮点。应对新形势,世界卫生组织各成员国要充分发挥传统医学的健康服务作用,切实开展传统医学领域的交流与合作,力争实现传统医学纳入卫生服务体系。陈冯富珍在致辞中指出,世卫组织传统医学决议敦促各会员国实施传统医学战略,充分肯定了澳门特区政府在推动传统医学发展方面所作出的努力,并期待以澳门传统医学合作中心成为传统医学政策制定和经验分享的重要平台。黄少泽在致辞中表示,澳门特区政府把中医药产业化作为促进经济适度多元发展的重要手段,将积极配合中央政府"一带一路"战略规划,继续深化与世界卫生组织和国家中医药管理局的合作,推动世界传统医学健康发展。

论坛期间,王国强代表国家中医药管理局与澳门特别行政区政府社会文化司共同签署了关于中医药领域合作的补充协议,并受聘为澳门世界卫生组织传统医学合作中心荣誉顾问。

王国强还分别与世卫组织总干事陈冯富珍、科摩罗副总统兼卫生部长穆哈吉(Fouad Mohadji)、柬埔寨卫生部副部长朱永兴(Chou Yinsim)和匈牙利人力资源与建设部副部长本奇·里特瓦瑞(Bence Retvari)举行了工作会谈,并就传统医学合作等共同关心的问题交换了意见。拜会了澳门特区政府行政长官崔世安,并走访了澳门科技大学医院、湖畔嘉模卫生中心,与澳门中资机构和中医药界代表举行了座谈。

▲**中韩签署传统医学协调委员会备忘录** 9月21日,第十四次中韩传统医学协调委员会会议在韩国首尔召开,国家中医药管理局副局长闫树江率团出席并与韩国保健福祉部保健医疗室长权德喆签署了《第十四次中韩传统医学协调委员会备忘录》。双方将继续在促进中韩传统医学学术与人员交流,开展国际组织平台合作,推动传统医药产品标准化,加强传统医学应对传染性疾病、人口老龄化、防治慢性疾病等方面开展合作交流。

闫树江表示,中韩两国在传统医学研究方面有着很好的合作基础,双方应加强交流与合作,促进传统医学在公共卫生中发挥更多作用。

会议期间双方共同回顾了第十三次中韩传统医学协调委员会会议以来在传统医药发展的政策法规、行业发展规划、国际组织平台以及科研机构间的合作等方面取得的成绩。

▲**第十二届世界中医药大会暨"一带一路"中医药文化周在西班牙巴塞罗那举行** 会议于9月25日举行,活动由世界中医药学会联合会主办。国家中医药管理局副局长马建中、世界卫生组织传统和补充医学项目官员张奇、国际标准化组织中医药技术委员会主席大卫·格兰汉姆和中国驻巴塞罗那总领事汤恒以及来自世界各国(地区)的代表1 000余人出席会议。

世界中医药学会联合会主席佘靖致辞,世界中医药学会联合会经过12年的建设,已发展成为拥有65个国家和地区的243个团体会员、85个专业委员会的有一定影响力的国际中医药学术组织,已与世界卫生组织(WHO)建立了官方工作关系,是国际标准化组织中医药技术委员会(ISO/TC249)的A级联络机构、联合国教科文组织(UNESCO)认证的非物质文化遗产保护咨询机构,且世界中医药联合会在加强和推动中医药学的国际学术交流、文化传播与发展,加快中医药现代化、国际化、标准化的进程,促进中医药进入各国医疗卫生保健体系等方面发挥着越来越重要的作用。

马建中致辞,提出3点建议:①进一步促进中医药学术交流与国际传播,这符合时代潮流,符合世界各国人民健康的根本利益;②进一步推动中医药国际标准化建设;③进一步加快中医药国际化人才培养,希望更多年轻人通过世界中医药联合会成为合乎时代要求的国际化人才。

大会主题为"让来自中国古老的传统医学体系,为现代社会的健康服务做出贡献"。大卫·格雷厄姆、江西中医药大学陈日新、南京中医药大学符仲华、欧盟CHETCH项目协调人安迪里奥·穆奇里等分别作了"标准化在中医国际化发展中的重要性""热敏灸治疗膝关节骨性关节炎的大样本、多中心、中央随机对照试验研究""浮针疗法简要介绍""中国医疗健康情况与欧洲合作机会"主题演讲。有178名专家就标准化与中医药国际化发展、中医临床科研、服务贸易、养生保健等内容作演讲和分享。同时举办了第七届中医药服务贸易展览，28家国内外公司展示了最新成果。

世界中医药学会联合会第三届会员代表大会第二次会议同时召开，听取讨论了年度工作、分支机构发展情况和建设名老中医学术经验技术服务体系主题报告后，增补了4位理事会副主席和2位监事会副主席，并推举黄建银为秘书长。

▲世界针灸学会联合会2015国际针灸学术研讨会在加拿大多伦多召开 会议于9月25～27日召开，由世界针灸学会联合会和中国中医科学院共同主办，加拿大中医药针灸学会承办，中国针灸学会和中国中药协会以及加拿大当地中医针灸机构共同协办。世界针灸学会联合会主席刘保延、国家中医药管理局副局长闫树江、中国驻多伦多领事沈建磊、加拿大安大略省中医管理局主席朱妮索布哈尼、中国中医科学院副院长范吉平等以及来自26个国家和地区的近300名代表参会。

加拿大总理斯蒂芬·哈珀、中国驻加拿大特命全权大使罗照辉、安大略省省长韦恩、多伦多市市长约翰·托里和驻多伦多总领事薛冰分别向大会发来贺信。闫树江对世界针灸学会联合会在中医药国际交流中发挥的作用给予了充分的肯定和赞扬，并强调中国国家中医药管理局将一如既往地支持世界针灸学会联合会的工作，支持世界针灸学会联合会与世界卫生组织、中国中医科学院或其他国际机构一起开展相关调查研究项目。

研讨会的主题是"交流、协作、创新——穿越古今，针灸巨树根深叶茂；跨越东西，中医之花馥郁全球"。会议遴选出129篇优秀学术论文，与会专家学者围绕大会主题分别就针灸的机理研究、教育标准、立法发展、临床研究以及安全性、有效性评价和针灸美容、老年医学、预防养生等进行了广泛深入地交流和研讨。期间还举办了针灸新技术、新产品展览展示。召开了世界针灸学会联合会第八届执委会第三次会议，商讨了世界针灸学会联合会下一

步发展的多项重要议题和工作计划。与会各国执委们一致表示，世界针灸学会联合会将继续不遗余力地为中医针灸学在世界范围内的日益普及和深入发展贡献力量。

▲首届国际蒙医药学术论坛在呼和浩特举办 论坛于10月23～25日举行，国家中医药管理局副局长马建中、内蒙古自治区副主席刘新乐、内蒙古自治区卫生和计生委主任欧阳晓晖、国医大师吉格木德出席论坛开幕式，来自中国、美国、俄罗斯、蒙古国等国家近500位医药学者齐聚蒙医药发祥地，共话传统医药学的发展与传承。内蒙古国际蒙医医院和蒙古国传统医学科学院在双方相关医院直接交流合作、传统医药研究、人才培养等方面就加强传统医学合作事宜签署《传统医药合作协议》，将在蒙古国乌兰巴托建立蒙医传统疗术中心，开展蒙医临床诊疗和培训工作，成立工作组负责合作项目的管理工作，并定期互访、及时交换意见，确保合作的顺利进行。

马建中指出，内蒙古自治区党委政府高度重视发展蒙医药事业，蒙医药的传承研究创新和标准化建设取得可喜成果走在全国民族医药前列。特别是将蒙医药纳入《中蒙战略伙伴关系中长期发展纲要》与蒙古国建立了长期稳定的合作关系和友好密切的来往机制。希望双方进一步加强蒙医药的合作交流。借助国家"一带一路"战略，推进两国蒙医药交流合作向更高层次、更广领域、更多形式发展、为促进两国睦邻友好相互依存守望相助做出更大贡献。

▲海外中心全科中医师培训班在北京举办 培训班于10月29～31日举办，北京中医药大学东方医院院长张允岭、副院长胡凯文参加了开班仪式并致辞，俄罗斯西北医科大学针灸、医学教育领域专家等出席。

在国家中医药管理局中医药国际合作专项的

支持下,北京中医药大学东方医院为践行"一带一路"的国家倡议,推动在俄中医药医疗与交流工作,更好地建设海外中医中心,为配备齐全的人才队伍提供保障,举办了培训班。邀请了俄罗斯西北医科大学彼得罗娃·纳塔利亚·尼古拉耶夫娜、亚历山大·格奥尔吉耶维奇·古尔根斯,对俄罗斯医疗现状和针灸发展现状进行报告;并邀请了国内妇科、心血管、针灸、推拿理疗专业知名专家郭志强、郭维琴、薄智云、王四平、胡慧、付国兵等进行中医诊法、特殊诊断法、中医治疗方法方面的培训。学员来自黑龙江、新疆、甘肃、陕西"一带一路"沿线地区中医院校及北京、河北"京津冀一体化"背景下合作医疗机构的医师。旨在建设共建平台,共享资源,增进交流。

▲俄罗斯国家通讯社——塔斯社代表团考察三亚市中医院 10月29日,为树立三亚良好的国际形象,促进国家中医药管理局中医药国际合作专项"中医药健康旅游示范基地"的建设和发展,三亚市中医院接待了俄罗斯塔斯社中国分社社长基里洛夫及代表团一行,向代表团成员详细介绍了三亚中医药健康旅游的内容和项目状况。代表团重点考察了中医药健康旅游之"中医药温泉医疗"项目,并现场体验了中药温泉、腰部推拿、火灸项目,就感兴趣的话题进行了提问和交流。

三亚市中医院被纳入首批中医药国际合作专项建设单位,承担建设"中医药健康旅游示范基地"的任务,在中医药服务贸易、中医药健康旅游和中医药文化宣传等国际交流与合作重点领域踏实进取、勇于创新,开创了中医药健康旅游之"中医药温泉医疗"项目。将传统中医药结合温泉的优势,再根据每个人的中医体质,调配出相应的中药内服外用,同时辅助中医针灸理疗、推拿、康复等各种治疗方法,形成一整套中医药温泉系统疗法。对改善患者体质、预防和治疗各种慢性病以及对神经系统疾病患者的肢体功能康复有很好的疗效。

▲国家中医药管理局组团赴新加坡参加卫生管理培训 11月15~19日,应新加坡卫生部邀请,由国家中医药管理局、部分省市中医药管理部门、中医药大学和中医医院领导一行16人组成的卫生管理培训代表团,赴新加坡访问了新加坡卫生部、卫生科学局,参观了新加坡中央医院、观明医院、国立健保集团综合诊疗所、新加坡同济医院等4家不同类型、规模和层次的医疗机构。

新加坡卫生部门组织了"新加坡医疗保健体系""新加坡注册与认证法规""新加坡中医药管理""新加坡医疗保险制度"等主题的专题讲座。代表团向新加坡有关官员及医院管理人员介绍了中医适宜技术在基层的推广、中医药科学研究等工作,双方还就医疗改革和管理等进行了深入详细的探讨和交流。

▲于文明出席中韩(威海)传统医药高层论坛 12月9日,中韩(威海)传统医药高层论坛在威海召开,主题为"传统医药的传承与创新",中韩两国的传统医药专家和学者参加了论坛。国家中医药管理局副局长于文明、山东省中医药管理局副巡视员刘绍绪、威海市副市长傅广照等到会并致辞。国医大师王琦、韩国大韩韩医协会首席会长朴完洙等进行了主题演讲。期间,威海市中医药学会与仁川广成市韩医师协会签署了中韩建立长期战略合作框架协议。

于文明指出,中韩两国政府都重视传统医学发展,传统医学也一直是中韩交流与合作的重要领域之一。中韩两国传统医学在本国经济社会发展和人民群众健康保健事业做出了巨大贡献。中医药防治临床疾病的成果越来越被包括韩国在内的世界各国医学专家同行所认可。并强调,临床疗效是传统医学存在和发展的基础,发挥医疗保健价值作用,是保护发展传统医学的目的,开放包容、交流合作是两国传统医学发展的内在要求,应从以下几方面进一步加强中韩在传统医学领域的交流与合作。

第一，关注两国传统医学临床疗效，加强循证医学研究，促进传统医学的科学地位在国际社会获得更广泛认可；第二，充分发挥两国传统医学在医疗保健服务中的作用，为推动中韩两国经济社会发展和人民健康保健作出积极贡献；第三，积极支持中韩两国传统医学产学研机构在中韩传统医学协调委员会机制下进一步加强交流与合作，共同创造传统医学美好明天。

▲**巴马论坛——2015 中国-东盟传统医药健康旅游国际论坛在南宁举行**　会议于 12 月 18～19 日召开，由中国国家旅游局、国家中医药管理局和广西壮族自治区人民政府共同主办。联合国计划开发署、中国-东盟中心、东盟国家驻中国使领馆及旅游和卫生（传统医药）等机构官员代表，北京、吉林、江苏、浙江、江西、广东、海南、山东、四川、云南、宁夏、内蒙古、广西等省、市、自治区中医药管理局、旅游委和中医药、旅游有关机构及企业家代表 300 余人参会。广西壮族自治区副主席黄日波、国家旅游局副局长吴文学、国家中医药管理局副局长于文明、中国东盟中心秘书长杨秀萍等出席开幕式并致辞。

吴文学表示，传统医药健康旅游是健康旅游的重要组成。由于历史和文化的传承，中国和东盟共同成为传统医药的守护者和传承人，中国和东盟地区是健康旅游最具发展潜力和活力的地区。传统医药健康旅游作为中国旅游消费新的业态，正在成为弘扬中华传统文化的主要载体，促进旅游业转型升级的主要推手和满足人民群众日益增长的健康服务需求的主要途径。

于文明倡议从三方面加强中国-东盟传统医药健康旅游的交流与合作。一是"积极发挥、打造品牌"，积极发挥各国传统医药优势，利用各自的旅游特色资源，探索传统医药与旅游产业的有机结合，打造健康旅游精品；二是"交流信息、保障安全"，加强信息交流，探讨和制定健康旅游相关政策，促进健康旅游市场的健康可持续发展；三是"建立机制、共促发展"，东盟各国是"一带一路"上最重要的国家，传统医药是我们共同拥有的资源，希望建立长效交流合作机制共同促进发展。

▲**王国强访问上海合作组织秘书处**　12 月 21 日，应上海合作组织秘书长梅津采夫邀请，国家卫生和计生委副主任、国家中医药管理局局长王国强访问上海合作组织秘书处，与梅津采夫等进行了会谈。

王国强对上海合作组织秘书处的邀请表示感谢，祝贺上海合作组织近几年取得的长足进步，并对梅津采夫秘书长在任期间，对上海合作组织成员国之间传统医学特别是中医药合作所做出的努力表示高度的赞赏和由衷的感谢。希望梅津采夫回国履新后，继续推动俄卫生部与国家中医药管理局就中医师执业、药品及器械准入等问题进行沟通交流。

梅津采夫通报了自今年 2 月与王国强会谈后的工作落实进展情况，并表示他在上海合作组织总理会及理事会发言中，建议成员国的卫生机构将中西医经验结合起来，继续推动传统医学合作。

三、动态消息

▲**2014 年世界中医药十大新闻在北京发布**
1 月 10 日,在北京举行的"世界中医药十大新闻发布会暨中医药国际化进程报告会"上,世界中医药网总编辑陈贵廷发布了由世界中医药学会联合会秘书处和世界中医药网组织有关专家评出的 2014 年世界中医药十大新闻。

1. 第 67 届世界卫生大会通过传统医学决议,敦促各成员国实施《世卫组织 2014—2013 年传统医学战略》。2014 年 5 月 24 日,世卫组织召开了第 67 届世界卫生大会审议并通过了传统医学决议,敦促各成员国根据实际情况,调整、采纳和实施《世卫组织 2014—2023 年传统医学战略》,制定本国传统医学规划或工作计划,制定国家政策、标准和法规,加强能力建设,发展传统医学。《战略》确定了建立传统医学信息库,为制定国家政策提供支持;加强监管,保证传统医学产品及服务质量、安全、适当使用和有效性;促进传统医学服务的全民覆盖等三项目标,明确了今后 10 年发展的战略方向和行动。

2. 习近平主席和阿博特总理见证中澳合作在澳建立中医中心协议签署。2014 年 11 月 17 日,在中国国家主席习近平与澳大利亚总理阿博特的共同见证下,北京中医药大学徐安龙校长与西悉尼大学格罗夫校长代表双方签署了在澳洲建立"中医中心"的合作协议。建立该中心,旨在发挥双方各自优势,强强联合,打造集中医医疗、保健、教育、科研、产业、文化为一体的综合平台,广泛开展交流与合作,探索中医药走向世界的新模式。

3. 中匈两国总理见证中匈中医药领域合作意向书签署。2014 年 2 月 12 日,在中国国务院总理李克强和匈牙利总理欧尔班的见证下,中国国家卫生和计生委副主任、国家中医药管理局局长王国强与匈牙利人力资源部部长鲍洛格·佐尔丹(Balog Zoltàn)在北京人民大会堂签署了《中医药领域合作意向书》。内容包括促进政策与管理信息共享、学术交流、医疗保健、教育培训、科学研究、产业发展、文化交流,以及在匈牙利建立"中东欧中医医疗培训中心"等。该合作意向书的签署,为两国在中医药领域开展广泛交流与合作搭建了政府间平台,为推动中医药全面走向匈牙利乃至整个中东欧地区迈出了坚实一步。

4. 国际标准化组织发布首批中医药国际标准。2 月 25 日,国际标准化组织(ISO)在北京发布了《一次性使用无菌针灸国际标准》,这是首个在世界传统医药领域内发布的 ISO 国际标准。4 月 22 日,该组织又发布了《人参种子种苗第一部分:亚洲人参国际标准》。8 月,ISO 又发布了《中医药学语言系统语义网络框架技术规范》和《中医药文献元数据技术规范》。这对推进中医药标准化建设,加快中医药国际化进程具有重要意义。

5. 美国《科学》杂志首次推出《中医专刊》,介绍中医药研究进展。12 月 19 日,美国《科学》杂志(Science)首次推出《中医专刊》,刊出 8 篇论文,介绍中医药的研究进展。世界卫生组织总干事陈冯富珍博士(Margaret Chan, M.D)在该刊"前言"中表示"支持传统医学的整合和现代化",认为"近四分之一的药物来自于天然药物,而其中许多药物的相关成分最早用于传统医药"。美国科学促进会主席(AAAS CEO)、《科学》杂志出品人莱斯纳·艾伦博士(Alan Leshner, Ph.D.)认为,"在传统医学与西方医学之间,我们也许能够发现一条中间道路,这条中间道路能够将二者结合起来造福人类"。

由国际顶尖级学术刊物推出中医专刊,向世界全面推介中医药,这对世界中医药和传统医学发展具有十分重要的意义。

6. 美国华尔街日报突出报道中医药研究成果。11月4日,美国《华尔街日报》用两个版面刊发了题为"古老疗法的新资料"的长篇报道。突出介绍了中国清华大学李梢教授课题组在中医药网络药理学和系统生物学方向上的有关成果,并在头版头条以"实验室中的东西方交融"为题做了推荐。该成果通过建立复杂生物系统的网络分析方法,发现慢性胃炎典型寒热证患者代谢与免疫分子网络失衡的特征、相关生物标志物和舌苔差异菌群,突破了中医客观化、微观化的难点,为中医药个体化诊疗提供了科学证据,为科学理解中医药特色内涵提供了一条新途径。该研究的有关方法学和应用研究结果在多家国际重要学术刊物发表,受到高度评价,并获得多项中国、美国发明专利。

7. 中医药鉴定迈入规范化标准化基因鉴定时代。11月22日,由中国中医药学院中药研究所陈士林科研团队历经近十年的研究完成的"中草药DNA条形码生物鉴定体系",荣获2014年度中华中医药学会科学技术奖一等奖。该成果完成了8 000余种中草药及其混伪品的DNA条形码研究,创建了中草药DNA条形码生物鉴证体系,为中药材建立了"基因身份证",从基因层面解决中草药与混伪品的物种识别问题。构建了全世界最全的中草药DNA条形码鉴定数据库,含100万余条草药及其易混伪品DNA条形码序列,包括中国、美国、日本、欧盟、韩国和印度等国药典收载的95%草药品种。从而使中药材鉴定迈入了规模化、标准化基因鉴定时代。

8. 世界中联和世界针联在中医药国际传播与发展中作用凸显。2014年,总部设在中国的世界中医药学联合会(世界中联)与世界针灸学会联合会(世界针联)两大国际学术组织在中医药国际传播与发展中的作用进一步凸显,各类会议异彩纷呈,学术交流十分活跃。由世界中联主办的"第十一届世界中医药大会"10月1~2日首次在俄罗斯圣彼得堡召开,来自30多个国家和地区的近千名中医药专家、学者、企业代表,其中50%以上是俄罗斯及其他欧美国家代表,围绕"东方西方文化融合,共创未来医学模式"的大会主题,设6个分会场以中、英、俄三种语言进行深入研讨交流,对促进中医药在俄罗斯的发展起到了有力的推动作用;11月1日~2日,由世界针联和中国中医科学院主办的"2014世界针灸与结合医学大会"在美国休斯顿召开,来自42个国家和地区的800余名代表参会,围绕针灸机理研究、教育标准、立法及针灸的临床安全有效性等进行学术研讨,促进了中医针灸的国际化发展。

9. 拜耳公司收购滇虹药业进军中药市场。11月3日,总部设在德国的跨国制药企业拜耳公司和中国云南滇虹药业集团股份有限公司同时在各自官方网站发布公告,称拜耳以36亿元人民币已完成对滇虹药业所有股份的收购。拜耳管理董事会主席马尔金·戴克斯表示,滇虹药业拥有诸多知名品牌,希望通过此次收购进一步拓展在华中药市场,推动中药走向国际市场。

10. 英国停售未注册中草药产品。5月1日起,英国市场销售的所有草药产品须获得完全市场许可或传统草药产品注册,方可在市场上流通。英国管理部门要求在4月30日正式终止2004/24/EC指令下没有取得许可的草药产品售卖宽限期(在2011年4月底前进入市场的草药产品)。英国停售未注册中草药产品的指令施行后,对中草药产品在英国乃至欧洲的应用及贸易带来一定冲击和影响。

▲2015年全国中医药工作会议在北京召开
1月11日,国家中医药管理局召开了2015年全国中医药工作会议。会前,中共中央政治局委员、国务院副总理刘延东作出重要批示,充分肯定了2014年中医药工作取得的成绩,对做好2015年工

作提出了明确要求。

国家卫生和计生委主任、党组书记李斌出席会议并讲话。近年来中医药工作坚持服务大局，突出工作重点，协调配合有力，取得了显著成效。2015年中医药工作要坚持以改革理念和法治思维，做好"四个服务"。要坚持为深化医改服务，进一步发挥特色优势。坚持为人民健康服务，进一步提升服务能力。坚持为经济社会发展服务，进一步拓展服务领域。坚持为构建中国特色医药卫生体系服务，进一步提供事业发展的强大支撑。

国家卫生和计生委副主任、国家中医药管理局局长王国强作工作报告。从十个方面回顾了2014年中医药工作，指出中医药积极服务经济社会和卫生计生改革发展全局，全面启动深化改革，积极推进依法行政，切实加强宏观设计，持续参与深化医改，加快发展健康服务，着力健全人才培养体系，稳步实施创新驱动，加快中医药文化建设，扎实推动对外交流合作，取得了新的成绩。并强调，做好全年工作，重点要抓好十个方面的工作任务。一是以全面完成"十二五"规划任务为基础，全力谋划中医药"十三五"发展。二是以完善政策和机制为关键，全力推进中医药深化改革。三是以推进依法行政为核心，全力促进中医药法治体系建设。四是以深化公立中医医院改革和提升工程为重点，全力推动中医药在医改中发挥更大作用。五是以落实规划为抓手，全力打造中医药新型健康服务体系。六是以加快中医药院校教育教学改革为突破口，全力提升中医药人才培养质量。七是以实现创新驱动发展为目标，全力构建中医药系统创新体系。八是以实施中医药健康文化推进行动为载体，全力扩大事业发展群众基础。九是以服务"一带一路"建设为契机，全力推动中医药海外发展。十是以巩固教育实践活动成果为着力点，全力强化行业作风建设。

总后卫生部副部长李清杰，国家中医药管理局副局长于文明、马建中、王志勇、闫树江，国家中医药管理局部分老领导，各省、自治区、直辖市、计划单列市卫生和计生委以及新疆生产建设兵团卫生局分管中医药工作负责同志和中医药管理局负责同志，国家中医药管理局机关各部门负责同志和各直属单位主要负责同志等参加了会议。会议还特邀了中央有关部门、全国人大科教文卫委员会、国务院中医药工作部际协调小组成员单位、全国政协科教文卫体委员会、总后卫生部、武警部队后勤部卫生部等部门的相关司局负责同志参加会议。

▲**中国药学会第二十三届理事会国际交流工作委员会第三次会议在北京召开** 1月23日，中国药学会副理事长、国际交流工作委员会主任委员陈凯先院士主持会议，副理事长王晓良、副秘书长陈兵、秘书长助理王爱国以及国际交流工作委员会委员、国际交流部工作人员参加了会议。

会议回顾总结了2014年学会国际交流工作情况，提出了2015年国际交流工作委员会工作指导意见，讨论了2015年国际交流计划，听取了国际药学联合会全球药学教育大会、亚洲药学科学家联盟年会筹备情况的汇报，讨论了国际药学联合会2015年推荐奖项候选人、推荐2017年世界药学大会主题等事项。

▲**2014年中医药十大新闻在北京揭晓** 1月28日，由国家中医药管理局新闻办公室和中国中医药报社共同主办评选出2014年中医药十大新闻。

1.《毛泽东年谱（1949—1976）》首次披露毛泽东关于中医药工作系列论述，在卫生和中医药行业引起强烈反响。中共中央文献研究室编撰出版的《毛泽东年谱（1949—1976）》6卷本正式发行。《年谱》首次全面披露毛泽东关于中医药工作的重要论述。

2.隆重表彰第二届国医大师，国务院副总理刘延东接见国医大师代表并座谈。人力资源社会保障部等 3 部委共同举行第二届国医大师表彰大会，授予干祖望等 29 位德艺双馨的老中医药专家"国医大师"荣誉称号，追授巴黑·玉素甫"国医大师"荣誉称号，表彰他们为中医药事业发展作出的突出贡献。

3. 全面深化中医药改革，加快综合改革试验区建设，形成一批可复制、可推广的经验。国家中医药管理局推进全面深化中医药改革工作，出台《关于进一步推进中医药综合改革试验区工作的指导意见》，探索化解中医药事业发展体制机制性障碍的理论依据和实践途径，形成一批可推广、可复制的经验。

4.《中医药法》向社会公开征求意见，引发广泛关注和热议。国务院法制办就《中华人民共和国中医药法（征求意见稿）》公开征求意见。从 1983 年中医药立法倡议首次提出，历经 31 年，中医药立法走到重要节点。

5.《中国公民中医养生保健素养》发布，"中国中医"微信正式上线，养生科普途径多样规范。国家中医药管理局与国家卫生和计生委联合发布《中国公民中医养生保健素养》，向大众普及中医养生保健基本理念和知识，并于 10 月正式启动中国公民中医养生保健素养调查。

6. 中医药国际影响力进一步提升，ISO 首次发布中医药国际标准，世界卫生大会通过中国发起提出的传统医学决议。国际标准化组织（ISO）颁布《一次性使用无菌针灸针》国际标准，这是 ISO 发布的首个中医药标准。5 月，世界卫生组织第 67 届世界卫生大会审议并通过了由中国发起并与马来西亚、韩国等联署提出的传统医学决议。

7. 中药安全性研究获国家科学技术进步一等奖。由军事医学科学院高月研究员领衔的"中药安全性关键技术研究与应用"项目荣获 2013 年度国家科学技术进步奖一等奖。这是中医药项目第三次荣获该奖项。

8. 经国家科学技术奖励工作办公室批准，民族医药首次颁发科学技术奖。民族医药科学技术奖是经国家科学技术奖励工作办公室批准登记的民族医药科学技术领域唯一奖项，共设立自然科学奖、技术发明奖等 6 个奖项。

9. 中医药健康旅游、服务贸易积极推进，探索推动中医药健康服务业发展。国家旅游局和国家中医药管理局签署协议，发挥各自优势，建立合作机制，推动各级旅游机构与中医药的全面合作，共同推进中医药健康旅游发展。

10. 医教协同，全面推进中医临床医学人才培养改革。教育部、国家卫生和计生委、国家中医药管理局、国家发展改革委、财政部、人力资源社会保障部 6 部委联合印发《关于医教协同深化临床医学人才培养改革的意见》，全面启动临床医学人才培养改革工作。

▲国务院侨务办公室和国家中医药管理局签订关于推进中医药海外惠侨计划的战略合作协议
3 月 6 日，根据《国务院关于扶持和促进中医药事业发展的若干意见》和《中医药对外交流与合作中长期规划纲要（2011—2020）》，以及国务院侨务办公室"海外惠侨工程——中医关怀计划"整体部署，为整合两部门资源，进一步促进中医药海外发展、服务以华人华侨为代表的世界人民健康福祉，国务院侨务办公室主任裘援平和国家卫生和计生委副主任、国家中医药管理局局长王国强作为双方代表签署了上述协议。国务院侨办副主任谭天星、国家中医药管理局副局长于文明以及 38 位华人华侨代表出席并见证了签约仪式。

双方将以签署战略协议为契机，进一步密切合作，制定年度合作计划，在"海外惠侨工程——中医关怀计划"框架下组织中医海外义诊活动，开展海外中医师培训，推动海外华人医院与国内中医院开展合作，加大中医关怀宣慰侨胞力度，充分发挥海外侨胞作用，提升海外中医行业水平和形象，扩大中医药在世界范围的影响力。

▲**中医药健康大数据技术交流会在北京召开** 3月9日，国家中医药管理局科技司、医政司有关领导，中国中医科学院、北大方正集团董事会相关负责人参会，就中医药大数据的未来发展前景进行探讨。中国中医科学院常务副院长刘保延做了主题报告并表示，应不断完善互联网等数据采集新技术，逐步构建起数字化、信息化、网络化的中医药数据支撑平台与管理服务共享体系，建设中医药数据中心让"数据发声"，从而促进中医医疗与学术发展。

北大方正集团高级副总裁方中华结合自身与中医的渊源，介绍方正中医药大数据的基础与探索，借助现代科学技术、网络技术、云计算、大数据把中医的精髓用科学的数据找出规律性，延伸中医对健康的维护、对疾病诊治方法的认知。

▲**国家中医药发展论坛（珠江会议）第十七届学术研讨会在广州召开** 3月19～20日，国家科技部社会发展科技司，国家中医药管理局规划财务司、科技司，广东省发展和改革委员会、科技厅和中医药管理局相关部门领导，中国科学院院士，世界中医药学会联合会及广州中医药大学部分专家学者参会。

会议以"'十三五'中医药现代化推进方略"为主题。国家中医药管理局科技司对"十三五"国家重点研发计划——中医药现代化推进（重大疾病防治）项目建议进行汇报，与会代表结合国家在科技体制改革，特别是在中央财政支持的国家科技计划实施过程中，如何凝练中医药领域重大需求提出建议，结合中医药自身特点和规律做好顶层设计，提出一体化的组织实施思路。

▲**中医药期刊国际化发展专题研讨会在北京召开** 会议于3月20日召开，由北京万方数据股份有限公司主办，世界中医药学会联合会承办。中国科协学会学术部副部长刘兴平、原国家新闻出版广电总局新闻报刊司巡视员张泽青、世界中医药学会联合会副秘书长姜再增、中科院上海药物研究所果德安、北京大学医学部韩晶岩、万方数据医药事业部总经理张秀梅、中国科学技术信息研究所马铮、中医杂志社社长刘国正、世界中医药杂志社社长魏金明，以及多家中医药杂志社主任及代表出席了会议。

姜再增介绍了世界中医药学会联合会的发展概况，目前国内英文刊想要进入西方主流医学难度较大，需要有关部门的领导给予大力支持，同时，创办优秀的英文期刊是中医人共同的责任，应凝聚各界力量架起传统医学与西方医学之间沟通的桥梁。果德安介绍了中医药在美国、欧洲的发展概况及中医药期刊在国际的发展现状。马铮介绍了目前国内英文刊的数量、出版分布地区、主办单位分布、学科类别、出版周期、中国英文刊的发展模式等，指出国内的英文刊与世界顶尖期刊的水平仍有很大差距。张秀梅以《中医杂志（英文版）》为例，分析了目前国内已进入SVI的中医类杂志的发展现状，总结、判断发展中存在的问题。通过本次研讨会，为英文期刊的发展提供了新的思路和方法。

▲**王国强出席博鳌亚洲论坛2015年年会** 3月27日，国家卫生和计生委副主任、国家中医药管理局局长王国强出席年会，参加"中医药的国际化""中日韩医疗与旅游高层对话""病毒与人类"三场分论坛活动。

在主题为"面向未来——中医药的国际化"分论坛上，王国强向与会人员介绍了中医药对外交流与合作的有关情况。现代医学模式从生物模式向生物、心理、社会、环境综合因素的医学模式转变，而中医药的发展代表着未来医学发展的趋势和方向。截至目前，中医药已传播到世界上171个国家和地区，我国已与外国政府、地区组织签订了83个专门的中医药合作协议。在42个国家开展中医援外服务，在非洲的中医援外人员，多年来帮助非洲人民抗击疟疾、试治艾滋病，赢得了广泛的民众基础。在新的机遇和挑战面前，我国将按"六先六后"战略推进中医药海外发展。一是先内后外，以外促内；二是先文后理，以文促理；三是先药后医、医药结合；四是先点后面、点面结合；五是先易后难、难易结合；六是先民后官、以民促官。

▲**针灸临床实践解读及应用培训在北京举办** 培训班于3月28日举办，由中国针灸学会和中国中医科学院针灸研究所联合主办、中国针灸学会标准化委员会和中国中医科学院针灸医院承办。国家中医药管理局政策与法规监督司司长桑滨生，中国中医科学院常务副院长、中国针灸学会会长、全国针灸标准化技术委员会主任委员刘保延等领导和专家参会。

会议分析了中医标准化的国际国内研究背景和形势，以及针灸临床研究的现状和存在问题。5个疾病针灸循证临床实践指南起草组的专家分别从针灸治疗原则、具体推荐方案、相关支撑证据等方面，就主持的带状疱疹、原发性痛经、腰痛、偏头痛、肩周炎5个疾病的循证针灸临床实践指南做解读和说明，并和与会人员交流。

▲**第十届海峡两岸中医药发展与合作研讨会在厦门召开** 会议于6月13～14日召开，由国家中医药管理局和厦门市人民政府共同主办。两岸中医药领域官方、专家学者、行业协会负责人、企业界知名人士以及中医基层从业人员、中医爱好者400余人参会。国家卫生和计生委副主任、国家中医药管理局局长王国强出席开幕式并致辞。希望两岸中医药界人士携起手来，同舟共济，抓住两岸中医药发展的机遇，努力推动中医药事业发展，努力运用现代技术创新发展中医药，努力创造中医药规范、标准，提供更多的产品，为两岸民众福祉作出更大的贡献。

研讨会以"创新社会办医模式，提高医护管理水平"为主题，就加快公立医院改革、两岸民营医院发展模式及健康养老产业实合作的前景与具体措施进行了广泛深入的探讨。同期举办了中华中医药学会第三次社会办医研讨会、台港澳医疗养老及健康服务模式高级学习班、两岸中医临床实用适宜技术技能及特色手法演示等系列交流活动。

福建省政协副主席郭振家、国务院台湾事务办公室交流局副局长李京文、福建省卫生和计生委主任朱淑芳、厦门市副市长国桂荣、国民党中常委两岸医疗事务召集人、台湾中华两岸医疗健康发展协会理事长廖国栋、台湾秀传医疗体系副总裁叶永祥等嘉宾出席开幕仪式。

▲**《中医药——中草药重金属限量》国际标准正式出版** 7月21日，由中国专家担任项目负责人主持制定的《中医药——中草药重金属限量》国际标准（ISO 18664：2015 Traditional Chinese Medicine——Determination of heavy metals in herbal medicines used in Traditional Chinese Medicine）正式进入出版阶段，并于8月1日，在国际标准化组织（ISO）网站上公布出版。是继《中医药——人参种子种苗——第一部分：亚洲人参》后的第二个中药相关国际标准，也是国际标准化组织中医药技术委员会（ISO/TC249）发布的第三个中医药国际标准。该标准规定了中草药中铅（Pb）、砷（As）、镉（Cd）和汞（Hg）含量的3种仪器检测方法（原子吸收光谱法、电感耦合等离子体原子发射光谱法和电感耦合等离子体质谱法）及3种方法之间的比较，并在附录中提供了中药材重金属含量的最高限额参考，以及适用于作为食品补充剂、功能性食品或天然药物进行国际贸易的非矿物类中药材和饮片。

该标准不是设定每个国家中药材的重金属含量最高限额，而是为中药材重金属含量标准化的检测方法和危险评价提供参考。标准的发布将有助于提高中药材质量、促进中药产业规范化、打破中药材重金属含量国际贸易壁垒,促进中药走出去。

▲**第十四届国际现代化中医药及健康产品展览会在香港举行** 展览会于8月13日开幕,由香港贸发局和现代化中医药国际协会主办。共有120余家参展商参展,分别设中药、保健食品、原料设备及相关服务等展区,集中展示中医药及保健产品和技术。"防治心血管疾病的中药研究及商机"学术研讨会同期召开,中外知名专家共同研讨中药防治心血管疾病的经验,讨论中药质量控制管理等问题。

国家中医药管理局副局长于文明率团出席展览会时提出,要发挥香港与内地各自优势,推动中医药国际交流与合作。借助香港优势,参与助力"一带一路"建设。希望内地和香港共同推动中医中药协同发展,积极促进医药互动,以药促医,以医带药,以中医中药的安全、有效,提高中医药在国际范围的认可度。

▲**海峡两岸中医药研究与交流及中药材安全管理工作组第五次会议在珠海召开** 8月31日,国家中医药管理局、国家食品药品监督管理总局、国家药典委员会、国家质量监督检验检疫总局、广东省中医药管理局和有关科研单位、企业代表,以及台湾中医药部门代表、高校代表等20余人参会。

会议回顾了工作组第四次会议以来两岸取得的交流合作成果,并围绕两岸中药药典、中药材管理、中药材质量标准等议题展开交流与研讨。一致认为通过工作组会议,开展一系列卓有成效的交流合作活动,充分增进两岸中医药界的交流,推动两岸中医药界的务实合作。

自2010年海峡两岸签订了《海峡两岸医药卫生合作协议》,并在协议框架下成立工作组,负责推动两岸中医药交流与合作。工作组在大陆方面由国家中医药管理局负责牵头,成员单位包括国家卫生和计生委、科技部、国家食药监总局、国家质检总局等部委。两岸在工作组框架下建立定期会议制度,每年轮流召开一次工作会议,围绕中医药交流、中药材品质管理、中医药科研等领域,开展务实交流与合作。大陆方面召集人为国家中医药管理局港澳台办公室主任王笑频,台湾方面召集人为台湾"卫生福利部"中医药司司长黄怡超。

▲**中医药研究首开伦理审查认证** 9月7日,湖北省中医院、上海中医药大学附属龙华医院、广东省中医院、上海中医药大学附属曙光医院、江苏省中医院、中国人民解放军第二军医大学附属长海医院、中国人民解放军第四军医大学附属西京医院等7家大型中医、西医医院通过首批"中医药研究伦理审查体系认证"(简称CAP认证)并获得证书牌匾,标志具有中国特色的中医药研究伦理审查体系认证工作正式起航。

CAP认证项目是国家认证认可监督管理委员会2014年12月29日正式批准的首个中医药领域认证项目,是医学伦理领域唯一国家认证项目,也是国际范围内首个传统医药研究伦理体系和认证项目。世界中医药学会联合会是获准开展CAP认证的唯一合法认证机构,CAP认证的前期基础,是国家中医药管理局委托世界中医药学会联合会开展的"中医药临床研究伦理审查平台评估"(CAP评估)项目。

CAP认证依据的技术标准,是国家认证认可监督管理委员会批准备案的"涉及人的生物医学研究伦理审查体系要求",其内容包括医疗卫生组织机构、伦理委员会、伦理委员会办公室、研究人员等四部分要求。通过CAP认证,则标志着该医疗卫生机构已经建立了伦理审查体系并得到有效运行,伦理审查的能力和水平达到认证标准的要求。

CAP认证的启动和实施,得到了科技部、国家卫生和计生委、国家食品药品监管总局、国家认证认可监督管理委员会、国家中医药管理局等相关部委的支持。其与亚太地区伦理审查委员会论坛

（FERCAP）、美国人体研究保护项目认证协会（AAHRPP）等国际同类组织保持着密切联系，特别是得到中国亚太经合组织合作（APEC）的基金项目支持。

▲**第五届中国中医药发展大会在亳州召开**
9月9～10日，世界中医药学会联合会主席佘靖，中共亳州市委书记杨敬农，中国国际贸易促进会、中国国际商会会员部部长刘振华，中国中医科学院院长张伯礼院士，安徽省中医药管理局局长董明培，中国中药协会秘书长王桂华，国医大师金世元、刘敏如、徐经世、唐祖宣，以及来自全国28所知名医药高校科研院所和300余家中医院的负责人参会。

会议以"战略、改革、发展"为主题，围绕"中医之道，绿色药都，健康中国，世界共享"进行研讨。2015年国际（亳州）中医药博览会暨第三十一届全国（亳州）中药材交易会同期举行。国家中医药管理局副局长马建中在大会高峰论坛主旨演讲中表示，要形成一批现代化、国际化的中药产业基地，培育一批中药产业大品种、大品牌，打造一批知名中药生产、流通企业，提升中药产业影响力。

同时，金世元、唐祖宣分别设立在同仁堂亳州饮片公司、华佗中医院的国医大师传承工作室揭牌。由中国中医药报社以及亳州市中医药界联合全国知名企业、三甲医院、高校科研单位、名老中医共同发起的华佗大健康创新联盟揭牌。

▲**国家中医药管理局开展中医护理评估**
9月16日，国家中医药管理局决定开展"十二五"期间中医护理发展情况评估，为制定"十三五"中医护理事业发展规划纲要提供科学依据。

评估内容包括加强中医护理队伍建设、培养中医护理人才、开展中医护理知识与技能培训；贯彻落实《护士条例》、深化公立中医医院护理管理改革；提高中医临床护理水平、开展优质护理服务；开展中医护理科研、加快中医护理教育改革与学术交流等工作情况。

▲**中国中医药研究促进会2015年度科技进步奖颁奖大会在北京举行**　会议于9月19日举行，由中国中医药研究促进会、中国中医药出版社共同主办，中国中医药研究促进会专科专病建设工作委员会、四川新绿色药业科技发展股份有限公司和开封市中医院承办。全国政协副主席刘晓峰、国家中医药管理局副局长马建中、中共中央党校原副校长杨春贵、中国中医药研究促进会会长张大宁、国家食品药品监督管理总局食品药品稽查专员王耀宗等领导以及来自全国各地中医药界的代表、专家等400余人参会。

"补脾益肾法治疗重症肌无力的临床疗效评价"等5个项目获科学技术进步奖一等奖；"中药疏肝益阳胶囊改善男性勃起功能障碍及其作用机制"等16个项目获科学技术进步奖二等奖；"重庆中医药历史挖掘与利用"等27个项目获科学技术进步奖三等奖。

"补肾活血法治疗急性肾损伤的实验研究"项目获国际科技合作奖一等奖；"中国桂林市中医医院康复科与日本国际协力机构康复合作"等2个项目获国际科技合作奖二等奖；"穴位埋线治疗变应性鼻炎的临床疗效及安全性的中新合作研究"等3个项目获国际科技合作奖三等奖。

▲**颜正华临床中药学学科服务基地挂牌**
9月19日，北京市中医管理局与北京中医药大学联合主办的国医大师颜正华学术经验研讨暨临床中药学科发展高峰论坛上，颜正华临床中药学学科服务基地挂牌，并在中日友好医院，中国中医科学院广安门医院、西苑医院，北京中医药大学东直门医院、东方医院等12家单位建设服务基地。将颜正华创建的临床中药学学科理论与医院临床中药服务结合，形成"工作室学科理论-医院技能实践-

建立工作标准"的工作室建设服务新模式,组织编写《临床中药学科服务手册》系列口袋书,用于指导医院临床中药学服务。

▲**中华中医药学会获优秀科技社团一类项目**
9月23日,中国科协公布2015年学会创新和服务能力提升工程优秀科技社团项目建设名单。其中,中华中医药学会获评一类项目建设单位,连续三年每年获得奖建经费300万元;中国针灸学会获评三类项目建设单位,连续三年每年度获得奖建经费100万元。该评选旨在进一步提升全国学会的创新和服务能力,按照"以建代奖、以建促改、建奖结合、重在建设"的原则,发挥优秀学会群的"火车头"牵引带动作用。

▲**中国西藏旅游文化国际博览会暨首届五省(区)藏医药论坛在拉萨召开**　9月30日,西藏自治区党委副书记、自治区主席洛桑江村,西藏自治区人大常委会副主任许雪光,西藏自治区副主席德吉、边巴扎西,国家中医药管理局副局长闫树江,以及五省(区)卫生和计生委有关负责同志参会。

洛桑江村指出,藏医药是起源和根植于青藏高原的优秀传统特色医药,是藏族传统文化"大五明"中的医方明,是重要的国家非物质文化遗产,是中华民族传统医药学和优秀传统文化的重要组成部分。希望国家中医药管理局持续加大支持力度,把藏医药发展进一步融入国家体系,5省(区)以藏博会为契机,进一步加强藏医药发展区域合作,上下促动、横向联动、区内互动,共同努力,携手推进藏医药更好地服务群众、走向全国、进入世界。

闫树江对西藏藏医药发展成绩给予充分肯定,中国西藏旅游文化国际博览会把藏医药作为一个重要组成部分,充分体现了自治区党委、政府对藏医药和医疗卫生事业的高度重视。藏医药独具特色、基础良好、前景广阔,面临新的重大发展机遇。国家中医药管理局将深入贯彻落实中央第六次西藏工作座谈会精神,一如既往地支持西藏藏医药工作,在资金投入、项目、政策、人才等方面给予大力倾斜,支持西藏藏医药"一个基地、两个中心"建设,为西藏经济社会发展和长治久安做出更大贡献。

▲**屠呦呦获2015诺贝尔生理学或医学奖**　10月5日,在瑞典斯德哥尔摩,诺贝尔委员会举办新闻发布会,宣布2015年诺贝尔生理学或医学奖得主。中国药学家屠呦呦、爱尔兰科学家威廉姆·坎贝尔、日本科学家大村智分享该奖项。

奖项由诺贝尔生理学或医学奖委员会主管乌尔班·兰达勒颁发。以上3人因发现治疗蛔虫寄生虫新疗法获2015诺贝尔生理学或医学奖。

诺贝尔生理学或医学奖颁奖词全文:

寄生虫病千百年来始终困扰着人类,并一直是全球重大医疗健康问题之一。寄生虫疾病对世界贫困人口的影响尤其严重。今年的诺贝尔生理学或医药学奖获奖者在最具破坏性的寄生虫疾病防治方面做出了革命性的贡献。

坎贝尔和大村智发现了阿维菌素,这种药品从根本上降低了河盲症和淋巴丝虫病的发病率,对其他寄生虫疾病也有出色的控制效果。屠呦呦发现了青蒿素,这种药品可以有效降低疟疾患者的死亡率。这两项发现为全人类找到了对抗疾病的新武器。

疟疾的传统疗法是氯喹或奎宁,但其疗效正在减低。20世纪60年代,消除疟疾的努力遭遇挫折,这种疾病的发病率再次升高。中国科学家屠呦呦从传统中草药里找到了战胜疟疾的新疗法。她通过大量实验锁定了青蒿这种植物,但效果并不理想。屠呦呦因此再次翻阅大量医书,最终成功提取出了青蒿中的有效物质,之后命名为青蒿素。屠呦呦是第一个发现青蒿素对疟疾寄生虫有出色疗效的科学家。青蒿素能在疟原虫生长初期迅速将其杀死,在未来的疟疾防治领域,它的作用不可限量。

▲**李克强致信祝贺屠呦呦获诺贝尔生理学或医学奖** 10月5日,中共中央政治局常委、国务院总理李克强致信国家中医药管理局,对中国著名药学家屠呦呦获得2015年诺贝尔生理学或医学奖表示祝贺。

李克强在贺信中说,长期以来,我国广大科技工作者包括医学研究人员默默耕耘、无私奉献、团结协作、勇攀高峰,取得许多高水平成果。屠呦呦获得诺贝尔生理学或医学奖,是中国科技繁荣进步的体现,是中医药对人类健康事业做出巨大贡献的体现,充分展现了我国综合国力和国际影响力的不断提升。希望广大科研人员认真实施创新驱动发展战略,积极推进大众创业、万众创新,瞄准科技前沿,奋力攻克难题,为推动我国经济社会发展和加快创新型国家建设做出新的更大贡献。

中共中央政治局委员、国务院副总理刘延东委托中国科协、国家中医药管理局负责人5日晚看望屠呦呦并表示祝贺。

▲**王国强会见香港东华三院董事局代表团** 10月12日,国家卫生和计生委副主任、国家中医药管理局局长王国强会见何超蕸女士率领的香港东华三院董事局代表团一行。王国强对代表团的来访表示热烈欢迎,对东华三院长期以来推动内地与香港中医药交流所作的工作表示赞赏,并介绍国务院出台的《中药材保护和发展规划(2015-2020年)》和《中医药健康服务发展规划(2015-2020年)》情况,着重介绍了屠呦呦荣获2015年诺贝尔生理学或医学奖,指出该荣誉意义重大,是包括香港同胞在内的华人共同的骄傲。双方还就港方关心的议题深入开展了交流。

香港东华三院从1984年以来,每年都组织代表团访问内地,推动与内地有关机构的合作。国家中医药管理局副局长于文明,国家中医药管理局国际合作司司长、港澳台办公室主任王笑频,国家中医药管理局医政司司长蒋健等陪同会见。

▲**全国中医药行业高等教育"十三五"规划教材主编会议在北京召开** 10月14日,国家卫生和计生委副主任、国家中医药管理局局长王国强出席会议并讲话,国家中医药管理局副局长王志勇以及来自全国25所高等中医药院校150余名主编参会。

会议重点围绕推进"十三五"中医药教材改革和全国中医药行业高等教育"十三五"规划教材编写工作进行了研讨、部署。王国强为"十三五"规划核心示范教材编审专家组专家颁发聘书并发表讲话,从正确认识中医药事业发展新局面、科学把握中医药教育发展新格局、积极推进中医药教材改革新举措、认真落实中医药教材编写新任务四个方面,对中医教育改革和教材建设做了重要指示。中国中医药出版社社长王国辰就中医药行业"十三五"本科教材的规划背景、主编遴选和顶层设计情况进行了通报。中国中医科学院院长张伯礼院士作为编审专家和主编代表发言,对教材编写工作提出了具体要求。

同时,举行了中医药行业教育云平台启动仪式,标志着我国中医药行业教育数字化进程正式开始。王国强充分肯定了中医药行业教育云平台的意义,并强调,国家中医药管理局将加强统筹部署,积极推动平台建设,全面推进行业优质数字教育资源的开发与应用,为培养中医药人才做出新的更大的贡献。

▲**北京中医药大学东直门医院等3家中医院入选首批住院医师规范化培训示范基地** 10月16日,国家卫生和计生委发布了《关于公布住院医师规范化培训示范基地名单的通知》,中国医学科学院北京协和医院等24家单位被认定为住院医师规范化培训示范基地。其中,北京中医药大学东直门医院、上海中医药大学附属龙华医院、江苏省中医院3家中医医院成为中医住院医师规范化培训示范基地。

国家卫生和计生委要求有关省级卫生计生行政部门继续加强对示范基地的指导,加大支持力度发挥示范基地示范引领作用。各示范基地要瞄准国际高水平基地的住院医师规范化培训体系,严格落实"一把手"负责制,加强培训全过程管理,调动培训学员和带教师资的积极性,确保培训质量。要认真做好对口支援、骨干师资培训等工作,积极帮助其他培训基地提升培训质量。

今年以来,全国已有4家住院医师培训专业基地被亮"红牌",因质量不达标而被撤销资格。2个培训基地医院和12个专业基地被亮"黄牌",要求限期整改。国家卫生和计生委今后将对住院医师培训基地建立常态化的评估机制和退出机制,对不达标的培训基地坚决取消资格。

▲国家中医药管理局与全国老龄工作委员会办公室签署《关于推进中医药健康养老服务发展的合作协议》 10月21日,国家卫生和计生委副主任、国家中医药管理局局长王国强与全国老龄工作委员会常务副主任王建军出席并代表双方签署了合作协议。全国老龄办副主任吴玉韶、国家中医药管理局副局长马建中等参加签约仪式。

根据协议,两部门将发挥各自优势,建立合作机制,共同推进中医药健康养老服务快速发展。协议包括在"乐龄工程"中开展中医药相关活动、开发中医药健康养老服务包、保护和开发老年中医药人才资源、促进中医药健康养老服务产业发展、支持中医药健康养老人才培养和规范中医药健康养老服务市场等多项合作措施。

王建军指出,此次合作对促进国民健康管理、提高老年人生命生活质量,传播中医药文化、促进中医药发展都将起到积极作用。希望两部门能加强资源共享,通过双方务实合作,推进融合发展,实现优势互补,围绕中医药健康养老服务做好顶层设计,共同研究制定促进中医药健康养老服务发展的具体意见,引导中医药健康养老服务发展,规范中医药健康养老服务市场,制定中医药健康养老服务标准规范。

王国强表示,国家中医药管理局将把中医药健康养老纳入中医药事业发展"十三五"规划,加大工作力度,特别是要重点加强中医药健康养老适宜技术及服务包的开发,推动中医药医疗卫生服务延伸至社区、家庭,大力发展和推广中医药健康养老服务产品和服务。

▲藏医古籍《噶玛曲嘉益西久美医著集》在成都出版 该古籍于10月23日出版,由青海省玉树州藏医药研究所格列嘉措搜集整理。《噶玛曲嘉益西久美医著集》由19世纪玉树著名藏医噶玛曲嘉·益西久美所著医学作品及五篇与医著相关的附录文章组成,内容涉及藏医药学经典理论及临床实践等诸多方面,其中以《方剂宝藏论》和《药物鉴别论珍珠链》最为著名。

"方剂论"中记载1 370多种藏药配方。"药物鉴别论"中记载509种矿物植物动物药材,并对多种药材的鉴别提出独到的认识。《炮制实践论》《放血火灸论》《药敷药浴论》等著作也富有临床实践价值。附录《藏药标本图谱论·银镜》中1 000多张手绘图谱配以文字说明,具有极高的医学、文化和艺术价值。

▲中药资源与大健康产业峰会 首届西部中医药论坛暨中华中医药学会中药资源学分会成立大会在贵阳召开 会议于10月25~26日召开,由中华中医药学会及贵州省人民政府主办,中国医学科学院药用植物研究所、贵阳市人民政府、中国中药协会及中药材基地共建共享联盟等单位共同承办。国家卫生和计生委副主任、国家中医药管理局局长王国强,贵州省人民政府副省长何力,工业和信息化部消费品工业司副司长吴海东,科学技术部社会发展科技司生物技术与医药处处长张兆丰,国家食品药品监督管理总局原副局长任德权,国家中

医药管理局原副局长房书亭,中国中医科学院院长张伯礼院士,上海市科协主席陈凯先院士,吉林农业大学原校长李玉院士,中国医学科学院院长曹雪涛院士,中国药科大学原副校长王广基院士,中华中医药学会副会长兼秘书长曹正逵等领导,以及高校和科研院所的专家学者、中医药相关企业的企业家和代表近600人参会。

王国强首先代表国家卫生和计生委、国家中医药管理局、中华中医药学会致辞指出,大力发展中医药健康服务业,必须充分发挥好中药资源的基础性作用,加强中药资源的保护和利用,加快推动产业创业创新,探索中医药健康服务业服务经济新常态的路径选择和机制建设。何力代表贵州省人民政府致辞指出,贵州省政府正紧抓生态产业,构筑发展大健康产业的战略,坚持需求导向,以"互联网+"的思维、大数据的手段,加快打造"医、养、健、管"大健康全产业链。张伯礼院士致辞指出,大健康是大智慧、大产业、大机遇、大课题,本次大会将推动西部及贵州省将中药资源优势转化为经济优势产业优势。曹雪涛院士致辞指出,要更加注重预防为主和健康促进,从大健康、大卫生、大医学的高度出发,突出强调以人的健康为中心,推动医药科技创新,提高医疗卫生水平,打造健康中国。

▲国家卫生和计划生育委员会发布"一带一路"卫生交流合作方案 10月28日,国家卫生和计生委发布推进"一带一路"卫生交流合作三年实施方案(2015—2017),传统医药将作为合作重点领域之一。未来的3年里将巩固并拓展与沿线国家在传统医药领域的合作,积极推动中医药"走出去"。

方案提出,中医药作为我国独特的卫生资源,是古丝绸之路商贸活动的重要组成部分,在"一带一路"沿线国家具有一定群众基础。推动大国卫生外交,加强中国医疗卫生体制政策经验和理念的国际交流,推广中国传统中医药文化,将有力提升中国在区域和全球卫生治理领域的软实力和影响力,提升我大国地位。

方案明确,将根据沿线各国传统医药及民族医药特点,开展有针对性的中医药医疗、教育、科研及产业等领域合作。通过政府引导与市场运作相结合的模式,积极扶植和鼓励中医药企业"走出去",拓展国外中药市场。积极推动传统医药相关标准的联合开发与制定,推进传统医药国际认证认可体系建设,提升传统中医药的竞争力和影响力。

▲中医药服务贸易工作座谈会在北京召开 11月24日,会议由国家中医药管理局和商务部联合主办。国家中医药管理局副局长于文明,国家中医药管理局国际合作司司长王笑频、副司长吴振斗,商务部服务贸易和商贸服务业司副司长万连坡和参与出台《商务部等十四部门关于促进中医药服务贸易发展若干意见》的外交部、科技部、文化部、海关总署、国家税务总局、国家质检总局、国家知识产权局等十余部委代表,以及有关省市商务系统、卫生和计生委和中医药管理部门,中医药服务贸易先行先试重点区域、骨干企业(机构)代表等60余人参会。

于文明对中医药服务贸易先行先试重点区域及骨干企业(机构)所作的工作表示充分肯定,提出三点要求:一是中医药服务贸易工作需要进一步提高认识,抓住机遇;二是抓住重点,先行突破;三是提炼提升政策,形成中医药服务贸易品牌。

▲珠江论坛聚焦"十三五"中医药科技发展规划 12月3~4日,在珠海召开的国家中医药发展论坛(珠江论坛)第十九届学术研讨会上,国家中医药管理局科技司司长曹洪欣表示,中医药理论传承创新、中医养生保健与重大疾病防治、中药疗效与质量保障、人才队伍与研究平台建设等将成为中医药创新发展的重点任务。

会议围绕"'十三五'中医药科技发展规划思路

与重点，加强新时期中医药创新驱动发展的顶层设计"主题，为研究制定"十三五"规划奠定基础，就中医药防治重大疾病与中医治未病、民族医药传承与发展研究以及中药创新药物研发与中药（材）大品种研究等议题展开讨论。重点围绕中药材规范化种植和生产技术应用推广、中药材大品种深度开发、中药创新药物研发、民族医药资源的可持续发展等方面内容展开研讨。进一步明确"十三五"期间国家中医药科技创新发展的主要目标和重点任务，科学编制《国家中医药科技创新发展规划（2016—2020年）》。

▲第四届国家中医药改革发展上海论坛在上海举行 12月5日，国家卫生和计生委副主任、国家中医药管理局局长王国强，上海市副市长翁铁慧出席并致辞，吉林省原省长洪虎，科技部原副部长程津培，国家中医药管理局副局长马建中、王志勇，上海市政府副秘书长宗明，上海市卫生和计生委主任沈晓初，两院院士张伯礼、陈凯先，以及国家中医药管理局和各省（区、市）中医药管理部门负责人参会。

王国强发表讲话，要着眼于构建符合中医药发展规律、具有中医药特点的科技创新体系这个目标、突出中医药科技和经济结合这个重点、紧扣激发中医药人的积极性创造性这个根本，不断深化中医药科技创新体制机制改革，为服务健康中国建设、创新驱动战略做出新的更大的贡献。强调要增强战略定力，把创新发展摆在核心位置；全面深化改革，着力破解影响中医药科技创新的体制机制；坚持需求导向，找准中医药科技创新主攻方向和突破口；改善创新生态，努力营造推动中医药科技创新的良好环境；加强开放合作，加快提升中医药自主创新能力。

▲瑞典国王向屠呦呦颁发2015年诺贝尔生理学或医学奖 12月10日，2015年诺贝尔奖颁奖仪式在瑞典斯德哥尔摩举行，瑞典国王卡尔十六世·古斯塔夫向中国科学家屠呦呦颁发了2015年诺贝尔生理学或医学奖证书、奖章和奖金。诺贝尔生理学或医学奖评委汉斯·弗斯伯格在评价屠呦呦所做贡献时说："她对青蒿素的发现引起对抗疟新药品的研制和发展，该药品已挽救上百万人性命，将过去15年疟疾的致死率降低了一半。"

2015年诺贝尔生理学或医学奖奖金共800万瑞典克朗（约合92万美元），屠呦呦将获得奖金的一半，另一半奖金由坎贝尔（来自爱尔兰）和大村智（来自日本）获得，他们合作发明了一种寄生虫感染的疗法。

颁奖典礼仪式后，在斯德哥尔摩市政厅为获奖者举办了盛大的诺贝尔晚宴。瑞典国王夫妇、诺奖委员会主席、政府官员及其他2015年诺奖得主夫妇等约1 350名嘉宾出席。

▲2015年世界中医药十大新闻在北京发布 2016年1月10日，世界中医药学会联合会公布了2015年世界中医药十大新闻。

1. 中国科学家屠呦呦获诺贝尔生理学或医学奖。10月5日，瑞典斯德哥尔摩诺贝尔生理学或医学奖评委会宣布，中国女科学家屠呦呦与爱尔兰科学家威廉姆·坎贝尔、日本科学家大村智分享了2015年诺贝尔生理学或医学奖。这是中国科学家在本土上进行的科学研究首次获得诺贝尔科学奖，也是中国医学界和中医药成果迄今获得的最高奖项。

2. 中国中医药振兴发展迎来天时地利人和大好时机。2015年12月9日，中国国务院常务会议通过《中医药法（草案）》。12月21日，中国十二届全国人大常委会第十八次会议进行了首次审议。草案一旦获得立法表决通过，中国将诞生第一部为传统中医药振兴而制定的国家法律，对依法保障中医药事业发展具有重大意义。

3. 匈牙利《中医立法实施细则》10月19日生

效。2015年10月19日,由匈牙利人力资源部颁布的《中医立法实施细则》正式生效。此法令对中医人员行医许可证的发放条件做了明确规定,为中医在匈牙利行医提供了法律保护。匈牙利前总理迈杰希认为,中医疗法在匈牙利是非常重要的补充疗法,中医法案获国会顺利通过并付诸实施,对中医药在匈牙利的发展,具有里程碑的意义。

4. ISO/TC249正式命名,新发布4项中医药国际标准。2015年6月1~4日,国际标准化组织/中医药(暂定名)技术委员会第六次全体会议在北京召开,会议以投票表决方式解决了悬置6年的名称问题,"国际标准化组织中医药技术委员会"(ISO/TC249)的名称正式确立。5月1日,ISO发布了《中医药信息标准体系框架与分类》国际标准。7月21日,《中医药-中草药重金属限量》国际标准发布。11月1日,《中医药-煎药机》国际标准和《中医药-艾灸具》正式公布出版。

5. 中捷中医中心、中法中医药中心成立。2015年6月17日,捷克首家中国-捷克中医中心在赫拉德茨-克拉洛韦医院成立,将致力于中医领域治疗方法的研发、培训和临床试验,为捷克及周边国家提供中医治疗方案。这是捷克乃至中东欧国家第一所由政府支持的中医中心。11月9日,中法中医药中心在法国巴黎成立。该项目是在中法中医药合作委员会框架下,第一家由两国政府支持成立的中医药中心。

两个中心的成立,体现了中捷、中法政府间卫生合作的重要成果及典范。

6. 康莱特注射液、连花清瘟胶囊获批进入美国FDA临床研究。2015年,中国具有自主知识产权的抗癌中药"康莱特注射液"获批进入美国食品药品监督管理局三期临床研究,允许在美国癌症患者中扩大使用。这是首个允许在美国本土进入三期临床研究的抗癌中药注射剂产品。"连花清瘟胶囊"获批同意在美国进行二期临床研究。这是全球第一个获准进入的治疗感冒和流感的复方中药

产品。

7. WFCMS与WHO建立官方正式关系,WJTCM英文刊创刊。2月2日,世界卫生组织(WHO)执行委员会召开第136届会议第14次会议,通过了包括由世界中医药学会联合会(WFCMS)在内的非政府组织与WHO建立官方正式关系的决议。1月31日,由WFCMS主办的《世界中医药杂志》英文刊(World Journal of Traditional Chinese Medicine,WJTCM)正式创刊。

8. 首家中医针灸国际传承基地落户加拿大多伦多。9月25日,"世界针灸学会联合会(WFAS)中医针灸国际传承基地授牌仪式"在加拿大多伦多安大略中医学院举行,这是迄今为止WFAS设立的首个中医针灸国际传承基地。

9. WHO传统医药合作中心落户澳门。8月18日,"国际传统医学论坛暨世界卫生组织(WHO)传统医药合作中心成立典礼"在澳门举行。该中心将携手WHO,共同致力于传统医药的人员培训、药品质量及安全合作,并共同推动世界各国将传统医药纳入公共卫生体系。

10. 国际制药巨头及农场业者瞄准中药市场商机。2015年3月2日,英国《每日邮报》网站报道,"凡诺华缓解关节肌肉疼痛片"成为首个获英国药品与保健品管理局(MHRA)批准发售的中药产品。凡诺华首席执行官罗伯特·米勒(Robert Miller)称,公司正计划申请第二例传统中成药产品,用于治疗感冒和流感。7月30日,德国制药巨头勃林格殷格翰(Boehringer Ingelheim)宣布,在中国的首个独家中成药非处方药(OTC)"乐可通"正式上市。12月29日,据中新网报道,愈来愈多美国农场业者投入中国草药的生产。由于传统中国医药日益被美国主流接纳,全美有照中医业者约3万人,有46个州核发中医执照。

▲**2015年中医药十大新闻在北京揭晓** 2016年1月15日,国家中医药管理局新闻办公室和中

国中医药报社共同主办评选出 2015 年中医药十大新闻。

1. 习近平致信祝贺中国中医科学院成立 60 周年，李克强作出批示表示祝贺。2015 年 12 月 22 日，中共中央总书记、国家主席、中央军委主席习近平致信祝贺中国中医科学院成立 60 周年，指出中医药振兴发展迎来天时、地利、人和的大好时机，要切实把中医药这一祖先留给我们的宝贵财富继承好、发展好、利用好。

中共中央政治局常委、国务院总理李克强作出批示表示祝贺。中共中央政治局委员、国务院副总理刘延东出席纪念大会并作重要讲话。中央领导同志的重要指示为中医药发展指明了方向，明确了任务，极大地提振了中医药系统的精气神，全行业迅速开展学习贯彻落实中央领导指示精神的活动。

2. 屠呦呦获 2015 年诺贝尔生理学或医学奖。10 月 5 日，2015 年诺贝尔生理学或医学奖揭晓，中国中医科学院研究员屠呦呦因在"有关疟疾新疗法的发现"中的杰出贡献荣膺该奖。这是中国科学家在中国本土进行的科学研究首次获诺贝尔科学奖。

中共中央政治局常委、国务院总理李克强致信祝贺，指出这是中医药对人类健康事业做出巨大贡献的体现。应诺贝尔奖委员会邀请，12 月 7 日，屠呦呦在瑞典发表《青蒿素的发现：传统中医献给世界的礼物》主题演讲，12 月 10 日出席领奖典礼。

3.《中医药法(草案)》提交全国人大常委会审议。2015 年 12 月，国务院常务会议通过了《中医药法(草案)》提交十二届全国人大常委会第十八次会议第一次审议。该法律草案着眼继承和弘扬中医药，坚持扶持与规范并重，强化政策支持，对符合中医药特点和发展需要的中医医师和诊所准入、中药管理、人才培养等进行规范。

4. 国务院办公厅发布《中医药健康服务发展规划(2015～2020 年)》等重要文件，健康服务涌现新业态。2015 年 5 月，国务院办公厅印发《中医药健康服务发展规划(2015～2020 年)》，对当前和今后一个时期中医药健康服务发展全面部署。8 月，国务院办公厅发布《关于进一步促进旅游投资和消费的若干意见》，把积极发展中医药健康旅游列为重要内容。国家旅游局和国家中医药管理局联合印发《关于促进中医药健康旅游发展的指导意见》，推进旅游与中医药融合发展。10 月，国家中医药管理局与全国老龄工作委员会办公室签署《关于推进中医药健康养老服务发展的合作协议》。各地相继出台有关中医药健康服务发展规划。中医药文化科普贯穿于中医药健康服务，全国 52 个国家级中医药文化宣传教育基地、270 个省级基地展出中医药藏品 10 万余件，年接待近千万人次参观；广播、电视、报刊、图书、网络、微博、微信等中医药文化科普传播全媒体平台，及时推送中医药养生保健知识与方法，中医药健康服务发展惠及百姓。

5. 国务院办公厅转发《中药材保护和发展规划(2015～2020 年)》。2015 年 4 月，国务院办公厅转发由工业和信息化部和国家中医药管理局牵头、12 部门联合印发的《中药材保护和发展规划(2015～2020 年)》。这是第一个关于中药材保护和发展的国家级专项规划，全面规划部署当前和今后一个时期我国中药材资源保护和中药材产业发展。到 2020 年，中药材资源保护与监测体系基本完善，濒危中药材供需矛盾有效缓解，常用中药材生产稳步发展。中药资源普查试点工作取得阶段性成果，为规划实施奠定基础。

6. 深化医改，中医医疗服务顶层设计更趋完善。2015 年 3 月和 9 月，国务院办公厅先后发布《全国医疗卫生服务体系规划纲要(2015—2020 年)》《关于推进分级诊疗制度建设的指导意见》，原则上每个县级区域设置一个县办中医类医院，每个地级市区域至少设置一个市办中医类医院；明确公立中医医院功能定位，三级中医医院要充分利用中医药技术方法和现代科学技术，提供急危重症和疑难复杂疾病的中医诊疗服务和中医优势病种的中医门诊诊疗服务。11 月，国家卫生和计划生育委员会、国家中医药管理局出台《关于推进社会办医发展中医药服务的通知》，明确了提供传统中医药服务的中医门诊部和诊所区域卫生规划不作布局限制，取消具体数量和地点限制，"民间中医"执业政策取得突破，取得证书的中医药一技之长人员可以在乡镇和村开办诊所，举办中医诊所的医师执业年限降至3年。

7. 中捷中医中心揭牌，ISO/TC249冠名中医药。2015年6月，中捷中医中心在赫拉德茨-克拉洛韦医院揭牌，这是捷克乃至中东欧国家第一所由政府支持的中医中心，中共中央政治局委员、国务院副总理刘延东代表中国政府参加揭牌仪式，并指出中心的成立是我国实施"一带一路"战略的首个卫生合作项目。11月，中捷两国总理见证签署《关于进一步支持中国传统医学在捷发展的联合声明》等文件，促进中医药在捷克及其他中东欧国家应用和发展。博鳌亚洲论坛2015年年会首次举办"面向未来——中医药的国际化"分论坛。国际标准化组织批准"中医药"作为ISO/TC249永久性名称。由我国主持制定的《中医药-中草药重金属限量》等3项中医药国际标准和《中医药信息标准体系框架与分类》等2项中医药国际技术规范发布。

8.《四部医典》相关版本入选《中国档案文献遗产名录》，民族医药继承发展取得新进步。2015年5月，由西藏自治区申报的《四部医典》（金汁手写版和16～18世纪木刻版）入选第四批《中国档案文献遗产名录》，填补了该名录藏医药古籍文献方面的空白。11月，中国民族医药学会发布《白病（白癜风）维吾尔医疗诊疗指南》等14项维吾尔医临床技术标准。

9. 我国独立设置中医专业学位。国务院学位委员会决定在我国独立设置中医专业学位，分为博士、硕士两级，含中西医结合及民族医。2015年，国务院学位委员会根据《中医专业学位设置方案》，相继印发《中医硕士专业学位研究生指导性培养方案》等相关文件，调整确认中医专业学位硕士授权点院校45所、博士授权点院校17所。独立设置的25所中医药高等院校全部具有中医专业学位硕士授予权，13所院校具有博士授予权。独立设置中医专业学位，有利于形成符合中医人才培养规律的研究生教育模式，完善中医临床人才培养体系，与医师资格考试制度和住院医师规范化培训制度的有机衔接。

10. 中医药科研成果再摘桂冠，中医药标准研究加速。2015年1月，由中国中医科学院院长、天津中医药大学校长张伯礼院士领衔的"中成药二次开发核心技术体系创研及其产业化"项目、由中国中医科学院等单位共同完成的"我国首次对2009年甲型H1N1流感大流行有效防控及集成创新性研究"同获2014年度国家科技进步一等奖，这是中医药成果第四次摘取该项奖桂冠。中医药标准研究加速，5月国家标准委和国家中医药管理局联合发布首批《中药编码规则及编码》3项国家标准，中华中医药学会、中国针灸学会、中国中药协会、中国药膳研究会等联合发布团体标准109项。

中国中医药年鉴

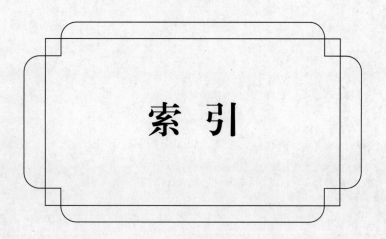

索 引

索引

主题词索引

A 阿埃癌艾安

阿勃勒/化学 287b

埃博拉病/中药疗法 70a

癌/针灸疗法 210b

癌症/护理 250b

癌症镇痛散/治疗应用 86b

艾叶/生产和制备 346b

艾滋病/中西医结合疗法 71a/预防和控制 71a/中医病机 68a

安宫方/治疗应用 124b

B 八巴白版半包宝贝苯鼻扁鳖丙病补

八白面膜/治疗应用 161a

八神汤/治疗应用 100a

巴布剂/生产和制备 323a

巴戟天/生产和制备 351b

巴西聚伞绿心樟/化学 288a

白饭树/化学 288a

白果/生产和制备 346b

白花丹/生产和制备 344a

白内障/中药疗法 187a

白芍药/生产和制备 344a，347a

白术/生产和制备 344a，347a

版本学 411b

半仿生提取/方法 321a

半夏/生产和制备 344b，347b

包合物/生产和制备 322b

宝光风湿液/药物作用 181a

贝牡荙消丸/治疗应用 92b

苯丙素类/分析 288a

鼻窦炎，慢性/中西医结合疗法 188b

鼻敏感颗粒/药物作用 196b

鼻炎，变应性/中药疗法 195b

扁桃体炎，化脓性，小儿/中西医结合疗法 143b

鳖甲软坚胶囊/治疗应用 73b

丙肝合剂/治疗作用 75b

病毒性心肌炎，小儿/中西医结合疗法 144b

补肝益肾活血汤/治疗应用 194a

补精益视片/药物作用 187b

补肾导浊颗粒/治疗应用 166a

补肾化瘀方/治疗应用 127a

补肾活血，复方/药物作用 191b

补肾活血方/治疗应用 124b

补肾强骨方/治疗应用 180a

补阳还五汤/药理学/治疗应用 178a，394b

F 反方防飞肥肺分扶芙附复腹

G 甘肝干肛岗高功宫古骨鼓固关鬼桂

H 海含何和黑红厚呼槲化黄回活火

J 机急脊加健姜角解金筋近京经颈九灸蠲卷决

K 开康抗考口苦坤

L 肋类冷李利凉岭留流六卵

M 麻脉慢芒猫毛梅酶蒙泌免苗民缪膜木慕

N 纳男南脑内逆宁凝牛女

S 三桑山闪商少蛇麝参神肾升生声失石时视手舒疏鼠腧数双水顺四

T 台糖桃特藤体天萜铁葶通痛透推退

W 威微围胃温文五

X 西膝细下仙香逍消小哮心醒性肝虚续宣血尊训

Z 甾再早扎张藏爪浙针整正证支知栀脂止指质治中肿仲朱诸注驻滋子紫自左

中国中医药年鉴

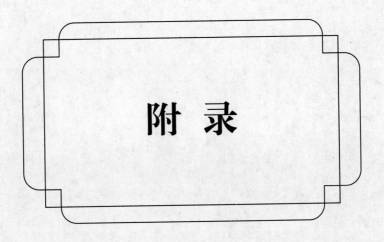

附　录

一、2016 年《中国中医药年鉴》（学术卷）文献来源前 50 种期刊排名

1. 中国实验方剂学杂志
2. 中华中医药杂志
3. 中国中药杂志
4. 中药材
5. 中成药
6. 中药药理与临床
7. 时珍国医国药
8. 中草药
9. 新中医
10. 中医杂志
11. 亚太传统医药
12. 辽宁中医杂志
13. 中华中医药学刊
14. 中医药年报
15. 中国中医药现代远程教育
16. 上海中医药杂志
17. 中国中医基础医学杂志
18. 四川中医
19. 中医临床研究
20. 中国中医急症
21. 河南中医
22. 世界中医药
23. 江苏中医药
24. 中医学报
25. 环球中医药
26. 辽宁中医药大学学报
27. 北京中医药大学学报
28. 浙江中医杂志
29. 广州中医药大学学报
30. 中国中西医结合杂志
31. 中医药导报
32. 光明中医
33. 中国针灸
34. 上海针灸杂志
35. 实用中医内科杂志
36. 世界中西医结合杂志
37. 实用中医药杂志
38. 中国民间疗法
39. 中国中医药信息杂志
40. 中药新药与临床药理
41. 陕西中医
42. 南京中医药大学学报
43. 世界科学技术（中医药现代化）
44. 长春中医药大学学报
45. 中国民族民间医药
46. 中国民族医药杂志
47. 湖南中医药大学学报
48. 中国药房
49. 中医文献杂志
50. 湖南中医杂志

二、2016 年《中国中医药年鉴》(学术卷)文献来源前 50 所大学(学院)排名

1. 北京中医药大学
2. 南京中医药大学
3. 中国中医科学院
4. 上海中医药大学
5. 成都中医药大学
6. 广州中医药大学
7. 山东中医药大学
8. 江西中医药大学
9. 天津中医药大学
10. 辽宁中医药大学
11. 浙江中医药大学
12. 河南中医学院
13. 湖南中医药大学
14. 福建中医药大学
15. 首都医科大学
16. 甘肃中医药大学
17. 广西中医药大学
18. 贵阳中医学院
19. 陕西中医药大学
20. 黑龙江中医药大学
21. 中国医药大学
22. 新疆医科大学
23. 安徽中医药大学
24. 长春中医药大学
25. 广东药学院
26. 湖北中医药大学
27. 宁夏医科大学
28. 山西大学
29. 山西中医学院
30. 云南中医学院
31. 暨南大学
32. 辽宁医学院
33. 南方医科大学
34. 重庆医科大学
35. 内蒙古民族大学
36. 承德医学院
37. 湖北医药学院
38. 北京大学
39. 广西医科大学
40. 广州医科大学
41. 河北联合大学
42. 浙江大学
43. 中国药科大学
44. 河北医科大学
45. 吉林农业大学
46. 内蒙古医科大学
47. 南昌大学
48. 南京医科大学
49. 四川大学
50. 苏州大学

三、2016 年《中国中医药年鉴》(学术卷) 文献来源前 30 家医疗机构排名

1. 中国中医科学院广安门医院
2. 首都医科大学附属北京中医医院
3. 上海中医药大学附属曙光医院
4. 南京中医药大学附属医院(江苏省中医院)
5. 浙江中医药大学附属第一医院
6. 天津中医药大学第一附属医院
7. 上海中医药大学附属岳阳中西医结合医院
8. 北京中医药大学东直门医院
9. 中国中医科学院西苑医院
10. 上海中医药大学附属龙华医院
11. 广州中医药大学第一附属医院
12. 河南中医学院第一附属医院
13. 山东中医药大学附属医院(山东省中医院)
14. 广西中医药大学第一附属医院
15. 辽宁医学院附属第一医院
16. 陕西中医药大学附属医院
17. 山东中医药大学第二附属医院
18. 辽宁中医药大学附属医院
19. 江西中医药大学附属医院(江西省中医院)
20. 黑龙江中医药大学附属第一医院
21. 成都中医药大学附属医院(四川省中医院)
22. 北京中医药大学东方医院
23. 新疆医科大学附属中医医院
24. 辽宁中医药大学附属第二医院
25. 辽宁医学院附属第一医院
26. 贵阳中医学院第一附属医院
27. 福建中医药大学附属第二人民医院
28. 南昌大学第一附属医院
29. 解放军 302 医院
30. 江苏省中西医结合医院

四、2016 年《中国中医药年鉴》(学术卷) 撰稿人名单

姓　名　（以姓氏笔画为序）

丁　媛	上海中医药大学中医文献研究所	刘　鹏	山东中医药大学中医文献研究所
于　峥	中国中医科学院中医基础理论研究所	刘　霖	河南省中医药研究院中医药信息研究所
王　宇*	上海中医药大学针灸经络研究所	刘一博	上海中医药大学附属龙华医院
王　欣*	上海中医药大学中药研究所	刘立公	上海中医药大学针灸经络研究所
王　静	上海中医药大学针灸推拿学院	刘兰兰*	上海中医药大学针灸推拿学院
王兴伊	上海中医药大学基础医学院	刘红娣	上海市眼病防治中心
王如锋	上海中医药大学中药研究所	刘晓瑜*	辽宁中医药大学药学院
王树荣	山东中医药大学实验中心	刘堂义	上海中医药大学针灸推拿学院
王峥涛	上海中医药大学中药研究所	安广青	上海市徐汇区枫林街道社区卫生服务中心
王晓敏	上海中医药大学附属岳阳中西医结合医院	许　吉	上海中医药大学中医文献研究所
王喜军	黑龙江中医药大学	许　军	上海中医药大学附属岳阳中西医结合医院
王道瑞	首都医科大学燕京医学院	许金海	上海中医药大学附属龙华医院
毛旭东*	上海中医药大学中药研究所	许笑宇*	上海中医药大学附属龙华医院
石艺杰	河北省中医药科学院中药资源普查办公室	孙伟玲	上海中医药大学附属岳阳中西医结合医院
叶阳舸	上海中医药大学气功研究所	孙国强	河北省中医药科学院中药资源普查办公室
叶明花	江西中医药大学健康养生研究所	孙锦程*	南京中医药大学中医药文献研究所
丘　敏	广州中医药大学第一临床医学院	纪　军	上海中医药大学针灸经络研究所
丘维钰	广州中医药大学第一临床医学院	芮梦珏*	上海中医药大学中药研究所
丛　军	上海中医药大学附属曙光医院	严　理	上海中医药大学附属岳阳中西医结合医院
邢玉瑞	陕西中医药大学图书馆	杜　鑫	广州中医药大学第一临床医学院
朴永镇*	上海中医药大学附属龙华医院	巫海旺	广州中医药大学第一临床医学院
朱　慧*	上海中医药大学附属曙光医院	李　飞	北京中医药大学中药学院
朱靓贤	上海中医药大学中药学院	李　丛	《江西中医药》杂志社
仲沅芫	上海中医药大学附属龙华医院	李　芳	中国药科大学中药学院
任丽顺*	南京中医药大学中医药文献研究所	李　祥	南京中医药大学药学院
华　亮	上海中医药大学附属岳阳中西医结合医院	李　琳	河北师范大学生命科学学院
刘　方	广州中医药大学第一临床医学院	李　斌	上海中医药大学附属岳阳中西医结合医院
刘　晗	中国药科大学中药学院	李　潇*	北京中医药大学东直门医院
刘　瑜	南方医科大学附属佛山妇幼保健院	李元琪	广州中医药大学第一临床医学院
		李永亮	广西中医药大学人事处

李姗姗*	中国药科大学中药学院	陈小野	中国中医科学院中医基础理论研究所
李奕祺	福建中医药大学国医堂	陈仁寿	南京中医药大学中医药文献研究所
李晓锋	上海中医药大学附属龙华医院	陈东东*	南京中医药大学药学院
李晨光	上海中医药大学附属龙华医院	陈江宁*	辽宁中医药大学药学院
李蕊白*	北京中医药大学东直门医院	陈红风	上海中医药大学附属龙华医院
杨文喆	上海中医药大学基础医学院	陈采陶*	上海中医药大学针灸经络研究所
杨永清	上海中医药大学学科建设办公室	陈建伟	南京中医药大学药学院
杨亚田*	上海中医药大学附属曙光医院	陈信义	北京中医药大学东直门医院
杨思彤*	中国药科大学中药学院	陈海琳	上海中医药大学附属岳阳中西医结合医院
杨奕望	上海中医药大学基础医学院	范磊	山东中医药大学基础医学院
杨莎莎*	上海中医药大学针灸经络研究所	林炜	福建中医药大学中西医结合研究院
杨晓艳*	上海中医药大学针灸推拿学院	林炜娴	广州中医药大学第一临床医学院
时百玲	上海中医药大学附属龙华医院	尚妍妍	上海中医药大学针灸经络研究所
吴欢	上海中医药大学附属曙光医院	周悦	上海中医药大学附属龙华医院
吴佳丽*	上海中医药大学中药研究所	周永明	上海中医药大学附属岳阳中西医结合医院
吴闽枫	上海中医药大学附属岳阳中西医结合医院	庞力智*	中国药科大学中药学院
吴晶晶	上海中医药大学附属龙华医院	郑丹丹*	上海中医药大学附属岳阳中西医结合医院
何培	河北省中医药科学院中药资源普查办公室	郑玉光	河北中医学院药学院
何立群	上海中医药大学附属曙光医院	孟畑	上海中医药大学附属龙华医院
余小萍	上海中医药大学附属曙光医院	孟祥才	黑龙江中医药大学药学院
余伯阳	中国药科大学中药学院	赵玲	上海中医药大学针灸推拿学院
沈龙柱	上海交通大学医学院附属瑞金医院	赵亚铮	中国药科大学中药学院
沈凯凯	上海中医药大学中药学院	赵建成	河北师范大学生命科学学院
张玮	上海中医药大学附属龙华医院	荀丽英	山东中医药大学药理教研室
张丰聪	山东中医药大学基础医学院	胡洋*	中国药科大学中药学院
张玉柱	上海中医药大学附属龙华医院	胡蓉	上海中医药大学基础医学院
张正利	上海中医药大学附属曙光医院	胡海军*	上海中医药大学中药研究所
张守杰	上海交通大学医学院附属瑞金医院	柏冬	中国中医科学院中医基础理论研究所
张红梅	上海中医药大学中药学院	修彦凤	上海中医药大学中药学院
张志峰	湖北中医药大学基础医学院	侯丽	北京中医药大学东直门医院
张莘航	上海中医药大学基础医学院	俞桂新	上海中医药大学中药研究所
张媛媛	中国药科大学中药学院	施杞	上海中医药大学附属龙华医院
张馥晴	上海中医药大学针灸经络研究所	姜娜*	上海中医药大学附属曙光医院
陆颖	上海中医药大学针灸经络研究所	姜丽莉	上海市普陀区中医医院
陈颋*	上海中医药大学中药研究所	贺雅婷*	中国药科大学中药学院
陈瑜	上海中医药大学附属岳阳中西医结合医院	都广礼	上海中医药大学中药学院

莫　文	上海中医药大学附属龙华医院
贾　玫	北京中医药大学东直门医院
贾天柱	辽宁中医药大学药学院
夏远利*	中国药科大学中药学院
柴媛媛	上海中医药大学附属岳阳中西医结合医院
钱　帅	中国药科大学中药学院
倪梁红	上海中医药大学中药学院
徐　为*	香港浸会大学中医药学院
徐　浩	上海中医药大学附属龙华医院
徐大基	香港浸会大学中医药学院
徐玉东*	上海中医药大学针灸经络研究所
徐光耀	上海中医药大学附属上海市中医医院
徐颖琼*	中国药科大学中药学院
殷玉莲	上海中医药大学附属龙华医院
高飞霞	广州中医药大学第一临床医学院
高修安	南方医科大学附属佛山妇幼保健院
郭　蕾*	上海中医药大学中药学院
唐占英	上海中医药大学附属龙华医院
陶建生	上海中医药大学中药学院
黄　颖	福建中医药大学信息管理研究所
黄陈招	浙江省台州市玉环县人民医院

曹　辉*	上海中医药大学附属龙华医院
曹国胜*	中国药科大学中药学院
戚清权	上海交通大学医学院附属第九人民医院
笪巍伟	上海中医药大学附属龙华医院
麻志恒*	上海中医药大学附属曙光医院
梁倩倩	上海中医药大学附属龙华医院
寇俊萍	中国药科大学中药学院
彭晋婷	广州中医药大学第一临床医学院
董春玲	上海中医药大学附属曙光医院
蒯　乐	上海中医药大学针灸推拿学院
蔡　静*	南京中医药大学药学院
蔡逸苗	广州中医药大学第一临床医学院
裴　林	河北省中医药科学院中药资源普查办公室
谭　鹏	北京中医药大学中药学院
谭红胜	上海中医药大学中药学院
翟国华	上海市徐汇区枫林街道社区卫生服务中心
翟笑枫	第二军医大学附属长海医院
薛　亮	上海中医药大学附属岳阳中西医结合医院
魏玉龙	北京中医药大学针灸推拿学院
瞿　融	南京中医药大学基础医学院

注:带 * 者为在读研究生

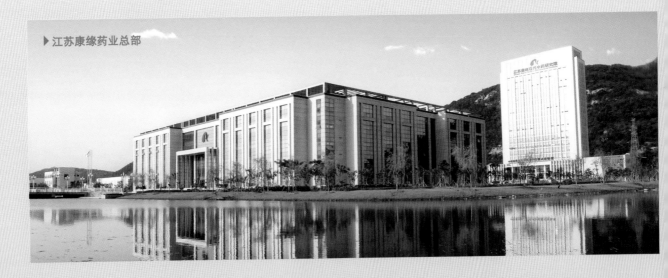

▶ 江苏康缘药业总部

江苏康缘药业股份有限公司

　　江苏康缘药业股份有限公司，是一家致力于中药现代化、国际化发展的大型中药企业，是国家中药现代化示范企业、国家重点高新技术企业、国家技术创新示范企业企业、国内A股上市公司，是国内同行业中拥有国家级新药证书最多、拥有自主知识产权专利数最多、承担国家级重大科研项目最多以及开展现代中药国际化研究最深入的企业之一。

　　在多年的创新研发实践中，康缘药业聚焦中医优势领域，立足行业技术前沿，以中药经典方剂的深入开发为重点，探寻民族医药产业升级新路径。企业先后建立了中药制药过程新技术国家重点实验室、国家博士后科研工作站、国家认定企业技术中心、企业院士工作站等国内领先的创新平台。

　　公司率先提出应用先进的中药指纹图谱技术，建立从原料、提取物到制剂生产全过程的质量控制体系，确保产

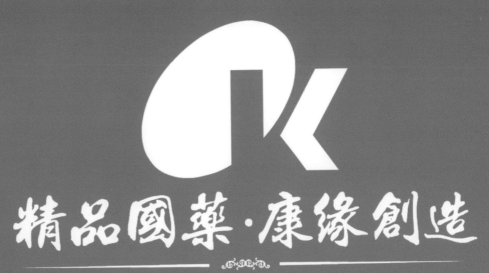

品均一、稳定、可靠；按照"让中药回归药物属性"的理念，以桂枝茯苓胶囊国际化项目研究为示范，深入开展产品效应物质基础研究，建立了国际先进的复方中药口服固体制剂质量控制体系，为推动中药国际化进程做出示范；先后申请国内外发明专利310件，获授权190件。2013年，热毒宁注射液荣获第十五届中国专利金奖，这是中药注射剂首次问鼎中国知识产权最高奖项。

长期以来，康缘围绕中医妇科药、中医骨伤科药、中医心脑血管药、中医抗病毒药、植物抗肿瘤药等五大中药优势领域，积极开展创新新药研究开发，取得了丰硕的成果。主导品种桂枝茯苓胶囊是目前国内妇科血瘀证的首选用药，2000年被国家科技部推荐申报美国FDA认证，是我国第一个在美国开展临床研究的中药品种，目前已进入三期临床研究准备阶段，有望成为我国第一个以药品形式进入欧美主流市场的创新中药。支柱品种热毒宁注射液是目前我国唯一符合国家2007年10月颁布的《中药注射剂技术要求》的复方中药注射剂，也是我国第一家由企业主动开展不良反应监测的品种，2006年被国家卫生部列为预防流感储备用药，2010年被列入国家防治甲流推荐用药、防治手足口病推荐用药，2014年10月被国家卫计委列为治疗登革热推荐用药。

目前，康缘药业正建设以企业为创新主体的"现代中药创新集群与数字制药技术平台"，形成覆盖中药新药创制和精细制造技术链，创制基于药效物质基础研究的"精细中药"，打造安全有效、质量均一的创新中药。

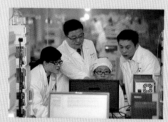
公司董事长萧伟博士在质量控制中心指导工作

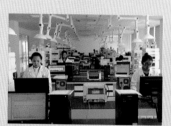
康缘现代中药研究院药物分析实验室

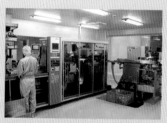
年产20亿粒胶囊的德国进口全自动生产线

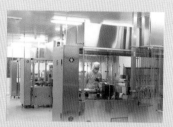
康缘药业注射剂工厂热毒宁注射液生产线

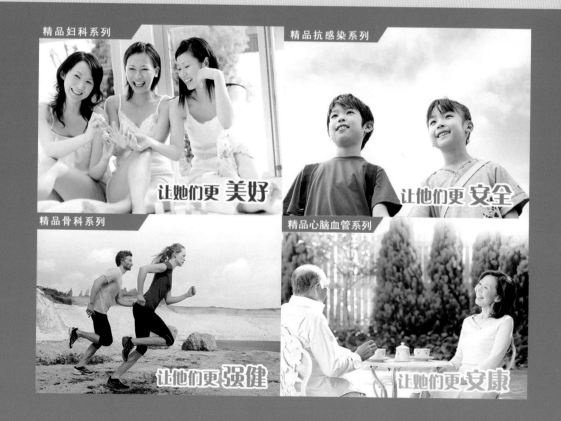

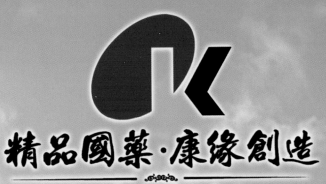

精品國藥·康緣創造

Fantastic Sinopharm , Kanion Creation

康缘：创新中药的领跑者

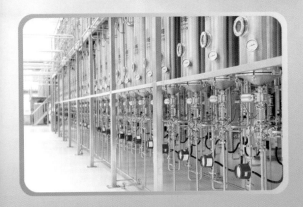

药品质量稳定、均一、可控

来自持续不断的创新研究

来自科学规范的生产管理

来自细致严谨的过程控制

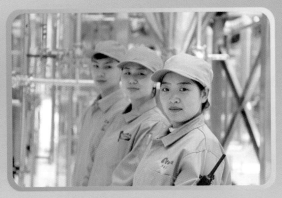

康缘药业以关键技术为核心支撑

精心锻造现代中药全过程质量控制体系

为人类健康构筑安全有效的用药保障

中国中药五十强 / 中国制药工业百强企业 / 国家重点高新技术企业 / 全国质量管理先进企业

国家新医药产业基地重点骨干企业 / 中药制药过程新技术国家重点实验室 / 工信部2015年智能制造试点示范企业

博思精藝　厚朴遠志

● 博采众长　● 思谋创新　● 精湛技艺　● 厚道朴实　● 远大志向

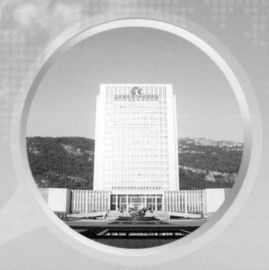

◎ 江苏康缘现代中药研究院

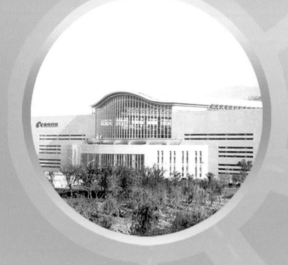

◎ 现代中药数字化提取精制工厂

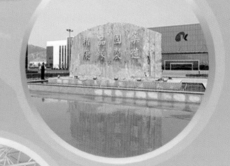

◎ 康缘药业注射剂工厂

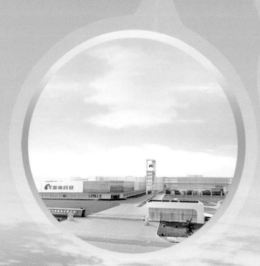

◎ 现代中药数字化提取精制工厂生产线

◎ 康缘药业口服制剂生产基地